Glen O. Gabbard의

역동정신의학

제5판

저자 : Glen O. Gabbard, M.D.

대표 역자 : 이 정 태

공동 역자 : 채 영 래

圖書出版 하나醫學社

Psychodynamic Psychiatry in Clinical Practice, Fifth Edition, ©2014 by Glen O. Gabbard, M.D.

First Published in the United States by American Psychiatric Publishing, A Division of American Psychiatric Association, Arlington, VA. Copyright ©2014.

First Published in Korea by Hana Medical Publishing co. in Korean.
Hana Medical Publishing Co. is the exclusive publisher
of Psychodymamic Psychiatry in Clinical Practice, Fifth Edition
©2014 by Glen O. Gabbard, M.D. in Korean for distribution Worldwide.

제5판 역자 서문

Glen O. Gabbard의 역동정신의학 제 5판은 다분히 DSM-5로의 변천에 따른 작업이라고 볼 수 있습니다. 저자도 밝힌 바와 같이 다소 문제가 있다고 하더라도 이제 세계적인 교과서로 사용되고 있는 이 책이 DSM의 변화에 맞추어 함께 발전되는 것은 지극히 당연한 일이 아닐 수 없을 것입니다. 다만 학문적인 혹은 임상적인 다양한 변화에도 불구하고 환자와의 치료적 작업에서 정신역동적인 사고를 지속하는 것이 얼마나 중요한 일인지를 깨닫고 함께 공부해 나가는 것이 중요하다는 저자의 의견에 전적으로 공감하면서, 역자로서도 충실한 번역에 최선을 다했음을 밝힙니다.

제 4판과 제 5판의 가장 큰 변화는 다축 평가를 폐지했다는 것입니다. 이것은 인격장애를 제 2축으로 분류하였던 것을 주요 진단으로 흡수하였다는 것을 의미합니다. 하지만 반면에 환자의 이해에 있어 인격이란 측면을 간과할 위험성이 커졌음도 부인할 수 없습니다. 그에 대해서 저자는 특별히 서문에서 언급하면서 정신과 질환에 있어서의 인격의 역할의 중요성을 잃지 않기를 당부하고 있습니다.

매번 역동정신의학 번역본의 역자 서문을 쓸 때면 지나간 세월들이 차례로 떠오르고 다시 한 번 반성하게 됩니다. 1973년 의과대학 예과에 입학하여 본과를 시작하기 6개월전부터 해부학이나 생리학, 조직학 등의 기초 의학을 접했으니, 의학에 입문한지 벌써 42년이 흘렀습니다. 정신과에의 입문은 1980년 1년차 전공의를 시작하였으니 올해로 36년입니다. 정신과 전문의로서의 삶은 1983년 용인정신병원이 처음인데, 3개월 뒤 기도원 사태가 터져서 지방공사 안성의료원에 정신과를 개설하고 과장으로 부임하였습니다. 당시에는 입원실 없이 외래환자들만 진료하였는데, 매주 수요일에는 병원 근처에, 지금은 백암정신병원이 된 정신질환자 요양원에서 촉탁의로서 환자들을 만났습니다. 1986년부터 가톨릭의대 대전성모병원에서 교직을 시작하였는데, 그때로부터 시작하여 30년 근속을 하게 된 지금까지 여러 병원을 거치면서 이러 저러한 일로 참으로 바쁘게 살아온 삶이었고 그만큼 빠르게 지나가 버린 세월입니다.

돌아보면 사람의 삶의 길이가 결코 길지 않음을 새삼 깨닫게 됩니다. 이 책을 처음 대한 것이 30대 중반의 일이었고, 번역에 손을 댄 것이 30대 후반, 그리고 초판에서 DSM-IV판으로 바꾸어 재번역하고 한국어 번역본을 출판한 것이 40대 초반이었던 1996년의 일입니다. 1998년에는 수정판을 내었고 2001년에는 제 3판, 그리고 50대에 들어선 2008년에 제 4판을 번역 출판하였습니다. 그리고 어느새 2016년, 60대에 막 들어서면서 제 5판을 번역하여 출판합니다. 인생의 두번째 30년을 이 책과 함께 살아온 느낌이 듭니다.

30대, 아직 피끓는 청년이었던 적극적이고 능동적이며 도전적이었던 역자는 어느새 30이 넘은 두 자녀를 마음에서 세상으로 내어 보내고, 함께 늙어 가는 아내의 품 안에 다소곳이 안겨서 함께 천천히 강변을 걸으며 먼 하늘에 걸린 구름을 올려다 보는 꿈을 꾸는, 어느덧 정년을 바라보는 노교수가 되어 버리고 말았습니다. 직업은 생활을 위한 수단이라는 한 가지,그리고 자신이 이루고자 하는 꿈의 영역이라는 또 다른, 이렇게 서로 상반되어 보이면서도 보충적인 두 가지의 의미를 가지고 있다고 하는데, 열심히 살아온 인생이었고 찾아오는 환자들에게 최선을 다한 삶이어서 후회는 없지만, 그래도 더 열심히 공부할 걸, 더 잘 해 드릴 걸 하는 아쉬움이 마음에 남습니다.

번역하는 내내 옆에서 지켜 보면서 지치지 않도록 격려해 준, 그리고 무엇보다도 못난 남편을 참아 내주고 부족하고 미숙한 아빠를 견디어 내느라고 고생한, 아내 복혜경과 아들 석현, 딸 현정에게 진정에서 우러나오는 특별한 감사를 보냅니다. 특히 이번 번역에서는 미국 샌디에이고 주립대학에서 심리학을 전공하고 영어와 한국어 모두에 특별한 재능을 가진 딸의 도움이 컸습니다. 20여년전 초판 번역에 매진하면서 밤늦게까지 씨름하느라고 가족들에게 소홀한 것에 대해서 이 지면을 빌어 사과와 반성을 다시 한번 전하면서, 이번에야말로 다소 게으르고 느린 속도로 번역하게 된 것이 나 자신과 가족들에게 오히려 다행한 일이 아니었나 슬며시 위로를 해 봅니다.

초교 원고를 읽고 교정과 직언을 아끼지 않은 제자들에게 고맙다는 인사를 전합니다. 김민섭, 태혜진, 오지훈, 조현식, 배성준, 그리고 양상은 들인데, 대학병원들 중에서 정신과 응급이 가장 많은 병원에서 근무하면서 입원환자와 자문의뢰환자, 외래환자 등 환자 부담이 너무 많고, 또 각종 세미나와 모임들, 그리고 정신건강센터나 학교 등 다양한 기관들로의 파견 활동으로 바쁜 중에도 시간을 내어 귀중한 작업을 잘 해 내 주었습니다.

20여년을 함께 한 하나의학사와 오무근 사장님께 각별한 감사의 인사를 드립니다. 기록에 보니 금년 1월말에, "속도를 붙여 빠르게 작업하여 2월말에서 3월초에는 책이 나오도록 하면 좋겠습니다."라고 메모를 보냈었는데, 그로부터 정확히 6개월이 지난 7월말이 되었으니, 세상일이 내 뜻대로 되는 일이 거의 없다는 것이 정답이라는 핑계를 대지만, 그럼에도 불구하고 오로지 서둘지 않도록 격려해 주시고 기다려 주셔서 참으로 고마웠습니다. 모쪼록 오래도록 건강하시기를 빕니다.

끝으로, 지금껏 귀한 가르침을 주신 모든 분들, 그리고 이 번역본을 귀히 여기고 함께 공부해 준 독자 여러분들께 감사를 드립니다. 하나님의 은혜와 축복이 늘 함께 하시기를 기도합니다.

2016년 7월 마지막날

의정부성모병원 연구실에서

역자 이정태

제5판 저자 서문

제 4판 발간 후 새 판이 나오는데 9년이 걸렸다. 사반세기 전 처음 이 책이 나온 이래로 새 판의 발간에 가장 오랜 시간이 걸린 셈이다. 실은 출판사인 American Psychiatric Publishing이나 저자 모두 DSM-5가 나오기까지 제 5판의 배부를 연기하는 것이 최선이라고 생각했다. DSM-5 팀의 결정에 전적으로 동의하는 것은 아니지만 언제나처럼 가능하면 각 장의 구성을 DSM-5 분류에 맞추는 것이 좋겠다고 생각하였다. 지금으로서는 수련자들에게 널리 가르쳐야 할 DSM-5 체계가 의도적으로 무이론적인 방향을 선택한 것은 아닌가 하는 점이 몹시 걱정된다. 저자는 치료자들이 환자와 치료적 작업을 함에 있어서 정신역동적 사고를 지속적으로 유지하도록 도움을 주기를 원한다. 최선을 다한다면 환자들의 복잡성을 쉽게 놓치지는 않을 것이다. Hippocrates의 지적처럼, 보다 더 중요한 것은 환자가 앓고 있는 질병을 아는 것 보다 그 질병을 앓고 있는 환자를 이해하는 것이다. 따라서 제 1부에서 정신치료의 이론, 평가, 가설, 다양한 형태 등의 문제에 있어서 최신 정보를 제공하는 등 통상적인 소개를 한 후, 각 장을 재구성하여 DSM-5 분류와 조율하려고 한다.

제 13장의 자폐증 스펙트럼 환자의 치료를 위한 정신역동적 적용처럼, 새로운 질병에 대한 논의를 추가하기도 하였다. 지난 경우와 마찬가지로 책의 가격을 낮추기 위하여 페이지 수를 줄이려는 시도로 일부 논의는 제외하기도 하였다. 제 10장에서는 외상이나 스트레스와 관련된 일차적 정신과 질환들을 다루기 위하여 외상후 스트레스 장애와 해리 장애 모두를 포함시켰다. DSM-5가 DSM-IV에서 차용하였던 다축 체계를 사용하지 않기로 하였기 때문에 그와 관련된 참고문헌 모두는 폐기하였다. DSM-5 최종판을 결정한 학자들이 인격장애는 종전 DSM-IV와 동일하게 유지하기로 하였지만 더 이상 별개의 축에 넣지 않았다. 이러한 새로운 진전은 긍정적인 측면과 부정적 의미를 동시에 가지고 있다는 것이 저자의 생각이다. 어느 한 편으로는 인격장애가 다른 정신과 질환들과 동일한 중요성을 갖지 않기 때문에 정신과 의사들이 이를 별개의 축에 넣어서 하찮게 취급한다는 인상을 더 이상 주지 않아도 된다. 다른 한편으로는, 독립된 축을 사용하였을 때는 더 특별한 주의를 기울일 수 있었는데, 이제 와서는 정신의학에서 인격의 역할을 인식하는 정도가 다소 감소될 가능성이 있다는 것이다.

제 5판을 준비하면서 저자는 2005년 4판을 발간한 이후로 제 5판의 준비를 위하여 수년간 많은 관련 자료를 수집하였고, 각 장을 체계적으로 새롭게 하려고 시도하였다. 그 결과, 실제로 모든 장에서 새로운 참고문헌들과 새로운 자료들을 사용하였다. 물론 위에서 밝힌 것처럼, 길이를 조정하기 위하여 상당한 자료들이 제외되었다. 사회를 전체적으로만 보는, 특히 의학에서 그러한, 환원주의의 시대에 저자는 정신적인 삶이 생동감을 유지하도록 노력해 왔다. 비록 내적 갈등을 강조하며, 사고 과정에 대한 외상의 영향을 다루고, 무의식적인 환상이나 내적 대상 관계, 자기 구조, 방어 기제 등을 대상으로서 강조하고는 있지만, 역동정신의학자들은 생물-심리-사회를 아우르는 사고를 지녀야 한다. 그렇게 보면 우리는 불꽃의 수호자들이다. 그 불꽃은 우리가 게놈이나 신경망을 논의하는 이상으로 멀리 와 있음을 우리에게 일깨워준다. 정신역동을 기반으로 하는 임상가들은 무엇이 독특한 것이고 다른 사람과 다른 것인가를 강조하며, 아울러 신경생물학의 어떤 부분이 이러한 독특한 면모를 갖게 하는 것이며, 환경은 두뇌에 어떻게 영향을 행사하는가 하는 측면에 역점을 둔다.

늘 그랬듯이, 저자는 최근 몇 년간 가르칠 특권을 갖게 해준, Baylor의대와 시라큐스에 있는 뉴욕주립대학의 Upstate의대의 수련자들에게 많은 빚을 지고 있다. 정신치료자의 가장 최고의 스승은 그의 환자들인 것처럼, 학생들이야말로 교육자에게 있어 가장 훌륭한 스승이다. 이 책은 나의 나이 어린 수련자들로부터 지속적으로 얻어진 것들이 무엇인지를 반영하고 있다. 그들은 머지 않아 나의 동료가 될 것이다. 아울러 출판사에서 일하는 분들에게도 깊은 감사를 표현하고 싶다. 나의 생각을 전세계의 독자들에게 전달하려는 나의 노력을 그분들은 거의 30년 이상 지속적으로 지지해 주었다. "Glen O. Gabbard의 역동정신의학(Psychodynamic Psychiatry in Clinical Practice)"은 전세계에서 11개 언어로 번역되었으며, 세계적인 교과서로 사용되고 있다. 이 책이 나올 수 있도록 모든 도움을 아끼지 않은 Rebecca Rinehart, Robert Hales, John McDuffie, Greg Kuny, Bessie Jones들에게 감사의 마음을 전한다. Houston의 Jill Craig는 새로운 원고를 꼼꼼하게 준비해 주어 작업이 효율적으로 진행되도록 도와 주었다. 마지막으로, 제 5판까지 오는 동안 비교적 짧은 시간에 엄청나게 많은 정보를 통합하는데 필요한 집중이 가능할 수 있도록 시간과 장소와 지지를 아끼지 않고 제공해 준 덕에 지금까지 올 수 있었음에 특별한 감사를 나의 가족들에게 특히 아내 Joyce에게 전하고 싶다.

Glen O. Gabbard, M.D.
Bellaire, Texas

제4판 역자 서문

한 병원에서 오래 근무하지 못한 저에게는 아마도 역마살이 끼인 모양입니다. 1986년에 대전 성모병원에서 교수 생활을 시작하였고, 4년이 지나서 수원에 있는 성빈센트병원으로 발령이 나서 그곳에서 2년을 근무하던 중 다시 여의도에 있는 성모병원으로 자리를 옮겼습니다. 1994년부터 1년간 미국에서 연수한 후 1999년 이후 이곳 의정부에 자리를 잡고 중독의학과 수면의학을 중심으로 임상에 임한 지 벌써 10년이 다 되어 갑니다. 생각해 보면 북상을 거듭하여 이제 가장 북단인 경기도의 북쪽에 와 있는 셈입니다. 그러는 사이에 쉰을 훌쩍 넘긴 초로의 나이가 되었습니다. 살아온 날들보다 살아갈 날들이 훨씬 더 짧다는 생각을 하면서 지나온 시절들을 생각해 봅니다. 올해로 전문의 생활이 꼭 25년이니 저를 만나고 저와 함께 삶을 살아 온 환자분들이 제일 먼저 떠오릅니다. "환자가 스승"이라는 가바드 박사의 말씀이 진리라는 것을 이제는 알게 됩니다.

먼저 4판 번역이 늦어진 것을 부디 용서해 주시기 바랍니다. 나이가 들었어도 여전히 열심히 노력하고 공부하고 연구하고 출판도 하는 선배나 동료들을 볼 때면 송구하고 죄스러운 마음도 있고 스스로의 나태함을 나무라기도 합니다. 또 다른 변명이지만 첫 번째 작업을 열심히 한 경우, 다음 판에 대한 부담이 너무 많은 것이 사실입니다. 따라서 쉬울 것 같은 작업은 지지부진하고 시간을 오래 끌기 마련입니다. 저의 경우가 바로 그렇습니다. 번역임에도 불구하고 처음의 작업이 어려웠던 관계로 지레 겁을 먹고 쉽게 손대지 못하였습니다. 그러니 약속도 여러 번 파기할 수 밖에 없었고, 차일 피일 미루어지게 되었던 것이라고 이해해 주시기를 당부 드립니다.

그간 여러 번역서를 보아 왔고 전공 서적도 번역을 통해서 접하는 경우가 많았습니다. 그러면서 느끼는 점은, 소설이나 에세이 등은 작가의 주관이나 성품이 드러나서 그의 삶을 느끼게 되는 경우가 많은 반면 전문서적은 그렇지 않다고 생각했었는데 실상은 아니라는 것입니다. 이 책은 전문서적임에도 불구하고 저자인 가바드 박사의 성품이 곳곳에서 느껴집니다. 특별히 박사가 제시한 증례들에서는 그가 자신에게 다가온 환자들을 얼마나 사랑하였는지를 그리 어렵지 않게 알 수 있었습니다. 의사가 가져야 할 덕목은 환자에 대한 관심과 호기심이고 이것이 바로 환자를 사랑하는 마음이라고 제자들에게 가르쳐 온 저로서는 박사의 따뜻한 배려와 관심과 사랑의 마음이 전해져 오는 것에 전율을 느끼기도 하였답니다. 참 감사한 일이지요.

이번 번역도 마찬가지이지만 번역을 할 때마다 깊이 느끼는 것은 역자의 경우 미국에서 1년 정도 살았지만 그들의 사회 속으로 깊이 들어가 있었던 적이 거의 없으므로 영어 단어의 의미가 정확하게 닿지 않는 경우가 너무 많다는 것입니다. 하지만 미국이나 영어권에서 오래 살면서 그들의 사회 속에 깊이 들어가 생활하였던 사람의 경우에는 단어의 의미는 쉽지만 거꾸로 우리말의 의미를 정확하게 잘 알지 못하기 때문에 번역에 어려움을 겪는 것이 사실입니다. 이런 점들을 모두 타파하기란 결코 쉬운 일이 아닙니다. 그런 의미에서 이 책을 다시 번역하면서 국문학을 전공한 복혜경님의 도움과 영어권에서 한동안 살았던 이하민님의 도움과 지지는 큰 의미가 있다고 할 것입니다. 특별히 이하민님은 우리 전공의 2년차로서 바쁜 중에도 잠을 덜어가면서 기한을 지켜 총론의 초벌구이를 훌륭하게 해 내었습니다. 이 자리를 빌어서 두 분께 깊이 감사를 드립니다.

이번 판에서 추가되고 수정된, 그리고 개정된 모든 부분에 대한 번역을 전체적으로 도와 주신 분은 성빈센트병원의 이성필 교수이십니다. 이 교수는 저의 고등학교 선배인 동시에, 대학도, 의국도, 대학원도 선배이고, 전문의 선배이기도 합니다. 1990년부터 2년 동안은 성빈센트병원에서 함께 근무했지요. 당시 우리는 수면의학을 함께 공부하였고 또 공황장애와 범불안장애의 감별에 대한 연구를 위하여 밤 늦도록 자료를 검토하고 관련 논문을 찾고 서로 토론하고 마침내 논문을 작성하기까지 근 1년을 함께 노력하던 기억이 새롭습니다. 그때 마침 '가바드의 역동정신의학' 영문판 첫 판이 발간되고 전공의들과 함께 이 교수를 모시고 이 책을 일주일에 한번씩 강독하였습니다. 그리고 저는 이 책의 번역에 뛰어들었는데, 이제 이 교수께서 저의 번역을 도와 함께 하셨으니 참으로 아름다운 만남이 아닌지요. 이 지면을 들어서 이성필 교수께 감사한 마음을 전합니다.

가바드 박사는 이 책을 그의 스승들, 그의 환자들, 그리고 그의 학생들에게 헌정하고 있습니다. 저 역시 저를 가르치신 선생님들, 특히 돌아 가신 소산 김종은 교수님과 금년에 퇴임하시는 방승규 교수님을 기억하면서, 또 함께 치료 작업을 해 오신 환자들, 함께 공부하고 연구하는 동료들, 그리고 후배들에게 감사하면서 이 책을 나눕니다.

2008년 초봄

의정부성모병원 연구실에서

역자 이정태

제3판 역자 서문

초판이 나간지 벌써 5년이 흘렀다. 그동안 초판(1996. 9.)과 수정판(1998. 4.)은 부족한 부분이 많았음에도 불구하고 정신과 전공의들이 가장 많이 읽는 책이 되었고, 거의 대부분의 의국과 교실에서 필독서로 정하여 book reading 시간에 함께 읽는다고 들었다. 독자들께 먼저 감사의 말씀을 올린다. 아마도 Gabbard박사의 원저가 너무도 좋은 책이었기 때문일 것이다. 하지만 이를 통하여 역자 자신도 원저를 충실하게 번역한다는 것이 얼마나 중요한 일인지를 새삼 깨달았다. 번역을 한 사람으로서 서문을 쓰는 것이 다소 어줍잖기도 하고, 더군다나 남의 나라 사람이 쓴 것을 우리말로 옮긴 것에 불과한데 서문을 쓴다는 것이 다소 과욕일 수도 있다는 생각이 들기도 하였다. 그러나 좋은 번역은 창작 못지 않게 중요하다는 신념이 있기에, 우리 정신의학계에 더 좋은 번역서가 많이 나와 더 나은 전문가가 되기에 크게 도움이 되기를 기대하면서 과감히 제3판 서문을 쓰기로 결정하였다.

역자가 정신과에 입문한 것이 1980년이었으니 어느덧 20여 년이 흐른 셈이다. 그때 여의도에 한국 최초의 정신과 전문병원으로 여의도성모병원이 있었다. 영광스럽게도 역자는 돌아가신 김종은 교수께서 원장으로 계시던 그곳에서 정신과 전공의 생활을 시작하였다. 많은 교수님들 중 특별히 백인호 선생님으로부터 정신약물학을 위시한 생물정신의학 분야를, 그리고 최수호 선생님으로부터 역동정신의학의 개념을 배움으로써 생물학적 배경과 정신역동적 배경을 한꺼번에 경험하고 익힐 수 있었다는 것은 역자로서는 큰 행운이 아닐 수 없다. 이 자리를 빌어 감사를 드리고 싶다. 당시는 생물정신의학이 바야흐로 욱일승천의 기세로 발전을 시작하던 시기였기 때문에, 그에 대한 공부의 필요성이 컸다. 하지만 인간인 환자를 만나는데 있어서 역동정신의학적인 접근이 없어서는 안될 것이라는 필수명제를 마음 한편으로 가지고 있었다. 따라서 정신과 의사로서 생활하던 지난 20여 년 간 줄곧 이들이 서로 다른 것이 아니고 결국에는 환자를 통하여 하나로 통합될 것이라는 기대와 예측이 있어 왔던 것이 사실이다.

이제 바야흐로 정신약물학과 정신역동학의 통합적 이해를 향한 발걸음이 시작된 느낌을 갖는다. 마치 만병통치약처럼 생각되던 생물정신의학의 발전도 무한한 것이 아님을 알게 되었고, 생각이나 행동 혹은 감정의 변화가 물질적인 측면의 변화를 일깨우거나 일으킬 수 있다는 강력한 가정이 대두된 것도 그에 일조하였을 것이다. 한편으로는 “우리가 약물에 대한 지식만으로 진정한 정신과 의사가 될 수 있을 것인가”라는 자성적인 의식을 갖게 된 것도 중요한 요인 중의 하나라고 생각한다. Gabbard박사는 이런 흐름을 정리하면서 그간의 새로운 문헌들과 자료들을 추가하여 20세기의 마지막 해에 '역동정신의학' 제 3판을 출간하였다. 특히 유전학적 연구와 약물학적 발전들을 새롭게 추가하였으며, 최근에 그 결과가 발표되고 있는 역동정신의학적 치료의 효과에 관한 부분을 더하여 역동정신의학과 정신약물학의 통합치료의 가능성을 제시하고 있어 제 3판의 한국어판을 기다리던 독자들에게도 크게 도움이 될 것으로 기대하는 것이 무리는 아닐 것이다.

DSM-Ⅳ 한글판이 나간 이후 여러 의국으로부터, 또 여러 교수님들로부터 강의 부탁을 받기도 하였지만 모두 사양할 수밖에 없었음을 죄송스럽게 생각한다. 사양의 이유는, 역자 자신이 역동정신의학의 이론이나 임상적용에 소위 '대가'가 아니라는 점, 그리고 남의 이론이나 경험을 마치 제 것인양 강의하는 것은 몰염치라고 생각하였기 때문이었다. 강의 요청을 하신 분들께 이 글을 통해 감사함을 전하면서, 다시 한 번 겸양이 아니었다는 솔직한 말씀을 드린다.

그 동안 많은 성원을 보내 주신 우리 학회 회원들의 격려와 질책을 잊을 수 없다. 실제로 많은 분들이 되먹임을 주었고 역자는 이를 감사한 마음과 함께 본 3판에 반영하였다. 특히 의국원들과 함께 영문 원본과의 세밀한 대조를 통하여 사소한 오류까지 지적해 주신 한양대학교 구리병원의 박용천 교수의 되먹임은 보다 정밀한 번역작업에 큰 도움이 되었음을 감사함과 함께 여기 밝혀 둔다. 제 3판에 대해서도 많은 동료, 선배들의 친절하고 호의적인 제언과 꾸중이 있으시기를 기대하며 책의 말미에 역자의 이메일 주소를 명기하였다.

DSM-Ⅳ 한글판과 같이 이 책을 번역하는데 있어서 국문학을 전공하신 복혜경 님의 노고에 깊이 감사 드린다. 님은 전문가가 아니면서도 수 차례 통독하면서 세세한 부분까지 교정함으로써 문외한이 읽어도 그리 어렵지 않게 이해할 수 있는 책이 되는데 크게 기여하셨다. 끝으로, 좋은 책이 나올 수 있도록 기도와 격려로 1년여를 기다려주신 하나의학사의 오무근 사장님과 편집팀에 감사를 드린다. 무엇보다도 Gabbard박사의 이 책을 만난 것이 내게는 큰 축복이요 은혜임을 잊지 않을 것이다. 이 책을 읽는 모든 분들께 주님의 사랑이 함께 하시기를 빌며, 이제는 고인이 되신 소산 김종은 교수님 영전에 이 책을 바친다.

의정부성모병원 연구실에서

대표 역자 이 정 태

DSM-IV판 역자 서문

나는 정신분석이나 정신치료의 꿈을 가지고 정신과에 입문하였다. 70년대 말, 막상 정신과 전공의가 되었을 때 이러한 학문은 다소 시들해 진 감을 보였고, 생물정신의학 부문이 발전을 거듭하고 있었다. 전공의를 마치고 군 생활을 마친 후 다시 대학에 적을 두게 되었을 때도 나는 생물정신의학의 테두리를 벗어나지 못하고 있었다. 그러나 임상에서 환자를 대하면서, 환자를 진단하고 치료하면서, 환자를 듣고 이해하려고 애쓰면서, 역동정신의학의 기반 없이는 이러한 작업을 충실히 해 나갈 수 없음을 깨닫게 되었다.

물론 전공의 생활 중 여러 서적을 읽고 이론적인 가설에 입각하여 환자를 이해하고 치료하려고 애써왔었다. 그러나 적극적으로 교육받을 기회를 갖지 못하였고, 자연히 환자를 진단하고 치료하는 방식도 생물정신의학 우선의 습관에 젖어들게 되었다. 이것은 내가 정신과에 입문한 동기나 목적과 전혀 다른 것이었다. 그래서 나는 집단정신치료나 최면치료 혹은 인지치료 등을 공부하면서 탈출을 시도하였다. 하지만 그것만으로 충분하지 못하였다.

그러던 중 1990년 Gabbard 박사의 이 책을 접하게 되었고 이를 읽으면서 나는 깊은 감명을 받았다. 이 책은 아주 이해하기 쉽고, 간결하지만 깊이 있게 역동정신의학의 이론과 각 질환의 진단과 치료에 대한 이론의 적용에 관하여 기술하고 있었다. 이후 이 책은 내가 환자를 이해하고 치료해 나가는데 큰 도움이 되었다.

나는 1994년부터 1995년까지 1년간 미국 연수를 하면서 1995년도 미국정신과학회 연례 학술대회에서 Gabbard 박사를 만났다. 그는 내가 그의 책을 번역하고 있다는 소식을 듣고 매우 반가워하였다. 그는 역동정신의학의 한국어판이 나온다는 사실에 대해 특별히 기뻐하면서 한국의 독자들에게 인사를 전해 주기를 원하였다.

나는 역동정신의학을 공부하고자 하는 동료들뿐만 아니라 생물정신의학을 전공하는 동료들, 그리고 정신과 전공의들과 정신과에 관심을 가진 의과대학생들을 위하여 이 책을 번역하였다. 이분들 외에도 정신과의 임상에서 환자들을 만나는 많은 분들이 이 책을 통하여 좀더 환자의 말에 귀를 기울이고 환자를 더 잘 이해할 수 있기를 기대한다. 하지만 이 책을 통하여 가장 큰 도움을 받을 사람은 역시 번역을 한 나 자신일 것이다.

이 책의 번역을 끝내고 출판할 수 있게 도와주신 많은 분들께 감사를 드린다. 먼저 성모병원의 정신과 과장이신 김광수 교수, 과의 일이 매우 바쁜 중에도 내가 시간을 내어 번역 작업을 잘 수행할 수 있도록 배려와 격려를 아끼지 않으셨다. 강독시간에 훌륭하고 다양한 지적과 지도를 해 주신 유태열 교수께도 또한 감사를 드린다. 항상 작업을 격려하고 꾸준함을 잃지 않도록 도와주신 백인호 주임교수께도 감사 드린다. 특히 감사를 드리고 싶은 사람은 방대한 분량의 참고문헌들을 찾아 주어 보다 정확한 번역이 이루어질 수 있게 도와준 부평 성모병원의 전양환 선생이다. 어려운 가운데서도 추가된 부분의 해석을 맡아 주었고 해리장애의 초고를 맡아 해석해 줌으로써 DSM Ⅳ판으로의 개정 작업에 큰 도움을 주었고 마지막까지 세심하게 원고를 교정해 준 공동역자인 채영래 교수께 특별한 감사를 드린다. 그 외에도 바쁜 전공의 생활 중에도 초고 번역본을 읽고 끊임없이 되먹이기를 통하여 나를 격려한 후배들께도 감사한 마음을 전하고 싶다.

가장 큰 감사를 문외한으로 초고 번역본을 읽고 교정을 도와준 복혜경님께 드린다. 장시간의 번역작업에 아빠를 잘 만나지 못하였음에도 잘 참아내 준 사랑하는 아들 석현과 딸 현정에게 또한 감사를 드린다. 마지막으로 긴 번역작업동안 시간을 재촉하지 않고 협조를 아끼지 않으시며, 작업이 잘 이루어질 수 있도록 기도로써 도와주신 하나의학사의 오무근 사장님께 감사를 드린다. 나는 이 번역본을 나의 은사이신 김종은 교수께 바친다.

1996. 9 여의도 연구실에서

대표 역자 이 정 태

초판 저자 서문

American Psychiatric Press의 편집장 Carol Nadelson이 DSM-Ⅲ-R에의 정신역동적 접근에 대한 책을 저술해 달라고 요청하였을 때, 나는 저자로서 나를 선택한 이유에 대하여 물었었다. 그녀는 내가 그 일을 하기에 적합한, 논리적인 사람이라고 느꼈기 때문이라고 답변하였다. 그때 나는 내 자신이 평생 평범하고 단조로운 말만을 해 왔던 사람이 된 듯한 기분을 느꼈다. 그러면서 실제로 역동정신의학을 임상에 적용하는데 나의 직업적 일생을 바쳐 왔음을 인식하게 되었다. 개인정신치료, 정신분석, 약물치료, 가족/부부치료 및 집단치료 등의 방법들을 외래와 입원환자 모두에게 넓게 적용시켜 왔으며 이러한 치료방법들은 언제나 임상적 상황에 대한 정신역동적 이해를 바탕으로 하고 있었던 것이다.

내게 주어진 도전을 받아들이기로 결정한 후, 저술을 위한 계획서를 작성하기 시작하였다. 처음에는 여러 저자들이 각 부분을 맡아 쓰고 내가 편집을 하는 형식을 제안하였다. APPI 위원회는 한 사람의 저자가 써야만 여러 이론을 각 질병의 진단적 이해나 치료에 적용하는데 있어서 일관성과 동일성이 있다는 이유에서 내 제안을 반대하였다. 한 사람의 저자가 전체를 저술한다면 책의 앞부분에 제시된 이론적인 원칙들이 DSM-Ⅲ-R의 각 질환들에 어떻게 적용되는지를 제시할 수 있는 반면, 편집된 책이라면 여러 저자들이 다양한 시각을 가지고 접근할 것이기 때문에 이론과 실제가 조화를 이룰 수 없다는 것이었다.

APPI 위원회의 의견을 받아들이고 책을 써나가기 위한 개요의 작성에 들어갔다. 그러나 어느 임상가도 모든 질환에 대하여 동일하게 잘 알고 있을 수는 없다는 사실에 바로 부딪히고 말았다. 결국 임상 경험이 적었던 질병에 대한 부분은 나보다 임상 경험이 더 많은 다른 전문가에게 의존하지 않으면 안되었다. 물론 그 외의 부분을 저술할 때는 나 자신의 임상 경험을 많이 활용하였다. 평생의 작업을 돌아보더라도 내가 저술한 문헌들은 총체적이 아니라 선택적인 일정한 분야로 한정될 것이라는 사실을 인식할 수 있었다.

이 책을 쓰는 동안 나는 전국에 걸쳐 많은 전공의들, 개원한 정신과 전문의들, 그리고 다른 정신건강전문가들을 대상으로 강의를 할 기회를 가졌다. 이들과 많은 의견을 나누면서 내가 지금 하고 있는 작업이 얼마나 중요한가를 나는 다시 확인할 수 있었다. 전공의들은 자신들의 교육 program이 역동정신의학의 충분한 기회를 제공하지 못하고 있다고 염려하고 있었다. 그들은 증상, 경과 및 병력에 따라서 정신과 질환을 진단할 수 있지만 그 질환을 앓고 있는 사람을 이해하지는 못하고 있다고 하였다. 임상 정신과 전문의들 역시 환자들이 약물에 반응하지 을 때는 매우 난처해진다고 호소하였다. 나 역시도 정신의학에 있어서의 생물학적 접근과 역동적 접근 사이의 불필요한 양분(兩分)에 충격을 받았다. 나는 언제나 약물이 역동정신과의의 치료적 무기의 한 부분이라고 생각해 왔으며 전이, 역전이 혹은 저항 등 역동적 이론의 체계화된 지식이 약물치료에 도움이 되고 중요할 것이라고 생각해 왔다. 이 책은 역동정신과의뿐만 아니라 생물학적 정신과 의사에게도 도움이 되었으면 좋겠다는 바램을 가지고 조화를 이룬다는 입장에서 쓰여졌다. 내가 목표로 하는 독자는 정신과 전공의들, 임상에서 실제로 활동하고 있는 정신과 의사들이다. 입원 상황에서 일한다든지 심한 환자를 치료하는 정신과 의사들에게 이 책이 유용하리라고 생각한다.

이 책은 세 부분으로 구성되어 있다. 제 1부는 역동정신의학의 기본적인 이론적 원칙들을 논의하고, 개인정신치료, 집단정신치료, 가족/부부치료, 역동약물치료, 정신역동에 입각한 입원치료 등 주된 치료 방법들을 논의한다. 제 2부에서는 제 1축 장애들에 대하여 이론과 치료 방법을 어떻게 적용할 것인가를 논의하였다. 본래 얇고 간편한 책을 만들려고 하였기 때문에 제 1 축의 모든 질환들을 다 포함할 수는 없었다. 따라서 가장 흔한 질환들, 그리고 역동정신의학이 가장 유용하게 적용될 수 있는 질환들만을 다루게 되었다. 또한 나 자신의 한계를 받아들여 성인의 질환들에 대해서만 다루었다.

제 3부에서는 제 2축 질환에 대하여 논의하였다. A군과 C군 인격장애에 각각 하나씩의 장을 할애하였다. A군 인격장애는 '괴상함'을 특징으로 하는 인격장애들이고, C군 인격장애는 불안을 주로 보이는 인격장애들이다. 경계성, 자기애성, 반사회성, 그리고 연극성 인격장애 등 B군 인격장애는 극적이라는 면에서 한가지 군으로 다루어진다. 이들은 임상에서 가장 흔하게 만나는 인격장애들이다. 따라서 B군 인격장애들 각각에 대하여 한 개씩의 장을 할애하였고, 그렇게 하여 관련 문헌들과 이론적인 측면들을 총괄적으로 다루고자 하였다.

우리 모두는 환경에 의하여 만들어진다. 나 역시도 지난 15년간 Menninger Clinic에서 임상 작업을 한 경험이 정신과 임상에 대한 나의 시각에 깊은 영향을 주었다. 더 넓게 말하면 이 책에서 묘사된 역동정신의학은 Menninger Clinic의 임상을 반영하고 있다. 나는 환자의 말을 잘 듣고 그들을 이해하는 것이 얼마나 중요한지를 수년간에 걸쳐서 내게 가르쳐 준 스승들에게 감사를 드리지 않을 수 없는 부채를 지고 있음을 알고 있다. 너무 많은 탓에 그 이름들을 모두 말할 수는 없다. 또한 Topeka 정신분석연구소에서의 정신분석 훈련은 나의 직업적인 발전에 큰 가치를 가진다고 할 수 있다. 나의 교육분석가이신 Ramon Ganzarain 박사께 특별한 감사를 드리고 싶고, Ishak Ramzy, Irwin Rosen, Jack Ross, Jerome Katz, Stuart Averill, Alfredo Namnum 그리고 J. Cotter Hirschberg 박사 등 다른 많은 스승들과 지도자들께도 감사를 드린다.

물론 환자들이 우리의 가장 중요한 스승임에 틀림없다. 따라서 나는 임상가로서의 나의 발전에 끼친 그분들의 공로에 대하여 감사를 드리고 싶다. Karl Menninger 정신과에서 교사로서 그리고 지도의로서 생활했던 수년간 내가 가르쳤던 전공의들이나 교육생들도 나를 자극하고 나를 교육한 중요한 원천이 되어 주었다.

이 책과 같은 성격의 저술을 한다는 것은 팀웍을 필요로 한다. Menninger도서관의 Alice Brand Bartlett와 Marcy Schott는 최근의 문헌들을 찾아 주었다. Mary Ann Clift, Phil Beard, 그리고 Eleanor Bell은 초기의 원고를 만드는데 참고문헌들을 찾아 복사와 편집을 도와주었다. Faye Schoenfeld는 초고를 타자해 주었다. 나의 동료들인 Roy Menninger 박사와 Walt Menninger 박사에게 특별한 감사를 드리고 싶다. 이들이 아니었다면 이 책은 빛을 보지 못하였을 것이다. 다른 동료들, Donald Colson, James Eyman, Leonard Horwitz, Lisa Lewis, Donald Rinsley, Kathryn Zerbe 박사 등은 초판 원고를 나누어 맡고 검토하여 내게 건설적 제안을 해 주었다. Steve Katz, Joel Nance, Tom Picard, Victoria Spinazzola, Howard Rosenfield 박사와 Alice Brand Bartlett 여사 등 또 다른 동료들은 임상적인 자료들을 제공해 주었고 나 자신의 증례에 대해서도 추가 정보를 제공하였다. 초고를 처음부터 끝까지 주의 깊게 읽고 많은 시간을 나의 책에 할애해 준 Robert Wallerstein 박사에게 정말로 특별한 감사를 드리지 않을 수 없다.

American Psychiatric Press의 스텝진은 언제나처럼 정말 훌륭하였다. Carol Nadelson은 이 책이 완성될 때까지 옳은 방향으로 나아갈 수 있도록 격려를 아끼지 않았다. Tim Clancy와 Claire Reinburg는 정해진 시간 안에 이 책이 완성될 수 있도록 도와 주었으며 꼭 필요할 때 나의 불안한 심정을 있는 그대로 받아들여 주었다. Karen Loper와 Margaret Gore는 책의 완성에 앞서서 판매 계획을 세워 주었다. 이들 모두에게 감사하는 나의 마음을 바친다.

마지막으로 나의 아내이며 가장 절친한 친구인 Joyce Davidson Gabbard 박사에게 감사를 드린다. 그녀는 내가 정서적으로 안정이 될 수 있도록 도와주어 열정을 가지고 이 책을 완성할 수 있게 하였다. 모두에게 감사를 드린다.

Glen O. Gabbard, M.D.

출처 승인

저자는 아래 자료들의 일부의 사용을 허락 받았음에 감사한다.

American Psychiatric Association: Diagnostic and Statistical Manual of Mental Disorders, 5th Edition. Washington, DC, American Psychiatric Association, 2013. Portions reprinted with permission.

Gabbard GO: The exit line: heightened transference-countertransference manifestations at the end of the hour. J Am Psychoanal Assoc 30:579–598, 1982. Portions reprinted with permission.

Gabbard GO: The role of compulsiveness in the normal physician. JAMA 254:2926–2929, 1985. Copyright 1985, American Medical Association. Portions reprinted with permission.

Gabbard GO: The treatment of the "special" patient in a psychoanalytic hospital. Int Rev Psychoanal 13:333–347, 1986. Portions reprinted with permission.

Gabbard GO: A contemporary perspective on psychoanalytically informed hospital treatment. Hosp Community Psychiatry 39:1291–1295, 1988. Portions reprinted with permission.

Gabbard GO: Patients who hate. Psychiatry 52:96–106, 1989. Portions reprinted with permission.

Gabbard GO: Splitting in hospital treatment. Am J Psychiatry 146:444–451, 1989. Copyright 1989, American Psychiatric Association. Portions reprinted with permission.

Gabbard GO: Two subtypes of narcissistic personality disorder. Bull Menninger Clin 53:527–532, 1989. Portions reprinted with permission.

Gabbard GO: psychodynamic psychiatry in the"decade of the brain."Am J psychiatry 149:991–998, 1992. Copyright 1992, American Psychiatric Association. Portions reprinted with permission.

Gabbard GO, Coyne L: Predictors of response of antisocial patients to hospital treatment. Hosp Community Psychiatry 38:1181–1185, 1987. Portions reprinted with permission.

Gabbard GO, Menninger RW: The psychology of the physician, in Medical Marriages. Edited by Gabbard GO, Menninger RW. Washington, DC, American psychiatric press, 1988, pp 23–38. Portions reprinted with permission.

Gabbard GO, Nemiah JC: Multiple determinants of anxiety in a patient with borderline personality disorder. Bull Menninger Clin 49:161–172, 1985. Portions reprinted with permission.

Gabbard GO, Horwitz L, Frieswyk S, et al: The effect of therapist interventions on the therapeutic alliance with borderline patients. J Am Psychoanal Assoc 36:697–727, 1988. Portions reprinted with permission.

목차

제2장 역동정신의학의 이론적 기초 — 63
The Theoretical Basis of Dynamic Psychiatry

제3장 정신역동적 평가 107
Psychodynamic Assessment of the Patient

제4장 역동정신의학에서의 치료: 개인정신치료 133
Treatments in Dynamic Psychiatry : Individual Psychotherapy

제5장 역동정신의학에서의 치료 : 집단치료, 가족/부부치료, 약물치료 — 171

Treatments in Dynamic Psychiatry : Group Therapy, Family/Marital Therapy, and Pharmacotherapy

제6장 역동정신의학에서의 치료 : 다양한 치료자 환경 — 199

Treatments in Dynamic Psychiatry : Multiple–Treater Settings

제2부 DSM-5 질환들에 대한 역동적 이해
DYNAMIC APPROACHES TO DSM-5 DISORDERS

제7장 조현병 —223
Schizophrenia

제8장 정동장애 —255
Affective Disorders

제9장 불안장애 293
Anxiety Disorders

제10장 외상 및 스트레스 관련장애와 해리장애 317
Trauma-and Stressor-Related Disorders and Dissociative Disorders

제11장 성도착증과 성기능장애 349
Paraphilias and Sexual Dysfunctions

제12장 물질관련장애와 중독장애 및 섭식장애 383
Substance-Related and Addictive Disorders and Eating Disorders

제13장 신경발달장애 및 신경인지장애 421
Neurodevelopmental and Neurocognitive Disorders

제14장 A군 인격장애 : 편집성, 조현성 및 조현형 437
Cluster a Personality Disorders : Paranoid, Schizoid, and Schizotypal

제15장 B군 인격장애 : 경계성 — 465
Cluster B Personality Disorders : Borderline

제16장 B군 인격장애 : 자기애성 — 519
Cluster B Personality Disorders : Narcissistic

제17장 B군 인격장애 : 반사회성 — 553
Cluster B Personality Disorders : Antisocial

제18장 B군 인격장애 : 히스테리성 및 연극성 — 583
Cluster B Personality Disorders : Hysterical and Histrionic

제19장 C군 인격장애 : 강박성, 회피성 및 의존성 — 617

Cluster C Personality Disorders : Obsessive – Compulsive, Avoidant, and Dependent

제1부

역동정신의학의 기본원칙과 치료방법

BASIC PRINCIPLES
AND TREATMENT APPROACHES
IN DYNAMIC PSYCHIATRY

1장

역동정신의학의 기본원칙

BASIC PRINCIPLES OF DYNAMIC PSYCHIATRY

증상을 파헤치는 것만으로 환자를 낫게 할 수 있다면 훨씬 쉬울 것이다. 또한 환자의 뇌의 화학적, 생리학적 검사만을 하는 것에 그치거나 혹은 정신 현상을 즉각적 경험이 아닌 대상으로만 또는 비인격적인 통계의 단순한 변이로만 취급한다면 더 간단할 것이다. 그러나 인간이 행동을 이해하는데 있어서 이러한 방법들만으로는 관계되는 사실들을 모두 밝히거나 설명할 수 없다. 환자의 마음속으로 들어가 보기 위해서는 거듭 우리 자신을 그의 연상이나 느낌의 흐름에 몰입시켜야 하며 환자가 우리를 통해 소리를 내도록 우리 스스로 도구가 되지 않으면 안 된다.

John Nemiah, 1961

정신역동적 정신의학, 즉 역동정신의학은 Leibniz, Fechner, 신경학자(neurologist) Hughlings Jackson, 그리고 Sigmund Freud 등 여러 선조들로부터 기원한다(Ellenberger 1970). 역동정신의학은 일반적으로 정신분석적 이론과 지식에 기초한 접근 방법을 의미한다. 현대적 역동정신의학의 이론은 정신적 현상을 갈등의 결과로 만들어진 것으로 설명하려는 일종의 "모델"로 생각해 왔었다. 갈등은 강력한 무의식적인 힘으로부터 생겨난다. 무의식적 힘은 표현되려고 하지만, 동시에 그 표현을 방해하는 반대적인 힘으로부터 지속적으로 감시를 받는다. 이렇게 서로 상호 작용하는 힘들은, 어느 정도는 서로 중복되지만 다음과 같이 그 개념을 정리할 수 있다. 즉, 첫째로 소망과 소망에 대한 방어, 둘째, 서로 다른 목적과 우선권을 가진, 서로 다른 정신내적인 요소들, 혹은 부분들, 그리고 셋째로 외적 현실의 요구를 내재화시켜 인식하는 것에 반대하는 충동들이다.

정신역동적 정신의학은 질병의 '갈등 모델(conflict model)'에 그치지 않고 계속 변천하였다. 즉, 오늘날의 역동치료자들[1]은 질병의 '결핍 모델(deficit model)'을 이해하여야 한다. 이 모형은 발달상의 어떠한 이유로든 간에 약해지거나 결핍된 정신구조로 인하여 환자가 고통을 받는다는 것이다. 이러한 위태로운 상태로 인해 환자는 자신이 전체적으로 안전하지 못하다고 느끼게 된다. 그러면 환자는 심리적 항상성(psychological homeostasis)을 유지하기 위하여 주변 사람들로부터 일상적이 아닌 반응(inordinate response)들을 요구하게 된다. 인간관계에 대한 내적 무의식의 세계도 역동정신의학의 영역에 포함된다. 모든 환자들은 그들 안에 자신이나 다른 사람들의 여러 가지 면에 대하여 서로 다른 정신적 상(像, image)을 갖게 되며, 이 상들은 대인관계에 있어 독특한 어려움을 만들어 내게 된다. 이처럼 자신이나 타인의 모습들이 환자 자신의 무의식 내에 존재하게 되며 그 안에서 내적 대상관계의 세계를 이루게 된다.

오늘날의 역동정신의학자에게 신체와 사회문화적 영향을 무시한 정신의학 임상은 불가능하다. 오히려 역동정신의학은 생물정신사회적 정신의학이라는 포괄적 구조 밑에 놓여 있는 것으로 보아야 한다. 유전학(genetics)과 신경과학(neuroscience)의 눈부신 발전이 역설적으로 역동치료자의 위치를 더욱 확고히 만들어 주었다. 정신활동의 대부분은 무의식적인 것이며, 환경 안에 존재하는 사회적 힘들이 유전자 발현에 영향을 주며, 마음은 뇌의 활동을 반영한다는 유력한 증거들이 그 어느 때 보다 많다. 우리는 "양자택일"("either/or")이 아닌 이들 "모두를 포함"("both/and")하는 상황에서 진료를 하고 있다. 사실 모든 정신적 기능이 궁극적으로는 뇌의 산물이지만 그렇다고 해서 인간의 행동을 이해하는데 있어서 생물학적인 설명이 대부분이거나 최상인 것은 아니다(Cloninger 2004; LeDoux 2012). 현재의 신경과학은 모든 것을 유전자나 생물학적 존재로 귀결시키려고 시도하지 않는다. 많은 지식을 갖춘 신경과학자들은 이와 같은 지나치게 단순한, 환원적 접근 방법(reductive approach)을 사용하기 보다는 오히려 통합적인 방법(integrative approach)에 초점을 맞추고 생물학적인 연구결과들만큼 심리학적인 자료들도 과학적으로 신뢰할만한 것으로 인식한다(LeDoux 2012).

역동정신의학은 무엇보다도 하나의 사고방식이라 할 수 있다. 이는 자신의 환자에 대한 것일 뿐만 아니라 환자와 치료자 사이의 대인관계 영역에 있어서의 치료자 자신에 대한 것이기도 하다. 실제로 역동정신의학의 핵심적 특징을 확실히 하기 위해서는 다음의 정의를 사용할 수 있다. "역동정신의학은 환자와 치료자 모두가 무의식적 갈등, 정신내적 구조의 결핍이나 왜곡,

1) Psychodynamic psychiatrist, dynamic psychiatrist 혹은 dynamic therapist는 정신역동적 정신의학자, 정신역동적 정신과의사, 역동 정신과의사, 역동치료자 등 다양하게 번역되어 왔으나, 여기서는 쓰임에 따라서 주로 역동치료자로 번역함. 아울러 정신과 의사나 역동정신의학자라는 용어도 의미에 따라 적절히 사용함. 또한 정신과라는 명칭이 정신건강의학과로 바뀌었으나, 여기서는 편의상 "정신과"로 사용함.

및 내적 대상관계에 대한 특징적 사고방식을 통해 진단과 치료에 접근하는 방법을 의미한다."

이 정의는 역동정신의학자에게 과제를 던져준다. 마음의 영역과 뇌의 영역을 어떻게 통합할 것인가? 정신의학은 데카르트(Descartes)의 실체이원론(substance dualism)적 논리를 벗어나 성장을 거듭하고 있다. 마음이 뇌의 활동에 의한 것이며(Andreason 1997) 이 둘은 서로 뗄래야 뗄 수 없는 관계임을 우리는 잘 알고 있다. 많은 경우 "마음과 뇌"라고 말하는 것은 환자에 대해서 그리고 치료에 대해서 생각하는, 두 가지의 다른 방식이 존재한다는 것을 의미한다(Gabbard 2005). 유전자와 환경, 약물치료와 정신치료, 생물학적인 것과 정신사회적인 것 등으로 나누는 성급한 양극화가 가능한 것은 뇌와 마음이라고 하는 더 큰 이분법적 구조로 나누었기 때문이다. 이러한 이분법은 문제의 소지가 많고, 정신의학에서 임상적 사례를 다룰 때는 그 구분이 더욱 모호해진다. 유전자와 환경은 인간 행동을 형성하는 데에 불가분으로 연계되어있다. 인간 게놈과 "개인"화된 의학(personalized medicine)이라는 약속은 성취되지 못하였다. 유전성(heritability)라는 용어는 유전자에 대한 환경의 영향이라는 흐름 속에서 점차로 의미를 잃고 사용이 감소되어 가고 있다(Keller 2011). 유전학에 근거한 지식들처럼, 개인화된 의학에 대한 초기 흥분의 돌풍도 일련의 비판들에 의해서 도전 받기 시작하였다. 예를 들어 Horwitz들(2013)은 질병의 경과에 영향을 끼치는 환경적인, 사회적인, 그리고 임상적인 고려 없이는 유전학적 정보는 실망스러울 것이기 때문에, 이런 흐름은 오히려 탈개인화된(de-personalized) 의학이라고 주장하였다. 개개인의 인격, 즉 개인(person)은 반드시 존중되어야 하기 때문이다. 경험은 몇몇 유전자의 전사 기능을 멈추게 하는 반면 다른 유전자들의 전사기능은 촉진한다. 대인관계적 외상 등의 정신사회적 스트레스 요인은 뇌 기능에 변화를 일으켜 심오한 생물학적 영향을 미친다. 더 나아가 정신치료를 "심리적 기반의 질환"을 위한 치료, 약물요법을 "생물학적 또는 뇌에 기반한 질환"의 치료로 생각하는 것도 무의미한 구분이다. 뇌에 미치는 정신치료의 영향은 이미 충분히 정립되어있다(Gabbard, 2000).

대인관계에서의 외상이 어떻게 개인(the person)의 생물학적인 면과 심리적인 면 모두에 광범위한 영향을 미치는지에 대한 예를 아동기 학대를 경험한 성인들에 대한 뇌영상 연구에서 볼 수 있다(Heim들 2013). 이 대조군 연구에서는 아동기에 성적 학대를 경험한 환자는 뇌에서 신체 여러 영역들을 표시하는 영역지도인 "homunculus" 상에서, 일차적 신체감각 피질의 생식기 표시영역(genital representation field)이 얇아져 있음을 확인하였다. 이런 방식의 신경 가소성(neural plasticity)이 특정한 학대 경험의 감각을 처리해야 하는 상황에서 아동을 보호할 수 있다는 해석이 있는 반면, 성인으로서는 생식기 영역에 대한 무감각을 초래할 수도 있다고 해석할 수 있다. 이러한 주관적 경험은 결과적으로 청년기에 성을 성인기의 자기감에 통합할 때 어떻게 하는가를 결정할 것이다. 이것이 생물학적인 부족함이 발달 과정에서 심리적 갈등에 기여하는 하나의 예라고 할 수 있다.

이분법에서 벗어나 환자를 하나의 인간으로 생물정신사회적 맥락에서 보기 시작하여도 여전히 마음과 뇌는 완전히 동일하지는 않다는 문제에 봉착한다. 마음은 분명 뇌의 활동을 반영하지만 마음을 신경과학적 공식으로 환원시킬 수는 없다(Edelson 1988; LeDoux 2012; McGinn 1999; Pally 1997; Searle 1992). fMRI와 PET 기술을 이용하면서 뇌 기능의 이해에 비약적인 발전이 있어 왔다. 하지만 뇌영상에서 보이는 것과 '자기'(self)를 동일한 것으로 볼 수 있겠느냐는 문제에 있어 이 기술들이 본래 가지고 있는 내재적 위험이 있다. 즉, 이들 영상 기술들은 "나"에게 문제가 있다기 보다는 "나의 뇌"에 문제가 있는 것으로 문제를 외부의 탓으로 돌리는 도구가 될 수 있기 때문이다(Dumit 2004).

마음과 뇌가 같지 않다는 것을 인정한다면 달라지는 것이 무엇일까? 우선, 뇌를 제 3자의 관점에서 관찰할 수 있다. 두개골에서 분리하여 해부실의 저울에 무게를 달 수 있다. 조직을 슬라이드로 만들어 현미경으로 관찰할 수 있다. 이에 반해 마음은 지각에 기반한 것이 아니며 내부에서만 알 수 있다. 마음은 개인적이다. 낡은 이원화 이론에 회귀하기보다는 현대 정신의학자들과 신경과학자들은 설명적 이원론(explanatory dualism)(Kendler 2001)이라는 개념을 사용한다. 이 이원론은 이해 또는 앎에 있어 두 가지 다른 방법이 있으며, 각기 서로 다른 두 가지의 설명 방법이 필요하다고 전제한다(LeDoux 2012). 하나의 방법은 일인칭이고 심리적이며, 다른 방법은 삼인칭이며 생물학적이다. 두 접근법 모두 독립적으로는 온전한 설명을 할 수 없다. 이를 더욱 복잡하게 하는 것은, Damasio(2003)가 지적한 바 있듯이, "의식과 마음이 같지 않다."는 점이다. 의식이 저해되는 각종 신경학적 상태에서도, 마음은 여전히 움직이고 있다는 충분히 많은 증거가 있다.

이 책의 서문에서 개인을 알기 위해서는 뇌(brain)와 마음(mind)을 통합해야 한다는 점이 지적되었다. 결국 도움을 받기 위해서 치료자를 찾아 오는 것은 바로 그 "개인"이다. 그렇다면 무엇이 개인인가? 사전적 정의로는 '실제적인 자기(the actual self)' 혹은 '존재(the being)'라고 할 수 있다. 하지만 '자기(the self)'를 정의하는 것 역시 그리 간단한 문제가 아니다. 이것이 주체이면서 동시에 객체이기 때문이다. "내가 나 자신에 대해서 생각한다(I think about myself)."라는 문장을 보면, 철학자들이 흔히 그렇게 쓰는 현상적인 "나"와 의식하는 대리자(conscious representation)로서의 자기(the self) 모두가 존재한다. 물론 자기의 또 다른 측면은 고도로 개인적인 의미에 기초하여 각자의 독특한 시각을 통해서 걸러진 개인적인 기억들의 집합체라는 것이다. 게다가 자기의 어떤 부분들은 우리가 알 수 없다. 우리가 보고 싶은 부분들은 의식으로 들어오기 더 쉽고, 반면 억제되고 거부된 부분들은 의식으로 떠오르기 쉽지 않다. 역동정신의학에서 배울 것들 중에 한가지는 우리 모두가 자기-기만의 명수(master of self-deception)들이라는 것이다. 우리 대부분이 우리 자신들에 대해서 그리 잘 알지 못한다. 한가지 더 복잡한 것은 그 자기가 한가지 성분으로 이루어진 단일체가 아니라는 것이다. 우리들 대부분이 가지고 있는 자기는 다양한 단면들을 가지고 있어서, 이들은 각각 서로 다른 배경 혹은 맥락(context)에 의해서 그 모습을 드러낸다. 문화가 이런 배경들 중의 하나이다. 예를 들어서 아시아의 문화는 자기 경험에 초점을 맞추기 보다는 사회적 배경에 초점을 맞춘 양육 방식에 의해서 '상호의존적 자기(interdependent self)'가 만들어진다(Jen 2013).

'개인'이라는 용어를 사용하면서 우리가 정확하게 무엇을 의미하는가를 정의하려 할 때 만나게 되는 또 한가지 복잡한 문제는 자기와 개인이 같은 것이 아니라는 점이다. '주관적으로 경험되는 자기'와 '타인들에 의해서 관찰되는 자기'로 구분을 할 수는 있다. 사람들이 녹화테이프를 통해서 스스로를 볼 때 만족스러워 하는 경우는 매우 드물다. 그들은 자신들에 대해서 "나 같지 않아." 혹은 "내 목소리가 다르게 들리네!"라고 생각한다. 하지만 방에 있는 다른 사람에게 물어보면 사실은 그 사람은 그렇게 보이고 그런 목소리로 말하고 있다는 얘기를 듣게 될 것이다. 진실은 단순하다. 우리는 다른 사람이 우리를 보는 것처럼 우리 자신을 보지 못한다. 자기의 더 진실한 모습은 무엇인가, 주관적으로 경험된 자기인가 아니면 다른 사람들에 의해서 관찰된 자기인가? 그 개인이 누구인가를 알기 위해서는 이 둘 모두 없어서는 안될 것이기 때문에 이 질문에 충분히 대답하기는 어렵다. 하나 하나는 불완전하다. 우리가 다른 사람들에게 어떻게 비쳐지는가를 우리 스스로 알 수 없지만, 다른 사람들 역시 우리가 속으로 어떻게 느끼는가를 지각할 수는 없다. 각자의 '개인됨(personhood)'을 인정하고 잘 알기 위해서는 '내면을 보는 시각(inside perspective)'과 '바깥에서 보는 시각(outside perspective)' 모두를 통합하는 것이 필요하다.

'개인'을 간단하게 분류할 수는 없다. 개인은 독특하고 특별하며, 여러 변수들의 종합적인 통합체이다. 다음에 개인을 정의하는 몇 가지 중요한 결정인자들을 기술하였다.

1. 특이한 의미를 가진 렌즈를 통하여 여과된, 자신만의 독특한 개인사(unique historical narrative)에 기초한 스스로의 주관적인 경험.

2. 한 묶음으로 된 의식적 갈등과 무의식적 갈등들 그리고 그들과 관련된 방어들, 표상들, 그리고 자기 기만.

3. 타인과의 상호관계가 내재화된 것이 무의식적으로 다시 행동으로 드러나서 다른 사람들에게 어떤 인상을 야기하는, 한 묶음의 상호관계들.

4. 우리의 신체적인 특성들.

5. 환경에 의한 영향들과의 상호작용 속에서 유전자들에 의해서 만들어지고, 축적된 경험에 의해서 신경회로망이 만들어 낸, 산물로서의 우리의 뇌.

6. 우리의 사회문화적 배경.

7. 우리가 가지고 있는 종교적/영적 신념들.

8. 우리의 인지 방식과 능력들.

본 책의 전반에 걸쳐 심리학적 설명이 강조되었으나, 특히 심리와 생물의 통합이 중요시되는 영역에서는 신경생물학적 의미도 언급하였다. 마음과 뇌는 서로 다른 언어를 사용한다. 오늘날의 역동정신의학자는 최선의 환자 진료를 위하여 그리고 그 개인을 이해하기 위하여 이중언어 사용자가 되도록 노력하여야 한다. 즉 뇌의 언어와 마음의 언어 모두를 능숙하게 사용할 수 있어야 한다(Gabbard 2005).

역동정신치료가 역동치료자의 최상의 치료적 방법 중의 하나이기는 하지만, 역동정신치료가 역동정신의학과 같은 말은 아니다. 역동치료자는 환자의 요구를 역동적으로 평가하며 다양한 치료 방법을 사용한다. 반면, 역동정신의학은 단순히 모든 치료법의 처방과 연관된 개념적 골격만을 제공한다. 치료가 역동정신치료냐, 약물치료냐를 불문하고 이들을 역동적이라고 부를 수 있다. 실제로, 역동치료자의 전문성의 요체는 환자의 정신적 평형을 깨뜨리지 않는 치료법을 사용하고, 파헤쳐 내기만 하는 정신치료는 피해야 한다는 사실을 안다는 것이다.

오늘날의 역동치료자는 신경과학의 현저한 발전이라는 흐름 안에서 활동하고 있다. 임상 현장은 또한 각각의 문화적 경험들이 내재화되어 그들이 각자 생각하고 느끼는 방식과, 정신과적인 증상들이 나타나는 방식들에 깊이 영향을 준 다양한 종류의 문화적, 종교적인, 종족적인, 인종적인 집단들에 의해서도 각각의 특징을 나타낸다. 따라서 현대적인 역동정신의학자는 질병에 대한 생물학적인 측면에서의 이해와, 개인의 최종적인 결과물에 영향을 주는 문화적 요인들에 정신역동적인 식견을 통합하기 위하여 꾸준히 노력하여야 한다. 그럼에도 불구하고 역동치료자들은 여전히 정신역동적 정신의학에 독특한 특성을 제공하는 정신분석적 가설과 기법이라는 전통적인 원칙을 필요로 하고 있다.

주관적 경험의 독자적 가치
The Unique Value of Subjective Experience

역동정신의학은 기술(記述)정신의학(descriptive psychiatry)에 반대된다고 할 수 있다. 기술적 접근을 하는 치료자들은 공통된 행동이나 현상에 따라 환자를 구분한다. 그들은 증상 기록표를 만들어 유사한 증상군으로 환자들을 분류한다. 기록표에 있는 항목에 보고된 것들 외에 환자의 주관적 경험은 중요하지 않게 생각한다. 행동지향적인 기술정신의학자들은 관찰된 행동에 기초하여야만 하는 정신과 진단과 치료의 요체에 환자의 주관적 경험은 말초적인 것일 뿐이라고 주장한다. Watson(1924/1930)은 '행동과 정신세계는 동일하다.'고까지 표현하였다. 더욱이 기술정신의학자는 한 환자가 다른 환자들과 얼마나 다른가 보다는 얼마나 유사한가 하는 점에 더 흥미가 있다.

이와는 반대로, 역동정신의학자들은 어떤 특별한 환자가 다른 환자들과 얼마나 다른가, 혹은 독특한 점이 각각 무엇인가를 결정하려고 노력한다. 증상과 행동은 질병의 생물학적 및 환경적 결정인자들을 배제한 채 극히 개인적인 주관적 경험들이 궁극적으로 공통되게 표현된 것일 뿐이라고 본다. 더욱이 역동치료자들은 환상, 꿈, 공포, 기대, 충동, 바람, 자기상, 타인들의 인식 및 증상들에 대한 심리적 반응 등 환자의 내적 세계에 더 많은 가치를 부여한다.

입구가 막힌 동굴에 접근하는 기술정신의학자는 동굴의 입구를 막고 있는 커다란 바위의 특징만을 정확히 기술하려 할 것이고 바위 뒤의 동굴 내부는 접근할 수 없게 되어 모르는 것으로 취급해 버릴 것이다. 반대로, 역동정신의학자는 바위 뒤의 동굴 안의 어두운 부분에 대하여 흥미를 느낄 것이다. 기술정신의학자처럼 그들도 입구의 특징에 대하여 주의를 하지만 그들은 다른 면에서 살피려 할 것이다. 즉 그들은 동굴의 외부가 어떤 식으로 내부의 내용물을 나타내고 있는가를 알기를 원할 것이다. 왜 바위로 내부를 보호하지 않으면 안되는가 하는 것에 호기심을 느낄 것이다.

무의식(無意識)
The Unconscious

동굴 비유를 계속해 보자. 역동정신의학자는 바위를 치우고 동굴의 어두운 곳으로 들어가 전등으로 내부를 비추어 볼 방법을 찾으려 할 것이다. 바닥에 있는 옛날 기구들이나 벽의 흔적들은 이 특별한 동굴의 역사를 알게 할 것이므로 특별한 흥미거리이다. 바닥을 흐르는 물은 지하수가 밑으로부터 압력을 받고 있음을 암시한다. 역동정신의학자는 동굴의 깊이를 밝히는데 특별한 관심을 가지고 있다. 이 동굴은 얼마나 깊을까, 입구의 반대편이 벽으로 막혀 있어 내부의 공간이 한정되어 있을까 아니면 아예 끝이 없을까 하는 것에 관심이 있을 것이다.

동굴 비유가 암시하는 것처럼, 역동정신의학의 두 번째 원칙은 마음의 개념모델로, '무의식'이 그에 속한다. Freud(1915/1963)는 무의식에는 두 가지 종류가 있다고 하였다. 전의식 즉, 단순히 주의를 기울임에 의하여 의식으로 쉽게 떠오를 수 있는 정신적 내용물과 엄밀한 의미에서의 무의식 즉, 받아들일 수 없으므로 검열되는 정신적 내용물로 억압되고 쉽게 의식으로 떠오르지 않는 것이 그들이다

Freud(1900/1953)는 무의식, 전의식 및 의식을 마음의 지역모델(topographic model)이라고 불렀다. 그는 무의식의 존재를 확신하는 중요한 임상적 증거로서 꿈과 과실(過失, parapraxes)을 예로 들었다. 꿈을 분석함으로써 아동기의 무의식적 욕구가 종종 꿈을 유발하는 힘이 되는 것을 알게 되었다. 꿈 작업(dream work)이 이 욕구를 왜곡시킨 것으로 보았고 따라서 꿈을 분석하여 이 욕구의 진정한 성격을 알아낼 필요가 생겼다. 과실은 잘못 말하기, 우연한 행동, 이름이나 단어들을 잊거나 다른 것으로 잘못 말하는 현상 등을 말한다. 한 타자수가 'mother'라고 쳐야 할 때마다 'murder'라고 잘못 쳤을 경우를 예로 들 수 있다. Freud(1901/1960)는 억압된 욕망이 탈출하여 나온 것임을 설명하기 위하여, 또 매일의 생활에서의 정신적 과정과 신경증적인 증상형성이 동일한 것임을 보여주기 위하여 이러한 당황되는 일들을 그 예로 사용하였다.

역동정신의학자는 동굴의 내부가 드러나지 않도록 바위가 가리고 있듯이, 증상과 행동들을 억압된 바램이나 느낌에 대하여 방어를 하기 위한 무의식적 과정이라고 보고 있다. 더욱이 꿈이나 과실은 동굴의 벽에 그려진 예술적 작업과 같이 잊혀진 과거로부터의 소식을 전하는 현재의 상징적인 치료자 전달 수단인 것이다. 그 소식의 내용을 밝혀 내기 위하여 이 어두운 부분과 친숙해지지 않으면 안될 것이다.

무의식이 임상적 상황에서 드러나는 또 다른 중요한 길은 치료자를 향한 환자의 무언의 행동을 통하는 것이다. 다른 사람들과 관계를 맺어 나가는 독특한 방식이 아동기에 갖추어져서 내재화함으로써 환자의 특성의 한 부분이 되어 자동적이고 무의식적으로 행동화된다. 따라서 어떤 환자들은 치료자에 대하여 반복해서 유난히 공손하게 행동하기도 하고 또 다른 환자들은 매우 반항적으로 행동한다. 관계형성의 여러 형태가 있는 것은 Squire(1987)가 말한 과정적 기억(procedural memory)과 밀접한 연관이 있다. 과정적 기억은 의식적, 언어적, 서술적 기억(narrative memory)의 영역 밖에서 생겨난다.

기억체계에 관한 연구들은 임상적 상황에서의 행동에 관한 지식을 넓히는데 크게 기여

해 왔다. 특히 정신역동적 사고와 관련하여 널리 사용되는 구분은 기억을 명시적/의식적 기억(explicit or conscious memory)과 잠재적/무의식적 기억(implicit or unconscious memory)으로 나누는 것이다.

명시적 기억은 사실(fact)들이나 머리에 떠오르는 생각(idea) 등에 대한 지식을 기억하는 일반적(generic) 기억과 자신에게만 특이하게 존재한 자전적(autobiographical) 사건들에 대한 기억인 삽화적(episodic) 기억으로 나눈다. 잠재적(implicit) 기억은 의식적으로 알지는 못하지만 행동을 통하여 관찰될 수 있는 것을 말한다. 한 가지는 피아노를 연주하는 기술에 대한 지식이나 다른 사람들과 사회적 관계를 맺어 나가는 방식들에 대한 지식을 의미하는 과정적 기억(procedural memory)이다. 내적 대상관계에 관한 무의식적 체계는 어느 정도까지는 과정 기억에 속하며 이는 다양한 대인관계적 상황에서 계속 반복된다. 잠재적 기억의 다른 형태는 단어나 기분, 생각, 사람들, 사건들, 혹은 사실들 간의 연결에 관한 것이어서 연상적(associative) 기억이라고 부른다. 어떤 노래를 들었을 때 느닷없이 슬퍼지는 경우를 예로 들 수 있는데, 아마도 가족의 사망에 관한 소식을 들었을 때 라디오에서 이 노래가 나왔었기 때문일 것이다.

정신적 세계의 많은 것들이 무의식적이라는 주장은 때로는 정신분석 비평가들에 의하여 도전을 받기도 하지만 실험심리학의 문헌들에 의하여 광범위하게 지지를 받고 있다(Westen 1999a, 1999b). 양쪽 해마에 손상을 입은 실험 대상자들은 두 가지 다른 사건들을 연결하는 것을 학습하는데 심각한 어려움이 있다. 그럼에도 불구하고 이들의 감정적 반응은 이 두 가지 사건 사이에 존재하는 무의식적 연결을 이미 알고 있음을 암시하고 있다(Bechara들 1995). 실험 대상자들에게 감정적인 혹은 정신역동적인 의미를 가지고 있는 자극들을 은연중에 제시하였을 때, 그 대상자들이 의식적으로는 이 자극들을 인식하지 못하였지만 이들의 행동은 광범위하게 영향을 받았다(Weinberger와 Hardaway 1990). 뇌의 사건유발전위(event-related potential)에 대한 연구에서, 감정을 불러일으키는 단어들은 이들이 의식적으로 감지되기 전인데도 뇌파상에 중립적인 단어들로 인한 것과는 다른 알파(alpha)파를 일으켰다. 또 다른 연구에서 한 팀의 치료자들이 어떠한 갈등이 일정한 증상과 연관이 있는지를 평가하였다. 갈등을 반영하는 단어들이 선정되었고 이 단어들을 환자들에게 인식할 수 있는 방식과 인식할 수 없는 방식으로 제공하였다(Shevrin들 1996). 환자들의 반응의 양상은 환자의 증상과 의식적으로 관련이 있는 단어를 제공하였을 때와 무의식적으로 관련이 있을 것으로 추정되는 단어를 제공하였을 때가 서로 달랐다.

무의식적인 인종차별주의적 경향을 밝히려는 연구들은, 무의식이 인간의 상호관계에 지속적으로 역할을 해 왔다는 것을 각별히 인상적으로 확인시켜 주고 있다. 이런 현상에 대한 자료들 중에 많은 부분이 잠재적 연관성 검사(Implicit Association Test)를 통해서 밝혀졌다. 이 검사에서는 검사자들 앞에 흑인의 얼굴이나 백인의 얼굴 사진이 나타나도록 하면서 동시에 긍정적이거나 부정적인 의미를 가진 형용사들을 함께 제시한다(Banaji와 Greenwald 2013). 연구자들은 검사자들이 백인의 얼굴을 볼 때만큼 빠르게 긍정적인 단어와 흑인의 얼굴을 연관시키려고 의도하였음에도 그렇게 하기가 불가능하였음을 발견하였다. 이 연구를 통해서, 미국인의 약 75%정도가 무의식적이고 자동적으로 흑인 보다는 백인을 선호하는 것으로 나타났다. 성별, 성적 지향성(sexual orientation)[2], 연령, 체중, 신체적 장애, 그리고 국적에 불문하고 이러한 고정관념의 경향성은 비슷한 정도를 나타내었다.

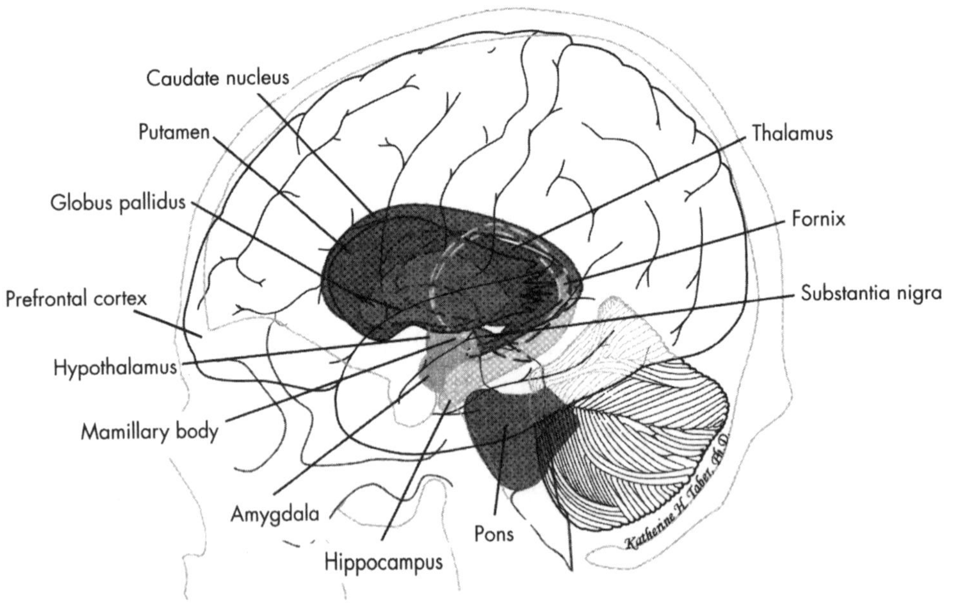

그림 1-1. 전전두피질과 해마의 상대적 위치에 대한 도식적 설명. 측면에서 본 모습(lateral sagittal view). Hurley RA, Hayman LA, Taber KH: "Clinical Imaging in Neuropsychiatry," in The American Psychiatric Publishing Textbook of Neuropsychiatry and Clinical Sciences, 4th Edition. Edited by Yudofsky SC, Hales RE. Washington, DC, American Psychiatric Publishing, 2002, pp. 245-283. Used with permission. [시계반대방향으로. Caudate nucleus: 미상핵(尾狀核), Putamen: 피각(被殼), Globus pallidus: 담창구(淡蒼球), Prefrontal cortex: 전전두피질, Hypothalamus: 시상하부(視床下部), Mamillary body: 유두체(乳頭體), Amygdala: 편도체(扁桃體), Hippocampus: 해마(海馬), Pons: 뇌교(腦橋), Substantianigra: 흑질(黑質), Fornix: 뇌궁(腦弓), Thalamus: 시상(視床)]

2008년 대통령 선거는 무의식적인 정신기능에 대한 또 다른 실증 사례를 소개하고 있다. Galdi들(2008)은 자동적 정신적 연관성을 분석하는, 컴퓨터를 기반으로 한, 빠른 범주화 과제(computer based, speedy categorization task)를 개발하였다. 연구자들은 의식적으

2) 성적 지향성 외에 성적 취향이라는 번역도 있음.

로 지지하는 신념과 선호도를 평가하여 스스로 부여한 점수를 위의 연관성 정도와 비교하였다. 정치적으로 아직 결정하지 못한 참여자들의 자동적 연관성을 통해서 의식적으로 보고된 신념과 인물선택에 있어서 1주일 이내의 변화를 예견할 수 있었다. 연구자들은 의식적으로는 결정하지 못한 사람들이 실은 이미 무의식적으로는 마음으로 결정을 하고 있었던 경우가 종종 있었음을 발견하였다. 또한 정치적 선택 등의 중요한 일들에서도 사람들은 자신이 잘 알지 못하고 있다는 사실을 잘 모르는 것 같았다고 연구자들은 지적하였다. 그들이 자신들의 선호에 대하여 이유를 대고는 있지만, 이런 이유들은 즉흥적으로 만들어진 것임이 분명하였다. 사람들은 자신들이 왜 그런 방식으로 투표하였는지 그 이유를 알지는 못하였지만, 물어 보았을 때 모르겠다고 답하는 경우는 드물었다.

사람들이 자신이 원하지 않는 과거 경험을 적극적으로 잊으려 한다는 Freud의 생각은 최근 fMRI 연구로 입증되었다(Anderson들 2004). 전전두 피질과 해마 간의 새로운 형태의 서로 보강하는 상호 관계가 이 과정에 관여한다(그림1-1). 원하지 않는 기억을 제어하려고 할 때는 배외측 전전두 활성(dorsolateral prefrontal activation)이 증가하고 이와 동시에 해마 활성의 저하가 동반된다. 망각의 정도는 전전두, 피질 및 우측 해마 활성의 정도로 예측할 수 있다.

정신결정론 (精神決定論)
Psychic Determinism

역동정신의학의 세 번째 원칙은 증상과 행동이 무의식적 과정의 외부적인 표현이라는 주장으로 이를 정신결정론이라고 한다. 역동정신의학은 우리가 의식적으로는 혼란스러울 지라도 무의식적으로는 잘 제어되고 있다(consciously confused, unconsciously controlled)고 주장한다. 우리는 마치 선택의 자유가 있는 것처럼 매일 매일을 살고 있지만 실제 현실은 생각보다 훨씬 더 제한적이다. 실상 우리는 무의식에 의하여 쓰여진 대본을 살아가고 있는 그저 그런 사람들이다. 결혼 상대의 선택, 직업에 대한 관심, 심지어 여가 시간의 활용까지도 아무렇게나 선택되는 것이 아니라 서로간의 역동적 관계 안에서 무의식적 힘에 의하여 이루어지는 것이다.

예를 들면, 한 젊은 여성 치료자는 정신치료를 받는 동안 자신의 직업을 치료자로 결정하였던 이유가 어렸을 때 일어났던 사건과 그 사건에 대한 반응 때문이었다는 것을 알게 되었다. 여덟살 때 어머니가 암에 걸렸고, 이러한 비극을 겪으면서 그녀는 절망감과 무력감을 느꼈다. 치료자가 되려고 하는 결정의 일부는 질병과 죽음을 극복하고 제어하려는 무의식적 소망에 의

한 것이었다. 의식적 수준에서 그녀는 의학을 단지 멋지고 도전해 볼만한 분야라고 경험하였지만, 무의식적 수준에서는 치료자가 된다는 것이 수동적으로 경험할 수밖에 없었던 외상을 능동적으로 극복하려는 시도이었던 것이다.

행동이 심각한 증상으로 나타나게 되면 선택의 자유는 더욱 제한을 받게 된다. 근육질인 학대자(虐待者)에 의하여 모욕을 당하는 상상을 하면서 자위행위를 해야만 절정감을 맛볼 수 있는 사람은 그의 성적 환상을 선택하는 자유를 잃은 것이다. 자기(self) 안에 있는 욕동(慾動, drive), 방어, 대상관계 및 여러 가지 장애들에 의하여 변조된 무의식적 각본(脚本)의 강요에 적응하기 위하여 증상들이 생겨난다고 이해할 수 있다. 간단히 말하면, 행동은 의미를 가지고 있다는 것이다.

행동의 의미가 앞의 치료자의 예와 같이 간단하고 직접적인 경우는 드물다. 하나의 행동이나 증상이 여러 역할을 담당하거나 혹은 여러 가지 문제들에 대한 해결점이 되는 경우가 더 많다. Sherwood(1969)의 지적처럼, Freud도 이미 '행동의 원인들은 복합적이기도 하고, 충분한 조건들이 동시에 주어진다면 다양한 여러 가지 모양을 가질 수 있다는 의미에서 다중적이기도 하다'고 분명하게 기술하였다. 다른 말로 하면, 어떤 행동이나 증상들은 때로는 여러 가지 요인들이 정신내적으로 하나의 특이한 집합을 이루어 생겨나기도 하고, 또 때로는 무의식 내의 수많은 다른 원인적 세력들에 의하여 생겨나기도 한다는 것이다. 역동정신의학은 '인간의 행동이란 현실의 요구와 무의식의 필요 모두에 부합하기 위하여 여러 다른 역할을 수행하는 서로 갈등하는 많은 힘들의 최종 산물이다'라고 정의한다.

정신결정론의 원칙은 두 가지 측면에서 비판을 받고 있다. 그 하나는 무의식적 요인들이 모든 행동이나 증상을 결정하는 것은 아니라는 것이다. 알츠하이머병을 앓고 있는 환자가 자기 아내의 이름을 잊어 버렸을 때, 이는 실언이라고 할 수 없을 것이다. 전구증상이 있는 동안 제의(祭儀)적으로 상의 단추를 끌렀다가 잠갔다가 하는 행동을 반복하는 부분복합경련 환자의 경우 증상은 측두엽의 병적 부위로부터 기인된다고 생각하는 것이 옳을 것이다. 역동치료자의 임무는 이러한 증상과 행동들이 역동적 요인들에 의하여 설명될 수 있느냐 그렇지 않느냐를 구별하는 것이다. 두 번째의 비판은 자신이 무의식적 힘의 수동적 피해자라고 주장하면서 자신의 행동을 변화시키려는 노력은 전혀 하지 않는 환자들에 대한 경험으로부터 생겨난다. 생각보다 많지는 않지만 변화하려는 의식적인 노력은 증상으로부터의 회복에 영향을 주는 요인이 될 수 있다(Appelbaum 1981). 말하자면 정신결정론의 개념 안에서는 선택의 여지가 있다. 따라서 역동치료자는 정신결정론에 호소하며 병든 채로 남아 있음을 정당화하려는 환자들을 조심해야 한다.

서막(序幕)으로서의 과거
Past Is Prologue

역동정신의학의 네 번째 기본원칙은 영아기 및 아동기의 경험이 성인기의 인격에 중요한 결정인자가 된다는 것이다. 시인 William Wordsworth는 "어린이는 어른의 아버지"라고 노래하였다. 역동치료자는 환자가 아동기의 기억을 이야기할 때 이 경험들이 현재 보이는 문제들에 중요한 역할을 했을 가능성을 생각하여 열심히 들어야 한다. 사실 원인과 질병발생은 역동적인 측면에서 볼 때 아동기의 사건과 관계되어 있는 수가 종종 있다. 어떤 경우에는 근친상간이나 신체적 학대 등 구체적인 외상이 성인기의 인격장애로 이끌기도 한다. 또 만성적으로 반복되는 가족 내의 상호관계 양상들이 원인적으로 더 중요한 경우도 많다.

역동적 관점은 영아나 아동들이 고도로 주관적인 여과기를 통하여 그들 주변 사람의 진정한 특성을 왜곡하여 받아들인다고 보고 있다. 또 어떤 아이들은 그들의 부모가 효과적으로 양육하는 데에 체질적으로 어려움이 있다. 갓 태어난 영아도 나름대로 분명한 체질적 성품을 가지고 있음이 연구를 통하여 밝혀졌다(Thomas와 Chess 1984). 몇몇 정신장애의 원인은 아동의 성품과 부모 역할을 하는 사람의 성품 사이의 조화와 관계 있는 것 같다. 성미가 급한 아이는 조용하고 차분한 어머니와는 잘 조화를 이루는 반면 신경질적인 어머니와는 좋은 관계를 맺지 못할 것이다. 이러한 조화 모델(model of 'goodness of fit')은 아이의 정신적 문제에 대해 부모나 아이 모두 책임을 회피할 수 있도록 해 준다.

아동 발달이론은 항상 역동정신의학의 중심이 되어 왔다. Freud는 아이가 어른이 되기 위하여 세 가지 중요한 정신성적 단계(psychosexual stages)를 통과한다는 가정을 세웠다. 구강기, 항문기 및 생식기기로 표현되는 이들 단계는 Freud가 아동의 리비도 혹은 성적 에너지가 집중된다고 믿은 특별한 신체부위와 연관이 있다. 환경적 외상, 체질적 요인, 혹은 양자 모두의 결과로 아이는 구강기 혹은 항문기에 발달이 정지되고 그 결과 이렇게 고착(固着, fixation)된 상태로 성인기에 들어서게 된다. 성인기에 와서는 스트레스로 인하여 이러한 더 원시적인 발달 단계로 퇴행될 것이고, 고착되었던 단계에서의 본능적 만족을 위한 정신적 체계를 드러내게 된다. Freud는 정신분석 중인 성인 환자의 보고를 기초로 하여 아동 발달을 재구성한 반면, 이후의 정신분석 연구자들은 영아나 아동을 직접 관찰하여 아동 발달을 연구하였다. 이들의 이론은 제 2장에서 더 자세히 다루게 될 것이다.

발달에 대한 정신역동적 사고에 입각한 전망은 최근 유전학적인 환원주의(genetic reductionism)에 의하여 도전을 받고 있다. 인간 게놈의 해독은 과학의 주요 혁신이었으나,

이후 인간성을 게놈과 동일시하려는 바람직하지 못한 성향을 불러일으켰다. 생물윤리학자 Alex Mauron(2001)은 개인의 정체성이 게놈의 정체성과 일치하지 않음을 강조하였다. 게놈이 동일한 일란성 쌍둥이라도 서로 매우 다른 개체이다. 다행히도 이러한 환원주의적 경향은, 유전자가 지속적으로 환경과 서로 영향을 주고 받는 것이며, 아울러 DNA가 운명은 아니라는, 주요 과학자들을 중심으로 형성된 반론을 초래하였다. Robinson(2004)이 지적하였듯이 "우리는 이제 본성-양육 논쟁(nature-nurture debate)을 벗어날 수 있을 만큼 유전자를 구체적으로 연구할 수 있으며, DNA가 유전이 되는 동시에 환경에 반응한다는 것은 이제 분명해졌다." 역설적으로 현대 유전학 연구와 뇌의 유연성 연구에 의하면, 유전자는 일생 동안 꾸준히 환경에 의해 상당한 정도로 조정을 받는다(Hyman 1999). 한 사람이 물려받은 유전적 성향은 그가 부모 혹은 그를 둘러싼 환경 내의 다른 사람들로부터 받는 발달적 영향에 변화를 주고, 이는 다시 게놈의 추가적 발현에 영향을 줄 수 있다. 피질, 변연계, 자율신경계 간의 신경 연결은 발달하고 있는 유기체의 특수한 경험에 의하여 회로로 만들어져 서로 연결된다. 따라서 정서 회로와 기억 회로는 환경의 자극으로 유발된 일정한 연결 방식의 결과이므로, 함께 연계된다. 이러한 발달 방식은 "함께 흥분한 신경세포들은 함께 동일한 정보를 전달한다(neurons that fire together, wire together)."라고 요약될 수 있다(Schatz 1992).

환경의 영향이 유전적 성향을 번복할 수 있는지에 대한 문제에는 영장류 연구가 특히 유용하다. 영아 원숭이들의 약 20%는 어미에 의해서 길러졌음에도 불구하고 잠깐 떼어놓았는데도 cortisol과 ACTH가 올라가고 우울 반응을 보이며 NE의 turnover가 증가하였다(Suomi 1991). 이러한 취약성은 유전적인 것으로 밝혀졌다. 그러나 원숭이 집단 안에서 유달리 모성적 행동이 강한 어미들을 이들 영아 원숭이들과 함께 넣어주었을 때는 분리 불안에 대한 타고난 취약성이 사라졌다. 그리고 결국에는 이 어미 원숭이들이 원숭이 집단의 사회적 계층구조에서 정상에 올라섰다. 이는 소위 슈퍼어미(supermother)가 어린 원숭이들이 사회적인 신호들을 더욱 적절하게 조절하게 하고 자신들에게 이로운 방식으로 이 신호에 반응하는 등, 타고난 민감성을 적응적인 방향으로 발달시키도록 도왔기 때문이다.

붉은털 원숭이(rhesus monkey) 집단 전체의 5~10%는 다른 집단 소속의 원숭이들을 대할 때 유달리 충동적이고 상대를 무시하며 드러내놓고 공격적이다(Suomi 2003). 인간과 약 95%의 유전자를 공유하는 붉은털 원숭이는 충동성, 공격성과 SE 대사 간의 상관관계에서도 사람과 공통점을 보인다(Higley들 1991). CSF의 5~HIAA와 충동적 공격성은 역의 상관관계를 보인다. 그러나 충동적 공격성에 대한 유전적 성향은 사회적 애착관계와 연관된 초기 경험을 통해 상당히 완화될 수 있다. 형제들에 의해서 길러진 원숭이들은 어미에 의해 길러진 원숭이들에 비해서 낮은 CSF 5-HIAA 농도를 보인다는 소견이 꾸준히 제시되고 있다.

세로토닌 전달체(serotonin transporter, 5-HTT) 유전자는 촉진자(promoter) 부위의 길이가 다양한데, 이에 따라 5-HTT 대립유전자 발현이 다양해진다. "짧은" 대립유전자(LS)는 "긴" 대립유전자(LL)보다 상대적으로 5-HTT 촉진자의 효율성이 낮은데, 이는 낮은 5-HTT 발현이 세로토닌 기능을 저하함을 시사한다. Bennett들(2002)은, 어미에 의해 양육된 원숭이에서는 CSF 5-HIAA 농도가 5-HTT 상태 변화를 반영하지 않는 반면, 형제에 의해 양육된 원숭이들 중에서 LS 대립유전자를 가진 개체들은 LL 대립유전자를 가진 개체보다 의미 있게 낮은 CSF 5-HIAA 농도를 보인다는 사실을 발견하였다. 즉, 어미에 의해서 양육된다는 것이 LS 대립유전자가 세로토닌 대사에 미칠 수 있는 악영향을 완충하는 것으로 나타났다. 반대로, 형제에 의해 양육된 LS 다형성 원숭이는 형제들에 의해 양육된 LL 다형성을 가진 원숭이들에 비하여 훨씬 높은 수준의 충동적 공격성을 보였으며, 어미에 의해 양육된 LL 그리고 LS 원숭이들의 수준은 이들 LL 다형성 원숭이들의 수준과 동일하게 낮아, 다시금 어미 양육의 완충효과를 시사하였다.

낮은 CSF 5-HIAA 농도를 보이는 붉은털 원숭이는 aspartame 향이 포함된 7% 알코올 음료가 제공되는, 이른바 "happy hour"에서 알코올을 상대적으로 더 많이 섭취하는 경향을 보인다(Suomi 2003). 여기서도 어미 양육의 완충효과는 유선사에 대한 환경의 영향을 뚜렷이 보여준다. 형제에 의해 양육된 LS 원숭이는 형제에 의해 양육된 LL 원숭이보다 더 많은 알코올을 섭취하였다. 어미에 의해 양육된 원숭이들에서는 정반대의 결과가 나타났다. LS 원숭이가 LL 원숭이보다 오히려 더 적은 알코올을 섭취하였다. 연구자들은 이 결과로부터 5-HTT 유전자의 짧은 대립유전자형은 해로운 초기 양육 경험을 지닌 원숭이들에게는 정신병리를 유발할 수 있으나 어미와 안정된 초기 애착 관계를 맺은 원숭이에서는 오히려 적응적인 효과를 보인다고 결론지었다(Suomi 2003).

Meaney와 동료들(Francis들 1999; Weaver들 2002, 2004)은 일련의 연구에서 수유기에 털손질(grooming)과 핥기(licking)로 나타나는 어미 쥐의 돌보기 행동 증가는 새끼들에게 일생 동안 지속되는 스트레스 보호효과를 보인다고 하였다. 이러한 핥기나 털손질 행위는 glucocorticoid 수용체를 조절하는 유전자의 발현을 항진시킨다. 이러한 발현 증가와 동시에 나타나는 것은 CRF 합성(corticotropin-releasing factor synthesis)을 조절하는 유전자의 억제이다. 더욱 놀라운 것은 핥기와 털손질을 많이 하는 어미로부터 태어난 암컷 쥐는 자신들도 핥기와 털손질을 많이 하는 어미 쥐가 된다는 것이다. 털손질과 핥기를 잘 안하는 어미로부터 태어난 암컷도 털손질과 핥기를 많이 하는 어미에 의해 길러지면 역시 털손질과 핥기를 많이 하는 어미로 성장한다. 이와 같은 모성적 행동은 게놈의 변화 없이 수 세대를 걸쳐 전달된다. 따라서 이러한 전달은 후생유전적(epigenetic) 완화(modifying) 혹은 programming이라고 하며 이는 DNA methylation의 차이와 연관된다(Weaver들 2004). 후생유전학은 신체가 실제로 어떤 방식으로 유전정보를 변화시킬 수 있는지, 그 방법을 설명해 주고 있다.

유전자와 환경 간의 상호 관계에 대한 이 연구의 소견들 중 많은 부분이 인간을 대상으로 한 연구에서도 비슷하게 나타나고 있다. 동물연구의 자료는 유전자 발현에 환경이 영향을 행사할 수 있는 일정한 시기적 창(windows in time)이 있음을 시사한다. 연구자들은 인간의 발달에 있어서도 뇌의 형성 과정에 중요한 구조적 변화가 일어나는 기간 중에 이와 유사한 창이 있음을 발견하였다(Ornitz 1991; Perry들 1995; Pynoos들 1997). 예를 들면 Bremner들(1997)은 PTSD를 앓고 있는 성인들 중에 아동기의 신체적 및 성적 학대를 경험했던 환자들의 경우 대조군에 비해 해마 용적이 감소된 것을 발견하였다. 이는 뇌의 발달이 안정적으로 이루어지는 기간 중에도 외상을 경험하게 되면 신경의 기능이나 구조에 있어 더 이전의 단계로 일종의 퇴행이 일어날 수 있음을 시사하는 것이다(Pynoos들 1997).

제 17장에서 논의될 것이지만, Reiss들(1995)은 자녀에 대한 부모의 반응이 유전적 취약성을 자극하여 반사회적 행동의 발현을 촉진할 수 있음을 보여 주었다. 동일한 맥락에서, 수줍음을 타는 경향과 더 나아가 사회공포증의 성향도 유전된 취약성에 환경적 영향이 부가되어야 발현되는 듯 보인다(Kagan들 1988). 이러한 현상은 제 9장에서 더 심도 있게 다루어질 것이다.

붉은털 원숭이의 이들 세로토닌전달체 유전자에 대한 연구와 유사한 결과는 인간연구에서도 나타나고 있다. 5-HTT 촉진자 부위(5-HTTLPR)의 유전적 다형성은 유전자의 전사율에 영향을 주는 것으로 나타났는데, 긴 대립유전자(l)에 비해서 짧은 대립유전자(s)의 전사 효율이 떨어진다. Karg들(2011)이 진행한 메타분석에서 5-HTTLPR은 우울증과 스트레스 사이의 관계를 조정하는데, 이때 s 대립유전자가 스트레스 하에서의 우울증의 발생의 위험성이 증가하는 것과 연관이 있음을 발견하였다. Xie들(2009)은 외상후 스트레스 장애 진단을 받은 환자들에서 스트레스성 생활사건들과 5-HTTLPR 유전자형의 상호작용을 조사하였다. 연구자들은 5-HTTLPR 유전자형 자체만으로는 PTSD의 발생을 예측할 수 없었지만, 성인기의 외상적 사건들과 아동기의 역경(adversity)이 PTSD의 위험성 증가와 상호작용하였음을 알게 되었다. 메타분석을 사용한 또 다른 연구에서는 반대의 결과가 나와서 이 결과를 놓고 몇몇 해설자들은, 의미있는 결과가 나오기 위해서는 상당히 광범위한 유전적 요인들과 환경적 영향이 함께 작용하는 것이 필요하기 때문에 이처럼 단일한 요인들에 초점을 맞추는 것은 성과가 없을 것이라는 느낌을 받았다(Blakely와 Veenstra-VanderWeele 2011; Brzustowicz와 Freedman 2011).

전이(轉移) Transference

아동기의 정신적 체계가 성인기까지 지속된다는 것은 과거가 현재에 반복되고 있음을 의미한다. '전이'라는 핵심적 정신역동적 개념이 가장 강한 흥미를 돋우는 예일 것이다. 전이를 통하여 환자는 치료자를 과거의 중요한 사람으로 경험한다. 치료자는 과거의 어떤 특정한 인물의 특성을 불러일으키고 환자는 치료자를 통하여 그 과거 인물에 관련된 느낌들을 그때와 똑같은 방법으로 경험한다. 환자는 과거를 기억하는 대신에 과거의 관계를 무의식적으로 재연(再演, reenact)하고 그렇게 함으로써 과거의 관계들에 대한 풍부한 정보를 치료 상황에서 드러낸다.

전이라는 개념은 일반적으로 정신분석이나 정신치료와 관계되지만 치료상황에서의 전이관계는 더 일반적 현상 중의 하나의 예일 뿐이다. Brenner(1982)가 지적했듯이, "모든 대상관계는 아동기의 최초의 분명한 애착(attachment)의 새로운 반복이다. 전이는 어디서나 볼 수 있고, 타인이 그 사람의 인생에서 중요하였던 모든 상황에서 발달하기 때문에, 모든 정신분석적 상황에서 전이관계가 발달하게 된다." 치료자의 실제적인 특성들이 항상 전이의 성격을 결정하는데 기여한다는 주장은 최근 전이를 이해하는 시각을 너 넓혀 주었다(Hoffman 1998; Renic 1993). 다시 말해서, 한 치료자가 말없이 조용하게 앉아서 환자로부터 초연한 채로 있다면 이 치료자를 차갑고 냉담하며 무관심한 사람으로 보는 것과 관련되어 전이가 발생할 것이다. 전이는 부분적으로는 환자의 아동기의 초기 애착으로부터 발생하는 한편, 치료자의 실제적인 행동에 의해서도 영향을 받는다. 그러므로 임상적 상황에서의 모든 관계는 실제적 관계와 전이 현상의 혼합물인 것이다.

어떤 정신분석가들은 전이에 두 가지 차원이 있음을 주장한다. 그 하나는 반복의 차원으로, 환자는 분석가가 자신의 부모들이 하였던 것과 유사한 행동을 할 것을 두려워하는 동시에 그렇게 행동하기를 기대한다는 것이다. 또 하나는 자기대상의 차원으로, 환자는 아동기에 이루지 못하였던 치유적이고 교정적인 경험을 갈망한다는 것이다(Stolorow 1995). 전이의 이러한 두 가지 차원은 환자 경험의 드러난 부분과 드러나지 않은 부분 사이에서 반복된다.

역동치료자는 전이현상의 광범위함을 인식해야 하며 환자가 호소하는 관계의 문제가 결국 환자와 치료자의 관계에서 드러날 것임을 알아야 한다. 그런데 치료자-환자관계에 있어서 역동정신의학에서의 독특한 점은 전이의 존재 그 자체가 아니라, 이것이 치료적 재료라는 것을 이해해야 한다는 사실이다. 역동치료자는 다른 사람들과 똑같은 행동으로 전이에 반응하지 않는다. 환자로부터 증오에 찬 욕설의 대상이 될 때 다른 사람이 했을 것처럼 화를 내거나 환자를 거부하지 않는다. 그 대신 과거의 어떤 관계가 현재에 반복되는 것인가를 밝히려고 한다.

이러한 면에서 역동치료자는 그들이 무엇을 하는가에 의하여 뿐만 아니라 그들이 무엇을 하지 않느냐에 의해서도 정의될 수 있다.

신경과학의 관점에서 볼 때, 전이는 치료자의 실제적 특성들로 인해 촉발된 대상의 내적 표상과 연관되는 것으로 이해되고 있다(Westen과 Gabbard 2002). 표상은 동시에 활성화되는 하나의 신경세포망으로서 존재한다. 따라서 표상이란, 치료자의 특성이 환자의 신경망에 존재하는 상과 유사할 때 환자의 마음에서 상기된다는 점에서, 치료자의 특성에 의해 활성화되기를 기다리고 있는 전위(potential)와 같다. 수염을 기른 연상의 남성 치료자를 보는 한 젊은 남자가 수염을 기르던 아버지가 연상되어 치료자를 마치 자기 아버지를 대하듯 할 수 있다. 신경과학의 관점에서 보면, 전이 형성에 끼치는 기대(expectation)의 역할은 시신경이 안구를 빠져 나갈 때 생기는 맹점을 처리하는 방법과 유사하다(Solms와 Turnbull 2003). 시야에 '구멍'이 나 있음에도 불구하고 보일 것이라고 하는 기대로 빈 부분을 메운다는 것이다. 우측 안와 전두 피질(orbito-frontal cortex)은 감정 상태에 의해서 서로 연결되어 있는 자기와 타인의 내적 표상이 발달하는데 필수적인 역할을 하는 것으로 추정된다(Schore 1997). 이 부위에서는 피질 하부에서 처리(subcortically processed)된 동기 및 정서 상태에 대한 정보가 피질에서 처리(cortically processed)된 외부 환경에 대한 정보와 교차한다. 따라서 표상들을 만들어 내는 신경망들은 상당히 많은 양의 부호화된 정보들을 이 부분의 뇌로부터 받는다(그림 1-2).

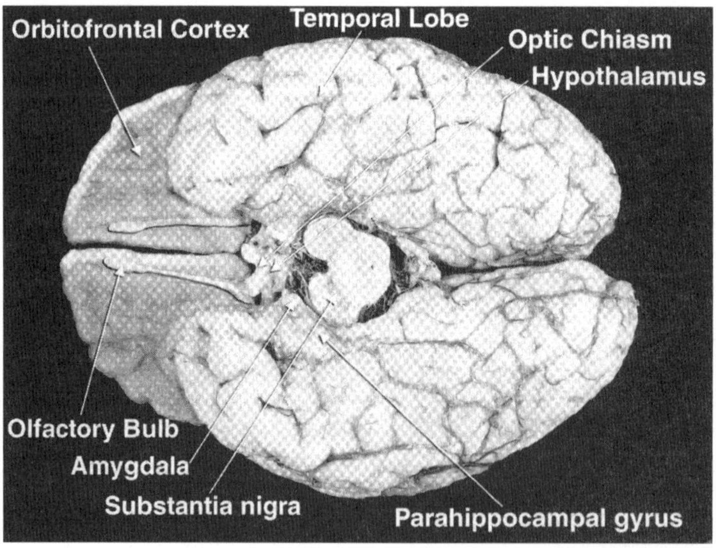

그림 1-2. 뇌의 하면에서 본 안와전두피질. [시계방향으로, Orbitofrontal Cortex: 안와전두피질, Temporal Lobe: 측두엽, Optic Chiasm: 시신경 교차, Hypothalamus: 시상, Parahippocampalgyrus: 해마방회(海馬傍回), Substantianigra: 흑질, Amygdala: 편도체, Olfactory Bulb: 후각신경구(嗅覺神經球)]

드러나지 않는, 잠재된 자기는 성장하고 있는 우뇌 속에서 만들어진다는 것을 Schore(2011)은 강조한다. 좌뇌는 대부분의 언어적 행동들을 중재하는 반면 우뇌는 직관 및 무의식의 관계(intuition and the relational aspects of the unconscious)를 나타내는 측면에 관여한다. 따라서 정신치료에서는 환자의 우뇌가 환자 자신의 정신적 상태와 더불어 치료자의 정신적 상태에 주파수를 맞추는데 간여한다. 이러한 이해를 바탕으로 할 때, 정신치료 관계에서 두 명의 참여자 사이에 존재하는 비언어적인 의사전달에 기초하여 대부분의 잠재적 전이가 만들어진다. 그렇게 보면 육감(gut feeling)이라고도 하는 직감이 단순한 어림짐작만은 아닌 것 같다. 오히려 결론은 치료자와 환자 사이에 존재하는 무언의 의사전달의 기반 위에서 무의식적으로 내려진다.

역전이 (逆轉移) Countertransference

또 하나의 중요한 원칙은 치료자와 환자 사이에 다른 점보다는 비슷한 점이 더 많다는 것이다. 병적 상태의 심리적 기전은 정상 발달기능에 관여하는 원칙들의 연장일 뿐이다. 치료자나 환자 모두 인간이다. 따라서 환자가 전이를 보이는 것과 똑같이 치료사는 역전이를 보인다. 모든 현재의 관계가 이전의 관계를 새롭게 반복하는 것일 뿐이므로 치료자의 역전이나 환자의 전이는 궁극적으로는, 다른 사람을 무의식적으로 과거의 어떤 사람으로 경험하는 동일한 과정이라고 볼 수 있다.

역전이의 개념은 시대에 따라 변화되어 왔다(Hamilton 1988; Kernberg 1965). Freud(1912/1958)의 협의의 정의로는 환자에 대한 분석가의 전이 혹은 환자의 전이에 대한 분석가의 반응을 의미하였다. 이 개념에는 해결되지 않은 분석가의 갈등이 무의식으로부터 출현한다는 의미가 내포되어 있다. 그러나 정신병환자나 심한 인격장애자들을 치료하면서 Winnicott(1949)는 다른 형태의 역전이가 있음에 주목하였다. 이것은 치료자의 해결되지 않은 무의식적 갈등으로부터의 반응이 아니라 환자의 난폭한 행동에 대한 자연스러운 반응이었기 때문에 그는 이러한 느낌을 객관적 혐오(客觀的 嫌惡, objective hate)라고 이름 지었다. '객관적'이라는 용어를 사용함으로써 모든 사람이 환자의 이러한 도발적인 행동에 대하여 비슷하게 반응할 것이라는 점을 그는 강조하였다.

근간에는 환자에 대한 치료자의 의식적이고 적절한 모든 감정반응도 역전이로 보는 넓은 의미의 정의가 보다 많은 동의를 얻고 있다. 특히 역동치료자들의 작업에서 공통적으로 그 빈도가 증가되고 있는 심한 인격장애 환자들과의 작업의 특징을 표현하는데 이러한 정의가 더 도움이 된다. 이렇게 정의함으로써 모든 역전이는 무조건 치료자 자신의 해결되지 않은 문제에 기인하므로 치료자 자신이 더 많은 분석을 필요로 할 것이라고 보는 경향을 효과적으로 감소시킬 수 있으며, 치료자를 환자의 내적 세계에 대한 좋은 도구로 보는, 즉 역전이를 진단적 및 치료적 수단으로 보는 쪽으로 개념을 대치하는 데에 성공할 수 있었다.

역전이의 개념이 변천되어 옴에 따라 현재는 협의의 특성과 전체적인 혹은 광의의 특성을 모두 포함하는 것으로 받아들여지고 있다. 부분적으로는 치료자의 과거에서 기인하는 것으로부터, 그리고 부분적으로는 환자의 행동에 의해서 생겨난 느낌으로부터, 통합적으로 치료자에게 발생한 반응들을 역전이라고 보는 것이 대부분 이론들의 시각이다(Gabbard 1995). 어떤 증례에서는 환자 쪽 보다는 치료자 쪽의 기여가 크게 강조되고, 다른 증례에서는 그 반대인 것이 사실이다. 역전이는 환자의 내적 세계에 관한 가치 있는 정보의 근원임과 동시에 치료에 대한 장애물이다.

저항(抵抗)
Resistance

역동정신의학의 마지막 원칙은 현 상태를 유지하고, 통찰(通察, insight)을 추구하여 변화를 모색하려는 치료자의 노력에 반대하려는 환자의 소망에 대한 것이다. Freud(1912/1958)는 치료기법에 대한 초기 논문에서 이미 이처럼 강하게 맞서는 힘에 대하여 주시하고 다음과 같이 논한 바 있다. “저항은 치료 단계마다 동행한다. 모든 연상 하나하나마다 치료상황에서의 환자의 모든 행동에서 저항을 고려하지 않으면 안되며, 이것이 회복을 향하여 갈망하는 힘과 그에 반대하는 것 사이에서의 타협일 수도 있음을 간과해서는 안된다.” 치료에 대한 저항은 전이현상이 그러한 것처럼 어디에서나 만날 수 있다. 약속 시간에 늦는다든지, 약물 복용 거부, 치료자의 충고나 해석을 잊어 버리거나, 치료 중 침묵을 지키고, 중요하지 않은 것에 초점을 맞추거나 혹은 치료비를 지불하는 것을 잊어버리는 등 다양한 형태로 나타난다. 저항은 의식적일 수도, 전의식(前意識) 혹은 무의식적일 수도 있다. 모든 저항은 공통적으로 분노, 죄의식, 증오, 사랑(금지된 대상, 예를 들면 치료자를 향한 사랑의 경우), 질투, 창피, 애도, 불안 등등 불쾌한 느낌을 피하려는 시도라고 볼 수 있다.

저항은 환자의 질병에 대해서 방어한다. 불쾌한 감정에 대한 안전장치로서 고안된 환자의 특징적 방어기제들은 역동치료를 하는 동안 표면에 드러난다. 저항도 정신역동적 치료 중에 스스로를 드러내기 때문에 일종의 방어라고 정의될 수도 있다(Greenson 1967). 저항과 방어기제의 차이는 전자는 관찰될 수 있는데 비하여 후자는 추론되어야 한다는 것이다(Thomä와

Kächele 1987). 방어나 저항의 강도는 근저에 놓인 충동의 강도에 비례한다. Ralph Waldo Emerson이 일갈한 바와 같이, "자신의 정직을 자랑하는 그의 목소리가 더 커질수록, 우리는 그가 훔쳐가고 남은 숫가락의 숫자를 더욱 빠르게 계산하였다(The loader he talked of his honor, the faster we counted our spoons)."는 말이 동일한 의미를 가지고 있다.

역동치료자는 치료에 대한 저항을 만나기를 기대하면서 이 현상을 치료 과정의 한 부분으로 취급하려는 준비를 하고 있어야 한다. 다른 치료자들은 치료에 대한 비순응에 화를 내지만, 역동치료자는 저항이 무엇을 보호하려는 것이며 어떤 과거의 상황이 반복된 것인가를 알고 싶어 한다. 저항이 치료를 수행하는데 제거되어야만 할 장애물이라는 의미를 함축하고 있음에도 불구하고 넓은 의미로 볼 때 저항을 이해하는 것이 바로 치료이다. Freud는 두 가지 다른 현상에 대하여 저항이라는 말을 사용하였다. 즉 그 하나는 환자의 자유연상이 중단되는 것이고 또 하나는 환자의 과거로부터의 매우 중요한 내적 대상관계가 치료자와의 현재의 순간으로 전달되어 옴으로써 표면으로 드러나는 것이다(Friedman 1991). 환자가 저항을 하는 방식은 다양한 현재의 관계에 영향을 주는 과거의 관계의 재현일 가능성이 높다. 예를 들어, 자신의 부모에게 반항하며 아동기를 지낸 환자의 경우 자신의 치료자나 또 다른 권위자들에게도 역시 반항을 하는 스스로를 은연중에 발견하게 된다. 이 경우 역동치료자는 이것들이 충분히 의식화될 수 있도록 하기 위하여 이런 양상들을 환자가 이해할 수 있도록 돕는다.

신경생물학과 정신치료
Neurobiology and Psychotherapy

역동정신치료는 역동치료자의 정체성에 있어 빼놓을 수 없는 부분이다. 최근 몇 년간 신경생물학으로부터의 연구 소견들을 통해서 정신치료를 더 잘 이해하게 하는 상당한 양의 정보를 얻고 있다. 이들의 개관을 간단히 살펴 보는 것만으로도 정신치료가 뇌에 상당한 영향을 준다는 사실, 그리고 정신치료가 단순히 손을 잡아 주는 것이나 자상하게 안심을 시켜주는 정도의 역할을 하는 것으로 여겨져서는 안된다는 점을 여실히 알 수 있다.

"Aplysia"라는 이름의 바다 달팽이에 대한 창의적인 일련의 실험에서 Kandel은 환경으로부터의 학습과 연계된 유전자 표현의 조절을 통하여 신경연접 연결이 어떻게 영구적으로 변화될 수 있으며 강화될 수 있는지를 밝혀내었다(Kandel 1979, 1983, 1998). Aplysia에서는 학습의 결과로 신경연접의 수가 두 배가 되기도 하고 세 배로 늘어나기도 한다. Kandel은 정신치료가 뇌의 연접에서와 유사한 변화를 가져올 수 있을 것이라고 가정하였다. 역동치료자가 자기와 대상의 표현이 정신치료적 개입을 통하여 달라질 수 있는 것으로 개념화하는 것과 마찬가지로 뇌 그 자체는 유연하며 역동적인 구조물이라고 Kandel은 지적하였다. 정신치료를 학습의 한 형태라고 본다면, 정신치료에서 일어나는 학습의 과정은 유전자 발현(gene expression)을 변화시킬 것이고 그렇게 함으로써 연접의 연결성의 강도를 변화시킬 것이다. 복제주형(複製鑄型, template)의 기능을 하는 유전자 배열은 환경적 경험에 의하여 영향을 받을 수 없을 것이지만, 그 유전자의 전사 기능(transcriptional function), 즉 특정한 단백질의 생산을 지시하는 한 유전자의 능력은 환경적인 요인들에 분명히 반응하며 이런 영향들에 의하여 조절되는 것이다.

역동정신치료의 필수적 부분은 자신의 문제들에 대해서 통찰력을 얻는 것이다. 통찰력을 획득하는 과정은 최근까지 신경학적으로는 불가사의한 것으로 남아 있었다. 최근 Jung-Beeman들(2004)의 연구는 이 과정의 이해에 약간의 빛을 던져 주었다. fMRI와 두피 EEG 기록을 사용하여 그들은 통찰을 통한 해결(insight solution)과 통찰과 무관한 해결(non-insight solution)에 각각 서로 다른 대뇌 반구가 관여하고 있음을 시사하는 분명한 방식을 찾아냈다. 실험 대상자들은 언어로 제시된 문제들을 풀었고, 이들이 바른 해결을 한 후에는 통찰력을 가지고 문제를 해결하였는지 아니면 통찰력과 무관하게 해결하였는지를 표시하게 하였다. 연구자들은 통찰력과 관련된 두 가지 중요한 신경학적 상관부위를 발견하였다. fMRI에서는 통찰과 무관한 해결을 보인 경우에 비해서 통찰 집단에서 우반구의 전상부 측두 이랑(anterior superior temporal gyrus)의 활성 증가를 보였다. 두피 뇌파기록도 동일한 부위에서 갑작스러운 일련의 고주파 신경 활성, 즉 gamma band가 통찰력과 관련이 있는 해결을 하기 0.3초 전에 시작되었다. 따라서 치료 과정에서 통찰 현상이 갑작스럽게 나타나는 것은 이전에는 애매했었던 연결들이 분명해 질 때 나타나는 특정한 신경 활성을 반영하는 것으로 이해될 수 있다.

핀란드의 연구자들은 역동정신치료가 세로토닌 대사에 중요한 영향을 줄 수 있다고 주장하였다(Karlsson들 2010). 그들은 23명의 주요우울증 환자를 16주간의 단기역동정신치료 집단과 fluoxetine집단에 무작위로 배정하였다. PET(Positron Emission Tomography) 스캔을 사용하여, 세로토닌1A 수용체 농도를 치료 전과 후에 측정하였다. 그 결과 정신치료가 세로토닌1A 수용체에의 결합을 증가시켰으나 항우울제는 이 환자들의 1A 수용체 농도를 변화시키지 않았다. 연구자들은 정신치료가 주요우울증 환자들의 시냅스의 분자구조를 변화시킨다고 결론을 내렸다. 연구결과에 대한 계속된 분석을 통하여 연구자들은 세로토닌1A 수용체 농도의 증가가 사회적 및 직업적 기능 향상과 강한 연관을 가지고 있었음을 밝혔다(Karlsson들 2013).

많은 질환이 정신치료나 약물치료 단독보다는 연합치료(combined treatment)[3] 에 더 좋은 반응을 보인다는 증거가 축적됨에 따라 정신의학에서 이 두 치료의 연합은 점점 더 흔해지고 있다(Gabbard와 Kay 2001). 두 치료 모두 뇌에 영향을 주므로 궁극적으로는 둘 다 생물학적 치료이다. 그러나 이들의 작용 기전은 전혀 다른 부위에서 일어날 수 있다. Goldapple 들(2004)은 약물 투여를 받지 않은 17명의 단극성 우울증 환자를 대상으로 15~20회의 CBT를 시행하였고, CBT를 시작하기 전과 종료한 후 PET 촬영을 하여, paroxetine에 반응을 보인 다른 13명의 우울증 환자군의 결과와 비교하였다. 정신치료는 약물이 작용하지 않는 뇌에 변화를 일으켰다. 정신치료는 전대상(anterior cingulate)과 해마의 대사 활성 증가와 배측, 복측 및 내측 전두엽 피질(dorsal, ventral and medical frontal cortices)의 대사활성 감소와 연관이 있었다. 반면 paroxetine은 전두엽 피질 대사활성의 증가를, 뇌간과 슬하대상(subgenual cingulate)에서는 활성 감소를 보였다. 이를 요약하면, 정신치료는 위에서 아래로, 약물치료는 아래에서 위로 작용하는 듯 보였다.

정신치료의 신경생물학적 기전에 관한 대부분의 연구는 비교적 짧은 치료에 대해서 시행되어 왔다. 그러나 Buchheim들(2012)은 반복해서 우울증을 앓지만 투약하지 않은 외래환자들과, 성별, 연령, 교육 정도가 그에 상응하는 내조군을 대상으로, 15개월간 정신역동적 정신치료를 시행한 전과 후에 조사를 진행하였다. 참여자들에게 두 개의 시점을 정하여, 그 사이의 기간 동안 애착에 관계되는 장면들에 대한 중립적인 표현들이 이전에 애착관련 면담에서 나온 개인적인 핵심문장(personal core sentence)을 포함한 표현들을 대치하였는지를 찾아 보았다. 그 결과, 개인적 표현과 중립적 표현 사이의 신호차이(signal difference)가 집단이나 시간 모두와 상호작용하고 있었고, 치료가 진행되는 동안 증상의 호전과도 연관이 있었다. 개인화된 애착자료를 처리하는 것과 연관된 신호들은 환자들에서는 시작할 때와 끝날 때가 달랐는데 대조군은 그렇지 않았다. 우울증 환자들은 치료 전에는 좌측 해마/편도 앞부분(left anterior hippocampus/amygdala), 슬하대상, 내측 전전두엽 피질(medial prefrontal cortex)에서 활성이 더 높았던 반면, 치료를 시작하고 15개월 후에는 이들 영역에서 활성이 감소하였다. 활성 감소는 특히 우울증상의 호전과 연관이 있었고, 더 전반적인 증상의 호전은 내측 전전두엽 피질에서의 활성 감소와 관련이 있었다.

정신치료와 관련된 최근의 신경생물학적 연구를 보면서 본 장의 앞에서 이미 논의한 마음-뇌 딜레마에 대해서 다시 생각해 보아야 한다. 생물학적인 요인들이 작용하여 만들어 진 증상들이 있는 상태에서 뇌의 일정 영역들은 감정에 의해서 활성화된다는 사실을 안다고 해도 이

3) Combined treatment 혹은 combination therapy등에 대해서 병합치료, 병용치료 등의 다른 번역도 있음.

것이 한 사람의 인생에서 일어난 사건들을 그 사람의 과거의 경험에 입각하여 보았을 때 나름대로 의미를 가지고 있고 이를 특별하게 해석하는 것이 중요하다는 것은 재론의 여지가 없다. 역동정신의학에서는 원인과 의미를 구별해야 한다. 의미의 영역을 잃은 정신의학은 마음을 잃은 것이다. 생물학적으로 발생한 증상들이 존재한다고 해서 절대로 의미의 중요성이 감소되어서는 안 된다. 이미 존재하고 있는 정신역동적 갈등들은 스스로가 생물학적으로 발생한 증상들에 덧붙게 될 수 있으며 이렇게 해서 증상들은 갈등을 표현하기 위한 도구로 기능하게 되는 것이다(Gabbard 1992). 비슷한 예를 들어보자. 작은 못들을 올려놓은 종이 밑에 자석을 두면 작은 못들은 한 줄로 서게 되며, 자석의 움직임을 따라서 종이 표면에서 움직이게 된다. 정신역동적 문제들도 이와 비슷해서, 자신들의 목적에 따라서 자석과 같은 생물학적 힘을 사용하게 되는 것이다. 조현병 환자에서 환청은 신경전달물질들의 변화에 의하여 발생하지만, 때로 환각의 내용은 그 환자의 정신역동적 갈등에 기초하여 특별한 의미를 가진다.

현대 정신의학에서 역동치료자의 역할
The Role of the Dynamic Psychiatrist in Contemporary Psychiatry

역동정신의학 훈련은 치료자의 전문지식의 폭을 상당히 넓혀준다. 역동적 접근의 진정한 이득은 질병 발생에서 성격이 어떠한 역할을 하는가에 주의를 기울일 수 있다는 것이다. 실상, 환자에 대한 성격의 영향은 역동치료자의 전문 지식의 중요한 영역 중 하나이다(Michels 1988). Perry들(1987)이 주장한 바와 같이 정신건강의학과의 치료법 모두가 성격의 치료와 성격의 교정을 포함하기 때문에, 장기적인 정신분석 정신치료에 합당한 환자들뿐만 아니라 그 밖의 모든 환자들에게 정신역동적 평가가 적용될 수 있는 것이다. 그 동안 좋아지고 있던 환자가 치료에 대하여 성격적 저항을 함으로써 약물투여마저 위태롭게 되는 경우를 흔히 볼 수 있다. 증상은 성격으로부터 생겨나며 따라서 성격 구조에 먼저 접근하지 않고서는 증상을 치료할 수 없다는 것을 역동치료자들은 인식해야 한다.

약물치료에 순응하지 못하였을 때 전이, 역전이 및 저항의 문제 등 전통적인 배열을 따라 이해할 수 있다. 역동적 약물치료의 임상에 대하여 상당한 문헌 자료가 축적되어 왔으며(Appelbaum과 Gutheil 1980; Book 1987; Docherty와 Fiester 1985; Docherty들 1977; Gabbard와 Kay 2001; Gutheil 1977, 1982; Karasu 1982; Kay 2001; Ostow 1983; Riba와 Balon 2005; Thompson과 Brodie 1981; Wylie와 Wylie 1987), 또한 치료 약물에 상당한 저항이 있을 때는 이 약물에 일종의 정신역동적 의미가 부여되어 있을 것이라

는데 광범위한 의견 일치가 있어 왔다. 제 5장에서 약물치료에 대한 역동적 치료법들에 대해서 논의할 것이다.

정신과 환자 모두에게 역동치료적 접근이 필요한 것은 아니다. 약물, 전기경련요법, 혹은 행동적 탈감작에 좋은 반응을 보이는 환자들은 역동치료자의 도움을 필요로 하지 않을 수도 있다. 정신과의 다른 모든 학파에서처럼 역동치료도 정신과 질환이나 환자들을 모두 다 효과적으로 치료할 수는 없다.

아마도 엄격한 의미의 역동치료는 이를 가장 필요로 하는 환자나 어떠한 다른 치료에도 반응하지 않는 환자에게 한정되어야 할 것이다. 그러나 대부분의 환자들에게 있어 역동지향적 치료는 치료자의 임상업무를 풍부히 해 줄 것이며 치료자의 인간정신에 대한 정통성을 증진시킬 것이다. 가장 중요한 것은 이러한 역동적 방법이 효과적인 진단과 치료를 방해하는 역전이의 문제를 알아내고 이해하는데 도움을 준다는 것이다. 정신역동적 시각을 갖는 것의 중요한 이득은 어떠한 효과적인 정신과적 치료방법이라 하더라도 그 주된 표적은 바로 "개인(the person)"이라는 오래 전부터 내려온 격언을 현실화할 수 있다는 것이다. 오래 전 히포크라테스가 말했듯이, "더 중요한 것은 그 개인이 가지고 있는 질병이 아니라 질병을 앓고 있는 그 개인을 아는 것"이다.

참고 문헌
References

Anderson MC, Ochsner KN, Kuhl B, et al: Neural systems underlying the suppression of unwanted memories. Science 303-232-235, 2004

Andreasen NC: Linking mind and brain in the study of mental illness: a project for a scientific psychopathology. Science 275:1586-1593, 1997

Appelbaum PS, Gutheil TG: Drug refusal: a study of psychiatric inpatients. Am J Psychiatry 137:340-346, 1980

Appelbaum SA: Effecting Change in Psychotherapy. New York, Jason Aronson, 1981

Banaji MR, Greenwald AG: Blindspot: Hidden Biases of Good People. New York, Delacorte, 2013

Bechara A, Tranel D, Damasio H, et al: Double association of conditioning and declarative knowledge relative to the amygdala and hippocampus in humans. Science 269:1115-1118, 1995

Bennett AJ, Lesch KP, Heils A, et al: Early experience and serotonin transporter gene variation interact to influence primate CNS function. Mol Psychiatry 7:118-122, 2002

Blakely RD, Veenstra-VanderWeele J: Genetic indeterminism, the 5-HTTLRP, and the paths forward in neuropsychiatric genetics. Arch Gen Psychiatry 68:457-458, 2011

Book HE: Some psychodynamics of non-compliance. Can J Psychiatry 32:115-117, 1987

Bremner JD, Randall P, Vermetten E, et al: Magnetic resonance imaging-based measurement of hippocampal volume in posttraumatic stress disorder related to childhood physical and sexual abuse: a preliminary report. Biol

Psychiatry 41:23-32, 1997
Brenner C: The Mind in Conflict. New York, International Universities Press, 1982
Brzustowicz L, Freedman R: Digging more deeply for genetic effects in psychiatric illness. Am J Psychiatry 168:1017-1020, 2011
Buchheim A, Viviani R, Kessler H, et al: Changes in prefrontal-limbic function in major depression after 15 months of long-term psychotherapy. PLoS One 7:e33745. Doi: 10.1371/journal.pone.003745.g003, 2012
Cloninger CR: The Silence of Well-Being: Biopsychosocial Foundations. Oxford, UK, Oxford University Press, 2004
Damasio A: Looking for Spinoza: Joy, Sorrow and the Feeling Brain. New York, Harcourt, 2003
Docherty JP, Fiester SJ: The therapeutic alliance and compliance with psychopharmacology, in Psychiatry Update: American Psychiatric Association Annual Review, Vol 4. Edited by Hales RE, Frances AJ. Washington, DC, American Psychiatric Press, 1985, pp 607-632
Docherty JP, Marder SR, Van Kammen DP, et al: Psychotherapy and pharmacotherapy: conceptual issues. Am J Psychiatry 134:529-533, 1977
Dumit J: Picturing Personhood: Brain Scans and Biomedical Identity. Princeton, NJ, Princeton University Press, 2004
Edelson M: Psychoanalysis: A Theory in Crisis. Chicago, IL, University of Chicago Press, 1988
Ellenberger HF: The Discovery of the Unconscious: The History and Evolution of Dynamic Psychiatry. New York, Basic Books, 1970
Francis D, Diorio J, Liu D, et al: Non-genomic transmission across generations of maternal behavior and stress responses in the rat. Science 286:1155-1158, 1999
Freud S: The interpretation of dreams (1900), in the Standard Edition of the Complete Psychological Works of Sigmund Freud, Vol 4, 5. Translated and edited by Strachey J. London, Hogarth Press, 1953, pp 1-627
Freud S: The psychopathology of everyday life (1901), in the Standard Edition of the Complete Psychological Works of Sigmund Freud, Vol 6. Translated and edited by Strachey J. London, Hogarth Press, 1960, pp 1-279
Freud S: The dynamics of transference (1912), in the Standard Edition of the Complete Psychological Works of Sigmund Freud, Vol 12. Translated and edited by Strachey J. London, Hogarth Press, 1958, pp 97-108
Freud S: The unconscious (1915), in The Standard Edition of the Complete Psychological Works of Sigmund Freud, Vol 14. Translated and edited by Strachey J. London, Hogarth Press, 1963, pp 159-215
Friedman L: A reading of Freud's papers on technique. Psychoanal Q 60:564-595, 1991
Gabbard GO: Psychodynamic psychiatry in the "decade of the brain." Am J Psychiatry 149:991-998, 1992
Gabbard GO: Countertransference: the emerging common ground. Int J Psychoanal 76:475-485, 1995
Gabbard GO: A neurobiologically informed perspective on psychotherapy. Br J Psychiatry 177:117-122, 2000
Gabbard GO: Mind, brain, and personality disorders. Am J Psychiatry 162:648-655, 2005
Gabbard GO, Kay J: The fate of integrated treatment: whatever happened to the biopsychosocial psychiatrist? Am J Psychiatry 158:1956-1963, 2001
Galdi S, Arcuri L, Gawronski B: Automatic mental associations predict future choices of undecided decision-makers. Science 321:1100-1102, 2008
Goldapple K, Segal E, Garson C, et al: Modulation of cortical-limbic pathways in major depression: treatment-specific effects of cognitive-behavior therapy. Arch Gen Psychiatry 61:34-41, 2004
Greenson RR: The Technique and Practice of Psychoanalysis. New York, International Universities Press, 1967
Gutheil TG: Psychodynamics in drug prescribing. Drug Thera 2:35-40, 1977
Gutheil TG: The Psychology of psychopharmacology. Bull Menninger Clin 46:321-330, 1982
Hamilton NG: Self and Others: Object Relations Theory in Practice. Northvale, NJ, Jason Aronson, 1988
Heim CM, Mayberg HS, Mletzko T, et al: Decreased cortical representation of genital somatosensory field after

childhood sexual abuse. Am J Psychiatry 170:616-623, 2013
Higley JD, Suomi S, Linnoila M: CSF monoamine metabolite concentrations vary according to age, rearing and sex, and are influenced by the stressor of social separation in rhesus monkeys. Psychopharmacology (Berl) 103:551-556, 1991
Hoffman IZ: Ritual and Spontaneity in the Psychoanalytic Process: A Dialectical-Constructivist View. Hillsdale, NJ, Analytic Press, 1998
Horwitz RI, Cullen MR, Abell J, et al: Medicine. (De)personalized medicine. Science 339:1155-1156, 2013
Hyman SE: Looking to the future: the role of genetics and molecular biology in research on mental illness, in Psychiatry in the New Millennium. Edited by Weissman S, Sabshin M, Eist H. Washington, DC, American Psychiatric Press, 1999, pp 101-122
Jen G: Art, Culture, and the Interdependent Self. Cambridge, MA, Harvard University Press, 2013
Jung-Beeman M, Bowden EM, Haberman, et al: Neural activity when people solve verbal problems with insight. PLoS Biol 2:500-510, 2004
Kagan J, Reznick JS, Snidman N: Biological bases of childhood shyness. Science 240:167-171, 1988
Kandel ER: Psychotherapy and the single synapse: the impact of psychiatric thought on neurobiologic research. N Engl J Med 301:1028-1037, 1979
Kandel ER: From metapsychology to molecular biology: explorations into the nature of anxiety. Am J Psychiatry 140:1277-1293, 1983
Kandel ER: A new intellectual framework for psychiatry. Am J Psychiatry 155:457-469, 1998
Karasu TB: Psychotherapy and pharmacotherapy: toward an integrative model. Am J Psychiatry 139:1102-1113, 1982
Karg K, Burmeister M, Shedden K, et al: The serotonin transporter promoter variant (5-HTTLPR), stress, and depression meta-analysis revisited. Arch Gen Psychiatry 68:444-454, 2011
Karlsson H, Hirvonen J, Kajander J, et al: Psychotherapy increases brain serotonin 5-HT1A receptors in patients with major depressive disorder. Psychol Med 40:523-528, 2010
Karlsson H, Hirvonen J, Salminen J, et al: Increased serotonin receptor 1A binding in major depressive disorder after psychotherapy, but not after SSRI pharmacotherapy, is related to improved social functioning capacity. Psychother Psychosom 82:260-261, 2013
Kay J (ed): Integrated Treatment of Psychiatric Disorders (Review of Psychiatry Series, Vol 20, No 2; Oldham JM, Riba MB, Series Editors). Washington, DC, American Psychiatric Press, 2001
Keller EF: The Mirage of a Space Between Nature and Nurture. Durham, NC, Duke University Press, 2011
Kendler KS: A psychiatric dialogue on the mind-body problem. Am J Psychiatry 158:989-1000, 2001
Kernberg OF: Notes on countertransference. J Am Psychoanal Assoc 13:38-56, 1965
LeDoux J: Afterword. Psychoanal Rev 99:594-606, 2012
Mauron A: Is the genome the secular equivalent of the soul? Science 291:831-832, 2001
McGinn C: The Mysterious Flame: Conscious Minds in the Material World. New York, Basic Books, 1999
Michels R: The future of psychoanalysis. Psychoanal Q 57:167-185, 1988
Nemiah JC: Foundations of Psychopathology. New York, Oxford University Press, 1961, p 4
Ornitz EM: Developmental aspects of neurophysiology, in Child and Adolescent Psychiatry: A Comprehensive Textbook, 2nd Edition. Edited by Lewis M. Baltimore, MD, Williams & Wilkins, 1991, pp 39-51
Ostow M: Interactions of psychotherapy and pharmacotherapy (letter). Am J Psychiatry 140: 370-371, 1983
Pally R: How brain development is shaped by genetic and environmental factors. Int J Psychoanal 78:587-593, 1997
Perry DB, Pollard RA, Blakeley TL, et al: Childhood trauma, the neurobiology of adaptation and "use-dependent" development of the brain: how "states" become "traits." Infant Ment Health J 16:271-291, 1995
Perry S, Cooper AM, Michels R: The psychodynamic formulation: its purpose, structure, and clinical application. Am

J Psychiatry 144:543-550, 1987

Pynoos RA, Steinberg AM, Ornitz EM, et al: Issues in the developmental neurobiology of traumatic stress. Ann N Y Acad Sci 821:176-193, 1997

Reiss D, Hetherington EM, Plomin R, et al: Genetic questions for environmental studies: differential parenting and psychopathology in adolescence. Arch Gen Psychiatry 52:925-936, 1995

Renik O: Analytic interaction: conceptualizing technique in light of the analyst's irreducible subjectivity. Psychoanal Q 62:553-571, 1993

Riba MB, Balon R: Competency in Combining Pharmacotherapy and Psychotherapy: Integrated and Split Treatment (Core Competencies in Psychotherapy Series, Glen O. Gabbard, Series Editor). Washington, DC, American Psychiatric Publishing, 2005

Robinson GE: Genome mix: beyond nature and nurture. Science 304:397-399, 2004

Schatz CJ: The developing brain. Sci Am 267:60-67, 1992

Schore AN: A century after Freud's project: is a rapprochement between psychoanalysis and neurobiology at hand? J Am Psychoanal Assoc 45:807-840, 1997

Schore AN: The right brain implicit self lies at the core of psychoanalysis. Psychoanal Dialogues 21:75-100, 2011

Searle JR: The Rediscovery of the Mind. Cambridge, MA, MIT Press, 1992

Sherwood M: The Logic of Explanation in Psychoanalysis. New York, Academic Press, 1969

Shevrin H, Bond J, Brakel LA, et al: Conscious and Unconscious Processes: Psychodynamic, Cognitive, and Neurophysiological Convergences. New York, Guilford, 1996

Solms M, Turnbull O: The Brain and the Inner World: An Introduction to the Neuroscience of Subjective Experience. New York, Other Press, 2003

Squire LR: Memory and Brain. New York, Oxford University Press, 1987

Stolorow RD: An intersubjective view of self psychology. Psychoanalytic Dialogues 5:393-399, 1995

Suomi SJ: Early stress and adult emotional reactivity in rhesus monkeys, in Childhood Environment and Adult Disease (CIBA Foundation Symposium No. 156). Edited by Bock GR and CIBA Foundation Symposium Staff. Chichester, UK, Wiley, 1991, pp 171-188

Suomi SJ: Social and biological mechanisms underlying impulsive aggressiveness in rhesus monkeys, in The Causes of Conduct Disorder and Severe Juvenile Delinquency. Edited by Lahey BB, Moffitt T, Caspi A. New York, Guilford, 2003, pp 345-362

Thomä H, Kächele H: Psychoanalytic Practice, Vol 1: Principles. Translated by Wilson M, Roseveare D. New York, Springer-Verlag, 1987

Thomas A, Chess S: Genesis and evolution of behavioral disorders: from infancy to early adult life. Am J Psychiatry 141:1-9, 1984

Thompson EM, Brodie HKH: The psychodynamics of drug therapy. Curr Psychiatr Ther 20:239-251, 1981

Watson JB: Behaviorism (1924). New York, WW Norton, 1930

Weaver IC, Szyf M, Meaney MJ: From maternal care to gene expression: DNA methylation and the maternal programming of stress responses. Endocr Res 28:699, 2002

Weaer ICG, Cervoni N, Champagne FA, et al: Epigenetic programming by maternal behavior. Nat Neurosci 7:847-854, 2004

Weinberger J, Hardaway R: Separating science from myth in subliminal psychodynamic activation. Clin Psychol Rev 10:727-756, 1990

Westen D: Mind, Brain, and Culture, 2nd Edition. New York, Wiley, 1999a

Westen D: The scientific status of unconscious processes: is Freud really dead? J Am Psychoanal Assoc 47:1061-1106, 1999b

Westen D, Gabbard GO: Developments in cognitive neuroscience, II: implications for theories of transference. J Am

Psychoanal Assoc 50:99-134, 2002
Winnicott DW: Hate in the counter-transference. Int J Psychoanal 30:69-74, 1949
Wylie HW Jr, Wylie ML: An effect of pharmacotherapy on the psychoanalytic process: case report of a modified analysis. Am J Psychiatry 144:489-492, 1987
Xie P, Kranzler HR, Poling J, et al: Interactive effect of stressful life events and the serotonin transporter 5-HTTLPR genotype on post-traumatic stress disorder diagnosis in two independent populations. Arch Gen Psychiatry 66:1201-1209, 2009

2장

역동정신의학의 이론적 기초

THE THEORETICAL BASIS OF DYNAMIC PSYCHIATRY

"좋은 이론만큼 실제적인 것은 없다."

Kurt Lewin

해도(海圖) 없이 항해를 하는 사람과 마찬가지로 아무 이론도 없이 무의식의 어두운 바다를 항해하는 치료자는 곧 길을 잃고 말 것이다. 정신분석이론은 역동정신의학의 기초가 된다. 정신분석이론은 혼란스러운 환자의 내적 세계에 질서를 부여한다. 정신분석이론은 치료자가 증상을 분류하여 진단을 붙이는 기술적(記述的) 수준을 넘어설 수 있게 해 준다. 이 이론은 마음의 동굴 내부로 들어가 이해할 수 있도록 해 준다. 또 치료자에게 진단적 이해뿐만 아니라 각각의 환자마다 어떤 치료를 선택해야 할 것인가를 알려 준다. 이론적 이해는 무엇을 말해야 하고, 언제 말해야 하며, 어떻게 말해야 하는지, 무엇을 말하지 않는 게 좋은지를 결정하는데 도움을 준다.

현대 역동정신의학은 정신분석에 입각한 적어도 네 가지의 기초이론으로 구성된다. 즉, 1) 자아심리학(Ego Psychology): Freud의 고전적 정신분석이론으로부터 유래됨, 2) 대상관계이론(Object Relations Theory): Melanie Klein과 영국학파인 Fairbairn, Winnicott, Balint 등의 작업으로부터 유래됨, 3) 자기심리학(Self Psychology): Heinz Kohut에 의하여 시작되고 그 밖의 많은 연구자들이 기여함, 그리고 4) 애착이론(Attachment Theory) 등이 포함된다. 여기서는 이들의 특징만을 간략하게 소개하고 다음 장부터는 임상상황에 따른 각 이론의 적용을 현실감 있게 예시하려고 한다.

자아심리학 (自我心理學)
Ego Psychology

제 1장에서 살펴본 것과 같이 정신분석 연구가로서 초년기의 Freud는 주로 지역모델을 주장하였다. 지역모델에서는 사건이나 사고에 대한 기억이 억압됨으로써 히스테리 증상들이 발생하는 것으로 간주되었다. Freud는 정신치료적 방법을 사용하여 억압을 해제함으로써 그 기억들을 회상해 낼 수 있다는 가설을 세웠다. 다시 말하면, 병을 일으킨 생각이나 사건들이 강렬한 감정과 함께 기억되는 것을 상세하고 언어로 표현함으로써 증상이 사라지리라는 것이다. 예를 들면, 젊은 남자가 팔이 마비되었다면 이는 아버지를 때리고 싶은 욕구가 억압된 결과일 수 있다. 지역모델에 의하면, 이 남자는 그의 무의식으로부터 그러한 소망을 회상하여 아버지에 대한 분노를 표현함으로써 마비로부터 회복될 수 있다. 이런 식의 정화법(cathartic method)은 제반응(除反應, abreaction)이라고도 하는데 이렇게 함으로써 병의 원인이 된 무의식적 기억을 의식화하게 된다.

그러나 Freud는 곧 지역모델을 포기하게 되었다. 이 방법을 사용하여 치료하던 중 수 차례 저항과 만나게 되었던 것이다. 어떤 기억들은 의식화될 수 없었다. 저항을 일으키는 방어기제는 그것 자체가 무의식적인 것이고 따라서 접근할 수 없는 것이었다. Freud는 '자아는 의식적인 부분도 있고 무의식적인 부분도 있다.'고 결론지었다.

Freud(1961)는 1923년 '자아와 이드(the Ego and the Id)'를 출판하면서, 자아, 이드, 초자아의 삼원적 구조모델(tripartite structural model)을 소개하였다. 지역모델을 대체하는 이 모델에서 자아는 본능적 욕구와는 다른 것으로 취급된다. 자아의 의식적 면은 결정을 내리고 지각된 자료를 통합하는 역할을 담당하는, 정신의 수행기관이다. 자아의 무의식적 면에는 억압 등 방어기제들이 있다. 이 방어기제들은 이드에 뿌리를 둔 강력한 본능적 욕구들, 특히 성적 욕구나 공격성에 대항하기 위하여 필요하다.

이드는 오로지 긴장을 방출하는 데에만 관심을 기울이는, 완전히 무의식적인 정신내적 요소이다. 이드는 자아의 무의식적인 면과 구조모형의 세 번째 요소인 초자아에 의하여 조절된다. 초자아는 대부분 무의식적이지만 어떤 면은 의식적이기도 하다. 초자아는 도덕적 양심과 자아 이상(ego ideal)으로 구성된다. 도덕적 양심은 해서는 안 되는 것(예를 들어, 부모와 사회의 가치에 근거하여 금지되는 것들)을 제시하는 반면, 자아 이상은 해야 할 것(예를 들면, 무엇을 해야 한다거나 되어야 하는 것들)을 제시한다. 초자아는 자아와 비교할 때 이드의 열망에 대하여 더 민감한 경향이 있고 따라서 자아보다 더욱 더 무의식 속에 묻혀 있다(그림 2-1).

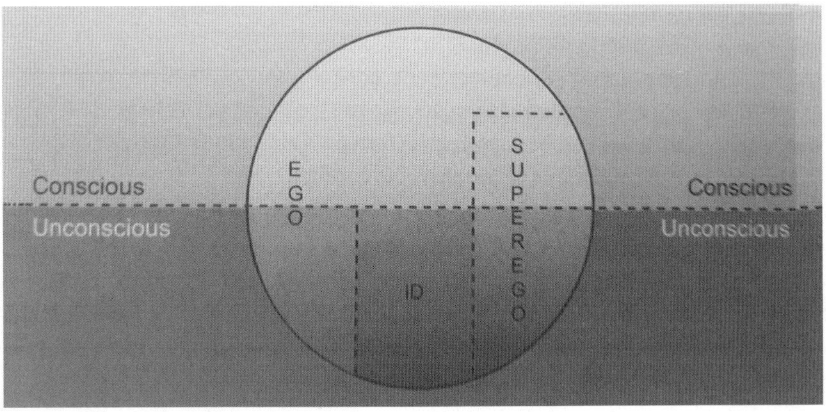

그림 2-1. 구조모델. 저자주: 단순하게 표현하기 위하여 전의식은 생략됨. [Conscious: 의식, Unconscious: 무의식, EGO: 자아, ID: 이드, SUPEREGO: 초자아]

자아심리학은 정신내적 세계를 정신기제들 간의 갈등으로 개념화하고 있다. 성성(性性, sexuality)과 공격성이 표현되고 방출되려고 하면 초자아, 자아, 그리고 이드는 서로간에 갈등을 하게 된다. 이 정신요소들 간의 갈등이 불안을 낳는다. 이 신호불안(signal anxiety)(Freud 1926/1959)은 방어기제를 발동하도록 자아를 각성시킨다. 신경증의 증상형성 기전은 바로 이런 방식으로 이해될 수 있는 것이다. 갈등은 불안을 낳고, 이는 방어기제를 발동시키며, 이 방어는 자아와 이드 사이의 타협을 유도한다. 그리하여 증상은 이드로부터 생겨난 소망을 방어하면서 위장된 형태로 소망을 충족시키는 일종의 타협형성이다.

예를 들어, 강박성 인격장애를 앓고 있는 한 회계사는 사장이 그에게 화를 내지 않을까 늘 걱정이다. 그는 비밀스럽게 사장을 원망하고 있었다. 사장이 화를 낼 것이라는 불안은 사장에게 자신의 감정을 폭발시키고 사장을 어떻게 생각하고 있는지를 얘기하고 싶은 자신의 소망을 투사한 것이다. 무의식적인 방어로서 그는 아첨을 하고 사장의 비위를 맞추려고 노력하였다. 이렇게 함으로서 그에게 화를 내었다고 사장을 비난하지 않을 수 있었다. 사장은 이러한 행동이 거슬린다고 느끼게 되었고 결국 두 사람 사이에 긴장이 발생하였다. 다시 말하면, 회계사의 아첨하는 행동은 그의 분노가 폭발하는 것은 방어하였지만 그와 동시에 이러한 행동이 사장에게 모종의 반응을 일으킨 것으로 보아 회계사 자신의 공격적인 소망을 축소하여 표현하고 있었던 것이다.

이러한 타협형성은 일종의 정상적인 정신과정이다(Brenner 1982). 신경증적 증상은 오직 병적인 것만을 의미한다. 성격특성은 그 자체가 타협 형성된 것이고 정신내적 갈등에 적응하고 이 갈등을 창조적으로 해결하기 위하여 만들어진 것이다.

방어기제 Defense Mechanisms

Freud는 다른 여러 가지 방어기제가 있음을 알고 있었지만 무엇보다 특히 억압에 주목하였다. Freud의 딸인 Anna는 그녀의 대표작인 '자아와 방어기제(the Ego and the Mechanisms of Defense)'(Freud 1936/1966)에서 아버지의 업적을 확장시켜 아홉개의 방어기제, 즉 퇴행, 반동형성, 취소, 함입, 동일시, 투사, 자기거역(turning against the self), 전도(reversal) 및 승화에 대하여 기술하였다. 그녀는 자아의 방어기제를 조사하면 치료에 더 많은 도움이 된다는 것을 알게 되었다. 정신분석가가 모두에게 받아들여지기 힘든 작업, 즉 이드로부터의 소망을 밝혀 내는 데에만 주력할 수는 없다고 생각하였다. 따라서 자아에 의해 이루어지는 방어의 노력이 성공하는가 아니면 실패하는가 하는 것에 주목하게 되었으며 치료의 과정 중 자아가 스스로 저항을 한다는 사실이 중요하게 되었다.

정신분석에서의 중요성이 욕동에서 자아 방어로 옮겨가게 되면서 Anna Freud는 정신분석과 역동정신의학의 움직임이 신경증적 증상형성으로부터 성격병리 쪽으로 나아가게 될 것을 예상하였다. 지금에 와서는 부분적으로나마 어떤 방어기제를 사용하느냐에 따라 여러 가지 인격장애를 정의하고 있다. 그러므로 신경증적 문제와 인격장애를 보다 잘 이해하기 위하여, 역동치료자는 넓은 의미의 방어기제에 친숙하지 않으면 안된다.

모든 방어는 공통적으로 이드로부터의 본능적 요구에 대항하는 자아의 방어이다(Freud 1926/1959). 방어기제가 없는 사람은 없으며, 우리가 사용한 방어들을 통해서 우리 자신에 대해 많은 것들이 드러나게 된다. 방어기제는 가장 미숙하고 병적인 것으로부터 가장 성숙하고 건강한 것까지 하나의 체계를 따라 분류되며(Vaillant 1977), 어떤 사람이 어떠한 방어 기제들을 사용하였는가를 알아 보는 것이 그 사람의 심리적 건강을 측정하는 좋은 지표가 된다. 가장 흔하게 사용되는 방어기제들이 표 2-1에 체계를 따라서 나열되어 있다.

이 체계는 실제적인 임상이나 연구 모두에서 흔하게 사용되고 있지만, 지나치게 엄격하여 잘못 사용될 가능성도 있다. 이른바 "원시적"이라는 용어는 다소 경멸의 의미를 내포하고 있다. 우리는 모두 일정한 종류의 방어들을 사용하는 경향을 가지고 있으면서도, 스트레스 아래 놓이거나 많은 사람들로 구성된 집단 안에 있을 때는 원시적 범주에 있는 몇 가지를 함께 사용하기도 한다고 말하는 것이 더 정확한 표현일 것이다. 이와는 반대로, 심한 질환을 앓고 있는 정신과 환자들도 특정한 환경에서는 몇 가지 더 성숙한 방어를 사용할 수 있을 것이다.

표 2-1. 방어기제의 체계 A Hierarchy of Defense Mechanisms

원시적 방어 Primitive Defenses	
분할 Splitting	통합이 불가능한 자기와 타인에 대한 경험들을 구획짓는 것. 행동, 사고 및 감정의 모순에 부딪히면 그 차이에 대해서 덤덤하게 부인하거나 대수롭지 않게 반응해 버린다. 이 방어는 자기나 타인의 두 극단적인 측면들이 서로 맞지 않아 갈등이 생겨나는 것을 미연에 방지한다.
투사적 동일시 Projective Identification	정신내적 방어기제이면서 동시에 대인간 의사소통의 수단이 됨. 자기 혹은 내적 대상의 특정한 한 측면을 다른 사람에게 투사하여 그가 그런 특성들을 가진 사람인 것처럼 느끼거나 행동하게 함으로써 애매모호한 대인간 압력을 타인에게 전가하는 행동 방식. 투사의 대상이 된 사람은 마치 자신이 그 투사된 사람이 된 것처럼 행동하고 생각하고 느끼기 시작한다.
투사 Projection	받아 들이거나 인정할 수 없는 내적 충동이나 그 파생물들을 마치 이들이 자기 외부에 있는 것처럼 지각하고 그에 반응하는 것. 투사 대상이 변화되지 않는다는 면에서 투사적 동일시와 구별된다.
부정 Denial	자신이 지각한 자료들을 무시함으로써 대면하기 곤란한 외적 현실의 여러 측면들에 대한 인식을 회피하는 것.
해리 Dissociation	무조감과 제어 상실에 직면하여 착각으로라도 심리적으로 제어하고 있다는 느낌을 갖기 위하여, 정체성, 기억, 의식 및 지각 등 여러 영역들의 연속감을 파괴하는 방어. 해리가 분할과 비슷하지만, 극심한 증례들에서는 자기와 사건 간의 연결이 끊어지기 때문에 사건에 대한 기억이 변화된다.
이상화 Idealization	창피함, 시기심 혹은 분노 등 불안이나 부정적 감정들을 피하기 위해서 타인들에게 완전하다는 혹은 거의 완전하다는 속성을 부여하는 것.
행동화 Acting out	고통스러운 감정을 피하기 위하여 무의식적인 소망이나 환상을 충동적으로 행동으로 나타내 버리는 것.
신체화 Somatization	정서적 고통이나 다른 감정 상태들을 신체적 증상으로 전환시키고 정신내적인 것이 아닌 신체적인 염려들에 집중하는 것.
퇴행 Regression	자신의 현재의 발달단계와 관련된 갈등이나 긴장을 피하기 위하여 기능이나 발달의 이전 단계로 되돌아 가는 것.
조현성 환상 Schizoid Fantasy	대인간 상황에서 발생하는 불안을 피하기 위하여 자신의 지극히 개인적인 내적 세계 안으로 숨어 버리는 것.

표 2-1. 방어기제의 체계 A Hierarchy of Defense Mechanisms(계속)

좀더 높은 수준의 신경증적 방어 Higher Level Neurotic Defenses	
함입 Introjection	중요한 어떤 사람의 상실을 다루려는 수단으로 그의 다양한 측면들을 내재화하는 것. 스스로 그 대상을 제어한다는 착각을 갖기 위하여 적대적이거나 악한 대상을 함입할 수도 있다. 함입은 정상발달의 한 부분으로, 방어적이 아닌 형태로도 일어난다.
동일시 Identification	다른 사람처럼 되기 위하여 그 사람의 특성들을 내재화하는 것. 함입이 내재화된 표상을 타인으로 경험하는 것에 반하여 동일시에서는 자기의 한 부분으로 경험한다. 이것 역시 정상발달에서 방어적이 아닌 기능으로 간주될 수 있다.
전치 Displacement	한 가지 생각 혹은 대상과 관련된 감정들을 어떤 면에서든 원래의 것과 유사한 다른 생각 혹은 대상으로 옮기는 것.
지식화 Intellectualization	괴로운 감정들을 피하기 위하여 지나치게 난해한 관념(abstract ideation)을 사용하는 것.
감정 분리 Isolation of Affect	정서적 혼란을 피하기 위하여 하나의 생각과 그에 붙어 있는 감정을 분리하는 것.
합리화 Rationalization	받아 들일 수 없는 태도나 신념, 행동 등을 자기 스스로에게 참아 낼 수 있는 것으로 만들기 위해서 이들을 정당화하는 것.
성애화 Sexualization	부정적 경험을 흥분되고 자극적인 것으로 돌리거나, 어떤 대상과 연결되어 있는 불안을 막아내기 위하여 그 대상이나 행동에 성적인 의미를 부여하는 것.
반동형성 Reaction Formation	받아 들일 수 없는 소망이나 충동을 그 반대되는 것으로 변형시키는 것.
억압 Repression	받아 들일 수 없는 생각/충동들을 물리치거나 의식 안으로 들어오는 것을 막는 것. 이 방어는 내적 상태와 연결되어 있는 것으로서, 외적으로 지각한 자료들과 연관이 되어 있는 부정과는 다르다.
취소 Undoing	반대 의사를 자세히 말하고 분명히 설명하거나 반대 의미를 가진 행동을 함으로써 이전에 한 말이나 행동에 내포되어 있는 성적, 공격적, 혹은 수치스러운 의미를 무효로 돌리려고 시도하는 것.

표 2-1. 방어기제의 체계 A Hierarchy of Defense Mechanisms(계속)

성숙한 방어 Mature Defenses	
유머 Humor	불쾌한 감정과 개인적인 불편감을 줄이기 위해서 어려운 상황에서 익살스럽거나 풍자적인 요소들을 찾아 내는 것. 이 기제는 또한 사건들로부터 어느 정도 거리를 두게 하거나 객관성을 갖게 함으로써 일어난 사건에 대해서 반성을 할 수 있게 한다.
억제 Suppression	어떤 특별한 감정 상태나 충동을 드러내지 않기로 의식적으로 결정하는 것. 이 방어는 이것이 무의식적이 아니라 의식적이라는 면에서 억압이나 부정과 구별된다.
고행 Asceticism	쾌락에 의해서 만들어진 내적 갈등 때문에 경험의 쾌락 부분을 제거하려고 노력하는 것. 이 기전은 초월적 혹은 영적 목적을 위한 의식을 하는 중에, 혹은 독신주의에서 나타날 수 있다.
이타주의 Altruism	자신의 필요를 넘어서서 타인들의 요구에 따라 자신을 맞추는 것. 이타적 행동은 자기애적 문제의 해결을 위해 사용되기도 하지만, 위대한 성취나 사회에 대한 건설적 기여의 원천이 되기도 한다.
예상 Anticipation	미래의 성취와 달성을 계획하고 그에 대해서 생각함으로써 즉각적 만족을 미루는 것
승화 Sublimation	사회적으로 반대할만하거나 내적으로 받아 들일 수 없는 목표를 사회적으로 용인되는 것들로 바꾸는 것.

자아의 적응적 측면 Adaptive Aspects of the Ego

자아의 중요성은 방어 작용에 국한되지 않는다. Heinz Hartmann은 자아에서 방어 이외의 측면을 조명함으로써 자아심리학에 가장 크게 기여한 사람들 중 하나이다. 그는 자아를 이드로부터 분리시켜 외부 세계의 관점에서 재조명하였다. 자아에는 갈등이 없는 부분이 있으며 이것은 이드의 힘과 갈등으로부터 독립적으로 성장한다고 Hartmann(1939/1958)은 주장하였다. 예측 가능한 일상적 환경이 주어지면 태어나면서부터 부여된 자발적인 자아기능이 갈등의 방해를 받지 않고 성장한다. 여기에는 사고, 학습, 지각, 운동제어, 언어 등이 포함된다. Hartmann의 '적응(adaptation)'이라는 시각은 자발적이고 갈등이 없는 자아의 한 영역이 존재한다는 개념으로부터 비롯되는 것이다. 성적이고 공격적인 에너지가 중화되면서 몇 개의 방어기제들은 본능적인 이드의 힘과의 연결에서 벗어나게 되며 그렇게 하여 이차적으로 자발적 또는 적응적이 된다고 그는 생각하였다.

David Rapaport(1951)와 Edith Jacobson(1964)은 Hartmann의 이론을 더 정교히 다듬어 자아심리학에 기여하였다. 오늘날 치료자들은 환자의 정신역동적 평가의 한 부분으로 자아의 기능, 자아의 힘, 자아의 쇠약함 등을 고려하고 있다. Bellack들(1973)은 기본적인 자아의 기능을 체계적으로 척도화하여 연구와 임상평가에 이용하였다. 가장 중요한 자아기능으로는 현실검증, 충동조절, 사고과정, 판단, 합성-통합 기능(synthetic-integrative functioning), 극복-숙달 능력(mastery-competence) 및 일차적 자발성, 그리고 Hartmann 이후에 추가된 이차적 자발성을 들 수 있다.

대상관계이론 (對象關係理論)
Object Relations Theory

자아심리학에서는 성적 충동과 공격적 충동을 일차적인 것으로 보는 반면, 대상관계이론에서는 이들을 이차적인 것으로 본다. 다소 불행한 일이기는 하지만 전통적인 정신분석 문헌에서는 대상(object)을 사람(person)의 의미로만 사용하였다. 여기서는 대상이라는 용어의 가치가 다소 감소된다고 하더라도 전통적 정신분석과의 일관성과 의미의 명료화를 유지하기 위하여 예전 그대로 사용하였다. 아무튼 자아심리학에서는 영아가 해결하지 않으면 안되는 가장 급박한 문제가 욕동의 압력 하에서 긴장을 방출하는 것이었다. 그러나 대상관계이론은 영아-어머니의 이원적 관계 안에서 욕동이 발생하며 따라서 영아-어머니관계는 결코 서로 떼어놓을 수 없는 것이라는 점을 강조하고 있다. 어떤 대상관계 이론가들(Fairbairn 1952)은 긴장을 감소시키기 위해서 보다는 대상을 찾기 위하여 욕동이 발생한다고 주장하였다.

가장 간단하게 표현하면, 대상관계이론은 대인관계들이 이 관계들의 내재화된 표상으로 변환된다고 주장한다. 아동이 발달해 감에 따라 단순히 대상이나 인물을 내재화하는 것이 아니라 그들과의 전체적인 관계를 내재화하는 것이다(Fairbairn 1940/1952, 1944/1952). 영아가 양육을 받는 동안에 영아와 어머니 사이에 사랑을 한다는 긍정적 경험의 '원형(prototype)'이 형성된다(Freud 1905/1953). 이러한 원형에는 자기 즉 양육을 받는 영아 자신에 대한 긍정적 경험, 대상 즉 관심을 갖고 양육을 하는 어머니에 대한 긍정적 경험, 그리고 쾌감이나 포만감 등 긍정적 감정경험이 포함된다. 공복감이 느껴질 때 어머니가 즉시 나타나지 않으면 부정적 경험이라는 원형이 발생할 것이다. 자기 즉 거절당하여 칭얼거리는 영아 자신에 대한 부정적 경험, 무관심하고 거절하는 대상(나타나지 않는 어머니) 및 분노, 심지어는 공포에까지 이르는 부정적 감정경험 등이 이 원형에 포함된다. 궁극적으로 이들 두 가지, 긍정적 경험과 부정적 경험들이 내재화되면서 이들은 각각 하나의 자기표상, 하나의 대상표상 및 이 둘을 연결하는 하나의 감정을 그 내용으로 하는 서로 상반되는 두 가지 형태의 대상관계의 틀을 갖추게 된다(Ogden 1983).

함입된 대상이 실제하는 외적 대상과 반드시 상관관계가 있는 것은 아니다. 예를 들어서 큰 아이를 돌보지 않으면 안되는 단순한 이유 때문에 아기에게 젖을 먹일 수 없었던 어머니는 적대적이고 거부하며 요구에 응하지 않는 것으로 아기에게 경험되고 함입될 수 있다. 대상관계이론은 실제적인 대상과 내재화되는 대상표상 사이에 일대일의 상관관계가 있는 것은 아니라는 것을 인정하고 있다.

대상관계이론은 갈등을 자아심리학의 관점과 다르게 보고 있다. 무의식의 갈등은 충동과 방어 사이의 투쟁일 뿐만 아니라 내적인 대상관계단위들의 서로 상반되는 쌍(雙)들 사이의 충돌이기도 하다(Kernberg 1983, Ogden 1983, Rinsley 1977). 다시 말하면, 어느 한 시점에서 서로 다른 양상의 자기표상들, 대상표상들, 그리고 감정들이 '내적 대상관계'라는 '정신내적 극장'에서 서로 중심 무대를 차지하기 위하여 각축을 벌인다는 것이다.

대상관계가 내재화되면서 자아는 항상 두 가지의 무의식적 하부 조직으로 분리된다(Ogden 1983).

(1) 자아의 자기-하부조직(self-suborganization of ego): 이 조직을 통하여 자신의 생각과 감정을 자기 자신의 것으로 더 완전하게 경험하게 된다.
(2) 자아의 대상-하부조직(object-suborganization of ego): 이 조직을 통하여 자아의 한 측면이 대상과 동일시해야만 의미가 생겨난다. 대상과의 이러한 동일시가 너무 강력하면 원래의 '자기'에 대한 감각은 거의 완전히 상실한다.

이 모형은 Freud의 초자아 개념에서 영향을 받았음이 확실하다. 여기서 초자아는 하나의 '이물질'로 경험되고 있다. 즉 이물질인 대상하부조직은 자기-하부조직이 무엇을 하고 있는지를 항상 감시한다. Ogden의 모델은 정신내적 관점으로부터 대인관계적 관점으로의 길을 제공하고 있다. 이 모델에서는 전이 역시 자아의 자기-하부조직의 역할이나 자아의 대상-하부조직의 역할 중 어느 하나가 치료자에게로 외향화한 것으로 볼 수 있다. 이 과정은 이 장의 뒷부분에서 다시 자세하게 논의될 것이다.

역사적 조명 A Historical Perspective

대상관계이론의 창시자로 알려져 있는 Melanie Klein은 Budapest에서 Berlin을 거쳐 1926년 영국으로 이주하였다. 그녀의 초기 영아발달이론은 당시 영국에서 많은 논란을 일으켰다. 그녀는 Freud에게서 영향을 받았지만 내적 대상에 초점을 맞춘 새로운 이론을 전개하였다. 아동들의 정신분석을 통하여 이루어진 이 이론은 무의식적인 정신내적 환상에 큰 비중을 두고 있으며 고전적인 발달 이론을 생후 일년간으로 응축시켰다. 예를 들어 외디푸스 컴플렉스는 생후 일년의 후반부에 이유(離乳)와 동시에 생긴다고 그녀는 주장하였다.

Klein에 의하면, 생애 첫 몇 달 이내에 영아는, Freud가 말한 죽음의 본능과 연관된 '소멸(annihilation)'이라는 원초적 공포(primal terror)를 경험한다. 이 공포에 대항하는 한 방법으로 자아가 분할(splitting)을 하며 이 과정에서 죽음의 본능으로부터의 모든 '악한 성향 badness)'이나 공격성을 부인하고 이를 어머니에게 투사한다. 그로 말미암아 아이는 어머니로부터 박해를 받지 않을까 하는 공포 속에서 살게 된다. 이는 어머니가 아동의 내부로 들어와, 리비도로부터 생겨나 이미 나뉘어진 상태로 아동의 내부에서 보호를 받고 있었던 '선한 성향(goodness)'을 파괴하지 않을까 하는 공포로 볼 수 있다. 이 후자의 공포가 '최초의 불안(primary anxiety)'으로서 Klein(1945/1975)은 이를 편집-조현 위상(paranoid-schizoid position)이라고 명명하였다. 이러한 초기의 경험 양식은 자아의 분열(혹은 조현, "schizoid")과 투사("paranoid")라는 특징적 방어기제로부터 명명된 것이다. 투사와 함입(introjection)은 편집-조현 위상을 이해하는데 중요하다. 이 기전들은 선과 악을 가능한 한 확실히 구분하는데 사용된다(Segal 1964). 박해를 가하는 악한 대상들은 선하고 이상화된 대상들로부터 나뉘어서 어머니에게로 투사된 후 이들을 제어하고 극복하기 위하여 다시 재내재화(再內在化) 즉 자신의 내면으로 다시 끌어들이게 된다. 선한 대상물들도 현재 자신의 내부에 남아있는 악으로부터 보호받기 위하여 동시에 투사되기도 한다.

투사와 내재화의 이러한 지속적 반복은 아동이 선한 어머니와 악한 어머니가 실제로는 서로 다른 존재가 아니고 동일인이라는 사실을 알게 될 때까지 계속된다. 아동들이 이렇게 두 부분으로 나뉜 대상을 하나로 통합하게 됨에 따라 어머니를 향한 그들의 가학적이고 파괴적인 환상들이 그 어머니를 파괴시킬지도 모른다는 생각 때문에 아동은 혼란스러워 진다. 어머니를 하나의 단일한 대상으로 파악하게 되는 이들의 새로운 관심을 Klein은 우울성 불안(depressive anxiety)이라 명명하였고, 그 단계를 우울 위상(depressive position)이라고 칭하였다. 편집-조현 위상에서는 타인이 자기를 해칠까 봐 걱정하였던 것에 비하여 우울위상이라는 경험양식에서는 자기가 타인을 해칠까 걱정한다. 이때 죄의식이 아동의 감정생활의 특징적 부분이 되며 배상(賠償)을 함으로써 이 죄의식을 해결하려고 시도한다. 이 과정에서 실제적이건 환상에서건 어머니에게 위해(危害)를 가하였던 것을 배상하기 위하여 어머니를 향한 어떤 행동들이 나타난다. 외디푸스 컴플렉스는 배상을 통하여 우울성 불안과 죄의식을 해결하려는 노력이라고 Klein은 주장하였다.

Klein의 가설은 지나치게 환상에 의존하고 따라서 실제 환경에서의 인물들의 영향을 지나치게 과소 평가했으며, 당대의 정신분석가들에게 별로 중요하지 않은 것으로 받아들여지던 죽음에의 본능을 지나치게 강조하였고, 또한 한 살도 안된 영아들을 통한 이론으로 성인의 인지형태를 설명하려 한다는 비난을 받고 있다. 그럼에도 불구하고 그녀의 '편집-조현 위상과 우울 위상'이라는 발전적 업적은 임상적으로 중요한 가치를 지니는 것으로, 특히 그러한 위상들을 발달 단계에서 그냥 지나쳐 가는 것으로 보지 않고 평생 동안 마음 속에서 변증법적으로 상호작용하는 두개의 경험양식이라고 본다면 그 가치는 더욱 두드러진다(Ogden 1986). 이렇게 평생에 걸친 경험양식들로 개념화함으로써 Klein의 영아발달단계 자체의 중요성은 감소된다.

욕동은 Klein에게는 특별한 대상관계와 밀접하게 관련된 실로 복잡한 심리현상으로 받아 들여졌다. 욕동이 신체로부터 나온 것이 아니라 표현을 하기 위한 수단으로 신체가 사용된 것으로 본나(Greenberg와 Mitchell 1983). 또한 욕동은 난순히 긴장해소를 위한 것이 아니라 특별한 이유로 특별한 대상에게로 향한 것으로 생각되었다. 1940년대에 이러한 Klein의 견해는 영국의 분석학회에서 심각한 토론의 쟁점이 되었다. Anna Freud가 Klein을 비난하고 나섰다. 이어서 영국분석학회가 와해되었고, Anna를 따르는 소위 'B'집단(B group)과 Klein을 따르는 소위 'A'집단(A group)이 생겨났다. 제 3의 부류는 중간집단(the Middle group)으로서 어느 한편을 택하기를 거부하였다. Klein의 이론에 얼마간 영향을 받은 '중간'집단은 우리에게 잘 알려진 대상관계에 대한 이론을 발표하였다(Kohon 1986). 이 세 번째 집단에 소속된 연구자들은 1962년에 비로소 자신들을 하나의 집단으로 공식 선언함으로써 '독립집단(Independents)'이라는 이름으로 알려지게 되었다. 대상관계의 '영국학파(British School of object relations)'(Sutherland 1980)라고 통칭되는 이 집단에는 DW Winnicott, Michael Balint, WRD Fairbairn, Paula Heimann, Margaret Little, 그리고 Harry Guntrip 등이 속해 있다. 이 집단은 일관되는 이론을 출판한 중심적 대표자가 없음에도 불구하고(Tuchett 1996), 1943년과 1944년에 있었던 "쟁점 토론(Controversial Discussion)"(King과 Steiner 1992)이 있은 후에 수적인 면에서 영국학파를 지배하였다. 이들의 저작들에 실제적인 중요한 차이점들이 있음에도 불구하고 이들의 작업은 공통되는 주제를 다루었다. 이들은 모두가 외디푸스 컴플렉스 이전의 초기 발달에 관심을 갖고 있으며, 욕동이론 보다는 내적인 대상관계의 흥망성쇠에 더 많은 관심을 가지고 있다. 게다가 이들은 정신분석적 방법을 사용하여 더 심한 환자들을 치료함으로써 원시적인 정신상태에 대하여 더 많은 정보를 얻으려 한다는 점에서 Klein과 유사하며 B집단 분석가들과 달랐다.

영아의 초기 환경의 영향을 강조함으로써 지나치게 환상을 강조한 Klein에 대하여 독립집단은 반기를 들었다. 예를 들면 Winnicott(1965)는 영아가 정상적으로 성장하기에 부족함이 없는 최소한의 환경을 특징화하기 위해 'the good enough mother(충분히 선한 어머니)'라는 용어를 사용하였다. Balint(1968)는 중요한 무엇인가를 상실한 환자들의 감정을 'the basic fault(기본적 결함)'라고 명명하였다. 그는 영아의 기본적 욕구를 어머니가 충족시켜 주지 못했기 때문에 이러한 현상이 생긴다고 하였다. Fairbairn(1963)은 욕동이론과 가장 동떨어진 사람으로, 조현성 환자들이 겪는 어려움의 원인이 욕동의 좌절에 있는 것이 아니라, 사랑 받고 있다는 확신을 가질만한 경험을 어머니가 제대로 제공해 주지 못했던 것에 있다고 하였다. 그는 본능이나 욕동이 쾌락추구의 성질을 가진 것이 아니라 대상추구의 특성을 가진 것이라고 생각하였다. 나아가 Fairbairn은 초기 외상이 질병을 일으키는 주된 요인으로서, 환자를 3세 이전에 발달 상의 중대한 시기에 얼어 붙어 버리는(freeze) 경향을 갖게 한다는 개념을 소개하는데 중요한 역할을 하였다(Fonagy와 Target 2003).

이러한 사상가들은 정신분석이 인간 모두를 완전히 이해하기 위해서는 갈등이론(theory of conflict) 뿐만 아니라, 결핍이론(theory of deficit)이 필수적이라는 사실에 깊은 인상을 받았다. 분석가는 갈등의 분석 이외에 다른 임무를 가지고 있다. 즉 분석가는 환자의 결핍된 정신내적 구조를 지지해 주기 위해서 환자에 의해 내재화되어야 할 새로운 대상인 것이다. 바로 이 점이 대상관계의 임상이론의 핵심이다. 환자의 내적 대상관계는 화강암에 금속 덧칠을 씌운 것처럼 변화될 수 없는 것이 아니다. 말하자면 그것은 새로운 경험을 통해 변화될 수 있도록 열려 있는 것이다.

영아는 태어나면서 이미 자기실현(self-realization)을 향하여 성장하려는 경향을 가진다는 것이 영국학파로부터 나온 또 다른 주요개념이다(Summers 1999). 특히 Winnicott는 성장 환경에서 어머니 혹은 다른 사람들의 반응들에 의하여 성장이 촉진되기도 하고 저해되기도 하는 "진정한 자기(true self)"가 존재한다고 생각하였다. 이러한 시각을 더욱 확대시키면서 Bollas(1989)는 아동 내에 존재하는 일차적 동기부여자(primary motivator)는 '그 자신(him-or herself)이 되고자 하는 필요'라고 주장하였고, 이처럼 자기 자신이 되는 것은 어머니와의 상호관계 안에서 아동이 자신의 진정한 자기를 표현하도록 하는 어머니의 능력에 의해서 촉진된다고 하였다. 이러한 촉진 능력을 갖지 못한 어머니는 어머니의 필요와 바람에 적응하기 위해서 아동의 "거짓된 자기(false self)"가 발달하는데 기여하게 된다.

자기와 자아 Self and Ego

자아심리학자들이 자아에 대한 전체적인 이해를 추구하면서 '자기(self)'의 의미를 최소화하려는 경향이 있는 반면, 대상관계이론가들은 자기가 대상들과 관계를 맺어감에 따라서 '자기'에 대하여 초점이 맞추어지기 때문에 정신기제 내에서의 '자기'의 위치를 좀 더 분명히 하려고 하였다. 제 1장에서 논의한 바와 같이 자기는 개인("person")의 파악하기 어려운 한 측면이다. 자기는 주체와 대상, 개인적 기억들의 집합, 무의식적으로 고통을 가하는 거부된 측면들, 서로 다른 시간대에 발생하는 상황에 관련된 측면들, 그리고 문화에 기반을 둔 현상들 등의 다양한 내용물로 구성된다. 이것을 정신내적인 일종의 표상으로 보는가 아니면 사고, 감정, 행동을 유발하는 하나의 기제(agent)로 볼 것인가를 둘러싸고 정신분석 저자들 간에는 많은 논란이 있다(Guntrip 1968, 1971; Kernberg 1982; Meissner 1986; Schafer 1976; Sutherland 1983).

자기가 '표상으로서의 자기(self-as-representation)'일 수도 있고 '독립된 기제로서의 자기(self-as-agency)'일 수도 있을 것이다. 실상 자기를 자아의 내부에서 자라나는 것으로 볼 수도 있고, 많은 자기표상들의 통합에 의하여 만들어지는 것으로 볼 수도 있을 것이다(Kernberg 1982). 그러나 이렇게 통합된 최종 산물이 연속적이며 변화하지 않는 존재로서 간주되어서는 안된다(Bollas 1987; Mitchell 1991; Ogden 1989; Schafer 1989). 비록 우리는 자기를 지속적인 것으로 착각하고 유지하기를 원하지만, 현실적으로는 항상 다른 사람들과의 현실적이며 환상적인 관계에 의해서 그 형태가 짜여지고 정의되는 여러 불연속적인 자기들로 이루어지는 것이다. Schafer(1989)는 이러한 현상을 우리가 자신의 인생에 대하여 정서적으로 일관성이 있는 근거를 대기 위하여 자신을 묘사하는 일련의 이야기들, 즉 '서술적 자기들(narrative selves)'로서 이해하였다. Mitchell(1991)은 정신분석 작업에는 환자가 이러한 자신의 여러 다양한 측면들을 참아내는 법을 학습해 가면서 그들 자신을 더욱 더 튼튼하고 일관성이 있는 것으로 경험하기 시작하는 모순이 있다는 사실을 관찰하였다.

방어기제 Defense Mechanisms

대상관계이론은 심각하게 손상된 환자와 역사적 연관성을 가지고 있다. 때문에 인격장애와 정신증의 특징인 분할, 투사적 동일시, 내사 및 부정이라는 원시적 방어들이 이들에게서 강조되지 않을 수 없다.

분할 splitting

분할은 모순된 감정, 자기표상, 대상표상들을 서로 적극적으로 분리하는 무의식적 과정이다. Freud(1927/1961, 1940/1964)가 이에 대해 산발적으로 기술하고 있지만, 생후 수개월 동안의 감정적 생존의 초석이 된다고 이 개념을 승격시킨 사람은 Klein(1946/1975)이다. 분할은 영아로 하여금 선함과 악함, 쾌감과 불쾌감, 사랑과 증오 등을 분별할 수 있게 하여 긍정적으로 채색된 경험, 감정, 자기표상, 대상표상들 등을 독립된 정신영역 안에 안전하게 보존케 하고 부정적 대응 요소들로부터의 오염을 막는다. 분할은 경험을 순서대로 정리하게 하는 원초적인 생물학적 능력이라고 생각될 수도 있다. 이러한 능력에 의하여 위협을 당하는 것으로부터 위협을 가하는 것이 분리(separate)된다. 이것이 이차적으로 또 하나의 심리적 방어 기제가 된다(Ogden 1986). 분할은 또한 자아 약화의 근본 원인이 되기도 한다(Kernberg 1967, 1975). 선한 함입물(introject)이나 악한 함입물들과 연관되는 리비도적 욕동과 공격적 욕동을 통합함으로써 공격성이 중화될 수 있으나 분할은 이러한 중화를 방해함으로써 성장에 필수적인 에너지의 원천을 자아로부터 박탈한다.

Kernberg의 견해에 의하면, 분할은 다음과 같은 몇 가지의 임상적 양상을 특징으로 한다: 1) 모순적인 행동과 태도들을 교대로 나타내는데 환자는 이러한 행동이나 태도를 '관심이 없거나 넌지시 부인한다'는 것으로 여기며, 2) 충동제어가 선택적으로 결여되고, 3) 모든 사람을 이상화하거나 평가절하하여 전적으로 선한 사람과 전적으로 악한 사람으로 나누며, 4) 모순적인 자기표상들이 서로 교대로 나타나면서 공존한다. Kernberg는 분할이 경계성 인격장애의 특징적 방어기제라고 했지만, 사실은 경우에 따라 모든 환자에게서 관찰될 수 있으며(Rangell 1982) 따라서 이것을 사용하여 다른 인격장애와 경계성 인격장애를 명백하게 구분할 수는 없다(Allen들 1988). Kernberg는 경계성 인격이 신경증적 인격에 비하여 억압보다 분할을 더 많이 사용한다는 점으로 이 둘을 부분적으로 감별할 수 있다고 하였지만, 경험적 연구에 따르면 이들 두 방어기제는 독립적으로 작용하고 동일인에서 동시에 있을 수 있다고 한다(Perry와 Cooper 1986).

투사적 동일시 Projective identification

이 두 번째 방어기제는 세 단계를 거쳐 자기 자신의 측면을 부인하고 타인에게 귀속시키는 무의식적 과정이다(그림 2-2, 2-3, 2-4). 세 단계는 다음과 같다(Ogden 1979).

1. 환자가 자기표상이나 대상표상을 치료자에게 투사한다.

2. 치료자가 투사된 것을 무의식적으로 동일시하여 환자의 대인 간의 압력에 반응하여 투사된 대상표상 혹은 자기표상처럼 행동한다. 투사적 동일시의 이러한 측면에 대하여 Grinberg(1979)는 투사적 역동일시(逆同一視, counteridentification)라고 하였다.

3. 투사된 요소는 치료자에 의해 심리적으로 처리되고 변형되며, 치료자는 이를 재내재화시켜서 환자에게 되돌려준다. 반대로, 투사된 요소의 변형은 다시 그에 상응하는 자기표상 혹은 대상표상을 변화시키며 대인 관계의 양식을 변형시킨다.

이들 세 단계는 개념을 명확하게 하기 위하여 인위적으로 일직선상에 배열한 것이다. 하지만 Ogden(1992)은 이러한 측면들이 사실은 직선적인 것이 아니며, 오히려 실제로는 분석가와 환자가 서로간에 분리되면서 동시에 "하나"인 특정한 관계로 들어가는 일종의 변승법적인 상황을 만들어 내게 되는 것으로 개념화하여야 한다고 주장하였다. 주관성(subjectivity)들이 상호간에 투과한다는 변증법적인 관계를 통하여 하나의 독특한 주관성이 만들어지게 된다. 그럼에도 불구하고 전이는 1단계와, 그리고 역전이는 2단계와 연관이 있을 것이다. 이런 측면에서 볼 때, 투사적 동일시는 정신내적 방어기제의 역할을 함과 동시에 일종의 대인관계적 차원을 가진다. 분할과 투사적 동일시는 고도의 상호관계를 갖는 기제들로서 함께 작업하여 선한 것과 악한 것을 구별해 낸다(Grotstein 1981). 투사적 동일시에 대한 Ogden의 정의에서 비롯된 대인관계적 요소는 실상은 마치 어머니가 영아의 투사를 받아들이는 것과 같이 치료자가 환자의 투사를 받아들이는 일종의 용기(container)의 역할을 하여야 한다고 개념화한 Bion(1962)의 주장으로부터 나온 것이다.

최근 런던의 Klein학파 분석가들은 투사적 동일시를 다소 다르게 보고 있다. 이들은 환자의 한 부분을 투사하는 것이 아니라 오히려 대상관계에서의 환상을 투사하는 것이라고 개념 짓는 경향이 있다(Feldman 1997). 이런 면에서 투사의 대상의 변형은 반드시 필요한 것은 아니다. 그럼에도 불구하고 분석가나 치료자는 언제나 어느 정도는 환자가 투사하는 것에 의하여 영향을 받고 있고, 환자가 투사한 것에 따라서 행동하도록 환자에 의하여 주어진 약간의 힌트에 대해서 어느 정도 반응을 하는 것이 분석가가 지금 투사의 대상이 되고 있다는 사실을 의식적으로 인식하는데 도움이 된다(Joseph 1989; Spillius 1992).

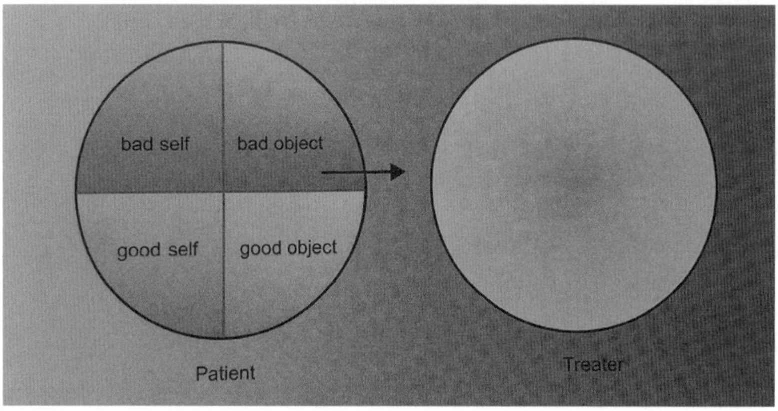

그림 2-2. 투사적 동일시. 1단계. 환자는 악한 내적 대상을 거부(disavow)하고 이를 치료자에게 투사함. [bad self: 악한 자기, good self: 선한 자기, bad object: 악한 대상, good object: 선한 대상]

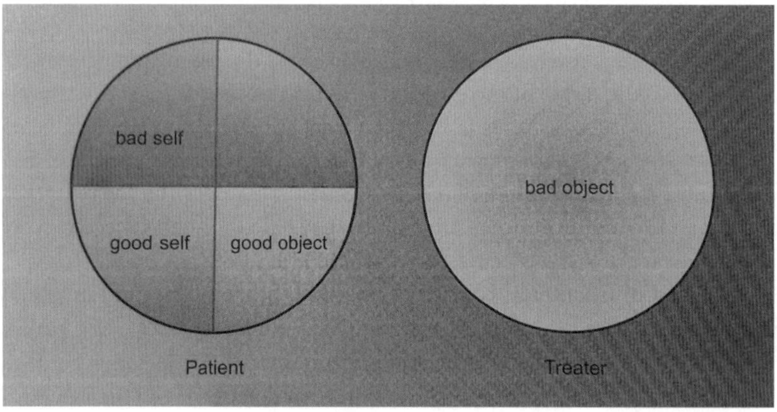

그림 2-3. 투사적 동일시. 2단계. 환자가 강요한 대인관계적 압박에 대한 반응으로, 치료자가 투사된 악한 대상처럼 무의식적으로 느끼고 행동하기 시작한다(투사적 역동일시).

제 1장에서 지적된 바와 같이, 역전이가 환자와 치료자 모두가 함께 기여하여 만들어낸 합작품이라는 시각에 의견을 같이 하고 있다(Gabbard 1995). 환자가 치료자에게서 어떤 반응을 불러 일으키는 것이 사실이지만, 역전이 반응의 최종 형태를 결정하는 것은 치료자 자신의 갈등이며, 그 자신의 내적 자기표상과 대상표상이다. 다시 말해서, 이 과정은 투사를 견고히

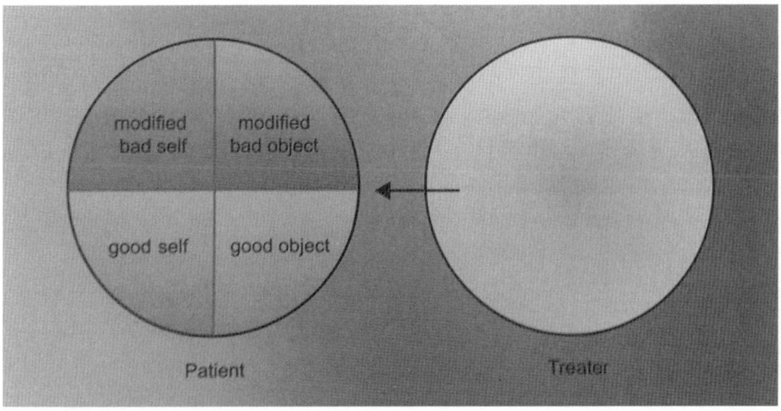

그림 2-4. 투사적 동일시. 3단계. 치료자가 투사된 악한 대상을 수용하고 변형시킨 다음에 환자가 이를 재함입하고 소화시킨다(함입적 동일시).

하기 위해서 투사의 수용자(recipient) 쪽에 걸어둘 갈고리가 필요하다는 것이다. 투사의 종류에 따라 특정한 수용자에게 더 잘 맞는 것이 있을 수 있다(Gabbard 1995).

투사적 동일시의 개념을 방어기제에 국한하는 것은 너무 제한적이다. 즉, 이 개념이 대인관계적 요인을 내포하고 있기 때문에, 1) 환자가 치료자로 하여금 억지로 환자 자신의 기분과 비슷한 기분들을 느끼게 하는 하나의 의사소통의 수단, 2) 대상관계의 양식, 3) 투사된 내용이 치료자에 의하여 변화된 후 환자에게 다시 재함입되어 환자가 심리적으로 변화하기 위한 길 등으로도 볼 수 있는 것이다. 투사적 동일시의 이 모델은 임상적 상황에서 일어나고 있음을 상조하고 있지만 실제로 투사적 동일시는 치료적 상황이 아닌 경우에도 흔히 발생한다. 비임상적 상황에서의 투사는 변화되거나 참아지는 대신 완전히 왜곡된 형태로 환자에게 되돌아오거나 되풀이될 수도 있다.

함입 Introjection

세 번째의 방어기제인 함입 역시 무의식적 과정으로서 이 과정에 의하여 외적인 대상이 상징적으로 받아들여지고 자신의 한 부분으로서 동화되어 간다. 이 기제는 외부대상으로부터 받아들여진 것이 최초로 투사된다면 투사적 동일시의 한 부분으로서 존재할 수도 있으며, 그렇지 않으면 투사와는 반대되는 개념으로서 독립적으로 존재할 수도 있다. Freud(1917/1963)는 두 가지 상반되는, 양가적인 관점으로 보여지는 대상(ambivalently viewed object)이 함입된 결과로 우울증이 발생한다는 고전적 가설을 세웠었다. 환자의 내부에 들어오게 된 함입물에 환자의 분노가 집중됨으로써 결국 환자는 자기비하를 하게 되고 우울증의 다른 증상들도 나타나게 된다는 것이다. 최근의 대상관계이론에 의하면 함입은 내재화의 두 가지 기본양상 중 하나로서 동일시와는 구분된다. 예를 들어 만일 한 부모가 함입(introjection)된다면 이는 그 후에 '자아의 대상부분'의 일부로 내재화되나 실질적으로는 자기표상을 변화시키지 않는 내적인 존재로서 경험된다. 반면에 동일시(identification)에서는 부모가 '자아의 자기부분(the self-subdivision of the ego)'의 일부로 내재화되고 또한 자기표상을 실질적으로 변화시킨다(Sandler 1990).

부정 Denial

부정은 외상적 감각자료(traumatic sensory data)들을 직접 부인하는 것을 의미한다. 억압이 내적 소망이나 충동에 대하여 방어하는 것이라면, 부정은 감당하기 어려운 현실에 맞닥뜨렸을 때 외적 현실세계에 대하여 방어하는 것이다. 이 기전이 정신병이나 심한 인격장애에서 주로 사용되기는 하지만, 정상인에서도 사용될 수 있고 특히 재해를 당한 경우에 사용될 수 있다.

미국의 관계이론
American Relational Theory

대상관계를 주로 연구한 영국학파는 미국의 "관계이론(American relational theory)"에 큰 영향을 주었다. "이인 이론(two-person theory)"과 그와 아주 가까운 개념들 즉 상호주관주의, 구성주의 및 대인간 이론 등은 환자에 대한 치료자의 관점이 불가피하게 치료자의 주관성에 의해 윤색될 수 밖에 없다는 공통적 시각을 가지고 있다(Aron 1996; Gill 1994; Greenberg 1991; Hoffman 1992, 1998; Levine 1994; Mitchell 1993, 1997; Natterson 1991; Renik 1993, 1998; Stolorow 등 1987). 이러한 시각의 주된 특성 중의 하나는 방 안에는 항상 서로에게 영향을 주는 두 사람이 있다는 것이다. 따라서 치료자는 환자의 문제에 대해서 처방을 할 때 자기 자신의 주관성을 넘어 설 수 없다. 그에 더하여 치료자의 실제 행동은 환자의 전이 형성에 상당한 영향을 줄 것이다. 혹자는 이러한 상호주관적 관점이 어느 한 학파에 속한 것이 아니라 모든 정신치료적 상황에 적용된다고 주장한다(Aron 1996; Dunn 1995; Gabbard 1997; Levine 1996).

지난 10년 이상 미국의 관계이론과 대상관계 영국학파 사이의 차이는 별 의미가 없다는 의견이 증가되어 왔다. Harris(2011)가 지적하였듯이, "역사적으로는 중요한 차이점이었던 것들이 지금에 와서는 그저 좀더 모호한 구분이 되고 있다. 따라서 오늘날에 와서는 영국적인 전통과 미국인 저술가 사이에 상당한 중복이 있기 때문에 동일한 이론이 서로 다른 지역적 기반을 가지고 발생하였다는 것은 상대적으로 덜 중요하게 취급되고 있다. '역전이'와 '이인 심리학(two-person psychology)'이 관계이론 운동의 핵심에 있는 것은 확실하다. 어느 기법 에든 불확실성이 있고 임시변통을 해야 할 필요성이 존재한다는 것을 인정하는 것 또한 관계적인/상호주관적인 시각에 이르기 위해서는 대단히 중요하다(Ringstrom 2007). 자기에 대한 언급도 대인관계적 전통 혹은 관계적 전통을 가진 저술가들에서는 두드러진다. Bromberg(2006)는, 수치심을 기반에 둔 자기의 상태들은 참기 어렵고 그래서 분할되고 해리되어, 정신치료 작업에서 거짓된 연속성과 비논리라는 방식으로 드러날 수 있음을 강조한다. 결국, 치료 과정에 불확실함이 존재한다는 것을 인정함으로써 의미에 대해서 치료자와 환자 간에 타협의 필요성이 존재한다는 것에 공감하는 것이 가능해지고 또한 이것이 치료 그 자체에 대한 적절한 접근 방법이 될 수 있다(Bass 2007; Pizer 2004). 전통적인 정신분석의 역사에서는 종종 그랬지만, 분석가나 치료자의 관점이 환자의 주관적인 시각을 넘어서는 특권을 가지고 있는 것은 아니다.

자기심리학(自己心理學)
Self Psychology

Kohut

대상관계이론이 자기표상과 대상표상들 사이의 내재화된 관계를 강조하는 반면, 자기심리학은 자존심(self-esteem)과 자기결속(self-cohesion)을 유지하기 위하여 외적 관계가 어떠한 방법으로 돕는가 하는 것을 강조한다. Heinz Kohut(1971, 1977, 1984)의 초기 저작들로부터 비롯된 이 이론은 환자란 행복감을 유지하기 위해 타인들로부터 모종의 반응을 절실히 필요로 하는 상태에 있다고 본다.

자기심리학은 Kohut가 정신분석으로 환자를 치료하던 중에 자기애성 혼란상태에 있는 외래 환자들의 연구를 통해 얻어낸 것이다. 그는 이 환자들이 치료 중 히스테리 증상이나 강박증상을 표현하는 고전적인 신경증 환자들과는 다른 것 같다고 하였다. 대신에 이들은 대인관계에 있어서 형언할 수 없는 우울감과 불만족을 호소하였다(Kohut 1971). 그들은 특징적으로 친구, 가족, 애인, 동료들에 의하여 손상 받기 쉬운 민감한 자존심을 나타내고 있었다. 그는 이 환자들에게 있어서 병의 원인이나 치료를 설명하는데 자아심리학의 구조모델은 적당치 않음을 관찰하였다.

Kohut에 의하면 이 환자들은 두 종류의 전이를 형성한다. 즉 반사전이(mirror transference)와 이상화 전이(idealizing transference)가 그것이다. 반사전이에서 환자는 아동기에 상황에 맞게 자신을 드러내었을 때 어머니가 눈빛으로 보여주었던 무언의 인정과 마찬가지로 치료자도 확신을 주고 정당함을 인정해주기를 기대한다. Kohut는 이를 '과장된 노출증적 자기(grandiose exhibitionistic self)'라고 칭하였다. Kohut에 의하면 이러한 호의적인 반응을 통하여 아동은 '자기가치감(sense of self-worth)'을 느끼며 이것이 정상적 발달의 근간이 된다고 하였다. 아동의 반사반응(mirroring response) 요구에 대하여 어머니가 공감하지 못하면 아동은 전체성과 자존심을 유지하는데 어려움을 겪게 된다. 공감을 얻지 못하면 아동은 자기감(sense of self)이 깨어지고, 오히려 더욱 결사적으로 완전해지고자 하는 노력을 하게 되며, 인정받고자 하는 마음을 어머니가 받아주기를 바라는 의도 하에 행동하게 된다. 이러한 형태의 자기과시는 '과장된 노출증적 자기'의 또 다른 현상이다(Baker와 Baker 1987). 이러한 현상은 치료를 받고 있는 성인에서도 나타난다. 치료자에게 인정받고 존경 받으려는 필사적인 행동을 보이는 성인환자들은 반사전이를 나타내고 있는 것이다.

이상화 전이는 그 말이 뜻하는 것처럼 환자가 자신을 치료해 주는 치료자를 전지전능한 사람으로 받아들인다는 의미이다. 이상화된 치료자의 후광 안으로 들어가려는 바람이 있을 때 이 전이가 표현되고 있음을 알아야 한다. 아동의 노출증적 자기과장에 대하여 공감에 실패한 어머니가 반사반응을 제공하지 못할 때 상처를 받을 수 있는 것처럼, 아동이 어머니를 이상화하려는 욕구에 대해 공감하지 못하고 따라서 이상적인 가치를 지닌 모델을 제공하지 못하였을 때 이 아이는 어머니에 의하여 상처를 받게 된다.

두 경우 모두에서 아동기의 양육장애로 인하여 고통을 받고 있는 성인환자나 이러한 종류의 전이양상을 보이고 있는 성인환자는 결함이 있거나 결핍되어 있는 자기(defective or deficient self), 즉 분쇄되어 버리기 쉬운 어느 시점에 발달적으로 고착되어 있는 자기와 투쟁을 벌이고 있는 것이다. 자아심리학의 갈등모형으로는 반사반응과 이상화에 대한 자기애적 욕구를 설명할 수 없다는 것이 Kohut의 주장이다. 더욱이 그는 고전적인 관점에서 자기애에 접근하는 분석가들을 신랄하게 비난한다. 그는 정상적인 성숙의 과정으로 일차적인 자기애(自己愛)적 상태(a state of primary narcissism)로부터 대상애(對象愛, object love)로 이행한다고 제안한 Freud(1914/1963)의 모델을 따름으로써 상당한 손상이 발생할 수 있다고 생각하였다. 사람은 자라나면서 자기애성 열망을 버리고 오히려 타인들의 요구에 더 많은 관심을 가져야 한다는 것이 바로 Freud적 사고의 출발인 것이다.

Kohut는 Freud의 이러한 견해를 위선적이라고 생각했다. 그는 자기애적 욕구는 평생을 통하여 지속되며 애정의 대상이 넓어짐에 따라 병행하여 발달한다고 하였다. 그는 자기애의 영역과 대상애의 영역 모두에서 발달이 지속된다는 이른바 이중축 이론(二重軸 理論, double axis theory, 그림 2-5)을 제안하였다(Ornstein 1974). 영아가 성숙해 감에 따라 다음의 두 가지 중 하나의 전략을 사용하여 초기 모자관계에서 상실되었던 완전성을 획득하려고 시도한다. 한가지 전략은 '과장된 자기(grandiose self)'로서 이 안에서 완전성이 획득되며, 다른 하나는 '이상화된 부모상(idealized parental imago)'으로서 이를 통하여 부모에게 완전성이 부여된다. 이 두 가지 극(極)이 이른바 '양극성 자기(bipolar self)'를 구성한다.

그의 사후에 완성된 마지막 저서에서 Kohut(1984)는 이 개념에 세 번째의 극(a third pole), 즉 '근사성(近似性, twinship)' 혹은 '자아 분신(alter ego)'이라는 자기대상의 요구들을 추가함으로써 이른바 '삼극성 자기(tripolar self)'로 확대시켰다. 자기의 이러한 측면은 전이에서 치료자와 똑같아지려고 요구하는 형태로 나타난다. 이는 병합(merge)되고자 하는 소망에서 비롯되며 점차로 행동 모방으로 변형되어 간다. 아버지가 잔디를 깎고 있는 동안 자신도 잔디밭에서 풀을 뜯으면서 놀고 있는 아동을 그 예로 들 수 있다. 자기의 이 세 번째 극은 다른 두 가지에 비하여 임상적으로 그 유용성이 제한되어 있으며 자기대상 전이(selfobject transference)에 대한 논의에서 종종 제외되곤 한다. 이러한 세 가지 전략들에 대한 부모의 반응이 결국 공감의 실패로 나타난다면 발달은 중단되고 만다. 반면에 적절한 양육이 제공된다면, 과장된 자기는 건강한 야망으로 변형되고, 이상화된 부모상은 '이상과 가치'의 형태로 내재화되기 시작할 것이다(Kohut 1971). 따라서 치료자는 환자들의 자기애적 요구를 자기중심적이고 미숙한 것이라고 경멸하기 보다는 정상적인 발달과정으로 공감할 수 있을 것이다. 전통적 자아심리학에서는 결국은 포기해야 할 유아적 소망을 갖고 있는 것으로 환자를 개념화한 반면, Kohut는 반드시 이해되어야 하며 동시에 치료상황에서 부분적으로라도 만족되어지지 않으면 안될 욕구를 가지고 있는 존재로서 환자를 보았다(Eagle 1990). Kohut의 첫 저작에서는 이런 이론적 가설을 우선 자기애성 인격에 적용시켰다. 마지막 저서가 나오기까지 그는 자기심리학의 영역을 더 넓게 확장시켰다.

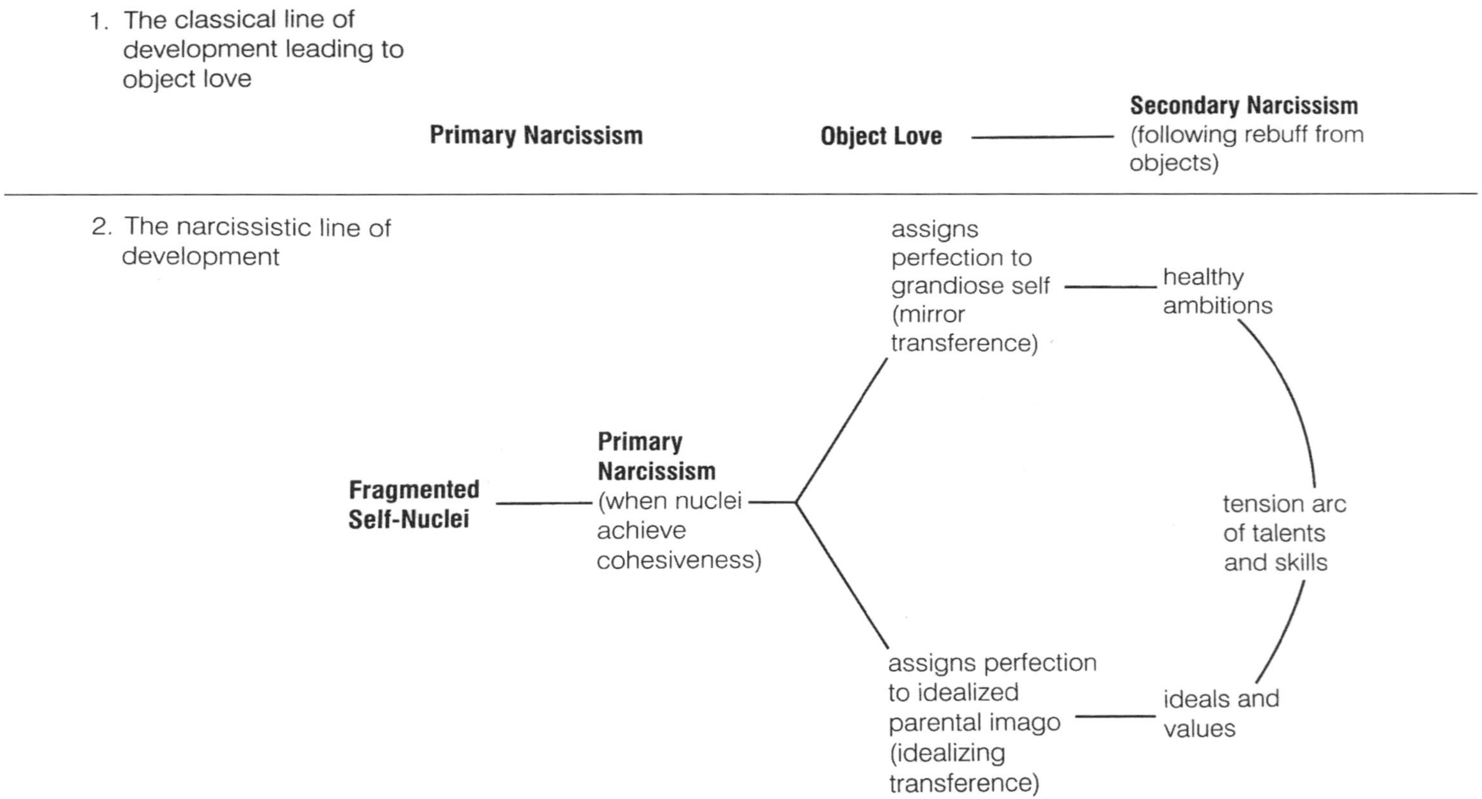

그림 2-5. Kohut(1971)의 이중축 이론. [위에서 아래로, 좌에서 우로. The classical line: 전통적인 진행방향, development leading to object love: 대상애를 향한 발달, Primary Narcissism: 일차적 자기애, Object Love: 대상애(對象愛), Secondary Narcissism: 이차적 자기애, following rebuff from objects: 대상으로부터 거절 당한 후에 발생함. The narcissistic line: 자기애적인 진행방향, Fragmented Self-Nuclei: 분쇄된 자기핵, when nuclei achieve cohesiveness: 핵이 통합을 이루었을 때, assigns perfection to grandiose self(mirror transference): 과장된 자기에게 완벽성을 부여함(거울전이), healthy ambitions: 건강한 야망, assigns perfection to idealized parental imago(idealizing transference): 이상화된 부모상에 완벽성을 부여함(이상화전이), ideals and values: 이상과 가치, tension arc of talents and skills: 재능과 기술의 긴장아크]

> 자기심리학은 모든 정신병리의 형태가 자기 구조의 결함, 즉 자기의 왜곡이나 자기의 약화에 근거하고 있다는 것을 보여주려 한다. 나아가 자기의 이런 모든 결함은 어려서의 자기자기대상 관계의 혼란에서 기인한다는 것을 보여주려 한다. (Kohut 1984)

'자기대상(selfobject)'이란 용어는 다른 사람들을 반사하고, 이상화하며, 근사성을 갖기를 요구하는 자기의 필요에 반응하여 그러한 역할을 실행하는 다른 사람을 통칭한다. 자기의 성장과 발달이라는 관점에서 보면 '타인'이란 독립된 사람들이 아니고 자기의 이런 욕구를 충족시켜 주기 위한 대상이다. 따라서 어떤 의미에서는 자기대상이란 사람들이 아니고 오히려 안정시켜주고 신뢰감을 주는 하나의 '기능'으로 보아야 할지도 모르겠다. Kohut에 의하면 성장해 가면서 자기대상에 대한 요구가 없어지는 것이 아니라 평생 동안을 지속하며 신체적 생존을 위해 산소를 필요로 하듯이 우리의 정서적 생존을 위해 우리 주위에 자기대상을 필요로 한다(Kohut 1984).

Kohut의 이론이 의미하고 있는 또 한가지는 '심리적 분리(psychological separation)'라는 것이 하나의 신화에 불과하다는 것이다. 자기심리학에서는 '자기와 자기대상의 분리'는 불가능하다고 본다. 우리는 모두 자신의 자존심을 유지하기 위하여 평생을 통해 다른 사람들로부터 인정을 받고 싶어하고 공감적 반응을 받고 싶어한다. 성숙과 성장이란 원시적인 자기대상에서 좀 더 성숙하고 적절한 자기대상을 사용할 수 있는 능력을 향해서 이행하는 것이다. 임상 상황에서 치료의 목적은 약화된 자아를 강하게 만드는 것이며 그렇게 해서 자기는 자기결속을 상실하지 않고 덜 적당한 자기대상 경험들까지 잘 인내할 수 있게 되는 것이다(Wolf 1988).

Kohut는 언제나 '자기'의 정의를 단순하게 내리는 것에 반대하였다. 그는 '자기'란 매우 복잡한 구조를 가지고 있어 쉽사리 정의하기 어렵다고 생각하였다. 그러나 1981년 그가 사망할 무렵 '자기'에 대한 그의 견해는 '자기표상'이라는 관점으로부터 중요한 정신적 양상으로서의 '평범하지 않은 자기', 즉 경험의 중심이 되고 창조적이며 중요한 동인(動因)이 되는 기제(agency)라는 관점으로 바뀌었다(Curtis 1985). 좀 더 깊은 의미로서, 자아의 가치나 욕동과 방어에 있어서 변화의 중요성은 감소시키고 오히려 의식적인 주관적 경험에 더 중점을 두었으며, 공격성을 타고난 일차적인 것으로 보지 않고 자기대상의 실패 즉 자기애성 분노에 의한 이차적인 것으로 보았다. 이런 각도에서 방어와 저항들, 혹은 방어적 저항을 전혀 다르게 보았다. 즉 그는 "내 개인적으로는 환자들의 '저항성(defensiveness)'이라고 하는 것이 좋겠고 또 그들의 저항적 태도들이 적응을 위한 것이고 또한 심리적으로 매우 가치가 큰 것이라고 생각하는 것이 더 나으리라고 보며, 그들이 저항을 하고 있는 것이라고는 생각지 않는다."고 하였다(Kohut 1984). 실제로 방어와 저항들은 자기를 통합하기 위하여 작용하고 있기 때문에 가치가 있고 또한 적응적이라고 할 수 있다.

자아심리학자들과는 반대로, Kohut는 외디푸스 컴플렉스의 중요성을 이차적인 것으로 보았다. 성성과 공격성을 포함한 외디푸스적 갈등은 단지 발달초기의 자기자기대상 관계의 실패에 기인한다는 것이다. 아동이 원하는 자기대상을 어머니가 충족시켜 주면, 아동은 증상을 보이지 않고 외디푸스적 갈등으로부터 벗어날 것이다. 자기심리학에 의하면, 기본적인 불안은 붕괴불안(disintegration anxiety)이며, 이는 자기대상의 불충분한 반응으로 자기가 분쇄되어 버려 결국 심리적 사망이라는 비인간적 상태에 빠지게 될 것이라는 두려움을 의미하는 것이다(Baker와 Baker 1987). 자기심리학자들의 관점에서 보면, 대부분의 증상들, 예를 들면 약물남용, 성적 문란, 성도착, 자해, 폭식 및 하제 남용 등은 거세공포의 신경증적 갈등에서 나오는 것이 아니라 오히려 허약하고 건강하지 못한 자기에 대하여 내적인 결속과 조화를 유지하고 회복하려는 절박한 시도를 반영하는 것이다(Baker와 Baker 1987). 이러한 자기 분쇄(fragmentation of the self)는 가벼운 걱정이나 불안으로부터 한 사람이 완전히 파멸해 버린다는 지각조차도 할 수 없는 중증 공황에까지 이르는 연속선을 타고 일어난다(Wolf 1988).

양육자들이 실패를 하게 되고 결국 자기에 결함이 생긴다는 데 대한 자기심리학의 강조는 영국학파의 대상관계이론과 흐름을 같이 하고 있다. 자기심리학의 문헌들의 주제를 살펴보면 마치 그 속에 Winnicott의 'good enough mothering(충분히 선한 어머니 역할)'이나 Balint의 'basic fault(기본적 결함)'라는 용어들이 쓰여있을 것처럼 느껴진다. Kohut가 이들에 대하여 관심을 갖지 않았을지는 모르지만 영향을 받았던 것만은 분명하다. 그러나 대상관계 이론가들은 Kohut와는 달리 자기의 개념을 확장시키지는 않았다. 이는 아마도 Kohut로서는 오히려 피하였던 모델, 즉 도덕적으로 가르치려는 잠재성을 갖는 '성숙모델(maturation model)'에 이들이 지나치게 집착하였기 때문인 것 같다(Bacal 1987). Kohut는 또한 정신장애의 발병원인에 있어 '자존심'의 중요성을 인식함으로써 중대한 기여를 하였다. 예를 들어서, 인격장애는 자기통일성(self-cohesion)을 보존하려는 필사적인 시도에 의해서 나타나는, 그래서 결국 때로는 타인과 관계를 갖는 것에 문제가 발생하는, 자기의 질환(disorder of the self)이라고 볼 수 있다(Silverstein 2007). 따라서 치료자의 역할은 해석을 위한 이해보다는, 치료자와 함께 일종의 교정적인 감정 경험을 함으로써 인격 장애의 회복을 도모할 수 있도록 자기대상 경험(selfobject experience)을 제공한다는 목적을 가지고, 공감을 위한 지속적인 노력의 방향으로 좀더 가 있다. 다시 말해서, 장기간에 걸쳐서 공감을 제공하는 것이 다른 사람들과의 관계나 관계양식(patterns and relationships with others)에 대한 통찰을 강조하는 것에 비해서 더 나은 최적의 치료적 활동이다.

Kohut 이후의 연구자들

Kohut 사후, 새로운 세대의 자기심리학자들이 그의 이론을 세밀화하고 확장하였다. Wolf(1988)는 두 가지 서로 다른 자기대상 전이를 개념지었다. 그 하나는 "반대자적 자기대상 전이(adversarial selfobject transference)"라는 개념으로 환자가 분석가를, 어느 정도 반대하면서 동시에 어느 정도는 지지를 유지하고 있는 사람으로 경험하는 경우를 의미한다. 또한 반대하여야 하는 환자의 필요성을 분석가가 받아들임으로써 환자의 자기에 대하여 자율성을 격려하는 존재로 분석가는 받아들여진다. Wolf에 의하여 관찰된 두 번째 자기대상 전이는 반사 전이(mirror transference)와 관련이 있지만 극복을 달성하고자 하는 내적 동기와의 관계 때문에 독특한 이름을 가질 만큼 분명히 다르다. "효율성 자기대상 전이(efficacy selfobject transference)"라고 명명된 이 자기대상 전이는 환자가 분석가의 내부에 환자 자신에게 꼭 필요한 자기대상 행동을 효과적으로 만들어 내도록 허락하는 존재로 분석가를 받아들이는 것을 의미한다.

자기심리학에 영향을 받은 다른 분석가들은 지각(perception)의 공감적-내관적 방식(empathic-introspective mode) 외에 존재하는 정보는 분석가의 지식기반 안으로 통합되어야 한다고 믿는다. Lichtenberg(1998; Lichtenberg와 Hadley 1989)는 아동기와 영아기 경험들의 원형으로서의 "모델이 되는 장면들(model scenes)"에 대한 지식을, 환자의 초기 경험을 재구성하고 이해하는 것과 깊은 관련이 있는 것으로 본다. 그는 환자의 내부에서 작용하는 힘들을 충분히 이해하기 위해서는 다섯 가지 서로 다른 동기 체계(motivational system)를 반드시 고려하여야 한다고 주장한다. 각각의 체계는 본질적으로 타고난 요구들과 그와 연관된 반응의 양식에 기초한다. 하나는 애착과 제휴의 필요에 대한 반응으로 생겨난다. 두 번째 체계에는 정신적 조절에 대한 필요와 생리적인 요구에 대한 반응들이 속한다. 세 번째 체계는 주장과 폭로에 대한 필요에 반응하여 생겨난다. 네 번째는 부정적인 경험들에 대하여 위축되거나 아니면 반대하는 방식(withdrawal and/or antagonism)으로 반응할 필요가 있을 때 생겨난다. 다섯째 체계는 감각적인 즐거움, 궁극적으로는 성적 흥분에 대한 필요에 반응하여 생겨난다. 이들 체계는 서로간에 변증법적인 긴장 상태에 있고, 지속적인 상하구조의 재편이 일어나고 있다. 이 다섯 체계 각각은 양육자들로부터 호혜적인 반응이 있을 때에만 비로소 발달할 수 있다. Lichtenberg는 Kohut의 이론에 대하여 유보적 자세를 취하였다. 왜냐하면 Kohut는 성적인 쾌락이든 성적이 아닌 쾌락이든 이들에 대하여 상대적으로 말초적인 위치로 격하시키는 경향을 가지고 있기 때문이었다.

Becal과 Newman(1990)은 자기심리학과 대상관계이론을 통합하려고 시도하였다. 그들은 자기심리학을 대상관계이론의 하나의 변형이라고 이해할 수 있으며 Kohut가 대상관계에 관한 영국학파의 이론이 자신의 이론에 영향을 미쳤음을 인식하지 못하였다고 주장하였다. Becal과 Newman은 자기를 따로 분리해서 생각하지 않고 대상과 함께 연결하였을 때 비로소 자기심리학의 진정한 기본단위가 됨을 지적하였다.

또 다른 수정주의자들은 Kohut가 보증한 치료적 행동의 양식, 즉 공감적 이해를 하는 과정에서 환자의 요구를 전적으로 좌절시킨다(optimal frustration)는 방식에 의문을 가졌다. Kohut가 반복하여 자신의 기법이 본질적으로 해석적임을 강조하였지만, Siegel(1996)등 다른 연구자들은 Kohut의 방법이 Freud가 제안한 형태의 좌절의 방법과는 사뭇 다른 것이라고 주장하였다. 그의 마지막 저술에서 Kohut는 교정적인 감정적 경험의 역할을 인식하였다. 그럼에도 불구하고 Bacal(1985)은 전적으로 좌절시킨다는 Kohut의 주장에 비판을 가하였고 최상의 반응(optimal responsiveness)이 분석과정에서 매우 중요한 것임을 강조하였다. Lindon(1994)도 유사한 견해를 피력하면서, 분석가의 쪽에 너무 많은 금기를 요구하는 것의 문제점을 다루면서 최상의 공급(optimal provision)이라는 개념을 제안하였다. 하지만 이런 형태의 공급이 치료적인 것이라고 보지는 않았다. 오히려 Lindon의 "공급"이라는 개념은 발달상의 결함들을 고치는데 필요한 것이 아니라, 환자의 무의식에 대한 탐구를 촉진하는 환경을 만들어 나가는 것을 의미하였다. 그는 공급이란 분석과정을 파괴하는 방향보다는 분석작업을 촉진시켜 나가는 데 사용되어야 함을 명백히 하였다.

마지막으로 Kohut이후의 자기심리학자들은 이 분야에 Kohut가 강조한 생명이 있는 주관적 경험으로부터 변화가 일어나고 있음을 인식하고 있다. Stern(2004)과 보스톤 변화과정 연구팀(the Boston Change Process Study Group, 2010)의 작업을 보면, 주관적으로 무엇을 느끼느냐 보다는 잠재적으로 무엇이 내포되어 있느냐에 더 큰 관심을 보이고 있다(Coburn 2006). 이런 면에서 볼 때, 발달에 대한 상호주관적인 측면들에 대한 이해가 커지고 있으며, 아울러 의식적으로 경험되고 있지는 않지만 한 사람의 뼛속 깊이 들어 있는 과정적인 잠재지식(procedural implicit knowledge)에 대한 인식도 더 많아지고 있다.

발달적 측면
Developmental Considerations

모든 정신분석적 이론들은 어느 정도 발달 문제에 대한 고려에 기초하고 있다. 정신분석이론이 욕동이나 방어, 그리고 자기, 대상 및 이들의 관계에 관련된 요소들 간에 발생하는 정신내적 갈등으로부터 비롯되는 것과 똑같이 발달에 관한 연구도 동일한 방향으로 진행되어 왔다. 자아심리학 초기의 발달이론은 리비도가 집중되는 영역(libidinal zone)이 어디인가에 초점을 맞추고, 성인기의 정신분석적 작업에 기초하여 초기의 발달 과정을 재구성하는 것을 중시하였다. Hartmann에 이어 Erik Erikson(1959)은 각 요소간의 갈등을 자아심리학의 더 넓은 조직 안으로 짜 넣으려고 노력하였다. 그는 환경으로부터 기인하는 정신사회적 문제들에 초점을 맞추고, 각 단계마다 한가지씩의 정신사회적 위기로 특징 지워지는 개체발생적 발달도식(developmental scheme)을 만들어 내었다. 예를 들면 구강기에는 영아가 기본적 신뢰감과 불신감(basic trust vs basic mistrust)에 대하여 투쟁을 할 것이며, 항문기의 위기는 자발성과 수치 혹은 의심의 문제(autonomy vs shame and doubt)이고, 생식기-외디푸스기 동안에 아동은 주도권과 죄의식의 문제(initiative vs guilt)를 해결하려고 노력한다.

3세가 되면서 외디푸스기가 시작되는데 이때 아동은 자신의 생식기를 쾌감의 원천으로 더욱 강하게 느끼게 된다. 이러한 흥미가 증가하면서 특별한 애정의 대상물인 이성 부모에 대하여 강한 애착을 갖게 된다. 그러나 동시에 아동의 이원적인(dyadic) 어머니아동의 좌표계가 아버지가 추가된 삼원적인(triadic) 것으로 바뀌게 되고 아동은 이성의 부모의 사랑을 획득하는데 있어 경쟁자가 있다는 것을 알게 된다.

남아의 경우에 그의 첫 번째 애정의 대상물은 어머니로서, 그는 어머니의 사랑이 변화되지 않기를 요구한다. 그는 어머니와 함께 잠들고, 어머니를 포옹하며, 어머니의 세상에서 중심이 되고자 한다. 그러나 아버지가 그의 계획을 방해함으로써 아동은 경쟁자에 대한 살해 욕구가 생기게 된다. 이러한 욕구로 인하여 죄의식이 발생하고 아버지에 의하여 보복 당할 것이 두려워지며 곧 다가올 보복에 대하여 불안이 생기게 된다. 아버지로부터의 보복이 거세의 형태로 나타날 것이라는 것이 이 시기의 남아가 갖게 되는 불안의 중요한 근원이라는 사실을 Freud는 여러 차례 관찰하였다. 남아는 처벌을 피하기 위하여 어머니에 대한 성적 갈망을 포기하고 아버지를 닮고자 한다. 이러한 공격자와의 동일시는 남아로 하여금 아버지처럼 될 수 있고 그렇게 함으로써 어머니 같은 여성을 찾도록 결정짓게 한다. 외디푸스기를 해결하는 한 부분으로 5세나 6세 말경 아동은 보복하려는 아버지를 내재화하여 초자아를 형성한다. 따라서 Freud는 초자아를 '외디푸스 컴플렉스의 유산'이라고 하였다. 외디푸스기에 대한 현대적 이론은 반대 성의 부모를 제거하고자 하는 바람과 연관하여 동성 부모에 대한 리비도적 갈망이 존재한다고 설명한다. 이를 '반(反) 외디푸스 컴플렉스(negative Oedipus complex)[1)]'라고 한다.

Freud는 여아의 경우를 설명하는 것이 매우 어렵다고 느꼈다. 몇몇 논문(Freud 1925/1951, 1931/1961, 1933/1964)에서 그는 여성심리학에 대하여는 당황하고 있었다는 것을 솔직히 시인하고 여성 발달을 설명하기 위하여 노력하였다. 먼저 여성의 발달이 기본적으로는 남성의 발달과 유사하다고 가정하였다. 남아에게서는 외디푸스 컴플렉스가 거세불안에 의하여 해소되는 반면, 여아에게서는 '거세'의 비밀을 알게 됨으로써 해결된다. Freud는 외디푸스 전기(前期)에 남근의 존재를 발견하기 전까지 여아도 자신이 남아와 똑같다고 느끼고 있을 것이라고 주장하였다. 남근의 존재를 알게 되었을 바로 그때 여아는 열등감을 느끼게 되고 남근선망의 희생물이 되고 만다. 여아는 자신의 열등감에 대하여 어머니를 비난하면서 애정의 대상으로 아버지를 선택하고 아버지의 아기를 잉태하고 싶다는 바람이 남근에 대한 욕망을 대신하게 된다. 생식기 열등의식을 발견한 후 여아에게 가능한 길은, 첫째로 모든 성적인 활동을 중지하고 신경증으로 가느냐, 둘째로 반항적인 남성화의 길로 들어서느냐, 셋째로 음핵적 성(clitoral sexuality)마저 포기하고 명백한 여성으로서의 길을 가느냐의 세 가지 중 하나일 것이라고 Freud는 생각하였다. 정상적인 외디푸스기의 해결에는 아버지에 의한 거세 공포보다 오히려 어머니로부터의 사랑의 상실이 더 중요한 요소일 것이라고 그는 주장하였다.

더 최근의 정신분석가들이 여성의 발달에 대한 Freud의 가설에 몇 가지 의문을 제기하였다. Stoller(1968)는 여성성이 성적 분화, 남근 선망 및 무의식적 갈등의 산물로서 발달한다는 Freud의 이론에 반대하였다. 그는 여성성은 태어날 때 이미 잠재해 있는 것이며 출생시에 주어진 성과 양육시의 부모의 태도, 태아기의 신경생리학적 두뇌발달, 영아와 부모 간의 초기 상호관계, 그리고 환경으로부터의 학습이 함께 영향을 주어 복합적인 핵(complex nucleus)을 형성하고 궁극적으로 그 주변에 성숙한 여성성이 구조화된다고 설명하였다. 그는 이 첫 번째 단계를 갈등의 산물로 보지 않았기 때문에 "일차적 여성성(primary femininity)"라고 명명하였다. Tyson(1996)은 성숙한 여성성은 일차적 여성성에서 시작되지만 양쪽 부모에 대한 동일시와 함께 갈등의 해결을 통하여 최종적인 여성성이 결정될 것이라고 강조하였다.

Stoller는 남근 선망이 단지 여성성 발달의 한 측면일 뿐이지 그 근원은 아니라는 Lerner(1980)와 Torok(1970)의 주장에 동조하였다. 현대의 여성주의자들의 정신분석이론

1) Negative Oedipal complex에 대해서는 역(逆) 혹은 소극적(消極的) 외디푸스 컴플렉스라는 번역도 가능하겠으나, 여기서는 본래와는 다른, 반대적인 해결을 한다는 의미에서 반(反) 외디푸스 컴플렉스로 번역하였음.

은 남근 선망을 더 이상의 분석과 이해를 불가능하게 하는 암초에 지나지 않는 것으로 취급하였고 이 개념이 오히려 치료에 장애가 된다고 주장하였다(Freud 1937/1964). 즉 남근선망이라는 개념자체가 여성 환자로 하여금 자신을 남성의 열등한 형태에 지나지 않는 존재로 보도록 조장할 가능성이 있다는 것이다. Frenkel(1996)은 여성 환자들이 Freud의 생각과는 달리 자신의 생식기나 주변 장기들이 불충분한 것이라고 느끼지 않으며, 특히 음핵(clitoris)은 열등한 기관이라는 주장과는 달리 매우 어린 시기인 4세에서 6세 사이에 이미 강력한 쾌감을 일으키고 때로는 절정감을 느끼게도 하는 기관임을 강조하였다. 이미 그 나이에 질 인식(vaginal awareness)도 존재하는 것이다. 성별(gender)의 형성에 대한 현대적 시각은 해부학적인 차이에 국한된 좁은 시각보다는 문화, 대상 관계, 그리고 부모에 대한 동일시의 영향을 강조하고 있다(Benjamin 1990; Chodorow 1996).

신경과학 연구는 또한 남성과 여성의 차이점에 대한 지식을 확대시켜 왔다. 표정 구별에 관여하는 뇌의 영역들은 생애 초기부터 남성보다는 여성들에서 더 잘 발달된다(McClure 2000). 실제로 뇌 전반에 걸쳐 신경의 성장은 남성 보다 여성에서 더 빠른 속도로 진행된다(Moore와 Downey 2008). 우뇌와 좌뇌 사이의 연결성도 남성에서 보다 여성에서 더 크다는 것이 알려져 있다(Friedman과 Downey 2008). 그러므로 여성 뇌의 이러한 조기 편향화(early lateralization)로 인하여 다른 사람의 얼굴에 나타난 감정을 민감하게 읽어내는 뛰어난 능력을 갖게 되었을 것이다. 비록 성별에 따른 신경생물학적 차이가 중요하기는 하지만, 이것들이 여성의 발달 과정에서 초기 양육환경의 엄청난 중요성을 넘어설 수는 없다. 부모나 다른 중요한 양육자들과의 상호작용이 그를 특정한 사람으로 만드는데 중심적인 역할을 한다. 즉, 생물학적인 면과 환경이 성별적 특성 형성에 서로 영향을 미치는 것이다(Silverman 2010).

정신역동적 사고체계 안에서 여성성(femininity)에 대한 최신의 시각을 가장 특징적으로 표현한 것은 아마도 세상의 일반 상식에 대한 체계적인 질문일 것이다. Chodorow(2012)는 남성성을 표현한 것이 많이 있는 것처럼, 많은 여성성들이 존재하며, 따라서 치료자는 특정한 이론들을 입증하기 위해서 여성 환자에게 접근해서는 안된다는 것을 강조하였다. 오히려 그 여성을 그처럼 독특한 개성으로 이끈 많은 문화적, 정신내적, 그리고 생물학적 요인들이 존재하고 있다는 것을 깨닫는 것이 가장 최적의 정신치료적 위상일 것이다. Chodorow(2012)는 각 사람을 정의하는 이러한 독특함을 발견하기 위해서는 편견 없이 마음을 여는 것이 필요하다고 강조하고 있다.

비록 어떤 사람의 성별의 결정이 언제나 여성과 남성 간의 차이를 인식하는 것을 포함한다 할

> 지라도 특별한 어떤 사람의 성별에 대한 개인적인 동화(personal animation)는 남성-여성 차이를 중심으로 구성될 수도 그렇지 않을 수도 있다. 더욱이 그렇다고 할 수 있는 경우라 할지라도 생식기를 인식하거나 성적으로 생식기의 차이를 느끼는 것이 성별의 핵심을 형성할 수도 그렇지 않을 수도 있을 것이다.

성별 정체성(gender identity)[2] 이든 자기의 형성(formation of the self)이든 발달은 전 생애를 걸쳐서 일어나는 것이다. 외디푸스 컴플렉스가 신경증과 성격 신경증을 이해하는 데 중심이 되기는 하지만 외디푸스기로부터 항문기나 구강기의 문제로 퇴행되는 일 역시 흔하다. 결국 외디푸스 컴플렉스가 해결되면서 발달은 계속된다. 방어 전략도 잠복기, 사춘기, 청년기, 성인기, 노년기 등 각 시기에 따라 변화된다. Vaillant(1976)는 성인기를 지나면서 건강염려증이나 행동화(acting-out) 등 미숙한 방어기제로부터 이타주의나 승화 등 더 성숙한 방어로 순차적 이행이 일어나며, 이를 통하여 볼 때 성격은 실로 역동적인 것이며 전 생애에 걸쳐 발전하는 것이라고 주장하였다. 나아가 분석적 치료가 언젠가는 노인 환자에게 별로 유용하지 않다고 생각되기도 하였으나 지금에 와서는 60대, 70대, 그리고 80대 환자들에게 조차도 정신역동적 치료방법을 사용하는 것이 평범한 일이 되었다.

Mahler

1970년대 이후 정신분석학에서는 많은 발달이론들이 파생되어 나왔다. 그 중에서 Magret Mahler와 그녀의 동료들의 영아관찰 연구(1975)는 가장 초기에 속하는 것으로서, 자아심리학과 대상관계이론 사이에 다리의 역할을 하고 있다. Mahler들은 정상적인 어머니-영아 쌍들과 비정상적인 쌍들에 대한 관찰을 통하여 대상관계의 발달에 세 가지 단계가 있음을 밝혀낼 수 있었다.

생후 첫 2개월까지를 '자폐적 시기(autistic phase)'라고 하는데, 이 시기에 영아는 자기몰입적이며 관계형성보다는 생존자체에 관심을 갖는다. 2개월부터 6개월까지는 '공생기(symbiosis)'라고 하는데 이 시기에 영아는 웃음을 보이고 어머니의 얼굴에 눈을 맞춘다. 영아는 어머니가 분리된 대상이라는 것을 애매하게는 알고 있지만 서로가 독립된 사람이라기보다는 서로 통합된 관계로 받아들인다.

세 번째 단계는 '분리개별화(separation-individuation) 시기'로서 다시 네 개의 소단계로

2) 성 정체성, 성 주체성이라는 다른 번역도 있음.

나뉜다. (1) 6개월부터 10개월까지는 '분화기(differentiation)'로 영아가 어머니를 독립된 사람으로 인식하게 된다. 이러한 인식을 통하여 어머니를 언제나 이용할 수는 없다는 것을 알게 되고 어머니 대신에 담요나 고무 젖꼭지 같은 과도기적 대상(transitional object, Winnicott 1953/1971)이 필요하게 될 수 있다. (2) '실습기(practicing)'가 다음의 소단계인데 10개월에서 16개월까지이다. 이 시기는 새로이 획득한 운동능력으로 자신의 주변을 탐색하고는 재충전을 위하여 곧 어머니의 품으로 되돌아온다. (3) 세 번째 소단계는 '화해기(rapprochement)'로서 16개월에서 24개월 사이인데 자신과 어머니는 별개라는 것을 더욱 확실히 알게 된다. 이러한 인식은 어머니와의 이별에 대한 취약성을 고조시킨다. (4) 분리개별화의 네 번째인 마지막 소단계에서는 개별성(individuality)이 확고해지고 '대상 항상성(object constancy)'이 생기기 시작하게 된다. 이 시기는 줄잡아 생후 3세까지가 되는데, 어머니에 대한 분할된 시각을 하나의 완전한 대상으로 통합시켜 이를 내재화함으로써 어머니가 없을 때에도 마음속에 있는 어머니의 상을 통하여 감정적으로 위안을 받게 된다. 이 시기는 Klein의 우울 위상에 해당되고 곧 이어 외디푸스기로 들어간다.

Stern과 그 이후

하지만 이미 언급한 바와 같이 Kohut는 환경 내에서 다른 사람들로부터 받게 되는 자기대상 반응 중의 어떤 형태는 평생에 걸쳐서 중요한 것이라는 주장을 함으로써 분리개별화에 대한 Mahler의 강조에 도전하였다. 이에 더하여, Daniel Stern(1985, 1989)은 영아들에 대한 관찰을 토대로 하여 자기심리학의 전제들을 지지하였다. Stern은 관찰을 통하여 영아들이 어머니의 자궁에서 나오자마자 곧 바로 자폐적 자기몰입의 상태(a state of autistic self-absorption)로 들어가는 것이 아니었음을 확신하였다. 영아는 태어난 첫날부터 어머니나 양육자를 알아보는 것으로 보인다. 영아가 이들로부터 받는 긍정적인 확인 반응은 결국 그가 자라나면서 자기감을 발전시키는데 매우 중요한 것이다. Stern은 영아들이 자신의 양육자들의 조율에 반응함으로써 타인과의 관계에서의 자기감(sense of self-with-others)을 발달시킴을 강조하였다. 그는 Klein과는 달리 환상이 갖는 의미를 아주 미미한 것으로 간주하였다. 반대로 그는 영아도 현실을 경험한다고 보았다. 즉, 영아는 숙련된 현실의 관찰자이며, 다만 학동기가 되어서야 비로소 그들의 지각을 변화시키려는 노력으로 환상이나 왜곡을 의미 있게 사용하기 시작한다고 결론지었다.

Stern은 5가지의 뚜렷한 자기감, 즉 신생적 혹은 신체적 자기(emergent or body self), 핵심적 자기(core self), 주관적 자기(subjective self), 언어적 자기(verbal or categorical self), 그리고 서술적 자기(narrative self)에 대하여 기술하였다. 그는 이것들이 이후의 보다 성숙한 발달 단계에 의하여 폐기되는 일종의 단계가 아니라, 전 생애를 통하여 지속적으로 남아 있으면서 다른 자기감들과 조화를 이루어 작동한다고 보았다. '신생적 자기감'은 주로 생리적 측면에 기초한 신체적 감각으로서 생후 2개월 내에 발생한다. 생후 2개월에서 6개월까지는 '핵심적 자기감'의 시기로 대인관계의 능력이 생겨난다. 세 번째의 단계는 어머니와 영아 사이에 정신내적인 상태들을 서로 어울리게 한다는 특징을 가지고 있어 매우 중요하며 7개월부터 9개월까지로 이 시기에 '주관적 자기'에 대한 감각이 생긴다. 네 번째는 '언어적 자기'의 단계로서 15개월에서 18개월까지의 시기를 말하며 이때는 상징적으로 사고할 수 있게 되며 언어적 의사소통이 가능해 진다. 마지막으로 '서술적 자기감'은 3세에서 5세 사이에 갖게 된다. Stern은 분석적 환경에서 환자가 자신의 일생에 대하여 말할 때 이러한 자기(self)에 대한 역사적인 관점과 만나게 된다고 믿었다.

그의 저술 전반에 걸쳐, 인간 존재가 근본적으로 사회적 존재임을 Stern(2004)은 강조한다. 우리는 어머니나 양육자에 의한 예민한 정서적 조율의 결과인 "상호주관적 기반"에서 성장한다. 이러한 상호연결성에 대한 Stern의 이해는 우리 자신에 대한 타인의 반응은 환경의 산소와도 같다고 보는 점에서 Kohut과 유사하다. 그의 말을 빌자면 "우리는 우리 자신을 형성하고 유지하는데 있어 타인의 눈이 필요하다"(Stern 2004). 그는 상호주관적으로 관계를 맺고자 하는 욕구는 생물학적 욕구만큼이나 강한 동기 체계라고 굳게 믿는다.

발달은 하나의 자기-타인 체계에서 처리된다는 개념은 발달에 대한 이후의 연구에서 광범위하게 확인되어 왔다(Beebe들 1997; Fogel 1992). Kohut의 이론과 Winnicott의 이론적 시각에 따라서 어머니와 영아간 의사소통이 '대상과의 관계에 있어서의 자기(self-in-relation-to-object)'를 내재화한다는 양자간 체계로 보는 시각(dyadic systems view)이 발생하였다. 다시 말하면, Fairbairn이 주장한 것처럼, 발달에서 내재화하는 것은 대상이 아니라 대상관계인 것이다. 영아에 의해서 표현되는 것은 양식화된 일련의 운동과 함께 완성되는 상호작용의 과정, 이러한 운동들을 조절하는 규칙들, 그리고 영아에게 가해지는 자기-조절에 의한 영향 등이다(Beebe들 1997). 포스트모던주의자들의 시각을 가진 발달에 대한 연구는 서로 얼굴을 마주 대고 행하여지는 모든 상호작용들이 공동작업으로 만들어지거나 양방향으로 조절됨을 시사하고 있다(Fogel 1992).

Posner과 Rothbard(2000)은 각성 조절을 연구한 결과 초기 부모-영아 상호관계는 영아의 긴장 조절에 있어 필수적임을 발견하였다. Meins들(2001)은 어머니가 6개월 된 영아에게 말을 하는 방식을 관찰하였다. 그들은 영아의 정신 상태를 반영하는 말을 하고 영아를 사람으로 대하는 것이 자기 형성을 촉진한다고 결론지었다. 따라서 이들 발달학적 연구는 영아의 자기 발달에 있어 부모의 공감의 중요성을 다시금 확인한다.

공감의 신경학적 기질을 밝히는 연구들은 아동 발달에 있어 양육자나 부모의 예민한 조율의 중요성을 강조한다. 공감을 하려면 타인의 느낌을 자신의 신경계에 도식화할 수 있어야 한다(Leslie들 2004). 원숭이에서 처음 발견된 거울 신경세포(mirror neurons)는 특정 행동을 할 때 활성화되면서 타인에서 같은 행동을 관찰했을 때에도 활성화하는 특이한 특성을 보인다. 바로 이 세포가 중추적인 역할을 할 수 있다. 전운동 피질(premotor cortex)에 있는 이 신경세포들은 영장류가 다른 영장류나 사람이 특정한 손짓을 하는 것을 보거나 자신이 그 동작을 할 때 반응한다. 복측 전운동피질에 있는 이 신경세포군은 대상이 목적을 가진 행동을 하는 것을 관찰할 때 활성화 된다. Fogassi와 Gallese(2002)는 이들 거울 신경세포들이 목적 지향 즉 타인의 마음에서 무엇이 일어나는지를 이해하는 것과 연관될 것임을 지적하였다. 기능적 영상 기법들을 사용한 연구를 통하여 우측 대뇌 반구의 거울 체계(mirroring system)가 타인들의 감정을 처리하는데 있어 필수적일 수 있음이 제안되었다(Leslie들 2004). 발달에 관한 여러 문헌들에서는 부모 또는 양육자들의 반응에 대한 초기 경험이 일차적으로 정서를 조절하고 차츰 관계의 내적 실행 모델(working model)이나 표상으로 발달하여 내적 조절 기능을 유지한다는 의견에 점차적인 일치를 보이고 있다(Hofer 2004). 우측 안와 전두부는 결과적으로 생물학적 조절기관으로 작용하게 되는 관계의 내적 표상 발달에 필수적일 것으로 추정된다(Schore 1997).

제 1장에서 지적한 바와 같이, 발달은 전반적으로 유전적 성향과 환경 자극의 복합적 영향의 산물이다. 많은 정신역동적 발달 이론은 이론 설립에 유전적 요소를 간과한다. 현 시대의 이론은 순수한 정신분석적 이론화에 유전-환경 상호작용의 경험적 연구에 의한 지식이 보충되어야 한다. 예컨대, Reiss들(2000)은 아동의 유전적 특성이 부모로부터 특정한 반응을 조장하며, 이는 다시 아동의 유전자 중 어떤 것이 발현되느냐 혹은 억제되느냐에 영향을 줄 수 있다고 주장하였다.

애착이론
Attachment Theory

역동정신의학에서 네번째 중요 이론은 경험적 연구에 뿌리를 두고 있는 애착이론이다. 사실 이 주제에 대한 John Bowlby의 독창적 작업(Bowlby 1969, 1973, 1980)은 꽤 오랜 시간 동안 진행되어 왔지만, 정신분석 독자들의 폭넓은 관심을 모은 것은 최근에서의 일이다. 애착은 아동과 양육자간의 생물학적 유착에 기반을 둔 것으로서 아동의 안전과 생존을 보장하기 위해 계획된 것이다. 대상관계이론과 달리, 애착이론에서 아동의 목적은 대상을 찾는 것이 아니라 오히려 어머니, 즉, 대상과 밀접해짐을 통해 특정한 신체적 상태를 추구하는 것이다(Fonagy 2001). 발달이 진행되면서 본래의 신체적 목적은 어머니나 양육자와의 친밀함을 얻기 위한, 보다 심리적인 목적으로 변한다. 안정된 애착은 관계 형성의 내적 실행 모델(working model)의 발달에 영향을 준다. 이 모델은 정신적 틀(mental schema)로 저장되고 타인들이 자기를 향해 어떻게 행동해 주기를 기대하는가에 대한 경험들을 갖게 한다.

유전적 영향과는 무관한 애착 전략들은 영아기에 채택되어 비교적 안정된 상태로 남아있게 된다. Ainsworth들(1978)은 "미지의 상황(Strange Situation)"이라는 이름으로 실험실에서 이 전략에 대하여 연구하였다. 갓 걷게 된 아동(toddler)이 양육자와 이별하게 되는 상황을 통하여 네 가지 행동전략이 가능함을 보았다. 안정된 영아(secure infant)는 돌보는 사람이 돌아오자 쉽게 그녀와 친근감을 회복하였고 편안함을 느꼈으며 곧 다시 놀이에 몰두할 수 있었다. 두 번째 영아들은 회피행동을 보였으며(avoidant infant) 떨어져 있는 동안 다소 덜 불안해하였고 양육자가 돌아오자 냉대하였다. 이 영아들은 어머니나 양육자를 낯선 사람 이상으로 좋아하지는 않았다. 세 번째 집단은 불안한 양가감정 집단 혹은 저항 집단으로 불리는 영아들(anxious-ambivalent or resistant infant)로서 떨어져 있게 되었을 때 심한 고통을 느끼고 양육자가 돌아왔을 때 분노와 긴장 그리고 조르는 행동(nagging)을 하였다. 네 번째 집단은 지리멸렬하고 혼란스런 집단(disorganized-disoriented infant)으로, 일관된 전략이 없이 이별의 경험을 어떤 형태로든 처리하지 못하였다.

부모의 애착 상태가 한 아동이 안전하게 애착될 수 있을 것인지를 예견할 수 있을 뿐만 아니라 미지의 상황에서 아이가 택하는 애착 범주도 정확하게 예측해 낼 수 있다는 것을 많은 연구들이 밝히고 있다(Fonagy 2001). 그럼에도 불구하고 유전적인 기반을 가진 생물학적인 기질(biological temperament)이 애착대상 인물(attachment figure)에 의하여 제공된 양육에 대한 아동의 반응에 영향을 미칠 수 있다는 것이 사실이다(Allen 2013). 반대로 기질은 환경적 영향의 대상이 될 수 있고 애착과 양육의 질에 의해서 시간에 따라 변할 수도 있다. 제 1장에서 논의된 바와 같이, 한 사람을 수줍음이나 사회적 불안으로 발전하는 경향을 갖게 하는 타고난 기질들은 환경에서의 양육의 성질에 의해서 긍정적인 영향을 받을 수 있을 것이다.

이러한 애착의 양상들은 성인기까지 지속되며 정교한 면담을 통해서 애착의 형태를 측정해 낼 수 있다는 증거가 드러나고 있다(George들 1996). 미지의 상황에 대한 네 가지 반응은 차례로 다음의 성인기 애착 행동들에 상응한다. 1) 안정된 자율적 집단(secure/autonomous individual); 애착관계를 소중하게 존중한다. 2) 불안정한 집단(insecure/dismissing individual); 과거와 현재의 애착관계를 부인하거나 모욕하거나 평가절하하거나 혹은 이상화한다. 3) 집착하는 집단(preoccupied individual); 과거와 현재의 애착관계 모두에 의해서 당황해 하거나 압도된다. 4) 조화롭지 못하고 혼란스러운 집단(unresolved or disorganized individual); 방치(neglect)[3] 와 외상(trauma)으로 고통을 받아왔다. 아동기로부터 성인기에 이르기까지 애착 분류의 안정성을 검사한 모든 종적 연구들을 대상으로 한 조사에서는 최소한의 연속성으로부터 높은 안정성까지 그 범위가 다양하였다(George와 Solomon 2008). 이 연구는 영아기에서 성인기까지 안정성에 변화를 주는 많은 요인들이 있음을 시사하였다. 스트레스성 생활 사건들, 부모의 사망, 사회적 지원, 가족의 기능성, 이혼, 그리고 부모나 자녀의 심각한 질병 등이 여기에 포함되었다. 따라서 결론은 초기의 애착 양상들이 화강암에 파 넣은 글씨처럼 변치 않는 것은 아니라는 것이다.

애착 이론은 무엇이 인간으로 하여금 동기를 갖게 하는가에 대한 이해에 크게 기여하였다. 성성(sexuality), 공격성, 그리고 자기응집력(self-cohesion), 이들 모두는 정신치료를 찾는 성인 환자를 이해하는 측면과 관련이 있다. 그러나 Joseph Sandler(2003)는 안전함을 찾는 것도 일차적인 동기 유발 요소임을 인식하였고, 애착 이론 및 연구 결과로부터 그의 이러한 이해를 일부 도출하였다. 더 나아가, 정신내적 공상(intrapsychic fantasy) 을 강조하는 Klein과는 달리, 애착이론은 실제적 방치, 유기(abandonment), 그리고 다른 초기 외상을 이러한 외상의 정신적 처리과정과 함께 정신분석 이론의 중심으로 삼는다. 점점 불어나는 일련의 증거에 의하면, 혼란스러운 애착은 훗날 정신과적 장해의 위험요소이며 안정된 애착은 성인 정신병리에 예방적으로 작용할 수 있다(Fonagy와 Target 2003). 어떤 연구는 애착의 안정성이 있는가 없는가 하는 것으로 인격장애의 유형을 예측할 수 있다는 제안을 하고 있다. 비논리적/혼란스러운 애착은 특히 아동기의 외상이나 애착관계의 중단의 개인력과 특별히 관련이 깊다. 그러므로 경계성 인격장애는 집착성 애착과 비논리적/혼란스러운 애착 모두와 관계되어 있다(Westen들 2006).

3) 방임(放任)이라는 번역도 있으나 여기서는 방치(放置)로 번역하였음.

영아들이 의도적으로 만들어낸 어떤 상황(intentional state)이나 영아들의 내적 세계(internal world)를 관찰하는 양육자의 능력이, 아동이 안정된 애착관계를 형성하는데 영향을 준다. 애착이론의 중심 개념 중의 하나가 "의식화(mentalization)[4)]"로서, 이것은 자기 자신의 생각과 타인들의 생각들이 성격상 무엇인가를 대리하는 것이라는 것, 그리고 자기 자신의 행동과 타인들의 행동이 사고나 감정 등의 내적 상태에 의해서 동기화된 것이라는 사실을 이해하는 능력을 의미한다(Fonagy 1998). 의식화 능력을 가지고 있는 부모나 양육자들은 영아의 주관적인 정신적 상태에 자신을 조율하며, 영아는 마침내 자신이 양육자의 마음 속에 있음을 발견하게 되고, 심리적인 핵심적 자기를 형성할, 양육자의 대상물(representation)을 내재화한다. 이와 같은 식으로 양육자에 대한 아동의 안정된 애착이 아동의 의식화 능력을 발생시킨다. 다른 말로 표현하면, 사고와 감정이 한 사람의 행동을 결정한다고 가정함으로써 행동을 가장 잘 이해할 수 있다는 사실을, 양육자와의 상호관계를 통하여 아동이 배워간다는 것이다.

의식화는 때로 "마음에 대하여 나름대로의 의견을 갖는 것"을 의미한다. 특히 정신치료에 있어서, 임상적 상호관계에서 일어나는 일들의 많은 부분은 타인의 마음을 이해하는 의사의 능력에 달려있다. 진정한 의식화는 4세에서 6세 사이에 가능해지는데, 최근 신경영상 연구들은 내측 전전두엽 피질, 측두엽, 소뇌, 그리고 후상부 측두 고랑(posterior superior temporal gyrus)이 모두 의식화 체계의 구성요소로 작용함을 시사하고 있다(Calarge들 2003; Frith와 Frith 2003; Sebanz와 Frith 2004).

임상에서 이론의 역할
The Role of Theory in Clinical Practice

정신분석적 이론들만을 나열하다 보면 누구라도 이론의 가치를 한꺼번에 부인해 버리고 싶어질 수도 있다. 누가 그 이론을 필요로 할까? 왜 개개의 환자들로부터 시작하지도 않고 임상적 자료에 충실하지도 않는가? 이런 질문들을 만족시키기 위해서는 새로운 이론을 다시 만들어내지 않을 수 없을 것이다. Kernberg(1987a)가 강조한 바와 같이 "임상적 현상들에 대한 모든 관찰은 이론에 입각하여야 하며, 이론에 관하여 잊고 있다고 생각할 때 이는 단지 우리가 알지 못하는 이론을 가지고 있다는 것을 의미할 뿐"이다.

현명한 해결책은 모든 이론에 친숙해져서 개개의 환자에게 임상적으로 적절하게 초점을 맞

---

4) 정신화라는 다른 번역도 있음.

추는 것이다(Gabbard 2007). 불행하게도 정신분석과 정신역동적 정신의학은 불필요한 극단적 투쟁을 하고 있다. 외디푸스기냐 아니면 외디푸스 전기냐, 갈등이냐 아니면 결핍이냐, 고전적 이론이냐 자기심리학이냐, 긴장감소냐 대상 추구냐, 이러한 의문들은 진부(眞否)를 명확히 해야 한다는 문제를 가지고 있다. 그러나 어떤 임상적 상황들에서 이 모든 모델들이 전부 옳다는 것이 가능할까? 한 인간을 이해하는데 있어 외디푸스기나 외디푸스 전기, 혹은 갈등과 결함이 모두 관여될 수는 없는 것일까? 물론 가능할 것이다.

이 장에서 살펴본 이론 모두의 몇 가지 측면이 대부분 환자를 치료하는데 유용하게 쓰이고 있음을 쉽게 알 수 있다. 임상적 자료에 따라 아동의 조기 경험의 어떤 측면들을 더 잘 설명할 수 있는 이론이 있게 마련이고, 어떤 환자들을 설명하는데 있어 다른 방향보다 더 강조해야 할 방향이 있게 마련인 것이다(Pine 1988). 그러나 대부분의 환자들에서 우리는 결핍과 갈등 모두를 발견해 낼 수 있다. Eagle(1984)은 정신분석에 있어서 그 이론의 역할에 격찬을 보내면서, "우리는 박탈당한 부위에서 갈등을 느끼고 있다. 사랑을 박탈당한 사람이 사랑을 주고받는데 갈등을 느낀다는 것은 재론의 여지가 없는 것이다."라고 말한다. 실제로 치료자들은 그들 자신이 환자에게 자기대상으로도 취급 받으면서 동시에 실제적이고 독립된 대상으로도 취급 받고 있다는 것을 알게 된다.

그러나 일부 치료자에게는 환자의 요구에 따라 하나의 이론적 시각에서 다른 시각으로 바꾸는 것이 쉽지 않고 부담이 많이 된다. Wallerstein(1988)은 치료자들이 초심리학적 모델에 얽매이지 않고 개개의 이론에 의하여 기술된 임상적 현상들에 주의를 기울이는 것이 가능하다는 점을 지적하고 있다. 예를 들어, 자기표상이나 대상표상, 반사 전이와 이상화 전이, 충동-방어 양상 등을 순수한 이론의 틀에 의존하지 않고 임상적 상황에서 나타나는 그대로 접근할 수 있다. 다른 연구자들은 이론적으로는 더욱 유연해져야 한다는 제안을 하면서, 환자도 다르고 증상도 다르기 때문에 이론적 접근법도 달라야 한다고 주장하였다(Gabbard 1996, 2007; Pine 1990; Pulver 1992).

어떤 치료자들에게는 현대 역동정신의학의 다양한 이론적 배경을 지닌 모든 접근법이 다 유용할 것이다. 그러나 어떤 방법이 더 적당하다는 사실이 발견되더라도 치료자들 모두는 임상적 자료에 대하여 이론적 접근을 할 때 항상 조심스럽게 하지 않으면 안된다. 오히려 환자 스스로가 임상적 자료에 가장 잘 맞는 이론 안으로 치료자를 이끌도록 하여야 한다. 물론 환자가 어떠한 이론적인 모델도 특별하게 사용되지 않은, 지도에 나타나 있지 않은 지형으로 이끄는 두 번째 가능성도 있다. 치료자는 굳건히 디디고 서야 할 이론적인 바탕의 도움 없이 갑자기 환자와 만날 수도 있고 그 환자 가까이에 머물러 있어야 하는 수도 있다. 이런 면에서 편견 없이 마음을 여는 것은 가장 중요하다.

역동치료자들은 "이론은 은유일 뿐"이라는 것을 언제나 기억하지 않으면 안된다. 이론을 바탕으로 인간의 심리가 어떨 것 같은지를 파악하려고 시도하지만 그 이론들은 오로지 은유일 뿐이므로 다른 모든 은유와 같은 운명을 감내할 수밖에 없다. 즉 어떤 시점이 되면 이들은 부서져 버린다(Gabbard 2007). 할 수 있는 최선은 이론을 단지 환자의 내부에서 어떤 일이 벌어지고 있는가를 우리가 알 수 있도록 돕는 도구로만 사용하는 것이다. 그러기 위해서는 많은 시행착오가 필요하다는 것을 알아야 한다. 또 앞에 놓인 길을 알지 못하는 상태에서 상당한 시간 동안 동굴 속을 비틀거리고 넘어져 가며 헤매야 할 것이라는 가능성에 대해서도 준비를 해야 한다. 그럼에도 불구하고 전혀 다른 동굴에 대하여 단지 한 장의 지도만 들고 여행하는 사람 보다 우리가 여전히 훨씬 더 나은 것이다.

참고 문헌
References

Ainsworth MS, Blehar MC, Waters E, et al: Patterns of Attachment: A Psychological Study of the Strange Situation. Hillsdale, NJ, Lawrence Erlbaum, 1978

Allen JG: Mentalizing in the Development and Treatment of Attachment Trauma. London, Karnack, 2013

Allen JG, Deering CD, Buskirk JR, et al: Assessment of therapeutic alliances in the psychiatric hospital milieu. Psychiatry 51:291-299, 1988

Aron L: A Meeting of Minds: Mutuality and Psychoanalysis. Hillsdale, NJ, Analytic Press, 1996

Bacal HA: Optimal responsiveness and the therapeutic process, in Progress in Self Psychology, Vol 1. Edited by Goldberg A. New York, Guilford, 1985, pp 202-227

Bacal HA: British object-relations theorists and self psychology: some critical reflections. Int J Psychoanal 68:81-98, 1987

Bacal HA, Newman KM: Theories of Object Relations: Bridges to Self Psychology. New York, Columbia University Press, 1990

Bacal HA, Baker MN: Heinz Kohut's self psychology: an overview. Am J Psychiatry 144:1-9, 1987

Balint M: The Basic Fault: Therapeutic Aspects of Regression. New York, Brunner/Mazel, 1979

Bass A: When the frame doesn't fit the picture. Psychoanal Dialogues 17:1-27, 2007

Beebe B, Lachmann F, Jaffe J: Mother-infant interaction structures and presymbolic self and object representations. Psychoanal Dialogues 7:133-182, 1997

Bellak L, Hurvich M, Gedimen HK: Ego Functions in Schizophrenics, Neurotics, and Normals: A Systematic Study of Conceptual, Diagnostic, and Therapeutic Aspects. New York, Wiley, 1973

Benjamin J: An outline of intersubjectivity: the development of recognition. Psychoanalytic Psychology

7(suppl):33-46, 1990

Bion WR: Learning From Experience. New York, Basic Books, 1962

Bollas C: The Shadow of the Object: Psychoanalysis of the Unthought Known. New York, Columbia University Press, 1987

Bollas C: Forces of Destiny: Psychoanalysis and Human Idiom. Northvale, NJ, Jason Aronson, 1989

Boston Change Process Study Group: Change in Psychotherapy: A Unifying Paradigm. New York, WW Norton, 2010

Bowlby J: Attachment and Loss, Vol 1: Attachment. London, Hogarth Press/Institute of Psycho-Analysis, 1969

Bowlby J: Attachment and Loss, Vol 2: Separation: Anxiety and Anger. London, Hogarth Press/Institute of Psycho-Analysis, 1973

Bowlby J: Attachment and Loss, Vol 3: Oss: Sadness and Depression. London, Hogarth Press/Institute of Psycho-Analysis, 1980

Brenner C: The Mind in Conflict. New York, International Universities Press, 1982

Bromberg PM: Awakening the Dreamer: Clinical Journeys. Hillside, NJ, Analytic Press, 2006

Calarge C, Andreasen NC, O'Leary DS: Visualizing how one brain understands another: a PET study of theory of mind. Am J Psychiatry 160:1954-1964, 2003

Chodorow NJ: Theoretical gender and clinical gender: epistemological reflections on the psychology of women. J Am Psychoanal Assoc 44(suppl):215-238, 1996

Chodorow NJ: Individualizing Gender and Sexuality: Theory and Practice. New York, Routledge, 2012

Coburn WJ: Self psychology after Kohut-one theory or too many? Int J Psychoanal Self Psychol 1:1-4, 2006

Curtis HC: Clinical perspectives on self psychology. Psychoanalytic Q 54.339-378, 1985

Dunn J: Intersubjectivity in psychoanalysis: a critical review. Int J Psychoanal 76:723-738, 1993

Eagle MN: Recent Developments in Psychoanalysis: A Critical Evaluation. New York, McGraw-Hill, 1984

Eagle M: The concepts of need and wish in self psychology. Psychoanal Psychology 7(suppl):71-88, 1990

Erikson EH: Identity and the life cycle: selected papers. Psychol Issues 1:1-171, 1959

Fairbairn WRD: Schizoid factors in the personality (1940), in Psychoanalytic Studies of the Personality. London, Routledge & Kegan Paul, 1952, pp 3-27

Fairbairn WRD: Endopsychic structure considered in terms of object-relationships (1944), in Psychoanalytic Studies of the Personality. London, Routledge & Kegan Paul, 1952, pp 82-136

Fairbairn WRD: Psychoanalytic Studies of the Personality. London, Routledge & Kegan Paul, 1952

Fairbairn WRD: Synopsis of an object-relations theory of the personality. Int J Psychoanal 44:224-225, 1963

Feldman M: Projective identification: the analyst's involvement. Int J Psychoanal 78:227-241, 1997

Fogassi L, Gallese V: The neurocorrelates of action understanding in nonhuman primates, in Mirror Neurons and the Evolution of Brain and Language. Edited by Stanemov MI, Gallese V. Amsterdam, John Benjamin's Publishing, 2002, pp 13-36

Fogel A: Movement and communication in human infancy: the social dynamics of development. Hum Mov Sci 11:387-423, 1992

Fonagy P: An attachment theory approach to treatment of the difficult patient. Bull Menninger Clin 62:147-169, 1998

Fonagy P: Attachment Theory and Psychoanalysis. New York, Other Press, 2001

Fonagy P, Target M: Psychoanalytic Theories: Perspectives From Developmental Psychology. London, Whurr Publishers, 2003

Frenkel RS: A reconsideration of object choice in women: phallus or fallacy. J Am Psychoanal Assoc 44(suppl):133-156, 1996

Freud A: The ego and the mechanisms of defense (1936), in The Writings of Anna Freud, Vol 2, Revised Edition. New York, International University Press, 1996

Freud S: Three essays on the theory of sexuality (1905), in The Standard Edition of the Complete Psychological Works of Sigmund Freud, Vol 7. Translated and edited by Strachey J. London, Hogarth Press, 1953, pp 123-245

Freud S: Inhibitions, symptoms and anxiety (1926), in The Standard Edition of the Complete Psychological Works of Sigmund Freud, Vol 20. Translated and edited by Strachey J. London, Hogarth Press, 1959, pp 75-175

Freud S: The ego and the id (1923), in The Standard Edition of the Complete Psychological Works of Sigmund Freud, Vol 19. Translated and edited by Strachey J. London, Hogarth Press, 1961, pp 1-66

Freud S: Some psychical consequences of the anatomical distinction between the sexes (1925), in The Standard Edition of the Complete Psychological Works of Sigmund Freud, Vol 19. Translated and edited by Strachey J. London, Hogarth Press, 1961, pp 241-258

Freud S: Fetishism (1927), in The Standard Edition of the Complete Psychological Works of Sigmund Freud, Vol 21. Translated and edited by Strachey J. London, Hogarth Press, 1961, pp 147-157

Freud S: Female sexuality (1931), in The Standard Edition of the Complete Psychological Works of Sigmund Freud, Vol 21. Translated and edited by Strachey J. London, Hogarth Press, 1961, pp 223-243

Freud S: On narcissism: an introduction (1914), in The Standard Edition of the Complete Psychological Works of Sigmund Freud, Vol 14. Translated and edited by Strachey J. London, Hogarth Press, 1961, pp 67-102

Freud S: Mourning and melancholia (1917), in The Standard Edition of the Complete Psychological Works of Sigmund Freud, Vol 14. Translated and edited by Strachey J. London, Hogarth Press, 196e, pp 237-260

Freud S: Femininity (1933), in The Standard Edition of the Complete Psychological Works of Sigmund Freud, Vol 22. Translated and edited by Strachey J. London, Hogarth Press, 1964, pp 112-135

Freud S: Analysis terminable and interminable (1937), in The Standard Edition of the Complete Psychological Works of Sigmund Freud, Vol 23. Translated and edited by Strachey J. London, Hogarth Press, 1964, pp 209-253

Freud S: Splitting of the ego in the process of defence (1940), in The Standard Edition of the Complete Psychological Works of Sigmund Freud, Vol 23. Translated and edited by Strachey J. London, Hogarth Press, 1964, pp 271-278

Friedman RC, Downey JI: Sexual differentiation of behavior. J Am Psychoanal Assoc 56:147-175, 2008

Frith U, Frith CD: Development and neurophysiology of mentalizing. Philos Trans R Soc Lond B Biol Sci 358:459-473, 2003

Gabbard GO: Countertransference: the emerging common ground. Int J Psychoanal 76:475-485, 1995

Gabbard GO: Love and Hate in the Analytic Setting. Northvale, NJ, Jason Aronson, 1996

Gabbard GO: A reconsideration of objectivity in the analyst. Int J Psychoanal 78:15-26, 1997

Gabbard GO: "Bound in a nutshell": thoughts on complexity, reductionism, and "infinite space." Int J Psychoanal 88:559-574, 2007

George C, Solomon J: The caregiving system: behavioral systems approach to parenting, in Handbook of Attachment: Theory, Research and Clinical Applications, 2nd Edition. Edited by Cassidy J, Shaver PR. New York, Guilford Press, 2008, pp 833-856

George C, Kaplan N, Main M: The Adult Attachment Interview. Department of Psychology, University of California, Berkeley, 1996

Gill MM: Psychoanalysis in Transition: A Personal View. Hillsdale, NJ, Analytic Press, 1994

Greenberg J: Oedipus and Beyond: A Clinical Theory. Cambridge, MA, Harvard University Press, 1991

Greenberg J, Mitchell SA: Object Relations in Psychoanalytic Theory. Cambridge, MA, Harvard University Press, 1983

Grinberg L: Countertransference and projective counteridentification, in Countertransference. Edited by Epstein L, Feiner A. New York, Jason Aronson, 1981

Grotstein JS: Splitting and Projective Identification. New York, Jason Aronson, 1981

Guntrip H: Schizoid Phenomena, Object-Relations, and the Self. New York, International Universities Press, 1968

Guntrip H: Psychoanalytic Theory, Therapy, and the Self. New York, Basic Books, 1971

Harris AE: The relational tradition: landscape and canon. J Am Psychoanal Assoc 59:701-735, 2011

Harmann H: Ego Psychology and the Problem of Adaptation (1939). Translated by Rapaport D. New York, International Universities Press, 1958

Hofer MA: Developmental psychobiology of early attachment. In Developmental Psychobiology. Edited by Casey BJ. Washington, DC, American Psychiatric Publishing, 2004, pp 1-28

Hoffman IZ: Some practical implications of a social constructivist view of the psychoanalytic situation. Psychoanalytic Dialogues 2:287-304, 1992

Hoffman IZ: Ritual and Spontaneity in the Psychoanalytic Process: A Dialectical-Constructivist View. Hillsdale, NJ, Analytic Press, 1998

Jacobson E: The Self and the Object World. New York, International Universities Press, 1964

Joseph B: Psychic Equilibrium and Psychic Change: Selected Papers of Betty Joseph. Edited by Feldman M, Spillius EB. London, Routledge, 1989

Kernberg OF: Borderline personality organization. J Am Psychoanal Assoc 15:641-685, 1967

Kernberg OF: Borderline Conditions and Pathological Narcissism. New York, Jason Aronson, 1975

Kernberg OF: Self, ego, affects, and drives. J Am Psychoanal Assoc 30:893-917, 1982

Kernberg OF: Object relations theory and character analysis. J Am Psychoanal Assoc 31(suppl):247-272, 1983

Kernberg OF: Concluding discussion, in Projection, Identification, Projective Identification. Edited by Sandler J, Madison, CT. International Universities Press, 1987, pp 179-196

King P, Steiner R: The Freud-Klein Controversies 1941-45. London, Routledge, 1992

Klein M: Notes on some schizoid mechanisms (1946), in Envy and Gratitude and Other Works, 1947-1963. New York, Free Press, 1975, pp 1-24

Kohon G: The British School of Psychoanalysis: The Independent Tradition. New Haven, CT, Yale University Press, 1986

Kohut H: The Analysis of the Self: A Systematic Approach to the Psychoanalytic Treatment of Narcissistic Personality Disorders. New York, International Universities Press, 1971

Kohut H: The Restoration of the Self. New York, International Universities Press, 1977

Kohut H: How Does Analysis Cure? Edited by Goldberg A. Chicago, University of Chicago Press, 1984

Lerner HE: Penis envy: alternatives in conceptualization. Bull Menninger Clin 44:39-48, 1980

Leslie KR, Johnson-Frey SH, Grafton ST: Functional imaging of face and hand imitation: towards a motor theory of empathy. Neuroimage 21:601-607, 2004

Levine HB: The analyst's participation in the analytic process. Int J Psychoanal 75:665-676, 1994

Levine HB: The analyst's infatuation: reflections on an instance of countertransference love. Paper presented at the annual meeting of the American Psychoanalytic Association, New York, NY, December 1996

Lichtenberg JD: Experience as a guide to psychoanalytic theory and practice. J Am Psychoanal Assoc 46:17-36, 1998

Lichtenberg JD, Hadley JL: Psychoanalysis and Motivation. Hillsdale, NJ, Analytic Press, 1989

Lindon JA: Gratification and provision in psychoanalysis: should we get rid of the "rule of abstinence?" Psychoanalytic Dialogues 4:549-582, 1994

Mahler MS, Pine F, Bergman a: The Psychological Birth of the Human Infant: Symbiosis and Individuation. New York, Basic Books, 1975

McClure EB: A meta-analysis review of sex differences in facial expression processing and their development in infants, children, and adolescents. Psychol Bull 126:423-453, 2000

Meins E, Ferryhough C, Fradley E, et al: Rethinking maternal sensitivity: mothers' comments on infants' mental processes predict security of attachment at 12 months. J Child Psychol Psychiatry 42:637-648, 2001

Meissner WW: Can psychoanalysis find its self? J Am Psychoanal Assoc 34:379-400, 1986

Mitchell SA: Contemporary perspectives on self: toward an integration. Psychoanalytic Dialogues 1:121-147, 1991

Mitchell SA: Hope and Dread in Psychoanalysis. New York, Basic Books, 1993

Mitchell SA: Influence and Autonomy in Psychoanalysis. Hillsdale, NJ, Analytic Press, 1997

Moore DS, Cocas LA: Perception precedes computation: can familiarity preferences explain apparent calculation by human babies? Dev Psychol 42:666-678, 2006

Natterson JM: Beyond Countertransference: The Therapist's Subjectivity in the Therapeutic Process. Northvale, NJ, Jason Aronson, 1991

Ogden TH: On projective identification. Int J Psychoanal 60:357-373, 1979

Ogden TH: The concept of internal object relations. Int J Psychoanal 64:227-241, 1983

Ogden TH: The Matrix of the Mind: Object Relations and the Psychoanalytic dialogue. Northvale, NJ, Jason Aronson, 1986

Ogden TH: The Primitive Edge of Experience. Northvale, NJ, Jason Aronson, 1989

Ogden TH: The dialectically constituted/decentred subject of psychoanalysis, II: the contributions of Klein and Winnicott. Int J Psychoanal 73:613-626, 1992

Ornstein PH: On narcissism: beyond the introduction, highlights of Heinz Kohut's contributions to the psychoanalytic treatment of narcissistic personality disorders. Annual of Psychoanalysis 2:127-149, 1974

Perry JC, Cooper SH: A preliminary report on defenses and conflicts associated with borderline personality disorder. J Am Psychoanal Assoc 34:863-893, 1986

Pine F: The four psychologies of psychoanalysis and their place in clinical work. J Am Psychoanal Assoc 36:571-596, 1988

Pine F: Drive, Ego, Object, and Self: A Synthesis for Clinical Work. New York, Basic Books, 1990

Pizer SA: Impasse recollected and tranquility: love, dissociation, and discipline in clinical dyads. Psychoanal Dialogues 14:289-311, 2004

Posner MI, Rothbart MK: Developing mechanisms of self-regulation. Dev Psychopathol 12:427-441, 2000

Pulver SE: Psychic change: insight or relationship? Int J Psychoanal 73:199-208, 1992

Rangell L: The self in psychoanalytic theory. J Am Psychoanal Assoc 30:863-891, 1982

Rapaport D: Organization and Pathology of Thought: Selected Sources. New York, Columbia University Press, 1951

Reiss D, Neiderhiser JM, Hetherington EM, et al: The Relationship Code: Deciphering Genetic and Social Influences on Adolescent Development. Cambridge, MA, Harvard University Press, 2000

Renik O: Analytic interaction: conceptualizing technique in light of the analyst's irreducible subjectivity. Psychoanal Q 62:553-571, 1993

Renik O: The analyst's subjectivity and the analyst's objectivity. Int J Psychoanal 79:487-497, 1998

Ringstrom P: Scene that write themselves: improvisational moments in relational psychoanalysis. Psychoanal Dialogues 17:69-99, 2007

Rinsley DB: An object relations view of borderline personality, in Borderline Personality Disorders. Edited by Hartocollis P. New York, International Universities Press, 1977, pp 47-70

Sandler J: On internal object relations. J Am Psychoanal Assoc 38:859-880, 1990

Sandler J: On attachment to internal objects. Psychoanalytic Inquiry 23:12-26, 2003

Sandler J, Rosenblatt B: The concept of the representational world. Psychoanal Study Child 17:128-145, 1962

Schafer R: Aspects of Internalization. New York, International Universities Press, 1968

Schafer R: A New Language for Psychoanalysis. New Haven, CT, Yale University Press, 1976

Schafer R: Narratives of the self, in Psychoanalysis: Toward the Second Century. Edited by Cooper AM, Kernberg OF, Person ES. New Haven, CT, Yale University Press, 1989, pp 153-167

Schore AN: A century after Freud's project: is a rapprochement between psychoanalysis and neurobiology at hand? J Am Psychoanal Assoc 45:807-840, 1997

Sebanz N, Frith C: Beyond simulation? Neuromechanisms for predicting the actions of others. Nat Neurosci 7:5-6, 2004

Segal H: An Introduction to the Work of Melanie Klein. New York, Basic Books, 1964

Siegel A: Heinz Kohut and the Psychology of Self. London, Routledge, 1996

Silverman DK: Our sexy brain; our compelling environment: interactionism in female development. Psychoanal Rev 97:1-19, 2010

Silverstein ML: Disorders of the Self: A Personality-Guided Approach. American Psychological Association, Washington, DC, 2007

Spillius EB: Clinical experiences of projective identification, in Clinical Lectures on Klein and Bion. Edited by Anderson R. London, Tavistock/Routledge, 1992, pp 59-73

Stern DN: The Interpersonal World of the Infant: A View from Psychoanalysis and Developmental Psychology. New York, Basic Books, 1985

Stern DN: Developmental prerequisites for the sense of a narrated self, in Psychoanalysis: Toward the Second Century. Edited by Cooper AM, Kernberg OF, Person ES. New Haven, CT, Yale University Press, 1989, pp 168-178

Stern DN: The Present Moment in Psychotherapy and Everyday Life. New York, WW Norton, 2004

Stoller RJ: Primary femininity. J Am Psychoanal Assoc 24(suppl):59-78, 1976

Stolorow RD, Brandchaft B, Atwood GE: Psychoanalytic Treatment: An Intersubjective Approach. Hillsdale, NJ, Analytic Press, 1987

Summers FL: Transcending the Self: An Object Relations Model of Psychoanalytic Therapy. Hillsdale, NJ, Analytic Press, 1999

Sutherland JD: The British object relations theorists: Balint, Winnicott, Fairbairn, Guntrip. J Am Psychoanal Assoc 28:829-860, 1980

Sutherland JD: The self and object relations: a challenge to psychoanalysis. Bull Menninger Clin 47:525-541, 1983

Torok M: The significance of penis envy in women, in Female Sexuality: New Psychoanalytic Views. Edited by Chassequet-Smirgel J. Ann Arbor, University of Michigan Press, 1970, pp 135-170

Tuckett D: Editorial introduction to "My Experience of Analysis With Fairbairn and Winnicott" by Guntrip H. Int J Psychoanal 77:739-740, 1996

Tyson P: Female psychology: an introduction. J Am Psychoanal Assoc 44(suppl):11-20, 1996

Vaillant GE: Natural history of male psychological health, V: the relation of choice of ego mechanisms of defense to adult adjustment. Arch Gen Psychiatry 33:535-545, 1976

Vaillant GE: Adaptation to Life. Boston, MA, Little, Brown, 1977

Wallerstein RS: One psychoanalysis or many? Int J Psychoanal 69:5-21, 1988

Westen D, Nakash O, Thomas C, et al: Clinical assessment of attachment patterns and personality disorder in adolescents and adults. J Consult Clin Psychol 74:1065-1085, 2006

Winnicott DW: The Maturational Processes in the Facilitating Environment: Studies in the Theory of Emotional Development. London, Hogarth Press, 1965

Winnicott DW: Transitional objects and transitional phenomena: a study of the first not-me possession (1953), in Playing and Reality. New York, Basic Books, 1971, pp 1-25

Wolf E: Treating the Self-Elements of Clinical Self Psychology. New York, Guilford, 1988

3장

정신역동적 평가

PSYCHODYNAMIC ASSESSMENT OF THE PATIENT

두 사람이 만날 때면 실제로는 언제나 여섯 사람이 존재한다.
스스로가 자신을 바라볼 때의 자신들,
상대방이 그를 바라볼 때의 자신들,
그리고 실제로 존재하는 자신들이 각각 존재한다.

William James

환자를 정신역동적으로 평가한다는 것은 정신과의 의학적 전통으로부터 비롯된 평가 방법인 병력, 징후 및 증상들에 대한 철저한 평가와 크게 다를 바 없다. 역동치료자들은 진단적 평가의 중요한 구성요소로서 이 정보들에도 가치를 둔다. 그러나 정보를 수집하는 접근 방식은 단순히 진단만을 내리고자 하는 기술적 방식과는 사뭇 다르다. 게다가 역동치료자들에게는 흥미가 있는 또 다른 정보가 있으며 그렇게 해서 정신역동적 평가는 기술적인 정신의학적 평가의 의미있는 확장으로 간주될 수 있을 것이다.

임상적 면담

The Clinical Interview

임상적 면담에서의 정신역동적 접근에 대하여 기술하려면 무엇보다 먼저 의사-환자 관계의 기본적 중요성으로부터 시작하여야 한다. 정신과의사와 환자가 처음 만날 때 이 낯선 두 사람은 서로 상대방에 대하여 다양한 기대를 가지고 접촉하게 된다. 라뽀(rapport, 치료적 협조관계)를 형성하고 공감을 한다는 것은 언제나 정신역동적 면담의 첫 번째 의무이다(MacKinnon과 Michels 1971; Menninger들 1962; Thoma와 Kachele 1987). 그런 다음 면담자의 첫 임무는 환자가 그 자신만의 독특한 문제를 지닌 한 사람으로서 인정받고 평가되며 신뢰받고 있음을 전하는 것이다.

면담자는 환자의 경험에 대하여 공감하고 몰입하려고 노력하고 환자의 관점을 이해하려고 시도함으로써 환자와의 유대감을 증진시킬 수 있다. 이러한 방식의 접근은 "걱정하지 마세요. 모든 것이 잘 될 겁니다."하는 등 단순히 안심시키려는 언급을 필요로 하지 않는다. 의미 없는 위로는 환자의 불안을 감소시키기보다는 오히려 이전에 친구들이나 가족들이 했던 언급과 비슷하기 때문에 실패하기 쉽다. 이러한 언급은 오히려 면담자가 실제로는 아픔을 알지 못하고 있다는 사실을 환자에게 일깨우는 결과를 낳는다. 그보다는 "당신이 경험한 것을 생각해 보니 어떻게 느끼는지를 알 수 있겠습니다."는 식의 언급을 통하여 더 좋은 관계를 만들 수 있다. 또 면담 초기에 환자의 주장에 반론을 제기하는 것은 자신을 평가하는 부모상으로 정신과의사를 보는 환자의 기존의 공포를 강화하는 것에 지나지 않을 것이다.

정신역동적 면담과 의학적 면담의 차이

Differences between Psychodynamic and Medical Interviewing

의학적 면담에서는 의사가 질병의 주소(主訴)에서부터 원인과 증상 발생에 이르기까지 직접적 경로를 쫓게 된다. 일반적으로 환자는 그들의 질병과 연관된 고통과 증상을 쉽게 제거하기 위하여 이러한 과정에 협조한다. 그러나 만일 정신과의사들이 임상적 면담에서 이와 유사한 직선 경로를 쫓고자 한다면 매번 상당한 곤란을 겪게 될 것이다. 더욱이 정신과의사들은 환자들이 진짜 자신을 괴롭히는 것이 무엇인지 정확히 알지 못하고 있기 때문에 목적한 바에 빨리 도달할 수 없다는 사실을 발견하게 되는 일이 많다(Menninger들 1962). 또한 정신적 장애라는 것이 항상 다소간 적응을 필요로 하기 때문에 환자들이 증상을 포기하는데 매우 양가적일 수도 있다. 마지막으로 정신과 환자들은 자신의 증상에 대하여 당황해 하고 따라서 좋은 인상을 주기 위하여 정보를 숨기는 수도 있다(MacKinnon들 2006).

의학적 병력 청취와 정신역동적 면담 사이의 또 다른 중대한 차이는 진단과 치료간의 상호관계이다. 충수염 환자를 진찰하는 의사는 깨끗한 마음상태에서 면담을 시도하며 진단은 항상 치료에 선행한다. 그러나 정신역동적 면담에서는 진단과 치료 사이의 어떠한 구별도 인위적일 뿐이다(MacKinnon들 2006). 역동치료자는 병력조사 그 자체가 치료적이라는 점에 대한 이해를 바탕으로 면담에 임한다. 진단과 치료가 밀접하게 연관되어 있다는 역동적 관점은 그것이 환자의 시각을 존중한다는 면에서 다분히 공감적이다. Menninger들(1962)이 강조한 바와 같이, "환자는 치료받기 위하여 오며, 의사가 무엇이라고 부르든 간에 그것이 환자와 관계되는 것이라면 환자를 위하여 행해지는 모든 것이 치료이다. 따라서 그런 의미에서는 오히려 치료가 언제나 진단에 선행한다." 물론 환자의 인생사를 경청하고 받아들이며 환자의 인생이 의미와 가치가 있음을 인정하는 것은 의심할 나위 없이 치료적인 효과가 있다(Gabbard 2010). 환자를 평가하는 의사는 환자에게 일어난 일의 정서적 여파를 인식하고 이해하는 증인의 역할도 하고 있는 것이다 (Poland 2000).

의학적 면담과 정신역동적 면담 사이의 세 번째 차이점은 능동성과 수동성의 면에 있다. 의학적 진단과정에서 환자는 수동적 참여자일 뿐이다. 환자는 의사의 질문에 협조적으로 답변함으로써 의사의 진단평가에 협력한다. 의사는 명확한 진단에 도달하기 위하여 여러 조각의 진단적 퍼즐을 함께 짜 맞추지 않으면 안된다. 그러나 역동치료자는 이런 식의 역할을 피하려고 노력한다. 그 대신 역동적 방법에서는 환자를 조사과정의 협조자로서 능동적으로 참여시키려고 노력한다(Shevrin과 Shectman 1973). 환자는 최종적인 진단적 이해에 상당한 기여를 하는 사람으로 취급된다. 한 환자가 불안한 상태에서 면담을 시작하더라도 정신과의사는 면담을 촉진시키기 위하여 그 불안을 없애려고 노력하지 않는다. 그 반대로 정신과의사는 "이 면담의 어떤 점이 당신을 그렇게 불안하게 할까요?", "지금의 이 상황이 이것과 비슷한, 불안을 일으키는 과거의 어떤 상황을 떠오르게 하나요?", 혹은 "전에 내해서, 혹은 일반적으로 정신과의사에 대하여 뭔가 들은 적이 있어서 그런 것들이 당신을 불안하게 하는 것은 아닌가요?" 등의 질문을 함으로써 환자의 협조를 얻어서 그 불안의 원인을 찾으려고 한다.

역동적 면담이 생산적이 되려면 정신과의사가 증상과 병력에 관계된 정보를 끌어내어 기술적 진단을 하여야 할 것이다. 그러나 환자로 하여금 더 개방적이 되게 하기 위해서는 정신과의사는 의사와 환자 사이의 복합적 관계 형성을 방해 받지 않도록 지나치게 진단적 낙인을 강조하는 행동을 경계하지 않으면 안된다. MacKinnon들(2006)는 "단지 진단만을 지향한 면담은 환자에게 실험재료가 된 것 같은 기분을 느끼게 하므로 환자가 자신의 문제를 밝히는 데 방해가 된다."고 경고하였다.

의학적 면담과 역동적 면담 사이의 네 번째 차이는 관련 자료의 선택에 관한 것이다. Reiser(1988)는 요즈음 정신과 전공의들이 일단 기술적 진단기준에 맞는 증상들을 찾아내고 그에 맞추어 약물처방을 한 후에는 자료수집을 중단하는 경향이 있는 것에 대하여 놀라움을 나타내고 있다. 그는 DSM의 진단은 진단과정의 한 측면일 뿐이며 전공의들이 환자를 한 인간으로 이해하려는 데에 흥미가 없다면 진정한 치료적 관계를 형성하는데 장애가 될 것이라고 경고하고 있다. 역동치료자들에게는 환자의 정신내적 삶이 자료 저장고의 아주 중요한 한 부분인 것이다.

정신역동적 면담의 또 다른 특이한 측면은 면담과정 중에 발생하는 의사 자신의 감정을 강조한다는 것이다. 외과나 내과의사들은 분노, 질투, 욕심, 슬픔, 증오 혹은 존경 등의 감정들을 질병 평가에 방해가 되는 귀찮은 것들로만 여긴다. 보통 의사들은 객관성을 유지하고 진찰과정을 진행하기 위하여 이런 감정들을 억제한다. 그러나 역동치료자는 이러한 느낌들을 중요한 진단적 정보로 본다. 이들은 환자가 타인에게 어떠한 반응들을 일으키는가에 대한 중요한 정보를 제공하는 것이다. 이런 점들을 고려함으로써 역동치료자는 정신역동적 평가에서의 두 가지 가장 중요한 측면들 즉 전이와 역전이에 직접 이르게 된다.

의학적 병력청취와 정신역동적 면담 사이의 마지막 차이점은 속도(pace)가 다르다는 것이다. 전형적인 의학적 면담에서는 의사가 가능하면 빠른 시간 내에 진단을 내리고 치료방법을 결정한 다음에 밖에서 기다리고 있는 다음 환자로 넘어가기 위해서 단시간에 많은 정보를 얻으려고 노력한다. 그러나 정신역동적 면담은 다급하게 느껴져서는 안된다. 역동치료자는 환자가 충분히 생각하고, 주저하기도 하고, 그가 무엇을 느끼고 있든지 간에 충분히 느끼고, 나아가 이것들을 한데 모을 수 있도록 분위기를 조성하기 위하여 모든 것을 천천히 진행한다(Peebles 2012). 시간에 대한 이런 식의 접근 방법을 통하여 환자에게는, 한번의 만남으로 모든 것이 충분히 이해되지는 않겠지만 시간이 지나가면서 결국에는 서서히 밝혀질 것이라는 하나의 강력한 메시지를 전달한다. 정신과 전공의는 속도가 전혀 다른 응급실이나 입원병동에서 병력청취를 배웠을 것이다. 따라서 환자에 대한 완벽한 정신역동적 이해를 위해서 요구되는 모든 정보를 얻을 수 없을 것이라는 것을 전공의들이 인식하기 위해서는 상당한 적응의 시간이 필요할 수도 있겠다. 이들은 환자를 괴롭히는, 도움을 받기 위해서 환자를 치료자에게 오게 한, 핵심 주제들 중 단지 한 가지의 개념만을 다룰 수 있을 것이다. 이 같은 초기 주제들이 시간이 지나면서 어떤 방법으로든 형태를 바꾸어 나갈 것이지만 사실 이런 주제들이 시작을 위한 출발점을 제공하고 있는 것이다.

전이와 역전이 Transference and Countertransference

전이가 모든 의미있는 관계에서 능동적 역할을 한다는 사실을 기억한다면 우리는 전이 요소들(transference elements)이 이미 환자와의 첫 만남에서부터 존재한다는 것을 확신할 수 있을 것이다. 실제로 전이는 첫 만남 이전에 이미 생길 수도 있다(Thomä와 Kächele 1987). 첫 번째 면담 약속을 한 후, 환자가 될 사람은 곧 몇 가지 사실적 정보들이나 정신과의사에 대한 이전의 경험들, 정신과의사에 대한 대중매체들에서의 묘사, 과거에 겪었던 타과 의사와의 긍정적 혹은 부정적 경험들, 혹은 권위상(權威像)에 대한 일반적인 태도 등에 기초한 여러 가지 특성들을 정신과의사에게 부여하기 시작한다. 대기실에서 자신의 정신과의사를 처음 만난 한 젊은 남자는 "아니, 왜 선생님은 내가 기대한 것과 전혀 다른 모습이신가요?"라고 소리를 질러댔다. 의사가 더 자세히 설명해 줄 것을 청하자 그 젊은 남자는 의사의 이름이 더 출중한, 나이든 남성일 것이라는 연상을 불러 일으켰으며 의사가 생각보다 젊어서 충격을 받았노라고 설명하였다.

전이는 환자가 의사와 협조하는데 깊은 영향을 주기 때문에 평가 상 아주 중요하다. 예를 들면 환자가 의사를 엄격하고 동의를 잘 해주지 않는 부모로 볼 때, 환자는 자신의 병력에서 당황스러운 측면들에 대하여는 잘 진행시키려 하지 않을 것이다. 또한 정신과의사를 자꾸 나서서 간섭하는 사람으로 본다면 정보 제공을 완강히 거절하고 면담에 협조하지 않으려 할 것이다. 면담 초기에 전이왜곡(transference distortion)을 맞닥뜨리게 된 정신과의사는 효과적인 병력 조사에 방해가 되는 장애물들을 제거해야만 한다.

한 정신과의사와의 자문 면담에서 첫 몇 분간 환자는 이야기하려는 것을 방해하는 그 무엇인가를 극복하기 위하여 애를 쓰고 있었다. 정신과의사는 자신의 행동이나 말의 어떤 부분이 환자로 하여금 이야기하기 어렵게 만들었는지를 물었다. 환자는 정신과의사들이 상대방의 마음을 잘 읽으니까 정신과의사 앞에서는 말과 행동에 조심할 필요가 있다고 생각했었다고 고백하였다. "저는 그렇게 잘 알지는 못하는데, 어떻게 하죠?"라고 의사는 재치 있게 답변하였다. 함께 웃고 나서 환자는 나머지 면담 시간 동안 훨씬 더 쉽게 이야기를 할 수 있었다.

정의로 보면 전이는 하나의 반복이다. 과거의 한 인물과 연관된 느낌들이 현재의 상황에서 정신과의사에게 반복되고 있는 것이다. 이러한 전제는 한 임상적 면담에서 전이의 양식들이 환자의 과거로부터 비롯된 의미있는 관계를 은연중에 보여주고 있는 것임을 의미한다. 하여간 면담자를 보는 환자의 시각과 면담자를 향한 환자의 느낌들은 일종의 반복인 셈이다. 더욱이 이러한 반복들은 환자의 현재의 의미있는 관계들도 상당부분 나타내 주고 있다. 전이가 자주 나타나기 때문에 과거로부터의 동일한 양식들이 환자의 모든 관계에서 되풀이하여 반복된다. 예를 들어 한 여성 환자가 정신과의사를 찾아와서는 남자들이 자신에게 관심이 없는 것 같다고 호소하였다. 의사의 질문들에 대한 반응으로 환자는 무시당하고 있는 것 같은 느낌을 아버지가 그녀를 무시하였던 어렸을 때의 인식과 연관 지을 수 있었다. 의사가 면담을 마칠 즈음 시계를 보자 환자는 의사도 다른 모든 남자들처럼 자신에게 주의를 기울이지 않는다고 비난하였다.

정신과의사는 환자가 의사에게 보이는 반응들 모두를 전이라고 규정짓지 않기 위해서 환자의사 관계가 항상 전이와 현실적 관계의 혼합이라는 것을 명심하여야 한다. 시계를 봄으로써 또 다른 남자인 의사가 자신에게 관심을 주지 않고 있다는 환자의 전이 공포(transference fear)에 실제적 요체를 제공한 셈이다. 정신역동적 평가를 위해서는 진단 과정 내내 지속적인 자기감시(self-monitoring)를 하여야 한다. 주의를 기울이지 않았다고 비난을 받은 이 정신과 의사는 실제로 권태로운 기분을 느껴 이를 환자가 알게끔 하였는지, 아니면 환자가 상황을 왜곡하고 있는 것인지를 알아보아야 한다. 만일 권태가 문제였다면 그는 자신의 문제 때문에 흥미를 잃게 된 것인지 아니면 환자의 어떤 면이 권태로움을 일으켰는지, 혹은 그 둘 모두인지를 확실히 할 필요가 있다.

이러한 고려들은 물론 역전이의 면에서도 마찬가지이다. 역동적 면담의 기본개념은 면담이 두 사람 사이에서 일어난다는 것이다. (두 사람 대신 두 환자라고 할 수도 있지 않을까?) 그들 각자가 자신의 과거를 현재로 가지고 들어오며 내적인 자기표상과 대상표상의 어떤 면모들을 현재의 상대방에게 투사한다(Langs 1976). 역동치료자는 마치 환자가 치료자 자신에게 있어 중요한 어떤 사람인 것처럼 그 환자와 관계를 맺고 있음을 매우 흔하게 발견한다. 그는 환자가 과거의 그 어떤 사람과 신체적으로 매우 유사하였다고 주장할 수도 있다. 결국 과거의 인물의 성품들이 그 환자에게도 있다고 생각하게 된다.

역동치료자가 지속적으로 해야 할 일은 환자와의 면담 중에 일어나는 그들 스스로의 역전이적인 행동이나 감정들을 감시하는 것이다. 역전이의 얼마나 많은 부분이 치료자 자신으로 인해서 발생하는 것인가? 얼마나 많이 치료자를 향한 환자의 행동에서 비롯되는 것인가? 제 2장에서 지적된 바와 같이, 역전이란 본래 양쪽 구성원 모두로부터 기인하는, 연합에 의한 산물이다. 환자에 의해서 유발된 것인지 아니면 치료자 자신의 무의식적인 갈등들에 의해서 현재의 상황으로 떠오른 역전이인지 명확히 구분하는 것이 매우 어려울 때가 있다. 이 둘을 구별하는 능력은 전적으로 의사가 자신의 내적 세계를 얼마나 잘 알고 있는가에 달려 있기 때문에 대부분의 역동치료자들은 정신분석이든 정신치료이든 간에 교육분석의 경험을 가지려 하며, 이것이 역전이를 이해하고 감시하는데 매우 큰 가치를 갖는다.

자기 자신의 전형적인 반응들에 친숙한 것이 자기 스스로가 기여한 바를 추려내는데 도움이 된다. 예를 들어, 한 소아정신과의사는 자기 스스로가 '지금 아동학대의 희생자를 다루고 있구나'하고 알 수 있음을 관찰하였다. 왜냐하면 그녀는 이런 경우 불합리하게도 이 아이를 학대하고 싶은 충동과 함께 분노의 감정을 느끼게 되기 때문이었다. 다시 말하면, 아이를 학대하는 내적 대상이 정신과의사에게 투사되고, 따라서 의사는 아동의 밉살스럽고 도발적인 행동 때문에 그 내적 대상과 똑같이 느꼈던 것이다. 실제로 정신과의사들은 자신들이 평소에 하던 것과는 다른 방식으로 환자에 대하여 느끼거나 행동한다는 사실을 알아냄으로써 투사적 동일시의 과정에 있음을 진단할 수 있다. 이러한 느낌들을 알아내는 것이 정신과의사로 하여금 환자의 내적 대상세계의 성격을 이해하고 환자의 대인관계에서 전형적인 문제들이 무엇인가를 이해할 수 있도록 돕는다.

쉽게 간과될 수 있는 흔한 형태의 역전이는 환자의 인종에 대한 무의식적 또는 의식적 전제(assumptions)에 의한 것이다. 아무리 편견이 적은 환경을 만들려는 노력을 하고 있을지라도 미국의 모든 의사들이 인종적 및 민족적 편견이 만연한 사회에서 일하고 생활한다. 이 고정관념은 의사의 진단적 이해에 슬며시 침투하여 환자와 의사 사이에 미묘한 장면들을 연출한다. 예를 들면, 한 정신과 전공의는 자신도 모르게 동양계 미국인 환자에게 쉬운 단어로 천천히 이야기하고 있었는데, 환자가 잠시 말을 끊고 예의 바르게 “그렇게 천천히 말씀하지 않아도 됩니다. 저는 여기서 태어났습니다.”라고 할 때까지도 자신이 그렇게 하는지 모르고 있었다. 또한 백인 의사들은 소수 인종의 한 환자가 일생 동안의 차별적인 대우를 받으면서 이것이 정체성과 자존심에 영향을 미친다는 사실을 실감하지 못할 수도 있다. 실상 사회적으로 유발된 외상이 순수한 정신내적 문제로 오해될 수도 있는 것이다. 더욱이 백인의 특권의식으로 인해서 소위 ‘미세 외상(microtrauma)’이라고 불리는, 언뜻 보기에는 사소한 무례함이 소수자 집단의 구성원들에게는 강력한 영향을 미친다는 것을 백인 치료자가 깨닫지 못할 수도 있다(Gabbard등 2012).

병력청취 방법 Approaches to History Taking

면담에 있어 병력청취의 측면에는 동시에 이루어야 할 두 가지 목표가 있다. 기술적 진단과 역동적 진단이 그것들이다. 정신과의사가 이 목표를 이루기 위해서는 구조화된 과정을 통하여 증상이나 가족력, 스트레스, 질병의 기간 등 특이한 사실들을 알아내려는 자세로부터 환자의 사고과정의 자연스런 흐름을 듣기 위한 구조화되지 않은 자세까지, 유연한 면담양식을 유지하지 않으면 안된다. 병력청취의 구조화된 부분과 구조화되지 않은 부분 모두를 통하여 면담자는 의사-환자 관계를 세밀하게 평가해야 한다. 역동적 면담의 한 형태로서의 이러한 조직적 면담은 단순한 증상의 목록으로부터 면담자와의 지금-여기서의 관계에서 작동되고 있는 방어기제에 대한 능동적인 집중으로까지 변화될 수 있는 하나의 체계적인 움직임을 그 특징으로 한다고 Kernberg(1984)는 역설하였다.

우선 면담자는 환자가 자유롭게 이야기할 수 있다고 느낄 수 있는 분위기를 조성하도록 하여야 한다. 이제 갓 시작한 정신과 전공의들의 경우 흔히 병력과 증상들만을 알아내기 위하여 환자를 공격적으로 심문하는 잘못을 범한다. 절제를 가장한 태도나 내용이 없는 침묵, 수동성 등 짐짓 분석적인 태도를 가장하는 것들 또한 흔한 잘못이다. 평소 따뜻하고 품위 있어 보이던 전공의가 환자와 면담을 할 때면 갑자기 경직되고 지나치게 형식적이 되며 차가워지는 것이다. 면담자는 환자와의 관계에서 환자가 사물을 보는 시각을 온화하게 공감적으로 이해하려고 노력함으로써 환자와의 관계에서 능동적 참여자가 되어야 훨씬 더 많은 것을 얻어 낼 수 있다. 환자를 만족시키려 하지 않는, 중립적 관찰자로 분석가를 보는 전통적 관점과 구별하기 위해서는 이러한 자세에 역동적 측면을 보강하여야 한다(Viederman 1984). 역동적 면담이란 정신분석적 치료면담과는 다른 것이다.

정신과의사는 환자로 하여금 얼마 동안은 자유롭게 두서없이 이야기하게 함으로써 많은 것을 알 수 있다. 의사의 처음 몇 마디 말은 이런 두서 없는 이야기를 촉진시키는 방향으로 계획되어야 한다. 그 예로, "좀 더 말씀해 보세요." "계속하시죠." "그런 식으로 느꼈단 말이군요. 알겠어요." 혹은 "정말 화가 났겠는데요." 등을 들 수 있다. 이러한 방식의 자유연상이 산출하는 결과의 특성은 신경과학 연구에 의한 증거로 뒷받침된다. Andreasen들(1995)은 PET를 사용하여 과거의 경험을 회상할 때의 집중적 삽화적 기억(focused episodic memory)과, 자유연상과 유사한, 경험에 대하여 검열되지 않은 사고를 할 때의 무작위 삽화적 기억의 차이를 연구하였다. 그들은 이 두 가지 기억 간에 의미있는 차이를 발견하였으며 무작위 삽화적 기억과 연관된 자유로운 정신 활동은 연합 피질의 넓은 부위를 활성화하며 이 현상은 과거 경험의 능동적 상기(active retrieval)와 미래 경험에 대한 계획을 모두 반영함을 주목하였다. 따라서 면담에서 자유롭게 두서없이 이야기하게 하는 것과 특정 사건에 집중하여 이야기하도록 하는 것을 번갈아 가면서 유도함으로 다른 형태의 정신활동들을 일으키고 또한 서로 다른 종류의 유용한 정보들을 얻을 수 있을 것이다.

필수적인 병력 상의 자료나 정신상태에 대한 자료들을 알아내는 것 외에도 면담자는 중요한 무의식적 연관을 드러내는 것일지도 모를 몇 가지 양상의 연상들을 알아낼 수 있다. 사건이나 기억, 걱정 혹은 다른 심리적 문제들을 순차적으로 이야기한다면 그것은 결코 우연한 일이 아닐 것이다. 어떤 한 사람이 무의미한 숫자를 무작위로 길게 늘어놓는다는 것은 불가능하다는 것이 오래 전부터 수학자들에 의하여 알려져 왔다. 짧은 시간 안에 그 숫자들이 의미있는 양상을 띠게 된다는 것이다. 인간의 마음이란 혼돈보다는 질서를 더 좋아한다. 환자가 이야기하는 것도 역시 마찬가지이다. Deutsch와 Murphy(1955)는 이 원칙에 대하여 '연상적 회상(associative anamnesis)'으로 알려진 면담방법에 기초하여 다음과 같이 말하고 있다.

> 그 방법에는 환자가 말한 것뿐 아니라 환자가 어떻게 정보를 주는가 하는 것에 대한 기록도 포함된다. 자신의 불편함을 이야기하는 것뿐만 아니라, 면담의 어떤 시기에 그 이야기를 하였으며,

또 어떤 연관성을 가지고 자신의 사고나 불편함 및 신체적, 감정적 어려움들을 회상하였는가 하는 것이 중요하다.

비록 환자들이 의식적으로는 자신의 증상으로 인하여 혼란스러워 할지는 모르나 그 연상의 순서가 무의식적 연결의 실마리를 제공할 수도 있다. 예를 들면 부모와 함께 정신과적 평가를 위해 온 31세의 남자가 정신과의사와의 첫 면담을 시작하였을 때 그의 부모는 다른 장소에서 사회사업가와 개인면담을 하고 있었다. 그 젊은이는 직업을 계속할 수 없다는 말로 서두를 떼었다. 부모의 소재를 모르자 그는 갑자기 불안에 압도되었다. 부모가 옆 건물에서 사회사업가와 함께 있다고 알려 주자 환자는 그들과 통화를 할 수 있는지를 물었다. 부모의 소재에 대한 불안이 직업을 지속할 수 없었다는 설명을 하던 직후에 나온 것에 의사는 말없이 주시하였다. 이 두 가지 걱정거리가 서로 관련이 있는 것인지 의사가 환자에게 물었다. 잠깐 생각을 하던 환자는 부모들을 떼어놓고 직장에 가면 혹시 이들에게 무슨 일이 일어나지 않을까 걱정하게 된다고 대답하였다. 이 대화로 인하여 그의 성장과 독립이 부모에게는 치명적일 것이라는 환자의 걱정에 대한 생산적인 토론을 할 수 있게 되었다.

역동정신의학에서는 발달이론이 중심적 역할을 하기 때문에 발달력이 한 환자의 전체적인 역동적 평가에서 중요한 한 부분이 될 수밖에 없다. 환자가 원치 않는 아이였는가? 어떤 다른 자녀의 사망 이후에 환자가 태어나게 되었는가? 말하기, 걷기, 앉기 등 발달단계를 적절한 나이에 수행하였는가? 아동기에 충격적인 이별이나 상실은 없었는가? 이러한 매우 귀중한 정보를 얻기 위하여 정신과의사나 정신과의사와 협조관계에 있는 사회사업가가 환자의 부모나 다른 가족을 만나 면담해야 할 경우가 있다. 실제로 환자가 아동기의 중요한 사건들을 회상해 내기가 불가능할 수도 있고 어떤 사건들에 대하여는 왜곡할 수도 있다.

연대적 사건에 대한 기억이 불완전함에도 불구하고 환자는 아동기 및 청소년기 발달에 대한 조사에 반드시 참여해야 한다. 역동적 면담의 가장 기본적인 원칙은 과거가 현재에서 되풀이 된다는 것이다. 진단적 과정에 환자를 동참시키기 위하여 면담자는 과거의 사건과 현재의 느낌 간의 관련에 대한 환자의 호기심을 자극할 수도 있다. "요즈음에 느끼는 불안이 과거 어느 때의 느낌을 기억나게 하나요?" "여자는 믿을 수 없다는 성인으로서의 느낌에 영향을 준 어떤 사건이 어렸을 때 있었나요?" "부부문제가 과거 다른 사람과의 관계에서 느꼈던 문제와 비슷한 점이 있나요?" 등 다양한 개방적 질문들은 이런 공동참여 관계를 세우는데 도움이 된다. 환자가 현재와 과거의 연관성을 조사하는데 동참하게 되면 환자에게 중요해 보이는 사건이나 시기에 주의를 기울여야 한다. 또한 발달력 상에 생략이 눈에 뜨인다면 이것 역시 중요하다. 정신과의사는 그런 생략된 부분에 대하여 더욱 유념하고 직접 질문하여 채워 넣어야 한다. 예를 들어, 환자가 현재의 모든 문제의 근원으로서 한쪽 부모만을 언급하고 다른 쪽 부모는 빼놓고 있는가, 환자의 문화적, 종교적 배경에 대해서는 어떤가, 이러한 요인들이 가족관계에 어떻게 영향을 미치고 있으며 감정적인 문제들을 받아들이는 데에는 어떻게 영향을 미치고 있는가 하는 것들이다.

현병력이나 가족문제 혹은 발달상의 주제들에 대하여 자유롭게 이야기하도록 고안된 개방식 질문들을 하고 나서 수분 후에 정신과의사는 더 특별하고 직접적인 질문을 함으로써 빈칸들을 메울 수 있다. 이런 질문들은 기술적 진단을 위해서 필요한 것들로, 예를 들면 DSM-5(American Psychiatric Association 2013) 진단기준에 필수적인 특별한 증상들, 질병의 경과 기간에 관한 정보, 다른 질병일 가능성의 배제를 위한 질문들이다. 또한 더욱 완전한 역동적 진단을 위해서 필요한 것들로서, 예를 들면 특별한 발달상의 외상들, 관계형성의 양상, 혹은 반복되는 환상이나 백일몽 유무와 내용 등이다. 환자가 생략된 부분을 메워감에 따라 역동치료자는 환자의 과거의 관계가 현재의 관계에서 드러난다는 전이에 관한 하나의 가설을 만들기 시작한다(Menninger 1958). 다른 말로 하면 과거관계의 양식들이 어떻게 현재에 반복되어 문제를 만들어 내는가 하는 것이다.

환자들은 사건과 증상간의 관련에 대해 자신이 알고 있는 것에 대한 중요한 역동적 정보를 제공할 수 있다. 여기서 또 다시 면담자는 과거의 문제가 자극에 의하여 현재에 촉발될 수 있다는 관점에서 생각하여야 한다. 한 여성 간부가 승진 후 심한 불안감을 나타내었다. 그녀는 승진을 충격으로 생각하였다. 그러나 승진이 불안을 일으킨 이유는 알 수 없었다. 지난 수년간 그녀는 새로운 일을 찾으려 했기 때문이다. 면담 중 그녀는 이혼해서 힘든 일을 하며 두 아이를 돌보는 여동생에 관해 자주 언급하였다. 더 조사해 보니 아동기에 자매간에 강한 경쟁심이 있었고 이 여성 간부의 불안은 죄의식과 관련되어 있다는 것이 밝혀졌다. 그녀는 자신이 잘되는 것이 여동생에게는 파괴적으로 작용한다고 확신하고 있었다. 이러한 느낌은 동생을 이겨서 부모에게 유일한 존재가 되고자 했던 아동기의 소망을 떠올리게 하였던 것이다.

Holmes와 Rahe(1967)는 수많은 생활사건에서 나타나는 자극의 정도를 등급 짓는 척도를 개발하였다. 비록 이러한 척도들이 특별한 생활사건이 준 영향에 대하여 일치된 의견을 제공하고는 있지만, 역동치료자는 개개의 환자를 고유한 개체로 보고 접근하여야 하며, 한 사건을 단지 특별한 하나의 의미로만 가정하는 잘못을 범하여서는 안 된다. 예를 들어 한 학생이 아버지가 사망한 것에 대하여 아버지의 끊임없이 계속되던 잔소리를 이제는 더 이상 듣지 않아도 되고 또 더 자유롭게 자신의 경력을 쌓아갈 수 있다는 해방감으로 반응하였다고 하자. 그렇다면 아버지의 사망이라는 충격은 오히려 성적을 향상시키고 결국 이 학생의 전반적 기능을 증진시키는 결과를 낳을 것이다.

덧붙여서 어떤 자극들은 무의식적 수준에서 작용함으로써, 환자가 어떤 유발사건을 기억해 내도록 요청을 받았을 때 그것을 기억해내지 못할 수도 있다는 사실을 기억하여야 한다. 어떤 자극들이 간과되었는지 그렇지 않은지를 함께 결정하는 것 역시 면담의 또 하나의 기능일 것이다. 예를 들면, 기일 반응(忌日 反應, anniversary reaction)[1]은 흔한 자극이지만 환자가 무시해 버리기 쉽다. 만성 우울증에 걸린 한 환자는 오빠가 자살한 기일에 갑자기 자살을 하였다. 다른 예로서, 행복한 결혼생활을 하던 한 의사가 하루는 특별한 이유 없이 부부관계에 문제를 생겨서 정신과의사인 동료에게 조언을 청하였다. 전화통화를 하던 중 그는 전 부인과 이혼한 지 10년째 되는 날이 바로 오늘임을 갑작스럽게 깨달았다. 그러자 그는 최근에 부인에게 화를 내었던 것이 실제로는 전 부인과의 험악했던 관계에 의하여 발생한 것이라는 사실을 알게 된 것이다.

정신상태검사 The Mental Status Examination

기술 위주의 정신과의사(descriptive psychiatrist)와 마찬가지로, 정신역동을 중시하는 정신과의사 역시 정신상태에 대한 자료에 관심을 갖는다. 그러나 정보에 접근하는 방법에서 다소 차이가 있다. 첫째, 그들은 정신상태에 대한 질문양식을 만들어서 검사를 진행하지 않고, 합리적으로 그리고 가능한 한도 내에서 면담의 중간 중간에 정신상태에 대한 질문을 섞어 넣는다(MacKinnon들 2006). 어떤 특별한 정신상태는 그것이 면담 도중 나오지 않으면 일부러 그에 대하여 질문을 하지 않으면 안된다는 단점도 있지만, 그래도 이렇게 할 경우 형식적인 정신상태검사를 최소화할 수 있다는 이점이 있다. 이런 종류의 질문이 면담 중에 주어질 때 환자는 의미있는 전후관계에서 자신의 지각, 사고, 감정 등의 왜곡을 볼 수 있게 된다. 더구나 이런 왜곡과 질병의 관계를 결정하는데 있어 환자는 질문들에 대한 수동적인 응답자가 아니라 협력자로서 더 깊이 관여할 수 있게 될 것이다.

지남력과 지각 Orientation and perception

환자의 시간, 공간, 인물에 대한 지남력은 병력 청취 중에 명확히 알 수 있는 경우가 많다. 따라서 지남력이 잘 보존되어 있는 환자에게 지남력을 알아보려고 특별한 질문을 하는 것은 의사-환자간의 신뢰감 형성에 방해가 될 것이다. 과도한 명료함(hyperalertness)도 직접 질

1) 기념일(記念日) 반응이라는 번역도 있음. 기일반응은 엄밀하게는 anniversary reaction of the death의 번역임.

문 없이 스스로 드러나는 정신상태 소견이다. 환청이나 환시와 같은 중요한 지각의 증상은 면담을 시작할 때 정신과적 치료를 원하는 이유에 대한 설명을 하면서 드러나는 수가 많다. 하지만 역동치료자는 환각이 존재하느냐 않느냐 보다 그 이상의 것에 관심을 갖는다. 환자가 소리를 듣고 있다면, 어떤 소리인가, 어떤 환경에서 그런 소리가 나는가, 그 소리가 누구의 목소리와 닮았는가, 그 소리들이 환자에게 어떤 의미가 있는가 하는 것들을 알고자 하는 것이다.

인지 Cognition

형태적 사고장애 유무는 항상 병력 청취를 통하여 분명해진다. 이미 언급한 바와 같이, 연상이 이완되어 있는 경우라 하더라도 그 연상이 환자의 마음 안에서는 특별한 연관관계를 가지고 있다. 면담자의 역할은 이러한 연관관계가 어떤 성질의 것인가를 이해하는 것이다. 또한 망상 혹은 '잘못 믿고 있는 것'에 대하여는 특별한 질문들보다 병력에 대한 개방적인 질문을 통해서 더 쉽게 드러날 수 있다. 망상이 존재하느냐 않느냐 하는 것은 정신역동적 평가의 단지 한 부분일 뿐으로, 이 망상들의 의미나 기능도 망상의 존재 못지 않게 똑같이 중요하다. 예를 들어, 편집증 환자가 보이는 과대망상은 낮은 자존심으로 인한 패배감에 대하여 보상의 기능을 할 수도 있을 것이다.

인지는 언어와 대화에 영향을 주기 때문에, 정신과의사는 무의식의 일면을 드러내는 기억의 착오나 실언에 대하여 주의하여 듣지 않으면 안된다. 정신과의사에게 의뢰된 한 산모가 정신과의사를 만나는 것에 화를 내면서 "나는 정신과 부모(psychiatric parent), 아니, 정신과 환자(psychiatric patient)가 되고 싶지 않아요."라고 소리쳤다. 의사는 이 산모의 실언이 자신이 어머니가 된다는 것에 대한 양가적인 감정으로부터 나온 것이라는 것을 알게 되었다.

질문에 대답하는 환자의 태도는 환자의 성격에 관해 많은 것을 알려준다. 강박성 환자가 질문을 받으면 지나치게 세밀한 것에 주의를 기울이고, 특별한 어떤 정보에 대하여 면담자에게 상세히 설명해 줄 것을 요구하는 일이 많다. 반대로 히스테리성 환자는 사소한 것에는 완전히 무관심하여 대답을 애매모호하게 함으로써 면담자를 힘들게 한다. 수동-공격성 환자들은 질문을 반복해서 한다든지 병력에 관한 자료를 이끌어내는 것을 방해함으로써 면담자를 화나게 한다. 편집성 환자는 질문의 숨은 의도를 캐내려고 계속 노력하며, 따라서 면담자는 피고의 자리에 앉아 있는 것처럼 느낀다.

자살사고가 존재하느냐 않느냐를 결정하는 것 또한 정신과적 평가에서는 필수적이다. 환자가 자살계획을 가지고 있는지 혹은 충동적 자살행위를 하기 전에 먼저 이야기를 나눌 수 있는 사람이 있는지를 직접 물어보아야 한다. 또 정신역동적 평가를 통하여 자살의 의미가 무엇인지 명확히 하여야 한다. 사망한 연인과의 재결합 환상인가, 환자를 유린한 적이 있는 어떤 사람에 대한 복수인가, 혐오스럽고 두려운 내적 대상표상을 없애기 위한 것인가, 환자가 생각할 수 있는 많은 해결방법 중 왜 하필 자살을 선택하였는가 하는 것들이 명확히 밝혀져야 한다.

정서 Affect

환자의 감정상태를 관찰함으로써 방어기제에 관한 많은 정보를 얻을 수 있다. 요컨대 정서를 관리하는 것(management of affects)이 방어의 가장 중요한 기능일 것이다. 자신의 엄청나게 고통스러운 사건을 전혀 감정의 동요 없이 이야기하는 환자는 '감정 분리(isolation of affect)'의 기제를 사용한 것이다. 언제나 기분이 좋다고 하면서 면담자에게 필요 이상의 농담을 던지는 경조증 환자의 경우는 슬픔이나 분노 같은 감정에 대하여 부정(denial)의 방어기제를 사용하고 있다. 자신의 인생에 중요한 사람들에 대하여 경멸과 적대감을 표현하는 경계성 환자들은 타인에 대한 선한 감정과 악한 감정이 조화를 이루지 못하도록 분할(splitting)의 기제를 선택한 것이다. 정서(affect)에 속하면서 지속적인 내적 감정(internal feeling)의 정도를 뜻하는 기분(mood) 역시 반드시 평가하여야 한다. 환자와 함께 기분을 추적하다 보면 이것들이 중요한 자기표상이나 대상표상들과 관련을 맺고 있는 경우를 자주 보게 된다.

행동 Action

많은 정보들이 임상적 면담상황에서 비언어적 행동을 통해 교류된다. 환자를 안절부절 못하게 하는 특별히 민감한 주제는 어떤 것인지, 어떤 문제가 침묵을 유발하는지, 어떤 문제들이 면담자와 시선이 마주치는 것을 피하게 하는지 하는 것들이다. 환자는 중요한 자료들을 면담자에게 숨기려 하겠지만 환자의 의도와는 달리 이러한 비언어적 행동들이 표현될 것이다. Freud(1905/1953)는 이러한 면에 대한 관찰 결과를 다음과 같이 기술하였다.

> 내가 최면의 힘을 빌리지 않고 단지 환자들이 말한 것과 보여준 행동만을 관찰함으로써 내부에 감추고자 하는 것을 밝혀내는 일에 나 자신을 바치기로 하였을 때, 나는 이 일이 매우 어려울 것이라고 생각했었다. 하지만 지금은 그렇게 생각하지 않는다. 들을 수 있는 귀와 볼 수 있는 눈만 가졌다면 죽음조차도 비밀을 지킬 수 없을 것이다. 만일 입술이 침묵한다면 손가락으로라도 얘기할 것이다. 그의 몸에 붙어 있는 모든 구멍으로부터 배신의 증거가 흘러나올 것이다. 따라서 마음의 가장 깊은 곳에 숨겨져 있는 것까지도 의식으로 나오게끔 만드는 작업은 결국에는 가능한 일이다.

Freud가 말한 것처럼, 무의식을 관찰할 수 있는 왕도 중의 하나가 비언어적 행동이다. Freud의 관찰은 Paul Ekman(1985)의 작업을 통해서 체계화되었다. 그는 약 1만개 정도의 얼굴 표정을 분류하여 표정코드체계(Facial Action Coding System)를 만들어 냈다. Ekman은 얼굴표정은 뇌의 하드웨어에 내장되어 있으며, 자극이 가해지면 약 0.2초만에 의식이 알기도 전에 이미 얼굴에 나타날 수 있다는 것을 알아내었다. 그는 어떤 사람이 거짓말을 할 때 이 사람이 질문에 대해서 반응하는 통상적인 시간인 0.5초도 채 걸리지 않은 짧은 시간 동안 나타난 미세한 표정을 연구함으로써 그것이 거짓말인 것을 알아챌 수 있었다. 아울러 손의 움직이는 모양, 자세, 말의 형태, 그리고 다른 사람의 이야기를 하듯이 거리를 두고 말하는 것 등이 거짓말의 특징이라고 그는 지적하였다. 비록 일상적인 정신역동적 면담이 진실인지의 여부를 결정하는 것이 중요한 사법적 상황에서 진행되는 것은 아닐지라도, Ekman의 의견은 얼굴 표정, 신체 자세, 그리고 말하는 방식 등의 미묘한 변화를 연구함으로써 환자가 감추기를 바라는 중요한 감정적 주제들의 징후를 알 수 있게 될 것임을 모든 치료자들에게 일깨워주고 있다. 초기 애착관계들은 내재화되고 잠재적 기억으로 부호화된다(Amini들 1996; Gabbard 1997). 치료자와의 관계 안에서 드러나는 것은 이러한 초기 애착관계들에 의하여 형성된, 그 환자가 습관적으로 보이는 대상관계의 일정한 양식이며, 이러한 관계의 양식의 많은 부분은 비언어적이다. 예를 들어서, 눈이 마주치는 것을 부끄러워하고, 지나치게 공손하며, 몸짓을 사용하는데 너무 제한적이고, 말을 할 때 더듬거리는 환자들은 이를 통하여 자신의 무의식적인, 내재화된 대상관계에 대하여, 그리고 임상적인 면담 밖에서 타인들과 어떻게 관계를 하는지에 대하여 많은 것을 치료자에게 말하고 있는 것이다.

심리검사 Psychological Testing

Rorschach와 TAT 등 투사적 심리검사는 정신역동적 평가에 특별히 유용한 보조검사이다. Rorschach는 10개의 대칭적 잉크얼룩들로 구성되어 있어 환자에게 애매한 자극이 된다. 이런 애매함에 직면하여 환자는 잉크얼룩 속에 들어있는, 특별한 형태가 없는 어떤 모양들에 대하여 스스로 해석을 내림으로써 자신에 관한 많은 것들을 드러내 보이게 된다. Rorschach를 올바르게 해석하기 위해서는 정신역동적 진단적 이해에 입각한 고도의 이론적인 지침에 따라 그 반응들을 체계화하여야 한다(Kwawer들 1980; Rapaport들 1968; Schafer 1954).

TAT(thematic apperception test, 주제통각검사)도 비슷한 자극을 사용한다. 인물과 여러 가지 모호한 상황을 표현하는 일련의 그림이나 목판화를 환자에게 제시하고 자유롭게 해석하게 한다. 환자는 각각의 그림을 통하여 자기 나름의 이야기를 상상하도록 요청 받는다. 이야기를 구성하면서 환자는 자신의 환상, 소망 그리고 갈등 따위를 그림 속에 투사한다. 경직되고 말수가 적어 정신과적 면담에서는 내면의 세계를 자유롭게 표현할 수 없는 환자에게 투사적 검사는 특히 유용하다. 그러나 많은 환자들이 임상적 면담 중에 자신에 관하여 많은 것을 드러내기 때문에 심리검사가 반드시 필요하다고는 할 수 없다.

투사적 검사에 더하여, 인격 특성을 측정하는 표준 심리검사들도 상당히 유용할 것이다. 예를 들어 Millon 다축적 임상검사(The Millon Clinical Multiaxial Inventory, Millon 1977)는 현재 3판이 나와 있는데, 소망, 두려움, 방어 등 환자의 인격 안에 있는 특징적인 주제들을 확인하기에 유용하다.

신체검사와 신경학적 검사
The Physical and Neurological Examination

환자에 대한 신체검사와 신경학적 검사가 기술적 정신과의사뿐만 아니라 역동치료자에게도 똑같이 중요하다. 몸의 어딘가에 이상이 있으면 반드시 뇌에 영향을 주고 또 그 반대도 마찬가지이다. 병원에서라면 역동치료자가 직접 신체검사나 신경학적 검사를 할 수도 있다. 그러나 개인진료실에서라면 역동치료자들은 내과의사에게 신체적 평가를 의뢰하는 편이 더 낫다. 하지만 누가 검사를 하던 간에 신체적 증상의 의미를 평가하는 것은 전이의 측면에서나 신체에 대한 환자의 환상의 측면에서나 항상 유용할 것이다. 어떤 경우든지 신체에 대한 자료 없이는 기술적 평가도 역동적 평가도 완전하다고 할 수 없다.

정신역동적 진단
The Psychodynamic Diagnosis

치료자는 정신역동적 평가의 말미에 DSM-5의 진단기준에 입각한 기술적 진단과 환자와 질병에 대한 이해에 입각한 역동적 진단에 도달하지 않으면 안 된다. 양쪽 진단 모두 치료계획에 영향을 주지만 기술진단은 정확한 진단적 명칭을 목적으로 하는 반면 역동진단은 그 명칭을 넘어서서 환자에 대한 이해를 요약한 것으로 볼 수 있다.

기술진단은 적절한 약물치료를 계획할 수 있도록 도와준다. 역동진단은 약물의 처방이 환자에게 어떤 의미이고, 약물에의 순응이 어떻게 문제가 될지를 이해하도록 할 수 있다.

이런 맥락에서 역동진단의 유용성이 역동정신치료를 처방 받은 환자에게만 제한되는 것은 아니라는 점이 강조된다. 즉, 환자의 인격을 치료적으로 관리하는 것이 치료 계획에서 항상 고려되지 않으면 안 되는 정신과적인 모든 통합된 치료의 한 부분이다(Perry들 1987).

아울러 완전한 역동진단을 위해서는 이미 제 2장에서 논의한 4가지 주요 이론적 견해들, 즉 자아심리학, 대상관계이론, 자기심리학 그리고 애착이론 중에 하나 혹은 그 이상의 관점에서 환자들을 평가해 보아야 한다. 정신역동적 면담자가 면담 중에 밝혀진 재료에 대해서 다양한 이론적 모델에 비추어 생각해 볼 수 있다는 것은 분명 이득이다. 치료자가 한두가지 선호하는 이론에 의존하지 않고 다양한 관점에서 볼 수 있다면 환자는 더 풍부하고 더 복합적인 치료 계획을 통해서 마음속에 몇 가지 서로 다른 모델을 그려볼 수 있다는 면에서 도움이 될 수 있을 것이다(Peebles 2012). 더욱이 하나의 이론적 체계가 모든 환자들을 위한 해답의 전부를 갖는다는 것은 거의 불가능하므로, 오늘날의 정신분석과 정신역동적 사고의 흐름에서는 다원주의(pluralism)가 훨씬 더 일반적이다.

자아의 특성들 Characteristics of the Ego

환자의 직업 경력이나 대인관계의 양상으로부터 환자의 전반적인 자아 강도에 대하여 많은 것을 알 수 있다. 직업을 잘 유지할 수 있고 오랜 기간 동안 지속적인 대인관계를 유지할 수 있는 사람들은 그렇지 못한 사람들에 비하여 더욱 유연성 있는 자아를 가지고 있을 것이다.

몇 가지 중요한 자아 기능들을 평가함으로써 정신과의사들은 환자의 강한 부분과 약한 부분을 잘 이해할 수 있게 되고(Bellack들 1973) 이에 따라 치료 스케줄을 잘 처방할 수 있게 된다. 환자의 현실검증 능력은 어떠한가, 내적인 것과 외적인 것을 구별할 능력이 있는가, 아니면 지속적인 망상적 지각장애가 존재하는가? 조직화된 상황에서는 현실검증 능력이 건강하게 보존되지만 그렇지 못한 상황에서는 망가져 버리는가? 환자의 충동조절 능력은 어떠한가, 충동의 방출을 자아가 충분히 지연시킬 수 있는가 아니면 충동이 환자를 압도하여 타인이나 자신에게 위험할 정도에까지 이르게 되는가 등을 평가하여야 한다. 또한 판단력도 자아 기능으로서 반드시 평가되어야 한다. 환자가 행동의 결과를 적절히 예견할 수 있는가 하는 것이다.

적절한 형태의 정신치료를 계획하기 위하여 역동치료자는 환자가 심리적 역량(psychological mind)을 갖추고 있는가를 결정하지 않으면 안된다. 환자가 자신의 문제를 내부적 원인의 탓으로 보고 있는가, 아니면 모든 곤란을 외부 환경이나 타인의 탓으로 돌리고 그들을 비난하는가? 환자가 여러 가지 다양한 자료들을 통합하고 이를 통하여 증상이나 대인관계상의 어려움에 대한 의미있는 설명을 할 수 있는가? 환자가 여러 단계의 추상적 주제들 사이를 관련 짓는 은유나 유추의 능력을 가지고 있는가? 이러한 모든 면에 대하여 고려함으로써 심리적 역량의 정도를 평가할 수 있는 것이다.

자아 평가의 중요한 또 한가지는 방어기능을 평가하는 것이다. Waelder(1960)에 의하여 정신분석의 상황에서 환자의 방어기제의 작동에 대한 일련의 질문들이 제기되었고 이와 비슷한 질문들을 역동적 평가에서도 도입할 수 있겠다. 즉, 환자가 바라는 것이 무엇인가? 환자가 무의식적으로는 무엇을 원하는가? 그리고 무엇을 두려워하는가? 또 그가 두려울 때는 어떻게 하는가 등이다. Pine(1990)은 욕동과 이에 대한 자아의 반응 사이의 관계를 평가하는데 있어 다음과 같은 질문을 추가하였다.

> 어떤 소망이 표현되는가? 소망은 의식과 어떤 관계가 있는가? 환상은 무엇인가? 환상은 소망과 방어와 현실 사이에서 어떻게 타협하는가? 소망은 그에 대하여 과연 어떻게 방어되는가? 방어는 얼마나 효율적이며 적응적인가? 효과적으로 방어되지 못한 이러저러한 소망에 따라 특정한 불안이 나타나는가? 그리고 이러저러한 소망과 관련하여 양심이 작동되었을 때 그에 따른 특정한 죄의식이 나타날 수 있는가?

Pine은 또한 자아동조적으로 표현되는 환자의 특징적 방어 유형을 들여다 봄으로써 유사한 양상으로 나타나는 그의 인격을 평가해야 한다고 하였다. 제 2장에서 기술한 바와 같이 방어기제가 미숙함과 성숙함의 연속선 상에서 어느 지점에 있는지를 평가할 수도 있다. 곤란한 상황에 있게 되었을 때 억제와 유머를 사용할 수 있는 환자는 이러한 상황에서 분할이나 투사적 동일시를 사용하는 환자에 비하여 훨씬 더 강한 자아를 가지고 있는 것이다.

자아심리학적 평가에 있어서는 자아와 초자아의 관계를 결정하는 것도 중요한 부분이다. 자아에 대하여 초자아가 경직되고 몰인정한 감시자(rigid and ruthless overseer)의 역할만을 수행하는가 아니면 그들 사이에 융통성(flexibility)과 조화(harmony)가 존재하는가? 환자가 실제적인 이상(realistic ideals)을 지향하는가, 아니면 도달할 수 없는 환상적인 목표에 묶여 있는가? 초자아가 덜 발달하였거나 형성되지 않아 반사회적 성향을 띠고 있는가? 이런 질문들에 대한 대답을 통하여 부모상과 관계된 환자의 아동기 경험들에 대한 실마리를 찾을 수 있다. 왜냐하면 초자아는 그러한 상들이 내재화된 표상이기 때문이다.

대상관계 Object Relations

정신역동적 평가의 마지막 결과의 하나로써, 아동기의 관계, 환자와 치료자간의 관계에 있어서 실제적인 측면과 전이적 측면, 그리고 의사-환자 관계 이외에 현재의 대인관계 등 세 가지 맥락에서 환자의 대인관계에 대한 정보를 얻게 된다. 이러한 관계들의 본질은 가족 체계와 사회적 체계에서의 환자의 위치에 관한 많은 정보를 제공한다. 그러나 환자를 정신과의사에게 오도록 한 임상적 증상의 발달에 환자의 가족 내 관계들이 어떻게 영향을 미쳤는가를 평가하는 것은 여전히 필요하다. 예를 들면 한 사춘기 환자의 증상적 행동이 부모의 부부 문제를 반영하고 있는가, 말하자면 이 환자가 전 가족을 대신하여 질병의 전달자로 역할을 하고 있는가 하는 것이다.

환자의 대인간 관계들에 대한 정보는 또한 환자의 내적 대상관계의 성질에 대하여 많은 것을 알게 해준다. 가족들이나 중요한 사람들과의 면담을 통하여 다른 사람들과의 관계에 있어서 환자가 안고 있는 왜곡의 정도를 가늠해 보는데 도움을 얻는다. 쉽게 구별될 수 있는 일정한 양식들이 모든 관계의 안에 흐르고 있을 것이다. 예를 들면, 환자가 언제나 가학피학적 결합에서 항상 피학적 역할을 하게 되는가, 환자가 항상 덜 기능적이고 더 많은 도움을 필요로 하는 사람들을 돌보아 주는가 하는 것들이다. Pine(1990)은 면담 과정 중 치료자가 숙고하게 되는 대상관계에 대하여 초점을 맞춘 일련의 질문들을 개발하였다.

> 과거의 어떤 대상관계가 반복되는가? 그 대상관계에서 환자가 어떤 역할을 수행하는가, 그 자신의 역할을 하는가, 아니면 다른 사람의 역할을 수행하는가? 환자가 이전의 자기처럼 행동하는가? 부모의 눈에 들기를 원하였는가? 부모는 그가 어떠한 사람이 되기를 원했는가? 그는 자신의 부모가 어떠하기를 바랬었는가? 그리고 어렸을 때의 어떤 수동적 경험들이 지금에 와서 능동적으로 반복되고 있는가?

이러한 평가를 종합하여, 대상관계에 있어서의 성숙의 수준을 결정할 수 있다. 환자는 타인에 대하여 선한 성질과 악한 성질 모두를 함께 가지고 있는 전체적 대상으로 경험하는가, 아니면 이상화(즉, all good)하거나, 몰가치한 것(즉, all bad)으로 보거나 간에 어느 한쪽 면만으로 타인들을 보고 있는가? 타인을 그들 자신의 필요와 관심을 가지고 있는 독립된 사람으로 보지 않고 환자만을 위한 유일한 기능만을 수행하는 요구만족적인 부분대상(need-gratifying part-object)으로만 보는가? 마지막으로 대상항상성은 어떤가? 그 사람을 보고 싶어하는 마음을 진정시킬 수 있도록 그의 내적 상(soothing internal image)을 마음 속에 그림으로써 중요한 존재로부터 떨어져 있다는 사실을 참아낼 수 있는가?

자기 The Self

완전한 역동적 평가를 위해서는 환자의 자기(self)를 여러 각도에서 평가해야 한다. 즉 자기의 인내력과 결속력을 평가하여야 한다. 친구나 동료로부터의 사소한 모욕에 대한 반응 때문에 쉽게 부서져 버리지는 않는가? 환자가 지속적인 관심을 통하여 자기대상으로부터의 긍정적 확신을 계속 얻어야만 하는가? 환자의 자기대상의 성숙도 역시 평가되어야 한다. 상호간에 만족스러운 관계를 지속적으로 유지함으로써 환자의 자기대상이 필요로 하는 것들이 만족되어야 하는가?

정신과의사는 환자의 자존심뿐만 아니라 자기연속성(self-continuity) 역시 평가하여야 한다. 외부 환경에도 불구하고 오랫동안 균등한 상태로 있을 수 있는가 아니면 전반적인 정체성의 둔화가 일어나는가? Horowitz(1997)가 강조한 바와 같이, 자기결속감(self-coherence)이나 자기연속성이 없으면 증상이 발생하고 자신의 마음 상태에 폭발적인 흔들림이 일어나기 쉬워진다. 또한 Horowitz는 한 사람의 인격 내부에 있는, 통합과 가치들을 의미하는 자기결속감이 대인관계의 양상보다 더 중요함을 지적하고 있다. 정체성의 둔화가 일어나면 서로 분할된 여러 가지의 서로 다른 자기표상들이 전체 인격을 지배하고 계속해서 조종을 하게 된다. 이러한 여러 가지 서로 다른 자기표상들은 어느 한 시점에서의 대인관계적 측면에 의하여 그게 영향을 받는 서로 다른 대상표상들과의 연결을 통하여 생겨나는 것이 분명하다. 자기의 경계(boundary of the self) 역시 흥미롭다. 환자가 자신의 정신적 내용물들을 다른 사람의 것과 분명하게 구별할 수 있는가? 자기대상의 경계가 전반적으로 모호한가? 이것과 관계되는 것이 환자의 신체지각(body perception)이다. 환자의 신체경계(body boundary)는 정상적인가, 아니면 신체경계를 인식하기 위하여 반복해서 자해를 하지 않으면 안되는가? 상당기간 동안 마음과 신체를 서로 연관되어 있는 것으로 보고 있었는가? 이인화(depersonalizing) 현상이나, 마음을 신체로부터 독립된 것으로 느끼는 신체이탈 경험(out-of-body experience)은 없었는가?

애착유형과 의식화 Attachment Patterns and Mentalization

환자를 평가하는 의사는 애착 유형에 대해서 잘 듣고 성인기 애착에 있어 기존의 분류에 입각하여 환자의 내적 실행 모델(internal working model)을 이해하여야 한다. 이 분류에는

1) 안정된 자율적 애착집단, 2) 불안정한 애착집단, 3) 집착하는 애착집단, 4) 조화롭지 못하고 혼란스러운 애착집단이 속한다(제 2장 참조). 연구 환경에서는 면담자들은 성인기 애착검사를 사용할 수 있다. 이는 어린 시절 양육자/부모와의 경험과 성인으로서의 환자에게 부모/양육자가 어떤 영향을 끼쳤는지에 대한 15항의 질문으로 구성된 반구조적 면담 설문지이다(Gullestad 2003). 어떤 면에서는 미지의 상황 설문지(Strange Situation)의 성인판에 해당한다(Stein들 1998). 이 검사 도구는 충분한 훈련과 채점 요강이 필요하다. 임상 환경에서 의사들은 환자의 애착 유형들에 대해서 경청하고 어린 시절 경험이 어떻게 성인기의 관계 형성에 기여했는지를 잘 알아 보아야 한다. 또한, 초기 애착의 어려움이 의식화 능력에 얼마나 기여했는지 혹은 어느 정도까지 저해하였는지를 평가할 수 있다. 아동이 안정된 애착을 형성하면, 그는 다른 사람들의 느낌이나 욕망, 신념 그리고 기대에 입각하여 그들을 이해하는 능력을 기른다(Fonagy 2001). 외상이나 방치의 경우 아동은 자신의 사고 과정을 스스로 차단하고 부모 또는 양육자의 마음을 알려고 하지 않는다. 이러한 방어적 반응은 의식화 능력을 저해할 수 있다(Fonagy 2001).

정신역동적 가설 Psychodynamic Formulation

위에 열거한 정신역동적 진단의 서로 다른 여러 요소들이 설명적 가설의 기초가 된다. 이 잠정적 가설이나 모형은 이러한 여러 가지 요소들이 어떻게 상호작용하여 임상양상으로 변화되어 표현되는가를 설명한다. 정신역동적 가설은 생물정신사회적 맥락에서 이루어져야 한다(Gabbard 2010). 세 가지 요소가 좋은 정신역동적 가설의 기초를 형성한다(Sperry들 1992). 가설은 임상적 상황을 그려 주고 도움을 요청하도록 촉발한 스트레스 요인 또는 요인들을 기술하는 하나 혹은 두 개의 문장들로 시작한다. 가설의 두 번째 부분은 생물학적, 정신내적, 그리고 사회문화적 요인들이 임상적 상황에 기여했는지에 대한 일련의 가설을 형성하는 것이다. 세 번째 부분은 앞서 말한 두 부분이 치료와 예후를 어떻게 시사하는지 간략히 기술한다.

정신역동적 가설의 구조를 짜는 데에는 몇 가지 밑바탕이 되는 원칙들이 필요하다. 첫째로, 생물학적 요인들은 유전적일 수도 있고 두부 외상이나 초기 외상 등의 환경적 영향에 기초한 것일 수도 있다는 것이다. 두 번째, 사회문화적 요인에는 가족, 종교, 문화적 습관, 또는 이민의 여파 등이 있을 수 있다는 것이다. 몇몇 환자는 자국에서 보다 새로운 문화에서 더 혼란스러운 듯 보일 수 있다. 사랑하는 대상, 문화적 가치, 모국어, 그리고 본래의 환경 등의 상실이 이민자의 정체성과 자존심을 심각하게 위협하는 "문화 충격(culture shock)"을 야기하고 애도 반응(mourning process)을 촉발할 수 있다(Halperin 2004). 정신역동적 가설은 환자의 상태를 설명하기 위한 것이지만 모든 것을 전부 설명할 필요는 없다. 여기에서는 중요한 문제를 명확히 부각시켜야 하며, 특히 치료 계획과 연관을 갖도록 해야 한다.

어떤 환자에게는 한 이론적 모델이 다른 두 가지 모델보다 더 설명적 가치를 가진다. 그러나 다른 어떤 환자들에게는 정신병리의 다양한 측면을 개념화하기 위하여 더 많은 모델들이 필요할 수도 있을 것이다. 제 2장에서 예시하였듯이 치료자들은 모름지기 모든 이론적 모델에 대하여 항상 개방적인 태도를 가져야 할 것이며, 따라서 이것 아니면 저것 식의 취사선택의 태도보다는 모두를 포함하는 양시(兩是)적 태도를 가져야 할 것이다. 가설이란 치료가 진행됨에 따라 계속해서 변화할 것이라는 점을 이해하고 사용하여야 한다. 역동정신의학에서는 진단과 치료가 항상 함께 이루어진다. 이러한 측면에 대하여 설명하기 위하여 다음에 한 증례를 제시하였다.

A양은 사서로 근무하는 33세의 미혼여성으로, 편집증 양상을 동반한 정신병적 발병을 하여 병원을 찾게 되었다. 그녀는 어머니가 자기를 죽이려고 계획하고 있다고 확신하게 되어 오빠와 함께 한 아파트에 살면서 자신을 숨겨왔다.

소량의 항정신병약물을 복용하고 안정을 찾은 후 A양은 자신을 명랑한 폴리네시아 사람이라고 표현하면서, "이제 더 이상 화가 나지 않는다"고 말했다. 그녀는 기분이 좋아져 집에 가기를 원했다. 그녀의 어머니는 A양이 정상으로 돌아온 것은 기쁘지만 A양의 오빠가 아직 아파트에 있어 걱정이 된다고 하였다. 그 오빠는 몇 주전 그녀의 아파트로 이사를 와서 그녀의 음식을 축내고 임대료도 내지 않고 살면서 노골적으로 자기 누이를 착취하고 있었던 것이다.

그녀의 어머니에 따르면, A양은 혼자 살아오면서 직장에서 몇몇 사람과의 피상적 관계를 맺는 이외에는 거의 접촉이 없었다고 하였다. 그뿐 아니라 A양은 18개월 전에도 한차례의 정신병적 발병이 있었으며 당시에도 오빠가 그녀의 아파트로 들어 왔었고 지금과 비슷한 착취의 관계에 있었다고 하였다. A양의 어머니는 또한 양극성 정동장애의 가족력이 있음을 토로하였다.

다음과 같은 설명적 가설이 구성되었다: A양은 양극성 정동장애의 유전적 소인이 있다. 그녀의 되풀이되는 정신병적 발병은 조현병의 형태로 표현되고 있지만 실상은 일종의 양극성 장애일 가능성이 있었다. 정신병적 증상이 안정을 찾은 뒤 의사는 예방적 목적으로 lithium과 또 다른 기분안정제의 사용을 고려할 수 있었다.

A양이 정신병적이지 않았을 때에는 화를 내는 등 모든 부정적 느낌들을 강하게 부정함으로써 적응을 해나갔을 것이고, 따라서 결국은 폐쇄적인 생활을 하였을 것이다. 오빠가 그녀의 아파트에 와서 빌붙어 살게 된 것이 스트레스로 작용하였고 이것은 A양에게 엄청난 분노를 촉발시키게

하여 A양의 평소의 방어적 자세를 유지할 수 없게 하였을 것이다. 이런 강력한 감정의 압력을 받자 그녀는 편집조현 위상으로 퇴행하였고 이런 상태에서 분노와 살해욕구를 동반한 받아들여질 수 없는 자기표상이 분할되어 어머니에게 투사된 것이다. 약물요법으로 A양의 정신증상이 가라앉은 후 자기표상이 재함입되면서 다시 부정이라는 기제에 의하여 가리게 된 것이다.

그녀는 심리적 역량이 결핍되어 있어 심층치료를 받는데는 문제가 있어 보였다. 따라서 생활환경조사와 가족치료를 통하여 스트레스, 즉 오빠를 제거하고 지속적인 투약과 지지정신치료를 통하여 그녀의 방어를 유지하게 해 줌으로써 이전의 적응상태를 회복시켜 줄 필요가 있다. 만일 환자의 오빠가 다시 돌아온다면 치료 순응도 문제들이 또 다시 나타날 것으로 예측할 수 있다.

상기 증례에서 개념형성은 역동적으로 하였지만, 실제로 설명적 가설은 정신질환이 유전적인 소인, 사회적가족적 영향 및 정신내적 요인에 의하여 발생한다는 Engel(1977), Fink(1988) 등의 생물정신사회학적인 정신과 모델에 의하여 이루어졌다.

결론
Conclusion

표 3-1은 정신역동 평가의 전반적인 과정을 요약한 것이다. 결론적으로 평가의 목적은 전반적인 치료계획을 세우기 위하여 정보를 제공하고 그 지침이 되게 하는 것이다. A양의 예는 정신역동적 진단, 특히 설명적 가설이 역동정신치료가 금기인 경우에서까지도 매우 유용하다는 사실을 보여 준다. 그러나 이 경우라도 치료 자체는 역동적이 되어야 한다. 역동적 평가는 치료 계획의 모든 면에 도움이 된다. 자아기능을 평가함으로써 그 사람이 입원해야 될 환자인지 외래치료를 할 환자인지를 결정하는데 도움이 된다. 예를 들어, 충동조절의 정도가 처음에 입원을 결정하는데 중요한 변수가 될 수 있고 퇴원 시에도 역시 중요한 변수가 된다. 이들 환자의 정신역동을 이해함으로써 의사는 성(性)치료, 행동변화, 가족치료, 집단치료 중 어떤 치료가 이 환자들에게 적합한지를 결정하는데 도움이 될 수 있다. 마지막으로, 약물에 대한 환자의 협조도 각 환자의 성격에 따라 영향을 받을 것이다. 앞으로 토의하게 될 증례에 대한 하나의 가설을 만들어 내는데 있어 여러 가지 다른 이론적 모형들이 어떻게 사용되며, 또한 환자에 대한 역동적 평가가 치료계획을 세우는데 있어서 어떤 식으로 지침이 되는가를 설명하게 될 것이다.

표 3-1. 정신역동적 평가

병력 자료 Historical Data

- 현병력 : 연상들의 연관관계와 스트레스 요인들에 중점을 둔다.
- 과거력 : 과거가 어떻게 현재에서 반복되는가 중점을 둔다.
    - 발달력
    - 가족력
    - 문화적, 종교적 배경

정신상태검사 Mental Status Examination

- 지남력과 지각
- 인지
- 정서
- 행동

투사적 심리검사 (필요할 경우) Projective Psychological Testing
신체검사와 신경학적 검사 Physical and Neurological Examination
정신역동적 진단 Psychodynamic Diagnosis

- DSM-5의 기술적 진단
- 자아의 특징
    - 강한 부분과 약한 부분
    - 방어기제와 갈등
    - 초자아와의 관계
- 대상 관계의 특징
    - 가족관계
    - 전이-역전이 양상
    - 내적 대상관계에 대한 추정
- 자기(self)의 특징
    - 자존심과 자기결속력
    - 자기지속성
    - 자기경계
    - 마음과 신체의 관계

애착양상/의식화 능력 Attachment Patterns/Mentalization Capacity
상기 자료들을 사용한 설명적 가설 Psychodynamic Formulation

참고 문헌
References

American Psychiatric Association: Diagnostic and Statistical Manual of Mental Disorders, 5th Edition. Washington, DC, American Psychiatric Association, 2013

Amini F, Lewis T, Lannon R, et al: Affect, attachment, memory: contributions toward psychobiologic integration. Psychiatry 59:213-239, 1996

Andreasen NC, O'Leary DS, Cizadlo T, et al: Remembering the past: two facets of episodic memory explored with positron emission tomography. Am J Psychiatry 152:1576-1585, 1995

Bellak L, Hurvich M, Gedimen HK: Ego Functions in Schizophrenics, Neurotics, and Normals: A Systematic Study of Conceptual, Diagnostic, and Therapeutic Aspects. New York, Wiley, 1973

Deutsch F, Murphy WF: The Clinical Interview, Vol 1: Diagnosis: A Method of Teaching Associative Exploration. New York, International Universities Press, 1955

Ekman P: Telling Lies: Clues to Deceit in the Marketplace, Politics, and Marriage. New York, WW Norton, 1985

Engel GL: The need for a new medical model: a challenge for biomedicine. Science 196:129-136, 1977

Fink PJ: Response to the presidential address: is "biopsychosocial" the psychiatric shibboleth? Am J Psychiatry 145:1061-1067, 1988

Fonagy P: Attachment Theory and Psychoanalysis. New York, Other Press, 2001

Freud S: Fragment of an analysis of a case of hysteria (1905), in The Standard Edition of the Complete Psychological Works of Sigmund Freud, Vol 7. Translated and edited by Strachey J. London, Hogarth Press, 1953, pp 1-122

Gabbard GO: Challenges in the analysis of adult patients with histories of childhood sexual abuse. Canadian Journal of Psychoanalysis 5:1-25, 1997

Gabbard GO: Long-Term Psychodynamic Psychotherapy: A Basic Text, 2nd Edition. Washington, DC, American Psychiatric Publishing, 2010

Gabbard GO, Roberts LR, Crisp-Han H, et al: Professionalism in Psychiatry. Washington, DC, American Psychiatric Publishing, 2012

Gullestad SE: The Adult Attachment Interview and psychoanalytic outcome studies. Int J Psychoanal 84:651-668, 2003

Halperin S: The relevance of immigration in the psychodynamic formulation of psychotherapy with immigrants. Int J Appl Psychoanal Studies 1:99-120, 2004

Holmes TH, Rahe RH: Social Readjustment Rating Scale. J Psychosom Res 11:213-281, 1967

Horowitz MJ: Formulation a a Basis for Planning Psychotherapy Treatment. Washington, DC, American Psychiatric Press, 1997

Kernberg OF: Severe Personality Disorders: Psychotherapeutic Disorders. New Haven, Yale University Press, 1984

Kwawer JS, Lerner HD, Lerner PM, et al (eds): Borderline Phenomena and the Rorschach Test. New York, International Universities Press, 1980

Langs RJ: The Bipersonal Field. New York, Jason Aronson, 1976

Leary K: Racial enactments in dynamic treatment. Psychoanalytic Dialogues 10:639-753, 2000

MacKinnon RA, Michels R, Buckley PJ: The Psychiatric Interview in Clinical Practice. 2nd Edition. Washington, DC, American Psychiatric Publishing 2006

Menninger KA: Theory of Psychoanalytic Technique. New York, Basic Books, 1958

Menninger KA, Mayman M, Pruyser PW: A Manual of Psychiatric Case Study, 2nd Edition. New York, Grune &

Stratton, 1962
Millon T: Millon Clinical Multiaxial Inventory Manual. Minneapolis, MN: National Computer Systems, 1977
Peebles MJ: Beginnings: The Art and Science of Planning Psychotherapy, 2nd Edition. New York, Routledge, 2012
Perry S, Cooper AM, Michels R: The psychodynamic formulation: its purpose, structure, and clinical application. Am J Psychiatry 144:543-550, 1987
Pine F: Drive, Ego, Object, and Self: A Synthesis for Clinical Work. New York, Basic Books, 1990
Poland WS: The analyst's witnessing and otherness. J Am Psychoanal Assoc 48:17-35, 2000
Rapaport D, Gill MM, Schafer R: Diagnostic Psychological Testing, Revised Edition. Edited by Holt RR. New York, International Universities Press, 1968
Reiser MF: Are psychiatric educators "losing the mind?" Am J Psychiatry 145:148-153, 1988
Shafer R: Psychoanalytic Interpretation in Rorschach Testing: Theory and Application. New York, Grune and Stratton, 1954
Shevrin H, Shectman F: The diagnostic process in psychiatric evaluations. Bull Menninger Clin 37:451-494, 1973
Sperry L, Gudeman JE, Blackwell B, et al: Psychiatric Case Formulations. Washington, DC, American Psychiatric Press, 1992
Stein H, Jacobs NJ, Ferguson KS, et al: What do adult attachment scales measure? Bull Menninger Clin 62:33-82, 1998
Thomä H, Kächele H: Psychoanalytic Practice, Vol 1: Principles. Translated by Wilson M, Roseveare D. New York, Springer-Verlag, 1987
Waelder R: Basic Theory of Psychoanalysis. New York, International Universities Press, 1960

4장

역동정신의학에서의 치료
– 개인정신치료

TREATMENTS IN DYNAMIC PSYCHIATRY

Individual Psychotherapy

역동치료자의 특성은 개인정신치료에 능숙하다는 것이다. 역동정신치료가 정신분석으로부터 비롯되었기 때문에 정신치료자와 환자 사이의 치유의 관계(healing relationship)에서의 미묘한 의미들을 강조하는 것이 중요하다는 점은 쉽게 이해가 가능하다. 본 장에서는 개인정신치료에 관한 방대한 문헌들로부터 얻을 수 있는 일반적인 원칙들에 대하여 간단하게 그 개요만을 소개하고자 한다. 그리고 이러한 원칙들의 임상적인 사용법에 대하여는 제 2부에서 다룰 것이다. 또 개인정신치료에 대하여 더 상세하고 포괄적인 지식을 얻기 위해서는 여러 훌륭한 교과서들이 나와 있으므로 참고로 하기 바란다(Basch 1980; Busch 1995; Cabaniss 등 2011; Gabbard 2010; Luborsky 1984; McWilliams 2004; Roth 1987; Summers와 Barber 2009).

표현-지지 연속선
The Expressive-Supportive Continuum

고전적 정신분석의 기법상의 원칙들에 기초를 둔 정신치료는 표현적(expressive), 역동적(dynamic), 정신분석 지향적(psychoanalytically oriented), 통찰지향적(insight oriented),

탐구적(exploratory), 폭로적(uncovering), 집중적(intensive) 등 여러 다른 이름으로 불렸다. 여러 가지 방어기제들을 분석하고 무의식 안에 역동적으로 억압된 재료를 찾아내는데 목적을 둔 이 치료형태는 지지정신치료로 알려진 또 다른 형태의 치료와는 확연히 구별된다고 생각되어 왔다. 무의식적 갈등을 억제하고 방어를 보강하는데 목적을 둔 지지정신치료는 표현적 치료보다 열등한 것으로 취급되어 왔던 것이다. 이러한 경향은 수년 동안이나 정신치료자의 지침이 되어온 "될 수 있으면 표현적이 되어야 하며, 불가능한 경우에 한하여 지지하라."는 임상적 격언에 반영되었다(Wallerstein 1986).

근자에 들어 많은 연구자들이 이러한 전통적인 이분법에 대하여 우려를 표현해 왔다(Gabbard 2010; Horwitz들 1996; Pine 1976, 1986; Wallerstein 1986; Werman 1984; Winston들 2004). 이렇게 구분할 경우 지지정신치료는 정신분석적이 아니라는 의미가 된다는 것이다. 실제로는 지지정신치료도 치료과정에서 모든 단계에 걸쳐 정신분석적 이해를 필요로 한다. 더욱이 표현적 정신치료와 지지적 정신치료가 단독으로 사용되는 경우가 거의 없음에도 불구하고 이러한 이분법에 의하면 이들이 명백하게 구분되는 것으로 그려지고 있다(Wallerstein 1986; Werman 1984). 또한 표현적 정신치료나 정신분석의 명성이 더 큰 상태에서 가치 구분이 된 탓에 통찰을 획득하거나 정신내적 갈등이 해결됨으로써 얻어진 변화가 지지적 기법에 의한 변화에 비하여 다소라도 낫지 않겠는가 하는 억측이 있어 왔던 것이다. 그러나 이러한 추측을 지지할만한 자료는 어디에도 없다.

Wallerstein(1986)은 Menninger 재단 정신치료연구 프로젝트(Menninger Foundation Psychotherapy Research Project)에 입각하여 치료받은 42명의 환자에 대한 연구결과에 따라, 모든 형태의 정신치료들이 표현적인 동시에 지지적인 요소들을 함께 가지고 있으며, 지지적 요소에 의한 변화가 표현적 요소에 의하여 얻어진 변화에 비하여 결코 열등하지 않다고 하였다. 따라서 표현적 정신치료와 지지적 정신치료를 두 개의 서로 다른 치료방법으로 볼 것이 아니라 표현-지지 연속선 상에 정신치료가 존재하는 것으로 보아야 한다. 이 연속선이라는 개념은 임상적 실제와 경험적 연구 모두에 상당히 잘 조화를 이루는 개념이다. 어떤 환자에게는 한 시점에서 표현적 요소 쪽으로 더 치우친 치료가 진행될 것이고, 반면에 다른 환자에게는 또 다른 시점에서 지지적 요소에 더 주의를 기울인 치료가 요구될 것이다. Wallerstein(1986)은 "모든 치료가 적절하기 위해서는 항상 표현적이면서 동시에 지지적이어야 할 것이며 치료의 매 순간마다 언제 어떻게 표현하게 할 것이며 언제 그리고 어떻게 지지할 것인가를 스스로에게 물어야 한다."고 주장하였다.

이러한 연속선에 의하여 개인정신치료의 상태를 명명한다면 표현-지지적이라거나 지지-표현적이라는 용어를 사용할 수 있다. 연속선상의 표현적 말단 끝에 위치한다고 볼 수 있는 정신분석의 경우라도 어느 정도 지지적 요소를 가지고 있다. 동시에 연속선의 반대쪽 말단에 위치한 지지정신치료라 할지라도 때에 따라 통찰과 정신분석적 이해를 환자에게 제공하여야 한다. 그러므로 효과적인 역동치료자는 정신치료 과정의 매 순간마다 환자의 필요에 따라 표현-지지 연속선 상을 유연하게 이동할 수 있어야 한다.

표현-지지 연속선이라는 이 개념을 통하여 개인정신치료의 목적이나 특성 및 그 적응증에 관련된 하나의 틀을 만들어 낼 수 있다.

표현-지지 정신치료
Expressive-Supportive Psychotherapy

목적 Goals

역사적으로 정신분석과 분석적 원리에서 기인하는 정신치료의 궁극적 목적은 언제나 통찰과 이해였다. 하지만 지난 40년 동안 치료적 관계는 통찰을 얻는데 있어서의 그 역할과는 상관없이 그 자체로 치료적이라는 주장이 받아들여져 왔다. Loewald(1957/1980)는 "단순한 분석가의 기교에 의해서가 아니라 분석가가 자신과 환자 사이에 새로운 대상관계를 발달시키기 위하여 스스로를 유용하게 만든다는 사실에 의해서 변화의 과정이 시작된다."고 주장하였다.

대부분의 정신분석 치료자들이 통찰과 치료적 관계에 목적을 두는 반면, 최상의 강조는 다양한 측면에 주어지고 있다. 어떤 이들은 분석을 통한 갈등 해소에 더 집중하고 다른 이들은 확실성(authenticity) 혹은 진정한 자기(true self)의 발달이 중요함을 강조한다(Winnicott 1962/1976). 어떤 치료자들은 치료적 결과에 더 열중하고 다른 치료자들은 정신치료적 과정이 한 개인의 진실을 추구하는 것이라는 개념을 중요시한다(Grinberg 1980). 또 다른 이들은 한 사람의 내적 세계를 깊이 숙고할 수 있는 능력이 목적이 되어야 한다고 믿고 있다(Aron 1998). Klein학파의 치료자들은 이전에 투사적 동일시를 통하여 상실하였던 자기(self)의 여러 측면들을 다시 통합함을 목적으로 보았다(Steiner 1989). 애착이론에 의해서 영향을 받은 연구자들은 의식화 능력을 증진하는 것이 치료의 목적이라고 주장하였다(Fonagy 2001).

대상관계의 관점에서 보면, 표현-지지 연속선상에서 어느 쪽을 지향하는가를 불문하고 대인관계의 질적 향상을 이룩하는 것이 정신치료의 목적 중의 하나이다. 정신치료의 과정 중 내적 대상관계가 변화함에 따라 외부의 인물을 서로 다르게 지각하고 서로 다르게 관계를 맺을 수 있게 된다. Freud 시대에 개별적인 증상을 호소하던 것과는 달리, 현대의 임상적 상황에서는 대인관계의 질적 향상을 위하여 치료를 원하는 경우가 더 많다. 따라서 이러한 목적의 중요성을 간과해서는 안 된다.

제 2장에서 언급된 바와 같이 자기심리학적 정신치료에서는 자기결속을 강화시키고 보다 성숙한 자기대상을 선택하도록 돕는데 그 목적이 있다. Kohut(1984)는 "정신분석적 치유의 정수는 환자가 적합한 자기대상들을 구별하고 찾아내는 능력을 새로이 획득하는 데에 있다. 여기서 자기대상들은 환자의 현실적인 주변환경 안에 존재하고 그 주변환경에 의해서 유지된다."고 하였다.

연속선상의 지지적 말단에서의 정신치료의 목적은 일차적으로는 스트레스에 적응할 수 있도록 돕는 것이며, 일상생활의 스트레스들을 조절하는 환자의 능력을 증진시키기 위하여 방어를 강화시켜주는 것이다. 나아가 지지적 기법은 심각한 자기약화 상태의 환자들을 치료하는데 유용하며 따라서 자아 보강도 지지정신치료의 중요한 한 측면이 된다. 예를 들면, 치료자가 보조자아로 작용함으로써 현실을 보다 정확하게 검증하고 행동의 결과를 예측하며 그렇게 함으로써 판단력을 증진시키도록 환자들을 도와줄 수 있다. Winston들(2004)은 개별 환자들의 필요에 맞춘 체계적 접근 방식의 지지정신치료를 제공하고 있다.

기간 Duration

표현-지지 정신치료를 얼마나 오래 할 것인가 하는 것은 본질적으로는 표현-지지 연속선 자체와는 무관하다. 고도로 표현적인, 혹은 고도로 지지적인 치료들은 짧을 수도 길 수도 있다. 단기 및 장기 역동정신치료의 정의에는 여러 가지가 있으나 본 책의 목적에 따라 저자는 기간적으로 6개월 이상 혹은 24주 이상 지속되는 치료에 한하여 장기정신치료라고 할 것이다(Gabbard 2010). 대부분의 장기정신치료는 종결 시점을 정하지 않은, 개방형이지만 어떤 경우에는 처음 시작할 때부터 횟수를 정하여 고정시키기도 한다. 여기서는 장기 역동치료를 중심으로 논의하고 말미에 단기치료를 다루려고 한다.

치료면담의 빈도 Frequency of Sessions

치료 기간과는 달리, 면담의 주당 횟수는 표현-지지 연속선과 높은 상관성을 가지고 있다. 일반적으로는 주당 면담 회기의 수가 더 많을수록 연속선의 표현 쪽 말단의 특징이 된다. 표현적 치료의 가장 말단에 있는 정신분석은 일주일에 세 번에서 다섯 번의 회기를 특징으로 하고 보통은 환자를 긴 의자에 눕히고 의자 뒤 머리맡에 분석가가 앉는다. 상당히 표현적인 형태의 정신치료의 경우는 일주일에 한번에서 세 번의 회기를 진행하는데, 환자는 의자에 앉은 자세를 취한다. 반대로 지지정신치료의 경우는 일주일에 두 번 이상을 만나는 경우는 드물고 한달에 한번의 회기만을 갖는 경우도 드물지 않다.

후에 다시 논의되겠지만 면담 회수의 문제는 정신치료 과정에서의 전이의 역할과 연관된다. 임상경험에 따르면 면담 회수가 증가하면 전이가 강화된다. 표현적인 치료일수록 전이를 강조하므로 치료자는 환자를 더 자주 만나려 한다. 반대로 지지치료는 전이를 덜 다루므로 일주일에 1회 이상을 필요로 하지 않는다. 또 표현적 치료일수록 거의 정확하게 1회에 45~50분 면담을 하는데 반하여, 지지치료의 경우는 그 시간조차도 유동적이다. 치료자와의 더 잦은 지지적 접촉을 필요로 하는 경우 50분의 치료 한번보다는 25분 면담 두 번이 더 낫다.

면담 회수를 결정하는데 이론적 고려보다는 실제적 문제가 더 비중이 높다는 것이 정신과 임상의 현실이다. 어떤 환자들은 일주일에 3회 면담을 요구하지만 일주일에 단 한번의 면담으로도 충분한 경우가 있고, 직업상의 일정이나 교통문제로 인하여 일주일에 한번밖에 방문하지 못할 수도 있다. 그러나 현실적인 제한을 인정하기 전에 편안한 도피처에 숨어버리려는 환자의 저항일 가능성도 있음을 잊어서는 안된다. 현실적인 한계를 조사하다 보면 생각과는 달리 환자가 시간과 금전적 측면에서 더 많은 융통성을 가지고 있음을 발견할 수도 있다.

자유연상 Free Association

자유연상은 환자가 분석가와 의사소통을 하는 중요한 방법이다. 자유연상을 위하여 환자는 자신의 말이나 생각을 검색하지 않고 마음에 떠오르는 것은 무엇이나 이야기하려는 노력을 하여야 하며 이러한 사고과정을 제어하려던 평상시와는 달리 이완할 수 있도록 노력하여야 한다. 실제 임상에서는 어쩔 수 없이 저항이 생겨나 환자가 자유로이 연상하려는 것을 방해하곤 한다. 그래서 환자가 자유연상을 할 때 저항으로 인한 방해가 없다면 그 환자의 치료를 종료해도 좋다는 주장을 농담처럼 하는 사람도 있다. 때로는 현재 생활에서의 어떤 문제에 집중하려할 때 환자 스스로 자유연상을 함으로써 저항을 하기도 한다(Greenson 1967).

분석상황보다 드물기는 하지만 표현적 치료법에서도 자유연상이 사용된다. 예를 들면, 꿈분석을 할 때 꿈과 무의식과의 연관성에 대하여 환자나 치료자 모두의 이해를 돕기 위하여 꿈의 여러 가지 요소들에 대한 자유연상을 시키기도 한다. 환자가 몰입하거나 잠잠하도록 하기 위하여 자유연상의 사용을 고려하는 것도 치료자에게 도움이 될 수 있다. 환자가 "지금 무엇을 할까요?"라고 물었을 때 치료자는 "그저 마음에 떠오르는 것을 말씀하세요."라고 대답한다.

지지적 측면에 더 치우친 치료에서는 자유연상을 훨씬 덜 사용한다. Greenson(1967)의 지적과 같이 관찰자아(an observing ego)와 경험자아(an experiencing ego) 사이에 분할상태(split)를 유지하기 위해서는 자유연상의 과정 자체가 성숙하고 건강한 자아를 필요로 한다. 자아가 결핍되어 쉽게 정신병적이 될 수 있는 환자들은 지지 과정 중 자유연상을 시키면 점점 더 퇴행하게 된다. 게다가 이 환자들은 자신이 연상한 것을 되돌아봄으로써 이들을 종합하여 무의식적 문제에 대하여 의미 있고 일관된 이해를 얻을 수 있는 자아 능력이 결핍되어 있는 경우가 많다.

중립성 Neutrality, 익명성(匿名性) Anonymity, 자제(自制) Abstinence

1912년과 1915년 사이에 Freud는 지금까지도 치료의 전통적 모형이라고 불리는 방법들의 기초가 되어 온 치료기법을 위한 일련의 처방들에 대하여 저술하였다. 중립성(neutrality), 익명성(anonymity), 그리고 자제(abstinence) 등의 원칙은 이 문헌들로부터 비롯되었다. 그러나 근자에 들어서 Freud가 실제 임상에서 행한 방법이 저작들을 통한 그의 권유와는 상당한 차이를 보이고 있음이 명확해져 감에 따라 이러한 개념들은 논란의 쟁점이 되고 있다(Lipton 1977; Lohser와 Newton 1996). Freud가 감정적으로 단절된 가운데 분석을 진행하여야 하고, 자신에 대해서 드러내서는 안되며, 치료자 자신의 기분은 모두 차치(且置)하여야 한다고 종종 분석가들에게 경고를 한 반면, 그의 환자들에 의한 보고서에 의해서, Freud가 치료 중에 자신의 기분을 드러내었고, 자주 남의 소문을 이야기하기도 하였으며, 다른 사람들이나 예술 작품들, 혹은 당시의 정치적인 문제들에 대하여 자신의 견해를 말하기도 하고, 실제하는 사람으로서 열정적으로 대화에 동참하였음이 밝혀지고 있다. 그 자신의 주관성이 매우 빈번하게 눈에 뜨인 것이다. 결국 그의 저술에 나타난 기법들에 대한 권유는 분석과정을 진행하는데 최선이라고 그가 느낀 것이 아니라 그의 동료들의 역전이적 행동화(countertransference acting out)에 대한 염려에 기초를 둔 것이었다. 그렇게 보면 Freud는 오히려 진정한 Freudian이 아니었다.

중립성(neutrality)은 정신치료적 기법 중 아마도 가장 덜 이해되고 있는 측면일 것이다. Freud 자신은 저술에서 이 단어를 사용한 일이 없었다. 실제로 독일어인 'indifferenz'가 '감정적 초연함' 보다는 분석가의 감정적 간섭을 줄이려는 의미를 담고 있음에도 불구하고 James Strachey는 이 단어를 'neutrality'라고 번역하였다. 이 용어는 냉정함(coldness)이나 무관심(aloofness)을 의미하는 것으로 잘못 해석되곤 한다(Chessick 1981). 대부분의 표현적 치료에서조차도 정서적 따뜻함은 치료적 관계에 필수적인 부분이다. 또한 환자의 독특한 상황에 대한 관심은 치료적 신뢰감을 형성하는데 필수적이다.

무관심하고 관여하지 않으려는 듯한 태도를 취함으로써 치료의 대인관계적 영역으로부터 스스로 물러나 있으려고 하는 치료자는 환자의 내적 대상세계의 경험에 대하여 스스로를 차단시킴으로써 자신들의 효능을 감소시키고 있다(Hoffman과 Gill 1988). 잠시동안이지만 자연스럽게, 훈련된 부분적인 방법으로 치료자 스스로가 치료적 과정에서 참여자가 되어야 한다는 것이 널리 인정되고 있다(Gabbard 1995; Hoffman과 Gill 1988; Mitchell 1997; Racker 1968; Renik 1993; Sandler 1976). Freud 자신의 임상에서 밝히고 있듯이, 주관성(Renik 1993)이 존재하는 것을 피할 수는 없으며 익명성의 가면을 쓴다고 해도 이를 제거할 수는 없다. 게다가 치료자들을 전이의 대상으로 변형시키고자 하는 환자의 무의식적인 시도에 치료자들이 스스로 반응하도록 허락한다면, 이들은 환자의 내적 세계에 대하여 더욱 많이 이해할 수 있게 될 것이다. 치료자 자신이 투사된 환자의 내적 대상들 혹은 자기-표상들 중의 하나가 된 것처럼 반응을 한 후에야 비로소 역전이 감정을 이해할 수 있게 된다(Sandler 1976; Gabbard 1995). 제 1장에서 논의한 것과 같이, 치료자의 주관성과 환자의 투사된 내적 표상들이 함께 작용하여 만들어 낸 역전이는 치료과정에서 매우 가치 있는 정보의 원천이라고 할 수 있다.

중립성의 현대적 의미로서 가장 널리 받아들여지고 있는 것은 환자의 행동, 사고, 소망(wish), 느낌 등에 대하여 비판하지 않는 자세를 취하는 것(a nonjudgmental stance)이라는 가정이다. 이 용어를 사용하지는 않았지만 Anna Freud(1936/1966)는 분석가가 이드, 자아, 초자아 그리고 외부적 현실의 요구 등으로부터 동일한 거리를 유지해야 한다고 하였다. 그러나 이러한 거리감은 현실적인 입장이라기 보다는 이상적인 것에 더 가깝다. 환자가 말한 것이나 환자의 행동에 대하여 치료자가 개인적인 판단을 내리는 일이 흔하며, 자연스럽게 몰입하게 된 치료자가 환자에게 노골적으로 언급하지는 않지만 은연중에 무언의 판단을 드러내는 일도 드물지 않다. Greenberg(1986)는 환자의 과거로부터의 오래된 대상과 현실에서의 치료자라는 새로운 대상 사이에 동일한 간격을 둔 위치를 점하는 것이라고 중립성을 다시 정의하였다. 이와 같은 개념적 모형이 치료자의 내적 과정을 더 정확하게 반영하는 것일 수 있다. 치료자는 환자의 내적 세계에 의해서 부추겨진 하나의 역할로 끌려 들어가게 되고 이어서 환자와 치료자 사이에서 일어나고 있는 것을 반영해 내기 위하여 다시 그 역할로부터 빠져 나오려고 시도하게 되는 것이다.

익명성도 현대적 임상에서 다시 정의되어 왔다. Freud(1912/1958)는 분석가가 마치 거울과 같이 자신을 드러내지 않도록 노력하여야 한다고 하였지만, 오늘날의 정신분석가나 분석적 정신치료자들은 익명성이란 하나의 신화일 뿐이라고 생각하고 있다. 사진들이나 서적들, 그리고 개인적인 흥미를 나타내는 잡다한 소품들은 이미 치료자의 진료실 여기저기에 널려져 있다. 치료자가 언제 말할 것인지, 무엇을 말할 것인지, 또는 환자의 자료에 대하여 어떻게 반응할 것인지 하는 것들 모두가 치료자의 주관성을 드러내 주고 있다. 그러므로 언어적 표현뿐만 아니라 비언어적 표현에서도 모든 것이 자기 표현적이라고 할 수 있다. 하지만 여전히 대부분의 분석가나 분석적 치료자들은 이들을 제약하는 것이 가치가 있음을 알고 있다. 치료자의 가정이나 개인적 문제들에 관한 지극히 개인적인 상세한 것들을 드러내는 것이 유용한 경우는 매우 드물고 오히려 환자에게 짐이 되는 경우도 있다. 말하자면 역할 전환(role reversal)이 일어나 환자가 치료자를 돌보아 주어야 한다는 생각을 할 수도 있다는 것이다. 비슷한 경우이지만, 환자의 생각이나 느낌 혹은 행동에 대하여 지나치게 엄격한 판단을 내리는 것도 환자의 자기비난(self-criticism)을 부추겨서 파괴적으로 작용할 수도 있다.

자제는 일부 치료자들에 의해서 잘못 파악되고 있는 세 번째 용어이다. Freud는 분석가들이 전이소망(transference wish)을 만족시키는 것을 억제할 필요가 있음을 지적하였다. 전이소망은 만족되어야 할 것이 아니라 분석되어야 할 것이기 때문이다. 오늘날에는 치료를 통하여 부분적인 전이만족(transference gratification)이 일어난다는 인식이 널리 인정받고 있다. 농담에 대한 반응으로 치료자가 웃는다든지, 정신치료에 내재된 공감적인 청취, 혹은 치료자가 환자를 따뜻하게 대하고 이해하려고 노력하는 것 등은 모두 환자에게 만족감을 제공한다. 치료적 혹은 분석적 경계라는 개념은 신체적인 관계에 대해서는 제한을 하고 있으며, 그렇게 함으로써 공감이나 투사적 동일시 혹은 함입의 과정을 통하여 심리적이고 감정적인 경계를 넘나들 수 있는 것이다(Gabbard와 Lester 2003). 전문적인 경계가 경직이나 냉담함을 의미하는 것으로 오해되어서는 안된다(Gutheil과 Gabbard 1998). 좋은 치료자들이란 환자가 하는 농담에 편하게 웃으며 슬픈 이야기를 듣고는 눈물을 흘리기도 한다. 또 면담을 시작할 때 반갑게 환자를 맞기도 한다. 하지만 성적인 요구의 만족 혹은 자기 자신의 개인적인 필요에 의해서 환자를 착취할 가능성이 있는 다른 어떤 형태의 개인적 소망에 대해서 철저히 자제해야 한다.

개입(介入) Interventions

치료자에 의한 개입은 표현-지지 연속선 상에서, 1) 해석, 2) 관찰, 3) 직면, 4) 명료화, 5) 정밀한 묘사를 위한 격려, 6) 공감적 인정, 7) 정신교육적 개입, 8) 조언과 칭찬 등 여덟 가지 항목으로 분류될 수 있다(그림 4-1).

해석. Interpretation.

대부분의 표현적 치료에서 해석은 치료자의 궁극적인 결정도구로 인정된다(Greenson 1967). 단순하게는 전에 무의식적이던 것을 의식적인 것으로 만드는 것을 의미한다고 볼 수 있다. 해석은 하나의 감정, 사고, 행동 및 증상을 무의식적 의미나 원인에 결부시켜서 설명하는 것이다. 예를 들면, 치료자가 치료시간에 늦은 환자에게 "당신이 늦게 온 이유는 아마 당신이 현재 거두고 있는 성공에 대하여 나도 당신의 아버지가 반응했던 것과 똑같이 반응할까 봐 두려웠던 것이겠지요."라고 할 수 있을 것이다. 해석은 그 치료가 어느 지점에 와 있는가 하는 것과 환자가 해석을 얼마나 쉽게 받아들일 것인가에 따라서, 전이나 전이 외적인 문제에 대하여 혹은 환자의 과거나 현재의 상황에 대하여 또는 환자의 저항이나 환상들에 대하여 초점을 맞출 수 있다. 자료가 거의 의식 수준까지 올라와서 환자의 인식에 보다 잘 받아들여 질 수 있을 때까지는 해석에 의해 무의식적인 내용을 드러내어서는 안 된다는 것이 일반적인 원칙이다.

관찰. Observation.

관찰은 무의식적 의미나 인과 관계를 설명하려고 시도하지 않는다는 점에서 해석과 차이를 보인다. 치료자는 단순히 비언어적인 행동, 치료적 과정의 패턴, 환자 얼굴에 비치는 일말의 감정, 또는 한 가지 주제에서 다음 주제로 넘어가는 순서를 짚어주기만 할 뿐이다. 예를 들면

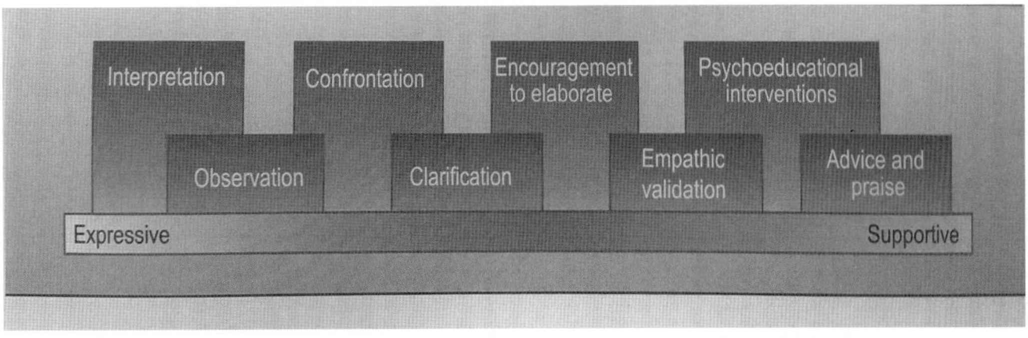

그림 4-1. 치료적 개입의 표현-지지 연속선. [Interpretation: 해석, Observation: 관찰, Confrontation: 직면, Clarification: 명료화, Encouragement to elaborate: 자세한 설명 격려함, Empathic validation: 공감적 확인, Psychoeducational interventions: 정신교육적 개입, Advice and praise: 충고와 칭찬]

치료자는 "제가 관찰한 한 가지 행동 양상은 당신이 매 시간마다 치료실에 들어 올 때면 항상 다소 두려워 보이고 의자를 뒤로 끌어 내어 벽에 댄 후에야 자리에 앉는다는 점입니다. 혹시 어떠세요. 어떤 생각이 드시나요?"라고 할 수 있겠다. 이 예에서 보듯이, 치료자는 행동의 동기에 대해서 추측하지 않고 오히려 이 문제에 대해서 환자에게 도움을 청하는 것이다.

직면(直面). Confrontation.

다음으로 중요한 표현적 개입은 '직면'으로, 환자가 받아들이기를 원치 않는 것을 제시하거나, 환자가 회피하고자 하는 것이나 극소화하려고 하는 것을 밝혀내는 것을 의미한다. 직면은 환자의 행동이 다른 사람들에게 어떻게 영향을 끼치는가를 명확히 하고 이것이 거꾸로 환자에게 거부당하거나 억압받는다는 느낌을 준다는 것을 알게 해 준다. 직면의 내용이 때로는 부드러울 때도 있지만 불행히도 대개는 공격적이 되거나 혹은 둔감해지게 한다. 다음 예는 직면이 결코 강요되거나 적대적이어서는 안된다는 것을 설명하고 있다. 장기 치료과정의 마지막 치료시간에 오던 중 차에 이상이 발생하였다고 쓸데없이 길게 이야기하는 환자에게 치료자가 "나는 당신이 우리의 마지막 시간에 대하여 느끼는 슬픔에 직면하기보다는 차에 대하여 이야기하는 편이 낫다고 느끼는 것으로 생각한다."고 표현하는 것이 그러한 경우이다.

명료화(明瞭化). Clarification.

직면에 비해 다소 지지적인 쪽의 개입으로서, 환자가 말한 것들 모두를 좀더 일관된 내용으로 통합시키는 일종의 재구성을 의미한다. 명료화는 회피나 극소화라는 요소를 갖고 있지 않다는 면에서 직면과 구별된다. 명료화는 환자가 말로 표현하기 어려워하는 것들을 분명하게 표현하도록 돕는데 목적이 있다.

세부 묘사를 위한 격려. Encouragement to elaborate.

표현지지 연속선의 중간에 더 가까이 감에 따라 개입은 자연히 지지적이지도 표현적이지도 않게 된다. 이는 넓게 표현하면 '환자가 가져온 주제에 대한 좀 더 세밀한 정보를 요청하는 것'으로 정의될 수 있다. 이것은 "그것에 대해서 어떤 생각이 떠오릅니까?"하는 식의 개방적 질문일 수도 있고, "아버지에 대하여 좀 더 많은 것을 말해 주세요."하는 식의 보다 더 특정한 면을 요청하는 것일 수도 있다. 표현치료와 지지치료 모두에서 흔하게 사용된다.

공감적 인정. Empathic validation.

공감적 인정은 환자의 내적 상태에 대하여 치료자가 공감하였다는 것을 표현하는 것을 의미한다. 이를 위해 "왜 그것에 대하여 우울하게 느끼는지 이해가 됩니다." 혹은 "그런 식으로 취급된다면 괴롭겠지요."라는 식의 표현을 할 수 있다. 자기심리학자들의 입장에서는 환자의 내적 경험에 대하여 공감하고 몰입하는 것이 그 치료가 연속선상의 어디에 있든지 간에 필수적이다(Kohut 1984; Ornstein 1986). 자신의 주관적 경험을 치료자가 이해한다고 느낄 때 해석을 보다 쉽게 받아들일 것이다. 긍정적 개입(Killingmo 1995)도 공감적 인정으로 받아 들여질 수 있다. 예를 들어, 어린 시절 학대를 당했던 환자를 만난 치료자는 "아버지에 대해서 충분히 화낼 만 합니다."라고 말할 수 있다.

정신교육적 개입. Psychoeducational Interventions.

정신교육적 개입은 치료자의 훈련 배경과 지식 정도에 기초하여 환자와 정보를 공유하는 것이다. 예를 들면, 애도와 우울증 간의 차이를 설명해 주는 것이다.

조언과 칭찬. Advice and praise.

이 두 가지 모두는 같은 형태의 행동을 하도록 지시하는 것이고 또한 그런 행동을 강화한다는 측면에서 서로 연관되어 있다. '조언'은 어떻게 행동할 것인가를 환자에게 직접 제안하는 반면, '칭찬'은 구체적인 동의를 표현함으로써 행동을 강화시키는 것을 의미한다. "그 사람과 외출하는 것을 즉시 그만 두는 것이 좋겠다."는 것은 조언의 예이며, 같은 경우에 대하여 "그 사람에게 더 이상 만나지 않겠다고 말한 것은 아주 잘된 행동이었다고 생각한다."고 말하는 것이 칭찬의 예이다. 이러한 의견 제시는 중립성과는 거리가 먼 것이며 결정을 내리는데 있어 환자의 자율성을 위태롭게 하므로 전통적 정신분석의 개입과는 연속선 상의 정반대 쪽에 있는 것이다.

대부분의 정신치료는 치료경과 중 어느 때건 이러한 개입방법들 모두를 사용하고 있다. 그러나 개입이 표현적 측면이나 지지적 측면 중 어느 쪽에 더 기반을 두고 있느냐 하는 점에 따라 치료법은 분류된다. 개입방법의 연속선상의 위치에 대한 이러한 분류는 그렇게 엄격한 것은 아니다.

Pine(1986)과 Horwitz들(1996)은 유약한 환자의 지지치료 상황에서 해석의 충격을 완화시키기 위해서는 지지적 기법들이 사용되어야 한다고 주장하였다. Werman(1984)은 전이행동이나 전이감정에 대하여 '상향적 해석(upward interpretation)'을 함으로써 이들을 아동기 경험보다는 현재 상황에 연관시킬 것을 제안하고, 이렇게 함으로써 자아가 심하게 약화된 환자의 퇴행을 막을 수 있다고 하였다. 이것은 환자의 행동이나 느낌에 대하여 무의식적인 것보다는 의식적인 설명을 제공하는 것으로서 전통적인 해석과는 반대되는 것이라 할 수 있다.

치료개입의 연속선은 교육적 목적으로 제공된 것이지만 한 치료자가 늘 한가지만 말하지 않는 것처럼, 한 환자에게 한가지 방법만을 사용하는 것은 주의해야 한다. 기술은 눈에 띄지 않아야 한다. 환자가 보기에 정신치료는 도움이 되는 공감을 제공하려고 노력하는, 관심을 가진 어떤 사람과의 대화 같아야 한다. 치료자는 독단적인 판결을 내리거나 구식 용어를 써서 환자를 불쾌하게 하려는 것으로 보이는 것은 피해야 한다.

전이 Transference

Freud는 치료과정이 정신분석적이기 위해서는 전이와 저항에 초점을 맞추어야 한다고 생각하였다. 모든 형태의 역동지향적 정신치료가 전이에 많은 비중을 두고 있다는 것은 확실하다. 하지만 전이가 생겨나도록 하느냐 혹은 생기지 않은 채로 그대로 두느냐 하는 것은 그 치료가 표현적이냐 아니면 지지적이냐에 따라서 상당히 다를 것이다. 현대 분석가들은 하나의 '전이'라고 하기 보다는 일련의 전이들이라고 하는데(Westen과 Gabbard 2002), 정규 정신분석에서는 전이의 강조와 이해가 너무도 중요하다. 한 환자의 치료 과정에서 어머니 전이, 아버지 전이, 그리고 형제 전이 등 모두를 만날 수도 있다.

정신분석이나 표현적 정신치료 모두가 전이 해석(transference interpretation) 뿐만 아니라 전이 외적(extratransference) 해석을 사용하고 있다. 정신분석에서는 현재의 문제들과 가장 밀접하게 관련된 전이 배열(transference disposition)에 초점을 맞추는데 비하여 표현적 정신치료는 이보다 다소 더 제한적이라고 할 수 있다(Roskin 1982). 하지만 실제 임상에서는 이 둘 사이의 한계가 모호해서 구별하기가 쉽지 않다.

전이 해석을 기능이 좋은 신경증적인 환자들을 위한 고도로 표현적인 정신치료에서만 사용하는 기법으로 생각하는 오랜 전통이 있다. 더 심한 환자는 너무 약해서 지금 여기서라는 현장의 상호작용에 대해서 숙고하기 어렵기 때문에 전이해석은 거의 사용하여서는 안된다는 것이 관습적 지혜에서 비롯된 지금까지의 조언이다. 그러나 최근 엄밀하게 수행된 한 연구를 통해서 이러한 관습적 지혜는 논쟁에 휩싸이게 되었다. Høglend들(2006)은 역동정신치료에 대한 무작위 대조군 연구를 진행하면서 100명의 외래환자들을 전이해석을 사용한 집단과 그렇지 않은 집단에 무작위로 배정하였다. 전이해석 집단에 대해서는 매 회기마다 중등도 수준인 1회에서 3회 정도의 해석을 시행하였다. 비록 치료결과는 두 치료집단 사이에 전반적인 차이가 발견되지 않았지만, 관습적 지혜의 반전이라는 예상치 못한 결과를 얻었다. 대상관계에 손상이 심한 환자들이 전이해석을 사용하지 않은 치료 보다 사용한 치료에서 더 많은 이득을 볼 수 있었다는 것이다. 이 효과는 3년 추적 연구에서도 지속되었다. 연이어진 연구(Høglend들 2011)에서는 치료동맹과 대상관계에 대한 전이 작업의 효과를 더 상세하게 연구하였다. 이들은 치료동맹이 더 강하고 대상관계의 수준이 더 높은 환자들에서는 전이 작업의 효과가 더 적은 경향이 있었고, 통계적 의미도 근소하다는 것을 발견하였다. 전이 작업은 오히려 치료동맹도 허술하고 대상관계의 질도 낮은 환자들에게서 그 효과가 가장 강하였다.

이 연구의 한가지 결론은 안정적이고 만족스러운 관계를 만드는데 어려움이 있는 환자들을 치료할 때 전이작업이 매우 중요한 것 같다는 것이다. 다시 말해서, 치료자가 환자와 함께 지금-여기서라는 현장의 상황을 검증할 수 있게 되고 치료자와의 동맹 형성에 대한 환자의 불안을 치료자가 이해할 수 있을 때까지는, 치료동맹은 그리 간단하지 않은 작업이 될 것이다. 따라서 치료자도 전이 외의 상황에서의 안정적인 관계의 확립에 존재하는 불안을 환자 스스로가 이해하도록 도울 수 있다. 이 연구의 또다른 결론은 대상관계의 수준이 높은 환자들은 많은 전이해석을 필요로 하지 않는다는 것이다. 자원이 풍부하고 긍정적 전이를 가지고 있는 환자들은 전이해석을 귀찮은 것 정도로만 여긴다. 역설적으로 이런 접근방식은 오히려 저항을 높이는 결과를 초래할 수 있다. "전이는 저항이 되기 전까지는 해석되어서는 안된다."는, 치료자들을 위한 오래된 격언을 생각나게 한다.

제 1장에서 논의된 바와 같이, 오늘날 전이는 두 가지 차원이라는 특성(bidimensional quality)을 가진 것으로 보고 있다. 한편으로는 오래된 대상들을 통한 과거 경험의 반복이고, 다른 하나는 환자에게 배상적(reparative)이고 교정적(corrective)으로 작용할 수 있는 새로운 대상 혹은 새로운 자기대상 경험을 위한 탐색이다. 이에 더하여, 전이를 왜곡으로 보는 견해는 더욱 복잡하게 변화되어 왔다. 치료자는 전이를 해석할 때 비난하는 입장에서 접근하여서는 안 된다. 환자가 치료자에 대하여 느끼는 모든 것이 왜곡되어 있는 것은 아니기 때문이다. 환자는 치료자의 행동이나 태도에 대하여 실제적으로 반응할 수도 있고 따라서 치료자는 그것이 환자의 내적 세계로부터 비롯된 전이의 반복인지, 혹은 치료자와의 현실적인 상호관계에서 나온 것인지를 지속적으로 세밀하게 관찰하여야 한다(Gabbard 1996; Hoffman 1998; Mitchell 1997).

애초에 지지적으로 설계된 치료에서 치료자는 전이발달과 역전이 반응을 동시에 관찰하고 감시하는 과정을 수행하여야 한다. 치료자의 생각에는 전이가 발생한 것으로 느껴지는데 이를 환자에게 알려 주지 않거나 해석하지 않는 일도 있다. 이것을 분석하지 않은 채로 긍정적 의존 전이(positive dependent transference)를 일으키고자 하는데 그 목적이 있다(Wallerstein 1986). 이러한 전이애착(transference attachment)은 전이치유(transference cure)의 한 과정이고 환자는 전이애착을 통하여 치료자를 더욱 더 친밀하게 느끼게 된다. 비록 이러한 방법에 의하여 생겨난 변화가 전통적 방법에 의한 갈등 해소로부터 비롯된 것에 비하여 보잘 것 없는 것으로 취급되어 오기는 하였지만, 연구결과들(Horowitz 1974; Wallerstein 1986)을 보면 실제 이러한 변화들이 더 안정적이며 지속적이라고 할 수도 있다.

저항 Resistance

제 1장에서 논의된 바와 같이 저항이란 치료적 상황 안에서 환자의 특징적 방어들이 발생하는 것을 의미한다. 표현적 치료법일수록 저항을 분석하고 이해하는 것이 치료자의 매일 매일의 작업 중 한 부분이다. 예를 들어 만일 환자가 치료시간에 계속 늦게 오거나 치료시간 내내 침묵을 지키고 있다면, 치료자는 반항적이고 의도적인 행동이라고 비난하지 말고 오히려 이러한 저항에 대하여 흥미와 호기심을 가져야 한다. 저항은 처벌이나 책망으로 다루어서는 안 된다. 그보다 저항의 근원을 이해하기 위하여 환자의 도움을 청하고 해석을 통하여 저항을 이해해야 한다.

전이 주제와 관련된 저항을 전이저항(transference resistance)이라고 하며 전이나 지각(perception) 때문에 치료 작업이 방해를 받는 것을 의미한다. 예를 들면 치료자가 찬성하지 않을 것이라고 확신하고는 자위행위를 하는 환상에 대하여 이야기할 수 없다고 느낄 수 있다. 환자가 치료자에게서 부정적 판결을 받지 않기 위하여 침묵을 선택한 것이다. 대상관계이론에서 보면 전이저항은 특별한 어떤 내적인 대상관계에 고집스럽게 집착하는 무의식적인 경향을 의미한다. 이것은 치료적 교착상태로 표현되며, 이 상태에서 치료자는 환자의 내적 대상관계에 해당하는 사람으로서 반복되는 관계를 맺게 된 것이다.

정신분석이나 정신분석적 정신치료를 배우는 사람들은 흔히 "무엇에 대한 저항인가?"라는 질문을 하게 된다. 저항의 진정한 중요성은 저항과 연관된 감정들이 환자를 숙고를 통한 관찰(reflective observation)을 하게 하는 대신 생각 없이 행동(non-reflective action)하게 만드는 것이라고 Friedman(1991)은 주장하였다. 저항을 받는 것은 "억압된 소망들이 동시에 의식으로 활성화하는 것이며, 이러한 소망들의 의미를 냉정하게 바라만 보고 있는 것이고, 그렇게 해서 이들 억압된 소망들이 소망들로서 경험됨과 동시에 갈등으로 가득 찬 자기(conflicted self)의 객관적인 양상들로서 경험된다."고 그가 묘사한, 일종의 특별한 정신적 태도임을 그는 지적하고 있다. 나아가 최근에는 상호주관성이라는 주제가 강조되면서, 환자의 저항은 환자가 정신분석적 치료에 필수적인 깊이 숙고하는 공간(reflective space)을 만들어 내기 어렵게 만드는데 공모하는, 치료자 측의 역저항(counterresistance)과 동시에 발생할 수 있다는 사실이 주목을 받고 있다.

제 2장에서는 저항에 대한 자기심리학자들의 견해를 살펴보았었다. 그들은 저항을 자기의 성장을 보호하는 건강한 정신활동이라고 하였다(Kohut 1984). 따라서 저항을 해석하기보다는 저항에 대한 환자의 요구에 공감한다. 이들은 저항에 내재되어 있는 내용물을 찾아내려는 전통적 접근방식은 지나치게 도덕적이라고 생각한다. 그러나 어떤 분석가들은 이러한 공감적인 접근방식 때문에 자기심리학적 기법이 근본적으로는 지지치료라고 오해하기도 한다.

이미 자기심리학에 대한 논의에서 강조된 바와 같이, 저항은 지지정신치료의 관점에서는 필수적이며 환자의 적응을 위하여 필요한 것이라고 생각되고 있다. 저항은 방어구조의 표현이며 이 방어구조를 보강하는 것이 치료의 한 부분이다. 심지어 어떤 것들은 지금 논의하기에는 너무도 당황스러운 것이며 따라서 좀더 나은 시기까지 미루어야 한다는 점을 지적함으로써 오히려 저항을 조장할 수도 있다. 또한 여러 가지 충동들로 인하여 고통을 받고 있는 약해진 자아를 지지하기 위하여 지연 기제(遲延 機制, delay mechanism)들이 강화될 수도 있다. 행동화(act-out)의 경우처럼 한 환자가 고통스러운 느낌들을 언어로 표현하는 대신 행동으로 표현하게 될 때, 표현치료와는 달리 치료자는 언어화하는 것에 대한 환자의 저항을 해석하기보다는 자기파괴적 행동에 대하여 강한 제재를 가할 수 있다. 이러한 제재는 환자를 입원시키거나 불법적인 약물을 치료자에게 넘기도록 요구하는 것 등을 의미한다.

훈습(訓習) Working Through

해석에 의하여 '아하'반응(aha-response)과 함께 극적인 치유가 일어나는 일은 매우 드물다. 이 반응은 보통 저항에 의하여 저지되며 치료자가 여러 차례 다른 환경들에서 반복하여 해석해 줌으로써 치유가 일어나게 된다. 이처럼 환자가 통찰을 가질 수 있을 때까지 전이와 저항을 반복적으로 해석하는 것을 '훈습'이라고 한다. 치료자의 노력도 필요하지만, 환자 자신이 치료시간 중에 치료자가 가지고 있는 병에 대한 인식을 받아들이려 노력하고 이를 통합하는데 최선을 다하여야 한다(Karasu 1977). 그림 4-2에서 제시한 '통찰의 삼각형'은 훈습 과정을 위한 개념적 모형이다(Menninger 1958). 치료의 전 과정을 통하여 치료자는 환자의 치료 외적인 관계에서의 일정한 행동양식에 주의하여야 하며, 이를 전이 양식 또는 가족들과의 이전의 관계와 연관을 지우고, 이렇게 함으로써 결국 환자는 무의식적으로 연관되어 있던 것들을 의식화시킬 수 있게 된다. 이러한 양식들이 통찰의 삼각형의 세 변들과 관계 있다고 한다면 치료의 전 과정을 걸쳐 이러한 핵심적 갈등관계 주제를 조사할 수도 있고, 그렇지 않으면 그것이 나타날 때마다 환자에게 지적하여 줄 수도 있다. 환자가 이러한 양식이 새로운 배경들에서도 반복하여 나타난다는 것을 알게 됨에 따라 이 주제는 더 익숙하게 되고 환자는 이 주제를 극복해 나갈 수 있는 더욱 강한 자아를 갖게 된다.

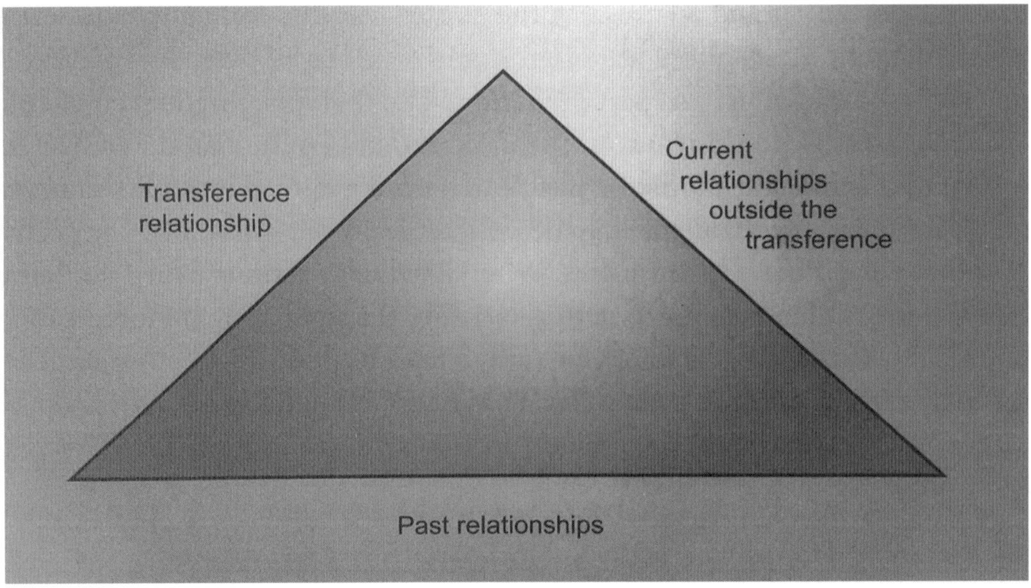

그림 4-2. 통찰의 삼각형. 1958년 Menninger 이후 모델로 제시됨. [시계방향으로. Transference relationship: 전이 관계, Current relationships outside the transference: 전이 이외의 현재의 관계, Past relationships: 과거의 관계]

대상관계이론의 측면에서도 동일한 모형이 논의될 수 있다. 하나의 자기-대상-감정의 구조가 전이, 전이 외적인 현재의 관계 및 과거의 관계들에 대한 기억에서 반복해서 발견될 수 있다. 자기심리학에서는 그 양식이 반사화에 대한 기대일 수도 있고 다른 사람을 이상화해야만 하는 필요성으로 나타날 수 있다. 그러나 어떤 이론적 모형을 택하든 간에 모든 학파에서 이러한 중심적인 관계 양식을 전이상황에서 재경험하는 것이 긍정적인 결과를 위하여서는 매우 중요하다고 보고 있다. 이러한 훈습의 과정은 표현적 치료에서 거의 독점적으로 쓰여지고 있는 반면 지지적 치료과정에서 사용되는 일은 매우 드물다.

꿈의 사용 Use of Dreams

정신분석이나 고도의 표현적 치료에서는 꿈의 해석이 무의식을 이해하는데 왕도(王道)로서의 가치를 지닌다(Freud 1900/1953). 꿈의 내용에 대한 환자의 연상은 꿈의 현상적인, 드러난 내용의 근저에 놓여 있는 잠재적이고 감추어진 내용을 이해하는데 사용된다. 따라서 환자가 꿈속에서의 무의식적 주제들을 더 잘 이해하도록 하기 위하여 꿈의 상징을 해석할 수 있다. 꿈 작업에 대한 더 체계적인 설명은 Gabbard(2010)를 참조하자.

표현치료자들이 하는 것과 같은 방법으로 지지치료자도 역시 환자의 꿈을 주의 깊게 듣고 그에 대하여 고려한다. 하지만 지지치료자는 상향적 해석까지로 해석적 노력을 제한한다(Werman 1978). '상향적 해석'은 환자가 치료자를 현실의 한 인간으로 대할 때의 상황이나 깨어 있을 때의 일상생활에서 다른 실제적 상황에 대하여 갖는 환자의 의식적 느낌이나 태도를 꿈과 연결시키도록 돕는다. 반면 꿈에 대한 자유연상은 퇴행을 더욱 조장할 수 있으므로 허용되지 않는다.

연속선상의 지지적 말단과 표현적 말단의 중간지역에는 치료자가 꿈을 환자의 심리적 생활의 제한된 구획 내에서 의식적 혹은 무의식적 주제와 연관 짓는, 이른바 선택적인 꿈 해석을 위한 공간이 존재한다고 할 수 있다. 문제는 무의식의 깊은 곳에 있는 것이 아니라 심리적인 표면에 있는 것이며 이것이 정신치료의 특별한 목적에 부합되는 것이라 하겠다(Werman 1978).

치료동맹 Therapeutic Alliance

Freud(1913/1958)는 적절한 치료적 관계가 생겨나기 전까지는 해석을 사용하기가 쉽지 않다는 것을 인식하고 있었다. Greenson(1965/1978)은 환자가 자신의 분석가와 가질 수 있는 비교적 덜 갈등적이고 합리적인 치료적 관계에 "작업 동맹(working alliance)"이라는 용어를 사용하였다. 이는 치료자를 선한 의지를 가지고 도움을 제공하는 전문가로 받아들임으로써 생산적으로 협동하는 환자의 능력을 의미한다. 한 환자가 자신의 부모와 관계를 형성하는 양상을 봄으로써 치료자와의 실제적인 치료 동맹의 성격을 예견할 수 있다(Lawson과 Brossart 2003).

치료동맹에 대한 많은 연구 노력으로 정신치료의 과정과 결과에 대한 영향이 확실히 밝혀지게 되었다(Frieswyk들 1986; Hartley와 Strupp 1983; Horvath와 Symonds 1991; Horwitz 1974; Horwitz들 1996; Lawson과 Brossart 2003; Luborsky들 1980; Martin

들 2000; Marziali들 1981). 이 많은 연구들은 다양한 치료방법들의 결과가 좋고 나쁨에 있어 치료동맹이 매우 중요한 요인이 된다는 점을 시사하고 있다(Bordin 1979; Harley와 Strupp 1983; Horvath와 Symonds 1991; Lawson과 Brossart 2003; Luborsky들 1980; Martin 들 2000).

2,000개의 연구보고서와 14,000개의 치료결과를 포함하는 최근의 메타분석(Flückiger들 2012)에서는 치료동맹과 긍정적 치료결과 사이에는 강한 상관관계가 있다는 것이 발견되었다. 질병 각각에 따른 안내책자가 사용되든 그렇지 않든 관계없이, 그리고 사용된 정신치료의 유형이나 그 결과의 특이성(specificity)의 정도에 불구하고 이러한 연계는 존재하였다.

이 연구들을 종합해 볼 때, 표현-지지 연속선 상의 시점이 어디인지를 불문하고 모든 정신치료에서 치료자는 먼저 치료동맹을 수립하고 유지하는데 주의를 기울여야 한다. 항상 긍정적 전이를 형성하여야 하고 부정적인 느낌을 표현해서는 안된다는, 금지를 의미하는 것은 아니다. 오히려 치료자는 환자들이 치료목적을 조속히 인식할 수 있도록 도와야 하며 그 목적에 도달하고자 노력하는 자아의 건강한 측면들과 협력하여야 한다. 그렇게 함으로써 환자가 치료자를 자신에 반대하여 치료작업을 하는 것이 아니라 자신과 함께 치료를 수행하는 협력자로서 경험하게 될 것이다. 치료과정 중 부정적 전이감정이 발생했을 경우에도 이 감정이 치료를 방해하도록 방치할 것이 아니라 치료동맹을 배경으로 하여 이들을 조사할 수 있을 것이다. 허약한 자아를 가진 환자에 대하여 지지적인 면에 치우친 치료를 하고 있는 경우에는 치료자는 동맹을 맺고 유지하기가 더욱 어렵다는 것을 알게 된다(Horwitz들 1996). 예를 들어 혼란스러운 전이 반응을 보이는 경계성 환자에서는 동맹 형성이 방해를 받게 되며, 결국은 환자가 치료자를 공통의 목적에 대하여 협동하는 지지자로 받아들일 수 있도록 하는 것이 치료의 주된 목표가 되는 것이다(Adler 1979).

변화의 기전 Mechanisms of Change

보다 더 표현적인 정신치료에서는 변화의 기전이 논쟁의 여지가 가장 많은 주제 중의 하나이다. 치료행동의 양식은 부분적으로 치료의 목적이 무엇인가에 달려 있다. 따라서 변화의 기전들에 대한 시각도 치료 목적에 따라 달라지곤 한다. 과거에는 통찰과 대인관계에 대한 치유적 경험이 상호 배제적인 것으로 믿어져 왔으나, 근자에는 치료적 변화를 위하여 서로 같이 작용하고 조화되는 과정으로 생각되고 있다(Cooper 1992; Gabbard 2010; Jacobs 1990; Pine 1998; Pulver 1992). 다시 말해서, 하나의 치료적 관계 안에서 진행되고 있는 것에 대한 통찰이 없다면 이 관계는 지속되지 않을 것이다. 역으로 치료적 관계 그 자체는 환자의 역동에 대한 해석적 이해를 제공할 수 있다.

환자에 따라서 달리 적용될 수 있는 다양한 양식의 치료행동이 있다는 것도 널리 인식되고 있다. Blatt(1992)는 서로 다른 방식으로 변화되는 두 가지 유형의 환자들이 있다고 하였다. 그 하나는 함입적(introjective)인 환자들로서 이들은 생각이 많고 대인관계의 영역에서 어떻게 친밀감을 형성할 것인가 보다는 생존 가능한 자기개념(viable self-concept)을 어떻게 형성하고 유지할 것인가에 더 집착한다. 그래서 이들은 해석적 개입을 통한 통찰을 얻는데 더 잘 반응한다. 다른 유형은 의존적(anaclitic)인 환자들로서 이들은 자기의 발전보다는 관계의 문제에 더 관심을 가지고 해석보다는 치료 관계의 질로부터 더 많은 치료적 이득을 얻는다.

환자들은 각기 다른 치료 기전을 통해 변화한다. 최근의 인지신경학적 발전으로 인해 어떻게 변화가 일어나며 이를 촉진하게 위해 치료자가 해야 할 것은 무엇인지 명확하게 알게 해 준다(Gabbard와 Westen 2003). 치료의 결과로 연합회로망(association network)들 간의 연결이 변화되어, 예를 들면, 권위적 인물의 표상이 치료 후에는 예전과 동일한 정서 반응을 촉발하지 않을 수도 있다. 더 나아가, 새로운 연합 연결들이 종전에는 취약했던 연결을 더 강하게 한다. 다시 말하면, 지속적인 변화가 유지되기 위해서는 활성화된 회로망에서 문제가 되는 연결의 상대적 비활성화가 필요하며 아울러 새로운, 더욱 적응력이 높은 연결 부위들의 활성이 증가되어야 한다. 연합회로망의 이러한 변화는 몇 가지 기술로 촉진될 수 있다. 치료자는 환자가 자기 자신에 대해 깊이 생각하는 서로 다른 방법들, 자기 자신들을 향한 의식적인 태도, 그리고 그들이 갖게 되는 느낌들을 어떻게 참아 내는지, 그것들을 어떻게 할게 되는지 구별해 낼 수 있도록 지적할 수 있다. 또한 치료자는 의식적인 정성 상태들의 빈도나 강도를 다루고 환자들이 자신들이 의식하고 있는 대처 방식들을 살펴 볼 수 있도록 도와 줄 수도 있다(Gabbard 2010; Gabbard와 Westen 2003).

그에 더하여, 치료자는 해석을 통하여 공포, 환상, 욕구, 기대, 방어, 갈등, 전이, 그리고 관계적 유형 등 서로 상호 연계된 다양한 정신적 사건들에 대한 통찰을 제공한다. 예를 들면 치료자는 현재 직장 상사와의 문제가 과거 부모와의 문제에 어떻게 연관되는지를 지적할 수 있다. 이러한 통찰은 또한 하나의 신경회로망 속에 있는 여러 결절들 간의 연결을 변화시키는 역할을 할 수 있다.

해석과 더불어 치료자는 외부적 관점에서의 관찰도 제공한다. 환자의 특정한 습관 유형이 내부의 정서적 갈등이나 혼돈을 반영하는 것인지를 지적한다. 역동치료자의 이러한 역할은 자신이 녹화된 모습을 보며 다른 사람들에게 어떻게 비추어지는지를 배우는 것과 유사하다. 환자가 아무리 명석하고 통찰력이 있더라도 치료자는 항상 외부의 관점 또는 환자와는 다른 관점을 지니고 있다(Gabbard 1997). 그러나 동시에 환자의 문제들에 대하여 효과적인 훈습을 하기 위해서 치료자는 공감과 이해를 통해서 환자의 주관적인 내적 경험을 인정해 주어야 한다(Gabbard 2010). 따라서 치료자의 가장 최적의 위치는 제 3자의 시각으로 환자를 관찰하는 것과 일인칭의 시각에 익숙해진 한 인물을 공감적으로 인정하는 것 사이에서 변화를 갖는 것이다. Fonagy(1999)는 치료적 변화로의 중요한 길은 환자가 점차 치료자의 마음 안에 있는 "자기 자신을 발견하는" 능력이 커가는데 있음을 강조하였다. 치료자에 의해서만 보이는 감정이나 비언어적 의사표현에 대해 언급함으로써 환자는 치료자의 관찰에 기초한 자기 자신의 자화상을 짜맞추기 시작한다. 이렇게 해서 잠재하고 있던 패턴들이 의식 안에서 깊이 숙고하는 대상이 되어 가는 것이다.

정신치료 과정을 비교한 문헌들을 검토한 연구에 Blagys와 Hilsenroth(2000)는 정신역동적 형태의 치료와 CBT를 구별하는 일곱 가지 기법을 찾아 내었다. 이들은 표 4-1에 요약되어 있다.

Diener들(2007)은 치료자가 환자의 감정경험을 어떻게 이끌어내는지에 대한 메타분석을 시행하였다. 표 4-1에 기술된 것과 같이, 이런 감정경험이 역동치료에서 중요한 추진력이 된다. 연구자들은 결과를 나타내는 구성의 유형을 두 개 이상 사용하였을 때, 환자의 감정 경험이나 감정 표현을 치료자가 촉진하는 것과 긍정적인 치료결과 사이에 통계적으로 의미있는 관계가 존재한다는 것을 발견하였다. 그들은, 1) 환자의 감정의 지표를 구체적으로 언급 혹은 참고하기, 2) 환자가 피하고자 하는 감정에 대한 인식을 높이기, 그리고 3) 근긴장(muscle tension), 눈물흘림(tears), 혹은 감정상태를 반영하는 또 다른 모양들 등 환자의 기분 변화에 특별히 집중하기를 포함한 몇 가지 특정한 기법들이 이런 면에서 도움이 된다는 것을 지적하였다. 연구자들은 또한 '의미를 해석'하는 어떠한 노력보다도 '감정상태의 관찰'이 선행해야 한다는 것을 지적하였다.

표 4-1. 정신역동적 정신치료에서 사용되는 기법들의 변별적 특성

정서와 감정표현에 집중하기
경험의 여러 가지 측면들을 회피하려는 시도 파헤치기
반복되는 주제들이나 패턴들 찾아내기
과거 경험 논의하기
대인관계에 집중하기
치료적 관계에 집중하기
소망, 꿈, 환상들을 파헤치기

출처. Blagys와 Hilsenroth, 2000.

치료가 일어나는 또 다른 중요한 작동 방식은 특정한 통찰이나 이해 외에, 치료 관계 그 자체의 여러 요소들로부터 기인한다. 환자는 새로운 종류의 관계를 경험하며, 이로부터 치료자의 정서적 태도들을 내재화하게 되고 치료자가 문제들에 접근하는 방식과 동일시할 수 있게 된다. 그와 더불어 치료자는 환자가 안심하고 편안하게 느끼는 내적 존재로 내재화될 수 있다. 의미 있는 상호작용들을 담아내고 처리하는 존재로서의 치료자의 기능도 역시 이 치료의 결과로 내재화된다.

통찰을 촉진하는데 목적을 둔 기술들과 치료적인 관계 형성으로부터 얻어지는 기법들에 더하여, 변화를 가져오는데 유용하게 사용될 수 있는 이차적 전략들이 있다. 암시의 잠재적 혹은 명시적 사용(implicit or explicit use of suggestion), 역기능적 신념들 직면시키기(confrontation of dysfunctional beliefs), 환자의 문제해결 방법 검토하기(examination of patient's problem-solving methods), 여러 형태로 자기 표현하게 함으로써 환자가 다른 사람들에게 끼친 영향을 스스로 이해하도록 하기(forms of self-disclosure), 환자가 가진 경험을 긍정해 주거나 인정해 주기(affirmation or validation of patient's experience) 등이 여기 속한다(Gabbard와 Westen 2003).

Menninger 재단 정신치료연구 프로젝트(Menninger Foundation Psychotherapy Research Project)의 자료 분석에서 Wallerstein(1986)는 변화란 다양한 기전을 내용으로 하는, 보다 지지적인 방법들에 의해서 생겨난다는 것을 발견하였다. 전이 치유와 분석되지 않은 긍정적 의존전이(unanalyzed positive dependent transference)가 서로 관련이 있음은 이미 밝힌 바 있다. 그 한 변이가 '치료적 무기수(治療的 無期囚; therapeutic lifer)'(Wallerstein 1986)로서, 이는 치료 종결이 시도되면 그간 얻었던 것들을 잃어버리지만 치료자와의 접촉이 막연하게나마 계속되면 높은 수준의 기능을 계속 유지할 수 있는 사람들을 일컫는다. 이 환자들은 한 달에 한번 이하로 치료적 접촉의 회수를 줄일 수는 있으나 치료종결에 대한 언급이 있으면 언제라도 기능부전에 빠지는 경향이 있다. 치유의 또 다른 지지적 기전은 '전이 이전(移轉, transfer)'으로, 치료적 관계에서의 긍정적 의존이 다른 사람에게로, 즉, 대개는 배우자에게로 이전된다. 또 다른 기전은 '반전이적 치유(antitransference cure)'로서 이는 치료자에 대한 반항이나 행동화를 통한 변화를 의미한다. Wallerstein의 연구에서 일부 환자들은 치료자의 꾸준한 관심과 중립성에 의하여 전이행동이 다루어 졌을 때 좁은 의미의 교정적 감정경험을 통하여 변화되었다. 물론 이 기전은 재양육 모델(reparenting model)이나 관계 모델(relationship model)의 내재화와 관련이 있다. 마지막으로, 어떤 환자들은 비판 없이 직접적으로 충고를 하는 등 지지적 치료로 효과를 얻었다. Wallerstein는 이 과정을 '현실검증과 재교육(reality testing and reeducation)'이라고 칭하였다.

모든 치료에서 치료자와 환자 간의 상호작용에 이어서 의식하지 못하는 사이에 감정적이고 서로간에 영향을 미치는 연결이 생겨난다. Lyons-Ruth들(1998)은 이러한 연결을 "잠재적인 관계성 인식(implicit relational knowing)"이라고 칭하였다. 이 인식은 상징적으로 대리되지 않거나 역동적으로 무의식적이 아닌 경우에도, 즉 일상적인 의미에서 분석가와 환자가 만나는 순간들에도 일어날 수 있다. 다시 말해서, 관계의 어떤 특정한 전후관계 안에서 어떻게 행동하고 느끼고 생각하는가를 내용으로 하는, 과정에 대한 인식이라는 영역 안에서도 치료과정에 있어서와 같은 변화는 일어난다.

눈빛이라든지 유머에 대한 짧은 나눔, 서로간에 강렬하게 연루된 느낌 등 특정한 순간에 동일하게 갖게 된 인식은 이들에 대한 특별한 해석이 잊혀진 후에도 오래 기억될 수 있다. 정신치료란 애착과 관련된 잠재적 기억을 새로이 구성하는 새로운 애착관계로 볼 수 있다. 기존에 축적된 원형들은 감정적으로 연결되어 있는 치료자와의 새로운 상호작용에 의해서 변형된다(Amini들 1996). 그와 동시에 의식적인 사건 경험들을 내용으로 하는 명시적 기억은 해석적 이해를 통하여 변형된다.

이런 유형의 치유행동의 또 다른 의미는 그림 4-1에 묘사된, 개입의 표현지지 연속선이 모든 치료적 변화를 전부 설명하지는 않는다는 것이다. 치료자와 환자가 만나는 많은 순간들이 "기법(technique)"의 영역 밖에서 일어난다(Stern들 1998). 치료자가 보이는 자연적인 반응들이 강력한 치료적 영향을 가질 수도 있는 것이다.

최근의 연구에서는 변화의 또 다른 결과로서 장기 정신역동적 정신치료를 진행하는 동안 방어체계에 크지 않은 호전이 있었음을 보고하고 있다(Perry와 Bond 2012). 연구자들은 중앙값으로 228주 동안 치료를 받은, 심한 우울증을 앓고 있거나 그에 더하여 인격장애를 함께 앓고 있는 21명의 환자들의 자연경과에 대한 연구를 진행하면서, 첫 2년반 동안에 얻어진 방어체계의 호전이 외부적으로 측정한 증상의 호전 정도 및 5년 후의 기능 정도와 연관이 있었음을 발견하였다. 다시 말해서 환자들은 원시적 방어에는 덜 의존하고 더 성숙하다고 생각되는 방어에는 더 많이 의존하고 있었는데. 이로써 방어체계의 비교적 적은 호전이라도 실제 생활은 상당한 정도로 좋아지게 할 수도 있음을 의미하고 있다.

치료종결 Termination

정신치료자는 끊임없는 상실 속에 살아야 한다. 환자는 치료자의 인생에 들어와서 함께 가장 친밀한 생각과 감정을 나누고 나서는 다시는 나타나지 않는다. 상실은 우리 모두에게 결코 즐거운 경험이 아니며 따라서 정신치료의 마지막 과정은 전이와 역전이가 행동으로 나타날 위험이 있다. 비록 서로의 동의하에 치료를 종결하는 것이 바람직하지만 반 이상의 외래환자는 조기에 치료를 종결하게 되며(Baekeland와 Lundwall 1975), 지역정신건강센터의 환자 중 20% 이하만이 상호간 협의를 거쳐 치료종결의 과정에 들어간다(Beck들 1987).

다양한 이유로 치료를 종결하게 된다. 치료자나 환자의 외부적 상황에 의하여 할 수 없이 억지로 그렇게 되기도 한다. 보험회사가 치료 중지를 요구할 수도 있고 환자 자신의 경제적 문제 때문에 그럴 수도 있다. 환자가 치료자에 만족하지 못하거나 어떤 문제에 대하여 심한 불안을 느껴서 갑자기 떠나서는 돌아오기를 거부하기도 한다. 최대 효과를 보았을 경우 치료자가 종결을 권하여 서로 치료종결 시기에 동의하기도 한다.

치료를 언제 종결하는가에 대하여 절대적인 지침은 없지만 일반적으로 환자가 정신치료의 목표에 도달하게 되면 준비가 된 것이다. 이때는 문제가 되었던 증상들이 없어졌거나 호전되었으며 초자아가 수정되었고 환자의 대인관계가 변화하였으며 새로운 독립감을 느낄 것이다. 아주 지지적인 정신치료의 경우에는 환자의 기능이 안정되고, 퇴행적 과정이 역전되며, 전반적으로 증상이 가라앉은 것 등이 지침이 될 수 있다. 그러나 임상의사들은 증상이 심한 환자들 중 일부에서는 지속적으로 치료를 계속하는 것이 필요하다는 점을 항상 인식하여야 한다(Gabbard와 Wilkinson 1994; Wallerstein 1986).

일단 치료자와 환자가 치료 종결 날짜에 동의를 하게 되면 여러 가지 전이 현상들이 나타날 수 있다. 원래 증상의 일부가 다시 나타날 수도 있다 (Dewald 1971; Roth 1987). 치료자가 영원히 없어지게 될 것이라는 사실을 느끼게 되면서 처음으로 부정적 전이 현상이 떠오를 수도 있다. 전이에서의 궁극적인 만족이라는 것이 환상에 불과하다는 사실을 알고 슬퍼할 때는 치료자가 이를 도와줄 필요가 있다. 지지적 치료에 있어 지속적인 긍정적 관계를 강조해야 하며 다룰 수 없는 부정적 전이가 나타나는 것은 피하는 것이 중요하다(Dewald 1971). 치료를 종결하면서 그 도전이 생각보다 거세기 때문에 많은 치료자들은 같은 빈도의 면담을 종결 시까지 계속하려고 한다. 그러나 면담의 빈도를 서서히 감소시킴으로써 환자가 적응할 수 있도록 하기도 한다.

환자가 치료를 일방적으로 종결할 때 치료자는 실패하였다는 느낌을 받게 될 수 있다. 이러한 상황에서 환자가 항상 치료를 중지할 특권을 가지고 있다고 생각할 수도 있으며 그러한 종결의 결과로 궁극적으로는 예후가 좋을 수도 있을 것이다. 하지만 한편으로는 도움을 받기를 원하고 치료 과정에서 잘 협조하는 환자만을 치료자가 도울 수 있다. 치료자는 모두 실패할 수 있으며 따라서 이러한 제한점이 반드시 인식되고 받아들여져야 한다.

치료자의 일방적 결정에 따라 치료가 종결되는 경우에는 다른 종류의 문제들이 생긴다. 수련 중에 있는 치료자가 다른 임상적 경험을 쌓기 위하여 종결해야 하는 경우 죄의식 때문에 종결 과정에 대하여 의논하기를 회피하기도 한다. 어떤 치료자들은 자신이 떠나는 것을 마지막 순간까지 알리지 않는다. 일반적으로는 외부적 제한이 치료 과정의 기간 중에 발생할 때마다 환자는 가능한 한 빨리 통보 받아야 하고 그에 따른 반응을 치료의 한 부분으로 다루어야 한다. 외부적인 이유로 치료자가 치료상황을 떠나게 되면 환자는 흔히 독단적이었던 부모와의 관계가 재연되는 것으로 느끼게 된다(Dewald 1971). 여기서 중요한 점은 환자의 분노와 원망을 듣게 되더라도 환자에게 나타나는 반응 모두를 철저하게 조사하여야 한다는 것이다. 종결을 둘러 싼 복잡한 문제에 대한 더 충분한 논의를 위하여 Gabbard(2010)를 참조하자.

표현정신치료와 지지정신치료의 적응증

Indications for Expressive or Supportive Emphasis in Psychotherapy

정신치료 과정을 연장선 상의 표현적 말단을 향하게 할 것인가 혹은 지지적 말단을 향하게 할 것인가에 대한 적응증을 논하기 전에 치료자는 환자가 어떤 형태의 정신치료에 잘 반응할 것인가를 예견하는 것 정도가 그나마 겨우 할 수 있는 일이라는 것을 반드시 이해해야 한다. 문헌상에는 건강한 환자일수록 더 심하게 앓고 있는 환자에 비하여 정신치료에 더 잘 반응하는 경향이 있다고 되어 있다. 즉 '빈익빈, 부익부'라는 말로 표현할 수 있다(Luborsky들 1980). 누가 정신치료를 통해서 도움을 받을 것인가에 대한 한 연구에서 Luborsky들(1980)은, 치료가 끝났을 때 긍정적 관계를 가진 경우, 그리고 갈등적 관계의 핵심 주제와 해석의 내용이 일치한 경우가 좋은 결과를 예측하게 하는 예견인자들이라고 결론을 내렸다. 경험적 연구에 의하면, 첫 번째 혹은 두 번째 치료 만남에서의 치료동맹 혹은 지지적 동맹의 강도가 치료결과에 대한 최상의 예측인자가 된다(Horvath와 Symonds 1991; Martin들 2000; Morgan들 1982). 하지만 이 요인은 환자-치료자의 관계의 성질에 의하여 크게 영향을 받으며, 이 관계를 양적으로 평가한다는 것은 거의 불가능하다.

표현적인 것이 나을 것인가 혹은 지지적인 것이 나을 것인가를 결정짓게 하는 환자의 특성을 알아보는 것이 가능하다(표 4-2). 정신분석 등 고도로 표현적인 방법에 대한 적응증으로는, 1) 자신을 이해하려는 강한 동기, 2) 환자가 매우 혹독한 치료를 참아야 할 정도로 인생에 저해가 되는 고통을 받고 있는 경우, 3) 퇴행되어 자신의 감정이나 사고에 대한 제어를 포기하는 정도만큼 속히 제어를 되찾고 퇴행되었던 자신을 되돌아 볼 수 있는 능력, 즉 퇴행을 하되 그 한계가 자아의 도움을 받을 수 있는 범위 안에 있을 경우(Greenson 1967), 4) 좌절에 대한 인내력, 5) 통찰을 갖거나 심리적 역량을 가질 수 있는 능력, 6) 건강한 현실검증 능력, 7) 의미있고 지속적인 대상관계, 8) 합리적 충동제어, 9) 직업을 지속할 수 있는 능력들이다(Bachrach와 Leaff 1978). 일련의 환경들을 다른 것과 대응시켜 파악할 수 있으며 은유와 유추를 이용하여 사고할 수 있는 능력도 또한 표현적 치료의 좋은 조건으로 여겨지고 있다. 10) 마지막으로 평가기간 동안 해석을 시도하는 것에 대해서 숙고로 반응할 수 있는 능력(reflective response)을 보이는 경우도 표현적 치료에 적합할 것이다.

표 4-2. 정신치료에서 표현적 혹은 지지적 방법의 적응증

표현적 Expressive	지지적 Supportive
이해에 대한 강한 동기	만성적 자아결손
의미있는 고통	극심한 의기 상황
자아의 퇴행 능력	낮은 불안 내성
좌절에 대한 인내력	좌절에 대한 낮은 인내력
통찰 혹은 심리적 역량의 능력	심리적 역량의 결여
건강한 현실검증 능력	현실검증 능력 부족
의미있는 대상관계	심하게 손상된 대상관계
충동제어의 능력	충동제어능력 저하
직업을 가질 능력	낮은 지적 능력
은유와 유추를 사용하는 사고능력	자기관찰 능력의 부족
해석 시도에 대해 숙고로 반응할 능력	기질적 원인의 인지기능 저하
	치료 동맹을 형성하기 어려움

지지정신치료의 두 가지 일반적 적응증은 만성적인 자아 약화나 결손 및 건강한 사람이 심각한 위기에 빠진 경우에서의 퇴행이다. 만성적 자아 약화의 경우는 현실 검증의 손상, 낮은 충동조절 능력 및 낮은 불안 내성을 보인다. 기질적 기반을 가진 인지기능장애와 심리적 역량의 결핍의 경우도 이 치료의 적응증에 포함된다. 행동화의 가능성이 높은 인격장애 환자도 지지적 치료를 필요로 한다(Adler 1979; Luborsky 1984). 다른 적응증으로는 심하게 손상된 대상관계의 문제를 가지고 있거나 치료동맹을 형성하기 어려운 경우를 들 수 있다. 이혼, 혹은 배우자나 자녀의 사망 등 심각한 위기에 처한 사람이나 홍수나 폭풍 등 천재지변에 의하여 손상된 경우도 이들의 자아가 최근의 충격에 의하여 지배되어 있기 때문에 표현적 및 분석적 접근방법에는 적당하지 않다. 그러나 때로는 지지적 과정으로 시작한 후에 표현적 방향으로 변경할 수도 있다.

이들 적응증은 지지적 혹은 표현적 말단에 초점을 맞추었지만 대부분의 환자들은 혼합적이어서 때로는 표현적 방향으로 또 때로는 지지적 방향으로 나아가야 한다. 따라서 치료자는 치료과정이 진행되면서 항상 언제 또 어떻게 지지적 혹은 표현적으로 나아갈지를 평가하여야 한다. 더 나아가, 자연주의적 전향적 종적 연구(Scheidt들 2003)에서 연구자들은 역동정신치료의 개원 임상에서는 정신과적 진단과 증상 정도가 그 환자를 치료 대상자로 받을 것인지 말 것인지를 결정하는데 그다지 중요하지 않다는 것을 발견하였다. 환자에 대한 치료자의 정서적 반응과 환자의 동기가 환자들이 역동치료를 받았던 가장 확실한 결정인자이었다.

단기정신치료
Brief Psychotherapy

과거 20년 동안 정신분석적 원칙에 입각한 몇 가지 형태의 단기정신치료에 대한 관심과 함께 많은 문헌들이 발간되었다. 치료 방법들을 방법론적으로 정교하게 비교한 시도는 단기 역동정신치료가 다른 정신치료들만큼 도움이 된다는 사실을 보여주고 있다(Crits-Christoph 1992). 상당히 많은 문헌들이 치료자들을 위한 상세한 지침을 제시하였다(Book 1998; Budman 1981; Davanloo 1980; Dewan들 2004; Garfield 1998; Gustafson 1986; Horowitz들 1984a; Malan 1976, 1980; Mann 1973; Sifneos 1972). 또한 각각을 비교하고 종합을 시도한 몇 가지 평론들이 있었다(Gustafson 1984; MacKenzie 1988; Ursano와 Hales 1986; Winston과 Muran 1996). 조금씩 변화가 있었고 접근방법 상 약간의 차이가 있기는 하지만 이들 단기정신치료의 실제적인 면에서 눈에 띄는 몇 가지 공통점이 있어 여기에서 다루고자 한다.

적응증과 금기 Indications and Contraindications

표현적 성격을 띤 역동적 단기정신치료의 적응증은 한시적이 아닌 표현적 정신치료에서의 적응증과 여러 면에서 비슷하다. 중요한 선택기준은, 1) 통찰을 가질 수 있는 능력과 심리적 역량, 2) 높은 자아기능, 3) 단순한 증상 호전 이상으로 자신을 이해하고자 하는 강한 동기, 4) 심층적 관계를 형성할 수 있는 능력(특히 치료자와의 초기 치료동맹에서), 그리고 5) 불안을 견딜 수 있는 능력 등이다. 장기 정신치료에는 해당되지 않았던 것으로 단기정신치료를 하기 위한 환자를 선택하는 기준은 주로 '초점이 되는 문제가 무엇인가?'하는 것이다. '시간제한 정신치료(time-limited psychotherapy)'는 시간이 짧기 때문에 시간제한이 없는 정신분석이나 표현적 정신치료들의 문제가 광범위함에 비하여 집중적일 수밖에 없다. 따라서 단기치료를 하기 위하여서는 치료자와 환자 모두 첫 번째 혹은 두 번째 평가 시간 안에 문제의 역동적 초점을 밝혀 내야 한다. 또한 단기치료는 예를 들어 이사를 간다거나 직업을 바꾼다거나 혹은 첫 아이를 갖게 되었다거나 하는 등 발달단계의 이행기에 있는 비교적 건강한 사람에게 특히 도움이 된다고 볼 수 있다.

단기치료의 금기는 장기 표현치료에서와 동일하지만 다른 점들도 있다. 환자가 자신의 문제를 집중적인 역동적 주제로 국한시킬 수 없다면 단기정신치료는 금기이다. 더 장기간의 표현적 치료접근을 해야 할 인격장애의 경우 치료의 목적이 애도 등의 상황적인 호소 같은 일시적인 어려움에 제한되지 않는 한 단기치료로 좋은 반응을 기대하기는 어렵다(Horowitz들 1984a). 어떤 연구자들은 만성 공포장애나 강박장애 환자들을 제외시켰으나, Davanloo(1980)는 이런 증상을 가진 환자들이 자신의 단기정신치료에는 매우 적절하다고 하였다.

단기 역동정신치료의 예후는 환자를 신중하게 선택하는데 달려 있다는 것이 경험적 연구에서 확인되고 있다(Høglend 2003; Piper들 1990). 대상관계의 질이 예후를 예측하는 좋은 방법 중 하나이다. 간단히 말하면 더욱 성숙한 대상관계를 할 수 있는 경우는 치료에 대하여 예후가 좋은 경향이 있다. Vaslamatzis들(1989)은 단기정신치료에 맞지 않는 환자들은 중간에 탈락하는 비율이 높았다고 보고하였다. 상실을 겪은 환자로서 동기가 있고 자기개념이 잘 조직화되어 있는 경우에는 표현적 단기치료가 가장 적당한 반면에, 동기가 많지 않고 자기개념이 덜 조직화되어 있는 경우에는 지지적 접근이 더 나았다고 Horowitz들(1984b)은 밝히고 있다. 문제성 있는 대인관계의 기왕력이 있거나 인격장애 진단을 받은 환자들은 대개 단기 치료에 적합하지 않다. 연구에 따르면 역동적 변화가 꾸준하기 위해서는 35회 이상의 치료 면담이 필요하다(Høglend 2003).

치료 회수 Number of Sessions

연구자마다 단기치료의 실제적 시간제한을 조절하는 서로 다른 방법을 주장하고 있다. Mann(1973)은 치료의 한계를 받아들이고 치료과정에 대한 마술적 기대를 갖지 않게 하기 위하여 12회로 제한할 것을 주장하였다. 한편, Davanloo(1980)는 평균 15~25회의 치료시간을 제안하고 치료초기에 특별한 종결시점을 정하지 않기를 권하였다. Sifneos(1972)는 특별히 치료의 회수를 정하지는 않았으나 12~16회로 한정하는 경향이 있었다. 일반적으로 단기치료는 짧게는 2~3개월, 길게는 5~6개월을 넘지 않으며 치료 회기의 수도 10~24회의 범위를 지키고 있다.

치료 과정 Process of Therapy

한시적이 아닌 치료에서 쓰이는 기법들이 대체로 단기치료에서도 쓰이지만 가장 두드러진 차이점은 기법들을 상당히 이른 시기에 사용한다는 것이다. 치료자들은 더욱 빨리 중심 가설(central hypothesis)을 만들어 내어야 하며 조기에 더 많은 통찰을 갖도록 하기 위하여 저항을 적극적으로 해석하여야 한다. 또한 각 연구자들 간에는 저항에 직면시키는 정도에 있어서도 차이가 있으나, 치료과정이 너무 강도가 높으면 불안을 야기한다고 알려져 있다. Gustafson(1984)은 저항에 직면하기 위해서는 환자와 치료자 간의 공감대가 필요하며 그렇지 않다면 환자는 공격받는다고 느낄 것임을 강조하였다. 변화를 일으키는데 있어서는 전이 해석이 비판적인 역할을 하게 된다는 점 역시 각 연구자들 간의 공통된 견해이다. Malan(1976)은 Karl Menninger의 '통찰 삼각형'을 인용하면서 치료자의 일차적 임무는 환자의 주된 호소를 과거와의 관계, 현재와의 관계 및 전이관계에 연결 짓는 것이라고 하였다.

B씨는 35세 된 군인으로 자신이 너무 권위에 찬 것으로 느껴진다는 것을 주소로 치료받고자 하였다. 8개월 째 결혼생활을 하고 있는 두 번째 부인은 첫 번째 부인이 그랬던 것처럼 그의 그러한 경향을 불평하고 있다고 하였다. B씨는 그 날 있었던 소프트볼경기에 대한 이야기로 그의 두 번째 치료시간을 시작하였다. 그는 홈에서 아웃을 선언한 심판의 판정에 승복하지는 않지만 "심판과 다투지 말라. 그가 말한대로 하라. 네가 심판과 다툰다면 사서 고생을 할 것이다."라는 말을 상기하였다고 하였다. 치료시간 후반부에 그는 육군중령이었던 아버지에 대하여 이야기하였다. 그는 협상이 잘 통하지 않는 독재적인 사람으로 아버지를 묘사하였다. 환자는 언제나 자신의 의견이 아버지에 의하여 무가치한 것으로 취급되었다고 믿어 왔다. 그 치료시간의 좀 더 후반부에 B씨는 12번의 치료시간으로는 충분하다고 생각하지 않지만 치료자가 말 한대로 제한하는 것이 좋겠다고 말하였다.

이때 치료자는 삼각형의 세 개의 변을 함께 그려보는 중재를 시도하였다. 즉, "심판, 아버지 그리고 치료자인 나에 대하여 갖게 된 경험들 모두 비슷하게 들린다. 당신은 우리들이 당신의 의견을 전혀 참작하지 않고 독재적인 결정을 내렸다고 느끼고 있다."고 말하였다. 치료자는 환자가 자신의 첫 번째와 두 번째 부인을 다루는 방법에 대하여도 해석을 할 수 있었다. 그는 아버지에 의하여 완벽하게 제압되었다는 수동적으로 경험된 충격을 부인들에 대한 능동적인 정복의 경험으로 변화시키고 있었다. 그는 아버지가 자신을 지배하였던 것과 같은 방식으로 부인들을 지배하였다.

Book(1998)은 단기 역동정신치료의 과정에 Luborsky(1984)의 "핵심적 갈등관계의 주제(core conflictual relationship theme)"를 적용하였다. 그는 치료자가 평가기간 중에 소망(a wish), 타인으로부터의 반응(a response from the other), 그리고 자기로부터의 반응(a response from the self) 등 세 가지 요소를 가능하면 빨리 환자에게서 찾아내어야 한다고 주장한다. 환자가 이야기하는 중에 바로 이 세 가지 요소들이 곧 드러나게 될, 관계를 주제로 한 사건들에 대하여 말하게 될 것이다. 이때의 정신역동적 단기 치료의 목적은 타인들이 어떻게 반응할 것인가에 대한 두려움을 극복함으로써 환자가 자신의 소망을 실현하도록 돕는 것이다. 두려워하는 반응을 전이 왜곡의 한 형태로 개념화하면 더 잘 극복할 수 있게 된다.

장기역동치료에서 단기치료로의 전환을 위한 적응과정에서 일반적으로 필요한 것은 보다 신중하게 전이 해석을 사용하는 것이다. 각기 다른 열 한가지 연구에서, 잦은 전이 해석과 즉각적 결과 또는 장기적 경과 사이에 부정적 연관이 있음을 밝힌 바 있다(Høglend 2003). 여기서의 지침은 단지 일반적인 원칙일 뿐이다. 임상적 특성이나 전이 상황에서 작업할 능력이 있느냐의 여부에 따라 일부 환자 군에서는 전이 해석을 더 자주 사용함으로써 더 생산적인 결과를 얻을 수도 있다.

단기 지지정신치료 Brief Supportive Psychotherapy

지지적 단기정신치료에 관한 문헌은 극히 제한적이다. 단기 지지정신치료의 일차적 적응증은 비교적 건강한 사람이 생활상의 어떤 특별한 위기에 처해 있는 경우이다. 여기서 사용되는 자아 보강(ego building)이라는 기법은 장기 지지정신치료에서와 유사하며, 해석을 하지 않은 채로 긍정적인 전이의 발달을 촉진시키고 이전에 사용되었던 적응적 방어기제들을 재건시키는 등을 의미한다.

> 52세 여성 C씨는 딸의 혼외 임신과 관련된 죄의식과 불안 때문에 자문의뢰 되었다. 기대와는 달리 자식들이 잘못되어 가는 것을 지켜보는 부모의 어려움에 대한 이야기를 듣고 정신과의사는 공감을 표시하였다. 환자는 이 상황에 대한 죄의식과 불안 때문에 너무도 괴로워서 직장에서나 가정에서 평상시처럼 기능을 잘 할 수 없다고 호소하였다. 자문의는 평상시 늘 해오던 가정에서의 일을 계속해서 수행함으로써 자신의 모든 의무를 다할 수 있을 것이라고 권고하여 C씨의 평상시의 강박적 방어들을 재건하려고 시도하였다. 치료자는 환자가 바빠지면 딸에 대한 생각을 덜할 수 있다는 점을 지적하였다. C씨는 이러한 제안을 받아들였고 다음 치료시간에는 다소 나아진 것 같아 보였다. 이 시간에 의사는 C씨가 딸의 임신이 자신의 책임인양 말하고 있다는 것을 지적하

> 였다. 환자는 자신 때문에 딸이 그렇게 된 것이 아니냐고 물었고 의사는 그렇지 않다고 단언하였다. 환자는 의사의 말에 고통이 일시에 제거되는 것을 느꼈고 자신의 죄의식을 없애주어 고마워하였다. 그녀는 다음 주 전화를 하여 완전히 나아졌으므로 더 이상 치료를 필요로 하지 않는다고 하였다.

이 증례에서 치료자는 먼저 환자가 자신의 평상시의 일상생활로 돌아오도록 격려함으로써 적응적 방어들을 회복하도록 도와주었다. 그리고는 환자의 긍정적 전이를 활용하여 죄의식에 빠져있는 환자를 용서하였다. 이상화가 아니라 존경으로 대하고 있는 권위 있는 인물로부터의 이러한 용서는 같은 내용에 대하여 환자가 스스로 용서하였을 때보다 훨씬 더 많은 영향을 끼쳤다.

장단기 정신치료 비교
Long-Term Versus Brief Psychotherapy

기간을 정하지 않느냐 아니면 단기정신치료를 하느냐를 결정하는 것은 어려운 일이다. 여기서는 초점이 되는 주제가 있느냐 하는 점이 고려되어야 한다(Ursano와 Dressler 1974). 만일 환자의 어려움이 다분히 제한된 것이라면 단기정신치료를 권고하는 것이 환자를 위해서 비용면에서도 낫고 불편도 덜할 것이다. 게다가 한 지역사회 정신건강 클리닉에서의 탈락율에 대한 연구에 의하면 치료를 시작하면서 치료기간을 정하는 것이 그렇게 하지 않은 경우에 비하여 반정도의 탈락율을 보였다고 한다(Sledge들 1990). 하지만 환자가 빨리 적응해야만 하는 경우에는 복합적인 성격 문제로 인하여 효과적으로 대응하지 못하게 될 수도 있다. 치료비용을 담당하는 제 3자가 치료의 기간을 결정하는 경우, 치료자는 치료기간이 짧은 것이 반드시 더 나은 것은 아니라는 점을 명심하여야 한다. 정신치료의 비용과 치료회수에 대한 한 연구에서 치료의 양과 환자가 받는 이득의 양 사이에는 명백한 양의 상관관계가 있음이 밝혀진 바도 있다(Howard들 1986).

마지막으로, 환자가 원하는 것보다 환자가 필요로 하는 것을 처방해야 한다고 생각하는 치료자 쪽의 위험성도 항상 있다. 환자가 근본적인 검사와 인격의 재구성을 요청하고 있는가 아니면 단지 한가지 특별한 문제에 국한된 요청을 하는가 하는 문제이다. 환자가 치료의 종류를 결정하는데 있어 하나의 협조자라는 것은 명백한 사실인 것이다. '환자는 언제나 정당하다(In some way, the patient is always right).'라는 Freud의 말을 잊어서는 안된다.

정신치료의 효능
The Efficacy of Psychotherapy

개인정신치료의 효능은 더 이상 의문의 여지가 없다고 할 수 있겠다. 즉, 정신치료가 효과적인 치료법이라는 많은 증거가 나오고 있는 것이다(Luborsky들 1975; Smith들 1980). 사실, 정신치료에 의해서 얻을 수 있는 변화의 중요함에 비추어 볼 때 이에 대한 임상적 시도를 중단해서는 안 된다는 것이 연구를 통한 소견이다. 환자들이 이처럼 효과적인 치료를 받지 못하게 하는 것은 부도덕하다고 볼 수 있기 때문이다(Ursano와 Silberman 1994). 단기 역동정신치료의 효능에 대한 메타분석(Crits-Christoph 1992)의 결과는 평균적인 단기역동치료를 받은 환자가 목표증상들을 평가하는 동안 대기하고 있는 대조군 환자들 중 86%의 치료결과에 비하여 더 나았다는 사실을 보여주었다. 다른 메타분석에서 Anderson과 Lambert(1995)는 추적 평가에서 인격에 대한 측정을 시행하거나 치료 후 6개월 이상이 지난 시점에서 평가를 시행하였을 때 단기 역동치료가 다른 치료들을 능가하고 있었음을 발견하였다.

Leichsenring들(2004)은 1970년부터 2004년 사이의 단기역동치료 연구들에 대한 메타분석을 시도하였다. 그들은 치료대상이 된 문제들, 전반적인 정신과적 문제들, 그리고 사회적 기능의 변화라는 측면에서 단기역동치료와 CBT사이에 차이가 없음을 발견하였다. Abbass들(2006)도 유사한 메타분석 결과를 발표하였는데, 이들은 동일한 질병을 가진 성인들을 대상으로 시행한 단기역동치료를 최소한의 치료를 하였거나 혹은 치료를 하지 않은 대조군과 비교하였다. 대부분의 질병들의 치료 결과는 치료집단에서 치료를 유지하였을 때 대조군에 비해서 의미있게 더 많은 호전을 보였다는 것이다.

적합한 대조군, 생활사건들의 개입, 지나치게 높은 비용 등 장기역동치료에 대한 연구를 세심하게 진행하는데 존재하는 주요 장애요인들에도 불구하고 연구가 점차 많아지고 있는 것은 장기역동치료의 가치를 지지하는 것이다. Leichsenring과 Rabung(2008)은 장기역동치료의 효능에 대한 메타분석을 시행하였다. 장기역동치료를 단기치료와 비교하였을 때, 그 결과는 의미있게 좋은 치료결과, 그리고 대상문제들과 인격기능에 대한 전반적인 효능이 의미있게 더 나아졌다. Leichsenring과 Rabung은 동반이환을 앓고 있고 더 복잡한 문제를 가지고 있어서 치료하기 어려운 환자들을 위해서는 장기간의 역동치료가 최선의 선택일 것이라고 주장하였다. Shedler(2010)는 많은 최근의 연구문헌들로부터 경험적 근거들이, 정신역동적 정신치료의 효능을 지지한다고 말할 수 있게 되었다는 것을 지적하였다. 그는 역동치료의 효과 크기가 근거를 기반으로 하여 장려된 다른 치료법들에서 보고된 것과 동일하게 큰 것에 주목하였다. 아울러 그는 역동치료를 받는 환자들은 치료에서 얻은 이득을 지속하고 있고, 또 연구에 추적

조사를 포함시켰을 때 치료가 종료된 후에도 호전을 계속하고 있는 경우도 흔하다는 점을 지적하였다. 정신역동치료는 자기성찰(self-reflection)의 내적인 과정을 계속 진행하도록 점화함으로써 장기간 지속되는 효과를 가진 것으로 나타나고 있다. 이 책에서는 앞으로 계속해서 각각의 질병에 대해서 이 치료의 효능에 대한 다양한 연구결과들이 제시될 것이다.

환자군이 고도로 선별되었고, 동반질환이 없으며, "현실세계"와는 동떨어진 고도의 조율된 맥락에서 치료받는다는 점에서 무작위 대조군 실험은 종종 비판을 받아왔다. 두 개의 다른 연구, 즉 소비자 보고에 의해 진행된 미국의 연구, "Mental Health: Does Therapy Help?"(1995)와 비슷한 구조로 독일에서 행한 연구로서 자연적 배경에서 정신치료의 이득을 측정하려는 시도가 진행되었다(Hartmann과 Zepf 2003). 두 개의 연구 모두에서 장기정신치료는 단기치료보다 의미있게 우수한 호전을 보였으며, 치료기간과 호전율 간에 밀접한 관계가 있었다. 이미 지적된 바와 같이, 단기치료의 적응증은 다소 좁은 편이며, 대다수의 환자는 단기치료 그 이상을 필요로 한다.

장기 역동정신치료에 대해 훨씬 더 많은 연구가 필요함은 분명하다(Gabbard들 2002). 질환별로 특화된 대조군 연구가 특히 절실하다. 단기 인지치료에서는 이런 대조군 연구가 흔하지만, 정신역동 연구에서는 아직 진행이 미미한 상황이다. 광범위한 정신분석적 치료와 정신분석치료의 적응증과 금기를 명확히 하기 위하여, 정신역동적 접근법이 다른 치료방법과 어떻게 다른지를 명확히 하기 위하여, 그리고 무작위 대조군 실험을 통하여 결국 어떤 유형의 환자들이 보다 집중적인 치료로 이득을 얻는지를 알아보기 위한 연구가 시행되어야 할 것이다(Gunderson과 Gabbard 1999).

참고 문헌
References

Abbass AA, Hancock JT, Henderson J, et al: Short-term psychodynamic psychotherapies for common mental disorders. Cochrane Database of Systematic Reviews 2006, Issue 4. Art. No.: CD004687. DOI: 10.1002/14651858.CD004687.bup3

Adler G: The myth of the alliance with borderline patients. Am J Psychiatry 47:642-645, 1979

Amini F, Lewis T, Lannon R, et al: Affect, attachment, memory: contributions toward psychobiologic integration. Psychiatry 59:213-239, 1996

Andersen EM, Lambert MJ: Short-term dynamically oriented psychotherapy: a review and meta-analysis. Clin Psychol Rev 15:503-514, 1995

Aron L: Self-reflexivity and the therapeutic action of psychoanalysis. Paper presented at the annual meeting of the American Psychoanalytic Association, Toronto, Ontario, Canada, May 1998

Bachrach HM, Leaff LA: "Analyzability": a systematic review of the clinical and quantitative literature. J Am Psychoanal Assoc 26:881-920, 1978

Baekeland F, Lundwall L: Dropping out of treatment: a critical review. Psychol Bull 82:738-783, 1975

Basch MF: Doing Psychotherapy. New York, Basic Books, 1980

Bech NC, Lambert J, Gamachei M, et al: Situational factors and behavioral self-predictions in the identification of clients at high risk to drop out of psychotherapy. J Clin Psychol 43:511-520, 1987

Blagys MD, Hilsenroth MJ: Distinctive features of short term psychodynamic interpersonal psychotherapy: a review of the comparative psychotherapy process literature. Clin Psychol 7:167-188, 2000

Blatt SJ: The differential effect of psychotherapy and psychoanalysis with anaclitic and introjective patients: the Menninger Psychotherapy Research Project revisited. J Am Psychoanal Assoc 40:691-724, 1992

Blatt SJ: Experiences of Depression: Theoretical, Clinical and Research Perspectives. Washington, DC, American Psychological Association, 2004

Book HE: How to Practice Brief Psychodynamic Psychotherapy: The Core Conflictual Relationship Theme Method. Washington, DC, American Psychological Association, 1998

Bordin ES: The generalizability of the psychoanalytic concept of the working alliance. Psychotherapy: Theory, Research, and Practice 16:252-260, 1979

Budman SH (ed): Forms of Brief Therapy. New York, Guilford, 1981

Busch F: The Ego at the Center of Clinical Technique (Critical Issues in Psychoanalysis 1). Northvale, NJ, Jason Aronson, 1995

Cabaniss DL, Cherry S, Douglas CJ, et al: Psychodynamic Psychotherapy: A Clinical Manual. Hoboken, NJ, Wiley-Blackwell, 2011

Chessick RD: What is intensive psychotherapy? Am J Psychother 35:489-501, 1981

Cooper AM: Psychic change: development in the theory of psychoanalytic technique. Int J Psychoanal 73:245-250, 1992

Crits-Christoph P: The efficacy of brief dynamic psychotherapy: a meta analysis. Am J Psychiatry 149:151-158, 1992

Davanloo H (ed): Short-Term Dynamic Psychotherapy. New York, Jason Aronson, 1980

Dewald PA: Psychotherapy: A Dynamic Approach, 2nd Edition. New York, Basic Books, 1971

Dewan MJ, Steenbarger BN, Greenberg RP (eds): The Art and Science of Brief Psychotherapies: A Practitioner's Guide. Washington, DC, American Psychiatric Publishing, 2004

Diener MJ, Hilsenroth MJ, Weinberger J: Therapists affect focus and patient outcomes in psychodynamic psychotherapy: a meta-analysis. Am J Psychiatry 164:936-941, 2007

Flückiger C, Del Re AC, Wampold BE, et al: How central is the alliance in psychotherapy? A multi-level longitudinal meta-analysis. J Couns Psychol 59:10-17, 2012

Fonagy P: The process of change, and the change of processes: what can change in a "good" analysis? Keynote address at the spring meeting of Division 39 of the American Psychological Association, New York, April 1999

Fonagy P: Attachment Theory and Psychoanalysis. New York, Other Press, 2001

Freud A: The ego and the mechanisms of defense (1936), in The Writings of Anna Freud, Vol 2, Revised Edition. New York, International University Press, 1996

Freud S: The interpretation of dreams (1900), in the Standard Edition of the Complete Psychological Works of Sigmund Freud, Vol 4, 5. Translated and edited by Strachey J. London, Hogarth Press, 1953, pp 1-627

Freud S: Recommendations to physicians practising psycho-analysis (1912), in The Standard Edition of the Complete Psychological Works of Sigmund Freud, Vol 12. Translated and edited by Strachey J. London, Hogarth Press, 1958, pp 109-120

Freud S: On beginning the treatment (1913), in The Standard Edition of the Complete Psychological Works of

Sigmund Freud, Vol 12. Translated and edited by Strachey J. London, Hogarth Press, 1958, pp 121-144
Friedman L: A reading of Freud's papers on technique. Psychoanal Q 60:564-595, 1991
Frieswyk SH, Allen JG, Colson DB, et al: Therapeutic Alliance: its place as a process and outcome variable in dynamic psychotherapy research. J Consult Clin Psychol 54:32-38, 1986
Gabbard GO: Countertransference: the emerging common ground. Int J Psychoanal 76:475-485, 1995
Gabbard GO: Love and Hate in the Analytic Setting. Northvale, NJ, Jason Aronson, 1996
Gabbard GO: A reconsideration of objectivity in the analyst. Int J Psychoanal 78:15-26, 1997
Gabbard GO: Long-Term Psychodynamic Psychotherapy: A Basic Text, 2nd Edition. Washington, DC, American Psychiatric Publishing, 2010
Gabbard GO, Lester EP: Boundaries and Boundary Violations in Psychoanalysis. Washington, DC, American Psychiatric Publishing, 2003
Gabbard GO, Westen D: Rethinking therapeutic action. Int J Psychoanal 84:823-841, 2003
Gabbard GO, Wilkinson SM: Management of Countertransference With Borderline Patients. Washington, DC, American Psychiatric Press, 1994
Gabbard GO, Gunderson JG, Fonagy P: The place of psychoanalytic treatments within psychiatry. Arch Gen Psychiatry 59:505-510, 2002
Garfield SL: The Practice of Brief Psychotherapy. New York, Wiley, 1998
Greenberg JR: Theoretical models and the analyst's neutrality. Contemporary Psychoanalysis 22:87-106, 1986
Greenson RR: The Technique and Practice of Psychoanalysis. New York, International Universities Press, 1967
Greenson RR: The working alliance and the transference neurosis (1965), in Explorations in Psychoanalysis. New York, International Universities Press, 1978, pp 119-224
Grinberg L: The closing phase of the psychoanalytic treatment of adults and the goals of psychoanalysis: "the search for truth about one's self." Int J Psychoanal 61:25-37, 1980
Gunderson JG, Gabbard GO: Making the case for psychoanalytic therapies in the current psychiatric environment. J Am Psychoanal Assoc 47:679-703, 1999
Gustafson JP: An integration of brief dynamic psychotherapy. New York, WW Norton, 1986
Gutheil T, Gabbard GO: Misuses and misunderstandings of boundary theory in clinical and regulatory settings. Am J Psychiatry 155:409-414, 1998
Hartley DE, Strupp HH: The therapeutic alliance: its relationship to outcome in brief psychotherapy, in Empirical Studies of Psychoanalytic Theories, Vol 1. Edited by Masling J. Hillsdale, NJ, Analytic Press, 1983, pp 1-37
Hartmann S, Zepf S: Defectiveness of psychotherapy in Germany: a replication of the Consumer Reports study. Psychother Res 13:235-242, 2003
Hoffman IZ: Ritual and Spontaneity in the Psychoanalytic Process: A Dialectical-Constructivist View. Hillsdale, NJ, Analytic Press, 1998
Hoffman IZ, Gill MM: Critical reflections on a coding scheme. Int J Psychoanal 69:55-64, 1988
Høglend P: Long-term effects of brief dynamic therapy. Psychother Res 13:271-290, 2003
Høglend P, Amlo S, Marble A, et al: Analysis of the patient-therapist relationship in dynamic psychotherapy: an experimental study of transference interpretations. Am J Psychiatry 163:1739-1746, 2006
Høglend P, Hersoug AG, Bogwald KP, et al: Effects of transference work in the context of therapeutic alliance and quality of object relations. J Consult Clin Psychol 79:697-706, 2011
Horowitz MJ, Marmar C, Krupnick J, et al: Personality Styles and Brief Psychotherapy. New York, Basic Books, 1984a
Horowitz JM, Marmar C, Weiss DS, et al: Brief psychotherapy of bereavement reactions: the relationship of process to outcome. Arch Gen Psychiatry 41:438-448, 1984b
Horvath AD, Symonds BD: Relation between working alliance and outcome in psychotherapy: a meta-analysis. J

Couns Psychol 38:139-149, 1991
Horwitz L: Clinical Prediction in Psychotherapy. New York, Jason Aronson, 1974
Horwitz L, Gabbard GO, Allen JG, et al: Borderline Personality Disorder: Tailoring the Psychotherapy to the Patient. Washington, DC, American Psychiatric Press, 1996
Howard KI, Kopts SM, Krause MS, et al: The dose-effect relationship in psychotherapy. Am Psychol 41:159-164, 1986
Jacobs TJ: The corrective emotional experience: its place in current technique. Psychoanalytic Inquiry 10:433-454, 1990
Karasu TB: Psychotherapies: an overview. Am J Psychiatry 134:851-863, 1977
Killingmo B: Affirmation in psychoanalysis. Int J Psychoanaly 76:503-518, 1995
Kohut H: How Does Analysis Cure? Edited by Goldberg A. Chicago, University of Chicago Press, 1984
Lawson DM, Brossart DF: Link among therapies and parent relationship, working alliance, and therapy outcome. Psychother Res 13:383-394, 2003
Leichsenring F, Rabung S: Effectiveness of long term psychodynamic psychotherapy: A meta-analysis. JAMA 300:1551-1565, 2008
Leichsenring F, Rabung S, Leiding E: The efficacy of short term psychodynamic psychotherapy in specific psychiatric disorders: a meta-analysis. Arch Gen Psychiatry 61:1208-1216, 2004
Lipton SD: The advantages of Freud's technique as shown in his analysis of the Rat Man. Int J Psychoanal 58:255-273, 1977
Loewald HW: On the therapeutic action of psychoanalysis (1957), in Papers on Psychoanalysis. New Haven, CT, Yale University Press, 1980, pp 221-256
Lohser B, Newton PM: Unorthodox Freud: The View From the Couch. New York, Guilford, 1996
Luborsky L: Principles of Psychoanalytic Psychotherapy: A Manual for Supportive-Expressive Treatment. New York, Basic Books, 1984
Luborsky L, Singer B, Luborsky L. Comparative studies of psychotherapies: is it true that "everyone has won and all must have prizes?" Arch Gen Psychiatry 32:995-1008, 1975
Luborsky L, Mintz J, Auerbach A, et al: Predicting the outcome of psychotherapy: findings of the Penn Psychotherapy Project. Arch Gen Psychiatry 37:471-481, 1980
Luborsky L, Crits-Christoph P, Mitz J, et al: Who Will Benefit From Psychotherapy? Predicting Therapeutic Outcomes. New York, Basic Books, 1988
Lyons-Ruth K, Members of the Change Process Study Group: Implicit relational knowing: its role in development and psychoanalytic treatment. Infant Ment Health J 19:282-289, 1998
MacKenzie KR: Recent developments in brief psychotherapy. Hosp Community Psychiatry 39:742-752, 1988
Malan DH: The Frontier of Brief Psychotherapy: An Example of the Convergence of Research and Clinical Practice. New York, Plenum, 1976
Malan DH: Toward the Validation of Dynamic Psychotherapy: A Replication. New York, Plenum, 1980
Mann J: Time-Limited Psychotherapy. Cambridge, MA, Harvard University Press, 1973
Martin DJ, Garske JP, Davis KK: Relation of the therapeutic alliance with outcome and other variables: a meta-analytic review. J Consult Clin Psychol 68:438-450, 2000
Marziali E, Marmar C, Krupnick J: Therapeutic alliance scales: development and relationship to psychotherapy outcome. Am J Psychiatry 138:361-364, 1981
McWilliams N: Psychoanalytic Psychotherapy. New York, Guilford, 2004
Menninger KA: Theory of Psychoanalytic Technique. New York, Basic Books, 1958
Mental health: does therapy help? Consumer Reports, November 1995, pp 734-739
Mitchell SA: Influence and Autonomy in Psychoanalysis. Hillsdale, NJ, Analytic Press, 1997

Morgan R, Luborsky L, Crits-Christoph P, et al: Predicting the outcomes of psychotherapy by the Penn Helping Alliance Rating Method. Arch Gen Psychiatry 39:397-402, 1982

Ornstein A: "Supportive" psychotherapy: a contemporary view. Clin Soc Work J 14:14-30, 1986

Perry JC, Bond M: Change in defense mechanisms during long-term dynamic psychotherapy and a five year outcome. Am J Psychiatry 169:916-925, 2012

Pine F: On therapeutic change: perspectives from a parent-child model. Psychoanalysis and Contemporary Science 5:537-569, 1976

Pine F: Supportive psychotherapy: a psychoanalytic perspective. Psychiatric Annals 16:526-529, 1986

Pine F: Diversity and Direction in Psychoanalytic Technique. New Haven, CT, Yale University Press, 1998

Piper WE, Azim HFA, McCallum M, et al: Patient suitability and outcome in short-term individual psychotherapy. J Consult Clin Psychol 58:475-481, 1990

Pulver SE: Psychic change: insight or relationship? Int J Psychoanal 73:199-208, 1992

Racker H: Transference and Counter-transference. New York, International Universities Press, 1968

Renik O: Analytic interaction: conceptualizing technique in light of the analyst's irreducible subjectivity. Psychoanal Q 62:553-571, 1993

Roskin G: Changing modes of psychotherapy. Journal of Psychiatric Treatment and Evaluation 4:483-487, 1982

Roth S: Psychotherapy: The Art of Wooing Nature. Northvale, NJ, Jason Aronson, 1987

Sandler J: Countertransference and role-responsiveness. International Review of Psychoanalysis 3:43-47, 1976

Scheidt CE, Burger T, Strukely S, et al: Treatment selection in private practice psychodynamic psychotherapy: a naturalistic prospective longitudinal study. Psychother Res 13:293-305, 2003

Shedler J: The efficacy of psychodynamic psychotherapy. Am Psychol 63:98-109, 2010

Sifneos PE: Short-Term Psychotherapy and Emotional Crisis. Cambridge, MA, Harvard University Press, 1972

Sledge WH, Moras K, Hartley D, et al: Effect of time-limited psychotherapy on patient dropout rates. Am J Psychiatry 147:1341-1347, 1990

Smith ML, Glass GV, Miller TI: The Benefits of Psychotherapy. Baltimore, MD, Johns Hopkins University Press, 1980

Steiner J: The aim of psychoanalysis. Psychoanal Psychother 4:109-120, 1989

Stern DN, Sander LW, Nahum JP, et al: Non-interpretive mechanisms in psychoanalytic therapy: the "something more" than interpretation. Int J Psychoanal 79:903-921, 1998

Summers RF, Barber JP: Psychodynamic Therapy: A Guide to Evidence-Based Practice. New York, Guilford, 2009

Ursano RJ, Dressler DM: Brief versus long-term psychotherapy: a treatment decision. J Nerv Ment Dis 159:164-171, 1974

Ursano RJ, Hales RE: A review of brief individual psychotherapies. Am J Psychiatry 143:1507-1517, 1986

Ursano RJ, Silberman EK: Psychoanalysis, psychoanalytic psychotherapy, and supportive psychotherapy, in The American Psychiatric Press Textbook of Psychiatry, 2nd Edition. Edited by Hales RE, Yudofsky SC, Talbott J. Washington, DC, American Psychiatric Press, 1994, pp 1035-1060

Vaslamatzis G, Markidis M, Katsuoyanni K: Study of the patients' difficulties in ending brief psychoanalytic psychotherapy. Psychother Psychosom 52:173-178, 1989

Wallerstein RS: Forty-two Lives in Treatment: A Study of Psychoanalysis and Psychotherapy. New York, Guilford, 1986

Werman DS: The use of dreams in psychotherapy: practical guidelines. Can Psychiatr Assoc J 23:153-158, 1978

Werman DS: The Practice of Supportive Psychotherapy. New York, Brunner/Mazel, 1984

Westen D, Gabbard GO: Developments in cognitive neuroscience, II: implications for theories of transference. J Am Psychoanal Assoc 50:99-134, 2002

Winnicott DW: The aims of psychoanalytic treatment (1962), in The Maturational Processes and the Facilitating

Environment. London, Hogarth, 1976, pp 166-170

Winston A, Muran C: Common factors in the time-limited therapies, in American Psychiatric Press Review of Psychiatry, Vol 15. Edited by Dickstein LJ, Riba MB, Oldham JM. Washington, DC, American Psychiatric Press, 1996, pp 43-68

Winston A, Rosenthal R, Winston E: Supportive Psychotherapy. Washington, DC, American Psychiatric Publishing, 2004

5장

역동정신의학에서의 치료

집단치료, 가족/부부치료, 약물치료

TREATMENTS IN DYNAMIC PSYCHIATRY

Group Therapy, Family/Marital Therapy, and Pharmacotherapy

역동적 집단정신치료
Dynamic Group Psychotherapy

우리는 모두 집단의 테두리 안에서 살며 일한다. 집단정신치료는 환자에게 그들이 행하는 역할, 그들이 집단에게 갖는 기대와 무의식적 환상들, 집과 직장에서 다른 사람과 같이 살면서 부딪히는 문제들을 가지고 집단에서 어떻게 기능하는가를 배울 수 있는 기회를 제공한다. 개인정신치료에서는 환자의 집단경험 중 일부분만 경험될 뿐이다. 특히 집단이 만들어지는 사회심리적 상황은 일대일 치료에서는 경험할 수 없다(Rutan과 Stone 2001).

집단경험의 특수한 면 Unique Aspects of Group Experience

집단에서 작용하는 어떤 힘이 존재한다는 사실에 대한 지식은 Wilfred Bion(1961)의 업적에서 비롯된다. 제 1차 세계대전 후 Bion은 Tavistock Clinic에서 소집단에 대한 경험을 하게 되었다. 그의 집단에 대한 이해는 모든 집단이 2개의 집단, 즉 '작업집단(work group)'과 '기본적 가정집단(basic assumption group)'으로 기능한다는 관찰에 근거한다. 전자는 실제적인 작업을 하는 집단이고 작업의 완성을 목표로 한다. 그러나 기본적 가정에 방해 받지 않고 그들의 목적을 달성하기 위해 합리적으로 작업하는 집단은 거의 없다(Rioch 1970).

기본적 가정이란 것은 집단이 "가정 양식(as-if manner)"으로 행동하도록 이끄는 무의식적 환상을 말한다(Rioch 1970). 달리 말하면 곧바로 하지 않으면 안되는 작업이라는 현실과는 달리 집단에 대한 하나의 가정에 입각하여 집단구성원들이 행동하는 것을 의미한다. 기본적 가정은 의존(dependency), 응전/도피(fight/flight), 짝짓기(pairing) 등 세가지로 구분된다. 이러한 분명한 감정상태들은 그 근원이 무의식적인 것이지만 집단의 행동을 통해서 쉽게 추측할 수 있다. 이러한 가정은 작업집단을 탈선하게 하고 작업의 완성을 방해한다. 정신치료 집단에서 기본적 가정이 발생하면 서로의 문제를 이해하는 작업이 그 궤도를 이탈하게 된다. 그러나 Freud가 정신분석에서 전이가 장애가 아니고 하나의 유용한 치료적 도구가 된다는 사실을 발견한 것처럼, Bion은 기본적 가정 자체가 집단구성원 개개인이 집단 안에서 스스로를 이해하는데 있어서 엄청나게 큰 가치가 있다는 사실을 발견하였다.

기본적 가정에 대한 Bion의 관찰은 처음에는 단지 기술하는 것에 머무는 수준이었으나, 그가 집단역동에 대하여 더 많은 경험을 함에 따라 이것이 모든 사람에게 존재하는 정신병적 불안에 대한 방어의 군집이라는 것을 알게 되었다. 집단은 매우 쉽게 퇴행될 수 있으며, 환자로 하여금 자신의 가장 원시적인 두려움을 볼 수 있게 하는 창문의 역할을 한다. Bion은 Melanie Klein이 말한 편집-조현 위상과 우울위상에 연관된 기제들이 기본적 가정에도 존재한다는 것을 알게 되었다(제 2장 참조).

예를 들어 '의존' 가정은 우울성 불안에 대한 하나의 방어군집으로 볼 수 있다(Ganzarain 1980). 여기서 환자들은 자신이 약하고 무지하며 서로 도울 능력이 없는 것처럼 행동하며, 치료자를 신처럼 바라보고 전적으로 의존한다. 이들의 저변에 깔려 있는 두려움은 구강기적 욕구 등 자신의 탐욕이 치료자를 삼켜버려 자신들이 버려지게 되지는 않을까 하는 것이다. 무의식 수준에서는 자신의 어머니인 치료자를 파괴할지도 모른다는 가능성과 관련된 불안과 죄의식에 대하여 방어하기 위해서 환자들은 치료자가 언제나 자신과 함께 있을 것이며 언제나 정확한 대답을 가지고 있는 지치지 않는 전지전능한 사람이라고 믿는다.

'응전/도피'의 기본 가정에서는 집단이 공공연한 편집-조현 위상으로 퇴행되어 있다. '악함'은 모두 분할(split off)되고 투사된다. 응전하거나 아니면 도피하려는 소망은 편집증적 불안에 대한 방어군집이다. 박해자가 자신을 파괴할 것이라고 외부적으로 지각되었을 때 집단은 이를 피하기 위하여 응전하든지 아니면 도망한다. 집단은 사려 깊게 생각하지 않게 되고 단지 행동하는 것만이 지각된 위협에 대한 유일한 해결책이라고 보게 된다.

'짝짓기'의 기본 가정은 우울성 불안에 대한 방어 군집이다. 이 짝짓기 가정은 집단을 구원하기 위하여 다시금 구세주를 만들어 내고 이를 집단에 데려올 수 있는 두 명의 집단구성원을 중심으로 움직인다(Rioch 1970). 사랑이 승리할 것이라는 믿음, 즉 낙관적이고 희망적인 분위기가 지속된다. 이러한 맹목적이고 낙천적인 태도는 집단 내에 존재하는 파괴, 증오 및 적개심에 대한 집단의 걱정에 대응하려는 조증적 방어로 볼 수 있다. 따라서 이러한 입장에서 볼 때 '짝짓기'를 하나의 조증적 회복 노력으로 볼 수 있다(Ganzarain 1980).

집단정신치료자는 자신의 집단에서 발생하는 기본적 가정들에 대하여 계속 주시하고 그것이 집단 작업을 파괴하지 못하도록 미리 검토하고 해석하여야 한다. 검토되지 않은 전이가 환자를 정신치료에서 탈락시키는 것처럼, 검토되지 않은 기본적 가정은 집단치료를 와해시킬 것이다.

집단에서 작용하는, 기본적 가정을 뛰어넘는 독특한 힘들이 존재한다. 강력한 감정이 거의 순식간에 한 집단 전체에 퍼지면 감정 감염(emotional contagion)이 일어난다(Rutan과 Stone 2001). 모든 치료자들은 한 집단이 그런 상황에 빠지면 저항할 수 없는 슬픔의 감정이나 분노 혹은 희열의 감정에 휩싸여 버리는 것을 보곤 한다. 또 다른 강력한 힘은 역할 흡입(role suction)'이라는 현상이다(Redl 1963). 집단에 속하게 되면 일대일의 관계에서의 개개인의 행동이 극적으로 변화하는 것을 자주 관찰할 수 있다. 우리는 '악한 집단'에 어울리게 된 '착한 소년'에 대한 이야기를 자주 들어 왔다. 집단에 속하게 될 때 이전과는 다르게 행동하는 자신을 발견하게 된 사람이 스스로가 통제할 수 없는 어떤 역할을 맡도록 휩쓸려 들어갔다든지 혹은 말려들었다고 표현하는 것을 자주 듣게 된다. 예를 들어, 한 환자가 그 치료집단의 다른 모든 사람들이 침묵을 지키고 있을 때 집단 전체의 대변인 역할을 할 수 있다. 또 어떤 환자는 자신의 행동을 통하여 모든 사람들의 분노의 표적이 되어 희생양의 역할을 하기도 한다. 대변인이나 희생양 현상 모두가 집단에서 보여지는 투사적 동일시(a group version of projective identification)의 일종이라고 할 수 있다(Horwitz 1983; Ogden 1982). 희생양이 되는 과정을 보면, 집단구성원 모두가 받아들이기 힘들어하는 부분들을 한 환자에게로 투사할 때 이 환자는 다른 환자들의 투사된 부분처럼 반응하도록 강요당한다는 느낌을 받는 것이다. 이때 만일 치료자가 희생양 역할을 하는 환자를 도와주고 집단과정을 해석한다면 이렇게 투사된 부분들은 재함입될 수 있을 것이다.

정신치료집단의 특징 Characteristics of Psychotherapeutic Groups

집단치료를 하는 대부분의 치료자들은 주 1회 모임을 하지만(Rutan과 Stone 2001), 일부는 주 2회 모임을 갖기도 한다. 치료 시간은 대개 75분에서 125분 사이이며, 보통의 역동정신치료집단은 6명에서 10명으로 구성된다(Rutan과 Stone 2001; Sadock 1983). 구성원들이 적극적으로 참여한다면 더 적은 수의 집단이 실용적일 수도 있다.

집단마다 차이가 있기는 하지만 역동적 치료집단의 구성은 이질적 집단이 동질적 집단보다 낫다(Yalom 1985). 구성원 모두가 비슷한 동질성 집단은 표면적인 관계 이상으로는 서로 관계하지 않는다는 데 치료자 대부분이 의견을 같이하고 있다. 반면 집단이 너무 이질적이면 환자들 사이에 공통점이 없어서 비효율적이다. 더욱이 자신이 집단의 다른 사람과 나이, 문화적 배경, 사회경제적 상태에서 차이가 많이 난다고 생각하면 그 환자는 소외감을 느낀다. 마지막으로 집단 구성원의 자아강도에 서로 큰 차이가 있을 경우 집단은 심리적 문제를 탐색해 나가는데 어려움이 있어 서로 잘 어울리지 못한다.

역동적 치료집단은 각 구성원의 갈등이라는 측면에서는 이질적이어야 하나 자아강도의 수준에서는 동질적이어야 한다는 것이 여러 문헌에서의 통일된 주장이다(Whitaker와 Lieberman 1964; Yalom 1985). 역동적 집단정신치료에 대한 대부분의 문헌은 표현지지 연속선상에서 표현적 말단 쪽에 더 비중을 둔다. 보다 지지적인 경우는 비교적 동질적일 것이다. 역동적 치료집단은 구성이 개방적이어서 기존의 구성원이 그만두게 되면 새로운 구성원이 들어올 수 있다.

근자에 와서는 보건의료환경에서의 관리의료와 책임에 대한 압력으로, 심지어 이질성 집단에서도 보다 짧은 형태의 집단정신치료가 더 많이 사용되고 있다. MacKenzie(1997)는 환자의 요구가 무엇인가, 그리고 치료를 위한 가용 자원의 한계를 인식하는가에 따라 집단정신치료를, 1) 위기개입(crisis intervention; 1~8회의 치료 회기), 2) 시간제한 치료(time-limited therapy; 8~26회기), 그리고 3) 장기치료(longer-term therapy; 26회기 이상) 등 세 가지의 모형으로 시간관리 집단정신치료(time-managed group psychotherapy)의 개념을 제시하였다. 보다 짧은 역동적 집단치료의 효능을 경험적 연구들이 지지하고 있다. 상실에 대해 잘 적응하지 못하였던 외래환자들을 대상으로 한 12주간의 표현치료집단에 대한 한 연구(Piper들 1992)에서는 치료를 받은 환자들이 대기 중인 대조군 환자들에 비하여 더 많은 호전을 보였고 이것이 6개월 추적조사에서도 여전히 유지되고 있거나 좀 더 많이 호전되는 결과를 나타내었다.

역동적 집단정신치료자는 어느 정도로 집단중심적 접근을 하며 어느 정도까지 개인중심적 접근을 하느냐에 따라 다양하다. 집단중심 치료법의 지지자들(Ezriel 1950)은 집단적 힘(group force)의 해석이 개인적 갈등의 해석보다 훨씬 중요하다고 생각한다. 실제로 Ezriel(1950)은 공통적인 집단적 긴장이나 집단적 주제가 발달되기 전에는 해석을 자제해야 한다고 주장하였다. Horwitz(1977)는 덜 극단적인 방법을 주장하였다. 그는 집단의 공통 주제를 집단이 인식하도록 돕는데 개개인에 대한 해석이 도움이 될 수도 있다고 하였고, 그렇게 한 후 집단의 공통주제도 해석할 수 있다고 하였다. 집단의 지도자가 모든 사람의 요구를 들을 수 없다는 문제, 지지를 받기 위한 경쟁, 무시당할 것 같은 불안 등 모든 사람이 공유하는 공통적인 집단 경험은 해석을 필요로 한다. 그러나 개인의 문제에 초점을 맞추지 않는다면 자신이 치료를 받으려 하는 이유를 치료자가 무시한다고 느낄 수도 있다. 오늘날 대부분의 집단치료자는 개인과 집단중심의 치료방법을 모두 포함하는 혼합형 모델을 주로 사용한다(Slipp 1988).

전이, 역전이, 저항, 집단 동맹

Transference, Countertransference, Resistance, and Group Alliance

전이, 역전이 그리고 저항은 개인정신치료에서와 마찬가지로 역동적 집단정신치료에서도 초석이 된다. 그러나 집단이라는 상황자체가 전이를 크게 변화시킨다. 첫째, 환자의 전이의 강도는 이것이 동료환자에게도 일어남으로써 희석된다. 집단정신치료에서는 다중적 전이(multiple transference)가 형성된다. 환자들의 내적 대상관계들이 표현되어 모든 구성원이 개개의 집단구성원과의 관계에서 이를 볼 수 있게 되는 하나의 실습장과 함께 치료자도 제공된다. 개인치료에서도 다양한 전이가 발달할 수 있지만 매우 긴 시간을 통하여 이루어진다. 집단 상황은 치료자에게 보다 짧은 시간 안에 환자들의 내적 대상관계들과 친숙해질 수 있게 해 준다.

전이는 집단치료에서 희석될 수 있으나 그 반대 또한 사실이다. 전체 집단이 긍정적이거나 혹은 부정적 가치를 가진 강력한 느낌에 휩쓸릴 때 전이는 강화된다. 집단구성원의 모든 악한 대상의 투사를 담는 그릇의 역할을 하는 치료자는 집단상황에서 역전이가 강화될 수도 있다는 것을 재빨리 알아내어야 한다. 역전이가 집단치료자에게 주는 짐은 대단한 것이다. 집단구성원이 치료자의 부적절한 행동이나 잘못된 인식을 쉽게 지적하고 이를 설명할 것을 요구하기 때문에, 다행스럽게도 바람직하지 않은 역전이적 행동화에 대한 방어가 이미 형성되어 있는 셈이다. 집단정신치료에서 전이와 역전이를 분산시키기 위해 어떤 치료자들은 보조치료자와 함께 일하기도 한다. 동료가 있음으로써 치료자가 집단에 의해 야기되는 강한 느낌을 다루는 것에 도움이 된다.

형제간의 경쟁의식과 치료자가 좋아하는 유일한 자녀가 되고 싶어하는 전이욕구는 모든 역동적 치료에서 흔히 발생하는 것이다. 그러나 집단치료에서는 자기도 모르는 사이에 끌려 들어가는 성질이 있으므로 치료자는 특정한 집단구성원을 좋아하는 것으로 보이지 않도록 주의하지 않으면 안된다(Yalom 1985).

치료자와 집단구성원에 대한 환자의 전이 이외에도 집단에서만 특이하게 나타난다고 할 수 있는 세 번째 전이가 있다. 이것은 집단전체에 대한 전이이다. 이 전이를 통하여 환자는 자신이 생활하고 있는 또 다른 집단에 대하여 갖는 자신의 기대를 검토해 볼 기회를 갖게 된다. 전체로서의 집단은 흔히 무조건적 사랑을 제공하는 사람과 재결합하고자 하는 환자의 갈망을 만족시켜 줄 수 있는, 이상화되고 완벽하게 만족시키는 어머니로 여겨지게 된다. Scheidlinger(1974)는 이러한 경향을 나타내는 현상을 '모성집단(mother-group)'이라 칭하였다. 이런 형태의 전이가 만연하면, 집단전체가 모든 것을 제공하는 선의의 모습으로 보이는데 반하여 치료자는 이에 반대되는 '끔찍한 어머니'상으로 여겨질 수 있다. 다른 연구자들(Gibbard와 Hartman 1973)은 어머니인 집단을 가학적이라고 여기지 않기 위한 방어적 자세로서 집단전체에 대한 이상화된 전이를 나타내는 것이라고 하였다.

치료 동맹이 개인치료에서 성공을 예측할 수 있는 인자로 작용하듯, 집단 동맹도 집단정신치료에서 좋은 결과를 예상할 수 있는 인자가 된다. 실제로 집단치료의 환자들이 개인치료를 받는 환자들보다 관계-분위기 요인들(relationship-climate factors)에 더 큰 비중을 두는 경향이 있다(Holmes와 Kivlighan 2000). 개인치료에서의 치료 동맹보다 집단 동맹을 정의하는 것이 더 까다롭지만, 일반적으로 구성원과 치료자 사이, 구성원들간에, 그리고 구성원들 개개인과 전체로서의 집단 사이에서 일어나는, 치료적 목표를 향한 적극적 협력을 일컫는다(Gillaspy들 2002). 초기 연구 자료에 의하면, 물질남용 환자를 대상으로 한 거주 치료 프로그램에서 집단 동맹은 집단치료 결과의 좋은 예후에 있어 가장 강력한 예측인자일 수 있다(Gillaspy들 2002). 더 최근의 연구(Lo Coco들 2012)에서는 일정하지 않은 형태의 정신역동 집단들에 속한 32명의 환자들에 대해서 치료 동맹을 평가하였다. 연구자들은 환자들의 집단 동맹이 전체적으로 강한 집단 구성원과 그 집단의 다른 구성원들 간에 의견의 일치가 있을 때 환자 개개인의 증상 감소가 더 컸음을 발견하였다.

개인정신치료에서와 마찬가지로, 전이와 저항을 훈습시키는 것이 역동적 집단치료자의 역할 중 매우 중요한 부분이다. 실제로 Ganzarain(1983) 등은 훈습이 다른 형태의 집단치료로부터 정신분석적 집단치료를 구별하는 중요한 특징이라고 하였다. 그는 특히 원시적인 정신병적 불안과 이에 연관된 방어기제들을 훈습할 것을 강조하였다. 집단경험에 의하여 퇴행적 추진력이 활성화되고 이어서 이것이 개인치료에서보다 더 빠르고 더 심각하게 편집-조현 위상과 우울위상으로부터 불안을 일으킨다. 전이의 훈습은 다른 집단구성원이 개입함으로써 촉진되기도 한다. 한 환자는 다른 환자들이 치료자를 어떻게 보고 있는가를 조사함으로써 치료자에 대한 개인적 인상을 확인하려 할 것이다. 치료자에 의한 것보다 동료에 의하여 전이적 지각에 내포된 왜곡들이 지적될 때 환자는 이 되먹임(feedback)에 귀를 더 잘 기울이고 또 받아들이기 쉬울 것이다.

적응증과 금기 Indications and Contraindications

역동적 집단정신치료의 적응증은 표현-지지적 개인정신치료에서와 동일하다. 동기가 강해야 하고, 심리적 역량이 있어야 하며, 자아강도가 높은 수준으로 유지되며, 환자의 불편함이 치료과정에서 생겨나는 좌절감을 기꺼이 인내할 수 있을 만큼 적당하여야 하고, 또한 대인관계에 문제가 있는 경우라야 한다(Yalom 1985). 하지만 한 환자가 개인정신치료보다 집단정신치료에 특히 더 잘 맞는다는 어떤 특별한 기준이 있는가 하는 문제가 여전히 남아 있다.

집단정신치료를 2차적 치료방법으로 보는 불행한 전통이 있어 왔다. 하지만 개인정신치료와 집단치료를 비교한 연구논문들이 이러한 편견을 지지하지 않고 있다(Lambert와 Bergin 1994; MacKenzie 1996). 대부분의 비교연구들은 그 결과에서 차이를 발견하지 못하였다. 역동적 집단치료는 비용효과 면에서 우수하다는 매력에도 불구하고 적게 사용되고 있는 치료방법일 것이다. 외래 집단정신치료는 특히 낮병동에서 퇴원한 인격장애 환자들의 꾸준한 추적관찰에 특히 유용할 수 있다(Bateman과 Fonagy 2001; Wilberg들 2003). 일부 사례에서는 이러한 환자들이 퇴원 후 집단치료에서 추가적 호전을 보일 수도 있다고 하였다.

개인치료에서보다 집단상황에서 더 효과적으로 처리될 수 있는 몇 가지 종류의 문제들이 있다고 한다(Sadock 1983). 권위상에 대하여 특히 불안을 느끼는 환자는 동료집단 안에서 이야기하고 관계를 맺는게 더 용이하다. 일차적인 문제가 형제간의 갈등에서 비롯된 것으로 보이는 경우 집단상황이 이 문제를 재활성화 시킴으로써 더 쉽게 이를 검토하고 해결하게 해 준다. 반대로, 형제간 경험을 갖지 못한 무남독녀나 외아들 혹은 형제자매가 없는 고아의 경우와 성인기에 감정을 공유하는 방법을 획득하는데 어려움이 있는 경우에는 집단이 이러한 문제에 접근하는 최상의 장소가 될 수 있다. 정신병적 상태가 아님에도 불구하고 투사를 많이 사용하는 환자가 집단에 노출한 왜곡에 대해서도 다른 집단구성원이 반복하여 논의해 줌으로써 문제에 직면할 수 있는 기회를 더 많이 갖게 한다. 개인치료에서 극도의 부정적 전이를 형성하는 경계성 환자가 집단작업을 통하여 전이가 희석됨으로써 도움을 받을 수 있다. 그러나 이런 환자는 거의 언제나 개인정신치료도 함께 필요로 한다(제 15장 참조). 이 두 가지 치료방법을 함께 사용하였을 때, 개인치료와 집단치료 각각의 치료효과가 추가되고 증대된다(Porter 1993; Sperry들 1996). 개인치료의 추가 효과(additive effect)들로는 심도 깊은 정신내적 탐구가 가능하다는 것과 일대일의 교정적 감정경험을 할 수 있다는 점을 들 수 있다. 집단치료의 추가 효과들은 다양한 전이들을 탐구할 수 있고 환자가 새로운 행동들을 시험 삼아 감행해 볼 수 있는 환경을 제공할 수 있다는 것이다. 개인치료의 증대 효과(magnifying effect) 중의 하나는 집단치료시간을 통하여 발생된 재료를 탐구해 볼 수 있는 기회를 제공하고 따라서 집단으로부터의 조기 탈락을 예방할 수 있다는 것이다. 또한 집단치료의 증대 효과로는 개인치료 중에 발생한 전이저항들을 분석할 추가적 기회를 제공한다는 것을 들 수 있다.

집단치료는 히스테리, 강박성, 자기애성, 수동공격성 및 의존성 인격 등 비교적 높은 수준의 인격장애 환자에게 전반적으로 효과적이다. 왜냐하면 하나의 집단상황은 자신의 성격양식이 타인들에게 영향을 주는가 하는 문제에 대하여 되먹임을 받을 수 있는 유일한 장소이기 때문이다. 인격장애 환자에서 발견되는 정신병리의 많은 부분은 자아동조적이라는 특성을 갖고 있다. 즉 이 환자의 행동은 자신이 아닌 타인들을 괴롭히는 행동이다. 집단치료에서 동료로부터의 되먹임은 환자로 하여금 자신의 행동양식들을 되돌아보게 하고 결국 이러한 행동은 반자아적(혹은 자아이질적, ego-dystonic)인 상태로 변화하게 되어 결국 스스로가 불편을 느끼게 된다. 바로 이것이 변화에 대한 충분한 동기를 얻는 첫 번째 단계이다. 특별한 인격장애에 대한 집단정신치료의 효과와 개인-집단 연합치료의 적응증에 대하여는 이 책의 제 2부에서 논의될 것이다.

적응증을 평가하는데 있어 개인정신치료와 집단정신치료 간의 분명한 차이점은 집단치료의 경우 현재 진행되고 있는 집단에 각각의 환자가 적합한가를 지속적으로 평가한다는데 있다. 경계성 환자가 한 명뿐이라면 높은 수준의 자아강도를 지닌 환자들의 집단에서 꽤 잘 견디어 나갈 수 있으나, 두 명만 되어도 행동화를 통하여 혼란스럽게 하거나 관심을 받으려는 지나친 요구를 하여 집단을 압도할 수 있다. 또 특별한 집단에의 적응증을 결정하는 인자로서 연령이나 성별도 균형을 이루어야 한다.

다음의 특정한 임상증상군은 역동적 집단정신치료에 부적합한 것으로 여겨지고 있다: 1) 낮은 동기, 2) 정신병적 상태, 3) 약물 중독, 4) 반사회성 인격장애, 5) 심한 신체화 장애, 6) 기질적 원인에 의한 인지 장애, 7) 자살 위험성이 높을 때(Yalom 1985). 약물중독자와 반사회성 인격장애 환자는 직면을 주로 사용하는 동질성 집단에서 도움을 받을 수 있다(제 12장, 제 17장 참조). 적응증의 경우와 마찬가지로 특정 환자가 특정 집단의 구성 때문에 금기가 될 수도 있지만 다른 집단에서는 오히려 적합할 수도 있다. 하지만 연구(Chapman들 2012)의 결과로 보아서 집단 치료를 하는 중에 많은 환자들이 더 나빠질 수도 있을 것이며 또한 환자들이 집단 내에서의 관계를 어떻게 받아 들일 것인지를 정확하게 예측하는 것은 불가능하다는 점을 지적하고 있다는 사실을 강조하는 것이 중요할 것이다.

가족치료와 부부치료
Family and Marital Therapy

현재의 가족치료자와 부부치료자들 모두가 역동적 견해에서 출발하고 있지는 않지만, 이 분야는 원래 Theodore Lidz, Lyman Wynne, Nathan Ackerman, Murray Bowen, Virginia Satir 같은 분석적 경향의 치료자들의 업적에 그 근거를 두고 있다. 환자의 심리에 초점을 두었던 초기 가족치료자들의 관점은 1950년과 60년대에 Gregory Bateson, Dan Jackson, Jay Haley 등 Palo Alto 연구자들의 모임에 의해 극적으로 변화되었다(Bateson들 1956). 체계적 가족치료는 이 모임의 업적으로부터 시작되었으며 치료의 초점이 환자에게서 가족 체계로 전환되었다. 가족 그 자체가 나름대로의 생명을 가진 하나의 체계, 즉 일종의 생명체라고 보았고 환자의 정신병리와 환자의 과거력은 이차적인 것이 되었다. 체계적 가족치료는 Minuchin(1974)과 Selvini Palazzoli들(1978)의 업적에 힘입어 최근까지도 가족치료 영역을 주도하고 있다.

Bowen의 가족치료는 정신분석 이론에 뿌리를 두고 있지만 Bowen(1978)의 착상에서 생겨난 기법들은 결코 역동적이지 않다. 여기서는 가족구성원 중 한 사람이 한 달에 한번 정도 치료자와 만나서 환자의 가족 내에 존재하는, 세대를 이어 전달되는 양식들에 대하여 주의 깊게 조사한다. 환자는 현재의 가족관계 양식이 이전 세대의 가족관계 양식의 반복임을 이해하게 된다. 이 치료법은 철저히 인지적이며 환자는 자신의 느낌을 표현하지 않도록 한다. 전이 문제는 중요하게 취급되지 않으며 따라서 해석되지 않는다. 그보다 환자가 일단 자신의 가족 양식에 대하여 지적인 이해를 하고 난 후에는 적당한 가족 구성원과 함께 해결되지 않은 문제에 대하여 직접 접근하도록 격려한다.

전이나 역전이 등 정신분석적 사고에서 기원하는 현상들은 일부 가족치료 및 부부 치료 모형에서도 나타난다(Glick들 2000; Sholevar와 Schwoeri 2003). 환자로부터 치료자에게로뿐만 아니라, 한 배우자로부터 다른 배우자에게로 전이가 발생할 수 있다. 나아가, 커플 또는 가족은 그 전체가 한 단위로 치료자에 대한 강력한 전이가 발생할 수도 있다. 집단치료와 유사하게, 치료자 역시 개별 환자에게뿐만 아니라 커플 또는 가족 전체를 대상으로 역전이를 보일 수도 있다. 오늘날에는 대상관계의 관점이나 자기심리학 그리고 상호주관적(intersubjective) 이론의 혼합물과 아울러 대상관계이론이 대부분의 정신역동적 부부치료와 가족치료의 기초를 형성하고 있다. 본 장에서는 특히 커플들이나 결혼 동반자들을 위하여 고안된 치료들에서 이러한 개념들을 사용한 중요한 치료법들 몇 가지를 평가해 볼 것이다.

이론적 이해 Theoretical Understanding

Henry Dicks(1963)는 1950년대와 60년대에 Tavistock Clinic에서 기혼부부를 대상으로 연구하면서, 만족스런 결혼생활을 하고 있는 것처럼 보이는 비교적 건강한 부부들이 그들의 결혼생활에서 원시적인 대상관계를 실현하고 있음을 발견하였다. 그는 각각의 배우자가 상대방을 다른 사람인 것처럼 여기고 있음을 관찰하였다. 남편은 부인을 자신의 정신세계에서 내적 대상표상인 그의 어머니로 인식하고 있었고, 부인도 남편이 단지 자신의 내적 세계로부터의 투사물인 것처럼 그 남편과 관계하고 있었다. Dicks는 부부간 불화의 주된 원인이 각각의 배우자가 상대방의 진정한 성격이나 정체성을 확인하는데 실패하는 것에 있다고 결론지었다. 그 대신 배우자에게 서로 매우 고식적이고 제한적인 방식으로 행동하도록 강요하는 경향이 있었다. 여러 부부들이 가학피학, 지배순종, 건강질병, 그리고 독립의존 등 서로 극단적인 단위들로 점차 저질화 되어 가는 경향이 있었다. Dicks는 이러한 개개의 극단적인 반쪽(polar halves)이 부부관계에서는 완전한 하나의 인격을 형성하나 각각의 인격으로서는 불완전함을 알게 되었다. 그의 동료 Bion이 개개인에 대하여 집단이 퇴행적인 힘을 행사하는 것을 관찰한 것처럼, Dicks는 결혼에 이와 유사한 퇴행적 효과가 있음을 발견하였다. 자아 강도가 상당히 높은 사람에서도 결혼은 이들을 급속하게 부모자식 관계로 퇴행시킨다.

Dicks가 관찰한 것은 물론 전이의 한 형태이다. 배우자는 현재에서 과거의 관계를 재현하고 있었다. 대상관계이론의 관점에서 볼 때, 배우자는 분할과 투사적 동일시를 사용하여 내적 갈등을 외적 갈등 또는 부부간의 갈등으로 만들고, 이때 내적 대상표상(대개는 부모 중 한 사람)을 분할시켜 배우자에게 투사한다. 투사를 한 사람은 상대방을 투사된 내적 대상처럼 취급하여 충돌을 일으킨다. 예를 들어 어머니가 아기취급을 하던 남편의 경우 결혼생활에서 무의식적으로 어린아이처럼 행동하여 부인으로부터 어머니가 했던 것과 같은 반응을 유발함으로써 어머니와의 상황을 재현할 수 있다. 그와 반대로 자기표상을 배우자에게 투사하여 배우자가 자기표상처럼 행동하는 것을 공격하고, 공격을 한 자신은 이에 상반되는 대상표상처럼 행동하는 경우도 있다. 제 4장의 B씨의 증례가 바로 그런 상황이다. 그는 고통을 받고 순종하는 자기표상을 자신의 첫 번째와 두 번째 부인에게 투사하고 자신은 지배적이고 공격적인 아버지처럼 행동하였다.

부부갈등은 분할과 투사적 동일시를 통하여 부모와의 갈등을 재현하는 것으로 볼 수 있다. 배우자의 선택은 이러한 과정에 의해 많은 영향을 받는다. Dicks(1963)는 이러한 선택이 "대체로 무의식적인 신호나 단서에 의하는 것으로, 상대방을 아직도 자신의 성격 내부에 해결되지 않은 분할이나 갈등들을 서로 훈습하거나 반복하는데 적합한 자아동조적 인물로 느끼는 동시에, 모순되게도 그를 통해서는 훈습을 경험할 수 없을 것이라는 느낌을 받음으로써" 배우자 선택이 이루어진다고 하였다. 부부는 한편으로는 해결되지 않은 대상관계를 훈습하려는 욕망을, 또 한편으로는 그 대상관계를 상대방을 통하여 반복하려는 반대되는 욕망을 가지고 있다.

몇몇 연구자들은 대상관계이론을 사용하여 부부갈등을 설명하는데 그치지 않고 가족 전체를 이해하는 데까지 확장하였다(Scharff와 Scharff 1987; Shapiro들 1975; Slipp 1984, 1988; Stewart들 1975; Zinner와 Shapiro 1972, 1974). 이들은 한 가족 내에서 환자로 밝혀진 사람이 가족 내 다른 구성원의 받아들여지기 어려운, 분할된 부분들을 담는 그릇이나 운반자의 역할을 하는 경우가 흔하다는 것을 관찰하였다. 그런 의미에서 보면 가족균형은 분할과 투사적 동일시의 이러한 배분에 의하여 유지된다고 할 수 있다. 반사회적 충동을 보이는 한 사춘기 소년의 예를 들어보자. 그의 충동적인 행동은 받아들여질 수 없는 그의 아버지가 가지고 있는 자기표상의 여러 측면을 대변한 것으로, 이러한 자기표상의 여러 측면들은 아버지에 의해서는 투사적으로 부정되어 왔으나 이 아들에 의해서는 받아들여진 것이었다. 다른 한 어린이의 예를 보면, 이 아이는 자기표상이나 대상표상의 긍정적 측면만을 투사적 동일시함으로써 먼저의 예와 같은 방식으로 이상화될 수도 있다. 대상관계이론은 분할과 투사적 동일시 등이 정신내적 세계와 대상관계의 세계를, 또 개개의 환자와 가족을 연결하는 다리의 역할을 제공하므로, 가족치료에 잘 사용될 수 있다(Slipp 1984; Zinner 1976).

치료기법 Technique

부부와 가족에서의 대상관계 치료의 기법은 이론적 이해로부터 시작된다. 이 치료의 목적은 가족구성원이나 부부 각자가 그간 투사적 동일시에 의하여 외향화되어 온 갈등을 다시 내재화하도록 돕는 것이다(Scharff와 Scharff 1991; Zinner 1976). 임상적으로 말하면, 이 이론적 모델이 강조하는 바는 상대방이 자신에게 투사한 부분을 검토하는 동안 부부 각자가 동시에 자신들의 현실적인 차이를 인정하도록 도와야 하며, 그렇게 함으로써 궁극적으로는 이 치료의 결과로서 투사된 그 부분들을 다시 받아들이도록 해야 한다는 것이다(Polonsky와 Nadelson 2003). 이 목적을 달성하기 위해서 대상관계 가족치료자는 매주 혹은 격주로 한번에 50분씩 대상가족을 만난다(Slipp 1988).

치료과정은 내적인 자기표상과 대상표상이 분할과 투사적 동일시에 의하여 어떻게 가족전체에 분배되었는가를 신중하게 진단하면서 시작된다. 이 분배양상이 명확히 밝혀지면, 치료자는 무의식적 충돌체계가 가족구성원들 사이에 어떻게 생겨나게 되었고 이것이 환자가 된 사람으로 하여금 어떻게 병적인 행동을 계속하게 하였는지에 대하여 설명을 시도해야 한다. 가족의 안정은 가족구성원 각자가 다른 가족구성원의 여러 투사된 부분을 수용할 수 있는 능력이 있는가에 달려 있다. 다른 형태의 역동정신치료와 마찬가지로 이러한 설명적 해석은 초기에는 저항에 부딪히는 경우가 많다. 저항이라는 비치료적 힘은 치료자를 가족체계에 '흡수되도록' 하려는 시도의 형태를 띨 수도 있다. 다른 말로 하면 가족구성원은 가족의 병적 양식을 언어화하거나 찾아내려 하지는 않고 대신 무의식적으로 이들을 반복하려 한다. 부부치료를 예로 들면, 남편이 자기 아내에게 하던 것과 똑같이 치료자에게도 투사적 동일시를 사용하려고 할 것이다.

이러한 강한 저항 때문에 대상관계 가족치료자는 특히 자신의 역전이 반응에 대해 객관적이고 넓은 시각을 가져야 한다. 달리 말하면 치료자 스스로가 가족구성원의 투사된 부분을 담는 그릇이 됨으로써 가족 내에서 어떤 일이 일어나고 있는가를 알아보고 보다 적절히 이를 진단하고 해석할 수 있어야 한다(Slipp, 1988). 그런 다음 치료자는 치료가 진행되고 있는 지금여기서의 병적 충돌양상을 지적하고 이것을 치료과정 밖에서 일어나고 있는 것과 연결 짓는 입장에 서야 한다.

부부치료의 초기에 나타나는 가장 흔한 형태의 저항은 치료자가 상대방 배우자를 고쳐주기를 양쪽 모두가 기대하는 것이다(Jones와 Gabbard 1988). 갈등의 책임을 상대방에게 돌리는 것에 익숙하므로, 양쪽 모두는 결혼생활을 교정해 보려는 노력을 하기보다는 자신만 옳다고 여기도록 치료자를 설득하는데 더 열심이다(Berkowitz 1984). 치료자는 이러한 갈등상황에서 어느 한 쪽만을 두둔하는 태도를 피해야 한다. 그 대신 이 부부가 결혼생활의 갈등에 스스로가 어느 정도 기여하였다는 사실을 받아들이도록 그들의 안목을 넓혀주는 것이 필요하다.

문제를 일종의 부부갈등으로 보지 않고 부부관계에서 표현된 내적인 갈등으로 받아들인다는 것은 각자에게 어려운 일임에 틀림없다. 부부간에 있어서 투사적 동일시가 유지되기 위해서는 지속적인 갈등이 필요하며, 분할과정에 내재된 양극화를 통하여 안정된 균형이 유지되는 것이다(Zinner 1976). 안정을 저해하려는 어떠한 노력도 이들 모두에게는 상당한 위협이 된다. 배우자를 악한 대상이라고 할 필요가 지나치게 큰 경우는 모든 치료적 노력이 허사가 될 수도 있다(Dicks 1963). 부부간의 병적인 관계를 이해하고 난 후에도 변화에 동반되는 불안에 직면하기보다는 혼돈 속에서 살아가기를 선택하는 경우도 있다.

물론, 분석이 끝났을 때의 변화에 대한 책임이 치료자에게만 있는 것은 아니다. 자신들의 부부관계가 변화되기를 바라는가 하는 점을 결정하는 것은 오직 부부 자신이다. 어떤 특정한 결과에 몰두하고 있다는 사실을 치료자가 스스로 알게 되면 그는 자신이 가족 구성원의 투사된 부분과 동일시되어 있고 따라서 그들과 상호간에 공모하고 있음을 알아야 한다. 더구나 치료자가 변화를 더욱 강요하면 할수록 부부는 더욱 더 저항하게 되어 있다. 배우자 양쪽 모두 혹은 가족 전체의 행동을 포괄하는 무의식적인 부부간의 계약이 이 체제를 바꾸려고 노력하는 치료자로부터 위협을 받기 때문에 상당한 저항이 야기된다. 따라서 치료 과정에서는 때로는 모든 참여자들을 위하여 이 무언의 계약을 밝히 드러내고 노출시킬 수 있어야 한다. 치료가 저항으로 인하여 교착상태에 빠지게 될 때는 이들 부부에게 여러 가지 선택사항을 나열해 주고 자신들의 인생을 어떻게 진행시킬 것인지 스스로 선택할 자유가 있다고 알려주는 것도 도움이 된다. 이혼을 한다든지 아니면 전혀 아무런 변화도 갖지 않는다든지 하는 것들도 선택항목에 포함되어야 하며, 선택의 결과를 치료자는 받아들여야 한다. 그렇게 해야만 자신들의 인생을 어떻게 살 것인가의 선택이 결국은 자신들에게 달려있다는 것을 알게 될 것이기 때문이다.

상호주관적 및 자기심리학적 부부치료

Intersubjective and Self Psychological Marital Therapy

최근에는 자기심리학의 개념도 부부갈등에 응용되어 왔다. Kohut(1984) 자신이 그의 마지막 저서의 주석에서 말하기를 "바람직한 결혼은 모름지기 특정 순간에 일시적으로 약해진 배우자의 자기(self)가 요구하는 자기대상의 기능을 제공해야 한다는 도전을 필요로 한다."고 하였다. Kohut는 상대방에 의하여 자기대상의 기능이 제공되지 않으면 결국은 이혼으로 끝나거나, 아니면 너무도 흔하게 볼 수 있는 것처럼 만성적 자기애적 분노의 표현으로 끝없는 고통을 지속하게 된다고 주장하였다.

Zeitner(2012)는 동반자 관계에 들어가면서 발생하는 자기 구조의 변화에 주목한다. 여기에 대해서 그는 현대적인 대상관계이론과 더불어 자기심리학이 기여한 바 크다고 주장한다. 두 사람의 인격이 한 커플관계 체계 안으로 들어가게 될 때 어떻게 재편되는지에 대해서 기술하기 위해서 그는 selfdyad(자기쌍, 自己雙)라는 개념을 사용하였다. 이 구조물은 한 개별적 커플에게만 독특한 것으로서 미래의 관계에서 재현될 수는 없는 것이다. 자기쌍이 Kohut가 자기대상(selfobject)에 대해서 지적한 것과 동일한 기능들을 가지고 있다고 주장하면서 Zeitner는 그 커플이 친밀하고 안정된 상태를 지속하기 위해서 각각 투사적 동일시 안에서 상대방의 여러 측면들을 내재화하는데, 이 과정에서 투사적 동일시가 연이어 진행되는 동안 상대방의 중심으로부터 우러나오는 지지를 필요로 한다는 것을 강조하였다.

부부 중 어느 한쪽이 자기대상 반응을 필요로 함으로써 발생하는 갈등들이 부부치료를 위한 전략을 세우는데 기초가 된다(Ringstrom 1994, 1998, 출판 예정; Shaddock 1998). Ringstrom(1994)은 커플치료[1] 에서 전이의 이차원적 성격(bidimensional nature)의 중

1) Marital therapy는 부부치료로, couples therapy는 커플치료로 번역하였으나, 부부의 다양성 혹은 아직 부부라고 부르기는 어렵지만 다양한 커플이 존재한다는 면에서 이 둘을 혼용하였음.

요성을 지적한다(제 1장 참조). 자신들의 자기대상적 요구들을 상대방으로부터 채우려는 이들의 시도가 좌절하게 되면, 어느 한쪽이 치료자를 향한 전이에서 갈망하는 자기대상(yearned-for selfobject)을 경험하고 있는 반면, 부부 자체는 서로를 향하여 상호간에 대립적이고 반복되는 차원의 전이들에 갇혀 버리게 된다(Ringstrom 1994). 이렇게 되는 것이 어떤 의미로든 문제가 될 수도 있겠지만, 치료자는 이런 측면에 스스로를 조율함으로써 이 부부에게 희망을 다시 회복시킬 수 있다.

Ringstrom(2014)는 커플들의 정신역동을 이해하기 위해서 중요한 세가지 주제를 강조하였다. 1) 오래 지속되는, 서로 최선을 다하는 친밀한 관계의 상황에서 자기-경험을 현실화하기. 2) 양쪽 동반자들의 주관적인 경험을 서로가 인정해 주기, 그리고 3) 관계는 결국 그 나름의 마음을 가지고 있다는 사실을 확인하기 등이다. 이런 주제들을 염두에 두고 Ringstrom은 상호주관적인 접근방법으로부터 비롯된 커플치료를 고려하고 실행시키기 위한 여섯개의 단계를 밟아서 작동되는 한 방법을 설명하고 있다.

첫 번째로, 치료자는 희망을 일으키고, 전망을 갖도록 하며 다시금 새롭게 성장을 하게 하는 한 방편으로 커플 각자의 주관성에 치료자 자신을 조율하여야 한다. 이 치료의 중요한 점은, 이것에 대해서는 Ringstrom이 두 번째 단계라고 하였는데, 치료 과정의 세 명의 참가자들 중 누구도 현실에 대해서 특권적이거나 정확한 시각을 가지고 있지 않다는 사실을 치료자가 분명히 할 필요가 있다는 것이다. 각자의 관점은 오로지 자기 자신만이 적법하고 타당하다고 생각한 것일 뿐이다. 세 번째 단계에서는 각각의 어린 시절이나 사춘기의 개인사가 어떻게 이 관계에 독특한 무엇인가를 가지고 오는지를 치료자가 검증한다. 네 번째 단계에서 치료자는 각자가 변화를 시도하는 동시에 변하지 않고 그대로 남아있기 위해서, 갈등을 하고 있는 자신들의 과거를 어떻게 재현하는지를 검증한다. 해리된 자기 상태(dissociated self-states)들은 치료를 통해서 현실화되고 그 과정을 통해서 또한 검증될 수 있다. 이 치료 방법의 다섯 번째 단계는 어떻게 다른 사람이 존재하는 상황 안에서 성찰(introspection)을 통하여 각자의 자기 현실화 능력이 더 좋아질 수 있는가를 강조하는 것이다. 여섯 번째 단계에서는 상대의 내부에 존재하는 자신의 자기감(one's sense of self in the other)을 인식하고 그것과 합의를 이루며, 그렇게 함으로써 자신들의 관계에 있어서의 갈등들에 관하여 어느 정도 타협에 도달하는, 상호주관적 작업에 참여하도록 커플을 준비시킨다. 또한 어떤 커플이든지 합의를 이룰 수 없는 시기도 있을 수 있음을 반드시 인식하여야 한다. Ringstrom(2014)는 이들 단계들이 실제로 임상에서 일어나는 것 보다는 좀더 단순화된 것임을 시사하였다. 여섯 단계 모두가 한 회기 안에 일어날 수도 있다.

Ringstrom은 또한 커플의 각 구성원들의 애착 배경도 고려하고 있다. 각각 서로의 의식화 능력의 정도를 이해하고, 자신이나 상대방이 각각 자기결정의 중심임을 인식하는 능력도 가지고 있음을 이해하는 것이 그가 제시한 모델에서 중요한 점이다. 조기 외상 경험으로 인해서 의식화에 실패하는 것이 커플 관계에서 어려운 문제들을 만들어 낸다. 왜냐하면 이들은 자신의 시각의 정당성을 부여하는 것만큼 상대방의 주관적인 시각의 신뢰성을 정확하게 평가할 능력이 없기 때문이다.

적응증과 금기 Indications and Contraindications

'소비자' 모델은 환자가 개인정신치료 또는 가족치료나 부부치료 중 어느 것을 필요로 하는지를 치료자가 결정하는 일반적 방법이다. 환자가 원하는 것이 무엇인가, 환자 혼자 왔는가 아니면 둘이 같이 왔는가, 이야기의 초점이 '나의 문제'인가 '우리의 문제'인가, 이들의 문제가 내적 요인에 의한 것으로 인식되고 있는가 아니면 외적 요인에 의한 것으로 인식되는가 등이 치료방법을 결정한다. 부모가 사춘기 자녀와 함께 방문한 경우에 치료 선택을 하는 문제는 더욱 복잡하다. 흔히 청소년들은 치료의 필요성을 잘 알지 못하고 처음 방문에서는 치료시간 내내 말을 잘 하지 않는다. 그 반면에 부모는 자식의 문제에 대해 끊임없이 이야기를 한다. 평가자는 다음 면담약속에 대하여 조속한 결정을 내릴 필요가 있다. 단지 '환자'만을 따로 만나는 것이 가족내의 분할이나 투사적 동일시의 과정에 거슬리는 것인가(Stewart등 1975)하는 의문이 들 경우에는 가족역동이 명료해 질 때까지는 단순히 탐색의 의미를 가진 평가만을 계속할 수도 있다. 부부 중 누군가가, 혹은 가족구성원 중 어느 한 명이 치료과정에 동참하기를 거절한다면, 치료자는 가족 중 단 한 명과 치료작업을 하거나 혹은 전혀 아무런 치료작업도 하지 못하게 될 수도 있다.

Slipp(1988)은 환자가 가족들로부터 독립되어 있는 정도를 평가하는 것이 최선의 치료방법을 결정하는데 좋은 원칙이 된다고 강조하였다. 후기 청소년 혹은 젊은 청년이 자신의 가족으로부터 심리적, 지리적으로 독립되어 있고, 비교적 성숙된 방어기제를 사용하여 자신의 삶을 살고 있는 경우라면 아마도 개인정신치료가 최선의 선택일 것이다. 그러나 같은 연령군의 환자일지라도, 여전히 집에서 가족과 함께 살고 있거나, 따로 살기는 하지만 가족과 강력하게 그리고 갈등적 관계 속에서 감정적으로 서로 관련되어 있는 경우에는 가족치료나 가족치료-개인치료의 연합요법이 가장 좋을 것이다.

개인정신치료에서 흔히 야기되는 문제 중 하나는 부부문제를 다루는 시간에 자신의 배우자를 부르고 싶어하는 환자의 요청이다. 만일 개인치료의 과정이 잘 확립되어 있다면 부부치료로 전환하는 것이 성공하기는 대단히 어렵다. 불려온 배우자는 대개의 경우 치료자가 일차적으로 환자를 중심으로 하고 있다고 생각하기 때문에, 이들이 치료자와 치료 동맹을 맺기는 매우 어렵다. 보다 나은 해결책은 원래의 개인치료는 계속하면서 이 부부를 다른 부부치료자에게 의뢰하는 것이다.

오늘날의 가족치료자나 부부치료자들은 고정된 이성애적 선입견을 바탕으로 성적 기능이나 역할 기능의 정신역동적 모델을 적용하는 것에 각별히 주의해야 한다. 1950년대의 미국 텔레비전 시트콤에서나 나오는 전통적 가족 형태의 세대가 4분의 1에도 못 미치는 시대(Schwartz 2004)에서, 치료자들은 가족 및 부부 각각의 특수한 문제점들에 대해서 배우려고 노력해야 한다. 동성 커플의 경우 이들 부부 또는 가족이 진료실에서 이야기하는 자신들만의 고유한 이야기를 통해서 모성이나 각각의 부모역할, 혹은 무엇이 투사 혹은 함입되었는지 등을 재검토하여야 한다. 예를 들면, 한 명이 아닌 두 명의 "어머니"를 아이가 어떻게 내재화할 것인가? 부모 사이의 경쟁심은 이성 부모와 동성 부모 간에는 상당한 차이가 있을 수 있다. 전통적인 정신역동 모형에 귀속시킬 수 없는 가족 및 부부를 평가하고 치료할 때 이러한 모든 요소들을 명료화해야만 한다.

역동적 약물치료
Dynamic Pharmacotherapy

십 수년 전만 해도 '역동적 약물치료'라는 말은 그 자체가 모순으로 여겨졌었다. 여러 해 동안 정신질환에 대한 역동적 치료법과 약물학적 치료법은 정신신체 이원화의 결과로 양극화되어 있었다. 다행히도 최근에는 정신병적인 상태에서 뿐만 아니라 비정신병적 상태에서도 약물치료와 정신치료를 동시에 사용하는 것이 거의 일반화되는 추세이다(Busch와 Sandberg 2007; Gabbard 1999; Gabbard와 Kay 2001; Thompson과 Brodie 1981).

정규적인 정신치료가 치료의 한 부분을 차지하지 못하고 있는 상황에서 정신역동적인 사고는 정신약물치료에 대한 순응도를 증진시키는데 매우 유용할 수 있다. 환자들의 약 ⅓만이 실제로 처방된 약물에 충분히 순응하고 있을 뿐, 또 다른 ⅓은 순응의 정도가 가변적이며, 나머지 ⅓은 비순응을 보인다. 즉 순응도는 전반적으로 약 50% 정도에 머물고 있다(Wright 1993). 12주간의 치료 후 외래환자의 항우울제 순응도는 단지 40% 정도에 불과하였다(Myers와 Branthwaite 1992). 병원에서 퇴원한 조현병 환자들이 외래치료를 받는 경우 퇴원 2년 후의 항정신병약물 비순응도가 74%에 이르렀다(Weiden들 1995). 장기간 지속되는 주사제로 바꾼 경우 순응도는 일시적으로는 증가하지만 퇴원 후 6개월에 이르면 데뽀 약물을 받은 경우나 경구 약물을 투여한 경우에 순응도의 차이는 발견되지 않았다.

제 8장에서 논의할 것이지만 양극성 환자의 경우에는 약물투여 비순응이 대단히 높다는 것은 잘 알려진 사실이다. 비순응을 다루는데 있어 더욱 어려운 문제는 환자들이 어느 정도로 처방약물을 복용하지 않았는지를 훨씬 적게 보고하는 경향을 보인다는 점이다. 미세 전류를 사용하여 약상자를 열고 닫은 날짜와 시간을 기록하는 등 마이크로컴퓨터의 정보처리장치를 이용하여 순응도를 지속적으로 감시한 많은 연구들이 있었다. 한 연구에서는 면담에 의해서 평가한 지기보고식 비순응도가 7%이었던 반면에, 이 기술을 사용하여 지속적 감시를 통해 평가하였을 때는 비순응도가 53%에 이르렀다(Dunbar-Jacob 1993).

정신과 학술지에 약물시험 연구가 범람함에도 불구하고 약물치료 순응도는 체계적으로 연구되어지지 않았다. 정신치료적 개입이 약물 순응도에 미치는 영향에 관심을 두기 시작한 것은 비교적 최근의 일이다. 정신치료를 연합한 약물치료를 항우울제 단독치료와 비교한 최근의 무작위 임상 연구에 대한 메타분석(Pampalloma들 2004)에서는 연합치료가 단독치료보다 더 효과적임이 밝혀졌다. 나아가, 장기 치료에서는 정신치료를 연합하는 것이 환자의 치료가 유지되는데 기여하는 것으로 보인다. 본 연구에서 탈락율이 정신치료를 연합함으로써 호전을 보였고, 이를 통해 정식 정신치료가 아니라도 약물치료의 정신치료적 측면에 관심을 가지면 순응도를 높일 수 있음을 알 수 있었다. 정신역동적 관점에서의 전이, 역전이, 저항, 그리고 치료동맹 등 개념들은 약물처방을 할 때에도 정신치료를 시행할 때만큼이나 중요하다.

전이 Transference

약물을 처방하는 정신과의사는 정신치료자와 마찬가지로 전이의 대상이 된다. 치료자의 충고에 따를 것인가 말 것인가를 결정하는 것은 환자에게 '부모의 기대'라는 무의식적 문제를 활성화시킨다. 환자가 처방된 그대로 약물을 복용할 것을 거절할 경우 정신과의사는 자신의 지시를 의심하지 말고 따를 것을 강요하면서 보다 권위적으로 행동하게 된다. 이러한 접근은 치료자를 단지 '많은 요구를 하는 부모의 상'으로 보는 전이 성향을 악화시키므로 역효과를 낳을 뿐이다. Busch와 Sandberg(2007)는 정신과 약물을 필요로 한다는 것에 대해서 환자들이 수치심을 느끼는 일이 종종 있다는 것을 강조한다. 약물을 처방하는 정신과의사가 점점 더 권위적이 되면 환자는 스스로 의사에 의해서 망신을 당하고 창피를 당하는 것으로 경험하게 되고, 그렇게 되면 의사의 지시를 따르는 것이 점점 더 어렵게 된다.

보다 바람직한 접근방법은 환자들이 걱정하는 것이 무엇인가를 알아냄으로써 환자의 협력을 얻는 것이다. 다음과 같은 일련의 질문들이 도움이 될 것이다. 즉, 약의 부작용보다는 약을 먹는다는 사실에 대하여 더 관심이 있는가, 과거에 약을 복용하는데 문제가 있었는가, 복용하는 약에 대하여 TV나 신문에서 본 일이 있는가, 가족들은 환자가 이 약을 복용하는 것에 대하여 어떻게 느끼고 있는가, 왜 병이 생겼다고 생각하는가, 복용하는 약이 자신에게 어떤 특별한 의미가 있는가, 약을 처방하는 의사에게는 어떤 느낌인가 하는 것 등이다.

항우울제를 처방하는 것에 대하여 치료자가 자신과의 공감형성에 실패한 것으로 받아들였던 한 환자가 있었다. 환자의 비순응을 함께 탐색해 가는 중 환자는 치료자에게 "나는 내 감정을 소중히 여겨줄 사람을 찾으려 하였다. 그런데 선생님은 약물처방을 통하여 내 감정을 해결하려고 하였다"고 말하였다. 환자에게 더 이야기해 보도록 하자 그는 자신의 현재의 감정을 어린 시절 자기의 생각에 대하여 관심이 없고 돌보아 주지 않는다고 느꼈던 아버지와 연결시킬 수 있었다.

또 다른 환자들, 특히 군림하고 지배하려는 경향이 있는 사람도 약물을 그들의 반의존적(反依存的) 위치에 대한 도전으로 여긴다. Ciechanowski들(2001)은 자가관리요법(self-management regimen)을 하고는 있으나 순응도가 떨어지는 당뇨병 환자들을 이해하기 위해서 성인 애착이론을 적용하였다. 연구자들은 불안정한(dismissing) 애착유형을 가진 환자는 당화 헤모글로빈이 의미있게 높다는 것을 발견하였다. 또 불안정한 애착유형의 환자들 중에서도 건강관리 담당자와의 의사소통이 부실하다고 느끼는 환자들이 의사소통의 질이 좋다고 생각하는 환자들보다 당화 헤모글로빈이 더 높았다. 불안정한 애착유형의 성인들은 일반적으로 양육자나 부모가 지속적으로 정서적 반응을 보이지 않았던 것으로 경험하였다. 그 결과로 이들은 강박적으로 자기의존적이며 따라서 치료에 필요한 협력 관계를 피하려고 한다. 본 연구는 정신과의 약물요법을 대상으로 하지는 않았지만, 약물요법에 호응한다는 것이 강력한 부모상의 통제에 굴복한다는 의미를 환자가 가질 수 있음을 강조하고 있다. 이런 경우에는 약을 먹을 것인지의 여부에 대하여 환자 스스로 결정할 권한을 일부분 허락해 주어야 한다(Thompson과 Brodie 1981). 지나치게 순종적인 환자의 경우는 그 반대 입장에 놓인다. 이 환자들은 약물복용을 통하여 공급을 받는다고 느끼고 돌보아 준다고 여겨 더 이상 자기자신의 질병에 대하여 스스로가 책임질 부분은 없다고 결정해 버릴 수도 있다.

전이 투쟁(transference struggles)은 쉽게 투정을 부리고 교묘하게 도움을 거절하는 환자(help-rejecter)와의 치료상황에서 특히 심할 것이다(Groves 1978). 이런 환자들은 체계적인 방법을 사용하여 약물치료를 비롯한 모든 치료적 노력들이 실패로 돌아가게 한다. 이들은 매우 여러 종류의 항정신병약물을 복용하였으나 아무런 효과도 느끼지 못하였던 경험을 가진 경우가 많다. 이 환자들의 전이 역동을 조사해 보면 부모가 자신을 충분히 돌보아 주지 못했다고 환자 스스로 믿고 있어 그 부모상을 향한 원망의 감정과 고통을 느끼고 있음을 알게 된다. 이들은 자신에게 제공된 도움을 거절함으로써 무의식적으로는 자신의 부모에 대한 복수를 추구하고 있다(Gabbard 1988). 따라서 자신이 의사를 불쾌하게 만들었다고 느끼면서 이들은 남몰래 승리감을 만끽한다.

역동적 약물치료의 전이에서 특이한 면은 약물자체에 대한 전이이다(Gutheil 1982). 이와 동일한 전이형태로서 약물에 대한 위약반응을 들 수 있다. 예를 들어 조증 환자가 lithium 300mg을 복용한 후 현저하게 진정되었다면 이는 약물학적으로는 설명될 수 없다. 위약효과로서의 부작용도 흔하다. 약물에 대한 또 다른 전이 양상은 만성 환자에서 약물 제의(drug ritual)를 변화시키는데 따르는 반응이다(Appelbaum과 Gutheil 1980). 이런 환자들은 자신이 평상시 복용하던 약물에 약간의 변화만 있어도 정신병적 대상부전을 일으킬 수 있다.

약물에 대한 전이관계는 치료자 부재 중의 약물복용 상황에서 가장 분명해진다. 어떤 환자에게 약물은 과도기적 대상(transient object)으로 기능하여 가끔 한번씩 치료자를 만나는 상황에서도 치료자와 서로 연결되어 있다는 느낌을 갖게 한다(Book 1987). 약물을 보거나 만지는 것만으로도 평안함을 느낄 수 있다. 수련기간중인 전공의가 1년을 기준으로 여러 병원을 순환할 경우 환자는 그 전공의가 처방해 준 약물에 과도한 애착을 가짐으로써 '나의 의사선생님'이 떠나고 없는 시간을 극복한다(Gutheil 1977).

이런 종류의 전이는 매우 강력하여 또 다른 형태의 비순응, 즉 약물투여가 환자에게 주는 무의식적 의미 때문에 약물중단을 거절하는 경우가 발생하기도 한다. 전이와 관계된 문제들은 특히 편집성 환자에게 항정신병약물을 처방할 때면 항상 발생한다. 더욱 구별하기 어려운 경우는 환자가 불쾌한 부작용 때문에 약물을 복용하지 못하겠다고 할 때이다. 이 경우 실제로는 독약이 들어있지 않을까 두려워하는 것일 수도 있다. 이때 약을 먹도록 강요한다면 피해망상을 더욱 증가시키게 될 것이다. 그러나 환자의 두려움의 본질을 공감하면서 이를 추적해 나간다면 환자는 그러한 두려움이 근거가 없는 것이라는 것을 알게 되고 아울러 치료자에 대해서도 덜 두려워하게 될 것이다(Book 1987).

역전이 Countertransference

치료가 역전이에 의해 오염되는 것과 동일한 현상이 약물처방의 경우에도 일어난다. 역전이의 가장 흔한 형태 중 하나는 과도한 처방이다. 환자가 누런 봉투에 항정신병약물을 하나 가득 담아 들고 병원이나 응급실을 방문하는 일이 드물지 않다. 어떤 환자는 세 가지 항정신병약물에 두 가지 항우울제, lithium, 그리고 두 가지 benzodiazepine계 약물을 한꺼번에 복용하고 있었다. 병원에서 며칠을 보낸 후 이 환자가 치료자에게 강력한 무력감과 분노를 유발시키고 있다는 사실이 드러났다. 과도한 양의 약물은 의사의 역전이적 절망을 반영하고 있었다.

자기애적 손상도 역전이의 한 요소가 될 수 있다. 어떤 정신치료자들은 약물을 처방하는 것이 자신의 정신치료적 기술이 효과적이지 못하다는 것을 입증하는 것이라고 생각하여 절실히 필요한 약물임에도 불구하고 처방을 하지 않는다. 또 다른 경우 잘 순응하지 않는 환자에게 죄책감을 유발시킴으로써 치료자를 실망시키지 않으려는 소망에서 약물처방을 기꺼이 받을 수 있게 하기도 한다.

일부 정신과의사들은 어떤 종류의 강력한 전이감정으로 인해서 불안을 느끼게 된다. 약물의 사용은 이러한 역전이 불안을 다루기 위한 방법으로 보일 수도 있다. 또한 역전이 불안 때문에 부작용에 대한 논의도 제대로 못하는 수가 많다. 예를 들면, 한 정신과의사가 드러내 놓고 성적인 주제에 대하여 면담을 할 경우를 스스로 불편해 하는 경우에는 SSRI의 성적 측면의 부작용에 대한 설명을 피해 버릴 수도 있다. 이 경우 성적 부작용을 경험하게 된 환자들은 치료자에게 알리지 않고 투약을 중단해 버리기도 한다.

역전이 분노는 비순응 환자를 대할 때 흔한 반응으로 여러 형태로 나타난다. 어떤 정신과의사는 '치료자의 지시'를 따르지 않을 경우 환자가 얼마나 악화될 것인가를 과시하기 위하여 비순응 환자와 충돌한다(Book 1987). 다른 경우에는 환자가 약을 먹도록 위협하거나 약을 복용하지 않을 경우 치료를 종결 짓겠다고 협박할 수 있다. 이렇게 자신의 분노를 제어하기 어려운 치료자들은 환자가 약물용량을 늘려줄 것을 요구할 때 그 상한선을 설정해 주는 것을 거절하기도 한다. 반면 어떤 정신과의사는 환자의 요구를 만족시킴으로써 환자의 공격성과 적개심을 치료적 관계 밖으로 내몰 수 있을 것으로 기대하기도 한다. 그러나 불행하게도 이런 환자의 요구와 분노는 오히려 대개 더 증가하기 마련이다.

저항 Resistance

치료에 대한 저항은 정신치료에서와 마찬가지로 약물치료에서도 매우 강하다. 환자가 여러 가지 이유에서 건강보다도 질병을 더 필요로 할 수도 있다. 예를 들면 조울증 환자가 조증기를 즐기기 때문에 lithium 복용을 중단하는 것은 흔한 일이다. 조현병 환자에 대한 한 연구(Van Putten등 1976)에서도 비슷한 원인의 저항이 밝혀졌다. 이 연구에서 부작용이나 이차적 이득은 비순응과 큰 관계가 없었다. 비순응자를 순응자와 구별 짓는 가장 강력한 감별요소는 자아동조적인 과대망상적 정신병의 유무였다. 비순응자는 확실히 정신병적인 과대망상을 경험하는 경향이 있었다. Goldberg와 Ernst(2012)는 부정적인 치료반응이라는 정신분석적 구조물이 약물치료에서도 적용될 수 있다는 것을 지적하고 있다. 어떤 환자들은 종종 어린 시절의 양육자들에 대한 분노 때문에 의식적으로든 무의식적으로든 약물을 처방하는 의사의 노력을 훼방함으로써 가학적 쾌감을 얻으려 할 수도 있다. 전혀 아무런 이득이 없다는 이유로 주는 약마다 모조리 거부하기도 한다.

질병의 부정 또한 약물치료에 저항하는 중요한 이유 중의 하나이다. 어떤 환자는 항정신병약물을 복용하는 것이 정신질환의 낙인(烙印)을 찍히는 것과 동일하다고 생각한다. 급성 정신병적 상태가 진정되면 항정신병약물을 계속 투여 받는 것이 만성 정신질환을 의미하는 것으로 생각되어 약물복용을 중단한다. 기꺼이 정신치료를 받아들이는 비정신병 환자들도 약물치료는 거부하는 경우가 많다. 이들에게는 약물치료를 하는 것이 더 심한 장애를 의미하는 것으로 받아들여지기 때문이다. 또한 환자의 친척 중에 항정신병약물 치료를 받는 사람이 있을 경우 같은 약물이 투여되었을 때는 그 친척과 무의식적으로 동일시할 수도 있다(Book 1987). 특히 그 친척이 자살기도 등 좋지 않은 결과를 보였다면 이러한 동일시로 인하여 치료에 대한 저항이 나타날 수도 있다.

치료동맹 Therapeutic Alliance

이상과 같은 비순응에 대한 논의를 통하여 역동적 약물치료에서 치료적 관계가 매우 중요한 역할을 한다는 것이 명백해졌다. 많은 연구자들이 치료적 관계에 주의하는 것이 약물처방에서 매우 중요한 부분임을 강조하였다(Docherty와 Fiester 1985; Elkin들 1988; Gutheil 1982; Howard들 1970). 최근의 많은 정신약물학적 연구에서도 의사환자관계를 정량화할 수는 없었으나, 이 관계가 치료순응에 끼치는 영향에 주목하였다. Howard들(1970)은 환자의 탈락율이 높은 치료자와 낮은 치료자를 구분하기 위하여 억양의 적극성, 신체적 언어, 환자 이름의 사용 등 치료자 행동의 여러 측면을 조사하였다. 그 결과 저자들은 첫 면담에서 치료관계에 주의를 기울임으로써 약물치료에 대한 비순응을 예방할 수 있음을 지적하였다. 내과적 환경에서 나온 더 최근의 한 연구(Ratanawongsa들 2013)에서는 당뇨병 환자에서 좋은 의사소통이 재투약 충성도와 관련 있음이 관찰되었다. 연구자들은 환자들의 약 30%가 처방된 약을 투여하지 않았음을 알아내었다. 그러나, 의사와 환자 사이에 서로 신뢰하는 관계가 형성되어 있는 경우에는 비순응의 비율이 단지 4~6%에 지나지 않았다. 실제로 의사교환이 약물 자체에 특별히 초점을 맞추지 않더라도 의사소통을 잘 하는 의사의 환자들은 더 높은 비율의 약물충성도를 보였다. 정신과적 약물치료 상황이 아닌 경우라 할지라도 의사-환자관계는 치료계획에 대한 충성도를 높이기 위해서는 필수적이라고 할 수 있다.

우울증 환자들에 대한 연구에서 치료의 유형에 상관없이 치료동맹이 중요한 요인이 될 것임을 시사하고 있다. 한 환자가 일차적으로는 항우울제로 치료를 받고 있다고 하더라도, 치료동맹이라는 정신역동적 개념이 이 환자가 정신치료만을 받고 있을 때만큼 중요하다. 일군의 연구자들(Krupnick들 1996)이 미국 NIMH의 우울증치료 협력연구 프로그램(NIMH Treatment of Depression Collaborative Research Program)에서 225명의 우울증 환자들의 집단을 검사하였다. 모두 4개의 방에서 16주간의 인지치료, 16주간의 대인관계 치료, 16주간의 imipramine-임상적 관리(clinical management) 연합요법, 그리고 16주간의 위약임상적 관리 연합요법 등을 시행하였고, 임상연구자들이 각 치료시간에 비디오로 촬영한 자료를 보고 채점하였다. 결과를 평가하였을 때, 치료동맹이 이들 네 집단 모두의 임상적 결과에 중요한 효과를 미치는 것으로 조사되었다. 실제로 표준화된 결과측정에서 치료동맹에 대한 환자의 기여는 결과변이에 21%의 영향을 미치고 있었고, 전체적 동맹의 기여도는 치료방법 그 자체의 기여도 보다 높았다. 관계의 측면에서는 치료동맹과 임상적 결과 사이에 네 집단 간에 의미 있는 차이를 보이지 않았다. 이것이 치료동맹이 정신치료나 약물치료를 불문하고 그 결과에는 동일한 효과를 갖는다는 것을 보인 첫 번째 경험적 연구이다.

약물치료와 정신치료에서의 중도탈락율에 대한 연구들에서는 환자의 지나친 기대가 환자와 치료자 간의 마찰에 영향을 끼친다고 하였다(Freedman들 1958; Overall과 Aronson 1963). 여러 종류의 환자들이 서로 다른 치료에 대하여 높은 기대를 가지고 정신과의사를 찾는다. 정신과의사는 첫 면담에서 환자의 기대를 조사함으로써 처방된 치료가 이와 잘 일치하도록 해야 한다. 선택된 치료가 환자의 의견과 상치된다면 환자에게 그 치료의 유용성에 대하여 설득하는 교육적 노력이 필요하다.

위약 효과에 대한 최근의 연구는 부모의 기대가 가지는 영향에 대하여 흥미로운 관점을 제시한다. 한 연구(Wager들 2004)에서는 대상자에게 기능이 없는 연고를 주고 마취 효과가 필요할 때 쓰도록 지시하였다. 그리고는 그들의 손목에 열 또는 충격으로 고통을 가했다. 그 결과 자극 직전에는 전전두 피질에서 증가된 활성을 보였으나 자극을 준 후에는 통증에 민감한 뇌 영역에서 가장 큰 활성 감소를 보였고 주관적으로도 통증 감소를 보고하였다. 연구자들은 통증 완화에 대한 기대가 통증의 실제적 감소와 밀접하게 연관되어 있다고 결론지었다. 전전두엽 활성과 연관되어 있는 인지적 조절은 통증 완화와 관련된 마음 상태를 환자가 가질 수 있도록 도움을 줄 수 있다. 따라서 처방된 약물에 대한 신중한 환자 교육과 의사-환자 관계에 주의를 기울이는 것을 통해서 환자로 하여금 긍정적인 기대를 갖게 할 것이며, 이것이 우울증의 인지적 요인들의 감소를 촉진할 수 있을 것이다.

환자의 긍정적인 기대에 의해서 생겨나는 위약효과(placebo effect)의 반대쪽에는 부정적 기대에 의해서 생겨나는 nocebo effect(유해위약효과)가 있다. 잘 계획된 연구를 통해서 의사의 부정적인 언어적 정보가 통증이 없는 자극을 통증 자극과 상당히 비슷한 정도의 통증 경험으로 변화시킬 수 있다는 것이 밝혀졌다(Colloca와 Finniss 2012). 유해위약효과에 관한 연구들을 보면, 잠재적으로 부정적인 효과나 부작용이 의사-환자 관계 안에서 환자에게 전달되는 방법의 중요성을 강조하고 있다. 잠재적인 부정적 효과에 대해서 환자에게 알리는 방법이 실제적인 임상적 결과에 영향을 끼치는 것으로 보인다. 비록 동의서를 통해서 약물의 부작용의 가능성을 알리는 것이 윤리적인 의무라고 할지라도 정신과 의사는 모름지기 투약의 결과에 대해서 전반적으로 긍정적 견해를 제시해야 하며, 약물의 부정적 측면에 대해서는 환자가 최소한의 주의만을 하도록 그 비율을 줄여서 정보제공을 하여야 한다(Colloca와 Finniss 2012).

제 4장, 정신치료에서의 치료동맹에 대한 논의에서 '협력'의 개념을 강조하였다. 약물치료에도 '참여적 처방'이라는 유사한 개념이 있다(Gutheil 1982). 어떤 정신과의사들은 약물처방을 하면서 더욱 권위적인 태도로 바뀌려는 무의식적 경향을 나타내며 이에 대하여 비순응이라는 형태의 반박을 당하게 될 수도 있다. 내과 진료에서도 내과의사가 항생제가 필요한 이유에 대하여 환자와 논의한다면 보다 순응도가 좋아지고 치료과정에서 환자의 협력을 얻을 수 있을 것이라는 사실이 알려져 있다. 환자에게 교육을 많이 시키면 시킬수록 약물치료에서 치료동맹이 더욱 잘 발달할 것이다. 정신치료 과정 중에 약을 처방하면 다음 예처럼 특별한 형태의 순응의 문제가 생기게 된다.

D씨는 39세의 전문직 여성으로서 우울하고 기운이 없으며 일에 대하여 만족감이 없고 잠을 이루지 못하며 성적 욕구가 저하되어 정신과 치료를 받게 되었다. 그녀는 누군가가 자신의 말에 귀를 기울여 주는 기회를 갖게 된데 대해 아주 고맙게 생각하였다. 몇 주가 지나고 여러 번의 면담을 한 후 그녀는 치료자를 깊이 신뢰하게 되었다. 그녀는 면담 중에 가슴에 사무치는 듯 감동적인 태도로 마음 속에 있는 것들을 쏟아내었다. 많은 눈물을 흘린 뒤 그녀의 인생에서 어려웠던 점들과 가정과 직장에서 겪고 있는 문제들에 대하여 얘기하였다.

면담이 시작된 지 6주 후 치료자는 그녀의 증상이 심하여 TCA(삼환계 항우울제)를 처방하겠다고 말했다. 치료자는 처방을 받게 되면서 혹시 생길 수 있는 부작용에 대하여 설명하면서 곧 약을 복용하라고 지시하였다.

다음 주 D씨는 약속 시간에 와서 자신의 문제에 대하여 다시 얘기하기 시작하였으나 약에 대해서는 아무런 언급이 없었다. 치료자가 자신의 처방이 어땠는지를 물어보자 그녀는 약국에 갈 시간이 없었다면서 앞으로는 약을 먹겠다고 하였다. 치료자는 가능한 한 빨리 약을 복용하는 것이 중요하다고 다시 한번 강조하였다. 그녀는 자신의 실수를 대수롭지 않아 하면서 다음 시간 전에 약을 복용하겠다고 치료자를 안심시켰다.

다음 주 면담시간에도 그녀는 다시 약국에 가지 못하였다고 하였다. 치료자는 이렇게 순응하지 않는 것이 그 즉시는 알지 못했던 어떤 역동을 의미하는 것임을 알아채고는 왜 약을 먹기를 원하지 않는가에 대하여 물어 보았다. D씨는 주저하면서 자신이 면담에서 하는 얘기를 치료자가 잘 들어주지 않기 때문에 약을 먹는 것을 두려워하게 되었다는 것을 인정하였다. 그녀는 처방이 마치 그녀로 하여금 말을 그만하라고 하는 것처럼 느꼈다고 하였다. 치료자는 과거에도 이와 유사한 일이 있었는지 물었다. 그녀의 아버지는 말이 없는 사람이었는데 환자가 항상 불만이 많다고 어릴 때 내내 야단을 쳤다고 하였다. 그녀의 남편도 비슷하였고 정신과의사에게 가보라고 하면서 그녀의 말에는 귀를 기울이지 않았다고 하였다. 그녀는 만약 약이 잘 듣게 되면 치료자가 더 이상 그녀를 보지 않으려고 할 것을 두려워하였던 것이다.

치료자는 약과 정신치료가 서로 배타적인 것이 아니며 약을 먹으면서도 정신치료를 계속할 것이라고 말해 주었다. 그녀는 그러한 위안에 안심이 되었고 면담 후 정기적으로 약을 잘 복용하게 되었다.

오늘날에 와서 "정신치료와 약물치료의 연합요법이 이득이 되는가?"라는 질문은 더 이상 존재하지 않는다. 오히려 "연합요법이 얼마나 이득이 되는가?"라고 질문한다(Gabbard와 Bartlett 1998; Gabbard와 Kay 2001). 이 두 가지 치료방법이 어떤 특정한 치료에서 어떻게 상호작용하는가에 대해서는 수많은 변수가 있을 수 있다. 그와 유사하게, 정신치료를 받는 중에 약물이 추가되었다면 환자들이 어떻게 반응할 것인가에 대해서도 많은 변수가 있다. 어떤 환자들은 이 치료가 약물요법으로 돌아섰고 따라서 치료자가 자신을 포기하였다고 느낄 것이다(Roose와 Stern 1995). 다른 환자들은 약물이 치료가 잘 되어 나가도록 도울 것이라고 느낀다.

연합치료를 하고자 하는 치료자에게 필요한 것은 치료자 자신의 이중 역할(dual role)에 내재되어있는 "이중 양식의 관계성(bimodal relatedness)"을 인식하는 것이다(Docherty들 1977). 환자는 정신적으로 장애가 있는 사람인 동시에 중추신경계에 이상이 있는 사람으로 여겨져야 한다. 전자의 관점에서는 주관적인 공감적 접근을 필요로 하고, 후자의 측면에서는 객관적인 의학적 접근양식이 요구된다. 치료자는 두 가지 접근양식 사이에서 유연하게 전환할 수 있어야 하고 이러한 전환이 환자에게 미치는 영향에 주의를 기울여 그때 그때 적절히 조율하여야 한다.

정신치료와 약물을 병행하는 정신과의사는 정신치료 면담 진행 중 약물 투여에 대한 이야기를 어떻게 꺼낼 것인가에 대해 고민할 수 있다(Gabbard와 Kay 2001). 안타깝지만 이를 "요리책" 같은 기술적 전략으로 요약할 수는 없다. 어떤 환자들에서는 약물에 대한 대화가 정신치료적 문제를 다루는데 저항으로 작용할 수 있다. 다른 환자들은, 치료자의 관심을 끌 목적으로 정신역동적 주제에는 집중을 하지만, 약물에 대한 문제나 예컨대 성기능 부전 등의 수치감이 느껴지는 주제는 완전히 회피할 수도 있다. 일부 환자들에게는 면담이 시작되자 마자 약물에 대해서 거론하는 것이 최선인 반면, 다른 환자들에게는 면담이 끝나기 5분전에 이를 거론하는 것이 치료 방해를 최소화할 수 있다. 또 어떤 환자들은 약물치료의 문제가 정신치료의 주제 중의 일부가 될 수 있어 면담 전반에 걸쳐서 틈틈이 언급되는 것이 바람직할 수도 있다.

제 1장에서 정신역동학과 생물학이 기본적으로는 서로 모순되지 않는다는 사실을 강조한 바 있다. 임상에서 약물치료와 정신치료 연합요법을 사용하는 빈도가 증가하고 있다는 것이 이 결합의 좋은 예일 것이다. 이 두 가지 치료방법 사이의 개념적인 가교는 아직 설립 중에 있으므로 아직까지 임상의 많은 부분은 여전히 경험적인 수준에 머물러 있다. 정신과의 모든 영역이 다 마찬가지이겠지만 가장 지침이 되는 원칙은 이론적 편견에 충실함에 있는 것이 아니라 환자를 어떻게 도울 것인가에 있다.

참고 문헌
References

Appelbaum PS, Gutheil TG: Drug refusal: a study of psychiatric inpatients. Am J Psychiatry 137:340-346, 1980

Bateman A, Fonagy P: Treatment of borderline personality disorder with psychoanalytically oriented partial hospitalization: an 18-month follow-up. Am J Psychiatry 158:36-42, 2001

Bateson G, Jackson DD, Haley J, et al: Toward a theory of schizophrenia. Behav Sci 1:251-264, 1956

Berkowitz DA: An overview of the psychodynamics of couples: bridging concepts, in Marriage and Divorce: A Contemporary Perspective. Edited by Nadelson CC, Polonsky DC. New York, Guilford, 1984, pp 117-126

Bion WR: Experiences in Groups and Other Papers. New York, Basic Books, 1961

Book HE: Some psychodynamics of non-compliance. Can J Psychiatry 32:115-117, 1987

Bowen M: Family Therapy in Clinical Practice. New York, Jason Aronson, 1978

Busch FN, Sandberg LS: Psychotherapy and Medication: The Challenge of Integration. New York: Analytic Press, 2007

Chapman CL, Bulingame GM, Gleave R, et al: Clinical prediction in group psychotherapy. Psychother Res 22:673-681, 2012

Ciechanowski PS, Katon W, Russo J, et al: The patient-provider relationship: attachment theory and adherence to treatment in diabetes. Am J Psychiatry 158:29-35, 2001

Colloca L, Finniss D: Nocebo effects, patient-clinician communication, and therapeutic outcomes. JAMA 307:567-568, 2012

Dicks HV: Object relations theory and marital studies. Br J Med Psychol 36:125-129, 1963

Docherty JP, Fiester SJ: The therapeutic alliance and compliance with psychopharmacology, in Psychiatry Update: American Psychiatric Association Annual Review, Vol 4. Edited by Hales RE, Frances AJ. Washington, DC,

American Psychiatric Press, 1985, pp 607-632

Docherty JP, Marder SR, Van Kammen DP, et al: Psychotherapy and pharmacotherapy: conceptual issues. Am J Psychiatry 134:529-533, 1977

Dunbar-Jacob J: Contributions to patient adherence: is it time to share the blame? Health Psychol 12:91-92, 1993

Elkin I, Pilkonis PA, Docherty JP, et al: Conceptual and methodological issues in comparative studies of psychotherapy and pharmacotherapy, I: active ingredients and mechanisms of change. Am J Psychiatry 145:909-917, 1988

Ezriel H: A psycho-analytic approach to group treatment. Br J Med Psychol 23:59-74, 1950

Freedman N, Engelhardt DM, Hankoff LD, et al: Drop-out from outpatient psychiatric treatment. Hosp Community Psychiatry 80:657-666, 1958

Gabbard GO: A contemporary perspective on psychoanalytically informed hospital treatment. Hosp Community Psychiatry 39:1291-1295, 1988

Gabbard GO: Combined pharmacotherapy and psychotherapy, in Comprehensive Textbook of Psychiatry VKK, Vol 2. Edited by Kaplan HI, Sadock BJ. Baltimore, MD, Williams & Wilkins, 1999, pp 2225-2234

Gabbard GO, Bartlett AB: Selective serotonin reuptake inhibitors in the context of an ongoing analysis. Psychoanalytic Inquiry 18:657-672, 1998

Gabbard GO, Kay J: The fate of integrated treatment: whatever happened to the biopsychosocial psychiatrist? Am J Psychiatry 158:1956-1963, 2001

Ganzarain RC: Psychotic-like anxieties and primitive defenses in group analytic psychotherapy. Issues in Ego Psychology 3:42-48, 1980

Ganzarain RC: Working through in analytic group psychotherapy. Int J Group Psychother 33:281-296, 1983

Gibbard GR, Hartman JJ: The significance of utopian fantasies in small groups. Int J Group Psychother 23:125-147, 1973

Gillaspy JA Jr, Wright AR, Campbell C, et al: Group alliance and cohesion as predictors of drug and alcohol abuse treatment outcomes. Psychotherapy Research 12:213-229, 2002

Glick ID, Berman EM, Clarkin JF, et al: Marital and Family Therapy, 4th Edition. Washington, DC, American Psychiatric Press, 2000

Goldberg JF, Ernst CL: Managing the Side Effects of Psychotropic Medication. Washington, DC, American Psychiatric Publishing, 2012

Groves J: Taking care of the hateful patient. N Engl J Med 298:883-887, 1978

Gutheil TG: Psychodynamics in drug prescribing. Drug Ther 2:35-40, 1977

Gutheil TG: The Psychology of psychopharmacology. Bull Menninger Clin 46:321-330, 1982

Holmes SE, Kivlighan Jr DM: Comparison of therapeutic factors in group and individual treatment processes. J Couns Psychol 47:478-484, 2000

Horwitz L: A group-centered approach to group psychotherapy. Int J Group Psychother 27:423-439, 1977

Horwitz L: Projective identification in dyads and groups. Int J Group Psychother 33:259-279, 1983

Howard K, Rickels K, Mock JE, et al: Therapeutic style and attrition rate from psychiatric drug treatment. J Nerv Ment Dis 150:102-110, 1970

Jones SA, Gabbard GO: Marital therapy of physician couples, in Medical Marriages. Edited by Gabbard GO, Menninger RW. Washington, DC, American Psychiatric Press, 1988, pp 137-151

Kohut H: How Does Analysis Cure? Edited by Goldberg A. Chicago, University of Chicago Press, 1984

Krupnick JL, Sotsky SM, Simmens S, et al: The role of therapeutic alliance in psychotherapy and pharmacotherapy outcome: findings in the National Institute of Mental Health Treatment of Depression Collaborative Research Program. J Consult Clin Psychol 64:532-539, 1996

Lambert MJ, Bergin AE: The effectiveness of psychotherapy, in Handbook of Psychotherapy and Behavior Change,

4th Edition. Edited by Bergin AE, Garfield SL. New York, Wiley, 1994, pp 143-189
Lo Coco G, Gullo S, Kivlighan DM: Examining patients' and other group members' agreement about their alliance to the group as a whole and changes in patient symptoms using response surface analysis. J Couns Psychol 59:197-207, 2012
MacKenzie KR: The time-limited psychotherapies: an overview, in American Psychiatric Press Review of Psychiatry, Vol 15. Edited by Dickstein LJ, Riba MB, Oldham JM. Washington, DC, American Psychiatric Press, 1996, pp 11-21
MacKenzie KR: Time-Managed Group Psychotherapy: Effective Clinical Applications. Washington, DC, American Psychiatric Press, 1997
Minuchin S: Families and Family Therapy. Cambridge, MA, Harvard University Press, 1974
Myers ED, Branthwaite A: Out-patient compliance with antidepressant medication. Br J Psychiatry 160:83-86, 1992
Ogden TH: Projective Identification and Psychotherapeutic Technique. New York, Jason Aronson, 1982
Overall B, Aronson H: Expectations of psychotherapy in patients of lower socioeconomic class. Am J Orthopsychiatry 33:421-430, 1963
Pampallona S, Bollini P, Tibaldi G, et al: Combined pharmacotherapy and psychological treatment for depression: a systematic review. Arch Gen Psychiatry 61:714-719, 2004
Piper WE, McCallum M, Azim HFA: Adaptation to Loss Through Short-Term Group Psychotherapy. New York, Guilford, 1992
Polonsky DC, Nadelson CC: Psychodynamic couples therapy, in Textbook of Family and Couples Therapy: Clinical Applications. Edited by Sholevar GP, Schwoeri LD. Washington, DC, American Psychiatric Publishing, 2003, pp 439-459
Porter K: Combined individual and group psychotherapy, in Comprehensive Group Psychotherapy, 3rd Edition. Edited by Kaplan HI, Sadock BJ. Baltimore, MD, Williams & Wilkins, 1993, pp 314-324
Ratanawongsa N, Karter AJ, Parker MM, et al: Communication and medication refill adherence: the diabetes study of Northern California. JAMA Intern Med 173:210-218, 2013
Redl F: Psychoanalysis and group therapy: a developmental point of view. Am J Orthopsychiatry 33:135-147, 1963
Ringstrom PA: An intersubjective approach to conjoint therapy, in Progress in Self Psychology, Vol 10. Edited by Goldberg A. Hillsdale, NJ, Analytic Press, 1994, pp 159-182
Ringstrom PA: Competing selfobject functions: the bane of the conjoint therapist. Bull Menninger Clin 62:314-325, 1998
Ringstrom P: A Relational Psychoanalytic Approach to Couples Therapy. New York, Routledge, 2014
Rioch MJ: The work of Wilfred Bion on groups. Psychiatry 33:56-66, 1970
Roose SP, Stern RH: Medication use in training cases: a survey. J Am Psychoanal Assoc 43:163-170, 1995
Rutan JS, Stone WN: Psychodynamic Group Psychotherapy: Third Edition. New York, Guilford, 2001
Sadock BJ: Preparation, selection of patients, and organization of the group, in Comprehensive Group Psychotherapy, 2nd Edition. Edited by Kaplan HI, Sadock BJ. Baltimore, MD, Williams and Wilkins, 1983, pp 23-32
Scharff DE, Scharff JS: Object Relations Family Therapy. Northvale, NJ, Jason Aronson, 1987
Scharff DE, Scharff JS: Object Relations Couple Therapy. Northvale, NJ, Jason Aronson, 1991
Scheidlinger S: On the concept of the "mother-group." Int J Group Psychother 24:417-428, 1974
Schwartz AE: Ozzie and Harriet are dead: new family narratives in a postmodern world, in Uncoupling Convention: Psychoanalytic Approaches to Same-Sex Couples and Families. Edited by D'Ercole A, Drescher J. Hillsdale, NJ, Analytic Press, 2004, pp 13-29
Selvini Palazzoli M, Boscolo L, Cecchin G, et al: Paradox and Counterparadox: A New Model in the Therapy of the Family in Schizophrenic Transaction. New York, Jason Aronson, 1978
Shaddock D: From Impasse to intimacy: How Understanding Unconscious Needs Can Transform Relationships.

Northvale, NJ, Jason Aronson, 1998

Shapiro ER, Zinner J, Shapiro RL, et al: The influence of family experience on borderline personality development. International Review of Psychoanalysis 2:399-411, 1975

Sholevar GP, Schwoeri LD: Psychodynamic family therapy, in Textbook of Family and Couples Therapy: Clinical Applications. Edited by Sholevar GP, Schwoeri LD. Washington, DC, American Psychiatric Publishing, 2003, pp 77-102

Slipp S: Object Relations: A Dynamic Bridge Between Individual and Family Treatment. New York, Jason Aronson, 1984

Slipp S: The Technique and Practice of Object Relations Family Therapy. Northvale, NJ, Jason Aronson, 1988

Sperry L, Brill PL, Howard KI, et al: Treatment Outcomes in Psychotherapy and Psychiatric Interventions. New York, Brunner/Mazel, 1996

Stewart RH, Peters TC, Marsh S, et al: An object-relations approach to psychotherapy with marital couples, families, and children. Fam Process 14:161-178, 1975

Thompson EM, Brodie HKH: The psychodynamics of drug therapy. Curr Psychiatr Ther 20:239-251, 1981

Van Putten T, Crumpton E, Yale C: Drug refusal in schizophrenia and the wish to be crazy. Arch Gen Psychiatry 33:1443-1446, 1976

Vager TD, Rilling JK, Smith EE, et al: Placebo-induced changes in fMRI in the anticipation and experience of pain. Science 303:1162-1167, 2004

Weiden P, Rapkin B, Zymunt A, et al: Postdischarge medication compliance of inpatients converted from an oral to a depot neuroleptic regimen. Psychiatr Serv 46:1049-1054, 1995

Whitaker DS, Lieberman MA: Psychotherapy Through the Group Process. New York, Atherton Press, 1964

Wilberg T, Karterud S, Pedersen G, et al: Outpatient group psychotherapy following day treatment for patients with personality disorders. J Pers Disord 17:510-521, 2003

Wright EC: Non-compliance–or how many aunts has Matilda? Lancet 342:909-913, 1993

Yalom ID: The Theory and Practice of Group Psychotherapy, 3rd Edition. New York, Basic Books, 1985

Zeitner R: Self Within Marriage: The Foundation Basis for Lasting Relationships. New York, Routledge, 2012

Zinner J: The implications of projective identification for marital interaction, in Contemporary Marriage: Structure, Dynamics, and Therapy. Edited by Grunebaum H, Christ J. Boston, MA, Little, Brown, 1976, pp 293-308

Zinner J, Shapiro R: Projective identification as a mode of perception and behavior in families of adolescents. Int J Psychoanal 53:523-530, 1972

Zinner J, Shapiro R: The family as a single psychic entity: implications for acting out in adolescence. International Review of Psychoanalysis 1: 179-186, 1974

6장

역동정신의학에서의 치료
– *다양한 치료자 환경*

TREATMENTS IN DYNAMIC PSYCHIATRY

Multiple-Treater Settings

정신역동적인 원칙들이 대부분 정신분석의 임상으로부터 나온 것이기 때문에, 이 원칙들이 단지 외래치료에만 관계되는 것으로 좁게 취급되는 경우가 있다. 미국의 한 전공의가 입원환자를 이해하는데 도움을 얻기 위하여 지도의에게 질문하였을 때, 그는 "정신역동학은 입원환자가 아니라 단지 외래환자에게만 적용한다."는 대답을 들었다고 한다. 물론 이 대답이 진실로부터 벗어난 것이 아닐 수도 있다. 그러나 이 지도의의 답변은 환자들이 정신과 입원실을, 약물의 치료효과가 나타나기를 기다리는 동안 머무는 일종의 저류소(holding tank)로 사용하고 있는 현대 입원정신의학의 불행한 흐름을 대변하고 있다. 사실은 역동적 시각을 가지고 입원치료에 접근함으로써 환자들이 훨씬 더 나은 치료를 받게 될 것이다.

지난 20여년 동안 미국의 정신병원들은 보험회사와 관리의료(managed care) 회사들에 의한 공격적인 병원이용 실태조사와 관련하여 입원기간의 극적인 감소를 목격하였다(Gabbard 1992a, 1994). 그 결과, 심각하게 손상된 환자들에 대한 장기간의 입원치료로부터 얻어진 많은 가치 있는 정보들이 부분입원이나 주간입원 등 다른 치료 환경에서 적용되기 시작하였다. 정신분석의 원칙들이 급성기 치료환경에서 초점을 더욱 제한하는 가운데 변형되어 사용되어 왔던 것(Gabbard 1997)처럼 입원환경에서도 정신역동적 전략들은 지속적으로 유용하게 사용되고 있다. 이 치료를 단기 입원기간 중에 사용하든 아니면 부분입원 시설에서 보다 장기적인 치료를 행하든, 다양한 치료자들이 존재하는 치료환경과 연관된 이득도 있을 것이고 도전도 있게 마련이다. 이 장에서는 정신역동적 사고방식을 이런 환경에서 어떻게 하면 유용하게 적용할 수 있을 것인가를 살펴 보고자 한다. 여기서 논의되는 모델들은 다양한 치료자들이 존재하는 입원치료나 주간입원, 그리고 외래 집중치료 환경에서 동일하게 유용하다.

역사적 고찰
A Historical Review

이미 오래 전부터 입원치료에서도 전통적으로 정신분석적 원칙을 적용시켜 왔다. 정신분석을 사용하는 병원의 역사는 Schloss Tegel에서의 Simmel(1929)의 업적으로부터 시작한다. 그는 알코올중독증이나 공포증 환자의 경우 다양한 증상적 행동들 때문에 병원 밖에서는 분석이 불가능하다는 것을 알게 되었다. 따라서 그는 수련중인 의사들에게 입원상태에 있는 환자들을 대상으로 한 시간씩 카우치를 사용한 유사정신분석(quasi-psychoanalysis)을 하게 함으로써 전이와 저항의 문제를 이끌어 내게 하자는 생각을 하게 되었다.

"치료 지시에 관한 지침서"라는 독창적인 저서에서 Will Menninger(1939)는 입원중인 환자들에게 개인정신분석 모델은 덜 강조하는 대신에 환경을 조정함으로써 정신분석의 원칙들을 시도하였다. 그는 증상이나 병적인 행동 모두가 리비도와 공격성이라는 두 가지 중요한 본능적 욕동들을 적절히 융합시키거나 제대로 표현하지 못한 것에서 비롯되었다는 가정 하에, 통찰을 요구하지 않는, 승화를 기본으로 한 환경치료 체계를 발전시켰다. 그의 치료법은 무의식적 소망이나 갈등을 좌절시키거나 해석하지 않고 정신적 에너지를 보다 덜 해로운 방향으로 나가도록 새로운 길을 열어 주는데 중점을 두었다. Menninger는 예를 들어 빌딩을 부수는 대신 펀치백을 치게 하는 등 적개심을 대리대상을 향하여 직접 표현하도록 하였다. 그러나 불행하게도 이 두 번째 모델은 충동조절에 문제가 있는 등 자아가 약화된 환자들에게는 유용하지 않았다. 이들에게는 욕동 표현의 방향을 잡아 주기 보다는 이를 더 잘 통제할 수 있게 하는 치료법이 필요하였다. 더욱이 이러한 개념 형성은 당시의 이중본능 이론(dual instinct theory)에만 의존한 것으로, 병적 욕동들이 발생하는 대상관계의 측면을 무시하는 경향이 있었고 그 환경에서의 전이나 역전이를 체계적으로 검증하는 것을 허용하지 않았다.

환자가 자신의 가족구성원과의 갈등을 입원상황에서 치료진 즉 정신과의사나 간호사를 포함한 치료자 모두와의 사이에서 재현하고 있다는 인식이 생기면서 제 3의 모델이 생겨났다(Hilles 1968). 이 모델에서는 적응적이지 못한 현재의 행동양상들이 과거에 뿌리를 두고 있다고 해석하며, 무의식적인 요구들의 대리 출구(substitute outlet)를 제공하는 것에는 점차적으로 중요성을 두지 않게 되었다. 환경을 동료와의 실제적이고 건설적인 경험이 강조되는 치료적 공동체로 보지 않고 오히려 과거의 양상들이 투사되고 검증되는 하나의 스크린으로 보았다.

많은 연구자들(Gabbard 1986, 1988, 1989c, 1992a; Harty 1979; Stamm 1985b; Wesselius 1968; Zee 1977)이 역전이가 치료과정에서 빠뜨릴 수 없는 부분이라고 지적하였다. 그들은 치료자 자신이 마치 환자의 부모이기라도 한 것처럼 역전이적 방식으로 반응할 때에는 치료 효과가 손상된다는 점을 경고하였다. 이러한 역전이의 영향들은 가끔 일어나는 것이 아니라 반복해서 일어난다. 따라서 일상적으로 역전이에 대한 체계적인 검증을 해야만 한다. 정신분석을 지향하는 입원치료의 여러 가지 가설 전체에 걸쳐 반복되는 주제는 환자가 자신의 내적 대상관계를 현재의 환경에서 재현한다는 것이다. 이 관점은 정신분석적 대상관계 이론과 체계이론(systems theory) 및 집단과정의 사용 등 여러 가지 이론들을 합성하여 입원치료를 위한 포괄적인 접근을 하려는 Kernberg(1973)의 통합적 시도에 반영되었다. 그는 개인 정신분석치료에서의 전형적인 전이신경증에서와 같은 보다 높은 수준의 대상관계와, 집단상황에서 정신병적 퇴행을 조장하는 보다 원시적인 대상관계 모두에 대한 잠재력이 우리 모두의 내부에 존재한다는 기본가정 하에서 입원치료에 접근하였다. 그는 개인적 치료관계에서는 보다 높은 수준의 대상관계가 활성화되며 집단치료에서는 더 원시적인 대상관계가 활성화된다고 하였다. 장기입원에서는 개인치료와 집단치료의 연합치료가 낮은 수준이나 높은 수준 양쪽 모두에서 함께 제공될 수 있다.

현대적 입원치료에서의 역동적 원칙들
Dynamic Principles in Contemporary Hospital Treatment

역동적 접근을 함으로써 환자의 자아가 약한지 강한지, 정신내적 대상관계가 가족관계나 사회적 관계에서 어떻게 나타나는지, 심리적 작업을 수행할 환자의 능력이 어느 정도인지, 그리고 그들이 현재 가지고 있는 문제가 아동기에서 기원하고 있는지에 대한 진단적 이해를 할 수 있게 된다. 치료자는 정신역동적 평가를 함으로써 무의식적 자료들을 노출시키고 해석을 통하여 개입하는 것이 때로는 잘못된 것이라는 결론을 내릴 수도 있다. 심각하게 자아가 약화된 환자나 기질적 원인에 의하여 인지장애가 온 환자들에게는 자아지지적 접근법과 자존심을 세워주는 방법들이 추천될 것이다.

입원환자의 치료계획을 세우는데는 발달에 관한 정신분석이론이 유용하다. 정신분석 지향적 병원의 치료진은 환자 대부분이 발달상 고착되어 있다는 것을 알고 있다. 치료진은 정신분석이론에 대한 지식을 갖춤으로써 환자가 성인의 몸을 가진 어린 아이라는 개념을 받아들이게 되고 현재의 발달수준에 따라 환자에게 반응할 수 있게 된다. 이러한 시각을 갖게 되면 치료진은 심각한 정신증상을 갖고 있음에도 불구하고 환자를 성숙하고 공손한 성인으로 취급함으로써 비개인화(非個人化, depersonification)시키는 우를 범하지 않게 된다(Rinsley 1982). 심한 정신증상을 보이는 환자는 이제까지 가족구성원과의 관계에서 이렇게 비개인화의 대접을 받아 왔던 것이다.

정신분석 이론은 공감적 반사화(empathic mirroring)같은, 한 환자의 발달단계에 적절한 요구(Kohut 1971)를 인정해 주는 환경을 제공(Stamm 1985a; Winnicott 1965)하는 것을 목표로 하는 치료 모델을 제시한다. 이런 맥락에서 병원 구조와 관련된 여러 가지 제한들은 미숙하고 자극적인 행동을 하는 환자들을 처벌하기 위한 것이라기보다는 오히려 잃어버린 정신내적 구조물의 외적 대치물이라고 볼 수 있다. 같은 맥락에서 치료진은 현실검증, 충동제어, 결과의 예견 즉 판단, 그리고 자기와 대상의 보다 명확한 구별 등의 보조자아의 기능을 수행해야 한다. 애착이론의 견지에서 치료진은 환자들에게 안전한 기반을 제공한다. 강렬한 감정들은 환자들 스스로가 조정할 수 있을 때까지 이 환자들을 위하여 억제된다. 치료진 각자는 환자들의 개인적 진술을 경청하고 이들의 시각을 이해하도록 애씀으로써 애착을 키운다(Adshead 1998).

병원에 입원하는 환자는 그들의 가족 상황을 병원 환경에서 반복하는 경향이 있다. 더 정확히 말하자면 환자는 그가 지닌 내적 대상관계를 외부로 나타내는 것이다. 환자가 환경에서 대인관계에서의 내적 대상관계를 되풀이하는 것은 분할과 투사적 동일시 같은 방어기제를 조사하면 가장 잘 이해할 수 있다. 비록 이러한 기전들은 일부 신경증 환자에서 작동하는 것이기는 하지만, 경계성 환자나 자아 조직이 정신병적 수준인 환자에서 흔하며 또한 이러한 양상들은 입원한 환자군의 특징이기도 하다. 더욱이 이러한 기전들은 부분적으로 입원치료 작업에 내재된 집단역동에 의하여 작동된다. 분할과 투사적 동일시는 동시에 작용함으로써 특정한 정서적 상태와 관련되어 있는 자기표상이나 대상표상을 거부하고 외부로 내보낸다. 이러한 투사적 거부는 환경 안에 있는 사람들을 외부적으로 표현된 내적 대상관계에 강제로 참여하게 하는 수단이 된다.

투사적 동일시는 무의식적으로, 자동적으로, 그리고 거역하기 어려운 힘을 가지고 작동한다. 치료자는 투사적으로 주어진 역할을 하도록 위협받고 강요 받는 것을 느낀다. 정신역동적 입원치료의 기본은 치료자가 환자와 다른 것이 아니라 오히려 비슷하다는 사실을 인정하는 것이다. 치료자도 환자에게 존재하는 감정, 환상, 동일시, 그리고 함입 등에 상응하는 부분들을 가지고 있다. 치료자 쪽의 것들은 더욱 강하게 억압되어 있으므로 이것이 환자에 의해서 작동이 되면 치료자를 압도하는, 받아들일 수 없는 힘으로 경험된다. Symington(1990)은 이러한 투사적 동일시 과정을 가해자-피해자 모델로 묘사하였다. 이 모델 안에서는 자기 스스로 생각할 자유를 박탈당하고 만다. 이러한 투사의 대상이 되는 치료자는 통상적인 치료 역할에서처럼 스스로 생각하고 느끼고 기능할 수 없게 되기 때문에 환자의 노예가 된 것처럼 느끼게 된다.

투사적 동일시를 이렇게 정의함으로써 입원치료를 담당하는 치료진이 겪는 강렬한 역전이의 대부분은 환자의 내적 세계가 투사된 부분과 무의식적으로 동일시하여 생기는 것으로 이해될 수 있다. 그러나 치료진에게 생기는 모든 정서적 반응이 다 환자의 행동 때문이라고 가정하는 것은 너무 고지식하며 단순화시키는 것이다. 또 치료자는 전형적인 좁은 의미의 전이에 따라 정서적 반응을 나타낼 수 있는데, 치료자는 그 안에서 마치 환자가 치료자의 과거에 있었던 어떤 사람인 것처럼 반응을 하기도 한다. 입원 치료진에 속하는 것의 장점 중 하나는 서로 도와서 치료진 자신의 심리적 문제 때문에 생긴 특징적인 역전이 현상을 환자의 투사적인 내적 세계의 측면에서 강요된 동일시와 구별할 수 있다는 것이다. 만약 치료진 각자가 이러한 구분을 해낼 수 있다면 이상적이지만 그런 기대는 다양한 치료자들이 작업하는 치료환경에서는 현실적이지 못하다.

분할과 투사적 동일시 기제를 기술하는 것으로는 환자가 자신의 내적 대상관계를 환경에서의 관계에 외향화(externalization)시키는 경향의 일부만을 설명할 수 있을 뿐이다. 이런 현상이 무의식적으로, 자동적으로, 그리고 강제적인 힘을 가지고 '반복'해서 나타난다는 것을 지적하는 것만으로는 그 '반복' 뒤에 숨어 있는 무의식적 동인(動因)을 적절히 설명하지 못한다. 적어도 다음의 네 가지 다른 힘이 환자의 내적 대상관계의 '반복'에 기여하는 것이다(Gabbard 1992b; Pine 1990).

1. 수동적으로 경험된 외상에 대한 적극적 극복.
Active mastery of passively experienced trauma.

내재화되어 있는 관계 양상을 입원환경에서 재연(再演)하기 위하여 수동적으로 경험된 외상을 환자가 적극적으로 극복하려는 시도를 할 수 있다. 즉, 이제는 환자 자신이 책임자로서의 주도권을 가지고 있기 때문에, 문제가 되었던 관계들을 현재에 재활성화시킴으로써 과거의 외상적 관계들에 대하여 정복감과 제어감을 얻을 수 있을 것이다.

2. 애착의 유지. Maintenance of attachments.

새로운 관계를 갖는 것이 아동기의 중요한 인물들, 주로 부모에의 애착을 유지하는 방법으로서 작용하기 때문에 치료자와의 관계에서도 몇 가지의 대상관계가 다시 생겨난다. 아동기에 부모와의 관계가 학대적이었고 갈등이 많았다고 하더라도 아동은 그러한 관계를 쾌락의 근원으로 볼 수 있을 것이다(Pine 1990). 가학-피학적 관계조차도 전혀 아무런 관계가 없는 것보다는 나은 것이다(Gabbard 1989b). 게다가, 악한 혹은 고통스러운 관계조차도 이것이 예견이 가능하고 의지가 되며, 환자에게 연속성과 의미를 제공할 수 있다면, 환자를 위로하는 것일 수 있다(Gabbard 1998). 그렇게 하지 않으면 심한 유기감(遺棄感, sense of abandonment)과 함께 그에 관련된 분리 불안을 느끼게 된다.

3. 구조 갈망. A cry for help.

투사적 동일시를 방어기제로만 보는 것은 너무 단순한 것이다(제 2장 참조). 투사의 대상이 된 사람이 투사 내용을 강력하게 경험함으로써 투사적 동일시는 하나의 의사소통 방법이 된다(Casement 1990; Gabbard 1989a; Ogden 1982). 일차적인 불안은 환자로 하여금 자신이 다룰 수 없는 정서와 이들에 연관된 자기표상 및 대상표상을 제거하지 않으면 안될 정도로 심한 압박감을 느끼게 한다. 치료자가 환자를 압도하고 있던 투사물을 강제로 경험하게 될 때 비로소 불안은 줄어들게 된다. 그 환자는 무의식적으로 치료자에게, "나는 나의 내적 경험을 분명하게 말할 수가 없다, 그러나 당신에게 비슷한 감정을 만들어 낸다면 아마도 당신은 나의 내적 투쟁을 공감하게 될 것이고 따라서 어느 정도는 나를 도와줄 수 있을 것이다."라고 말하고자 하는 것이다. 그러므로 투사적 동일시는 압도하는 감정들을 제거하고 이들을 하나의 대인관계의 맥락에서 외향화하도록 고안되는 반면, 초보적 형태의 감정이입을 통하여 이러한 감정에 대한 도움을 요청하는 방법이기도 하다(Casement 1990).

4. 변형에의 소망. A Wish for transformation.

학대적인 내적 대상관계는 그들이 변형될 수 있으리라는 희망에서 외향화될 수 있다. Sandler와 Sandler(1978)는 환자들이 욕망충족의 상호작용, 즉 그들의 부모가 자신들의 욕망을 성취시켜 주는 방향으로 반응한다는 환상을 내재화함을 관찰하였다. 이런 의미에서 볼 때, 이번에는 전과 다를 것이라는 무의식적 희망, 다시 말하면 대상과 자기 모두가 자신이 열망해 온 환상적 관계로 변형될 것이라는 희망을 가지고 과거의 관계가 병원에서 반복되는 것이라고 추론할 수 있다.

입원시설 혹은 주간입원은 덜 병적인 대상관계의 내재화를 촉진시키는 새롭고 다른 형태의 대인관계를 제공할 수 있다. 한 환자에 대한 치료진의 첫 번째 반응은 다른 사람들의 반응과 유사할 수도 있다. 그러나 치료진이 스스로 환자의 내적 대상세계에 친숙해짐에 따라 동일시하지 않고 투사를 제한하려고 노력한다. 그렇게 함으로써 악순환은 깨어진다. 환자는 지금까지의 모든 사람들과 다르게 반응하는 사람과 직면하게 된다. 이 새로운 사람은 "춤(dance)"에 참가하는 대신 춤에서의 대인관계 과정을 이해하려고 시도한다.

Weiss들(1986)은 신경증 환자의 분석과정을 오디오 테이프를 사용하여 연구하면서 분석자가 피분석자의 기대대로 반응하지 않는 것이 분석의 치료 요인 중 하나라고 결론 내렸다. 이들에 따르면, 환자는 부모상과의 조기상호관계에 입각하여 병적인 믿음을 만들어 내고는 분석상황에서 무의식적으로 이러한 병적 믿음을 드러내려고 한다. 이들의 연구는 병원이라는 상황에 아주 잘 적용될 수 있다. 병원상황의 치료진과 입원 전 환경에서의 여러 인물상들이 다른지 어떤지를 알기 위하여 환자는 계속적으로, 그렇지만 무의식적으로 치료자들을 시험한다. 그러나 이런 상황은 경고를 필요로 한다. 환자에게 단지 친절하게만 행동하는 치료자는 환자가 이전의 관계 양상들을 재경험하고 훈습하는 것을 방해하는 셈이 될 것이다. 그러므로 어떤 치료환경에서든 새로운 대상으로서 대할 것인가와 이전의 대상으로서 대할 것인가의 사이에 언제나 적절한 균형이 필요하다(Gabbard와 Wilkinson 1994). 시간이 지나면서, 이전의 대상 관계의 양상들은 점차로, 치료진과의 새로운 경험들과 과거의 관계들을 재생하려는 환자 자신의 무의식적인 필요에 대한 환자의 새로운 이해를 바탕으로 한 새로운 관계 양식들에 의하여 대치된다.

내적 대상관계의 이런 공식(formulation) 안에서, 치료적 작업이란 주어진 시점에서 환자의 자기표상과 대상표상을 주의 깊게 진단하고, 투사된 내적 자기와 대상의 본질에 대하여 끊임없는 경계심을 유지하는 것이다. 이 작업을 수행하기 위해서는 치료자가 자신의 내적 자기형상과 대상형상(internal self-configuration and object-configurations)에 대해서 충분히 알고 있어야 하고, 그렇게 해서 역전이의 두 가지 형태의 변형을 가려낼 수 있어야 한다는 전제가 필요하다.

치료자는 전이-역전이에 기초한 병원치료 모델에서 환자들에 의하여 발생하는 강력한 감정에 대해 열린 마음 상태를 유지하여야 한다. 역전이를 살펴보는 것은 치료 과정의 필수적인 부분이다. 치료자는 스스로가 자연스럽게 환자의 자기 투사와 대상 투사 그리고 대상관계와 연결된 감정들을 담을 수 있는 그릇이 되도록 해야 한다. 환자의 입장에서 보면 이런 접근 방법은 치료자가 환자를 학대하고 증오하게 될 위험성에 대한 방어로서 언제나 사랑을 베풀려고만 하는, Searles(1967/1979)에 의하여 기술된 이른바 "헌신적(dedicated) 치료자"의 입장을 피하는 것을 의미한다. 만일 치료자가 환자에 대한 자신의 감정적 반응을 지나치게 제어하거나 방어한다면 환자의 내적 대상관계를 분명하게 하는 진단 과정에 결함이 생길 것이다. 더욱이 보다 중요한 것은, 치료과정이 charade, 즉 일종의 제스처 게임이 되어버릴 것이라는 점이다. 즉, 환자는 치료자를 진실한 사람, 즉 전체를 던져서 대상관계(whole-object relationship)를 갖는 충실한 사람으로 볼 수는 없을 것이다.

최근 행동지향적 치료 계획을 실증하기 위하여 치료자 모임을 사용하자는 의견이 증가하였는데, 환자에 대한 치료자 각자의 감정 반응은 개방적으로, 또 이해를 바탕으로 논의되지 않으면 안된다. 치료자 모임이 전이-역전이의 문제를 처리하지 못하고 단순히 일 자체에만 초점을 둔 지도 감독 모임이 된다면 지속적인 기능부전으로 인하여 치료자들의 임상적 작업은 더욱 고통스러워질 것이며 나아가 병원은 더 이상 역동지향적 치료를 하지 못하게 될 것이고 단순히 환자를 관리하는 역할만 하게 될 것이다.

병동 혹은 치료진의 지도의의 자세는 역전이를 중심으로 논의하는 모임을 준비하는데 매우 중요하다. 지도의는 자신의 느낌을 개방적으로 검증해야 하며 그것을 환자의 내적 대상관계에 연결시킴으로써 다른 치료자에게 본보기가 되어야 한다. 지도의는 또한 다른 치료자들이 자신의 느낌을 표현하는 것을 받아들이고 가치를 부여하며, 그 느낌이 아직 해결되지 않고 분석되지 않은 치료자 각자의 갈등을 나타내는 것으로 확대 해석하지는 말아야 한다. 한 치료자가 환자 치료에 있어 혼란스런 느낌을 공감하게 될 때, 지도의는 "왜 그 환자가 당신에게 그러한 반응을 일으켜야 하는가? 환자가 무엇을 반복하고 있는 것인가? 당신을 환자의 과거에 있었던 누구와 동일시하고 있는가? 환자의 배우자나 친구들이 환자에게 하지 않을 수 없었던 반응 양식을 이해하기 위하여 우리는 환자가 당신에게 일으키고 있는 느낌들을 어떻게 이용할 수 있는가?" 등을 그 치료자에게 물을 필요가 있다. 또한 치료진의 지도의는 환자와 관계를 맺고 있는 치료진 각각의 전형적인 관계 유형에 친숙해져야 한다. 또 치료자 각각이 '어떤 환자에게 더 잘 적응하고 갈등 없이 기능하는가' 뿐만 아니라 '어떤 종류의 환자에 의해서 전형적인 역전이 반응이 나오는가?'하는 면에 대한 지식도 있어야 한다. 이렇게 함으로써 지도의는 그 치료자가 환자와의 관계에 있어 특징적인 양상에서 어느 만큼 벗어나 있는지를 정확하게 지적할 수 있다. 어떤 경우에는 치료진 중 한 구성원이 개인치료를 받아야 한다거나 직업을 바꾸어야 하는 문제에 관하여 개인적으로 접근할 필요도 있을 수 있다.

간호사의 경우에도 치료진의 다른 구성원들처럼 환자를 향한 강렬한 감정을 경험할 수 있고 이것들이 앞으로 유용한 진단적, 치료적 도구가 될 수 있을 것이라는 점을 예상하고 있어야 한다. 느낌을 갖는 것과 느낌대로 행동하는 것에는 차이가 있다. 환자에 대한 파괴적인 느낌이나 성애적인 느낌은 보고해야 하고 다른 치료자들과 토의해야 하며 이런 느낌들을 행동으로 옮겨서는 안된다는 것을 반드시 알아야 한다. 치료자 모임에서 이러한 느낌들을 처리하고, 이들을 환자의 내적 대상관계를 진단하고 이해하는데 이용하도록 해야 한다. 치료가 진행됨에 따라 치료자는 환자의 내적 대상관계에 대한 더 깊은 이해로 무장할 수 있을 것이며, 이로 말미암아 역전이적 동일시의 경향은 감소되고 그 대신 환자가 무엇을 어떻게 왜곡하고 있으며 이들의 내적 대상세계의 성격이 어떠한지를 명확히 할 수 있을 것이다. 따라서 치료자가 한 환자와의 치료 초기에 강력한 역전이적 감정을 경험하고 조기에 이런 감정을 논의할 수 있게 된다면 치료가 진행됨에 따라 환자에게 더욱 객관적으로 접근할 수 있을 것이다.

만약 치료자들이 분노 및 죄의식으로 인한 경멸 등 자신들의 역전이적 감정을 부정하는 경향이 있다면 그들은 자신의 강력한 부정적 느낌을 비언어적으로 환자에게 전달하게 될 수도 있다(Poggi와 Ganzarain 1983). 환자들은 이런 의사 소통을 알아차리는데 비범할 정도로 익숙하므로 결국 더 편집적이 될 수도 있다. 치료자가 자신의 양면성을 이해하고 보다 개방적으로 다룰 때, 환자는 치료자의 양면성에 대하여 알게 되고 또 치료자의 증오심을 보다 덜 두려워하게 될 것이다. 그러나 치료진들이 자신들의 증오심을 부정하는 한 이런 느낌들을 말로 표현해서는 안된다. 왜냐하면 이러한 감정의 표현은 어떻게 해서든지 이 상황을 피하지 않으면 안된다는 환자의 공포심을 확실하게 할 뿐이기 때문이다.

여기 제시된 치료진-환자 상호관계 모델은 제 4장에서 정신치료자를 위하여 밝힌 모델과 직접적인 유사성을 가지고 있다. 치료진은 무관심해서는 안되며 자발적이지만 잘 제어된 방식으로 환자의 대인관계 영역에 참여하여야 한다. 부분적으로만 스스로가 흡수되도록 하는 치료자의 능력은 특별한 재산이라고 할 수 있으며 치료자들은 이를 통하여 환자의 관계상의 문제에 대하여 공감적으로 이해하게 된다(Hoffman과 Gill 1988).

다양한 치료자 환경에서의 분할
Splitting in the Multiple-Treater Setting

다양한 치료자들이 존재하는 환경의 장점 중 하나는 개인치료와 비교하여 환자의 자기 표상과 대상 표상들이 시간 경과에 따라 차례로 정신치료자에게 향하는 것이 아니라 여러 구성원에게 한꺼번에 외향화된다는 것이다. 따라서 치료 환경은 분할 과정을 이해하기 위한 최상의 진단적, 치료적 도구로 작용하게 된다(제 2장 참조).

입원치료에서의 분할(splitting)은 치료에 저항하는 경계성 환자들에 의해 유발된 강렬한 역전이에 관한 많은 논문들에 잘 기술되어 왔다(Burnham 1966; Gabbard 1986, 1989c,

1992b, 1994, 1997; Main 1957). 그러나 경험적 연구들에 의하면 분할은 경계성 환자에게만 독특한 것이 아니라 다양한 범주의 인격장애의 특징이라고 볼 수 있다(Allen들 1988; Perry와 Cooper 1986). 치료자들은 문제의 중요성에는 관계없이 서로 격렬하게 반대하고 대립하는 극단적 입장에 서서 서로를 방어하고 있음을 스스로 발견하게 된다. 환자는 한 치료자 집단에는 하나의 자기표상을 드러내고 다른 집단의 치료자에게는 다른 자기표상을 드러낸다(Burnham 1966; Cohen 1957; Gabbard 1986, 1989c, 1992b, 1994, 1997; Searles 1965). 각각의 자기표상은 투사적 동일시에 의하여 치료자 내에 그에 상응하는 반응을 유발하여 치료자는 자신에게 투사된 환자의 내적 대상과 무의식적으로 동일시하게 된다. 하나의 자기대상 배열에 의하여 생긴 전이-역전이 양상은 다른 자기대상 배열에 의하여 생긴 것과는 다를 것이다. 이 차이는 항상 환자에 대하여 토론을 하는 치료자 모임에서 먼저 거론될 것이다. 치료자들은 각자가 들었던 이야기들이 서로 다르게 표현되는 것에 의아해 하고, "우리가 같은 환자에 대하여 이야기하고 있는 것입니까?"라고 서로 묻게 된다.

이렇게 완벽한 분할을 통하여 환자가 입원 환경 안에서 자신의 내적 대상세계를 재현한다는 전통적인 관념을 우리는 분명하게 설명할 수 있다(Gabbard 1989c). 여러 종류의 치료자들이 환자의 내적 대상들과 무의식적으로 동일시하여 환자의 무의식에 의하여 쓰여진 대본의 역할을 끝까지 연기해 낸다. 게다가 투사적 동일시에 내재되어 있는 조종(操縱)이라는 요소 때문에 치료자들의 반응은 어떤 의미에서는 의무적일 수밖에 없다는 속성을 지니고 있다. 치료자는 마치 다른 사람이 된 것같이 행동하기를 강요 받는다. 투사적 동일시가 개입되어 있지 않은 순수한 정신내적 분할이라면 치료자 집단에 아무런 어려움도 일으키지 않을 것이다. 치료진은 이 과정을 분할의 한 예로 보지 않을 것이다. 아마도 치료진이 양극화된 것으로 느끼지도 않고 서로에게 화가 나 있지도 않기 때문이다.

입원치료 중 일어나는 분할은 정신내적 분할과 대인관계 분할이 동시에 발생하는 특별한 경우이다(Hamilton 1988). 치료진 내에서 일어나는 대인관계적 분할은 환자에서 일어나는 정신내적 분할과 병행하는 것이 확실하다. 투사적 동일시는 정신내적 분할을 대인관계 분할로 전환시키는 매개물이다.

환자의 투사된 내적 대상의 수용자로 선택된 치료자는 그저 아무렇게나 선정된 것이 아니다. 대개 경계성 환자들은 여러 치료자 사이에 이미 존재하고 있는 잠재적 갈등을 알아내는 신비한 능력을 가지고 있어 그 잠재적 갈등에 의하여 투사가 일어나게 된다. 다음에 이러한 양상을 잘 설명해 주는 실제 증례를 간결하게 예시한다(Gabbard 1989c).

26세의 경계성 환자인 E양이 자살 위기를 맞아 그녀의 정신치료자인 F의사에 의하여 병원에 입원하게 되었다. 입원한지 열흘 후에도 그녀는 자살 사고가 있다고 말하고 있었으나, F의사는 환자를 데리고 나가 그녀가 다니고 있던 대학에 가서 다음 학기 등록을 시키고 오겠다고 병동 수간호사 G씨에게 요청하였다. G간호사는 병원정책상 자살 위험이 있는 환자들은 병동을 떠날 수 없다고 답변하였다. 그리고는 환자의 관리 문제에 대하여 더 논의할 것이 있으면 병동 치료자 모임에 참석하라고 제안하였다. 신학기 등록을 위하여 병원을 떠날 수는 없음을 G간호사가 E에게 설명하였을 때 E는 G에게 화를 내고는 환자의 개인적 요구에 관심을 갖지 않는 "폭군"이라고 G를 비난하였다. 그녀는 G를 F의사와 비교하면서 자신의 치료에 관련된 치료자 중에서 자신을 이해하고 있는 사람은 단지 그 의사뿐이라고 하면서 F를 이상화하였다. 다음 치료자 모임에서 F의사와 병동 치료진의 대변인처럼 행동하는 수간호사 G사이에 열띤 논쟁이 벌어졌다. 이 격돌의 중간에 G는 F가 병원의 정책을 무시하고 환자들을 "특별하게" 다루는 것으로 유명하다고 비난하였고, 이에 대하여 F의사는 병원간호사들 중에서 가장 완고하고 난폭한 사람이 바로 G로 알려져 있다고 반박하였다.

이 증례는 아무 것도 없는 공백상태에서는 어떻게 분할과 투사적 동일시가 일어나지 않는가를 보여주고 있다. E양은 자신들에게 할당된 내적 대상관계 양상에 쉽게 어울리는 사람들을 선택하였다. 몇몇 연구자들이 강조한 것처럼, 치료자에 대하여 내적 대상의 투사를 적절히 할당하기 위해서는 현실의 상황이 핵심이 된다(Adler 1985; Burnham 1966; Shapiro등 1977). 분할은 주로 행정적 좌표, 즉 집단을 위한 최선이 무엇인가를 강조하는 치료자와 개인주의적 좌표, 즉 그 환자 개인을 위한 최선이 무엇인가를 강조하는 치료자 사이에서 일어난다는 Burnham(1966)의 관찰에서도 엿볼 수 있다. 마지막으로 모든 치료자들이 다 분할에 관여될 위험이 있지만, 아마도 경계성 환자를 치료할 때 위의 증례에서 기술된 양상이 가장 많이 나타날 것이다. 즉 정신치료자는 이상화된 상으로 보여지는 반면, 병동치료진은 무감각하고 난폭한 사람으로 평가절하된다. 또 하나의 전형적인 양상은 정신치료면담 중 환자가 매일매일의 병동 활동에 대한 정보는 빼먹는 대신에 아동기의 기억이나 전이에 관계된 자료에 초점을 맞추는 경우이다(Adler 1985; Kernberg 1984). 이렇게 되면 정신치료자는 병동에서 문제가 되었던 상호관계에 대하여 전혀 알지 못하고 간호사가 그 문제에 주의를 환기할 때에야 비로소 뒤늦게 알고는 놀라게 된다.

Adler(1985)는 이런 형태의 분할이 가져오는 결과의 하나로, 병동치료진이 치료계획을 세우는 과정에서 정신치료자를 배제한다는 사실을 강조하였다. 이 형태의 분할양상에서는 병동치료진이 병동집단 밖에서의 '악함'과 '부적절함' 등을 정신치료자에게 투사함으로써 자신들의 협력 관계를 공고히 하려 한다. 만일 이 과정을 검토하지 않고 지나치게 되면 병동치료자와 정신치료자는 차이점을 극복하지 못하고 타협도 불가능하게 된다. 환자의 내적 대상들과 마찬가지로 치료자들 역시 통합될 수 없을 것이다. 퇴행을 쉽게 조장하는 집단의 힘은 이미 잘 알려져 있으며 이 힘으로 인하여 조화를 잘 이루고 있던 다른 전문가들도 쉽게 분할과 투사적 동일시를 사용할 수 있다(Bion 1961; Kernberg 1984; Oldham과 Russakoff 1987).

관리의료와 연관된, 철저한 병원이용 실태조사의 과정도 분할을 위한 손쉬운 도구로 작용한다. 치료진은 잠재적 분노와 공격성 모두를 외부로 돌림으로써 환자와의 협력을 견고히 하려고 시도할 것이다. 이때 관리의료 실태조사원(managed care reviewer)은 자연스럽게 그리고 편리하게도 환자와 치료자들 간에 느꼈던 모든 부정적 감정들을 위한 저장소가 된다. 그러므로 조사원은 환자와 치료자들 모두에 의해서 악한 대상의 역할을 떠맡게 된다. 환자와 치료자들은 조사원에 의해서 희생된 것이라고 서로를 동정하면서, 전이역전이적 분노와 공격성에 대한 직접적인 논의를 피하게 된다(Gabbard등 1991).

한 치료진이 분할될 시점에 도달하면 이간질하고 이기려고 하였다는 이유로 환자를 비난하는 일이 너무도 흔하다(Rinsley 1980). 보통 다른 방어기제들에 대하여는 환자를 비난하지 않는다. 이런 상황에서 잊혀지기 쉬운 것은 분할이란 환자가 자신의 감정적 생존을 위하여 자동적으로 이용한 무의식적 과정이라는 것이다. 분할에서의 독특한 문제점은 환자가 의식적으로 또한 악의적으로 그렇게 행동하였다고 치료자들이 생각하는 것이다. 분할은 자신을 보호하기 위하여 파괴적 행동을 피하려는 환자의 시도라는 것을 공감적으로 되새기는 것이 치료자들에게는 필요하다.

입원치료에서의 분할의 네 가지 우선적인 양상은, 1) 분할의 과정은 무의식 수준에서 일어나며, 2) 환자는 자신의 내적 대상표상을 투사한 것에 따라 극적으로 다른 방법을 써서 개개의 치료자들을 지각하며 이렇게 투사된 것에 따라 각 치료자들을 다르게 대하고, 3) 치료진들은 투사적 동일시에 의하여 자기들이 마치 실제로 환자의 투사된 부분인 것처럼 환자에게 반응하며, 4) 결국 치료자들은 환자에 관한 치료자 모임에서 서로 매우 상반된 입장을 취하고, 아주 열심히 자신의 입장을 방어한다(Gabbard 1989c)는 것으로 요약된다.

다양한 치료자 환경에서의 분할의 처리
Management of Splitting in the Multiple-Treater Setting

분할을 다루는 방법에 대한 논의는 언제나 "분할을 완전히 금하는 것은 결코 가능하지도 않고 바람직하지도 않다."는 Burnham(1966)의 경고로부터 시작된다. 분할은 다른 방어기제들과 마찬가지로 환자가 엄청난 위험이라고 지각하는 것들로부터 그를 보호하는 안전판을 제공한다. 이것은 치료자들에 의하여 제공된 여러 예방책이 있음에도 불구하고 발생하는 하나의 과정이다. 중요한 점은 분할이 치료를 파괴하고 치료자의 사기를 저하시키거나 특정한 몇몇 치료자들 간의 관계를 회복 불능의 상태로까지 손상시키므로 치료자가 항상 지속적으로 감시하지 않으면 안된다는 것이다. 심각한 정신과적 질병 상태와 치료자의 체념이 이러한 상황으로부터 초래된다(Burnham 1966; Main 1957).

치료자들이 분할을 잘 처리하도록 돕는 중요한 방법 중의 하나가 교육이다. 입원환자와 치료작업을 하는 모든 정신건강 전문가들은 분할의 개념과 그 변형에 대해 정통해야 한다. 만약에 분할이 생겼음에도 치료진이 알지 못한다면 그 상황의 처리는 절망적이다. 역전이에 대한 토론을 통하여 치료진이 환자의 투사된 것들에 따라 행동하는 것보다는 이들을 수용하도록 권고하여야 한다. 환자를 향한 강렬한 느낌들이 지도의에게 숨기지 않으면 안되는 금지된 반응들보다는 토론의 재료가 되고 지도를 받는데 유용한 자료가 된다는 시각을 가져야 한다. 분할의 기전을 이해함으로써 병동치료진은 다른 치료자들에 대한 평가절하에 결부하여 자신들을 이상화시키는 기전을 받아들이기를 거부하고 그렇게 하여 분할을 사용하지 않는 방법을 배우게 된다(Adler 1973; Shapiro들 1977). 치료자들은 자기 자신의 어떤 측면을 환자에게 투사하는 역전이 경향도 감시하여야 한다는 점 역시 배워야 한다.

그러나 교육은 단지 시작일 뿐이다. 환자의 정신치료자가 참여하는 정규적이고 잦은 치료자 모임이 정신과 병동의 주간 계획에 포함되어야 한다. 의견이 다를 경우 개방적으로 의논한다는 원칙이 치료진에 의하여 생겨나고 지속적으로 감시되어야 한다. 오래 전 Stanton과 Schwartz(1954)는 치료자들 사이에 숨겨져 있는 불일치를 찾아내어 토의하는 것이 예방적 가치가 있음을 주장하였다. 정신치료자는 자신을 치료진의 일부로 생각하고 병동치료진의 행정적인 결정과 타협해야 한다(Adler 1985). 환자의 비밀보장이라는 측면을 지나치게 염려하면 환자의 분할 경향에 정당성을 부여하게 될 수도 있다.

주요 성격병리가 있는 환자의 치료에서 일차적인 목표 중의 하나는 분할된 자기표상과 대상표상을 통합하는 것이다. 결국 악한 대상과 동일시한 치료자와, 선한 대상으로 동일시한 치료자가 환자와 함께 만나 현재 진행되고 있는 것에 대하여 환자가 어떻게 인식하였는지를 솔직하게 토의하는 것이 필요하다. 이 두 치료자들 모두 행동하는 인간이고 합리성을 가지고 있기 때문에 이렇게 함으로써 환자는 대립적인 관점을 유지하기 어렵게 된다. 게다가 이런 상황에 처하게 되면 치료자들은 덜 극단적이 되고 중간 위치로 움직이는 것이 보통이다. 분할기전에 의해 요구된 바로 그 불일치는 수면 아래로 사라진다. 직면은 일시적으로는 환자의 불안을 증가시키겠지만 그와 동시에 부정적 감정이 나쁜 결과를 일으키는 대신 대인관계 안에 수용될 수도 있다는 것을 알게 해 줄 것이다.

감정적으로 몹시 고조된 상황에서 관계자들이 서로 만나는 것을 꺼려할 때에는 토의를 중재하기 위하여 자문의가 필요하게 된다(Gabbard 1986). 자문의는 그 집단을 위하여 관찰자의 역할을 수행할 수 있으며, 그렇게 함으로써 분할에 관여한 환자가 관찰자의 기능에 동감하도록 격려한다.

위의 이런 모임은 현재 진행되고 있는 분할의 과정에 관계되는 모든 사람의 인식을 전제로 하고 있다. 인식은 성공적으로 분할을 처리하기 위한 중요한 단계이다. 보통 치료자들은 자신이 분할에 관계되고 있다는 사실을 똑바로 보는 것을 상당히 주저한다. 한 환자의 주변에 형성된 치료자의 역동을 논의하기 위하여 모임이 요청될 때, 이런 모임 자체가 그 환자를 너무 특별하게 보이게 한다는 이유로 정신치료자의 강한 저항을 맞을 수도 있다(Burnham 1966). 환자에 의하여 이상화된 치료자는 치료자 모임을 분할 과정을 토론하는 생산적인 방편으로 보지 않고, 자기 자신만이 옳다는 확신 하에 다른 모두를 잘못 되었다고 볼 수 있다. 이상화된다는 것은 이것이 환자의 방어 과정의 한 부분임을 검증하기를 원하지 않을 정도로 치료자에게 만족을 주는 것이다(Finell 1985). 물론 이렇게 되면 그 치료자는 정도 이상으로 격노하게 될 것이고 분할은 더 심화될 것이다.

치료자 모임이 분할의 가능성을 논의할 목적으로 요청될 때는 관계자들 모두가 환자의 건강을 돌보는 면에 있어 정당하며 적절한 치료자임에 틀림이 없다는 가정 하에 서로 접근해야 한다. 이렇게 할 수 있다면 그 집단은 치료자 각자가 한 조각씩의 퍼즐을 가지고 와서 이를 합침으로써 전체가 보다 명확해 지는 것을 일게 될 것이다(Burnham 1966). 그러나 어떤 분할의 경우는 돌이킬 수 없으며 환자의 내적 대상들이 통합될 수 없는 것과 마찬가지로 외적 대상들도 서로 화해할 수 없다.

분할은 일찍 발견될수록 덜 견고하게 되고 보다 쉽게 변화될 수 있을 것이다. 치료자 모임에서는 분할에 대한 확실한 위험신호를 계속 감시하여야 한다. 그 위험신호들은, 1) 치료자가 평소와는 달리 환자를 처벌하려 할 때, 2) 치료자가 전과는 달리 관대할 때, 3) 환자에 대한 다른 치료자의 비난에 대하여 치료자가 반복해서 환자를 감쌀 때, 4) 치료자가 다른 누구도 환자를 이해할 수 없을 것이라고 믿게 될 때 등이다(Gabbard 1989c).

치료자가 자신의 자만심을 억누르고 자신도 환자의 투사된 측면과 무의식적으로 동일시할 수 있다는 사실을 받아들일 때 그도 동료 치료자들의 느낌과 그들의 시각에 공감하기 시작할 것이다. 타인의 관점을 기꺼이 심사숙고함으로써 환자를 위한 협동 작업을 수행할 수 있고 따라서 분할 과정이 상당히 호전될 수 있다. 치료자들의 외적 분할이 치유됨에 따라 환자의 내적 분할이 회복되어 가는 일은 흔히 볼 수 있다(Gabbard 1986). 이러한 현상은 투사적 동일시의 세 번째 단계로 이해될 수 있다. 즉, 이 단계에서는 이전에 분할되고 투사되었던 환자의 대상표상들이 치료자들에 의하여 수용되고 변형되어 환자에 의하여 의미 있는 대상관계의 맥락 안에서 변형된 형태로 다시 함입되는 것이다. 선한 믿음 안에서 자신의 다른 점에 접근함으로써 치료자들은 병동 안에서 좋은 경험이 나쁜 경험에 우선하는 환경을 제공할 수 있다. 이것이 환자의 내면에서 사랑과 증오가 통합되도록 촉진하는데 필수 조건이 된다.

병동 환경에서의 집단치료의 역할

Role of Group Treatment in the Milieu

자기표상과 대상표상들을 함입하고 투사하는 것에 대한 위의 설명을 통하여 병동에서 일어나는 모든 집단과정에 대하여 주의 깊은 감시가 필요하다는 것을 이미 알게 되었다. 치료진과 환자들 사이를 순환하는 분할의 조각들을 통합하기 위해서는 치료자 모임을 자주 갖는 것이 필수적이다. 또 환자들과의 규칙적인 집단 모임도 치료자와 환자들, 또한 환자 자신들 사이의 상호작용을 사려 깊게 처리할 수 있도록 돕는다. 이런 모임은 관계에서 발생하는 갈등을 행동화하지 못하도록 방지하는 기능도 가지고 있다. 대상관계이론은 한 병동 안에서 일어나는 집단과정을 이해하는데 유용한 개념적 틀을 제공한다(Kernberg 1973, 1984; Oldham과 Russakoff 1987). Stanton과 Schwartz(1954)는 환자 집단의 역동이 어떻게 치료진에서의 유사한 역동을 직접 반영하는가를 기술하였다. 특히 각 환자들이 숨겨져 있던 치료자 갈등을 행동화하는 것은 흔한 일이다. 치료자 모임과 환자-치료자 모임에서 대인간 갈등을 체계적으로 다룸으로써 이 두 종류의 집단 내에서 동일한 과정이 일어나고 있다는 사실을 알 수 있을 것이다.

병원 내에서 소규모 환자 집단의 실제적인 초점은 한 병동에 있는 환자들의 자아 강도와 진단범주에 따라 매우 다양하다. 그러나 일반적으로 정신치료적 집단모임은 치료 환경 내에서 환자의 정신내적인 어려움과 환자들 사이의 갈등을 잇는 연결고리로서 작용한다. Kibel(1987)은 이 집단의 초점이 병동 안에서 매일 일어나는 대인관계 상의 어려움에 맞추어져 있다고 주장하였다. 이러한 어려움은 환자의 정신내적 갈등이나 정신내적 부족함과 연결될 것이다. 또 전이 작업에 의하여 발생하는 불안이 환자뿐 아니라 그 환자가 속한 집단의 '집단적 자아(collective ego)'까지도 압도할 수 있다는 이유 때문에 이런 집단 내에서는 전이를 강조해서는 안된다고 하였다. 반면 Horwitz(1987)는 전이에 초점을 맞추는 것이 집단 내에서의 치료동맹을 강화할 수 있기 때문에 입원환자 집단에서 가치가 있을 수도 있다고 주장하였다. 소규모 집단모임이 적절하게 이루어진다면 환자들이 그 모임 안에서 입원환자로서 자신의 느낌과 경험을 표출할 수 있고 또 치료자도 그러한 느낌과 경험을 확인할 수 있는 바람직한 장소가 될 수 있을 것이다(Kibel 1987). 제 2부에서 각 진단에 따라 입원환자 집단을 어떻게 사용할 것인가에 대하여 상세히 논의할 것이다.

역동적 치료의 적응증
Indications for a Dynamically Informed Approach

본 장에서 제시한 치료 모델에 대해서 반대가 있을 수 있다. 그것은 대상관계의 조정에 기초한 개념적 틀이 장기입원치료에서와 똑같이 단기치료에도 적용될 수 있는가 하는 것이다. 수개월 수년 동안의 지속적인 치료의 일부분이 입원치료라고 보지 않고, 독립된 치료로 본다는 것에 이러한 논쟁의 오류가 있다. 환자의 질병이란 오랜 기간 지속되어 온 환자의 무의식적 기대를 여러 가지 다른 방법으로 부당하게 저버린 결과가 한데 모여서 생겨난 것이다. 여러 번에 걸쳐서 치료자들에게 동일한 양상의 반응을 일으키는데 실패한 후에야 환자는 자신에게 보여진 새로운 대상관계에 동화되기 시작하고 이를 내재화하기 시작할 것이다. 입원병동이나 부분입원에서 작업을 하는 치료자들, 정신치료자, 그리고 환자의 친구와 가족들은 환자의 자아를 강화하고 사회적 기능이 한층 증가된 수준에 이를 정도까지 환자의 대상관계를 증진시키기에 충분한 새로운 경험과 반응을 적절히 제공할 수 있는 것이다.

장기입원뿐만 아니라 단기입원에서도 심각한 치료상의 실수로 인하여 환자를 쉽게 다치게 할 수 있다. 이론으로 무장된 상태에서 정신역동적으로 환자를 이해하면 실수를 피하고자 하는 치료자의 노력을 도울 수 있다. 예를 들어, 치료에 수동적 자세를 취하려는 환자의 의도와 연합한다는 함정을 피할 수도 있다. 환자는 치료과정에서의 협조자라는 것이 역동에서의 기본적 주장이다. 역동지향적 치료는 환자가 자신의 현재 상황과 아동기 경험들 간의 연결을 드러내도록 함으로써 오래 전에 만들어진 패턴이 어떻게 지금까지 지속되고 있는지를 이해하기 시작할 수 있게 한다. 이렇게 하여 환자는 자신의 상황을 변화시키기 위하여 적극적이 될 것이다.

Freud(1914/1958)가 '행동화(acting-out)'라는 용어를 처음으로 사용했을 때는 과거의 어떤 것을 기억하고 말로 표현하는 것보다 이를 행동으로 반복하는 환자의 전이적 경향을 의미하였었다. 똑같은 현상이 입원치료에서도 일어난다. 이 상황에서 환자는 자신의 요구와 소망을 만족시키기 위하여 다른 사람을 개입시키는 독특한 양식을 반복하고 있다. 또 다른 기본적인 정신역동적 주장은 환자가 자신의 내적 경험을 행동으로 표현하기보다는 무언가 다른 것에 이것을 반영하고 언어로 표현하는 방향으로 움직여야 한다는 것이다. 인지기능장애, 낮은 지능 혹은 정신병적 위축 등의 이유로 치료자와 생산적인 언어적 의사소통을 할 수 없는 환자도 대상관계의 새로운 측면에 대한 비언어적 경험을 갖게 됨으로써 이득을 얻게 될 것이다. Ogden(1986)은 치료가 정신분석적 성질을 갖기 위해서 반드시 언어적이어야 할 필요는 없다는 것을 강조하고 있다.

정신분석적 입원치료가 특히 인격장애에서 효과적이라는 증거들이 축적되고 있다(Dolan들 1997; Gabbard들 2000). 자료에 의하면 좋은 치료 결과를 위해서는 적극적 치료 후의 사후치료도 치료 자체만큼이나 중요하다. Chiesa들(2003)은 인격장애 환자들을 대상으로 정신사회적 개입 모형 두 가지를 비교하였다. 환자들은 자연주의적으로 1년간의 장기 입원치료 후 전문적 외래 치료를 하지 않은 집단과 6개월간의 입원치료 후 18개월간 주 2회 정신분석에 기초한 치료와 6개월간 지역사회에서 정신사회적 간호의 도움을 받은 집단으로 배정하였다. 세 번째 집단은 정신치료는 받지 않고 일반적인 정신과 치료만을 받은 인격장애 집단이었다. 정신분석에 기초한 치료를 받은 처음 두 환자 군은 2년 후 상당히 의미있는 호전을 보였으나 일반 정신과 진료군은 대부분 변화를 보이지 않았다. 장기입원치료를 받은 환자 집단을 두 번째 군의 환자 집단과 비교하였을 때 단축된 입원치료에 이어 외래치료를 받은 환자들이 더 우수한 결과를 나타내었다.

정신분석에 입각한 낮병동 치료 연구 중 가장 세련된 연구를 수행한 Bateman과 Fonagy(1991, 2001)는 경계성 인격장애 환자 38명을 무작위로 부분입원이나 일반 정신과 진료에 배정하였다. 그 결과 낮병동 군의 환자들은 모든 척도에서 훨씬 나은 경과를 보였으며 치료를 종결한 후에도 지속적인 호전을 보였다. 또한 이들의 치료 비용은 다른 환자들이 받은 일반 정신과 진료에 비해 매우 적었다(Bateman과 Fonagy 2003).

외래환경에서의 연합 치료
Combined Treatment in Outpatient Settings

본 장에서는 입원병실이나 부분입원 프로그램에서 다양한 치료자 환경에 우선적으로 초점을 맞추었지만, 여러 치료자가 동시에 관여하는 가장 흔한 상황은 아마도 정신과의사가 처방을 하고 다른 치료자가 정신치료를 담당하는 외래치료의 상황일 것이다. 물론 많은 경우 정신과의사가 약도 처방하고 동시에 정신치료도 맡는다. 그러나 이런 1인 모델(one-person model)은 점차 줄어 가고 있다. 미국의 경우 관리의료회사들은 정신과의사들이 정신치료 보다도 약 처방을 위주로 한 진료를 할 때 그에게 더 많은 금액을 지급하는 경향이 있다. 외래치료를 주로 하는 정신과 의사들의 정신치료 제공에 대한 한 연구에서 Mogtabai와 Olfson(2008)은 정신치료가 1996년에서 1997년 사이에는 전체 환자 방문의 44.4%에서 이루어졌는데 2004년에서 2005년 사이에는 단지 28.9%로 의미있는 감소를 보였음을 발견하였다. 오늘날 미국에서는 정신과의사는 처방만을 하고 다른 정신건강 전문가가 정신치료를 하는 것이 더 흔한 형태가 되었다.

2인 모델(two-person model)은 어려운 환자를 두 치료자가 서로 자문할 수 있고 전이의 강도도 희석될 수 있다는 장점이 있을 수 있다. 그러나 많은 경우 이런 자문에 쓰인 시간은 치료비를 지불하는 측(a third party)이나 관리의료회사에 의해서 비용이 지불되지 않기 때문에 소통 자체가 생기기 어렵다(Gabbard 2000). 그 결과 이런 연대적 논의(collegial discussion)는 치료자가 해야 하는 작업의 목록에서 낮은 순위로 밀려나게 된다. 게다가 어떤 관리의료환경에서는 정신치료자와 약물치료자가 의료보험자 명단에 의해서 배정되고 따라서 두 치료자는 서로 만날 수도 없고 따라서 협동에는 전혀 흥미를 가질 수 없게 된다. 이 같은 소통의 부재로 인해서 다음 예에서와 같이 또 다른 형태의 분할이 생겨날 수도 있다.

> H양은 29세의 경계성 인격장애 환자로서, 약물처방을 위해서 정신과의사를 만나면서 동시에 심리학자에게 정신치료를 받고 있다. 그녀에게 SSRI를 처방하는 정신과의사와 만나는 중에, 환자는 "이런 말 하면 안되겠지만, 정신치료하는 선생님이 면담 중에 자꾸 내게 소리를 질러요."라고 말했다. 의사는 동료가 그런 식으로 행동하고 있다는 말을 듣고는 마음이 상했다. 그는 그에게 전화하여 이야기해 봐도 좋겠느냐고 그녀의 동의를 구했다. 그녀는 그렇게 해 주면 좋겠다고 하였다.
>
> 의사는 심리학자에게 전화하여 H양이 그에 대해 말한 것을 알렸다. 심리학자는, "전화해 주어서 고맙습니다. 안 그래도 선생님과의 사이에 분할이 일어나고 있는 것을 느끼고 있었습니다."라고 대답하였다. 그러면서 낮지만 겨우 들릴 수는 있는 목소리로, "제가 지금 말하고 있는 소리가 들리세요? 그녀에게 이 정도로만 말해도 환자는 자기에게 소리를 지르지 말라고 할겁니다."라고 말했다. 의사는, "그래요? 환자가 그걸 소리 지른다고 느끼나요?"라고 반응하였다. 심리학자는 이렇게 대답하였다. "터무니 없는 것 같지만, 환자가 그렇게 소리지르는 것에 예민한 것이, 환자는 자신을 어린 아이라고 생각하고 저를 어렸을 때 야단치는 부모와 정확하게 똑같다고 보는 경향이 있습니다. 그래서 저는 환자에게 소리를 지르는 것으로 느끼지 않게 하기 위해서 거의 속삭이듯이 말을 해야 합니다." 의사는 동료가 현실적인 난관에 빠졌다고 느끼고, 심리학자가 고칠

필요가 있다고 비판적으로 생각하기 보다는 동료와 공감하도록 노력하였다. "얼마나 어려운지 알겠어요. 지금 말한 내용을 환자와 얘기해도 될까요?"라고 의사는 동료 치료자에게 말했다. 심리학자는 "네, 물론이죠. 그렇게 해 주시면 정말 고맙겠어요."라고 반응하였다. 다음 시간에 H양의 의사는 심리학자에게서 들은 얘기를 그녀에게 전했다. H양은 방어적이 되었고, "지금 내게 소리를 지르시는 것 같군요."라는 말로 반응하였다. 의사는, "그렇게 느끼시는 군요. 그런데 그게 바로 요점이에요. 그게 바로 과거 경험에 기반을 둔 지각(perception)이라는 것이지요."라고 말하였다.

이 증례에서, H양의 정신과의사는 분할 과정이 생겨나고 있는 것을 탐지할 수 있었고, 그의 동료 치료자에게 전화를 하여 현실적으로 어떤 일이 진행되고 있는지에 대해 솔직하게 논의함으로써 더 건설적으로 이 문제를 다룰 수 있었다. 이러한 연대적 논의(collegial discussion)에 대하여 비용을 지불하는 측의 금전적 보상이 없더라도 이렇게 하는 것이 어려움을 가진 환자들에게서 파괴적인 분할 과정의 발생을 예방하기 위한 치료에 필수적이다. 아마도 정신치료자와 처방 의사 사이에 치료 초기부터 개방적 논의를 계획하는 것이 최상의 예방법이 될 것이다(Meyer와 Simon 1999; Gabbard 2000). 위기 상황에서 환자의 안전과 치료에 책임이 있는 사람들 간의 솔직한 논의, 치료에서 중대한 변화를 계획할 때 서로 정보를 주기로 하는 합의, 그리고 한 치료자가 자리를 비워야 할 때 분명히 알리기로 하자는 동의 등은 반드시 필요한 일이다. 환자가 약물에 대해서 걱정을 할 때 치료자는 약을 처방한 의사에게 환자를 다시 보냄으로써 분업을 하고 있다는 것을 한번 더 강조할 수 있다고 Goldber와 Ernst(2012)는 제안하고 있다. 환자는 두 명의 치료자가 하나의 팀이며 따라서 이들은 서로 자유롭게 이야기할 수 있어야 한다는 것을 이해해고, 환자는 이 두 동료 치료자들이 서로 소통해도 좋다는데 반드시 동의하여야 한다. Busch와 Sandberg(2007)는, 비밀유지에 대한 걱정이 때로는 환자와 충분히 논의되지 못하고 그래서 치료자들도 자신들이 주기적으로 의사교환을 한다는 것을 환자가 알고 있을 것이라고 추정만 하고 있을 수도 있다는 점을 지적한다. 그렇기 때문에 환자와 만날 때 이 점을 분명히 해 두는 것이 필요하다. Busch와 Sandberg는 또한 각각의 치료자가 서로 다른 이론적 배경을 가지고 치료에 임할 때 치료 진행에 방해가 될 수도 있다고 주장한다. 두 치료자는 환자의 질병 상태의 원인과 필요한 치료에 관하여 환자에게 이야기할 때 무심코 두 가지의 질병모델을 전달할 수 있다. 두 모델을 중재해야 한다는 것이, 치료를 시작할 때와 문제가 발생하였을 때, 두 치료자간에 논의가 반드시 있어야 하는 또 다른 이유가 된다. 마지막으로 치료자 중 한쪽이 자신의 역할을 끝내고자 할 때는 반드시 다른 치료자로 대체한다는 정보를 제공할 것이라는 것에도 초기 동의가 있어야 한다.

참고 문헌
References

Adler G: Hospital treatment of borderline patients. Am J Psychiatry 130:32-36, 1973

Adler G: Borderline Psychopathology and Its Treatment. New York, Jason Aronson, 1985

Adshead G: Psychiatric staff as attachment figures. Br J Psychiatry 172:64-69, 1998

Allen JG, Deering CD, Buskirk JR, et al: Assessment of therapeutic alliances in the psychiatric hospital milieu. Psychiatry 51:291-299, 1988a

Bateman AW, Fonagy P: The effectiveness of partial hospitalization in the treatment of borderline personality disorder: a randomized controlled trial. Am J Psychiatry 156:1563-1569, 1991

Bateman AW, Fonagy P: Treatment of borderline personality disorder with psychoanalytically oriented partial hospitalization: an 18-month follow-up. Am J Psychiatry 158:36-42, 2001

Bateman AW, Gonagy P: Health service utilization costs for borderline personality disorder patients treated with psychoanalytically oriented partial hospitalization versus general psychiatric care. Am J Psychiatry 160:169-171, 2003

Bion WR: Experiences in Groups and Other Papers. New York, Basic Books, 1961

Burnham DL: The special-problem patient: victim or agent of splitting? Psychiatry 29:105-122, 1966

Busch FN, Sandberg LS: Psychotherapy and Medication: The Challenge of Integration. New York: Analytic Press, 2007

Casement PJ: The meeting of needs in psychoanalysis. Psychoanalytic Inquiry 10:325-346, 1990

Chiesa M, Fonagy P, Holmes J: When more is less: an exploration of psychoanalytically oriented hospital-based treatment for severe personality disorder. Int J Psychoanal 84:637-650, 2003

Cohen RA: Some relations between staff tensions and the psychotherapeutic process, in the Patient and the Mental Hospital: Contributions of Research in the Science of Social Behavior. Edited by Greenblatt M, Levinson DJ, Williams RH. Glencoe, IL, Free Press, 1957, pp 301-308

Dolan B, Warren F, Norton K: Change in borderline symptoms one year after therapeutic community treatment for severe personality disorder. Br J Psychiatry 171:274-279, 1997

Finell JS: Narcissistic problems in analysts. Int J Psychoanal 66:433-445, 1985

Freud S: Remembering, repeating and working-through (further recommendations on the technique of psycho-analysis II) (1914), in The Standard Edition of the Complete Psychological Works of Sigmund Freud, Vol 12. Translated and edited by Strachey J. London, Hogarth Press, 1958, pp 145-156

Gabbard GO: The treatment of the "special" patient in a psychoanalytic hospital. International Review of Psychoanalysis 13:333-347, 1986

Gabbard GO: A contemporary perspective on psychoanalytically informed hospital treatment. Hosp Community Psychiatry 39:1291-1295, 1988

Gabbard GO: On "doing nothing" in the psychoanalytic treatment of the refractory borderline patient. Int J Psychoanal 70:527-534, 1989a

Gabbard GO: Patients who hate. Psychiatry 52:96-106, 1989b

Gabbard GO: Splitting in hospital treatment. Am J Psychiatry 146:444-451, 1989c

Gabbard GO: Comparative indications for brief and extended hospitalization, in American Psychiatric Press Review of Psychiatry, Vol 11. Edited by Tasman A, Riba MB. Washington, DC, 1992a, pp 503-517

Gabbard GO: The therapeutic relationship in psychiatric hospitalization. Bull Menninger Clin 56:4-19, 1992b

Gabbard GO: Treatment of borderline patients in a multiple-treater setting. Psychiatr Clin North Am 17:839-850, 1994

Gabbard GO: Training residents in psychodynamic psychiatry, in Acute Care Psychiatry. Diagnosis and Treatment. Edited by Sederer LI, Rothschild AJ. Baltimore, MD, Williams & Wilkins, 1997, pp 481-491

Gabbard GO: Treatment-resistant borderline personality disorder. Psychiatric Annals 28:651-656, 1998

Gabbard GO: Combining medication with psychotherapy in the treatment of personality disorders, in Psychotherapy for Personality Disorders. Edited by Gunderson JG, Gabbard GO. Washington, DC, American Psychiatric Publishing, 2000, pp 65-93

Gabbard GO, Wilkinson SM: Management of Countertransference With Borderline Patients. Washington, DC, American Psychiatric Press, 1994

Gabbard GO, Takahashi T, Davidson JE, et al: A psychodynamic perspective on the clinical impact of insurance review. Am J Psychiatry 148:318-323, 1991

Gabbard GO, Coyne L, Allen JG, et al: Evaluation of intensive inpatient treatment of patients with severe personality disorders. Psychiatr Serv 51:893-898, 2000

Goldberg JF, Ernst CL: Managing the Side Effects of Psychotropic Medication. Washington, DC, American Psychiatric Publishing, 2012

Hamilton NG: Self and Others: Object Relations Theory in Practice. Northvale, NJ, Jason Aronson, 1988

Harty MK: Countertransference patterns in the psychiatric treatment team. Bull Menninger Clin 43:105-122, 1979

Hilles L: Changing trends in the application of psychoanalytic principles to a psychiatric hospital. Bull Menninger Clin 32:203-218, 1968

Hoffman IZ, Gill MM: Critical reflections on a coding scheme. Int J Psychoanal 69:55-64, 1988

Horwitz L: Transference issues in hospital groups. Yearbook of Psychoanalysis and Psychotherapy 2:117-122, 1987

Kernberg OF: Psychoanalytic object-relations theory, group processes and administration: toward an integrative theory of hospital treatment. Annual of Psychoanalysis 1:363-388, 1973

Kernberg OF: Severe Personality Disorders: Psychotherapeutic Strategies. New Haven, CT, Yale University Press, 1984

Kibel HD: Inpatient group psychotherapy-where treatment philosophies converge. Yearbook of Psychoanalysis and Psychotherapy 2:94-116, 1987

Kohut H: The Analysis of the Self: A Systematic Approach to the Psychoanalytic Treatment of Narcissistic Personality Disorders. New York, International Universities Press, 1971

Main TF: the ailment. Br J Med Psychol 30:129-145, 1957

Menninger WC: The Menninger Hospital's Guide to the Order Sheet (1939). Bull Menninger Clin 46:1-112, 1982

Meyer DJ, Simon RI: Split treatment: clarity between psychiatrists and therapists, part I. Psychiatr Ann 29:241-2456, 1999

Mogtabai R, Olfson M: National trends in psychotherapy by office-based psychiatrists. Arch Gen Psychiatry 65:962-970, 2008

Ogden TH: Projective Identification and Psychotherapeutic Technique. New York, Jason Aronson, 1982

Ogden TH: The Matrix of the Mind: Object Relations and the Psychoanalytic dialogue. Northvale, NJ, Jason Aronson, 1986

Oldham JM, Russakoff LM: Dynamic Therapy in Brief Hospitalization. Northvale, NJ, Jason Aronson, 1987
Perry JC, Cooper SH: A preliminary report on defenses and conflicts associated with borderline personality disorder. J Am Psychoanal Assoc 34:863-893, 1986
Pine F: Drive, Ego, Object, and Self: A Synthesis for Clinical Work. New York, Basic Books, 1990
Poggi RG, Ganzarain R: Countertransference hate. Bull Menninger Clin 47:15-35, 1983
Rinsley DB: Treatment of the Severely Disturbed Adolescent. New York, Jason Aronson, 1980
Rinsley DB: Borderline and Other Self Disorders: A Developmental and Object-Relations Perspective. New York, Jason Aronson, 1982
Sandler J, Sandler AM: On the development of object relations and affects. Int J Psychoanal 59:285-296, 1978
Searles HF: Collected Papers on Schizophrenia and Related Subjects, New York, International Universities Press, 1965
Searles HF: The "dedicated physician" in the field of psychotherapy and psychoanalysis (1967), in Countertransference and Related Subjects. Madison, CT, International Universities Press, 1979, pp 71-88
Shapiro ER, Shapiro RL, Zinner J, et al: The borderline ego and the working alliance: indications for family and individual treatment in adolescence. Int J Psychoanal 58:77-87, 1977
Simmel E: Psycho-analytic treatment in a sanatorium. Int J Psychoanal 10:70-89, 1929
Stamm I: The hospital as a "holding environment." International Journal of Therapeutic Communities 6:219-229, 1985a
Stamm I: Countertransference in hospital treatment: basic concepts and paradigms. Bull Menninger Clin 49:432-450, 1985b
Stanton AH, Schwartz MS: The Mental Hospital: A Study of Institutional Participation in Psychiatric Illness and Treatment. New York, Basic Books, 1954
Symington N: The possibility of human freedom and its transmission (with particular reference to the thought of Bion). Int J Psychoanal 71:95-106, 1990
Weiss J, Sampson H, the Mount Zion Psychotherapy Research Group: The Psychoanalytic Process: Theory, Clinical Observations, and Empirical Research. New York, Guilford, 1986
Wesselius LF: Countertransference in milieu treatment. Arch Gen Psychiatry 18:47-52, 1968
Winnicott DW: The Maturational Processes in the Facilitating Environment: Studies in the Theory of Emotional Development. London, Hogarth Press, 1965
Zee HJ: Purpose and structure of a psychoanalytic hospital. Journal of the National Association of Private Psychiatric Hospitals 84:20-26, 1977

제2부

DSM-5 질환들에 대한 역동적 이해

DYNAMIC APPROACHES
TO DSM-5 DISORDERS

7장

조현병

SCHIZOPHRENIA

인간이 대인관계의 영역을 벗어나 존재한다면
그에게는 아무런 발달 단계도 주어지지 않을 것이다.

Harry Stack Sullivan

조현병[1)]의 발달에는 유전적 요인들이 주된 역할을 한다. 대조군 연구들에 의하면, 일란성 쌍생아에서의 조현병 일치율은 40%에서 50% 사이인 반면, 이란성 쌍생아에서의 일치율은 형제들 간에서 발견되는 정도와 거의 비슷하다(Kety 1996; Plomin들 1990). 하지만 모든 다른 정신과적 질환들에서처럼, 확실한 멘델식 유전방식은 아니다. 일종의 유전적 이질성(genetic heterogeneity)이 존재하는데, 다시 말해서 이 질병의 근저에는 아마도 결함이 있는 둘 이상의 유전자가 개입하고 또 둘 이상의 유전자 배치가 있는 것 같다. 불완전한 침투도 있을 가능성이 있다. 왜냐하면 일란성 쌍생아에서도 반 이하만이 일치하고 있기 때문이다. 조현병의 발병에는 환경적 요인들 또한 개입하고 있는 것으로 나타난다. 하지만 아직도 이들 환경적 손상들의 정확한 성격에 대해서는 의견의 일치가 이루어지지 않고 있다. 최근의 연구는 도시 환경에서 성장한다는 것(Pedersen과 Mortensen 2001)과 아동기 두부 손상(Abdelmalik들 2003) 등이 조현병 발생의 위험성을 높일 수 있음을 시사하고 있다. 한 인구기반연구에 따르면 임신 첫 3개월에 어머니에 대한 극심한 스트레스가 자녀의 조현병 위험도를 변화시킬 수

1) 역자주. 대한조현병학회(구 대한정신분열병학회)는 schizophrenia의 번역을 정신분열병에서 조현병으로 바꾸기로 결정하고 2011년 10월 병명개정 백서를 발간하였다. 이에 따라서 관련된 용어들도 공식적으로 모두 변경하기로 하였던 바, 본 책에서도 schizophrenia는 조현병으로, schizoaffective disorder는 조현정동장애로, schizoid는 조현성, schizophreniform은 조현양, schizotypal은 조현형으로 바꾸어 쓰기로 하였으며, 아울러 paranoid-schizoid position에는 편집-조현 위상을, schizophrenogenic에는 조현병원성을 사용하기로 하였다.

있다(Khashan들 2008). 연구자들은 환경 내의 극심한 스트레스인자들이 다중의 감수성 유전자들(multiple susceptibility genes)의 연합된 결과들과 상호작용하여 태아태반-모체 접점부위(fetoplacental-maternal interface)에서의 신경발달에 영향을 미칠 수 있다고 주장하였다.

생물학적 연구의 여러 소견들에도 불구하고 조현병이 어떤 특별한 심리적 성향을 가진 사람에게서 일어나는 질병이라는 것은 명백한 사실이다. 유전적 요인이 조현병 원인의 100%를 점한다고 할지라도, 치료자들은 여전히 매우 고통스러운 질병에 직면하고 있는 역동적으로 복잡한 환자와 대면하게 된다. 조현병 환자에 대한 정교하고 세련된 정신역동적 접근은 치료자에게 언제나 유용한 치료방법 중 하나가 될 것이다.

조현병 치료만큼 어려운 것도 없다. 모든 치료방법이 환자 개개인의 독특한 필요에 맞추어져야만 한다. 조현병은 다양한 임상양상을 가진 이질적인 질환이다. 이 병의 증상들을 조직화하는데 도움이 되는 좋은 방법은 이들을, 1) 양성증상, 2) 음성증상, 그리고 3) 대인관계의 손상 등 3가지 증상군으로 나누는 것이다(Andreasen들 1982; Keith와 Matthews 1984; Munich들 1985; Strauss들 1974). Strauss들(1974)이 처음으로 제안한 이 방법은 조현병 환자에게서 발견되는 두드러진 정신병리적 과정들을 세 가지로 구별하였다. 이 분류방법은 그 동안 제안되어 왔던 몇 가지 중의 하나이다. 어떤 연구자들은 세 번째 증상군이 정신적인 혹은 인지적인 혼란 증상들을 포함하여야 한다고 주장한다. 저자는 정신역동적 치료에 관계가 있기 때문에 손상된 대인관계에 초점을 맞추기로 하였다. 망상 등의 양성증상은 사고 내용의 장애, 환각 등의 지각 장애 및 강직이나 흥분 등의 행동 장애 등으로서 이들은 짧은 시간 안에 발달하며 급성 정신병에 흔히 나타난다.

현란한 양성증상이 부인할 수 없는 "존재함(presence)"이라면, 음성증상은 기능의 "존재하지 않음(absence)"으로 규정할 수 있다. 이들 음성증상은 제한된 정동(restricted affect), 사고의 결핍(poverty of thought), 무감동(apathy) 및 무욕감(無慾感,, anhedonia)으로 표현된다. 음성증상이 두드러진 환자는 뇌의 구조적인 이상을 시사하는 다양한 양상들, 즉 1) 병전적응이 좋지 않으며, 2) 교육 정도도 낮고, 3) 직업을 유지하기 어려우며, 4) 인지검사에서 좋지 않은 결과를 나타내고, 5) 치료반응도 좋지 않으며, 6) 조기에 발병하고, 또 7) 병전에 이미 사회적 기능이나 도구를 다루는 기능에서 어려움을 보였을 경향을 보인다(Andreasen들 1990).

Carpenter들(1988)은 음성증상들을 다시 세분하였다. 즉, 사회적 위축, 정서 둔마나 사고빈곤은 어떤 경우에는 실제로 불안, 우울, 환경적 박탈 혹은 약물에 대한 이차적인 것일 수 있다는 것이다. 따라서 이러한 현상들은 짧게 끝나고 또 이차적인 것들이므로 음성증상이라고 해서는 안된다. Kirkpatrick들(2001)은 결핍의 양상을 보이지 않는 조현병과는 근본적으로 다른 질환을 가진 환자들을, 결핍 증상의 병리(deficit pathology)를 사용하여 정의하여야 한다고 주장하였다. 그들은 이러한 결핍증(deficit illness)은 다른 경과를 취하고, 생물학적으로 연관성도 다르며, 치료 반응도 다르다고 지적하였다.

병적인 대인관계도 음성증상처럼 오랜 시간에 걸쳐 발달하는 경향이 있다. 이 문제는 성격적 특징으로부터 비롯되며 인간 성격의 범주만큼이나 무수히 많은 대인관계적 문제가 있을 수 있다. 대인관계적 장애의 두드러진 양상은 1) 위축, 2) 공격성과 성성(sexuality)의 부적절한 표현, 3) 타인의 필요에 대한 인식의 결핍, 4) 과도한 요구, 그리고 5) 타인과의 의미있는 관계 형성 불가능 등이다. Keshavan과 Eack(2014)는 정신치료를 계획하는데 있어 조현병의 일반적인 진행 중 어떤 단계의 특징이 현재 나타나고 있는가를 고려하는 것이 도움이 될 것이라고 제안한다. 질병발생 전단계인 병전기(premorbid phase)에는 주로 아동기에 대한 조사를 통하여 인지적 곤란이나 사회적 어려움을 찾는다. 전구증상단계인 전구기(prodromal phase)에는 인지적, 사회적 기능 감소와 함께 사고나 성격 및 기분의 변화들이, 병적인 수준은 아닐지라도 정신병적인 특징을 가지고 있는 정도의 증상들과 함께 나타나는가에 주시한다. 정신병 단계(psychotic phase)에는 망상이나 환각 등의 현란한 양성 증상들이 나타난다. 이행 단계나 회복기(transitional or recovery phase)가 몇 달에서 몇 년에 걸쳐서 나타나기도 하는데 주로 치료에 대한 양가감정, 스트레스가 있을 때 쉽게 재발하는 경향, 우울이나 불안의 동반 등을 특징으로 한다. 안정기 혹은 만성 단계(stable or chronic phase)에서는 음성 증상들이 지속되고 정신병적 증상들이 줄어들거나 심해지는 것을 반복하고 인지적 손상이 나타나는 특징을 보인다. 연구자들은 질병의 단계에 따라 정신치료의 목적이 달라져야 한다고 강조하였다. 전구기에는 정신병을 예방하고 전구증상을 감소시키는 것이 주된 목적이어야 한다. 정신병 단계에서는 정신병적 증상의 심각성과 기간을 줄이고 지지하는 것이 중요해진다. 이행/회복 단계에서 중요한 것은 재발과 다른 질환의 공존을 예방하는 것이다. 안정기 즉 만성 단계에서는 재활과 지역사회로의 재진입이 가장 중요한 목적이 된다. 따라서 어떠한 정신치료적 접근법을 사용하더라도 환자가 임상적으로 나타내고 있는 주된 문제가 무엇인지에 따라서 그에 맞게 재단될 필요가 있다.

조현병의 정신역동적 이해
Psychodynamic Understanding of Schizophrenia

치료자들이 조현병의 경과를 이해하는데 도움을 주는 많은 정신역동적 모델이 제시되어 왔다. 조현병의 이론들을 논의하는데 가장 중심이 되는 측면은 제 2장에서 기술된 바와 같은 '갈등과 결핍'의 논쟁이다. Freud는 자신의 개념이 발전함에 따라 갈등모델과 결핍모델 사이를 왔다 갔다 하였다(Arlow와 Brenner 1969; Grotstein 1977a, 1977b; London 1973a, 1973b; Pao 1973). 그의 개념의 많은 부분(Freud 1911/1958, 1914/1963, 1915/1963, 1924a/1961, 1924b/1961)은 그가 'cathexis'라고 부르던 개념으로부터 출발하는데 이것은 정신내적 구조나 대상표상에 부여되는 정신적 에너지의 양을 의미하였다. 그는 대상에 대한 'decathexis'가 조현병의 특징이라고 주장하였다. 그는 간혹 decathexis 개념을 정신내적인 대상표상들로부터 감정적 혹은 리비도의 투자를 철회하는 것에 사용하였으며 또 어떤 때는 주변에 있는 실제 인물들로부터의 사회적 위축을 기술하는데 사용하였다(London 1973a). 그는 또 조현병을 강력한 좌절 혹은 타인과의 갈등에 대한 반응으로 나타난 퇴행으로 정의하였다. 이 대상관계성으로부터 자기애적 발달단계로의 퇴행은 대상표상들이나 외부의 인물에게 주어졌던 감정적 투자의 철회를 동반하게 된다고 주장하면서 조현병 환자의 자폐적 위축의 현상을 설명하였다. 그런 다음 Freud(1914/1963)는 환자의 'cathexis'는 자기 또는 자아(self or ego)에게로 재투자된다고 주장하였다.

몇몇 연구자들은 Freud 자신이 비록 갈등의 역할을 명백히 하려고 시도하였지만, 그의 'decathexis 이론'은 조현병의 결핍모델을 인정한 것이라고 보았다(London 1973a, 1973b; Wexler 1971). Freud(1924a/1961, 1924b/1961)는 구조모델을 발전시킨 후 그에 따라 정신증을 재조명하였다. 신경증은 자아와 이드 사이의 갈등으로 본 반면 정신증은 자아와 외부세계와의 갈등으로 본 것이다. 정신증은 현실에 대한 부인이고 결과적으로는 현실의 개편(改編)이었다. 그럼에도 불구하고 Freud는 계속해서 cathexis의 철회와 자아에 대한 재투자를 주장하였다. 신경증 환자에 비하여 조현병 환자들은 전이관계를 형성할 수 없다는 자신의 관찰을 설명하기 위하여 '대상 투자(object cathexis)의 철회'라는 개념을 사용한 것이다.

조현병 환자들이 전이 애착을 형성하지 않는다고 주장한 Freud는 이들에게 치료적 노력을 많이 기울이지 않았다. 반면 Harry Stack Sullivan은 전 생애를 조현병 치료에 바쳤으며 Freud와는 전혀 다른 결론을 내렸다. 그는 이 질병의 원인이 아동기의 대인관계의 어려움 특히 부모자식 관계에서의 어려움에 있다고 믿었고, 이들의 치료는 이런 아동기의 문제점에 대하여 시도되는 장기간의 대인관계적 과정이라고 하였다. Sullivan(1962)에 따르면, 잘못된 양육은 영아에게 항상 불안이 많은 자기(anxiety-laden self)를 형성하게 하고 아동이 자신의 필요를 만족시키지 못하도록 방해한다. 이런 식의 자기 경험은 곧 해리되지만 심각한 자존심의 손상을 초래한다. 조현병의 발병은 바로 이렇게 해리된 자기가 재출현하여 공황상태에 이르게 되고 이어서 정신병적 혼란상태에 빠지기 때문이라고 Sullivan은 생각하였다. 그는 극도로 위축되어 있는 조현병 환자조차도 대인관계를 맺을 수 있는 능력을 가지고 있다고 하였다. 조현병에 대한 그의 선구자적 작업은 조현병 환자가 자신의 위축된 상태를 전혀 행복해 하지 않는다고 점을 강조한 추종자 Frieda Fromm-Reichmann(1950)에 의해 지속적으로 수행되었다. 이 환자들은 아동기의 힘든 경험 때문에 다른 사람에 대한 공포와 불신을 극복하지 못하는, 근본적으로 외로운 사람들인 것이다.

Sullivan과 추종자들이 대인관계이론을 발달시킨 반면, 초기의 자아심리학자들은 자아 경계의 이상이 조현병 환자의 주된 결함의 하나라는 점을 관찰하고 있었다. Federn(1952)은 조현병에서 대상 투자가 철회된다는 Freud의 주장에 반대하였다. 대신 그는 자아경계에 대한 투자 철회를 강조하였다. 조현병 환자는 안의 것과 밖의 것 사이에 경계가 없는 것을 특징으로 하며, 이는 신경증 환자와는 달리 자아경계에 대한 더 이상의 심리적 투자가 없기 때문이라는 것이다.

이렇게 많은 초기 정신분석적 가설들 중 몇몇은 조현병 환자들을 치료하는 치료자들과 그들의 가족들 사이에 심각한 어려움들을 만들어 내기도 하였다. 조현병원성 모친(schizophrenogenic mother) 같은 용어들은 어머니들이 그들의 자녀들에게 조현병을 일으켰다는 비난을 받는 것으로 느끼게 하는 분위기가 생겨나게 하였다. 최근 몇 십년간, 조현병에 대하여 더욱 이론적인 정신역동적 가설들이 나타났다(Arlow와 Brenner 1969; Blatt와 Wild 1976; Grand 1982; Grotstein 1977a, 1977b; Mahler 1952; Ogden 1980, 1982). 이들 이론의 대부분은 성인 환자들과의 작업을 통한 재구성에 기초하고 있다. 다시 말해서, 치료자들은 정신치료적 환경 내에서 정신적 과정들을 연구하였고 아동기의 발달 문제를 역으로 추정하였다. 불행하게도, 많은 정신분석적 가설들이 이 질병의 원인에 관한 그들의 가설과 생물학적 연구의 소견들을 통합하지 못하고 있다.

몇몇 심리적 증상들은 신경생물학적 측면과 심리적 측면 사이에 접점이 있음을 시사한다. 후에 조현병이 되는 아동들은 대상관계에 대해서 혐오감을 가지며 이것이 대상과의 결합을 어렵게 만든다. 자극에 대한 지나친 과민성과 주의와 집중의 어려움도 조현병 전에 흔한 성격적 특성이다. 최근에는 중추신경계의 정상적인 감각 차단(sensory gating)의 광범위한 상실이 조현병의 특징이라는 연구 보고도 있으며(Freedman들 1996; Judd들 1992), 이렇게 되면 환자는 적절하지 않은 자극을 잘 걸러 내지 못하게 되고 결국에는 만성적으로 감각적 과부하를 느끼게 된다. Robbins(1992)는 정신적 망각(mental oblivion)의 감정 상태와 조현병 환자의 대뇌 위축 및 전두엽 활성도의 저하 사이에 상관관계가 있음을 보고하였다. 이들 모두가 함께 작용하여 아동의 요구에 적응해야 하는 부모나 양육자들에게 매우 심각한 어려움을 야기한다. 잘 계획된 전향적 연구에서 Cannon들(2002)은 아동기의 신경운동, 수용언어, 인지발달 등의 중대한 손상을 통해서 조현양 장애(schizophreniform disorder)를 예견할 수 있었다.

원인과 질병발생 이론을 세우기 위해서는 유전적 요인이 중요한 역할을 한다는 실제적 증거를 반드시 고려해야 한다. 이 요인 없이는 고도로 기능을 상실한 가족 상황이라 할지라도 자녀들에게 조현병을 일으키지 못할 것이다(Wahlberg들 1997). 가장 설득력있는 가설 중의 하나는 Kendler와 Eaves(1986)의 것으로, 그 환경 안에 질병의 소인이 되는 인자가 있어서 질병의 위험을 증가시키는 측면과 그 반면에 위험을 감소시키고 보호하는 측면에 놓고 어느 쪽에 더 민감할 것인지를 유전자가 조절한다는 가설을 제안하였다. 실제로, 대조군과 비교해서 가족력 상에 정신병에 높은 위험도를 가진 환자들은 일상적 생활 스트레스에 감정적인 반응의 강도가 더 강하다(Myrin-Germeys 2001). 환경에 대한 민감도의 유전자 조절 이론은 한 Finland 연구에 의해서 지지되고 있다. 이 연구에서는 조현병을 앓는 어머니들로부터 태어난 58명의 입양아 집단을 정상적인 유전적 환경에서 태어난 98명의 입양아 군과 비교하였다(Wahlberg들 1997). 높은 수준의 의사소통 장애를 가진 양부모의 자녀들 중에서 유전적 위험성이 높은 입양아들의 더 많은 비율이 대조군 입양아들에 비하여 더 많은 사고장애의 증거를 보였다. 이 개념적 모형에서는 아동과 가족간의 적합성 여부가 강조되고 있다. 높은 유전적 위험성을 가진 입양아군은 높은 수준의 의사소통 장애를 특징으로 하는 양부모와는 맞지 않았던 것이다.

이 개념적 모형이 내포하고 있는 것 중의 하나는 긍정적인 양육 경험이, 질병 발생의 위험성이 높은 사람을 장래의 조현병 발병으로부터 보호할 수 있다는 것이다. 이런 시각은 Finland의 입양가정 연구에 의해서 지지되고 있다(Tienari들 1994). 이 연구에서는, 긍정적인 양육 경험을 가진 조현병 어머니들의 아동들은 조현병의 발병으로부터 보호되었고, 반면에 불안정한 입양가정을 경험한, 유전적으로 취약한 사람들은 조현병으로 발전하는 경향을 보였다. 어머니가 조현병 스펙트럼 질환(schizophrenia-spectrum disorder)을 앓고 있었으나 입양을 간 자녀에 대한 더욱 최근의 연구 보고가 있었다. 이 연구에서 Tienari들(2004)은 입양아들과 그들의 가정을 집으로 방문하여 그 가정의 기능 상태를 "건강함(healthy)"으로부터 "극도로 비기능적임(severely dysfunctional)"까지 점수화하여 평가하였다. 연구자들은 위험성이 높았던 입양아들이 가정의 비기능화가 심각한 경우 더 쉽게 조현병으로 발전하였다고 결론을 내렸다. 유전적 위험성이 낮은 경우에는 이런 연관성이 존재하지 않았다. 따라서 이들의 연구 결과는 유전적 위험성과 양육 환경이 조현병의 발병에 상호작용하는 효과를 가지고 있다는 주장을 지지하고 있다.

광범위한 문헌 고찰에서, Olin과 Mednick(1996)은 정신병의 위험 지시자로서의 병전 특성들을 찾아내었다. 이 특성들은 1) 주산기(perinatal) 합병증, 조현병의 가족력, 임신한 어머니의 독감에의 노출, 신경행동적 결함들, 생애 첫해에 부모로부터의 분리, 고통스러운 가정환경, 수용소에서의 양육 등 초기의 원인적 요인들, 그리고 2) 의사나 교사들로부터 확인된 정신질환의 행동적 및 사회적 선행인자들과 면담이나 설문지들에 의하여 밝혀진 성격 요인들 등 두 개의 군으로 나뉘어 진다. 다시 말해서, 유전적 취약성, 환경적인 요인들, 그리고 개인의 성향들이 상호작용하여 질병을 일으킨다는 것이다.

조현병의 정신역동에 관한 많은 문헌들이 치료에 초점을 맞추고 있다. 실제로 정신역동적 이해는 원인과는 무관하게 조현병의 치료와 관련된다. 갈등, 결핍, 혹은 갈등 결핍 통합모델 중 어느 것으로 조현병을 설명하느냐에 불문하고 치료자들이 환자에게 치료적 접근을 하기 위하여 적용하는 많은 정신역동적 이론들에는 공통의 주제가 있다. 첫째로 정신병적 증상은 의미를 가지고 있다는 것이다(Karon 1992). 예를 들면 조현병 환자에게서는 종종 자존심의 손상에 따라 즉각적으로 과대망상이나 환각들이 초래된다(Garfield 1985; Garfield등 1987). 사고나 지각의 과대망상적 내용은 자기애적 손상을 중지시키려는 환자의 노력이다.

둘째로는, 사람과 관계한다는 것이 환자들에게는 극도의 공포를 유발한다는 것이다. 원인을 전부 설명할 수는 없을지라도, 타인들과 접촉을 하면 극심한 불안이 야기된다. 자신의 자아 경계들을 통합하는 것에 대하여 염려하고, 타인들과 결합될 것을 두려워한다는 것은 타인들과 격리됨으로써 해결될 수 있는 지속적인 문제를 가지고 있음을 의미한다. 치료 관계는 타인들과 연결되기 시작한다고 해서 파국이 발생하지 않는다는 사실을 환자가 믿을 수 있도록 도전을 제공한다. 마지막 공통 주제는 모든 역동지향 연구자들이 뛰어난 감수성을 가진 치료자와의 역동적 치료관계가 조현병 환자들의 삶의 질을 높이는 기본이 될 수 있다는 데 동의하고 있다는 것이다. 완전히 호전된 조현병 환자를 조사한 연구(Rund 1990)에서 80%는 오랜 기간 정신치료를 받았고 자신이 회복되는데 있어서 정신치료를 대단히 중요하게 여겼다. 완전한 회복이 이루어지지 않은 경우라 하더라도 치료적 관계는 환자의 생활의 전반적 적응에 있어 여전히 특별한 가치를 지니고 있을 것이다.

치료 방법들
Treatment Approaches

약물요법 Pharmacotherapy

잘 고안된 풍부한 대조군 연구들은 항정신병약물 투여가 조현병의 양성증상을 치료하는데 매우 효과적이라는 결과를 보였다. 조현병 환자들은 항정신병약물들을 합리적으로 사용하였을 때 모든 다른 형태의 치료에도 훨씬 더 좋은 반응을 보인다. Keith와 Matthews(1984)는 "양성증상으로부터 자유로워져야만 정신사회적 치료를 시작할 수 있다."고 하였다. 반면에 음성증상이나 대인관계의 장애는 약물에 의한 영향을 덜 받으며, 따라서 정신사회적 접근을 필요로 한다. Clozapine, risperidone, 그리고 olanzapine 등 몇 가지 새로운 비정형 항정신병약물은 음성증상군에 대하여 더 좋은 영향을 미치는 것으로 밝혀지고 있다.

정신약물학에 대한 좋은 교과서가 많이 나와 있으므로 여기서는 이 치료의 역동적 접근방법에 대해서만 초점을 맞추려고 한다. 제 5장에서 논의한 바와 같이 많은 조현병 환자의 치료에 있어 처방된 약물에 대한 비순응이 문제가 되고 있다. 조현병 환자의 장기치료에 관여하고 있는 역동치료자들은 약물순응도에 관심을 가져야 한다. 환자 각자는 약물을 중단하였을 때 재발가능성이 높아지는 것과 지연성 운동장애가 발생할 수 있다는 점, 그리고 부작용이 덜 심한 치료방법에 대하여 교육을 받아야 한다. 특히 비순응의 가능성이 엿보일 때마다 환자에게 약물투여가 어떠한 의미로 받아들여지고 있는지 조사하여야 한다. 제 5장에서 강조한 바와 같이 모든 치료법에 대한 각 환자의 내적 경험에 따라 조심스럽게 형성된 치료동맹이 선행된 상태하에서 항정신병약물이 처방되어야 한다.

10여년전 비정형 항정신병약물들(atypical antipsychotics)이 소개되었을 때 이들이 조현병의 치료에 혁명을 가져올 것이라는 환상과 함께 열광적으로 받아들여졌다. 하지만 연구결과들이 축적되면서 조현병 치료에 있어서의 이들의 진정한 효능은 전통적 항정신병약물들과 별로 크게 다르지 않다는 인식이 커지고 있다. 그렇다고 하더라도 부작용은 훨씬 더 적어졌고 따라서 환자들이나 의사들 모두 이 약들을 더 쉽게 받아들였다. Clozapine은 어떤 환자들에서는 다른 항정신병약물들 보다 더 나은 효과를 보인다(Lieberman등 2012). 예를 들어서, clozapine을 복용한 환자들을 전통적 항정신병약물을 복용하는 환자와 비교한 한 연구에서, clozapine으로 치료한 환자들이 훨씬 더 많이 정신사회적 재활치료에 참여하고 있었다(Rosenheck등 1998).

새로운 약물들을 복용하면서 좋아지고 있음을 알게 된 많은 조현병 환자들이 증상의 호전과 함께 새롭게 얻어진 자기감(sense of self)을 어떻게 스스로 통합해야 할지 많은 어려움을 토로한다. 만성 정신병을 앓는 환자들은 친교의 위험성으로부터 고통을 받아 왔을 수 있다. 정신병적 증상의 경감은 수년 이내에 처음으로 사랑을 경험하거나 성적인 경험을 할 가능성을 열어 줄 수도 있다. 많은 환자들이 이런 전망을 하면서 극도의 불안을 경험하게 된다. 환자들이 타인들에게 손을 내밀기 시작하면서, 상존하는 상실과 거절당함의 위험을 맞닥뜨리지 않으면 안된다(Duckworth들 1997). 환자들은 정신병에서 빠져 나옴으로써 인생의 목적과 의미에 대한 존재론적 위기도 접하게 된다. 자신들의 인생의 좋은 부분을 만성 질병에 빼앗겨 왔음을 알게 되고, 자신의 개인적인 가치나 영적인 가치들을 재평가하도록 강요 받는다. 작업장에 들어오게 된 환자들은 오랜 기간 일을 할 수 없었음에도 불구하고 일의 의미를 인생의 목적이나 개인적 정체성과 통합해야 한다는 것에 직면하게 된다.

기술훈련, 재활 그리고 다른 치료방법들에 더하여, 비정형 항정신병약물에 잘 반응하는 환자들은 대인관계를 조정하는 법을 배울 수 있도록 지지적인 인간관계도 필요로 한다.

개인정신치료 Individual Psychotherapy

조현병에 있어서의 정신분석적 개인정신치료에 대한 풍부한 임상적 전통에도 불구하고, 조현병 환자들이 이 치료로 좋은 효과를 본다고 말하기는 어렵다는 것이 최근의 연구 결과이다(Gomez-Schwartz 1984). Camarillo 주립병원의 연구(May 1968)는 정신치료를 하였는가 아니면 약물치료를 하였는가에 따라 조현병 환자의 치료결과를 비교한 최초의 대집단 연구로 종종 인용되고 있다. 약물치료를 받은 환자군은 호전도에 있어 약물치료를 받지 않은 군이나 정신치료만을 받은 군에 비하여 유의한 차이를 보였다. 더욱이 두 치료 사이에 아무런 상호관련도 없었다. 그러나 이 연구는 참여한 치료자들이 이 연구에서 사용된 정신치료에 대한 훈련을 받지 않았다는 비판을 받았다. 결과의 측정도 정신치료에 특히 잘 반응하는 대인관계적 혹은 전반적 심리적 기능의 변화를 지적할 수 있을 만큼 예민하지 못하였다(Conte와 Plutchik 1986). 방법상의 문제를 가진 다른 두 개의 연구(Grinspoon들 1972; Rogers들 1967)도 정신치료가 우세하다는 데는 의문이 있음을 시사하였다. Karon과 VandenBos(1981)는 경험 많은 치료자에 의하여 치료를 받은 조현병 환자가 일상적인 phenothiazine 투여나 다른 지지적 치료를 받은 환자 대조군에 비하여 더 높은 호전도를 나타내었다고 하였다. 하지만 이 연구는 무작위 대상선택을 하지 않았고 약물치료군의 환자를 너무 일찍 만성환자 치료단위로 이송하였다는 방법상의 문제로 비판 받고 있다(Keith와 Matthews 1984; Klein 1980).

지금까지 조현병 환자들의 정신치료 효과에 대하여 가장 잘 고안된 연구는 Stanton,

Gunderson과 그의 동료들에 의하여 보고된 Boston연구이다(Gunderson들 1984; Stanton들 1984). 이전의 연구들이 실패한 중요한 부분은 연구에 참여한 치료자들이 수행한 정신치료의 형태에 대하여 명확한 정의가 내려져 있지 않았다는 것이다. Boston 연구에서는 여러 기관에 입원치료 중이거나 외래치료 중인 만성이 아닌 조현병 환자들이 현실적응적 지지 정신치료(reality-adaptive supportive psychotherapy; RAS)나 표현적 통찰지향 정신치료(exploratory insight-oriented psychotherapy; EIO)를 받았다. 처음에 대상이 되었던 164명 환자 중 95명이 적어도 6개월 이상 치료를 계속하여 결과분석의 대상이 되었다. 2년간의 추적조사에서는 47명만이 완전한 자료를 제공할 수 있었다. 자료분석의 시점에서 RAS 치료를 받은 환자들이 덜 재발하였고 더 좋은 역할 수행을 나타내었다. 한편 EIO 치료를 받은 환자들은 인지기능과 자아기능의 측면에서 더 높은 호전도를 보였다. 연구자들은 두 군 사이의 전반적인 차이는 비교적 적었다고 결론지었다.

Boston 연구가 논리 정연한 방법론을 사용하여 고안되었음에도 불구하고 불행하게도 그 결과를 일반화하는 데에는 몇 가지 문제가 있다. 첫째로 단지 47명 환자만이 2년간의 연구과정을 마쳤으므로 최종 비교는 각 군마다 단지 20명 정도의 자료에 기초를 두고 있다는 것이다(Carpenter 1984). 둘째로 자료수집을 2년만에 종결하였다는 것이다. 조현병의 치료에 경험이 많은 치료자들은 2년이라는 기간은 단지 치료 중간단계의 시작일 뿐이라고 생각할 것이다. 조현병 환자들은 정신치료적 과정에 참여시키기 어렵다는 사실이 알려져 있다. 더욱이 한 치료자에게는 다소 표현적인 치료를 하도록 하고 또 다른 치료자에게는 지지적인 치료를 하게 함으로써 평가대상인 치료방법을 인위적으로 만들어 버리기 쉽다. 조현병의 정신치료에서 유연성보다 더 중요한 것은 없다. 제 4장에서 강조하였듯이 실제 치료상황에서는 정신치료자가 당시의 환자의 요구에 따라 표현적 방법과 지지적 방법을 유연하게 사용할 수 있을 것이다.

Glass들(1989)은 자신들의 실제 치료 과정을 녹음한 것을 듣고 평가하여, 두 군간에는 전반적으로 차이가 거의 없다는 이전 연구결과들은 각 치료법에 존재하는 중요하고 독특한 효과를 발휘하는 고유의 과정을 무시하였기 때문이라고 주장하였다. 역동적인 표현적 방법에 숙련된 것으로 평가된 치료자들은 전체적인 증상이나 질병의 부정 및 지체-무감동(遲滯-無感動, retardation-apathy) 측면에 더 많은 호전을 가져올 수 있었던 것이다.

마지막으로 연구상의 필요와 실제 임상의 환경 사이에서 나타나는 분명한 차이가 Boston 연구의 결과를 해석하는데 영향을 주었을 것이다. 정신치료자로 하여금 평생을 한 조현병 환자를 치료하는데 바치도록 하는 의식적, 무의식적 동기들은 실로 신비로운 것이며 지극히 개인적인 것이다. 한 치료자와 한 환자가 서로를 선택하도록 이끄는 힘이 무엇이든 간에 과학적 목적으로 환자와 치료자를 무작위로 선택하는 대집단 연구에서는 무시되고 만다(Müller

1984). 개개의 증례에 대한 집중 연구만이 정신치료적으로 성공하는데 있어서 이러한 요인들의 중요성을 밝혀줄 것이다.

Gunderson(1987)은 연이은 보고에서 조현병 환자의 장기 정신치료의 어려움을 인정하였다. 그는 자신의 연구와 다른 이들의 연구들을 통하여, 연구의 한 부분으로 비특이적 치료법을 사용할 때는 환자의 약 ⅔가 탈락될 것이라고 주장하였다. Gunderson은 정신치료를 계속 받는 환자들의 전형적인 특징을 밝히기 위하여 Boston 연구의 자료들을 주의 깊게 조사하였다. 그 결과 놀랍게도 사회적 소외, 정서적 둔마 및 내적인 혼란 등이 특징으로 나타났다. 그러면서도 이 환자들은 탈락된 환자들보다 더 지속적으로 역할 수행을 하는 경향이 있었다. 따라서 Gunderson은 탈락율이 병원환경 내의 문화적 규범에 의하여 영향을 받는다고 단정하였다. 예를 들면 재향군인 원호병원의 환자들은 정신치료가 기본으로 되어있는 McLean병원에 입원하였던 환자들에 비하여 더 쉽게 탈락하였다. 또한 Gunderson은 장기간의 입원치료가 환자들을 치료에 참여시키는데 도움이 될 것이라고 결론지었다. RAS 치료를 받았느냐 EIO 치료를 받았느냐에 따라 환자집단을 둘로 나누었을 때 정서적으로 냉담하고 사고 장애가 있으나 질병에 대하여 긍정적인 환자들이 RAS 치료를, 반면 더 건강한 현실 검증 능력, 합리적 대인관계 형성과 함께 정신병적 상태를 하나의 불행한 사건으로 보는 환자들은 EIO 치료를 더 지속적으로 받는 것으로 나타났다.

Gunderson의 소견은 Chestnut Lodge에서 치료한 환자들을 장기간 추적 조사한 McGlashan(1984, 1987)의 결과와 유사하다. 이 연구에서는 퇴원 후 평균 15년간 정신분석적 정신치료를 받은 조현병 환자 163명을 대상으로 하였다. 이들의 ⅓은 중등도 이상의 호전을 보였다(McGlashan 1984). 정신증적 증상이 해소된 것으로 평가된 두 군중 첫 번째 군은 정신병적 경험을 자신의 인생의 한 부분으로 통합하려고 노력하였다. 이들은 자신이 정신병적 상태로부터 중요한 정보를 얻게 되었다고 생각하였고 증상의 의미에 대하여 궁금해하였다. 두 번째 군은 다른 방법, 즉 주로 질병을 덮어 버림으로써 안정된 회복을 도모하였다. 이들은 자신의 병에 대하여는 고정적으로 부정적 시각을 갖는 경향을 보였고, 정신증상을 이해하는데 흥미를 갖지 않았다. 비록 두 군 모두가 안정된 적응상태에 도달하였지만 경험을 통합하려 한 환자들이 다소 우수한 결과를 나타내었다.

이러한 소견은 정신치료의 면에서, 정신병적 경험을 자신의 인생의 한 부분으로 통합할 수 있는 환자들이 표현적 치료로 더 좋은 결과를 보이는 반면 정신병적 현상을 덮어 버리려는 환자들은 지속적인 표현적 치료 노력에서 별 이득을 얻지 못하거나 오히려 손상을 받을 수도 있을 것임을 암시한다. 약간의 통찰만을 획득하는 데 목표를 둔 정신치료에서 조차도 치료자로부터의 의미있는 지지를 요구하게 될 것이다. 조현병의 정신치료에서는 다른 더 높은 기능을 보이는 환자에 비하여 표현적이냐 지지적이냐의 구분이 확실히 덜 엄격하다.

사실 조현병 환자들의 치료가 성공하기 위해서 지지적 접근이 반드시 필요할 것이라는 점에는 많이 논란이 있어 왔다. 여러 차례 입원하였던 269명의 환자들을 대상으로 전향적 추적조사를 수행한 덴마크의 Rosenbaum들(2012)은 처음 발병한 조현병 스팩트럼 질환의 환자군을 대상으로 보통의 치료(treatment as usual alone)와, 매뉴얼화된 지지적 역동정신치료(manualized supportive psychodynamic psychotherapy)를 더한 치료를 비교하였다. 무작위 연구는 아니었지만 연구자들은 어느 한쪽으로 치우치지 않으려 노력하였다. 2년후 보통의 치료만을 한 환자군에 비해서 지지적 역동정신치료를 함께 한 군에서 증상의 호전과 전반적인 기능의 향상이 의미 있게 우세하였다.

개인치료(personal therapy)(Hogarty들 1995, 1997a, 1997b)는 조현병에 대한 개인적인 정신사회적 치료방법들 중에서 가장 엄격하게 평가되었다. 일반적으로 한 질병에 대하여 특이적이지 않은 정신역동적 치료들과는 반대로, 개인치료는 질병-특이적이다. 이 치료방법은 조현병에 대한 연구를 기반으로 하고 있다. 따라서 스트레스-취약성 모형에 기초하며, stress와 관련된 감정조절장애가 증상 악화에 중심적인 역할을 하는 것으로 본다. 일부 정신역동적 치료자들은 경험적인 기반이 없는 정신분석 이론에 기초하여 조현병에 대한 가설을 세웠다. 반면에, 많은 치료적 기법들은 개인치료의 특징으로서, 많은 역동치료자들이 환자의 필요에 따라서 자신들의 접근방법을 유연하게 조정하고 있다.

개인치료는 단계를 따라서 진행한다. 초기단계(initial phase)에서는, 증상의 임상적인 안정화, 치료동맹의 발달, 기본적인 정신교육의 제공에 주안점을 둔다. 이 단계는 대개 병원에서 퇴원한 후 첫 수개월 동안에 일어난다. 중간단계(intermediate phase)에서는 스트레스인자(stressor)들과 연관된 내적인 감정적 단서들을 환자 스스로가 알게 되도록 돕는다. 일부 환자들은 이때쯤 해서 사회적 기술 훈련, 이완훈련, 사회적 지각 증진 훈련 등을 시작한다. 진행단계(advanced phase)에서는 내적 성찰(introspection)의 기회를 제공하는데 주안점을 둔다. 이에 더하여 환자는 갈등 해소나 비판 관리의 원칙들에 대하여 강의를 받는다. 각각의 단계에서 치료는 환자 개인의 요구에 맞추어 계획된다.

Hogarty들(1997a, 1997b)은 151명의 조현병 환자들을 개인치료, 그리고 가족치료와 지지적 개인정신치료 중 하나의 대조군 치료법에 무작위로 배정하였다. 퇴원한지 3년만에 환자들을 추적하였다. 18%의 환자들만이 중간에 탈락하였으나, 이들의 대부분은 개인치료를 받지 않은 집단에서 나왔다. 개인치료가 약물 비순응과 정신병적 혹은 감정적 재발을 예방하는데 있어 다른 두 가지 치료법에 비하여 더 효과적인 것으로 나타났다. 하지만 이런 효과는 단지 가족들과 같이 살고 있는 경우에 한하였다. 가족과 살고 있지 않은 환자들에서는 개인치료를 받은 환자들이 더 나빴다. 즉, 지지치료를 받은 환자들에 비하여 정신병적 증상발현이 의미있게 더 많았다. 연구자들은 거주 안정성이 확보되고 증상의 호전이 확립될 때까지 개인치료를 미루어야 할 것이라고 결론 내렸다.

이 연구에서 개인치료가 역할의 수행이나 사회적 적응에 상당히 효과적인 것으로 나타났지만 증상에 대한 효과는 다른 치료를 받은 대조군들에 비하여 의미있게 높지 않았다. 사실, 개인치료를 받은 환자들은 실제로 지지치료나 가족치료를 받은 환자들에 비하여 더 높은 불안을 나타내었다. 또한 개인치료는 지지치료에 비하여 그 영향이 더 오래 지속되는 것으로 보였다. 개인치료를 받은 환자들은 퇴원 후 2~3년까지도 사회적 적응의 호전이 지속되었다. 반면에 지지치료를 받은 환자들은 가족치료를 받든 그렇지 않든, 퇴원 후 1년이 되었을 때 사회적응 효과가 가장 높았고 이후로는 더 이상 호전되지 않았다.

조현병의 최적의 치료 전략에 대한 현대적 이해를 바탕으로 볼 때, 개인치료는 단지 전체 치료계획 중의 한 가지 방법일 뿐이었다. 환자들은 항정신병약물을 투여 받았고, 그밖에 다양한 재활치료가 개인치료와 함께 제공되었다. Fenton과 McGlashan(1997)이 지적한 것과 같이, 개인치료는 "여러 치료방법들을 개별 환자에게 맞도록 특별하게 연합하여 치료하는 것이 질병 혹은 회복의 특별한 단계에 있는 특별한 형태의 조현병을 앓고 있는 이 특별한 환자에게 최고의 도움이 될 것"이라는 이상적인 방침을 제공한다. 그 환자의 특별한 필요성에 대하여 치료방법들을 선택하려는 이러한 노력은 바람직한 임상적 의미를 갖게 한다. 개인치료는 확실히 특정한 환자의 방어, 대상관계, 그리고 자기감(sense of self)에 대한 정신역동적 이해라는 틀 속에서 사용될 수 있다.

이에 더하여, 인지행동치료를 사용한 무작위 대조군 연구에서는 조현병의 전체 치료계획에서 정신치료적 치료방법들이 유용하고 가치 있는 부분이었음이 밝혀졌다(Kuipers들 1998; Tarrier들 1998). Kuipers들(1998)의 연구에서는 CBT로 인한 환자의 호전은 18개월 추적조사에서도 대부분 유지되고 있었다. 이 연구에서는 문제해결과 재발방지를 위한 훈련 등의 전략들이 특히 유용하였으며, 어떤 정신치료적 접근에서도 이 전략들이 포함되어야 한다고 지적되었다. CBT를 시행한 최근의 모든 연구들을 요약해 보면 이들 정신치료가 망상이나 환각, 양성 증상과 음상 증상 모두의 정도를 감소시켰으며 사회적 기능도 호전시켰다(Dixon들 2010). 하지만 조현병이 최근에 발병하였거나 정신병적 증상이 최근에 악화된 환자들 대부분은 CBT 연구에 들어오지 못하였다.

Grant들(2012)은 음성 증상을 가지고 있고 장애가 심한 환자들을 대상으로 인지치료 무작위 대조군 연구에서, 실패에 대한 두려움에 대해서 인지치료 모델을 사용한 치료를 하고 두려움을 예방하는 것을 목적으로 한 행동 교정을 통하여, 집요하게 계속되던 음성증상들까지도 호전될 수 있었음을 발견하였다. 이 치료방법에는 치료동맹을 증진시키고 낙인을 감소시키기 위한, 소위 '정상화를 위한 설명'(normalizing explanation) 기법을 사용하였다. 정신병적 현상을 다른 방법으로 설명하기 위해서 반어법적 문답법(Socratic questioning)도 사용되었다. 예를 들어서 환청 그 자체보다도 환청에 대해서 자신이 어떻게 느끼는가 하는 것이 화가 난 이유라는 것을 환자가 인식하도록 돕는 등, 증상에 대한 공동의 가설을 세우는 것도 필요하였다.

Keshavan과 Eack(2014)는 조현병 환자들을 위한 정신사회적 치료에 대해서 개략적으로 살펴보면서, 지속적이고 긍정적인 치료동맹이 작동을 하고 있느냐 하는 것이 치료결과에 대한 강력한 예측 인자가 된다고 주장하였다. 하지만 조현병을 앓고 있는 환자들은 질병에 대한 병식이 부족한 경우가 많았기 때문에, 치료동맹을 형성하는 것 이상의 더 도전적인 작업은 거의 이루어지지 않았다.

Selzer와 Carsky(1990)는 환자와 치료자가 그들 사이에 무슨 일이 일어나고 있는지를 논의하게 만드는, 어떤 인물이나 생각 혹은 생명이 없는 대상 등 환자와 치료자를 조직적으로 결합시키는 대상을 찾는 것이 대단히 중요함을 강조하였다. 치료의 초기 단계에서는 환자들이 자신들이 질병을 앓고 있고 치료를 필요로 한다는 사실을 알 수 없는 경우가 많기 때문에, 주된 초점은 관계를 이룩하는데 두어야 한다. 예를 들면, Frese(1997)는 치료자들이 환자들의 망상적 믿음에 대한 이의 제기를 피해야 함을 주의시키고 있다. 그는 환자들이 망상을 가지고 있을 때 어떠한 반대 증거가 있다고 하더라도 당연히 자신들이 옳다고 믿고 있음을 지적한다. 심리학자로서의 성공과 출세를 추구하던 수년간 조현병을 앓았었던 Frese는 환자들이 시적으로 그리고 은유적으로 말하고 있다고 생각하기를 치료자들에게 권고한다. 다른 사람들이 자신의 망상적 믿음에 대하여 어떻게 생각하는지를 지켜 보도록 환자들을 도움으로써 이들이 정신병원에의 입원이라는 결과를 낳게 할 행동들을 피할 수 있게 될 것임을 그는 지적하고 있다. 입원을 피하고자 하는 환자의 소망과 동맹을 맺음으로써, 치료자는 투약 등 치료계획의 다른 측면들에 대한 환자의 협조와 순응을 얻을 수 있다.

치료동맹의 형성을 방해하는 환자의 결함을 교정하기 위해서는 정신치료의 초기 작업의 많은 부분이 지시적이고 계획적이어야 한다(Selzer 1983; Selzer와 Carsky 1990; Selzer 등 1989). 치료동맹을 형성하는 지속적인 작업은 중대한 고비를 맞을 수도 있다. Frank와 Gunderson(1990)은 Boston 정신치료 연구에서 143명의 조현병 환자를 대상으로 치료 경과와 그 결과에 미치는 치료동맹의 역할을 조사하여, 치료동맹이 치료의 성공을 가늠하는 중요한 예견인자가 된다는 사실을 발견하였다. 좋은 치료동맹을 맺은 환자들은 정신치료를 지속적으로 받는 경우가 더 많았고, 처방된 약물에 더욱 순응하였으며, 2년 후의 조사에서 더 좋은 치료결과를 보여 주었다.

또한 환자의 방어를 지지하고 회복시킴으로써, 환자의 장점에 초점을 맞춤으로써, 그리고 환자를 위한 안식처(haven)를 제공함으로써 치료동맹이 촉진될 수 있다. McGlashan과 Keats(1989)는 '정신치료는 특히 피난처(asylum)를 제공하여야 한다'고 강조하였다. 다른 사람들이 이해할 수 없는 감정이나 생각을 치료자는 받아들인다. 다른 사람에게 받아들여지기 위해서는 변화되지 않으면 안될 위축이나 괴상한 행동도 아무런 조건 없이 받아들여지고 이해된다. 정신치료 기법의 이러한 측면은 '함께 함(being-with)' 즉 특별한 요구 없이 기꺼이 타인과의 지속적인 친구관계를 맺는다는 것을 의미한다(McGlashan과 Keats 1989). Karon(1992)이 지적한 바와 같이 조현병 환자의 일차적 정서는 공포인 것이다. 이 감정이 치료자에게 투사될 때 치료자는 이를 받아들일 수 있어야 하고 이러한 강력한 감정을 직면하였을 때 압도 당하거나 회피하지 않아야 한다.

치료동맹이 견고해지면, 다음으로 치료자는 이 환자에게만 특별한 재발요인들을 찾아내고 환자가 자신이 심각한 질병을 앓고 있다는 사실을 받아들일 수 있도록 도움을 주기 시작하게 된다. 치료자는 또한 환자를 위한 보조자아로서 도울 수 있어야 한다. 판단력의 저하 등 자아가 심각하게 약해진 것이 드러날 경우 치료자는 환자가 자신의 행동의 결과를 예측할 수 있도록 도울 수도 있다.

조현병을 앓고 있는 사람들을 대상으로 정신치료를 하고 있는 치료자는 그 사람의 인격 안에 있는 정신병적 부분과 정신병적이 아닌 비정신병적 부분을 구별하는 것이 유용한 수단이 된다고 한 Bion(1967)의 혜안을 발견하게 된다. 환자 마음의 정신병적 부분은 현실에 입각하여 합리적 사고를 하는 비정신병적 부분을 공격한다. 그러면 환자의 정신병적 부분은 이때 일어나는 좌절감을 견딜 수 없기 때문에 고통스런 느낌들을 다른 사람들에게로 투사한다. 따라서 이때 치료자는 환자에 의해서 유발된 역전이의 느낌들에서 일말의 단서들을 볼 수 있어야 한다(Lucas 2003). 더 나아가 환자가 아무리 심각한 정신병적 상태에 있다 하더라도 치료자가 접근할 수 있는 비정신병적 부분이 항상 존재한다는 것을 잊어서는 안된다.

치료자는 환자의 결함들에 자신을 조율하여야 한다. 어떤 환자들이 지속적인 신경인지적 한계를 가지고 있다면, 치료자는 이를 조심스럽게 지적해야 한다. 이런 결함들에 접근할 때 치료자는 환자가 이들에 대하여 절망감을 갖지 않도록 하기 위하여 이 결함들을 어떻게 메워나갈 것인지 조언을 제공할 수 있어야 한다.

CBT의 효능을 검증한 경험적 연구와 함께 이 치료를 기초로 한 몇몇 뛰어난 치료작업들이 Kingdon과 Turkington(1994)에 의해서 상세히 기술되었다. 이들의 치료적 접근의 많은 부분은 약한 부분을 찾아내고 자아 기능의 강화를 도모하는 역동적 지지치료와 밀접한 관련이 있다. 예를 들어, 한 환자의 환각에 대해서 논의할 때, 치료자는 환각의 지각에 어떤 특이한 성질이 있는지를 조사한다. "당신이 들은 말을 다른 누군가가 들을 수도 있나요?"라는 질문을 할 수 있고, 그 소리의 출처에 대해서 환자가 어떻게 믿고 있는지를 물을 수 있다. 망상을 함께 다루어 가면서 치료자는 전술의 일환으로, 환자가 믿고 있는 현상들에 대하여 다른 설명도 가능하겠는지를 물어볼 수 있다. 다른 사람들이 환자가 의도하는 대로 행동하도록 하거나 혹은 다른 사람들의 행동에서 무언가를 읽는 것이 가능한지를 묻는다. 또 환자의 망상이 어떻게 연결되는지 그 추론의 고리(inference chain)를 조사할 가치가 있다. 예를 들어서, 만일 컴퓨터 메모리칩이 자신의 머리에 들어있다고 환자가 믿고 있다면, 치료자는 전류가 어떻게 칩에 전달되는지를 알고 싶다고 물어본다. 환자의 경험은 전반적으로 받아들여져야 하며, 조사를 제대로 하기 위해서 긍정하는 분위기가 만들어져야 한다. 이렇게 해서 환자는 다소 비판적인 생각을 하게 되어 다른 가능성을 생각할 여지를 갖게 된다.

견고한 동맹이 확립되고, 환자 특유의 재발요인들에 접근하여 논의되며, 결함들이 다루어지고, 환자가 가족이나 타인들과 함께 거주할 수 있는 상황이 제대로 확립된 후에 한해서 치료자는 통찰이나 해석 중심의 표현적 접근을 시도한다. 일부 환자들은 이런 시점까지 결코 도달하지 못할 수도 있다. 지지적 치료 전략과 재활치료의 전략들이 충분할 때, 치료자는 환자가 충분히 혼자 남겨져도 좋다고 여길 수 있다. 조현병으로부터 환자를 구해내겠다는 환상을 갖는 것은 절대로 피해야 한다. 이것은 정신치료자에게 가장 좋지 않은 심리적 태도이다(McGlashan 1983). 치료자는 환자가 불확실한 변화나 호전보다는 자신이 잘 알고 있는 악마를 선택할지도 모른다는 가능성을 받아들일 수 있어야 한다. 효과적 정신치료는 환자로 하여금 정신치료적 변화에 대한 대치물로서 질병상태로 남아있고자 하는 환자의 소망을 허용할 줄 아는 치료자의 태도를 필요로 한다(Searles 1976/1979). 그럼에도 불구하고 상당히 많은 조현병 환자들이 자신의 질병이 도대체 무엇인지 그리고 자신이라는 존재에 대한 느낌 자체를 이 질병이 어떻게 파괴하는지를 이해하기 위하여 치료자와 협력하기를 원한다. 전문적인 문헌에서 조현병 환자들에 대한 개인정신치료의 이점을 환자들 스스로가 웅변으로 말해주고 있다(Anonymous 1986; Ruocchio 1989). 이 환자들은 수년간 고통 속에 있는 자신의 인생에 있어 하나의 지속적인 상을 갖는 것이 얼마나 중요한 일인가에 대하여 말하고 있다. 비록 결과측정 방법들이 이러한 변화를 기록할 수 있을 만큼 충분히 예민하지는 못할지라도, 환자는 자기 자신과 자신의 인생에 대한 주관적인 경험이 장기 정신치료적 관계에 의하여 얼마나 의미있게 변화되었는지를 이야기하고 있다. 한 환자(Anonymous 1986)의 말을 빌면, "홀로 남은 하나의 연약한 자아는 그저 연약한 채로 남아있다. 투약이나 피상적 지지만으로는 한 사람이 다른 사람으로부터 이해되고 있다는 느낌을 받지 못한다."

Elyn Saks(2008, 2009)는 가장 분명하게 자신의 목소리를 냈다. 그녀는 법학 교수인데, 자신의 생명을 구할 목적으로 정신분석과 손을 잡았다. 그녀는 약을 먹는다는 것이 얼마나 가치 있는 일인지 그리고 질병을 앓고 있음을 부정하는 것을 극복한다는 것이 얼마나 중요한 것인지를 감동적으로 표현하였다. "치료적 관계는 모든 것의 중심에 있다. 왜냐하면 이것이 조현병에 걸린 나의 외로움을 극복하게 하였고 무엇이 현실이며 무엇이 현실이 아닌지를 결정하는데 도움이 될 누군가를 내게 제공하였기 때문이다."라고 주장하였다. 심각한 질병의 단계에서는 자기방어적으로 작용함으로써 그 자신을 재정립하게 한다고 스스로 간주하였던 자기도취적 손상(narcissistic injury)이 결국에는 부정을 가장 최고조에 달하도록 할 것임을 강조하였다. 다만 지속적인 정신치료적 도움과, 투약을 중단하면 언제라도 증상이 다시 돌아올 것이라는 반복적인 자기 관찰이 결국에는 부정을 극복하게 할 수 있다고 그녀는 확신하였다.

집단정신치료 Group Psychotherapy

조현병 환자에 대한 연구들을 통하여 집단정신치료가 유용하기는 하지만 실시 시기가 중요하다는 점을 알게 되었다. 약물치료를 통하여 양성증상이 안정된 후라면 적절한 시기라고 할 수 있다(Kanas들 1980; Keith와 Matthews 1984). 급격히 혼란상태에 빠진 환자는 환경에서 오는 자극을 여과할 수 없고, 집단치료 상황에서의 다중적 자극유입은 환자가 스스로를 재건하려고 노력을 시작하는 바로 그때에 그를 둘러싼 자아를 압도해 버릴 수도 있다. 조현병 환자의 집단치료의 대조군 연구들에 대한 한 평론(Kanas 1986)에서 이 치료가 입원환자에게 효과가 있다는 확실한 증거가 있으나 급성기 병동보다는 만성 병동에서 더욱 확실한 효과가 있다고 하였다. 양성증상이 조절된 후 혼란에서 벗어나고 다른 환자들이 퇴원준비를 하는 것을 보게 됨에 따라 입원환자 집단은 조현병 환자에 대하여 상당히 지지적이 될 수 있다. 외래환자의 치료방법으로서 집단치료는 개인치료만큼 효과적이라는 사실도 시사되었다(O'Brien 1983). 약물치료로 안정을 회복한 환자에게는 주당 60~90분의 집단치료로 신뢰감을 얻을 수 있게 되고 환청을 어떻게 처리해야 하며 정신질환자라는 낙인을 어떻게 취급해야 하는가 하는 등의 여러 근심거리들을 자유롭게 논의할 수 있는 지지집단이 제공될 수 있을 것이다.

가족치료 Family Intervention

조현병을 대상으로 한 정신사회치료의 효능에 대한 경험적 연구 문헌들을 보면 그중 가족치료가 가장 많이 연구되어 있음을 알 수 있다. 많은 연구조사에서 가족치료와 항정신병약물 연합요법은 단지 재발 방지의 측면에서만 볼 때에도 약물 단독요법에 비하여 3배의 효과가 있었다고 하였다. 이 연구들은 Brown들(1972)에 의하여 처음으로 정의된 감정표현(expressed emotion; EE)이라는 용어를 사용하였다. 이 용어는 강력한 개입과 지나친 비판을 특징으로 하는 가족구성원들과 환자 사이의 상호관계의 형태를 의미한다. 이 용어를 사용하여 환자의 부모들이 조현병의 원인으로 작용하였다고 비난하고자 하는 것은 아니다. 다만 가족들이 조현병에 의하여 영향을 받고 환자와의 이러한 상호관계가 강화되면서 재발을 하게끔 하는 요인은 될 수 있을 것이다. 간단히 말하면 높은 EE를 보이는 가정에서는 낮은 EE 가정에 비하여 재발율이 더욱 높다.

조현병 환자에서 EE와 치료결과의 관계를 대상으로 한 27개의 연구에 대한 메타분석에서 EE가 재발의 중요한 그리고 확고한 예견인자임이 확인되었다(Butzlaff와 Hooley 1998). 높은 EE와 재발 간의 관계는 더 만성적인 조현병을 앓고 있는 환자에게서 가장 강력하였다. 신경인지적 취약성과 가족내 비난(family criticism) 사이에는 특이한 상승효과가 존재함을 최근의 연구는 지적하고 있다. Rosenfarb(2000)는 최근에 발병한 41명의 조현병 환자들을 대상으로 한 연구에서, 진행기억 능력의 결핍(working memory deficit)과 가족내 비난이 함께 있으면 정신병적 사고가 발생할 가능성을 예견할 수 있었다고 보고하였다.

EE에 대한 광범위한 연구를 하게 되면서 조현병 환자의 가족에 대한 체계적인 정신교육적 접근이 가능하게 되었다. 가족들은 재발의 전조가 되는 질병의 전구증상과 증후들을 알아내도록 훈련을 받고, 비난과 과다한 간섭을 줄이며 지속적으로 투약함으로써 적절한 기능을 유지할 수 있다는 것을 배운다. 약물의 부작용과 그에 대한 처치, 조현병의 장기 경과와 예후 및 이 질환의 유전적이고 생물학적인 기초에 대한 강의도 받는다. 이러한 방법을 사용하는 의사들은 재발을 방지하는데 있어 환자의 가족을 협조자로 보고 그들의 도움을 효과적으로 받을 수 있다.

조현병을 앓고 있는 환자들을 위한 가족치료에 대한 연구의 엄격함은 감탄할만하다. 이들은 전체적으로 무작위 환자 배치를 사용하고, 환자를 대상자로 포함하는 기준을 잘 세웠으며, 결과를 체계적으로 수집하고, 치료 방법들에 대한 일관성을 확보하였으며, 적절한 대조군을 선택하였다. 가족치료의 효능을 조사함으로써 장기간의 가족치료가 재발율을 줄이고 EE를 감소시키며, 결과를 좋게 하는 효과가 있는 것으로 나타났다(Dixon과 Lehman 1995; Penn과 Mueser 1996). 치료적인 이득은 상당히 안정적이었으며, 2년까지 지속되는 경우도 종종 있었다. 심각한 정신질환의 사회적 비용을 감안할 때, 높은 EE를 근저에 둔 조현병 환자들에 대한 가족치료는 비용효과 측면에서도 대단히 좋은 방법이기도 하다. McFarlane(2002)은 이 방법이 다세대 가족 집단에서도 매우 효과적임을 알아내었다. 이런 방식으로 가족치료는 치료 방법이 제한되어 있는 이 환자들에게 좀더 알맞은 치료법이 되어 가고 있다.

그렇지만 가족치료의 개념적 모델로부터 얻어졌던 인상적인 결과가 최근에 들어와서는 도전을 받고 있다. 몇몇 연구자들은 EE를 제어하는 것이 재발방지에 영향을 끼치는 특별한 요인이라는 것에 의문을 제기하고 있다. MacMillan들(1986)은 한 연구에서 항정신병약물의 규칙적 복용과 입원 전의 질병기간이 재발을 예견하는데 있어 EE의 효과에 버금가는 중요한 요인들이라는 것을 알게 되었다. Parker들(1988)의 연구에서는 57명의 조현병 환자들의 가정에서 EE의 수준을 조사하였다. 편부모 가정과 경과가 좋지 않았던 과거력은 재발 예견인자이었으나 EE의 수준은 예견인자가 되지 못하였다. 연구자들은 좋지 않은 경과를 보였던 환자의 경우 EE의 수준이 높은 가족들에서 반응의 증가를 일으키며 특히 환자가 편부모 가정에서 살고 있을 때 더욱 그러하였다고 주장하였다. Falloon(1988)은 위의 연구가 EE를 연속적으로 측정하지 않았음을 지적하고 EE의 연속적 측정을 통하여 환자의 행동 장애가 부모에게 높은 EE 반응을 야기하는 것인지, 아니면 EE가 높다는 스트레스가 관계형성에 영향을 주는 것인지를 결정짓는데 도움이 될 것이라고 하였다.

또 다른 질문은 높은 EE 수준과 그것이 가족개입에 미치는 영향에 관한 것이다. 조현병 환자의 가족들 상당수는 어려운 상황에서 최선을 다하여 반응을 하였을 때 환자의 재발에 대해서 책임이 있는 것으로 비난을 받고 있다고 느낀다(Lefley 1992). Kanter들(1987)이 지적한 바와 같이 만일 가족이 개입하지 않으려고 열심으로 애쓴다면 그들은 자신들의 가족인 조현병 환자가 제어되지 않은 도발적 행동을 보일 때 적절하게 반응하지 못할 것이다. 게다가 어떤 경우에는 환자가 호전된 결과로 가족들이 EE를 줄이기만 하였을 때, 실제로는 높은 EE에서 낮은 EE로의 변환이 환자의 호전을 이끌었다고 추정할 수도 있다(Hogarty들 1986). 연구자들은 또 EE가 시간의 흐름에 구애 받지 않는 안정된 개념인가 하는 의문을 가지고 있다(Lefley 1992). 높은 EE가 조현병 외의 다른 질환과도 관계가 있다는 관찰, 조현병 환자 일부만이 전적으로 높은 EE에 의하여 영향을 받는다는 사실, 그리고 EE라는 구성개념이 근본적으로는 문화적인 개념이라는 인식 등이 또 다른 의문들을 일으키고 있다(Jenkins와 Karno 1992).

재발과 EE 사이의 관계에 대한 논란과 함께 어떠한 방법이 가족과 함께 작업할 수 있는 가장 유용한 방법일 것인가 하는 궁금증에 대한 연구들도 있다. Kanter(1987)는 질병에 대한 정보나 지지 혹은 충고 등을 제공하는 정신교육적 노력을 기울임으로써 EE에 대한 연구들에서와 같은 인상적인 결과를 얻을 수 있다고 강조하였다. Hartfield(1990)는 가족과 함께 작업을 함에 있어서 아마도 교육이 치료보다 더 도움이 될 것이며 그 외의 특별한 개입은 필요하지 않다고 주장하였다. 그러나 자극이 높은 환경은 조현병 환자가 처리하기 어렵기 때문에 환경으로부터의 자극 강도를 줄이는 것이 현명할 것이다. 나아가 최근의 연구는 감정적인 과잉 간섭(emotional overinvolvement)과 지나친 비난(excessive criticism) 등 EE의 두 가지 요소가 한꺼번에 다루어져서는 안된다는 것을 시사하고 있다(King과 Dixon 1996). 69명의 환자들과 108명의 가족들을 대상으로 한 이 연구에서는 감정적인 과잉 간섭은 환자의 더 나은 사회적 기능이라는 결과와 연관이 있는 것으로 나타난 반면, 지나친 비난은 재발을 더 쉽게 하는 요인일 가능성을 시사하였다.

정신사회적 기술훈련 Psychosocial Skills Training

흔히 환자들이 환경적인 지지와 학습 과정들을 통하여 자신들의 최대한의 능력을 발달시킬 수 있도록 격려하는 치료적 방법(Bachrach 1992)이라고 정의되는 정신사회적 재활이 조현병을 앓고 있는 환자들을 위한 현대적 치료의 중요한 한 부분이 되어야 한다. 개개인에 맞추어 계획된 이 치료적 접근법은 환자의 강점과 능력을 활용하고, 환자의 기대를 회복시키며, 환자가 가진 직업적 잠재력을 극대화하고, 환자 스스로 자신의 치료에 적극적으로 참여하도록 격려하며, 나아가 사회적 기술을 발달시키도록 돕는 것을 내용으로 한다. 이처럼 다양한 목적들이 정신사회적 기술훈련이라는 제목 안에 모두 포함된다. Hogarty들(1991)은 정신사회적 기술훈련을 받은 사람들이 사회적응도 측정에서 상당한 호전을 보였고 1년 후의 추적조사에서도 대조군에 비하여 더 낮은 재발율을 나타내었다고 보고하고 있다. 하지만 이러한 이득은 치료 후 2년 안에 사라졌다.

인지적 재활치료나 치료교육(remediation)도 이러한 전략 안에 포함되어 왔다. 관련되는 기술들을 반복해서 연습시킴으로써 다양한 인지적 결함들이 변화된다. 인지적 치료교육을 통해서 조현병 환자들의 인지기능을 증진시킬 수 있을 뿐만 아니라 문제가 되는 증상들이나 다른 영역의 기능에도 더 전반적인 이득을 제공할 수 있다는 점이 메타분석적 기법을 사용한 연구들에서도 나타나고 있다(Keshavan과 Eack 2014). 사회적 기술훈련에서는 환자들이 역할놀이(role playing) 혹은 대인관계 상황에서 자신들의 기능을 호전시키는 훈련들에 참가한다. 이와 같은 접근 방법에 대한 연구는 아직 효능에 대한 연구로 이어지지는 않고 있다. 훈련을 통하여 특정한 운동실행에 관련된 행동들은 분명한 호전이 있는 것으로 보이지만, 이러한 기술들은 시간이 지나면서 그 효과가 줄어들어 간다. 또한 정신사회적 기술훈련을 임상적 상황으로부터 매일의 생활로 확대하는 것이 좋다는 증거는 아직 미약하다(Keshavan과 Eack 2004; Penn과 Mueser 1996; Scott와 Dixon 1995). 그럼에도 불구하고 일반적인 시각은 특정한 기술을 가르치고 인지적 결함을 교정하는 것이 충분히 전체 치료계획의 한 부분이 될 수 있다는 것이다.

입원 치료 Hospital Treatment

급성 정신병적 상태의 조현병 환자에게는 단기입원이 자신을 재편성할 수 있는 기회를 제공하고 미래를 위한 새로운 방향을 얻게 할 것이다. 항정신병약물 투여로 대부분의 양성증상은 해결되며, 병원환경의 구조는 자신이나 타인을 해칠 가능성이 있는 환자에게 안전한 피난처를 제공할 것이다. 병원의 간호인력은 환자를 위한 보조자아의 기능을 수행한다. 퇴원 후에는 적합한 환경조성을 위하여 환자와 그 가족을 대상으로 정신교육을 시작한다. 평생동안 지속될지도 모르는 질병을 다루고 있으며 그 장애를 줄이는데 목적이 있는 것이고 완치를 목적으로 하지는 않는다는 것을 환자와 가족 모두가 인식하여야 한다. 지속적 투약의 중요성을 강조하고 감정표현의 개념을 잘 설명해 주어야 한다. 동시에 치료진은 기대감을 줄 필요가 있다. 비록 질병자체는 만성적이지만 조현병 환자는 나이를 먹어 갈수록 점차 더 나은 기능을 수행할 수 있다는 연구결과가 있음을 알려주는 것이 도움이 된다(Harding들 1987).

단기입원을 추진함으로써 퇴행을 역전시킬 수 있다. 방어능력이 회복되고, 따라서 환자는 신속히 본래의 기능상태로 되돌아갈 수 있다. 정신치료에 적합하지 않다면 입원이 외래차원의 정신치료를 받게 하기 위한 준비과정으로 사용될 수 있다(Selzer 1983). 전지전능감은 타인의 요구에 적응하여야 한다는 필요성에 의해서 도전을 받게 된다. 일상생활에서의 규칙적인 계획을 강화하는 것 때문에 환자들의 요구나 바람이 어느 정도 좌절되는 것은 피할 수 없다. 게다가 적절한 수준의 좌절은 현실검증 능력을 증진시키고 다른 자아기능을 증진시킬 수 있도록 돕는다(Selzer 1983). 입원 중에 정신치료를 시작할 수 있다면 퇴원을 해서도 치료적 관계를 지속함으로써 연속성의 느낌을 유지할 수 있다. 양성증상이 어느 정도 완화된 후에 집단치료를 시작할 수 있고 집단치료에 잘 적응한다면 외래로 이를 계속할 수도 있다. 고립되어 있는 외래환자에게는 집단모임이 유일한 사회적 접촉일 수도 있다.

음성증상이 우세한 환자에서는 진단과 투약을 재평가해야 한다. 즉 음성증상들이 우울, 불안 혹은 약물 부작용 같은 요인에 의한 이차적인 것은 아닌가 하는 것이다. 또한 전략 수정의 필요성을 결정하기 위하여 정신치료 과정도 치료자의 참여 하에 재평가될 것이다. 가족치료가 정신교육적 방법으로 진행되며 이때 가족 구성원들이 고전적 치료에 대한 무반응을 유발하는 하나의 지속적인 스트레스는 아닌지 조사하여야 한다. 음성증상군의 환자 대부분은 사회적, 직업적 재활을 필요로 한다. 식사, 대화, 산책, 예절 등 단순한 일상적 행동의 향상을 목표로 하는 사회적 기술훈련이 이들에게 특히 유익하다. 또 지도감독 아래 단순한 작업기술을 가르치면서 시행하는 신중한 직업평가가 필수적인 요소일 것이다.

입원 중에 적응행동과 기술을 배우고 부적합한 증상행동을 제어하는 방법을 배웠을 때 병원

밖에서 생활하기가 더 쉬웠다는 사실이 '퇴원 후의 적응과 재입원율에 대한 연구'를 통하여 밝혀졌다(Mosher와 Keith 1979). 이러한 환경치료 계획에 초점을 둔 치료행동은 역동치료자의 치료방향에 반하는 것으로 보일 수도 있으나 실제로는 이러한 방향이 역동적 접근에 대한 상승작용을 나타낼 수도 있다. 행동지향적 사회기술훈련(behaviorally oriented social skills training)의 결과로 대인관계 측면에서 호전을 보인 환자는 자신의 대상관계에서의 변화를 경험하기 시작할 것이며 나아가 이 변화는 정신치료에서 논의의 재료가 될 것이다.

치료에 반응을 보이지 않고 따라서 장기입원을 요하는 조현병 환자들은 심각한 대인관계 장애를 보이기도 한다. 이 경우 조현병 증상과 동시에 심각한 성격적 어려움을 동반하는 경우가 많다. 치료자들은 모든 조현병 환자가 각각 하나씩의 독특한 성격을 가지고 있다는 사실을 잊을 때가 많다. 이러한 성격적 문제들은 투약에 대한 비순응, 가족 구성원이나 환경내의 다른 지지자로부터의 소외, 질병의 부정, 혹은 직업적 상황에서의 기능부전 같은 형태로 나타난다. 입원병동이나 주간입원은 조현병에 동반된 성격적 문제들을 밝히고 환자의 투약 비순응의 이유를 알아보기 위한 이상적 치료방침이 될 수 있다.

다음의 상세한 증례에 본 장에서 기술된 여러 가지 치료원칙이 묘사되고 있다.

I는 22세 미혼남자로 미국 남동부가 고향이며 3년간 조현병을 앓고 있었다. 외래 투약치료나 단기입원에 반응이 없었다. 장기입원을 위하여 의뢰되어 부모와 함께 와서 입원하게 되었다. 어떻게 불편한가 물었을 때 몸 전체에 걸쳐 다양한 신체적 불편을 장황하게 자세히 설명하였으나 정신적인 문제는 전혀 없다고 부인하였다. 정신과 병동에 입원하라고 하자 처음에는 서명하기를 망설였지만 완전한 신체검사와 신경학적 검사가 정신과 평가의 한 부분이라고 반복 설득한 끝에 환자는 입원에 동의하였다.

신체에 대한 환자의 집착 때문에 정신과 질환에 대한 병력청취가 어려웠다. 다행히 부모와의 면담을 통하여 모자라는 부분을 보충할 수 있었다. I는 큰 성공을 거둔 부모의 세 자녀 중 막내로 태어났다. 아버지는 존경 받는 사업가였고 어머니는 교육계의 중요한 위치에 있었다. 형은 유명한 의과대학의 졸업생이었고 누나는 경영학 석사과정의 우등생이었다. 환자는 쉽게 대학에 입학하였으나 발병 후 유급을 할 위기에 놓이게 되었다. 환자는 기숙사가 시끄러운 것에 민감하였고 다른 사람들이 자신에 대하여 이야기하고 있다고 하였다. 마침내 한밤중에 자신을 "패배자", "동성연애자", 혹은 "미친 녀석"이라고 부르는 다른 아이들을 피하기 위하여 집으로 돌아가지 않으면 안되었다.

학교를 그만둔 후, I는 부모와 함께 살면서 점점 부모의 시간을 더 많이 빼앗기 시작하였다. 아침에 아버지가 출근을 하지 못하게 하기 위하여 문밖으로 따라 나오거나 자동차 위에 올라 앉기도 하였다. 한밤중에 아버지를 깨워 자신의 신체적 고통을 늘어놓기도 하였다. "나는 이렇게 고통스러운데 아버지는 도대체 뭘 하고 있는 거예요."라고 하면서 아버지의 무관심에 대하여 비난하기도 하였다. I는 여러 전문가에게 보여졌고 어떤 때는 한 방면의 여러 전문가들을 만나기도 하였지만 신체질환이라는 진단은 받지 못하였다. 환자는 좋아졌다 나빠졌다를 반복하는 자신의 신체증상을 부모들이 계속 관찰해야 한다고 주장하였다. 부모는 환자를 사랑하였으므로 그에 대하여 걱정하였고, 따라서 환자와 긴 시간을 함께 보내면서 아들의 고통을 이해하려고 애썼다. 심지어 아버지는 신체에 집착하는 호소를 쉬지 않고 10시간이나 앉아서 들은 적도 있었다.

I는 자기를 비난하는 소리가 계속 들려온다고 하였으며, 한번은 거리에서 모르는 사람이 자기에게 불쾌한 소리를 한다면서 그를 공격하였다. I는 두 번에 걸쳐 몇 주씩 입원한 적이 있었으며 몇 차례에 걸쳐 네 가지 각각 다른 항정신병약물을 처방 받았었다. 그러나 환자는 정신과 약을 먹을 정도의 정신상태가 아니라고 주장하였고 또 항콜린성 부작용이 괴로워서 매번 약 복용을 중단하였다.

입원 직후의 정신상태검사 결과, 환자가 소리가 들린다는 호소를 하지는 않았지만 환청은 지속되는 것으로 나타났다. 환자는 실제로 사람들이 자기에 대하여 이야기하고 있다고 확신하였다. 입원 첫 며칠 동안 환자는 다른 사람들이 자기를 놀린다고 하면서 몇 번이나 다른 환자에게 화를 내며 대들었다. 환자들 전부가 그에 대하여 이야기한 적이 없노라고 극구 부인하였다. 대화중단이나 주제이탈 등 사고형태 장애로 인하여 단 하나의 문장을 완성하기도 어려웠다. 문장 중간에 중지하거나 주제를 바꾸고 다른 문장을 시작하는 모습을 보였다.

I는 치료자들이 자신의 신체적 증상을 자기 부모처럼 돌봐주지 않기 때문에 병원에서는 몹시 불안하다고 하였다. 예상했던 대로 환자는 병원환경에서 가정의 상황을 재현하려고 시도하였다. 의사나 담당간호사에 대하여 강한 전이 애착을 발달시키고는 그들이 항상 자기와 같이 있어 주기를 원하였다. 의사가 면담을 마치고 병실을 떠나려 할 때, I는 의사를 쫓아 문밖으로 달려나가려고 시도하였는데 이는 아버지의 출근을 저지하려고 애쓰던 것과 같은 것으로 보였다.

신체검사와 신경학적 검사에는 이상소견이 없었다. 세심한 정신과적 평가를 거쳐 치료진은 하나의 가설을 도출해 내었다. 환자의 망상적 근심과 신체 집착은 극히 저하된 자존심을 감추려는 것이었다. I는 자신이 집안의 말썽꾸러기 같다고 느끼면서 자라났다. 왜냐하면 그 자신의 여러 가지 제약 때문에 주위의 성공한 사람들과 경쟁을 할 수 없었기 때문이었다. 어느 정도의 자존심을 유지하기 위해서, 자기 자신이 여러 가지 신체적 문제들 때문에 적절한 성취를 얻지 못한 희생자라고 생각하게 되었다. 그렇게 해서 I는 학교나 여러 가지 직업에서의 실패를 신체질환의 탓으로 돌릴 수 있었다.

신체적 염려는 또한 환자의 사고에 있어서 하나의 초점이 되었고 그로 말미암아 더욱 심각한 정신병적 분열과 자기파괴의 상태를 방지할 수 있었다. 이러한 심한 신체집착은 함입과 투사라는 기전을 통하여 타인들로부터 놀림을 당한다는 망상적 지각과 연관이 되었다. I는 아동기의 부모의 기대와 요구를 '비난하는 대상들'로 내재화하였다. 따라서 그 자신에 대하여 이야기하는 것으로 지각된 거리나 복도의 낯선 사람들은 비난하는 대상들을 스스로가 환경에 투사한 것이다. 박해자들이 재함입 되었을 때 이들은 즉각적인 관심을 요하는 여러 형태의 고통이나 통증이라는 내적인 박해자가 되었다. 그러므로 환자는 환경에서든 신체 안에서든 고통에 의하여 포위되어 있다고 지속적으로 느꼈다.

신경생리학적인 면에서는 I가 다양한 자극들을 걸러낼 수 없었던 것에 통증과 고통의 원인이 있다고 느끼게 되었을 것이다. 결국 신체화는 또 다른 기능을 수행하고 있었다. 즉 그것은 대상관계를 유지하고 따라서 심각한 분리불안을 방어하는데 사용할 수 있는, 환자가 알고 있는 단 하나의 방법인 것이다. 자문의의 모든 진단적 평가나 치료지시에 대해서는 아무런 관심도 없었음이 분명하다. 검사소견이나 치료적 권유는 지속적으로 관찰되어야 할 필요가 있다고 느꼈던 그의 염려에 비하면 훨씬 덜 중요한 것이었다. 장황한 신체적 호소는 환자를 둘러싼 사람들에게 변화를 일으키기 위하여 구상된 것이 아니고 오히려 버림을 받는 것에 대한 불안을 직면하지 않기 위하여 외적 존재를 지속적으로 유지하기 위한 것이었다. 그러나 역설적으로 그의 연속적인 호소들은 정반대의 반응 즉, 타인들이 그를 멀리 하고 떨어져 나가게 하였다. 처음에 치료진은 투약을 통하여 환자의 양성증상을 제어하려고 시도하였다. 그러나 환자는 약물 복용이 "통증은 모두 자신의 마음에서 나온 것"이라고 한 이전의 의사들과 연관되는 것이기 때문에 결사적으로 투약을 거부하였다.

신체증상에 막대한 투자를 함으로써 자존심을 유지하고 사고를 재조직하려는 환자의 필요성을 고려하여, 주치의는 아무도 그의 통증이 심각하다는 것을 의심하지 않는다고 격려하였다. 주치의는 환자의 질병이 심리적이기도 하고 또한 신체적이기도 하다고 설명해주었다. 나아가 질병의 신체적 증상으로 말미암아 환경이나 몸 안으로부터의 여러 가지 자극을 걸러내는데 어렵게 된다고 설명하였다. I의 주치의는 이러한 교육적 접근을 통하여 항정신병약물이 하나의 여과장치로서 이로운 효과를 보일 수 있으니 시도해볼 가치가 있다고 확신시켰다. 약물 복용에 동의한 후 사고장애는 많이 나아지게 되었고 치료진이나 다른 환자들과 더 조리 있게 대화할 수 있게 되었다. 약물치료에도 불구하고 환청이 계속되었지만 그 빈도와 강도는 다소 감소되었다.

그런 다음 치료진은 보조자아의 역할을 하여 환자의 자아결함을 교정해 보려고 하였다. 한번은 한 간호사와 밀폐된 방에서 만나고 있을 때 환자는 바깥 복도에서 사람들이 자신에 대하여 이야기하고 있다고 주장하였다. 간호사는 문을 열고 함께 복도로 나가 복도에 아무도 없음을 환자에게 확인시켰다. 그리고는 소리가 환자의 내부에서 일어난 것이며 이를 바깥에서 내부로 들어오는 소리로 받아들이는 것이고 이것이 바로 그의 병의 양상이라고 설명해 주었다. 이러한 시도는 집단모임에서 동료환자들로부터의 반응에 의하여 강화되었다.

환자는 처음에는 병실 집단모임에서 제외되었다. 모임이 지나치게 환자를 자극하기 때문이었다. 그렇지만 약물에 의하여 안정된 후에는 I가 스스로 집단모임에 참석하기 시작하였고 거기서 다른 사람들이 자기에 대하여 이야기해서 걱정이라고 호소하게 되었다. 다른 환자들은 이러한 비난을 강력히 부인하였고 만일 환자가 어떤 소리가 들린다고 하면 그들 모두가 언제라도 함께 찾아봐 주겠노라고 그를 격려하였다. 사실은 소리가 자기 내부로부터 나온다는 것을 환자가 인식하고부터는 다른 환자나 치료진에 대한 적대적 비난이 부드러운 질문으로 변화되었다.

I가 자신의 양성증상을 더 잘 제어할 수 있게 됨에 따라 치료의 초점은 대인관계의 손상으로 바뀌게 되었다. 투사적 동일시를 통하여 환자는 아버지에게 가졌던 것과 똑같은 관계를 의사들에게도 가지려고 시도하였었다. 주치의도 다른 환자들보다 I와의 상호작용에 더 많은 시간을 들이고 있음을 스스로 발견하였다. 설사나 복통, 관절의 통증 등을 호소하는 긴급한 상황에서 그를 무시하고 병동을 떠날 수는 없었다. I가 황급히 주치의를 따라 병동 밖으로 나와서 주치의 옆을 따라 걷던 바로 그날 주치의는 가정에서의 상황을 환자가 재현하고 있다는 것을 깨닫게 되었다. I는 마땅히 주치의의 완벽한 관심을 받아야 하며 그를 필요로 하는 다른 환자들이 있다는 사실은 잊어버린 것처럼 보였다. 그때 주치의는 그를 위하여 사용할 수 있는 시간에 대한 기대치를 낮추어야 한다고 환자에게 이야기하였다. 앞으로는 따로 30분씩의 면담을 가질 것이며 그 외의 시간에는 만날 수 없다고 설명하였다. 이러한 한시적 치료방법은 환자의 의무감을 고취하는 것이었다.

이런 방법은 또한 환자가 내재화할 새로운 대상관계의 형태를 제공하였다. 불평하고 요구하는 자아가 탐닉하는 대상과 연관되어 있는 형태의 대상관계가, 돌보아 주기는 하지만 한계가 있다는 새로운 대상과의 경험에 의하여 변형되었다. 새로운 대상에 대한 이러한 경험은 동시에 환자의 자기표상의 변화도 가져왔다. 비록 처음에는 좌절하였지만 점차 의사가 없어도 잘 견디게 되었고 타인에 대한 기대에 한계를 두어야 한다는 점을 더 잘 받아들이게 되었다. 더욱이 이러한 관계를 통하여 직면하게 된 한계들로 인하여 자신의 분리불안을 의사와 논의하게 되었다. I는 보호자가 없을 때는 자신의 기본적 요구가 충족되지 않을 것이라는 염려에 대하여 표현하기 시작하였다.

정신치료의 초기 단계는 환자의 신체적 문제에 대한 장황한 보고로 특징 지워진다. 주치의는 흥미와 관심을 가지고 이 보고를 경청하였고, 심리적인 면보다 신체적인 면에 초점을 맞추지 않을 수 없었던 환자의 필요성을 강조하였다. 그렇지만 주치의는 치료진이나 자문의가 상세히 검사한 것에 추가로 더 검사할 것이 아무 것도 없기 때문에 신체적 이상의 측면에서는 실제적으로 도울 것이 없다는 것을 주기적으로 반복해서 언급하였다. 환자는 신뢰가 형성되면서 가정환경에 있어 심한 열등의식이 있었음을 논의하기 시작하였다. 그의 형이나 누이가 학업에서 뛰어나기는 했

> 었지만, 자신은 단지 몹쓸 신체적 질병들 때문에 성공을 거두지 못한 것이 차이점일 뿐이라고 생각하고 있었다. 환자가 정신적 질환이 있음을 부인하였고, 심리적 역량이 결여되어 있으며 자신의 증상에 대한 호기심이 적었으므로 주치의는 지지적 방법을 사용하지 않을 수 없었다. 이렇게 하여 결국 환자는 자기 스스로와 가정에서의 자신의 위치에 관하여 놀랄 만큼 광범위하게 자신의 느낌을 표현할 수 있게 되었다.
>
> 전반적 치료계획의 일환으로 환자는 몇 명의 동료와 함께 사회기술훈련에 참가하였다. 이 치료 상황에서 환자는 자신의 건강상의 문제, 대화도중 질문에 잘 대답하지 못한다는 점, 그리고 타인의 필요를 무시한다는 점들에 관하여 너그럽게 대면하는 방법을 받아들였다. 대인관계에서의 전반적인 호전뿐만 아니라 다른 모든 영역에서도 좋아지기 시작하였다. 예를 들면 환자는 자신에게 말을 거는 사람들에게는 아침인사를 하기 시작하였고 다른 사람의 건강이 어떤지 질문도 하게 되었다. 환자는 또한 지도감독 하에서 단순작업을 하는 직업평가와 훈련계획에도 참가하였다. 그 계획의 책임을 맡고 있는 재활치료사는 자존심이 손상되지 않도록 환자의 능력에 맞추어 작업의 난이도를 주의 깊게 조정하였다. 끝으로는 아들의 한계를 받아들이도록 환자의 부모에게도 정신교육적 방법을 사용하였다. 지나친 간섭과 과도한 기대는 환자로 하여금 자신의 능력 이상으로 성공해야 한다는 압박을 느끼게 할 수 있으므로 생산적이지 못할 것이라고 설명해 주었다.

본 증례는 역동적 치료를 사용하여 제 2장에서 논의된 각각의 이론적 틀이 어떻게 한 환자의 치료에서 쓰일 수 있는가를 설명하고 있다. 치료진은 자기심리학적 원칙을 사용하여 환자의 자존심을 유지할 필요성을 공감적으로 이해하게 하였고, 결국 치료자들이 환자의 신체화를 공격하지 않도록 하였다. 주치의는 대상관계이론을 사용하여 의사와의 관계에서 환자가 느끼는 문제를 더 빨리 이해할 수 있었다. 마지막으로 자아심리학적인 면은 두 가지 방향에서 도움이 되었다. 첫째는 자아결핍모델을 환경에 도입하여 간호사로 하여금 자아기능 증진기법을 사용하게 하였고, 둘째로 갈등모델을 사용하여 환자의 환청을 이해할 수 있게 하였다. 환자가 자신을 '패배자(loser)'나 혹은 '미친 녀석(crazy)'이라고 부르는 소리를 들었을 때, 이러한 가학적 소리들은 환자의 자아이상과 초자아를 형성한 부모의 기대가 내재화한 것과 실제적인 자아기능인 자신의 한계라는 현실 사이의 고통스러운 갈등으로부터 비롯된 것이었다. 이 소리들은 언제나 환자가 직업활동에서 실패하였을 때 더 심해지는 것으로 생각되었다. 단지 증상의 안정을 위하여 단기적으로 입원한다는 오늘날의 분위기로 볼 때, 이러한 다각적이고 통합적인 치료접근이 입원치료 환경에서는 가능하지 않을 수도 있다. 하지만 모든 환자들을 역동적 기초에 근거한 시각으로 대한다는 원칙만큼은 입원치료에서부터 다양한 외래치료의 환경까지 다 적용할 수 있을 것이다.

요약하면, 조현병 환자는 자신의 일상생활에서 치료적 인물들을 필요로 한다. 그들은 실제로 복잡한 정신위생에 관련된 기관이나 사람들을 이용하는데 도움이 필요하다. 또 그들의 공포와 환상이 전반적 치료계획의 여러 요소들의 협조를 방해한다는 사실에 대하여 스스로의 이해를 촉진시켜 줄만한 누군가가 있어야 한다. 실제로, 치료의 다른 부분에서 발생하는 순응의 문제를 알아내는 것이 정신치료자의 중요한 역할 중 하나이다. 최근의 임상에서는 이러한 역할이 임상환자 관리자(clinical case manager)의 몫이 되는 경우가 종종 있는데, 이는 언제나 환자 자신이 치료에 흥미가 없거나 혹은 정신치료가 공공의 자원으로 제공될 수 없기 때문이다. 환자관리자란 환자의 변호사, 정신건강 안내자 혹은 전체 치료계획의 조정자들이다. 환자관리 자체가 현실에의 적응을 지향하고 있기는 하지만 전이와 역전이의 문제는 여기서도 발생한다. 따라서 환자관리자는 효과적인 정신치료를 제공할 능력이 있어야 한다(Kanter 1989). 대부분의 조현병 환자가 필요로 하는 것이 무엇인지, 환자관리자를 요구하는 것인지 아니면 정신치료자를 요구하는 것인지 하는 문제는 혼란스럽고 위협적인 세계로부터의 은신처로서 동반자적 인간관계를 환자에게 제공할 수 있느냐 하는데 달려 있다.

참고 문헌
References

Abdelmalik P, Husted J, Chow EWC, et al: Childhood head injury and expression of schizophrenia in multiply affected families. Arch Gen Psychiatry 60:231-236, 2003

Andreasen NC, Olsen SA, Dennert JW, et al: Ventricular enlargement in schizophrenia: relationship to positive and negative symptoms. Am J Psychiatry 139:297-302, 1982

Andreasen NC, Flaum M, Swayze VW, et al: Positive and negative symptoms in schizophrenia: a critical reappraisal. Arch Gen Psychiatry 47:615-621

Anonymous: Can we talk? The schizophrenic patient in psychotherapy. Am J Psychiatry 143:68-70, 1986

Arlow JA, Brenner C: The psychopathology of the psychoses: a proposed revision. Int J Psychoanal 50:5-14, 1969

Bachrach LL: Psychosocial rehabilitation and psychiatry in the case of longterm patients. Am J Psychiatry 149:1455-1463, 1992

Bion WR: Differentiation of the psychotic from non-psychotic personalities (1957), in Second Thoughts: Selected Papers on Psycho-Analysis. New York, Jason Aronson, 1967, pp 43-64

Blatt SJ, Wild CM: Schizophrenia: A Developmental Analysis. New York, Academic Press, 1976

Brown GW, Birley JLT, Wing JK: Influence of family life on the course of schizophrenic disorders: a replication. Br J Psychiatry 121:241-258, 1972

Buztlaff RL, Hooley JM: Expressed emotion and psychiatric relapse: a meta-analysis. Arch Gen Psychiatry 55:547-552, 1998

Cannon M, Caspi A, Moffit T, et al: Evidence for early childhood, pan-developmental impairment specific to schizophreniform disorder. Arch Gen Psychiatry 59:449-456, 2002

Carpenter WT Jr: A perspective on the psychotherapy of schizophrenia project. Schizophr Bull 10:599-602, 1984

Carpenter WT Jr, Henrichs DW, Wagman AMI: Deficit and nondeficit forms of schizophrenia: the concept. Am J Psychiatry 145:578-583, 1988

Conte HR, Plutchik R: Controlled research and supportive psychotherapy. Psychiatric Annals 16:530-533, 1986

Dixon LB, Lehman AF: Family interventions for schizophrenia. Schizophr Bull 21:631-643, 1995

Dixon L, Dickerson F, Bellack AS, et al: The 2009 schizophrenia PORT psychosocial treatment recommendations and summary statements. Schizophr Bull 21:631-643, 1995

Duckworth K, Nair V, Patel JK, et al: Lost time, found hope and sorrow: the search for self, connection, and purpose during "awakenings" on the new antipsychotics. Harv Rev Psychiatry 5:227-233, 1997

Falloon IRH: Expressed emotion: current status. Psychol Med 18:269-274, 1988

Falloon IRH, Boyd JL, McGill CW, et al: Family management in the prevention of exacerbations of schizophrenia: a controlled study. N Engl J Med 306:1437-1440, 1982

Federn P: Ego Psychology and the Psychoses. New York, Basic Books, 1952

Fenton WS, McGlashan TH: We can talk: individual psychotherapy for schizophrenia. Am J Psychiatry 154:1493-1495, 1997

Frank AF, Gunderson JG: The role of the therapeutic alliance in the treatment of schizophrenia: relationship to course and outcome. Arch Gen Psychiatry 47:228-236, 1990

Freedman R, Adler LE, Myles-Worsley M, et al: Inhibitory gating of an evoked response to repeated auditory stimuli in schizophrenic and normal subjects: human recordings, computer simulation, and an animal model. Arch Gen Psychiatry 53:1114-1121, 1996

Frese FJ: Recovery: Myths, mountains, and miracles. Presentation to Menninger Clinic staff, May 30, 1997

Freud S: Psychoanalytic notes on an autobiographical account of a case of paranoia (dementia paranoides) (1911), in The Standard Edition of the Complete Psychological Works of Sigmund Freud, Vol 12. Translated and edited by Strachey J. London, Hogarth Press, 1958, pp 1-82

Freud S: The loss of reality in neurosis and psychosis (1924b), in The Standard Edition of the Complete Psychological Works of Sigmund Freud, Vol 19. Translated and edited by Strachey J. London, Hogarth Press, 1961, pp 181-187

Freud S: Neurosis and psychosis (1924a), in The Standard Edition of the Complete Psychological Works of Sigmund Freud, Vol 19. Translated and edited by Strachey J. London, Hogarth Press, 1961, pp 147-153

Freud S: On narcissism: an introduction (1914), in The Standard Edition of the Complete Psychological Works of Sigmund Freud, Vol 14. Translated and edited by Strachey J. London, Hogarth Press, 1961, pp 67-102

Freud S: The unconscious (1915), in The Standard Edition of the Complete Psychological Works of Sigmund Freud, Vol 14. Translated and edited by Strachey J. London, Hogarth Press, 1963, pp 159-215

Fromm-Reichmann F: Principles of Intensive Psychotherapy. Chicago, IL, University of Chicago Press, 1950

Garfield D: Self-criticism in psychosis: enabling statements in psychotherapy. Dynamic Psychotherapy 3:129-137, 1985

Garfield D, Rogoff M, Steinberg S: Affect-recognition and self-esteem in schizophrenia. Psychopathology 20:225-233, 1987

Glass LL, Katz HM, Schnitzer RD, et al: Psychotherapy of schizophrenia: an empirical investigation of the relationship of process to outcome. Am J Psychiatry 146:603-608, 1989

Goldstein MJ, Rodnick EH, Evans JR, et al: Drug and family in the aftercare of acute schizophrenics. Arch Gen Psychiatry 35:1169-1177, 1978

Gomez-Schwar2 B: Individual Psychotherapy of Schizophrenia, in Schizophrenia : Treatment, Management, and

Rehabilitation. Edted by Bellack AS. Orlando, FL, Grune & Stration, 1984, pp307-335

Grand S: The body and its boundaries: a psychoanalytic view of cognitive process disturbances in schizophrenia. International Review of Psychoanalysis 9:327-342, 1982

Grant PM, Huh GA, Perivoliotis D, et al: Randomized trial to evaluate the efficacy of cognitive therapy for low functioning patients with schizophrenia. Arch Gen Psychiatry 69:121-127, 2012

Grinspoon L, Ewalt JR, Shader RI: Schizophrenia: Pharmacotherapy and Psychotherapy. Baltimore, MD, Williams & Wilkins, 1972

Grotstein JS: The psychoanalytic concept of schizophrenia, I: the dilemma. Int J Psychoanal 58:403-425, 1977a

Grotstein JS: The psychoanalytic concept of schizophrenia, Ⅱ: reconciliation. Int J Psychoanal 58:427-452, 1977b

Gunderson JG: Engagement of schizophrenic patients in psychotherapy, in Attachment and the Therapeutic Process: Essays in Honor of Otto Allen Will, Jr. Edited by Sacksteder JL, Schwartz DP, Akabane Y. Madison, CT, International Universities Press, 1987, pp 139-153

Gunderson JG, Frank AF, Katz HM, et al: Effects of psychotherapy in schizophrenia, II: comparative outcome of two forms of treatment. Schizophr Bull 10:564-598, 1984

Harding CM, Zubin J, Strauss JS: Chronicity in schizophrenia: fact, partial fact, or artifact? Hosp Community Psychiatry 38:477-486, 1987

Hatfield AB: Family Education in Mental Illness. New York, Guilford, 1990

Hogarty GE: Depot neuroleptics: the relevance of psychosocial factors-a United States perspective. J Clin Psychiatry 45(5, 2):36-42, 1984

Hogarty GE, Anderson CM, Reiss DJ, et al: Family psychoeducation, social skills training, and maintenance chemotherapy in the aftercare treatment of schizophrenia, I: one-year effects of a controlled study on relapse and expressed emotion. Arch Gen Psychiatry 43:633-642, 1986

Hogarty GE, Anderson CM, Reiss DJ, et al: Family psychoeducation, social skills training, and maintenance chemotherapy in the aftercare treatment of schizophrenia. Ⅱ: two-year effects of a controlled study on relapse and adjustment. Arch Gen Psychiatry 48:340-347, 1991

Hogarty GE, Kornblith SF, Greenwald D, et al: Personal therapy: a disorder-relevant psychotherapy for schizophrenia. Schizophr Bull 21:379-393, 1995

Hogarty GE, Kornblith SJ, Greenwald D, et al: Three-year trials of personal therapy among schizophrenic patients living with or independent of family, I: description of study and effects on relapse rates. Am J Psychiatry 154:1504-1513, 1997a

Hogarty GE, Greenwald D, Ulrich RF, et al: Three-year trials of personal therapy among schizophrenic patients living with or independent of family, II: effects on adjustment of patients. Am J Psychiatry 154:1514-1524, 1997b

Jenkins JH, Karno M: The meaning of expressed emotion: theoretical issues raised by cross- cultural research. Am J Psychiatry 149:9-21, 1992

Judd LL, McAdams LA, Budnick B, et al: Sensory gating deficits in schizophrenia: new results. Am J Psychiatry 149:488-493, 1992

Kanas N: Group therapy with schizophrenics: a review of controlled studies. Int J Group Psychother 36:339-351, 1986

Kanas N, Rogers M, Kreth E, et al: The effectiveness of group psychotherapy during the first three weeks of hospitalization: a controlled study. J Nerv Ment Dis 168:487-492, 1980

Kanter J: Clinical case management: definition, principles, components. Hosp Community Psychiatry 40:361-368, 1989

Kanter J, Lamb HR, Loeper C: Expressed emotion in families: a critical review. Hosp Community Psychiatry 38:374-380, 1987

Karon BP: The fear of understanding schizophrenia. Psychoanal Psychol 9:191-211, 1992

Karon BP, VandenBos G: Psychotherapy of Schizophrenia. New York, Jason Aronson, 1981

Keith SJ, Matthews SM: Schizophrenia: a review of psychosocial treatment strategies, in Psychotherapy Research: Where Are We and where Should We Go? Edited by Williams JBW, Spitzer RL. New York, Guilford, 1984, pp 70-88

Kendler KS, Eaves LJ: Models for the joint effect of genotype and environment on liability to psychiatric illness. Am J Psychiatry 143:279-289, 1986

Keshavan S, Eack SM: Psychosocial treatments for chronic psychosis, in Gabbard's Treatments of Psychiatric Disorders, 5th Edition. Edited by Gabbard GO. Washington, DC, American Psychiatric Publishing, 2014

Kety SS: Genetic and environmental factors in the etiology of schizophrenia, in Psychopathology: The Evolving Science of Mental Disorder. Edited by Mattysse H, Levy DL, Kagan J, et al. New York, Cambridge University Press, 1996, pp 477-487

Khashan KS, Abel KM, NcNamee R, et al: Higher risk of offspring schizophrenia following antenatal maternal exposure to severe adverse life events. Arch Gen Psychiatry 65:146-162, 2008

King S, Dixon MJ: The influence of expressed emotion, family dynamics, and symptom type on the social adjustment of schizophrenic young adults. Arch Gen Psychiatry 53:1098-1104, 1996

Kingdon DG, Turkington D: Cognitive-Behavioral Therapy of Schizophrenia. New York, Guilford, 1994

Kirkpatrick B, Buchanan RW, Ross DE, et al: A separate disease within the syndrome of schizophrenia. Arch Gen Psychiatry 58:165-171, 2001

Klein DF: Psychosocial treatment of schizophrenia, or psychosocial help for people with schizophrenia? Schizophr Bull 6:122-130, 1980

Kuipers E, Fowler D, Garety P, et al: London-East Anglia randomised controlled trial of cognitive- behavioural therapy for psychosis, Ⅲ: follow-up and economic evaluation at 18 months. Br J Psychiatry 173:61-68, 1998

Lef J, Kuipers L, Berkowitz R, et al: A controlled trial of social intervention in the families of schizophrenic patients. Br J Psychiatry 141:121-134, 1982

Lefley HP: Expressed emotion: conceptual, clinical, and social policy issues. Hosp Community Psychiatry 43:591-598, 1992

Lieberman JA, Stroup TS, Perkins DO (eds): Essentials of Schizophrenia. Washington, DC, American Psychiatric Publishing, 2012

London NJ: An essay on psychoanalytic theory: two theories of schizophrenia, part I: review and critical assessment of the development of the two theories. Int J Psychoanal 54:169-178, 1973a

London NJ: An essay on psychoanalytic theory: two theories of schizophrenia, part II: discussion and restatement of the specific theory of schizophrenia. Int J Psychoanal 54:179-193, 1973b

Lucas R: The relationship between psychoanalysis and schizophrenia. Int J Psychoanal 84:3-15, 2003

MacMillan JF, Gold A, Crow TJ, et al: Ⅳ Expressed emotion and relapse. Br J Psychiatry 148:133-143, 1986

Mahler M: On child psychosis and schizophrenia: autistic and symbiotic infantile psychoses. Psychoanal Study Child 7:286-305, 1952

May PRA: Treatment of Schizophrenia: A Comparative Study of Five Treatment Methods. New York, Science House, 1968

McFarlane WR: Multifamily Groups in the Treatment of Severe Psychiatric Disorders. New York, Guilford, 2002

McGlashan TH: The Chestnut Lodge follow-up study, Ⅱ: long-term outcome of schizophrenia and the affective disorders. Arch Gen Psychiatry 41:586-601, 1984

McGlashan TH: Recovery style from mental illness and long-term outcome. J Nerv Ment Dis 175:681-685, 1987

McGlashan TH, Keats CJ: Schizophrenia: Treatment Process and Outcome. Washington, DC, American Psychiatric Press, 1989

Müller C: Psychotherapy and schizophrenia: the end of the pioneers' period. Schizophr Bull 10:618 -620, 1984

Munich RL, Carsky M, Appelbaum A: The role and structure of long-term hospitalization: chronic schizophrenia. Psychiatric Hospital 16: 161-169, 1985

Myrin-Germeys I, van Os J, Schwartz JE: Emotional reactivity to daily life stress in psychosis. Arch Gen Psychiatry 58:1137-1144, 2001

O'Brien C: Group psychotherapy with schizophrenia and affective disorders, in Comprehensive Group Psychotherapy, 2nd Edition. Edited by Kaplan HI, Sadock BJ. Baltimore, Williams & Wilkins, 1983, pp 242-249

Ogden TH: On the nature of schizophrenic conflict. Int J Psychoanal 61:513-533, 1980

Ogden TH: The schizophrenic state of nonexperience, in Technical Factors in the Treatment of the Severely Disturbed Patient. Edited by Giovacchini PL, Boyer LB. New York, Jason Aronson, 1982, pp 217-260

Olin SS, Mednick SA: Risk factors of psychosis: identifying vulnerable populations premorbidly. Schizophr Bull 22:223-240, 1996

Pao P-N: Notes on Freud's theory of schizophrenia. Int J Psychoanal 54:469-476, 1973

Parker G, Johnston P, Hayward L: Parental "expressed emotion" as a predictor of schizophrenic relapse. Arch Gen Psychiatry 45:806-813, 1988

Pedersen CB, Mortensen PB: Evidence of a dose-response relationship between urbanicity during upbringing and schizophrenia risk. Arch Gen Psychiatry 58:1039-1046, 2001

Penn DL, Mueser KT: Research update on the psychosocial treatment of schizophrenia. Am J Psychiatry 153:607-617, 1996

Plomin R, Defries JC, McClearn GE: Behavioral Genetics: A Primer, 2nd Edition. New York, WH Freeman, 1990

Robbins M: Psychoanalytic and biological approaches to mental illness: schizophrenia. J Am Psychoanal Assoc 40:425-454, 1992

Rogers CR, Gendlin ET, Kiesler DJ et al (eds): The Therapeutic Relationship and Its Impact: A Study of Psychotherapy with Schizophrenics. Madison, WI, University of Wisconsin Press, 1967

Rosenbaum B, Harder S, Knudsen P, et al: Supportive psychodynamic psychotherapy versus treatment as usual for first-episode psychosis: two-year outcome. Psychiatry 75:331-341, 2012

Rosenfarb IS, Nuechterlein KH, Goldstein MJ, et al: Neurocognitive vulnerability, interpersonal criticism, and the emergence of unusual thinking by schizophrenic patients during family transactions. Arch Gen Psychiatry 57:1174-1170, 2000

Rosenheck R, Tekell J, Peters J, et al: Does participation in psychosocial treatment augment the benefit of clozapine? Arch Gen Psychiatry 55:618-625, 1998

Rund BR: Fully recovered schizophrenics: a retrospective study of some premorbid and treatment factors. Psychiatry 53:127-139, 1990

Ruocchio PJ: How psychotherapy can help the schizophrenic patient. Hosp Community Psychiatry 40:188-190, 1989

Saks ER: The Center Cannot Hold: My Journey Through Madness. New York, Hyperion, 2008

Saks ER: Some thoughts on denial of mental illness. Am J Psychiatry 166:972-973, 2009

Scott JE, Dixon LB: Psychological interventions for schizophrenia. Schizophr Bull 21:621-630, 1995

Searles HF: Psychoanalytic therapy with schizophrenic patients in a private-practice context (1976), in Countertransference and Related Subjects: Selected Papers. New York, International Universities Press, 1979, pp 582-602

Selzer MA: Preparing the chronic schizophrenic for exploratory psychotherapy: the role of hospitalization. Psychiatry 46:303-311, 1983

Selzer MA, Carsky M: Treatment alliance and the chronic schizophrenic. Am J Psychother 44:506 -515, 1990

Selzer MA, Sullivan TB, Carsky M, et al: Working With the Person With Schizophrenia: The Treatment Alliance. New York, New York University Press, 1989

Stanton AH, Gunderson JG, Knapp PH, et al: Effects of psychotherapy on schizophrenic patients, I: design and implementation of a controlled study. Schizophr Bull 10:520-563, 1984

Strauss JS, Carpenter WT, Bartko JJ: The diagnosis and understanding of schizophrenia, part Ⅲ: speculations on the process that underlie schizophrenic symptoms and signs. Schizophr Bull 11:61 -69, 1974

Sullivan HS: Schizophrenia as a Human Process. New York, WW Norton, 1962

Tarrier N, Yusupoff L, Kinney C, et al: Randomised controlled trial of intensive cognitive-behaviour therapy for patients with chronic schizophrenia. BMJ 317:303-307, 1998

Tienari P, Wynne LC, Moring J, et al: The Finnish Adoptive Family Study of Schizophrenia: implications for family research. Br J Psychiatry 164(suppl 23):20-26, 1994

Tienari P, Wynne LC, Sorri A, et al: Genotype-environment interaction in schizophrenia-spectrum disorder: long-term follow-up study of Finnish adoptees. Br J Psychiatry 184:216-222, 2004

Wahlberg K-E, Lyman CW, Oja H, et al: Gene-environment interaction in vulnerability to schizophrenia: findings from the Finnish Adoptive Family Study of Schizophrenia. Am J Psychiatry 154:355-362, 1997

Wexler M: Schizophrenia: conflict and deficiency. Psychoanal Q 40:83-99, 1971

8장

정동장애

AFFECTIVE DISORDERS

오늘날 우울증을 정신역동적으로 이해하려는 노력을 통해서 정동장애는 유전적 요인과 생물학적 요인에 의해서 강하게 영향을 받는다는 것을 인식하게 되었다. 실제로 우울장애는 임상적 질환이 발생하는데 유전이나 환경이 어떻게 상호작용하는가를 연구하는 이상적 모델로 받아들여지고 있다. 단극성 우울증의 원인 중 거의 40%는 유전적인 것이고 60%는 환경적인 것으로 이해되고 있다(Nemeroff 2003).

Kendler들(1993)은 주요우울증 삽화를 예견할 수 있는 원인 모델을 개발할 수 있는지를 결정하기 위하여 680쌍의 여성 쌍생아들을 연구하였다. 이들은 유전적 요인들이 있었지만 그리 압도할 정도는 아니었다고 보고하였다. 가장 큰 영향을 주는 예견인자는 '최근의 스트레스성 사건들의 존재'였다. 대인관계(interpersonal relations), 그리고 신경증적 성향(neuroticism)을 가진 기질(temperament) 등 두 가지 요인도 중요한 원인으로 역할을 하였다. 신경증적 성향은 많은 증례에서 사회적 지지를 받지 못하게 하는 요인인 것으로 나타났다.

집단의 수를 확대한 쌍생아 연구를 통해서 Kendler들(1995)은 우울증의 원인에 대하여 더 발전된 지식을 갖게 되었다. 이들의 연구 결과로부터 도출된 가장 가능성 있는 모델은 다음과 같았다. 즉, 스트레스성 생활 사건들의 우울증 유발 효과에 대한 민감성은 유전적 요인에 의하여 통제를 받는다는 것이다. 예를 들면, 주요우울증에 대하여 유전적 위험성을 가장 적게 가진 환자들을 조사하였을 때, 이들은 스트레스성 생활 사건이 없는 상황에서 1개월 내에 주요우울증이 발병할 가능성이 단지 0.5% 정도에 지나지 않았다. 이들이 스트레스인자에 노출되었을 때 그 가능성은 6.2%로 증가하였다. 반면, 가장 높은 유전적 위험성을 가진 환자들에서는 1개월 내에 우울증이 발병할 가능성이 스트레스인자에 노출되지 않은 상태에서는 1.1%에 지나지 않았으나, 스트레스성 생활 사건이 있는 상황에서는 위험성이 극적으로 증가하여 14.6%에 이르렀다.

이 모델을 지지하는 전향적 연구가 1,037명의 아동을 대상으로 뉴질랜드에서 진행되었다(Caspi들 2003). 연구자들은 5-HTT의 promoter region에서의 기능적 다형성(polymorphism)이 우울증 환자에서 스트레스성 생활사건들의 영향을 조정하는 것을 발견하였다. 또 다른 연구들이 Caspi들의 연구 결과를 재현하였고, 5-HTTLPR(5-HTT gene-Linked Polymorphic Region, 세로토닌수송체 연관 다형성 부위)에 두개의 s-대립형질을 가지고 있는 환자들이 비교적 일반적이고 위협도 낮은 사건들에 대한 반응으로 더 쉽게 우울해 질 수 있다는 의견이 많아지고 있다(Gotlib들 2008). 다른 말로, 이러한 유전적 다형성이 스트레스 사건들의 영향에 대한 민감성을 증가시킨다. 그러나 제 1장에서 지적된 바와 같이, 이 유전적 다형성에 관한 몇몇 메타분석들은 이들과는 달리 부정적 결과를 내 놓았고, 그에 따라 의미있는 결론을 제안하기 위해서는 유전적 변이와 환경적 영향의 더 광범위한 연계가 필요할 것이라는 반대적 시각이 존재하게 되었다(Blakely와 Veenstra-VanderWeele 2011; Brzustowicz와 Freedman 2011).

계속된 분석(Kendler들 1999)에서 연구자들은, 주요우울증의 소인을 가진 환자들이 스스로 위험성이 높은 환경을 선택하기 때문에 이들에게서 스트레스성 생활 사건들과 우울증의 발병 간의 연관의 ⅓은 인과적 관계에 있지 않았음을 발견하였다. 예를 들면, 신경증적 성향의 기질을 가진 환자들은 타인들과 잘 어울리지 못하고 따라서 이들은 중요한 관계를 파괴할 것이다. 가장 강력한 스트레스인자들로는 가까운 친척의 죽음, 폭행이나 강간(assault), 심각한 부부문제, 그리고 이혼이나 이별 등으로 나타났다. 그러나 조기의 학대, 방치(neglect) 혹은 이별의 경험들도 환자들에게 신경생물학적 민감성을 높여서 성인기에 스트레스인자들이 존재하면 주요우울증 삽화로 발전하는 소인이 만들어 질 수 있다. 예를 들어서, Kendler들(1992)은 아동기나 사춘기에 부모와 이별한 경험을 가진 여성들에서는 주요우울증의 위험성이 증가한다고 보고하였다. 계속된 연구에서 Kendler들(2001)은 스트레스성 생활 사건들이 우울증을 일으키는 효과(depressogenic effect)의 측면에서도 성별간 차이가 있음을 발견하였다. 남성들은 이혼이나 별거 및 직업문제의 우울유발효과에 더 예민하였던 반면에 여성들은 가장 가까운 사회망(proximal network) 안에서 사람들과의 사이에서 일어나는 문제들로 인한 우울유발효과에 더욱 민감하였다.

Nemeroff(1999)는, 조기 상실(early loss)이 취약성을 만들었고 이것이 성인기 우울증으로 이끄는 소인이 되었다는 Freud의 견해가 최신의 연구에 의해서 확인되어 왔음을 지적하였다. Agid들(1999)은 증례 비교연구에서 다양한 정신과 질환을 가진 성인 환자들에서 17세 이

전에 부모가 사망하였거나 부모와 이별함으로써 조기 부모상실을 경험한 비율을 조사하였다. 아동기의 부모상실은 성인기의 주요우울증 발생 가능성을 의미있게 상승시키고 있었다. 영구적 이별에 의한 상실의 효과는 사망으로 인한 상실 보다 더 심각하였으며, 9세 이전의 상실은 후기 아동기나 사춘기의 상실에 비해서 더 심각하였다. 나아가, Gilman들(2003)은 조기 아동기의 부모 이혼이 우울증의 평생 위험성 증가와 관련이 있음을 발견하였다. 우울증에 대한 취약성을 증가시키는 것은 조기 아동기 상실만이 아니다. 신체적 학대와 성적 학대 모두는 각각 성인기 여성 우울증과 연관이 있었다(Bernet과 Stein 1999; Bifulco들 1998; Brown 1993; Brown과 Eales 1993). 아동기에 학대나 방치를 경험하였던 여성들은 그렇지 않은 여성들에 비하여 성인기에 부정적 관계를 갖거나 자존심이 낮아질 가능성이 두 배가 되었다(Bifulco들 1998). 또한 성인기에 부정적 관계와 낮은 자존심을 가지게 된 여성들이 학대나 방치를 경험한 여성이라면 이러한 여성들이 우울을 경험할 가능성은 열 배나 높았다.

우울증을 앓는 상당히 많은 수의 성인 남녀들이 경험하였던 조기 외상(early trauma)는 영구적인 생물학적 변화를 일으킬 수 있다. Vythilingam들(2002)은 아동학대를 경험한 우울증 여성들의 좌측 해마의 크기가 그렇지 않은 여성들에 비하여 18% 작았고, 건강한 대조군에 비해서는 15% 작았다고 보고하였다. 그에 더하여 시상하부를 자극하여 부신피질자극호르몬(adrenocorticotropic hormone, ACTH)을 분비시키는 corticotropin 분비인자(corticotropin-releasing factor, CRF)는 우울증을 앓고 있지 않은 대조군에 비하여 우울증 환자들의 뇌척수액에서 지속적으로 증가된다(Nemeroff 1998a)는 양질의 연구들이 계속되었다. 실험동물들의 뇌에 CRF를 직접 주사하였을 때, 이 동물들은 인간의 우울증과 유사한 행동을 보였다. 이러한 관찰을 통하여 기분장애의 스트레스-소질 모델(stress-diathesis model)이 제안되었다. 다른 말로 하면, 유전적 기질(遺傳的 基質, genetic substrate)은 스트레스에 접하였을 때 신경연접에서 단가 아민의 수준을 감소시키거나 시상하부뇌하수체부신 축(hypothalamic-pituitary-adrenal axis, HPA axis)의 반응성을 증가시키는 쪽으로 작용한다. 만일 환자에게 심각한 스트레스가 없다면, 유전적으로 결정된 역치가 그다지 낮지 않기 때문에 우울증이 유발되지 않을 것이다. 그러나 아동기의 방치나 학대의 경험들은 스트레스 반응을 활성화시킬 것이며 CRF를 함유하고 있는 신경세포들의 활성 증가를 유발할 것이다. 이것이 우울증 환자들에서의 스트레스 반응성, 그리고 과다 활동성이라고 알려진 현상이다. 이 세포들은 어떤 환자에서는 지나치게 민감(supersensitive)하게 될 수 있고, 이로써 경한 스트레스에도 극적으로 반응하게 되는 것이다. Hammen들(2000)은 성인 여성들에서 아동기의 역경(adversity)이 성인기에 이들을 예민하게 하여 스트레스로 유발된 우울증으로 이끌 수 있음을 확인하였다.

정밀하게 계획된 연구에서 Heim들(2000)은 18세에서 45세 사이로서 호르몬제나 정신계통의 약물을 복용하고 있지 않은 49명의 건강한 여성들을 대상으로 연구하였다. 연구자들은 참여자들을 네 개의 집단으로 나누었다. 첫째 집단은 아동학대나 정신과적 질환의 병력이 없는 사람들, 두 번째 집단은 아동기에 성적 혹은 신체적 학대를 당한 경험이 있으면서 현재 주요 우울증을 앓고 있는 사람들, 세 번째 집단은 성적 혹은 신체적 학대를 경험하였으나 현재 우울증을 앓고 있지 않은 여성들, 그리고 네 번째 집단은 아동학대의 경험은 없으나 현재 주요우울증을 앓고 있는 사람들로 구성되었다. 이 연구에서 아동학대를 경험한 여성들은 대조군들에 비해서 높은 뇌하수체, 부신 및 자율신경계 반응을 보였다. 이 현상은 특별히 현재 우울이나 불안 증상을 나타내는 여성들에서 의미있게 나타났다. 아동학대의 경험을 가지면서 동시에 현재 주요 우울증 진단을 받은 여성들에서는 스트레스에 대한 ACTH 반응이 연령을 고려한 대조군에 비해서 여섯 배 이상 높았다. 연구자들은 CRF 분비저하와 관련된 HPA 축과 자율신경계의 반응증가가 아동학대의 영구적인 결과이며, 이들은 성인기의 우울에 대한 소질의 발생에 기여할 것이라고 결론을 내리고 있다. 아동기 학대가 성인기 우울증상 발현에 미치는 효과는 CRH1형 수용체 유전자(CRHR1 gene)에 있는 유전적 다형성에 의해서 완화된다는 다른 연구도 있다(Bradley들 2008). 그러므로 최근의 연구의 흐름은 한 사람이 우울해졌다는 사실을 이해하는데 있어서 그리고 어떤 사람은 아동기 학대를 받았음에도 우울증으로부터 보호되고 있다는 사실을 이해하는데 있어 유전자-환경 상호작용을 반드시 염두에 두어야 한다는 것을 강조하고 있다.

아동기 이별, 방치, 학대 등의 조기 스트레스인자들은 성인기의 스트레스인자들에 대한 환자들의 취약성을 증가시킴으로써 우울증으로 이끌게 된다. 그러나 정신역동적 관점에서 보면, 치료자는 언제나 특정한 스트레스의 의미를 고려하여야 한다. 외부 관찰자에게는 비교적 경한 스트레스로 보이는 것이 환자들에게는 강력한 의식적 혹은 무의식적 의미를 갖고 그 영향을 극도로 증대시키는 것이다. Hammen(1995)은 "중요한 것은 단순히 부정적 생활사건이 일어난 것이 아니라, 오히려 그 사건의 의미와 사건 발생의 전체적인 흐름 속에서의 사건의 중요성에 대한 환자의 해석이 중요한 것이라는 점에 의견이 모아지고 있다."고 지적하였다. 우울 반응과 스트레스 간의 연결성에 대한 장기적인 연구에서, Hammen들(1985)은 스트레스인자의 내용이 환자가 자신을 정의하는 영역과 맞아 떨어질 때 이러한 스트레스 인자들이 특히 우울삽화를 촉발하기 쉬웠음을 발견하였다. 다른 말로 하면, 자기감(sense of self)을 부분적으로 사회적 연결성(social connectedness)으로 정의하는 환자는 의미있는 대인관계를 상실하였을 때 우울증이 촉발될 수 있다는 것이다. 다른 한편으로는, 자기가치(self-worth)가 특히 극복과 성취에 연결되어 있다면 이들은 학업이나 직업에서의 실패에 대한 반응으로 우울삽화가 일어나기가 훨씬 쉬울 것이다.

Kendler들(2003)은 최근의 한 보고에서, 어떤 개인에게 특별히 의미가 있는 생활 사건들이 주요 우울증의 발병에 더 밀접하게 연관될 수 있음을 지적하고 있다. 버지니아의 쌍둥이 등록부를 통해서 쌍둥이들과의 면접 조사에서 연구자들은, 스트레스들 중에서 상실과 수치감의 점수가 높았을 때 주요 우울증의 발생을 예견할 수 있었음을 발견하였다. 이들은 또한, 중요한 주변인물에 의해서 이별이 유발되어 그에 따른 수치심과 상실이 함께 동반된 사건들은 사망과 같이 단순한 상실 보다 우울유발효과가 더욱 컸다는 것을 강조하였다. 핵심적 역할을 하고 있는 사람을 직접 평가절하함으로써 수치심을 유발하는 사건들은 우울증 발병의 위험성과 밀접한 관련을 가지고 있었다. 따라서 정신역동을 다루는 의사라면 모든 스트레스의 의미를 파악하려고 애쓰며, 그 스트레스가 한 환자에게 어떻게 영향을 미치고 있는지 그 독특한 방식을 이해하도록 노력하여야 한다.

우울증의 정신역동적 이해
Psychodynamic Understanding of Depression

우울증에 대한 정신분석/정신역동적 접근의 역사는 Sigmund Freud의 고전적 저술 “애도와 우울(Mourning and Melancholia)”로부터 시작된다(Freud 1917/1963). Freud의 관점에서 중심에 있는 것은 아동기의 조기 상실이 성인기의 우울의 취약성을 야기한다는 것이었다. 또한 그는 우울증 환자들에서 흔한 심각한 자기비하의 원인이 내부로 향한 분노의 결과임을 관찰하였다. 그는 환자의 자기가 상실된 대상을 동일시하기 때문에, 분노는 내부로 향하게 된다고 더욱 상세히 설명하였다. Freud는, “따라서 대상의 그림자는 자아를 덮어 버리고, 그 때부터 자아는 한 특수기관(special agency)에 의해서 마치 하나의 대상, 즉 ‘버려진 대상’인 것처럼 취급된다.”고 설명한다. 1923년 Freud는 상실된 대상을 내적으로 받아들이고 그와 동일시하는 것이 어떤 사람들의 경우 자신의 삶에서 중요한 인물을 포기하는 유일한 방법일 수 있다고 주장하였다. 같은 해에 “자아와 이드(The Ego and the Id)”에서, 우울증 환자는 엄격한 초자아를 갖고 있는 것이라고 가정하였으며 따라서 환자의 죄책감은 자신을 사랑해 주던 대상을 공격하였기 때문에 발생한 것이라고 하였다.

Karl Abraham(1924/1927)은 현재를 과거에 연결함으로써 Freud의 개념을 발전시켰다. 우울증에 빠진 성인들은 아동기에 이미 자존심에 심각한 손상을 경험하였으며, 성인기 우울증은 실제이든 상상에서든 사랑을 철회함(real or imagined withdrawal of love)으로써 환자에게 상처를 준, 과거와 현재의 중요한 인물들을 향한 강력한 부정적 감정들을 자극하는 새로운 상실이나 실망 등에 의해서 유발된다고 그는 설명하였다.

Klein(1940/1975)은 상실한 사랑의 대상에 몰두함으로써 생겨나는 고통스러운 감정에 대한 반응으로 전능감(omnipotence), 부정(denial), 경멸(contempt), 그리고 이상화(idealization) 같은 조증적 방어(manic defense)들이 나타난다고 하였다. 이들 방어기제들은, 1) 상실한 사랑의 대상을 구조하고 되찾기 위해서, 2) 악한 내적 대상을 부인하기 위해서, 그리고 3) 사랑의 대상에 대한 자신의 천박한 의존심(slavish dependency)을 부정하기 위하여 사용된다. 임상적으로는 타인에 대한 공격성이나 파괴성을 부인하고, 자신의 실제 생활과는 반대되는 다행감을 느끼는 상태가 되며, 타인을 이상화하고, 관계형성의 필요성을 거부하게 하는 사람들을 향하여 비웃고 경멸하는 듯한 태도를 취함으로써 자신의 조증적 상태를 표현한다. 조증적 방어자세의 통합적인 한 측면은 때로 부모에 대하여 승리를 쟁취하고 따라서 아동과 부모의 관계를 역전시키고자 하는 바람으로 나타나기도 한다. 승리에 대한 욕구는 죄책감과 우울증으로 이어진다. Klein의 관점에서 본 이러한 기전은 성공이나 승진 후에 나타나는 우울 상태를 부분적으로 설명해 주고 있다.

Klein의 이론은 조증 현상에 있어서 심리적 측면이 어떻게 생물학적 결정인자와 함께 공존할 수 있는가를 이해시킨다는 면에서 치료자에게 도움을 준다. 조증의 방어적 기능은 불쾌감을 주로 보이는 조증 환자(dysphoric mania)에게서 가장 명확하게 드러난다(Post들 1989). 이 환자들의 경우, 불안과 우울이 한 조증 기간의 중간 중간을 뚫고 나타나며 그렇게 되면 조증적 부정(manic denial)이 다시 나타난다. 훨씬 더 약한 조증의 경우에는 우울감정이나 애도의 위협에 대하여 경조증적인 방어가 나타나게 된다. 예를 들어 한 환자는 자신의 어머니가 사망하였다는 사실을 알게 된 후 기분이 고양되는 것을 느꼈다. 그는 의존으로부터 자유로워지고 강해졌으며 거리낌이 없어지는 것을 느꼈다고 하였다. 그러나 이러한 느낌들에도 불구하고 이토록 슬픈 사건에 대하여 별로 괴로워하고 있지 않다는 것이 얼마나 이상한 일인지를 환자는 스스로 알 수 있었다.

1950년대, Bibling(1953)은 공격성(aggression)의 역할에 대하여 Freud나 Klein과는 다른 견해를 밝혔다. 그는 Freud나 Klein이 강조한, 내부로 향한 공격성과는 관련이 없는 일차적 감정상태로 보는 것이 우울증을 더 잘 이해한 것이라고 믿었다. 환자들이 큰 가치를 두고 자신을 투자한 세 가지의 자기애적 열망들, 즉 가치 있고 사랑 받는 사람이 되는 것, 강하고 우세한 사람이 되는 것, 그리고 선하고 사랑을 베푸는 사람이 되는 것 등이 이들이 붙들어야 할 행동 기준들이지만, 실제로든 상상으로든 자아가 이러한 기준에 도달할 수 없다는 것을 인식함으로써 우울증이 유발된다. 결국 우울한 사람은 어디에서도 도움을 받을 수 없고 힘도 없다고 느끼게 된다. Bibling은 자존심에 가해진 어떠한 상처든지 임상적 우울을 야기할 수 있다고 믿었다. 따라서 그가 우울증이 되는 과정을 이해한 열쇠는 바로 자기애적 취약성(narcissistic vulnerability)이었다. Bibling은 우울증이 형성되는 과정에서 중심 역할을 하는 것이 초자아라고 보지 않았다.

영국의 Hampstead Clinic에서 우울증 걸린 아동들의 의무기록을 조사 연구한 Sandler와 Joffe(1965)는 자존심을 유지하는데 필수적인 어떤 것(something essential to self-esteem)을 잃어버렸으나 그러한 상실에 대해서 뭐든지(anything about the loss) 해야 했는데 아무런 도움도 되지 못한다고 느꼈을 때 우울해졌다고 결론 내렸다. 연구자들은 이때의 이러한 상실은 그저 실제하거나 상상에 의한 사랑의 대상 보다 더 중요하였을 뿐만 아니라 그 대상에 의해서 환자에게 부여되었던 “안정감(state of well-being)” 보다도 더 중요한 것임을 강조하였다. 이런 안정감의 상태는, 얻을 수는 없지만 이상화되고 강력하게 갈망하게 되는, 일종의 ‘실락원(잃어버린 낙원, paradise lost)’이 된다.

Jacobson(1971a)는 Freud의 가설에 더하여 우울증을 앓는 환자들이 비록 상실을 경험한 사람의 모든 특성을 다 가진 것처럼 가장하지는 않지만, 마치 자신들이 무가치하고 사랑의 대싱을 상실한 섯저럼 실지로 행동한다고 지적하였다. 결국 이 악한 내적 대상 혹은 상실된 외적 사랑의 대상은 가학적인 초자아로 그 형태가 변형된다. 그렇게 되면 우울한 환자는 잔인하고 힘이 강한 어머니에 의해 괴롭힘을 당하는 작은 어린아이처럼 무력하고 도와줄 사람도 없게 되어 초자아의 희생물이 되고 만다.

J씨는 49세 주부이며 정신병적 우울증에 빠졌다. 그녀는 스스로가 전혀 가치 없는 사람이라고 확신하게 되었고, 어렸을 때 ‘나쁜 애’라는 이유로 아버지가 자신을 때렸던 것에 집착하고 있었다. 때때로 자신을 학대하는, 증오스러운 아버지의 악한 함입물(bad introject)은 환자의 자기관(self-view)으로 흡수되었고, 그녀는 자기를 처벌하거나 자신의 내적 대상을 공격할 목적으로 손목을 자해하였다. 또 자신을 악하다고 비난하는 독립된 내적 대상 혹은 하나의 준엄한 초자아로 아버지를 경험하였다. 이러한 상황에서 J씨는 “너는 사악하다.”, “너는 죽어야만 한다.”는 환청을 들었던 것이다.

정신병적 우울증에서 어떻게 한편으로는 자기와 대상의 결합이 이루어지고, 또 다른 편으로는 고통을 주는 악한 대상이나 원시적 초자아가 악한 자기를 학대하는 내적 대상관계를 재활성화시킬 수 있는지를 J씨의 내적 대상세계는 보여주고 있다. 조증은 자기와 가혹한 초자아상이 마술적으로 재결합하는 것으로 이해될 수 있고, 따라서 그 초자아상은 처벌을 가하는 박해자로부터 사랑스럽고 지극히 선하며 관대한 상으로 바뀌게 된다고 Jacobson은 생각하였다. 이렇게 이상화된 대상은 외부세계로 투사되어 타인과의 고도로 이상화된 관계를 형성하게 되고 이렇게 하여 모든 공격성과 파괴성은 부정된다.

Arieti(1977)는 심각한 우울에 빠지게 되는 사람들에게서 이미 어떤 관념이 존재한다는 가설을 세웠다. 그는 심한 우울증 환자를 치료하는 동안 그들이 자기 자신을 사는 대신 누군가 다른 사람의 삶의 모습을 보일 때가 있다는 것을 관찰하였다. 그는 그들이 살고 있는 그 다른 사람을 "지배적 타인(dominant other)"이라고 명명하였다. 이 가설에서는 배우자가 지배적 타인이 되는 경우가 종종 있지만, 때때로 어떤 이상(ideal)이나 기구(organization)가 동일한 기능을 할 수도 있다. 어떤 초월적인 목표나 기준이 환자의 정신세계에서 가장 중요한, 이런 자리를 차지하고 있다면 그는 지배적 목표(dominant goal) 혹은 지배적 원인(dominant etiology)이라는 이름을 붙였다. 타인이나 혹은 다른 무엇을 위한 삶이 자신을 위하여 살아가는 것은 아니라고 환자들은 느끼고 있지만 동시에 그들은 이를 변화시킬 수는 없다고 느끼고 있다. 지배적 타인들로부터 자신이 원하는 반응을 얻지 못하거나 달성하기에 이미 불가능하게 설정된 목표이지만 그에 도달할 수 없다면 자신의 삶은 무가치한 것이라고 믿는 경우도 있다.

애착 이론으로부터도 우울증에 대해 많은 것을 배울 수 있다. John Bowlby(1969)는 '아동의 애착이란 어머니를 자신의 생존에 필수적이라고 보는 것'이라는 시각을 가졌다. 부모를 상실하였거나 부모에의 애착이 불안정하게 되었을 때 애착관계가 파괴되면, 아동들은 스스로를 사랑 받지 못하는 존재로 보고, 어머니나 양육자를 기댈 수 없는, 자신들을 버릴 수 있는 존재로 본다. 그래서 성인기가 되어 상실을 경험할 때마다 사랑을 받지 못하고 버려져서 실패 속에 빠질 것이라는 이전의 기분을 활성화시킴으로써 결국 이들은 우울해지게 된다.

표 8-1. 역사적으로 기여한, 우울/기분저하에 대한 중요한 정신역동모델들

Freud(1917/1963)	분노가 내부로 향함.
Abraham(1920/1927)	현재의 상실이 아동기 자존심 손상을 재활성화함.
Klein(1940/1975)	우울 위상 중의 발달 실패.
Bibling(1953)	이상과 현실 사이에서 자아의 긴장.
Sandler and Joffe(1965)	아동기에 실제적이거나 상상에 의한, 사랑의 대상의 상실에 대한 반응으로 나타난 무조감.
Bowlby(1969)	불안정한 애착의 2차적 결과로 상실이 사랑 받지 못하고 버려질 것이라는 느낌을 재활성화함.
Jacobson(1971a, 1971b)	상실된 사랑의 대상이 가학적 초자아로 변형됨.
Arieti(1977)	지배적 타인을 위하여 삶.

표 8-1에 몇 가지 정신역동적 가설들을 요약하였다. 거의 모든 정신분석 이론들이 우울증 환자들에게 기본적으로 깔려 있는 자기애적 취약성이나 유약한 자존심을 강조하고 있다(Busch들 2004). 분노와 공격성도 대부분의 이론에서 강조되고 있는데, 특히 이들 우울증 환자들이 스스로 만들어 내고 있는 죄의식이나 자기 훼손(self-denigration)이 동반되는 경우를 다룬다. 그에 더하여, 누구도 이런 사람을 찾을 수는 없다는 것이 확실함에도 우울증 환자는 자신을 돌보아 줄 사람으로 너무도 완벽한 사람을 주변에서 찾고 있다. 이것이 우울증 장면의 한 부분이다. 완벽한 초자아가 중심 역할을 수행하기 위하여 나타나고 너무 많은 것을 요구함으로써 환자를 고통에 빠뜨리기 시작한다. 일부 환자들에게는 악순환이 생겨나기도 한다(Busch들 2004). 우울증에 걸린 환자들은 자기 자신이나 자신에게 중요한 타인 혹은 주변인(significant other)을 이상화 하여 보상하려는 경향을 보인다. 그러나 결과적으로는 쉽게 실망하게 되고 이것이 우울을 더욱 조장한다. 이러한 높은 기준은 달성되지 않기 때문이다. 이와 같은 실패로 인하여 결국 자기를 평가절하하게 되고 자신을 향한 분노는 심해지게 된다.

조기의 외상 경험들이 아이로 하여금 문제가 많은 자기 및 대상 표상을 발달시키도록 한다는 것이 우울증에 대한 최근의 정신역동모델이다. 신체적 학대와 성적 학대는 아이가 학대 받아 마땅한 악한 자기(bad self)를 내재화하게 한다. 이 악한 자기는 언제 희생 당할지 모른다는 사실에 항상 지나친 경계를 하게 마련이다. 대상표상은 학대하고 처벌하는, 자기를 공격하는 모습을 갖기 쉽다. 이러한 학대하는 내적 대상에 의해서 괴로움과 학대를 당한다는 느낌은 꼭 처벌적 초자아를 보는 것 같다. 이와 유사하게, 부모의 조기 상실도 아이로 하여금 자기가 포기 당한다는 느낌을 갖게 하고, 이렇게 되면 통상적으로는 부모에 의해서 채워져야 할 아이의 욕구가 충족될 수 없다. 또한 아이는 자신을 유기하는 대상표상을 내재화하여, 상실과 관련된 성인기의 스트레스에 의해서 다시 활성화되는 상실감과 그리움을 동시에 가지고 자라나게 된다. 따라서 성인기에 상실의 경험을 하게 되면 이러한 상실의 효과는 극대화된다. 아이의 자존감은 대부분 초기의 가족관계에서 그가 어떻게 다루어졌는가에 기초하고 있기 때문에, 자존감의 취약함은 아동기 상실과 외상으로부터의 하나의 유산일 것이다. 부모와 주변의 중요한 인물들과의 관계에 많은 문제가 있는 상황에서 아동의 인격이 만들어짐으로써 성인기 대인 관계는 어려워지기 쉽다. 따라서 이런 배경을 가진 성인들은 관계의 형성과 유지에 어려움을 갖게 되고, 타인으로부터의 자기애적 손상과 상실에 더 취약하게 될 것이다.

방어기제에 대한 연구를 보면, 또 다른 정신분석이론이 우울증의 정신역동모델과 연관을 가지고 있다. 방어기제는 고통스러운 감정 상태를 처리하기 위하여 삶의 초기에 만들어진다. 권들(1999)과 권과 Lemmon(2000)의 연구에 따르면 어떤 방어기제들은 우울증의 발달에 기여하는 반면 다른 것들은 우울증을 방어하도록 돕는다. 지나친 그리고 지속적인 자기 비난을 주제로 하는 방어기제인 자기 대적(turning against self)[1]은 미숙한 방어로서, 기분저하(dysphoria)의 발달에 기여하여 부정적 속성을 더욱 부추긴다. 다른 미숙한 방어기제들도 우울증이나 또 다른 정신적 질환들의 위험성을 증가시키는 것으로 조사되고 있다(Vaillant와 Vaillant 1992). 그러나 보편적이고 이론적인 원리들(general and abstract principles)을 사용하여 현실을 재해석하게 도와 주는 원리화(principalization) 혹은 소위 지식화(intellectualization) 등, 보다 수준 높은 방어 기제들은 다양한 수준의 기분저하에 대한 부정적 속성(attributional style)의 영향을 긍정적 방향으로 조정한다. 이처럼 방어에 대하여 정신역동적 해석을 추가함으로써 우울증에 대하여 더 잘 이해하게 되고 한 걸음 나아간 치료를 할 수 있게 된다(Hayes들 1996; Jones와 Pulos 1993).

정신역동적 견해의 또 다른 원칙은 환자를 커다란 집단의 한 부분으로 보는 것 보다는 무엇이 환자 개인의 독특한 점인가 하는 것에 집중한다는 것이다. 이런 측면에서 우울증에 대한 정신역동모델들은 개개의 우울증 환자들의 방어기제나 대상관계의 독특한 특성들을 중시한다. 예를 들어, Blatt(1998, 2004)는 대 집단의 우울증 환자들을 대상으로 연구하여 이들에게 내재된 두 가지의 정신역동적 유형이 있음에 주목하였다. 의존형(anaclitic type)은 유기되고 보호받지 못하고 있다는 만성적 두려움과 관련이 되어 있는 무조감(helplessness), 외로움(loneliness), 허약함(weakness) 등을 특징으로 한다. 이들은 양육 받고, 보호 받으며 사랑을 받는 것에 대한 갈망을 가지고 있다. 이들은 또한 대인관계의 붕괴에 대한 취약성을 특징으로 한다. 반대로 내사형(introjective type)의 환자들은 자기 발달에 우선적 관심을 갖는다. 친밀한 관계는 오히려 이차적인 것으로 취급된다. 따라서 이들은 지식화, 반동 형성 혹은 합리화 등 다른 방어기제를 사용한다. 지나치게 완벽주의적이며 경쟁적이고 일이나 학업에서 목적달성에 대한 지나친 욕심을 가지고 있다. 의존형은 우울증의 근간에 일차적으로 유기, 상실, 외로움 등의 저하된 기분이 있다. 반면에 내사형은 우울을 죄책감이나 무가치감으로 표현한다. 이들은 실패하였다는 생각을 가지고 있고 자율성이나 자제력을 잃었다고 스스로에 대해 인식하고 있다.

우울증의 개념에 의미있는 변화가 DSM-5에서 있었다. 주요우울증 진단의 고려에서 사별상황을 더 이상 제외하지 않았다. 사별과 관련되어 우울증을 앓고 있는 환자들을 연구해 본 결과 사별 없이 우울증을 앓고 있는 사람들과 비교하였을 때 몇가지 독특한 양상이 있었다(Kendler들 2008). 하지만 결국에는 사별 관련 우울증과 다른 스트레스성 사건 관련 우울증 사이의 유사성이 이들 간의 차이 보다 더 컸다. 더욱이 근래에 사별한 60명 집단의 자살 사고를 60명의 대등한 기

1) 자기적대라는 번역도 있음.

혼남녀군과 비교하였을 때, 사별자들이 비사별군에 비해서 월등하게 높은 위험성을 보이고 있었다(Stroebe들 2005). 사별군의 높아진 자살 사고는 극심한 감정적 외로움 및 심한 우울증상과 연관이 있었고 따라서 주요우울증을 앓고 있는 비사별자들에게 주어지는 것과 동일한 임상적 주의가 이들에게도 보장되어야 한다.

자살의 정신역동
Psychodynamics of Suicide

많은 정신과 질환들은 자살이라는 비극적 종말을 맞게 될 수 있다. 그러나 자살은 주요정동장애와 가장 뚜렷한 관련이 있다. 따라서 여기서는 좀더 자세하게 이 문제를 다루려고 한다. 자살의 정신역동적 측면을 평가하기 전에 먼저 한 가지 단서를 다루는 것이 순서일 것이다. 즉 자살행동을 결정하는 것은 심리적인 것 뿐만 아니라 생물학적인 것일 수 있다. 자살환자의 정신치료적 작업에 의해서 밝혀진 정신역동은 어떤 면에서는 신경화학적 변화에 2차적인 것일 수 있으며, 따라서 정신치료석 접근과 함께 가능하면 약물학적 혹은 신체적 치료방법들을 충분히 사용해야 한다. 심한 자살환자는 정신치료만으로 불충분한 경우가 많다. 한 비교연구(Lesse 1978)에서 정신치료를 받은 심한 우울증 환자의 16%만이 좋은 결과를 보인 반면 정신치료와 약물치료를 동시에 받은 환자는 83%, 그리고 전기경련요법(ECT)을 받은 환자는 86%가 좋은 결과를 나타내었다. 결국 환자의 생명을 구하는 것이 이론적 순수성보다 훨씬 중요하다.

다른 모든 행동이나 생각과 마찬가지로 자살행동과 사고(suicidal behavior and ideation)도 중복결정(overdetermination)과 다중기능(multiple function) 원칙의 최종산물이다(제 1장 참조). 자살의 동기는 매우 다양하며 또 모호한 경우가 많다(Meissner 1986). 따라서 치료자는 자살의 역동적 근원에 관하여 나름대로의 결론을 내리기 전에 특별한 전이-역전이 발달에 주의하면서, 환자 개개인에 대하여 주의 깊게 귀를 기울여야 한다.

Freud(1917/1963)는 우울증의 역동에 대한 자신의 이해에 입각하여, 오로지 자기 스스로를 하나의 대상으로 취급함으로써만 자아는 자기 자신을 죽일 수 있다고 가정하였고 따라서 자살은 전치된 살해충동(displaced murderous impulses)의 결과, 즉 내재화된 대상을 향한 파괴적 소망이 자기를 향하게 되는 것이라고 하였다. 구조모형을 발표한 후 Freud(1923/1961)는 가학적인 초자아에 의하여 자아가 희생당하는 것이라고 자살을 다시 정의하였다. 자살에 대한 Karl Menninger(1933)의 시각은 좀 더 복잡하다. 그는 적어도 세 가지의 소망, 즉 죽이고 싶은 소망, 죽임을 당하고 싶은 소망, 그리고 죽고 싶은 소망 등이 자살 행동에 기여할 것이라고 생각하였다. 다른 누군가를 죽이고 싶은 소망은 내부의 대상으로만 향하지는 않을 것이다. 자살이 생존자의 삶을 파괴하기 위하여 계획되는 경우가 자주 있다는 것은 임상적 경험을 통하여 재차 확인된다. 예를 들면, 우울증 환자는 자살만이 부모에 대한 유일하게 만족스러운 복수 방법이라고 느낀다. 환자의 배우자 역시 자살의 목표가 될 수 있다.

자살환자의 대상관계에서 반복되는 유일한 주제는 가학적 박해자와 박해를 받는 희생자 사이에 벌어지는 하나의 드라마이다. J씨의 경우에서처럼 환자를 비참하게 만들고 고통을 주는 내적 대상이 존재한다. 반대로 환자는 박해자와 동일시함으로써 주변환경의 모든 사람들에게 고통을 준다. 때때로 환자들은 자살을 통하여 박해자에게 굴복하는 것이 이 드라마에서 가능한 유일한 결론이라고 믿는다(Meissner 1986). 이러한 내부의 박해자는 "비밀스런 집행인(hidden executioner)"이라고 불려져 왔다(Asch 1980).

또 다른 증례들에서는 공격성(aggression)이 자살의 동기 중 훨씬 덜 중요한 역할을 한다. Fenichel(1945)은 자살이 재결합 소망(reunion wish), 즉 이제는 옆에 없는 사랑했던 사람과의 즐거운 그리고 마술적인 재결합을 성취하는 것이거나 사랑하는 초자아상과의 자기애적 결합일 것이라고 하였다. 자살행동의 배후에 대상의 상실이 있는 경우를 자주 볼 수 있으며 많은 자살환자의 경우 상실한 대상을 향한 강한 의존적 열망이 있음을 볼 수 있다(Dorpat 1973). 이러한 관점에서 보면 자살은 상실한 모친상(lost maternal figure)과 재결합하려는 퇴행적 소망일 수도 있다. 1978년 Guyana에서의 집단살인과 집단자살 당시 Jim Jones 목사가 자신의 머리를 총으로 쏘기 직전에 한 마지막 말은 "어머니 ... 어머니"였다. 병적인 애도과정이 자살과 연관되는 경우가 많고 특히 이 경우의 자살은 사랑하는 사람이 사망한 기일에 행하여진다. 즉 한 연구를 통하여 자살과 부모의 기일과는 통계적으로 유의한 연관성이 있음이 증명되었다(Bunch와 Barraclough 1971). 한 환자의 자존심과 자기통합이 상실한 대상을 향한 애착에 의해 좌우될 때 자살은 자기결속력을 회복하는 유일한 방법으로 생각될 수도 있을 것이다.

K는 24세 된 여성으로 정신병적 우울증을 앓고 있으며 쌍둥이 오빠가 2년 전 자살로 사망하였다. 그가 사망한 후 그녀는 생활로부터 위축되었고 자살을 감행하였다. 또한 자신의 오빠와 정신병적으로 동일시하여 자신을 남자라고 하기도 하고 오빠의 이름이 자신의 것이라고도 하였다. 그녀는 항우울제, 리튬, 그리고 전기경련요법에 반응을 보이지 않았다. 그녀는 오빠 없이는 삶을 유지할 수 없다고 느꼈다. 결국 그녀는 오빠의 기일에 자살하고 말았다.

한 환자의 자살위험성을 측정하기 위해서는 일련의 예측인자들과 관련된 정신역동적 주제가 주어져야 한다. Clark와 Fawcett(1992)는 954명에 대한 전향적 연구에서 자살 예측의 장기 위험요인과 단기 위험요인을 구별하는 것이 유용함을 밝혔다. 공황발작, 정신적 불안, 즐거움과 관심의 심각한 상실, 불안에서 우울 혹은 분노로 정서가 갑자기 변화하는 우울성 혼돈, 알코올 남용, 집중 저하, 전반적 불면증 등 일곱가지 인자들은 1년 이내의 자살을 예측하는데 유용한 인자였다. 절망감, 자살 상념, 자살 의지, 자살의 과거력 등은 장기적 위험요인이었다. 절망감(絕望感; hopelessness)은 자살위험의 지표로서 우울증 자체보다도 더 유용하며, 거듭되는 좌절에도 불구하고 바꿀 수 없을 정도로 견고하게 유지되고 있는, 자기를 보는 시각과 연관된다. 만일 자기가 해야만 한다고 기대하였던 것에 맞추어 살아가지 못한다면 결국 절망감에 빠지게 될 것이고 이때의 유일한 선택은 자살일 것이다. 비슷한 맥락에서 Arieti(1977)는 자신의 지배적 사상(dominant ideology)이나 지배적 타인의 기대를 변화시키지 못하는 환자들은 자살위험이 높은 상태에 있는 것이라고 하였다. 자살 사고를 평가함에 있어서 그 환자의 이상이 자아동조적일 때 자살 위험성이 더 높다. 즉 이 환자들은 자살 사고를 받아들일 만한 것으로 인식하고 자신을 죽이고자 하는 충동에 맞서 싸우기를 포기하고 마는 것이다.

자살을 정신역동적인 맥락에서 이해하기 위하여, 치료자는 반드시 유발사건의 성질, 의식적 그리고 무의식적 동기, 그리고 자살 사고의 행동화 가능성을 증가시키는 기존의 심리적 요인들을 이해하지 않으면 안된다. 몇몇 연구자들(Smith 1983; Smith와 Eyman 1988)은 투사적 심리검사를 사용하여 심한 자살기도자와 타인을 조종하기 위하여 자살을 가장하였던 사람을 구별할 수 있는 자아기능과 내적 대상관계의 네 가지 유형을 밝혔다. 심한 자살기도자는, 1) 내놓고 의존적이 되는 것에 대하여 갈등하면서도 양육 받으려는 유아적 소망을 포기하지 못하고, 2) 죽음에 대하여 진지하게 받아들이고 있으나 양가적인 관점을 가지고 있으며, 3) 자기 기대(self-expectation)가 지나치게 높고, 4) 감정 특히 공격성을 과도하게 자제한다는 특성을 가지고 있었다. 이러한 유형은 여자보다 주로 남자에게 더 많기는 하지만(Smith와 Eyman 1988), 공격성을 억제하려는 노력은 심한 여성 자살기도자를 단순한 자살가장자와 구분하는데 사용할 수 있다. 이러한 검사소견들은 특정한 자살 행동 뒤에 숨어 있는 자살의 다양한 동기보다는 환자 개개인에 있어 자살을 선호하는 기존의 심리구조가 더 지속적으로 나타난다는 것을 의미하고 있다.

자살의 위험인자 몇몇은 성별선(gender line) 위에 순서대로 줄을 세울 수 있을 것으로 보인다. 충동적이고 공격적인 인격장애들과 알코올 및 약물 남용은 주요우울증을 앓는 남성들에서 자살을 예견할 수 있는 독립적 인자들이다(Dumais들 2005). 여성들에게는 성폭행이 자살기도 병력과 자살의사(suicidal intent) 모두와 강한 연관이 있었다(Bebbington들 2009). 그러므로 성폭행을 당한 여성들을 적절히 치료하기 위해 어디에 중점을 둘 것인지를 판단하기 위해서는 자살에 대한 평가가 반드시 있어야 한다. 또한 남성과 여성 모두에서, 정동장애를 앓고 있는 환자들에서는 동반된 불안장애가 자살시도의 위험성을 증가시키는 것이 분명하므로 반드시 염두에 두어야 할 것이다(Sareen들 2005).

치료적 측면
Treatment Considerations

치료결과 연구 Outcome Studies

인지행동치료(CBT)가 우울증의 한 치료법으로서 정신역동적 정신치료(역동정신치료)에 비하여 훨씬 더 광범위한 근거기반을 가지고 있는 것으로 자주 거론되고 있지만, 우울증에 대한 역동정신치료의 효능을 입증한 문헌들도 드물지만 점점 많이 인용되고 있다. Driessen들(2013)은 주요우울장애로 치료받고자 내원한 341명의 외래환자들을 대상으로 무작위 대조군 연구(RCT)를 시행하여 역동정신치료와 CBT의 효능을 비교하였다. 이 연구는 역동정신치료를 대상으로 이제껏 행해진 적이 없는 가장 대규모의 RCT였다. 각 군은 16회기의 치료를 각각 받았다. 결과분석에서 두 군간에는 통계적으로 아무런 의미있는 치료적 차이가 나타나지 않았다. 치료 후 평균 관해율은 22.7%이었다. 중요한 소견은 역동정신치료가 CBT에 비해 열등하지 않았다는 것이다.

두 개의 메타분석이 우울증 치료에서 역동정신치료의 효능을 확증해 주고 있다. 이 둘은 모두 단기 역동정신치료(Short Term Phychodynomic Psychotherapy; STPP)에 초점을 맞추었다. Driessen들(2010)은 23개의 연구에 1,365명의 환자를 포함시켰다. STPP는 대조군에 비해서 의미있게 효과가 높은 것으로 나타났으며, 치료 전에서 치료 후로의 변화도 크고 추적연구에서 1년 후에도 변화가 유지되고 있었다. 다른 정신치료들과 비교해서는 3개월 추적이나 12개월 추적조사에서 의미있는 차이를 보이지 않았다. 치료의 연속선에서 보다 지지적인 쪽에 초점을 맞춘 치료들과 보다 표현적인 치료는 동일하게 효과적이었다.

Cuijpers들(2008)은 7개의 메타분석을 시행하면서 53개의 연구를 포함시켰다. 이 연구에서는 경증에서 중등도의 성인 우울증을 대상으로 한 일곱 가지의 중요한 정신치료들을 서로 직접 비교하였다. 각 치료법은 적어도 5번 이상 무작위 비교 분석을 하였고 역동정신치료도 이들 중의 하나이었다. 연구자들은 대인관계 치료가 다른 치료에 비해서 비교적 더 효과가 높았고 비지시적인 지지치료가 다소 덜 효과적이었다는 것 이외에는 각각의 치료가 더 효과가 많았거나 적었던 증거를 발견해 내지 못하였다. 따라서 이들은 경증 혹은 중등도의 우울증에 대한 각각의 주요 정신치료들 사이에는 그 효능에 큰 차이가 없다는 결론에 도달하였다.

STPP는 경증에서 중등도의 우울증에 항우울제 fluoxetine과 유사한 정도의 효과를 갖는 것으로 보인다. Salminen들(2008)은 경증에서 중등도의 주요우울증 환자 51명을 16주간 하루 20~40mg의 fluoxetine을 복용한 군과 동일기간 STPP를 받은 군으로 무작위로 배정하였다. 두 치료 모두 매우 효과적으로 증상을 경감시켰고 기능적 능력도 호전시켰다.

Gibbons들(2012)은 무작위 대조군 예비조사에서 지역사회정신건강체계 내의 우울증에 STPP가 효과가 있음을 발견하였다. 중등도에서 심각한 정도까지의 우울증을 치료하기 위해 찾아온 40명의 환자들을 STPP를 훈련 받은 지역사회치료자 한 사람과 통상적 치료(treatment as usual, TAU)를 제공하는 치료자 한 사람에게 12주간 정신치료를 받도록 무작위로 배정하였었다.

결과를 검증할 때는, 역동적 개입에 대한 집착이라는 측면에서 누구라도 역동적 회기를 TAU 회기와 구별할 수 있다. 게다가 이 예비조사가 효과 평가의 면에서 충분한 통계적 능력을 갖지 못하기는 하지만, TAU 치료 보다 역동정신치료를 지지할 만큼 충분한 효과의 크기(effect size)가 주목을 끈다. 우울증상의 표현에 있어서 역동치료를 받은 환자들의 50%가 정상범주로 움직인 반면 TAU 치료를 받은 환자는 단지 29%만 정상범주에 들어가게 되었다.

우울증 환자를 대상으로 한 STPP에 대한 기발한 연구가 Hilsenroth들(2003)에 의해서 진행되었는데, 이들은 새롭게 혼합한 효과/효능치료연구 모델(a hybrid effectiveness/efficacy treatment research model)을 사용하여 자연적 상황에서의 치료 효과를 기술하였다. 주요우울증, 달리 기술되지 않은 우울증, 감정부전장애, 우울감정을 동반한 적응장애 등의 환자 21명을 대상으로 일주일에 한 번 내지 두 번의 치료시간을 제공하였다. 이전의 대부분의 연구들과는 달리 이 연구에서는 동반이환의 경우도 배제하지 않았다. 또 치료 기간도 정하지 않았고, 무작위 대조군 연구를 시행하였지만 그 결정은 의사, 환자, 그리고 진행의 상황에 따라서 이루어졌다. 환자들 모두가 적어도 9회의 치료 시간을 채웠으며 7개월의 기간 동안 평균 30회이었다. DSM-IV(1994)에 따라서 우울증의 증상, 전반적인 정신적 증상, 대인관계나 사회적 및 직업적 기능 정도가 치료전과 치료 후 의사의 측정과 환자 자신의 보고로 평가되었다. 그 결과 기능 영역 모두에서 통계적으로 의미있는 긍정적 변화가 나타났다. 가장 흥미로운 것은 치료 기법과 우울증상의 호전 사이에는 매우 의미있는 직접적인 과정-결과 연관(process-outcome link)이 관찰되었다는 것이다. 정서와 감정 표현에 치료를 집중하는 것이 가장 중요한 것으로 나타난 것은 특이할 만 하였다. 연구자들은 대상의 수가 적었고 증상의 정도가 경한 정도에서 중등도의 수준이었던 것이 본 연구의 제한점이라고 지적하였다. 그럼에도 불구하고 이 연구는 자연적 상황에서의 효과를 다룬 최초의 것이었다.

보다 더 최근의 연구들이 우울증 치료에서 정신치료와 항우울제 치료를 연합한 경우를 대상으로 진행되었다. 네덜란드의 한 연구(de Jonghe들 2001)에서는 주요우울증 외래 환자 167명을 6개월 기간의 항우울제 단독치료와 연합치료에 무작위로 배치하였다. 최초의 항우울제는 fluoxetine으로 시작하였고 이어진 다음 단계에서는 부작용이나 효능에 따라서 amitriptyline이나 moclobemide를 사용하였다. 연합치료에서는 여기에 16회의 단기 지지적 역동정신치료를 추가하였다. 통계적으로 의미있는 결과는 각각 치료 8주, 16주, 24주 차의 성공률, 즉 지속적으로 연합치료에 참석하는 비율에서 나타났다. 6개월이 되었을 때 항우울제만을 사용한 환자들은 40%가 약물복용을 중단하였던 반면, 연합치료를 받은 집단은 단지 22%만이 치료를 중단하였다. 24주의 평균 치료 성공률은 약물치료군이 40.7%이었던 것에 비하여 연합치료군은 거의 60%에 달했다. 연합치료를 받은 환자들은 약물투여도 쉽게 중단하지 않았고 탈락율도 적었으며, 따라서 회복율도 의미있게 높았다.

주요우울증의 치료에서 약물치료 단독요법 보다 연합치료가 더 우세하다는 것을 지지하는 다른 연구들이 Burnand들(2002)에 의해서 수행되었다. Swiss에서의 이 연구에서는 급성 외래환자 치료상황에서 74명의 환자들을 clomipramine 단독투여군과 clomipramine에 역동정신치료를 더한 연합치료군으로 무작위로 배치하여 10주간 치료하였다. Clomipramine 단독투여군은 연합치료군이 받는 구조화된 정신치료의 시간을 맞추기 위하여 일정한 길이의 지지 면담을 받게 하였다. 양쪽 집단 모두에서 증상의 호전이 있었다. 그러나 10주째의 측정에서 연합치료군의 환자들은 치료 실패 비율이 상대적으로 낮았고 직업에 대한 적응도 더 나았다. 게다가 연구를 종료할 무렵 이 집단은 전반적인 기능도 더 좋았고 입원율도 더 낮았다. 또한 STPP는 비용면에서도 우월한 것으로 나타났다. 즉, 결근하는 날짜도 더 적고 입원도 적었기 때문에 발생한, 연합치료군에서의 비용절감이 한 환자에 미화로 2,311불에 달하는 것으로 조사되었다. 이 액수는 정신치료를 위한 비용을 초과하는 것이었다.

우울증 환자들에 대한 장기간의 역동정신치료나 정신분석에 대한 무작위 대조군 연구들은 이렇다 할 만한 것이 없다. 하지만 많은 치료자들이 이 환자들 중에 이런 치료를 필요로 하는 소집단이 있을 것이라고 생각하고 있다. Blatt들(1995)은 NIMH의 우울증 치료 협력연구 프로그램(NIMH Treatment of Depression Collaborative Research Program)의 자료를 다시 분석하여, 고도로 완벽주의적이고 자기비판적인 환자들, 즉 함입성 우울증 군의 환자들은 16주간의 인지치료, 16주간의 대인관계치료, 16주간의 imipramine과 임상적 치료, 그리고 16주간의 위약과 임상적 치료를 각각의 내용으로 하는 네 가지 치료군의 어떤 것에도 좋은 반응을 보이지 않았음을 밝혔다. 자연경과를 추적한 두 개의 연구(Blatt 1992; Blatt들 1994)

는 단기치료에 반응을 보이지 않는 자기비판적이고 완벽주의적인 성향을 가진 환자들에게는 장기 역동정신치료가 효과적일 것임을 시사하고 있다. 아마도 이 환자들 중의 많은 경우가 강박성 혹은 자기애성 인격 성향을 가진 환자들일 것이다. 이들 완벽주의적 환자들은 또한 자살의 위험성도 높기 때문에 시간, 노력, 자원들을 더 많이 투자하여야 할 것이다(Blatt 1998; Hewitt들 1997). 이 가설을 확인하기 위해서는 더 많은 연구가 필요하다.

치료원칙
Treatment Principles

조증 Mania

대부분의 조증 환자들은 우선 증상이 약물에 의해서 조절되기까지는 정신치료로 도움을 받지 못할 것이다. 약물치료 다음은 비순응의 문제와 질병에 대한 병식이 결여라는 문제에 초점을 맞춘 재발방지 프로그램이다. 양극성 환자에게서 종종 문제가 되는 몇 가지 중요한 정신역동적 주제들은 반드시 다루어져야 한다. 질병을 전반적으로 부정하면서 환자들은 자신들의 조증적 혹은 경조증적 증상들이 질병의 한 부분이 아니라 진정한 자신이 누구인지를 반영하는 것이라고 주장한다. 양극성 환자들은 병식이 결여되어 있는 것으로도 잘 알려져 있다. 입원치료를 받은 28명의 조증 환자들을 대상으로 한 연구(Ghaemi들 1995)에서, 입원시와 퇴원시에 병식의 정도를 측정하였다. 연구자들은 조증의 모든 증상들이 호전되고 줄어들었음에도 병식은 돌아오지 않았다는 소견을 보고하였다.

이러한 부정과 종종 연관되는 또 다른 정신역동적 주제는 분할(splitting), 혹은 정신적 단절(psychic discontinuity)이다. 많은 양극성 환자들은 자신들의 기분이 정상인 동안은 지속적으로 이전의 조증 삽화의 중요성을 부정한다. 이들은 그 때의 행동이 단지 자신을 스스로 잘 돌보지 않은 결과라고 주장하고, 따라서 전에 일어났던 일은 다시는 일어나지 않을 것이라고 고집스럽게 강조한다. 이런 형태의 분할에서는, 조증 삽화에서의 자기 표상이 전적으로 정상 시기의 자기와 단절된 것으로 볼 수 있다. 이러한 자기 연속성의 결핍은 환자를 괴롭게 하지는 않지만, 반면에 가족들이나 치료자는 그로 인하여 무척 화가 날 수도 있다. 이런 환자를 치료하는 치료자는 정신치료적으로 작업하여 환자의 자기파편들을 모아서 환자의 생활에 연속성을 회복하게 함으로써 환자가 지속적인 약물 유지치료의 필요성을 인식할 수 있도록 하여야 한다. 때로는 환자의 동의 아래 조증적 상태를 녹화하여 환자가 정상적 상태로 돌아 왔을 때

이를 보여줌으로써 조증적 자기와 정상적 자기 사이의 연결을 수긍하도록 도울 수 있다.

Klein학파의 시각에서 보면, 양극성 장애 환자들에 대한 기본적인 정신치료적 임무는 애도(哀悼) 작업을 촉진시키는 것이다. 조기 부모 상실, 특별히 어머니 상실은 양극성 장애의 발달과 강한 연관을 가지고 있다(Mortensen들 2003). 실제로도 5세 이전에 어머니를 잃은 아이는 양극성 장애의 위험성이 4배 이상 높다고 알려져 있다. 또한 아동기의 신체적 외상과 성인기의 조증 사이에는 강한 연결이 있고(Levitan들 1998), 따라서 공격성을 부인해야 할 필요성의 이유가 생의 최초 몇 년간에 그 뿌리를 두고 있을 가능성이 있다. 공격하고자 하는, 박해하고자 하는 감정이 나오려고 할 때 이를 부인하기 위하여 조증적인 방어를 필요로 하게 되는 것이다. 조증 삽화가 끝나자마자 환자들이 자신의 파괴성을 알게 되는 경우가 있으며 따라서 조증기 동안 타인들에게 해악을 끼쳤던 것에 대해 후회스러운 느낌을 갖게 된다. 이때 정신치료자들은 환자들의 내적인 자기표상들과 대상표상들의 사랑하는 측면과 공격적인 측면을 통합하도록 적절한 시기에 도와주어야 한다. 이들의 이러한 측면들이 계속해서 분할되어 있다면 환자들은 일시적으로는 고통에서 벗어날 것이지만 결국에는 자신들의 우울성 불안감을 해결할 기회는 갖지 못하게 된다. Klein(1940/1975)은 박해를 가하고 공격하고자 하는 감정이 감소함에 따라 조증적 방어의 필요성도 함께 감소한다고 지적하였다. 그런 다음 조증 환자들을 위한 정신치료의 또 다른 목적은 선한 것이 악한 것보다 우세하고 사랑이 미움보다 우세한 관계를 환자들이 내재화할 수 있도록 도와주는 것이다.

양극성 환자 61명을 대상으로 이들의 재발에 대한 2년간의 전향적 연구(Ellicott들 1990)에서는 lithium 혈중 농도의 변화나 약물순응도로 재발을 설명할 수 없었다. 오히려 충격적인 생활사건들은 재발과 유의한 상관관계가 있었다. 따라서 연구자들은 스트레스가 높은 시기에 심리적 치료접근을 하는 것이 재발의 방지에 대단히 중요하다는 결론을 내렸다. 역동치료자는 환자의 인생에서 특별한 스트레스인자가 얼마나 중요한지에 대하여 관심을 기울여야 하며, 기분안정제로 치료하는 동안에도 이를 감시하여야 한다.

양극성 환자들에게 lithium과 또 다른 기분안정제들이 특별한 의미를 갖는 경우가 종종 있다. 어떤 환자들에게는 약물이 조증적 시기의 자아동조적인 행복감을 빼앗아 버리는 방법으로 받아들여진다. 약물은 또한 환자들에게 양극성 장애로 고통을 받다가 자살 등의 나쁜 결과를 갖게 된 가족을 떠올리게 한다. Jamison(1995)은 양극성 장애와 싸웠던 자신의 전쟁을 묘사하면서 정신치료가 lithium을 계속 복용하게 하였고 약물복용에 응해야 한다는 두려움을 스스로 이해하도록 도왔으며 따라서 비할 수 없는 큰 가치가 있는 것이라고 주장하였다. 정신치료를 함으로써 그녀는 약물에 대하여 자신이 비밀스런 두려움을 가지고 있음을 발견하게 되었다. "사실, lithium이 듣지 않으면 어떻게 하지 하는 남모를 두려움이 실제로 바닥 깊은 곳에 들어 있었다. 그걸 먹은들 어떻단 말이야, 나는 여전히 아플텐데 하는 심정이었다. 또 다른 한편으로는, 만일 약을 먹지 않는다고 하더라도 내가 가장 두려워하는 최악의 상태가 되지 않을 수도 있을 것이라고 생각했다."고 그녀는 고백하였다.

비순응의 문제에 대해서는 적극적으로 대처해야 하지만, 양극성 장애의 약물치료는 시간이 지날수록 재발을 예방하는 효과에 한계가 있다. 5년의 추적조사(Maj 1999)에서 lithium을 복용하고 있는 환자의 약 40%만이 재발하지 않았다. 이들에게는 고용에 있어서의 문제점이나 가족간의 어려움이 많다는 점도 예외적이 아니라 일상적인 것이다(Miklowitz와 Frank 1999). 따라서 정신치료가 단지 순응도를 호전시키는데만 사용되는 것이 아니라 보다 더 넓게 목표를 잡아야 한다. 이를 통하여 스트레스인자들을 찾아내고, 가족의 기능을 증진하며, 환자와 타인에 대한 이 질병의 영향을 처리하는 것을 목표로 삼아야 한다. 엄격한 기준 아래 계획을 세워 진행한 한 연구에서 Miklowitz들(2003)은 약물치료에 가족 교육을 추가함으로써 급성기가 지난 후 약물 복용에 대한 충실도도 높이고 증상 조절에도 도움이 되었다고 보고하였다.

Salzman(1998)은 양극성 환자들의 치료에는 약물치료와 정신치료를 연합해야 한다고 설득력 있게 주장하였다. 작업의 첫 번째가 치료동맹을 형성하는 것이고, 이것은 격론하는 전략을 사용하는 것보다는 정신치료적인 조사, 공감, 그리고 교육을 통하여 얻을 수 있다. 기분변화 도표(mood chart)를 만드는 것도 한 방법이다. 이상화로부터 가치평가절하로 전이 이동이 일어나는 일이 흔하며, 좌절이나 분노에 대한 반응으로 역전이적 행동화도 계속해서 위협이 된다는 것도 잊어서는 안된다. 양극성 장애를 위하여 부가적인 정신치료의 근거를 검토한 한 연구에서 Miklowitz(2008)는 부가적 정신치료가 2년 기간 동안에 양극성 장애의 증상과 기능평가에서 호전을 보였음을 주목하였다. 투약 충실성과 정동증상 조기 인식을 강조한 치료들이 조증 치료에는 더 강력한 효과가 있지만, Miklowitz는 우울증에는 인지적/대인관계적 대응전략들을 강조한 치료들이 더 효과가 강력함을 발견하였다. 이 자료들은 개인 및 집단정신교육, 전체적 치료, 가족치료, 대인관계치료 및 인지행동치료를 시행한 18개의 치료시도에 근거를 두고 있다.

Jamison(1995)도 연합치료가 필요하다는 생각에 공감하고, "정신치료가 병을 낫게 한다는 것은 말로 표현할 필요도 없다. 무서운 생각이나 감정에 붙들려 있다는 혼돈의 느낌이 통제와 희망을 찾고 이런 모든 것들로부터 배울 가능성이 생기게 한다.… 약 먹기를 원하지 않는 나의 문제를 처리하는데는 어떤 약도 도움이 되지 않았다. 또 아무리 오래 하여도 정신치료만으로는 나의 조증과 우울증을 예방할 수 없을 것이다. 나는 두 가지 모두 필요하다."고 말하고 있다.

우울증 Depression

우울증에 대한 정신치료의 첫 번째 단계는 입원환자이건 외래환자이건 관계없이 치료동맹을 수립하는 것이다. 필수적인 환자치료자 관계의 신뢰감을 형성하기 위해서 치료자는 환자의 관점에 순수하게 귀 기울이고 공감해야 한다. 아마도 환자의 가족이나 환자를 초기에 맡은 정신건강전문가들이 범하는 가장 흔한 실책은 긍정적 측면에 초점을 맞추어 환자의 기운을 북돋우려고 노력하는 것이다. "우울해 할 필요가 없어요, 장점이 많으신걸요."라든지 "죽을 이유가 뭐가 있나요, 오히려 살아야 할 이유가 더 많은데요."같은 말은 오히려 악화를 초래하기 쉽다. 우울증 환자는 기운을 북돋우려는 이런 말들을 치료자가 자기와 전혀 공감하지 못한 것이라고 받아들이게 되어 오히려 이해 받지 못하고 있으며 따라서 더욱 외로워지는 느낌을 갖게 되고 환자는 더욱 자살에 매달리게 된다.

이와는 반대로 이 환자들과 작업하는 치료자들은 반드시 환자가 우울해질 수밖에 없는 이유가 실제로 존재한다고 믿어야 한다. 우울증의 배후에 있는 원인에 대하여 환자와 함께 조사해 나감으로써 우울증이라는 고통에 공감할 수 있고 또 환자로부터의 도움도 받을 수가 있다. 이러한 작업의 초기단계에서는 지지적이지만 엄격하여야 한다. "우울한 것이 아니라 실제로는 화가 난 것이로군요."하는 등의 너무 이른, 미숙한 해석은 환자에게 공감을 받지 못하고 초점이 빗나가 있다고 느끼게 할 것이다. 단순히 환자가 자신의 병에 대하여 이해하고 있는 방식을 함께 이해하려 애쓰고 잘 들으려고 노력하는 것만으로도 환자를 충분히 돕고 있는 것이다.

역동치료자는 우울증을 유발시킨 것으로 나타난 스트레스의 성질이 어떠한지를 주의 깊게 평가해야 한다. 스트레스가 멸시나 상실을 포함하고 있었는가? 이것이 초기 아동기의 상실이나 외상을 다시 깨웠는가? 스트레스가 이 환자에게 갖는 특별한 의미는 무엇인가? 역동치료자는 이 환자가 그 스트레스를 무엇에 연관을 시키고 있는지를 알도록 노력해야 한다. 그 사건이 환자의 마음 속에 늘 있어 왔던 다른 감정이나 생각, 환상들을 떠올리게 하는가? 역동치료자는 또한 무의식에서 진행되고 있는 무엇인가를 밝히기 위한 도구로서 꿈을 적어오게 격려할 수도 있다. 요약하면, 제 1장에서 논의한 바와 같이, 역동치료자는 질병을 뿌리 뽑으려고 노력하기 보다는 한 개인을 깊이 있게 추적하도록 노력해야 한다.

병력 청취나 스트레스 평가 과정에서 역동치료자는 주의 깊게 경청함으로써 대인관계의 양상이나 환자의 자존감과 연관되어 나타나고 있는 주제들이 무엇인지를 파악하여야 한다. 그들은 환자의 우울증의 발생기전에 가장 정확하게 관련되는 주제들이 무엇인지를 찾아내기 위하여 다양한 정신역동적 주제들을 고려해 보아야 한다. 환자들의 분노가 자신의 내부를 향하고 있는가? 환자들이 자신의 난폭함이나 탐욕으로 인하여 그들이 사랑하는 대상들이 해를 입었을 것을 염려하고 있는가? 결코 이룰 수 없어 보임에도 불구하고 이들이 자신에 대한 완벽주의적 시각을 가지고 있는가? 환자 자신이 할 수 있는 것보다 언제나 더 많은 것을 기대하는, 사악하고 무자비한 초자아에 의해서 환자가 고통을 받고 있는가? 현재나 과거에 잃어 버린, 그럼으로써 환자들에게 절망감, 즉 소망이 없다는 느낌을 갖게 한, 그 사랑하는 대상들을 여전히 갈망하고 있는가? 환자들이 자기 자신의 고유한 꿈이나 소망을 충족시키기 위한 것 보다 우월적 타인을 위해서 살아오지 않았는가? 이 환자의 우울이 무조감, 허약함, 외로움 등의 감정을 특징적으로 보이는, 보다 더 의존적인 쪽인지, 아니면, 양육하고 보호를 제공하는 사랑의 대상을 발견하는 것 보다 자기를 발달시키는 것을 더 중요하게 보는, 보다 더 내사형에 가까운 것인가? 또한 고통스러운 정서 상태를 처리하기 위하여 어떤 방어기제를 사용하는가?

역동치료자는 환자의 삶의 여정에서 이러한 주제들을 알아봄과 동시에 전이, 역전이, 저항의 현상들에 대해서 주의 깊게 관찰하고 있어야 한다. 환자가 치료자와 관계를 맺어 나가는 방식이나 환자에 의해서 치료자에게서 생겨나는 느낌들이 치료 외적인 상황에서 자주 일어나는 관계의 문제들의 일정한 양상에 대한 단서를 제공할 수 있기 때문이다. 일정한 양상으로 나타나는 저항은 실생활의 상황에서도 사용되는 환자의 방어를 반영하는 것일 수도 있다. 결국 이렇게 해서 치료자는 환자의 초기 발달단계에서의 쟁점들과 현재의 상황 모두에 관여하고 있는 어려움들에 대한 가설을 발달시키게 된다. 아마도 스트레스들의 의미도 그 가설을 통해서 극명하게 드러나게 될 것이다.

아래의 질문들에 대한 가설적 접근도 시도되어야 한다. 사건들이 환자의 우울증을 유발하였는가, 환자가 자기애적 가치를 두었으나 성취에 실패한 것은 무엇인가, 무엇이 환자의 지배적 사상인가, 환자가 그를 위해서 살고 있고 또 그로부터 바람직한 반응을 얻으려고 하는 지배적 타인은 누구인가, 공격성이나 분노와 관련된 죄의식이 존재하는가, 만약 존재한다면 환자는 누구를 향하여 분노하고 있는가, 자기가 자기대상의 반응을 갈망하였으나 좌절되었는가 하는 것들에 대하여 추구하여야 한다. 또한 이 환자가 치료적 변화를 위해서 일차적으로 대인관계를 다루어야 하는 의존적 우울증(Blatt들 1995)을 앓고 있는가, 아니면 자기에 대한 정의와 자기 가치가 더 중심이 되어야 하는 함입성 우울증에 더 가까운가에 대해서도 치료자는 설명할 수 있어야 한다.

치료자가 환자의 병력을 청취하고 우울증의 역동적 기초에 대한 가설을 세우는 동안 환자는 치료자에 대하여 전이애착을 형성할 것이다. 치료자는 환자의 인생에 존재하는 지배적 타인에 더하여 지배적 제 3자(dominant third)가 된다. 환자의 일차적 관계에서 문제가 된 것과 같은 많은 걱정거리들은 전이를 통해서 표면화될 것이다. Arieti는 치료동맹을 이루기 위해서 치료자들이 정신치료의 초기단계에서 환자가 기대하는 것에 순응하므로써 치료적 관계 안에서 환자의 병리가 반복될 수 있도록 도와야 한다고 지적하였다. 충분한 정보가 모이면 치료자는 더 표현적인 접근방법으로 변경해야 하고 환자에게 그토록 많은 어려움을 초래한 지배적 타인의 양상을 해석해 준다. Arieti(1977)는 "환자가 자기 자신을 위하여 살아가는 방법을 알지 못하였던 사실에 대하여 의식적인 깨달음을 얻어야 한다, 환자는 자기 스스로에게 귀를 기울인 적이 없다, 정서적으로 아주 중요한 상황에서 환자는 결코 자기주장을 할 수 없었다, 단지 지배적 타인의 인정, 애정, 사랑, 공경, 보살핌을 얻는 데만 관심이 있었다."고 지적하였다. 이런 깨달음이 있은 후 지배적 타인을 향한 엄청난 분노가 표면화될 것이다.

지배적 사상이 표면에 드러난 후의 치료자의 임무는 환자가 삶의 새로운 방식을 고안할 수 있도록 돕는 것이다. Bibring(1953)의 관점에서는 이상화된 열망은 현실화되기 위하여 충분히 변형되든지 아니면 포기되어 다른 목표와 대상들로 대치되지 않으면 안된다. 새로운 생활양식과 목적을 발전시키기 위하여 환자가 치료자에게 의존하여 그 해답을 얻어 낼 수도 있다. 이 때 치료자는 환자가 무엇을 할 것인지 이야기해 줌으로써 환자의 의존과 결탁한다면 단지 자존심이 저하되는 느낌과 비효과적이라는 느낌만을 강화시킬 것이다(Betcher 1983; Maxmen 1978). 이러한 진퇴양난 격의 문제들을 해결해 달라고 애원할 때 환자 자신이 새로운 삶에 대한 계획을 세우는데 가장 유리한 위치에 있다고 설명해 줌으로써 환자 자신이 그 책임을 감당하도록 할 수 있을 것이다.

우울증 환자에 대한 정신역동적 접근의 핵심이 되는 것은 우울증의 대인관계 상의 의미와 그 맥락을 알게 해 주는 것이다. 불행하게도 환자는 이러한 대인관계 상의 의미에 대하여 완강히 저항하는 경우가 많다(Betcher 1983). 환자는 우울증과 자살소망에는 다른 바탕이 있는 것이 아니라고 생각하려 하며 다른 누군가가 아닌 바로 자신의 탓이라고 강력히 주장한다. 전이-역전이 발전에 세심한 주의를 기울임으로써 이러한 형태의 저항을 깨뜨릴 수 있다. 환자는 자신의 외부 인물들과의 관계양상뿐만 아니라 자신의 내부적인 대상관계도 정신치료와 입원치료 모두에서 재현해 낸다. 우울증 환자는 특히 강력한 감정들을 드러낸다. 이러한 치료과정 중에 치료자는 절망, 분노, 환자를 포기하려는 소망, 강력한 구조 환상, 그리고 다른 무수히 많은 감정을 경험할 것이다. 이러한 모든 감정 반응은 환자의 인생에서 다른 사람들이 느낀 동일한 감정을 반영하는 것이다. 이러한 대인관계적 측면은 우울증을 일으키고 지속시키는데 관여하였을 것이다. 치료자는 환자의 상태가 다른 사람들에게 미친 영향을 평가하기 위하여 환자와 협력하여 치료적 관계에서 생겨나는 치료자 자신의 이러한 느낌들을 건설적으로 사용하여야 한다. 치료에 좋은 반응을 보이지 않는 많은 우울증 환자들은 성격적인 바탕을 강하게 가지고 있는 특징적 대상관계의 양상을 반복함으로써 교착 상태에 빠지게 되고 따라서 변화되기 어려워진다.

L씨는 41세의 존경 받는 화학자로 자살 사고를 동반한 우울증에 빠져 입원하게 되었다. L씨가 외래치료를 받는 동안 현재 알려져 있는 모든 항우울제가 사용되었다. 매 약물마다 혈중농도검사를 통하여 치료적 용량까지 사용하였다. 입원 첫 일주일 동안에는 ECT를 시행하였다. 그러나 모든 신체적 치료방법은 전혀 환자의 증상을 호전시키지 못하였다. 그럼에도 불구하고 환자는 자신이 화학적 불균형의 희생물이라고 하면서 이를 회복시키는 것이 의사의 책임이라고 계속해서 주장하였다. L씨는 자기불신, 무가치감, 수면장애, 작업수행 불능과 집중장애, 미래에 대한 절망감 등을 호소하였다. 그는 그간 자신이 성취해 온 모든 것들이 무의미하며 자신을 도와달라고 반복해서 아내에게 요구함으로써 아내를 괴롭혔다고 생각하였다. 반면 L씨의 부인도 자신이 남편에게 조금도 도움이 되지 않는 것 같아 절망하였다. 남편의 삶에서 긍정적인 면들을 지적하려 할 때마다 L씨는 "그래, 그렇군......그러나......(yes, but)"하는 식의 반응을 보여 아내의 지적을 타당치 않은 것으로 만들었다.

L씨의 담당 전공의와 병동의 다른 치료진들은 L부인의 좌절감을 공유하였다. L씨는 그가 필요로 하는 것들에 대하여 치료진들이 신경을 써주기를 요구하였으면서도 그들이 제공한 여러 가지의 제안이나 통찰을 소용없는 것으로 만들어 버렸다. 모든 치료진은 L씨의 우울증에 직면하여 자신들이 무능해지고 무력해지며 허탈해지는 것을 느꼈다. 전공의들이 저녁회진을 돌 때마다 L씨는 자신의 우울증에 대하여 그들과 오랫동안 토론하였다. 이제까지 사용하였던 모든 약물을 열거하였고 우울증에서의 신경전달물질들에 대하여 설명하기도 하였다. 그런 다음에야 그는 자신의 상태에 대하여 조언을 구하였다. 회진을 돌던 전공의들은 어쩔 수 없이 지적이고 유식한 L씨의 고통을 완화시켜 보려는 노력으로 이러한 토론에 빠져들지 않을 수 없었다. 그러나 전공의들의 모든 제안은 L씨에 의하여 도움이 되지 않는 것으로 평가절하되었다. 이 토론이 끝날 때는 당직전공의들은 그와 보낸 시간이 헛되었음을 느끼고는 지치고 의기소침해지곤 하였다.

담당 전공의와 다른 치료진들은 교육담당의에게 L씨에 대한 자신들의 어려운 문제를 보고하였고 교육담당의는 환자의 내적 세계가 어떻게 병원환경 안에서 재현되고 있는가를 지적하였다. "도움을 거절하는 불평 불만에 가득 찬 사람"의 역할을 가장함으로써 L씨는 내적 대상관계를 재현하였으며, 이는 무능하고 쓸모 없는 대상표상과 연결되어 장기간 고통 받고 희생되어온 자기표상에 의하여 특징 지워진 것이다. L씨는 이러한 내적 대상관계의 재활성화를 주위 모든 사람을 괴롭히는데 사용하였다. 따라서 그는 자신의 필요를 만족시켜주지 못하였다고 느꼈던 아동기의 어머니와의 관계로부터 유래되어 그 동안 저장되어 있었던 엄청난 양의 분노를 방출할 수 있었다.

이렇게 교육담당의에게 이 환자를 의뢰한 결과 치료적 접근에 극적인 변화가 일어났다. L씨와

> 처음부터 관계를 가진 전공의와 간호사는 더 이상 자신들의 영웅적인 치료적 노력을 기울이지 않게 되었고 현재 일어나고 있는 상황들을 이해하기 위하여 환자의 협력을 요구하기 시작하였다. 환자는 더 이상 수동적으로 "의학적" 치료를 받는 사람이 아니라, 재현과 이해의 심리적 과정에 있어서의 능동적인 협력자로서 참여할 수 있게 되었다.
>
> 치료환경 안에서 행동화되고 있는 대상관계의 유형이 환자에게 명확히 설명되었다. 동시에 사회사업가는 L씨의 아내에게 정신분석에 기초한 설명을 해 줌으로써 그녀의 죄책감을 해소시켜 주었고, 현재의 생활은 해결되지 못한 아동기 경험이 재현된 것임을 이해할 수 있도록 도왔다. 치료진이 L씨의 내적 대상표상처럼 반응하는 것을 그만 두었을 때, L씨는 전과는 다르게 자신을 표현하기 시작하였다. 처음에 그는 자신의 상황에 대하여 그 자신이 책임이 있음을 받아들여야 한다는 치료진의 제안에 화를 냈었다. 그러나 전공의는 가능한 약물학적 치료는 이미 모두 다 시도하였으며 자신이 절망의 심연에 빠져 있다는 느낌에 환자 스스로가 기여하고 있을 가능성을 고려하여야만 한다고 설명하였다. 이런 식의 치료접근의 변화는 L씨에게 만족스러운 새로운 대상관계를 제공하였다. 처음에는 완강히 저항하였으나 차차 심리적 치료작업을 잘 수행할 수 있게 되었다. 환자는 자기가 필요하다고 느꼈던 정당한 인정과 사랑을 제공하지 않은 어머니에 대한 분노를 알 수 있게 되었고, 또한 그의 어머니에 대한 보복으로 자신의 아내를 괴롭힘으로써 즐거움을 얻었었다는 것도 알게 되었다.

L씨 사례는 고전적인 신체적 치료에 반응을 하지 않는 심한 우울증이, 해결되지 못한 자기-대상관계에 환자가 집착하도록 만든 만만찮은 성격적 저항과 어떻게 관련될 수 있는가를 설명해 주고 있다. 제 6장에서 입원치료에 관하여 기술하였듯이 이런 종류의 환자를 치료할 때는 환자가 기대한 대로 치료진들이 투사된 대상표상처럼 반응할 기회를 인정하지 않기 시작할 때 그 돌파구가 생길 수 있으며, 그렇게 해서 치료자들은 환자에 의하여 내재화될 수 있는 새로운 대상과 대인관계 뿐만 아니라 새로운 이해방식을 제공하게 된다.

또 다른 돌파구는 L씨가 질병의 희생물이면서 동시에 주위사람들에 대한 가해자였다는 사실을 치료진들이 깨달았다는 것이다. 우울증에 흔히 관련되어 있는 이차적 이득에 관한 논의에서, Bibring(1953)은 몇몇 우울증 환자가 타인에 대한 파괴적이고 가학적인 충동들의 감춰진 표현을 정당화하기 위해 자신의 병을 이용한다고 하였다. L씨는 아내에게 자신의 어머니의 역할을 하도록 강요하였다. 이것은 단지 자신에 대하여 아내가 어머니처럼 대하고 있으므로 무가치하다고 간주하기 위함이었다. Jacobson(1971b)는 우울증 환자에서 흔히 발견되는 숨겨진 가학증에 관한 논의에서, "우울증 환자는 자신의 배우자, 또 더러는 자신의 전체 주변환경, 그리고 특히 자신의 자녀들로 하여금 심각한 죄책감을 느끼도록 하는데 절대로 실패하지 않으며, 그렇게 하여 그들을 점점 더 우울한 상태로 빠져들게 한다."고 하였다. 실제로 치료진 전체가 L부인과 똑같이 느끼기 시작했었다. 치료진들은 L씨에게 치료적으로 개입할 어떠한 방법도 발견할 수 없었기 때문에 점점 더 죄책감을 느꼈고, 이러한 실패가 계속되자 그 결과 점점 더 우울해지고 지치게 되었다. 또한 어떤 우울증 환자들은 L씨와 같이 배우자의 사랑이 가장 필요한 바로 그때 배우자를 몰아내는 악순환을 형성한다는 것을 Jacobson은 지적하였다. 배우자는 금방 싫증을 내게 되며 자신의 무력감 때문에 잔인하고 냉정하게 행동하기 시작할 것이고 따라서 가장 어렵고 약한 상태에 있을 때 환자에게 상처를 입히게 된다. 치료자 또한 이와 흡사하게 환자들이 그들의 도움을 반복해서 거절하기 때문에 환자에 대하여 빈정거리거나 냉정하게 되어 버릴 수 있다.

L씨의 증례는 심한 우울증 환자를 치료할 때 가족을 반드시 포함시켜야 하는 것의 중요성을 강력히 시사하고 있다. 우울증 환자의 가족에 관한 문헌은 재발율, 우울증의 경과, 자살행동 등 모든 것이 가족의 기능에 의하여 영향을 받는다는 것을 명확히 보여주고 있다(Keitner와 Miller 1990). Hooley와 Teasdale(1989)은 재발을 예측하는 가장 좋은 단 하나의 인자는 환자가 자신의 배우자를 매우 비판적으로 느끼는 것이라고 하였다. 조현병 환자의 가족에 관한 연구와 병행해서 우울증 환자의 가족구성원의 감정이 고도로 표현되는 것이 재발에 많은 영향을 주는 것으로 보고되고 있다(Hooley들 1989; Vaughn과 Leff 1976). 우울증 환자는 가족들에게 적개심과 가학증을 유발하는 경우가 많으므로 치료자는 가족이 그런 반응에 의해서 생기는 죄의식을 극복할 수 있도록 도와주어야 하며, 그렇게 함으로써 가족이 그러한 반응을 이해할 수 있는 것으로 받아들이도록 도와야 한다.

적응증과 금기
Indications and Contraindications

우울증이나 감정부전장애를 앓고 있는 환자들에게 최선의 치료는 정신치료와 약물요법을 함께 사용하는 것이다. Nemeroff(1998b)는 단일 항우울제에 대한 반응으로 우울증 환자의 거의 65%가 중증도 측정도구에서 50% 이상의 증상 감소를 보였던 반면, 이들이 보인 점수에 기초하여 완전히 정상으로 돌아온 경우는 30%에 지나지 않았음에 주목하였다. 또한 상대적으로 더 심한 반복성 우울증을 앓고 있는 경우 정신치료와 약물요법의 연합이 의미있게 높은 치료적 이득을 주었다고 Thase들(1997)은 주장하였다. 하지만, 그리 심하지 않은 우울증에 대한 연구에서는 연합치료가 정신치료만을 시행한 경우에 비하여 더 효과적이지 않았다. 경한 우울증에서는 약물요법이 효과적이지 못한 경우가 있었고 이런 환자들은 정신적 기능을 회복하기 위하여 정신치료의 도움이 더 필요할 수도 있다.

어떤 형태의 우울증이 정신치료에 더 잘 반응하는가를 결정하려는 연구가 시작되고 있다. Nemeroff들(2003)은 아동기 외상과 관련이 있는 만성적 형태의 주요우울증을 연구하였다. 681명의 환자들을 대상으로 nefazodone 단독, 한가지 형태의 인지적 정신치료 단독, 그리고 이들을 모두 사용하는 연합치료를 시도하였다. 조기 아동기 외상의 병력이 있는 환자들에게는 정신치료 단독이 약물치료 단독 보다 우수하였다. 게다가 아동학대의 병력이 있는 환자들에게는 약물치료와 정신치료의 연합치료가 정신치료 단독에 비해서 약간만 우수하였다. 따라서 연구자들은 아동기 외상의 병력이 있는 만성적 형태의 주요우울증 치료에 정신치료는 절대적으로 필수적 요소일 것이라고 결론 내렸다.

일부 우울증 환자는 여러 가지 이유로 처방 약물에 협조적이지 않을 수도 있다. 약을 먹는 것이 자신을 낫게 하지 않을 것이라고 생각할 수도 있고, 약을 먹는 것이 정신질환에 걸렸다고 스스로 낙인을 찍는 것으로 느낄 수도 있다. De Jonge들(2001)은 주요우울증 환자들에게는 연합치료를 하는 것이 약물치료만을 하는 것 보다 의미있게 더 유용한 이득을 제공할 수 있다고 주장한다. 연합치료군의 환자들은 약물요법이나 일반적인 치료적 시도에도 의미있게 더 협조적이었고 따라서 더 잘 회복될 수 있었다. 따라서 연합치료의 중요한 잇점은 이것이 정신치료적 과정을 통하여 비순응의 문제에 직접 작용함으로써 치료 효과도 더 좋고 시간적으로도 더 유리할 수 있다는 것이다.

일부 환자들은 약물 복용에 완강히 저항하기도 하고, 가지고 있는 의학적 상태 때문에 약물 복용이 불가능할 수도 있고, 때로는 부작용을 견딜 수 없는 일도 있다. 이 경우 약물의 의미와 거절의 이유를 이해하기 위해서 정신역동적 접근이 필요할 수 있다. 임상에서는 역동정신치료의 준비 단계를 겪은 후에 비로소 약물 투여를 받아들이는 환자를 경험하는 일도 있다.

약물 치료에 전적으로 반응을 보이지 않거나 부분적으로 무반응을 보이는 환자들도 있다. 여러 약물을 사용한 치료적 시도나 단기 치료에 실패한 경우는 장기 역동정신치료의 적응증이 된다. 이 경우 정신과의사는, 1) 주요우울증 진단에 인격장애의 동시이환, 2) 우울성 인격, 3) 인격장애에서 나타나는 성격적 우울 등 세 가지의 영역 중 하나에 이 환자가 속하는지 주의 깊게 평가해야 한다(Gabbard 2000).

첫 번째 영역에 관해서는 Duggan들(1991), Reich와 Green(1991), Shea들(1990) 등 몇 가지 연구가 진행되어, 어떤 인격장애들은 우울증이 한번 발생하면 이것이 유지되는 경향이 있으며, 성격적 요인들은 또한 약물 비순응에 기여하기도 한다. 이런 집단을 효과적으로 치료하기 위해서는 약물요법에 연합하여 역동정신치료가 필요할 것이다.

두 번째 영역에 대해서는, 우울성 인격장애가 감정부전장애와 분명하게 다른 것인가 하는 논란이 있다. 자료(Phillips들 1998)에 따르면 이 둘의 구별은 분명하므로 이들을 구분하는 것이 임상적으로 유용하다. 우울성 인격장애를 가진 환자들이 그렇지 않은 군에 비하여 의미있게 더 오래 정신치료에 남아 있었다는 주장도 있다. 감정부전장애 환자들에게도 충분한 임상적 반응을 위해서 연합치료가 필요할 수 있다. 진단을 분명히 해야 하고 동반이환을 정확히 진단하고 회복을 증진하기 위해서는 역동정신치료를 시도하는 것이 도움이 될 것이다.

세 번째 영역에는 일차적으로 심각한 인격장애, 특히 경계성 인격장애 환자들이 해당된다. 이들은 우울감을 호소하지만 이것이 DSM-5(American Psychiatric Association 2013)의 우울증 진단기준에는 해당되지 않는다. 이 환자들은 정신치료자에게나 약물로 치료하는 정신과 의사에게나 독특한 치료적 도전이 된다. 미국정신의학회(2001)도 이들의 치료에 연합치료를 권고하고 있다.

자살환자의 치료
Treatment of the Suicidal Patient

정신과의사로서의 전문가적 삶에서 환자의 자살만큼이나 괴로운 사건은 없다. Chemtob들(1988)에 의하면 환자를 자살로 잃은 정신과의사의 거의 반 정도가 부모의 사망으로부터 회복되고 있는 사람에 견줄 만한 정도의 충격을 경험한다. 환자가 자살한 후에 정신치료자가 경험하는 고통에 기여하는 몇 가지 요인들에 대해서 최근 Hendin들(2004)이 연구하였다. 30명의 치료자에 대해서 환자가 자살한 직후에 조사하였는데, 이들의 38%는 심한 고통을 보고하였다. 고통에 기여하는 것들로, 1) 자살이 임박해 있던 환자를 입원시키는데 실패하였다, 2) 치료적 결정을 잘못하여 환자를 자살에 이르게 하였다, 3) 학회나 협회로부터 부정적 반응이 올 것이다, 4) 사망한 환자의 가족들로부터 법적 소송을 당할 것이라는 공포 등 네 가지 요인이 지적되었다. 자살 성공은 이것이 우리의 직업이 본래 가지고 있는 한계가 아닌가 하고 생각하게 한다. 입원치료에서든 정신치료에서든 치료자가 자살을 막기 위하여 최선을 다한다는 것은 자연스러운 것이다. 환자가 자신의 생명을 빼앗지 못하도록 하기 위하여 타당한 평가방법을 사용하는 것이 임상적 관점에서는 분명히 좋은 판단이며 도덕적인 관점에서는 책임 있는 행동이고 의료 법률적 관점에서는 건강한 방어의학(defensive medicine)인 것은 확실하다. 그러나 구조자로서의 역할이 모두 소진되기 시작하면 그 결과는 치료에 반하는 것일 수 있다.

우선 치료자는 전혀 논쟁의 여지가 없는 하나의 사실을 항상 명심하고 있어야 한다. 즉 실제로 자신을 죽이고자 의도하고 있는 환자는 결국에는 그렇게 하고야 말 것이라는 사실이다. 억제대의 사용, 주의 깊은 관찰 및 임상적 기술 등 어느 것도 진실로 죽기로 결심한 환자를 막을 수는 없다. 실제 사건을 예로 들어보자. 한 환자가 침대 이외에는 아무 것도 없는 격리실에 있게 되었다. 환자의 옷가지와 소지품을 모두 수거하였고 24시간 내내 15분 간격으로 규칙적으로 관찰하도록 하였다. 그 15분 사이에 환자는 침대 위에서 뛰기 시작하였고 천장에 계속 머리를 부딪혔으며 마침내 목이 부러지고 말았다. 이 사건은 병동 치료진들이 입원실내에서 일어나는 모든 자살을 방지할 수는 없음을 인정하지 않으면 안된다는 사실을 설명해 주고 있다. 심지어 Olin(1976)은 만약 한 병원에서 자살이 결코 일어나지 않는다면 그 치료환경 내의 치료진 구성원이 환자의 행동에 대하여 너무도 많은 책임을 담당하고 있는 것이라고 하였다. 오히려 치료자들은 궁극적으로는 자살을 실행에 옮기기 보다 자살충동을 언어로 표현하는 방법을 배울 책임이 환자 자신에게 있음을 반복해서 강조하여야 한다.

자살이 성공하면 치료자는 자살시도가 임박하였던 것을 예측할 수 있는 신호를 발견하지 못한데 대하여 죄책감을 느끼게 된다. 자살의 장단기 위험인자에 대한 문헌이 많이 나와 있음에도 불구하고 한 환자의 자살을 예측할 수 있는 능력은 여전히 극도로 제한되어 있다. Goldstein들(1991)은 성공적으로 자살을 예측할 수 있는 통계적 모델을 제시하기 위하여 1,906명의 정동장애 환자들에게 다중 회귀법을 적용하여 위험인자를 조사하였다. 그러나 이 모델로는 자살을 수행한 단 한 명의 환자도 찾아내지 못하였다. 연구자들은 몹시 당황하였고, 현재의 현상을 이해함으로써 자살을 예측한다는 것은 그 위험이 아주 높은 환자들에서조차도 불가능하다고 결론 내릴 수밖에 없었다. 임상에서 자살위험이 임박하였다는 것을 측정하는 일차적 방법은 환자 스스로가 자신의 자살의도를 언어적으로 전달하는 경우와 명백히 자살의도가 있음을 의미하는 행동을 찾아내는 것뿐이다. 치료자는 인간의 마음을 읽을 수는 없으며 자살에 대한 명백한 언어적 혹은 비언어적 표현이 없는 경우에는 자살을 인지해 내지 못했다고 하여 스스로를 비난해서는 안된다. 한 연구(Isometsä들 1995)에서 정신과 치료를 받은 자살 증례 571명 중에서 단지 36%만이 자살의지에 대하여 의견교환을 하였음이 밝혀졌다.

자살하려는 우울증 환자의 치료는 과량을 복용하여도 사망하지 않는, 충분한 양의 한 가지 항우울제를 복용하는 것으로 시작하여야 한다. 또한 절망감, 심한 불안이나 공황발작, 약물남용, 최근의 부정적인 사건들, 재정적 어려움이나 실직, 독거, 사별이나 이혼, 남자, 그리고 60세 이상의 연령 등 몇 가지 위험 인자들이 평가되어야 한다(Clark와 Fawcett 1992; Hirschfeld와 Russell 1997). 만약 환자가 분명한 계획을 가지고 있고 즉각적인 행동을 취할 의지를 보인다면, 정신과 응급입원이 요구된다. 자살 위험이 있지만 당장 급한 것이 아니라면 가족이나 친한 사람이 옆에 있어 주어야 한다. 미국의 경우 집이나 혹은 다른 곳에 총이 있는지도 조사하여야 한다. 문헌 고찰들(Cummings와 Koepsell 1998; Miller와 Hemenway 1999)에 의하면 총을 사용할 수 있는 환경에서는 자살의 위험성이 상당한 정도로 증가한다는 강한 증거가 있다고 한다. 이런 환경에서는 정기적인 의견교환이 필수적이며, 또한 약물남용에 대해서도 조사하여야 한다. 강력한 불안이나 공황의 경우에는 benzodiazepine의 사용이 고려되어야 한다(Hirschfeld와 Russell 1997). 정신치료는 또한 환자가 죽기를 원하는 이유, 그리고 사망한 뒤에 어떤 일이 일어나기를 그가 기대하는지를 이해하는데 특별히 중요하다고 할 수 있다.

환자의 자살위험도 측정은 만만찮은 도전이다. 많은 환자들이 어떠한 위험 요인도 부인할 것인데, 이들이 스스로를 살해하는 일을 중단하기를 원치 않기 때문이다. 하지만 근자에 들어 잠재적 연상 검사가 발달되어 이것이 환자의 무의식적 연상에 근거한 경험적 자료를 제공하고 있다. 환자에게 죽음(death), 삶(life), 혹은 자신과 타인(me versus not me) 등의 개념들을 대변하는 자극들을 분류하도록 지시한다. 죽음이나 자살의 잠재적 연상이 자기 자신(the self)과 관련된다면 이후 6개월 이내의 자살시도 가능성이 거의 6배나 증가하는 정도의 연관성이 있다(Nock들 2010), 연구자들은 이것이 기존의 위험요인들의 예측타당도를 넘어서는 것이라고 주장한다.

역동치료자는 환자를 자살로부터 구할 수 있다는 착각에 사로잡혀 있는 치료자가 실제로는 환자를 구출할 기회를 감소시킨다고 보는 경향이 있다(Hendin 1982; Meissner 1986; Richman과 Eyman 1990; Searles 1967/1979; Zee 1972). 심각한 자살환자의 두드러진 심리적 관심거리 중 하나는 사랑하는 어머니에 의하여 무조건적으로 보호받고 싶은 바람이다(Richman과 Eyman 1990; Smith와 Eyman 1988). 어떤 치료자는 환자의 모든 요구를 충족시켜줌으로써 이러한 환상을 만족시켜 주려고 하는 오류를 범한다. 이런 치료자들은 밤낮없이 언제든지, 심지어는 휴가기간에도 환자의 전화를 받을 것이다. 그들은 진료실에서 일주일 내내 환자를 만나야 할 것이다. 이런 치료자 중 몇몇은 우울증과 연관된 끝없는 요구를 만족시키기 위한 필사적인 노력으로 결국 환자와 성적인 접촉을 하게 될 수도 있다(Twemlow와 Gabbard 1989). 이와 같은 행위는 자살환자의 가장 치명적 양상의 하나인, 살아남은 것에 대한 책임을 다른 사람에게 전가시키려는 경향을 악화시킨다(Hendin 1982). 치료자는 계속해서 증가하는 이러한 요구를 만족시키려는 시도로 다른 사람들과는 달리 무조건적으로 사랑하는 어머니가 외부 어딘가에 실제로 존재한다고 믿는 환자의 환상과 결탁하게 된다. 치료자는 이런 착각을 무한정 계속하게 해서는 안된다. 이렇게 하면 치료자는 결국에는 환자에게 엄청난 실망을 안겨주게 되고 따라서 자살의 위험성을 증가시키게 되기 때문이다.

자살환자를 구원하는 역할에 탐닉하는 치료자는 다른 사람이 줄 수 없는 사랑과 관심을 자신만은 줄 수 있다고 생각하고 환자의 죽고 싶다는 바람을 살고 싶다는 소망으로 바꾸어줄 수 있다는 의식적 또는 무의식적인 신비로운 환상에 사로잡힌다. 그러나 환상은 하나의 덫이다. 왜냐하면 Hendin(1982)이 지적한 바와 같이 "환자는 치료자가 행하는 어떤 것도 충분하지 않다는 것을 증명하려는 숨은 의도를 가지고 있으며, 치료자는 자기 자신을 자살환자의 구조자(savior)로 보고자 하는 바람 때문에 환자가 자신을 사행집행인(executioner)의 역할로 묶어놓고 있다는 사실을 볼 수 없게 될 것"이기 때문이다. 환자와 결탁하는 대신에 자살욕구의 근원을 이해하고 분석하기 위하여 열심히 노력할 때 오히려 자살환자에게 더 많은 도움을 줄 수 있을 것이다.

환자가 구조자를 찾고 있을 때는 종종 이상화 전이가 급속히 형성되는 경우가 있으므로 치료자는 항상 조심하지 않으면 안된다. 이때는 전이 실망(transference disappointment)을 조기에 예측하고 해석하는 것이 도움이 된다. 어떤 치료자는 환자의 자살수행을 막을 수는 없으나 그 대신 어떤 이유로 환자가 자살만을 유일한 선택이라고 생각하는가를 이해할 기회가 된다고 긍정적으로 보는 치료자들도 있다(Henseler 1991). 이런 태도는 안정을 줄 뿐만 아니라 정신치료 작업에서도 환자로부터 더 많은 협조를 얻을 수 있는 길이기도 하다.

자살환자의 치료(treatment)와 관리(management)를 구별하는 것이 필요하다. 관리는 지속적인 관찰, 억제대 사용, 그리고 주위환경에서 날카로운 물건들을 제거하는 등의 방법들을 사용하는 것을 의미한다. 이런 식의 개입을 통하여 환자가 자살충동을 행동화하는 것을 막을 수는 있겠지만 미래의 어느 땐가 자살행동에 의존하고자 하는 환자 자신의 취약성은 감소되지 않는다. 환자를 자살로 이끄는 내적 요인과 외부적 스트레스를 이해하려는 정신치료적인 접근방법 등 자살환자의 치료는 죽고자 하는 근본적인 바람을 변화시키기 위하여 사용되는 것이다.

자살환자에 의해 발생된 역전이는 치료에 만만찮은 장애물이 된다. 어떤 치료자들은 자살의 위험이 높은 심한 우울증 환자들에 대하여 단순히 책임회피만을 하려고 한다. 이 환자들을 치료하는 치료자 중 일부는 죽고 싶다는 소망 그 자체 때문에 환자의 존재 이유가 없어져 버린 것이라고 믿는다. 또 자살은 궁극적으로 치료자에게 자기애적 손상을 준다. 환자의 자살에 대한 치료자의 걱정은 환자의 건강에 대한 염려보다는 환자의 죽음에 대해 타인이 자신을 책망할 것이라는 불안으로부터 나올 수 있다(Hendin 1982; Hendin들 2004). 치료자가 타인을 위한 기준과 자신을 위한 기준을 각각 다르게 세우는 것은 흔한 일이다. 즉, 다른 사람들이 맡고 있던 환자가 자살을 하였을 때 그들에게는 책임이 없다고 걱정을 덜어주려고 노력하는 치료자가 한편으로 만일 자기 환자가 죽는다면 다른 치료자가 비난할 것이라고 가정하고 환자의 생명을 유지시키는 것에 대하여 스스로 지나친 책임감을 느낄 것이다.

위중한 자살환자를 치료하는 치료자는 때로는 자신의 노력이 계속 헛수고가 되면서 결국 심한 괴로움을 느끼게 된다. 이때 역전이적 증오심(countertransference hate)이 쉽게 발생하고 따라서 치료자는 환자가 죽어 버리고 이런 고통이 빨리 끝났으면 하는 무의식적 소망을 갖게 될 것이다. Maltsberger와 Buie(1974)는 심한 자살환자의 치료와 관련된 역전이 반응으로 적의와 혐오(malice and aversion)의 감정이 가장 흔하다고 하였다. 환자에 대한 자신의 가학적 소망들을 참지 못한 치료자는 역전이 감정을 행동화할 수도 있다. 적의가 받아들이기 힘들고 더 불쾌하기는 하지만, 혐오는 치료자로 하여금 환자를 거부하게 함으로써 자살시도의 기회를 제공할 수 있게 되므로 잠재적으로는 더욱 치명적인 것이라고 이들은 경고하고 있다. 입원병동에서는 자살에 대한 관찰지시를 내렸을 때 단순히 환자 감시업무를 잊어버리는 형태로 역전이가 나타날 수도 있다.

역전이적 증오는 자살환자를 치료할 때 경험할 수 있는 한 부분으로 받아들여야 한다. 역전이적 증오는 환자의 공격성에 대한 직접적 반응으로 나타나는 경우가 흔하다. 자살위협은 마치 Damocles 신화의 칼처럼 치료자 머리 위에 놓여서 치료자를 밤낮으로 괴롭히고 조종한다. 치료자의 경우와 마찬가지로 환자의 가족들도 조금만 잘못 행동하거나 공감적이지 못한 말을 할 경우 환자의 자살에 대하여 책임을 져야 할 것이라는 근심 때문에 고통을 받는다. 만약 치료자에 의하여 역전이적 증오가 분할되고 부인되어 그것이 환자에게 투사되면, 결국 환자는 기존의 자살충동에 더하여 환자를 향한 치료자의 살해욕구도 함께 처리하지 않으면 안될 것이다. 치료자는 또한 반동형성을 사용하여 자신의 공격성을 다루게 되며, 그 때문에 그는 구조자 환상을 갖게 되고 자살방지를 위한 지나친 노력을 하게 된다. Searles(1967)는 이러한 방어 유형의 위험성에 대하여 다음과 같이 경고하였다.

> 자살환자는 자살 위협을 함으로써 죄의식과 불안을 야기시키며, 이를 통하여 치료자의 마음속에는 살해 감정이 생기게 된다. 하지만 환자는 치료자가 이를 전혀 알지 못한다는 것을 발견한다. 치료자는 환자를 죽이고자 하는 강력해진 무의식적 바람에 대한 반동형성으로, 전지전능감에 입각하여 환자에 대한 의사로서의 염려를 하게 되고 환자를 보호하기 위하여 점점 더 환자 주위를 배회하게 된다. 그로 인하여 환자는 점점 더 위축되어 감을 느끼며 결국 자살의 시점까지 이르게 된다. 그러므로 무의식적 수준에서 가장 열정적으로 환자를 자살로, 즉 환자에게 남아 있는 유일한 자동적 행동으로 생각되는 것인 자살로 이르게 하는 사람은 역설적으로, 환자가 살아있기를 가장 불안하게 걱정하며 바라는 바로 그 의사인 것이다.

자살환자를 치료하는 정신치료자는 반드시 환자가 지니고 있는 지배적 사상(Arieti 1977),

그리고 굳건하게 유지되고 있는 삶에 대한 환상(life fantasies)과 타협할 수 있도록 환자를 도와야 한다(Richman과 Eyman 1990; Smith와 Eyman 1988). 인생에 대하여 환자가 가지고 있는 제한된 안목과 현실 사이에 차이가 있을 때 치료자는 인생에 대한 환상의 상실을 환자가 슬퍼할 수 있도록 도와줄 수 있다. 이 기법을 사용하기 위해서 역설적으로 치료자가 환자의 절망감을 이해할 수 있어야 하며, 그렇게 함으로써 상실된 꿈에 대하여 환자가 슬퍼할 수 있게 되고 좀더 현실적인 새로운 꿈으로 대치할 수 있게 된다. 예를 들어 23세된 한 남자 환자는 그가 아주 어려서부터 마음에 품어온 꿈인 하버드대학 입학이 불가능하게 되었다는 사실을 깨달았을 때 자살을 생각하게 되었다. 치료자는 하버드대학에 입학하는 것이 거의 불가능하다는 것을 알고 곧바로 환자가 그 꿈의 상실을 받아들이도록 도왔다. 그와 동시에 환자의 자존심을 세울 수 있을 정도의 다른 대학으로 진로를 바꿀 것을 고려하도록 하였다. 이렇게 하여 치료자는 비현실적인 높은 기대로 인하여 얼마나 큰 불행이 발생하는가를 환자가 알도록 도운 것이다(Richman과 Eyman 1990).

다른 한편으로, 자살환자를 효과적으로 치료하기 위하여 치료자는 환자의 책임과 치료자의 책임을 구별하여야 한다. 일반의사뿐만 아니라 특히 정신과의사는 성격적으로 지나친 책임감(exaggerated sense of responsibility)을 느끼기 쉽다(Gabbard 1985).

이렇게 볼 때, 안전을 유지하는 책임의 한 부분을 환자가 갖도록 하는 것이 필요하다. 환자에게 자신이 자살을 하지 않겠노라는 계약서에 서명을 하도록 하는 것은 법적인 효력을 갖지 않으며 임상적인 가치를 갖는 경우도 드물다. 다른 한 가지 대안은 치료자와 환자가 함께 안전계획안(safety plan)을 만드는 것이다(Stanley들 2009). 이 계획안은 자살 사고가 임박하였을 때 상황에 따른 일련의 대응전략과 지지해 줄 자원들을 환자에게 제공한다. 이 계획안이 성공할 것인가 하는 것은, 자살 충동이 일정한 정도로 지속되는 것이 아니라 많아지기도 하고 줄어들기도 한다는 것을 인식할 수 있느냐에 달려있다. 또한 안전계획안은 환자가 자살하고 싶은 기분(suicidal feeling)에 의해서 좌우되는 것만은 아니라는 가정 하에서 작동한다. 환자들은 그렇게 자주 응급실에 가고 싶지는 않다는 마음으로 대응계획을 세울 수도 있다.

안전계획안 모델에서 환자는 자살 사고가 다시 돌아오는 경고 징후들(warning signs)을 인식해야 하고 이때 치료자와 함께 합동으로 만들어 놓은 일련의 단계들을 자동적으로 실행시켜야 한다. 특정한 가족이나 친구들과 함께 어울리기, 집에서 자살 시도에 사용될 수도 있는 기구들 내다 버리기, 자살 사고를 분산시키는데 도움이 될 수 있는 운동이나 집 청소 혹은 사무실 청소 등의 활동에 스스로 참가하기, 또는 즐겁게 할 수 있는 게임을 하거나 인터넷 하기 등이 여기 포함될 수 있다.

다른 한편 치료자는 평온한 가운데 환자에 대한 관심을 유지해야 하며 지나치게 불안해 해서는 안된다. 사실을 직시하는 냉정함은 필수이다. 자살이 발생한 상황에서도 침착함을 유지하는 것이 필요하다. 치료자가 차분해야 환자도 덜 불안할 것이기 때문이다. 결국, 치료자도 합동 계획안에서의 자신의 역할을 수행해야 하는 것이다.

우리는 통제를 벗어난, 나쁜 결과에 대하여 자신을 비난하는 경향이 있다. 궁극적으로는 말기 정신과 질환이 실제로 존재하고 있다는 사실을 받아 들여야 한다. 자살을 감행할 것인지 아니면 죽고 싶다는 자신의 소망(wish to die)을 이해하기 위하여 치료자와 협조할 것인지에 대한 결정은 환자 스스로가 내리고 이에 책임을 져야 한다. 다행스럽게도 많은 환자들이 자살에 대하여 어느 정도의 양가감정을 가지고 심사숙고한다. 자살로 해결한다는 데에 의문을 던지는 자살환자의 경우는 죽음대신 삶을 선택하도록 이끌 수 있다.

참고 문헌
References

Abraham K: A short study of the development of the libido, viewed in light of mental disorders (1924), in Selected Papers on Psychoanalysis. London, Hogarth, 1927, pp 418-501

Agid O, Shapiro B, Zislan J, et al: Environment and vulnerability to major psychiatric illness: a case control study of early parental loss in major depression, bipolar disorder, and schizophrenia. Mol Psychiatry 4:163-172, 1999

American Psychiatric Association: Diagnostic and Statistical Manual of Mental Disorders, 4th Edition. Washington, DC, American Psychiatric Association, 1994

American Psychiatric Association: Diagnostic and Statistical Manual of Mental Disorders, 5th Edition. Washington, DC, American Psychiatric Association, 2013

American Psychiatric Association: Practice Guideline for the Treatment of Patients With Borderline Personality Disorder. Washington, DC, American Psychiatric Association, 2001

Arieti S: Psychotherapy of severe depression. Am J Psychiatry 134:864-868, 1977

Asch SS: Suicide and the hidden executioner. International Review of Psychoanalysis 7:51-60, 1980

Bebbington PE, Cooper C, Minot S, et al: Suicide attempts, gender, and sexual abuse: data from the 2000 British Psychiatric Morbidity Survey. Am J Psychiatry 166:1135-1140, 2009

Bernet CZ, Stein MB: Relationship of childhood maltreatment to the onset and course of major depression in adulthood. Depress Anxiety 9:169-174, 1999

Betcher RW: The treatment of depression in brief inpatient group psychotherapy. Int J Group Psychother 33:365-385, 1983

Bibring E: The mechanism of depression, in Affective Disorders: Psychoanalytic Contributions to Their Study. Edited by Greenacre P. New York, International Universities Press, 1953, pp 13-48

Bifulco A, Brown GW, Moran P, et al: Predicting depression in women: the role of past and present vulnerability. Psychol Med 28:39-50, 1998

Blakely RD, Veenstra-VanderWeele J: Genetic indeterminism, the 5-HTTLRP, and the paths forward in neuropsychiatric genetics. Arch Gen Psychiatry 68:457-458, 2011

Blatt SJ, Maroudas C: convergences among psychoanalytic and cognitive-behavioral theories of depression. Psychoanalytic Psychology 9:157-190, 1992

Blatt SJ: Contributions of psychoanalysis to the understanding and treatment of depression. J Am Psychoanal Assoc 46:723-752, 1998

Blatt SJ: Experiences of Depression: Theoretical, Clinical and Research Perspectives. Washington, DC, American Psychological Association, 2004

Blatt SJ, Ford R, Berman WH, et al: Therapeutic Change: An Object Relations Perspective. New York, Plenum, 1994

Blatt SJ, Quinlan DM, Pikonis PA, et al: Impact of perfectionism and the need for approval in the brief treatment of depression: the National Institute of Mental Health Treatment of Depression Collaborative Research Program revised. J Consult Clin Psychol 63:125-132, 1995

Bowlby J: Attachment and Loss, Vol 1: Attachment. New York, Basic Books, 1969

Bradley RG, Binder EB, Epstein MP, et al: Influence of child abuse on adult depression: moderation by the corticotropin-releasing hormone receptor gene. Arch Gen Psychiatry 65:190-200, 2008

Brown G: Life events and affective disorder: replications and limitations. Psychosom Med 55:248-259, 1993

Brown G, Eales M: Etiology of anxiety and depressive3 disorders in an inner-city population. Psychol Med 23:155-165, 1993

Brzustowicz L, Freedman R: Digging more deeply for genetic effects in psychiatric illness. Am J Psychiatry 168:1017-1020, 2011

Bunch J, Barraclough B: The influence of parental death and anniversaries upon suicide dates. Br J Psychiatry 118:621-626, 1971

Burnand Y, Andreoli A, Kolatte E, et al: Psychodynamic psychotherapy and clomipramine in the treatment of depression. Psychiatr Serv 53:585-590, 2002

Busch FN, Rudden M, Shapiro T: Psychodynamic Treatment of Depression. Washington, DC, American Psychiatric Publishing, 2004

Caspi A, Sugden K, Moffitt TE, et al: Influence of life stress on depression: moderation by a polymorphism in the 5-HTT gene. Science 301:386-389, 2003

Chemtob CM, Hamada RS, Bauer G, et al: Patient's suicides: frequency and impact on psychiatrists. Am J Psychiatry 145:224-228, 1988

Clark DC, Fawcett J: An empirically based model of suicide risk assessment for patients with affective disorder, in Suicide and Clinical Practice. Edited by Jacobs D. Washington, DC, American Psychiatric Press, 1992, pp 55-73

Cuijpers P, van Straten A, Andersson G, et al: Psychotherapy for depression in adults: a meta-analysis of comparative outcome studies. J Consult Clin Psychol 76:909-922, 2008

Cummings P, Koepsell TD: Does owning a firearm increase or decrease the risk of death? JAMA 280:471-473, 1998

De Jonghe F, Kool S, van Aalst G, et al: Combining psychotherapy and antidepressants in the treatment of depression. J Affect Disord 64:217-229, 2001

Dorpat TL: Suicide, loss, and mourning. Suicide Life Threat Behav 3:213-224, 1973

Driessen E, Cuijpers P, de Maat SCM, et al: The efficacy of short-term psychodynamic psychotherapy for depression: a meta-analysis. Clin Psychol Rev 30:25-36, 2010

Driessen E, Van HL, Don FJ, et al: The efficacy of cognitive-behavioral therapy and psychodynamic therapy in the outpatient treatment of major depression: a randomized clinical trial. Am J Psychiatry 170:1041-1050, 2013

Duggan CF, Lee AS, Murray RM: Do different subtypes of hospitalized depressives have different long-term outcomes? Arch Gen Psychiatry 48:308-312, 1991

Dumais A, Lesage AD, Alda M: Risk factors for suicide completion in major depression: a case-control study of impulsive and aggressive behaviors in men. Am J Psychiatry 162:2116-2124, 2005

Ellicott A, Hammen C, Gitlin M, et al: Life events and the course of bipolar disorder. Am J Psychiatry 147:1194-

1198, 1990

Fenichel O: The Psychoanalytic Theory of Neurosis. New York, WW Norton, 1945

Freud S: The ego and the id (1923), in The Standard Edition of the Complete Psychological Works of Sigmund Freud, Vol 19. Translated and edited by Strachey J. London, Hogarth Press, 1961, pp 1-66

Freud S: Mourning and melancholia (1917), in The Standard Edition of the Complete Psychological Works of Sigmund Freud, Vol 14. Translated and edited by Strachey J. London, Hogarth Press, 196e, pp 237-260

Gabbard GO: The role of compulsiveness in the normal physician. JAMA 254:2926-2929, 1985

Gabard GO: Psychodynamic Psychotherapy in Clinical Practice, 3rd Edition. Washington, DC, American Psychiatric Press, 2000

Ghaemi SN, Stoll SL, Pope HG: Lack of insight in bipolar disorder: the acute manic episode. J Nerv Ment Dis 183:464-467, 1995

Gibbons MBC, Thompson SM, Scott K, et al: Supportive-expressive dynamic psychotherapy in the community mental health system: a pilot effectiveness trial for the treatment of depression. Psychotherapy 49:303-316, 2012

Gilman SE, Kawachi I, Fitzmaurice GM, et al: Family disruption in childhood and risk of adult depression. Am J Psychiatry 160:939-946, 2003

Goldstein RB, Black DW, Nasrallah A, et al: The prediction of suicide: sensitivity, specificity, and predictive value of a multimyriad model applied to suicide among 1906 patients with affective disorders. Arch Gen Psychiatry 48:418-422, 1991

Gotlib IH, Joormann J, Minor KL, et al: HPA axis reactivity: a mechanism underlying the associations among 5-HTTLPR, stress, and depression. Biol Psychiatry 63:847-851, 2008

Hammen CL: Stress and the course of unipolar and bipolar disorders, in Does Stress Cause Psychiatric Illness: Edited by Mazure CM. Washington DC, American Psychiatric Press, pp 87-100

Hammen C, Marks T, Mayol A, et al: Depressive self-schemas, life stress, and vulnerability to depression. J Abnorm Psychol 94:308-319, 1985

Hammen C, Henry R, Daley S: Depression and sensitization to stressors among young women as a function of childhood adversity. J Consult Clin Psychol 68:782-787, 2000

Hayes AM, Castonguay LG, Goldfried MR: Effectiveness of targeting vulnerability factors of depression in cognitive therapy. J Consult Clin Psychol 64:623-627, 1996

Heim C, Newport DJ, Heit S, et al: Pituitary-adrenal and autonomic responses to stress in women after sexual and physical abuse in childhood. JAMA 284:592-597.2000

Hendin H: Psychotherapy and suicide, in Suicide in America. New York, WW Norton, 1982, pp 160-174

Hendin H, Haas AP, Maltsberger JT: Factors contributing to therapists' distress after the suicide of a patient. Am J Psychiatry 161:1442-1446, 2004

Henseler H: Narcissism as a form of relationship, in Freud's On Narcissism: An Introduction. Edited by Sandler J, Person ES, Fonagy P. New Haven, CT, Yale University Press, 1991, pp 195-215

Hewitt PL, Newton J, Flett GL, et al: Perfectionism and suicide ideation in adolescent psychiatric patients. J Abnorm Child Psychol 25:95-101, 1997

Hilsenroth MJ, Ackerman SJ, Blagys MD, et al: Short-term psychodynamic psychotherapy for depression: an examination of statistical, clinically significant, and technique-specific change. J Nerv Ment Dis 191:349-357, 2003

Hirschfeld RMA, Russell JM: Assessment and treatment of suicidal patients. N Engl J Med 337:910-915, 1997

Hooley JM, Teasdale JD: Predictors of relapse in unipolar depressives: expressed emotion, marital distress, and perceived criticism. J Abnorm Psychol 98:229-235, 1989

Hooley JM, Orley J, Teasdale JD: Levels of expressed emotion and relapse in depressed patients. Br J Psychiatry 148:642-647, 1986

Isometsä ET, Heikkinen ME, Marttunen MJ, et al: The last appointment before suicide: is suicide intent communicated? Am J Psychiatry 152:919-992, 1995

Jacobson E: Psychotic identifications, in Depression: Comparative Studies of Normal, Neurotic, and Psychotic Conditions. Edited by Jacobson E. New York, International Universities Press, 1971a, pp 242-263

Jacobson E: Transference problems in depressives, in Depression: Comparative Studies of Normal, Neurotic, and Psychotic Conditions. Edited by Jacobson E. New York, International Universities Press, 1971b, pp 284-301

Jamison KR: An Unquiet Mind. New York, Vintage Books, 1995

Jones EE, Pulos SM: Comparing the process of psychodynamic and cognitive behavioral therapies. J Consult Clin Psychol 61:306-316, 1993

Keitner GI, Miller IW: Family functioning and major depression: an overview. Am J Psychiatry 147:1128-1137, 1990

Kendler KS, Neale MC, Kessler RC, et al: Childhood parental loss and adult psychopathology in women: a twin study perspective. Arch Gen Psychiatry 49:109-116, 1992

Kendler KS, Kessler RC, Neale MC: The prediction of major depression in women: toward an integrated etiological model. Am J Psychiatry 150:1139-1148, 1993

Kendler KS, Kessler RC, Walters EE, et al: Stressful life events, genetic liability, and onset of an episode of a major depression in women. Am J Psychiatry 152:833-842, 1995

Kendler KS, Karkowski LM, Prescott CA: Causal relationship between stressful life events and the onset of major depression. Am J Psychiatry 156:837-841, 1999

Kendler KS, Thornton LM, Prescott CA: Gender differences in the rates of exposure to stressful life events and sensitivity to their depressogenic effects. Am J Psychiatry 158:587-593, 2001

Kendler KS, Hettema JM, Butera F, et al: Life event dimensions of loss, humiliation, entrapment, and danger in the prediction of onsets of major depression and generalized anxiety. Arch Gen Psychiatry 60:789-796, 2003

Kendler KS, Myers J, Zisook S: Does bereavement-related major depression differ from major depression associated with other stressful life events? Am J Psychiatry 165:1449-1455, 2008

Klein M: Mourning and its relation to manic-depressive states (1940), in Love, Guilt and Reparation and Other Works 1921-1945. New York, Free Press, 1975, pp 344-369

Kwon P: Attributional style and psychodynamic defense mechanisms: toward an integrative model of depression. J Pers 67:645-658, 1999

Kwon P, Lemmon KE: Attributional style and defense mechanisms: a synthesis of cognitive and psychodynamic factors in depression. J Clin Psychol 56:723-735, 2000

Lesse S: Psychotherapy in combination with antidepressant drugs in severely depressed outpatients- 20-year evaluation. Am J Psychother 32:48-73, 1978

Levitan RD, Parikh SV, Lesage AD, et al: Major depression in individuals with a history of childhood physical or sexual abuse: relationship to neurovegetative features, mania and gender. Am J Psychiatry 155:1746-1752, 1998

Maj M: Lithium prophylaxis of bipolar disorder in ordinary clinical conditions: patterns of long- term outcome, in Bipolar Disorders: Clinical Course and Outcome. Edited by Goldberg JF, Harrow M. Washington, DC, American Psychiatric Press, 1999, pp 21-37

Maltsberger JT, Buie DH: Countertransference hate in the treatment of suicidal patients. Arch Gen Psychiatry 30:625-633, 1974

Maxmen JS: An educative model for inpatient group therapy. Int J Group Psychother 28:321-338, 1978

Meissner WW: Psychotherapy and the Paranoid Process. Northvale, NJ, Jason Aronson, 1986

Menninger KA: Psychoanalytic aspects of suicide. Int J Psychoanal 14:376-390, 1933

Miklowitz DJ: Adjunctive psychotherapy for bipolar disorder: state of the evidence. Am J Psychiatry 65:1408-1419, 2008

Miklowitz DJ, Frank E: New Psychotherapies for bipolar disorder, in Bipolar Disorders: Clinical Course and

Outcome. Edited by Goldberg JF, Harrow M. Washington, DC, American Psychiatric Press, 1999, pp 57-84
Miklowitz DJ, George EL, Richards JA, et al: A randomized study of family focused psychoeducation and pharmacotherapy in the outpatient management of bipolar disorder. Arch Gen Psychiatry 60:904-912, 2003
Miller M, Hemenway D: The relationship between firearms and suicide: a review of the literature. Aggression and Violent Behavior 4:59-75, 1999
Mortensen PB, Pedersen CB, Melbye M, et al: Individual and familial risk factors for bipolar affective disorders in Denmark. Arch Gen Psychiatry 60:1209-1215, 2003
Nemeroff CB: The neurobiology of depression. Sci Am 278:42-49, 1998a
Nemeroff CB: Polypharmacology in psychiatry: good or bad? CNS Spectrums 3:19, 1998b
Nemeroff C: The pre-eminent role of early untoward experience on vulnerability to major psychiatric disorders: the nature-nurture controversy revisited and soon to be resolved. Mol Psychiatry 4:106-108, 1999
Nemeroff C: The neurobiological consequences of child abuse. Presentation at the 156th annual meeting of the American Psychiatric Association, San Francisco, CA, May 17-22, 2003
Nemeroff CB, Heim CM, Thase ME, et al: Differential responses to psychotherapy versus pharmacotherapy in patients with chronic forms of major depression and childhood trauma. Proc Natl Acad Sci USA 100:14,293-14,296, 2003
Noch MK, Park JM, Finn CT, et al: Measuring the suicidal mind: implicit cognition predicts suicidal behavior. Psychol Sci 21:511-517, 2010
Olin HS: Psychotherapy of the chronically suicidal patient. Am J Psychother 30:570-575, 1976
Phillips KA, Gunderson JG, Triebwasser J, et al: Reliability and validity of depressive personality disorder. Am J Psychiatry 155:1044-1048, 1998
Post RM, Rubinow ER, Uhde TW, et al: Dysphoric mania: clinical and biological correlates. Arch Gen Psychiatry 46:353-358, 1989
Reich JH, Green AI: Effect of personality disorders on outcome of treatment. J Nerv Ment Dis 179:74-82, 1991
Richman J, Eyman JR: psychotherapy of suicide: individual, group, and family approaches, in Understanding suicide: The State of the Art. Edited by Lester D. Philadelphia, Charles C Thomas, 1990, pp 139-158
Salminen JK, Karlsson H, Hietala J, et al: Short-term psychodynamic psychotherapy and fluoxetine in major depressive disorder: a randomized comparative study. Psychother Psychosom 77:351-357, 2008
Salzman C: Integrating pharmacotherapy and psychotherapy in the treatment of a bipolar patient. Am J Psychiatry 155:686-688, 1998
Sandler J, Joffe WG: Notes on childhood depression, Int J Psychoanal 46:88-96, 1965
Sareen J, Cox BJ, Afifi TO, et al: Anxiety disorders and risk for suicidal ideation and suicide attempts. Arch Gen Psychiatry 62:1249-1257, 2005
Searles HF: The "dedicated physician" in the field of psychotherapy and psychoanalysis (1967), in Countertransference and Related Subjects. Madison, CT, International Universities Press, 1979, pp 71-88
Shea MT, Pilkonis PA, Beckham E, et al: Personality disorders and treatment outcome in the NIMH Treatment of Depression Collaborative Research Program. Am J Psychiatry 147:711-718, 1990
Smith K: Using a battery of tests to predict suicide in a long term hospital: a clinical analysis. Omega 13:261-275, 1983
Smith K, Eyman J: Ego structure and object differentiation in suicidal patients, in Primitive Mental States of the Rorschach. Edited by Lerner HD, Lerner PM. Madison, CT, International Universities Press, 1988, pp 175-202
Stanley B, Brown G, Brent D, et al: Cognitive behavior therapy for suicide prevention (CBT-SP): treatment model, feasibility and acceptability. J Am Acad Child Adolesc Psychiatry 48:1005-1013, 2009
Stroebe M, Stroebe W, Abakoumkin G: The broken heart: suicidal ideation in bereavement. Am J Psychiatry 162:2178-2180, 2005

Thase ME, Greenhouse JB, Frank E, et al: Treatment of major depression with psychotherapy or psychotherapy-pharmacotherapy combinations. Arch Gen Psychiatry 54:1009-1015, 1997

Twemlow SW, Gabbard GO: The lovesick therapist, in Sexual Exploitation in Professional Relationships. Edited by Gabbard GO. Washington, DC, American Psychiatric Press, 1989, pp 71-87

Vaillant GE, Vaillant CA: A cross-validation of two methods of investigating defenses, in Ego Mechanisms of Defense: A Guide for Clinicians and Researchers. Edited by Vaillant GE. Washington, DC, American Psychiatric Press, 1992, pp 159-170.

Vaughn CE, Leff JP: The influence of family and social factors on the course of psychiatric illness: a comparison of schizophrenic patients and neurotic patients. Br J Psychiatry 129:125-137, 1976

Wythilingam M, Heim C, Newport J, et al: Childhood trauma associated with smaller hippocampal volume in women with major depression. Am J Psychiatry 159:2072-2080, 2002

Zee HJ: Blindspots in recognizing serious suicidal intentions. Bull Menninger Clin 36:551-555, 1972

9장

불안장애

ANXIETY DISORDERS

대저 사람의 마음은 볼 수 있는 것보다 보이지 않는 것에 의하여
더 혼란스러워 진다.

쥴리어스 시저

정신분석과 역동정신의학은 '불안(Anxiety)'이라는 정서를 수단으로 하여 생겨났다. Freud(1895/1962)는 '불안 신경증(anxiety neurosis)'이라는 용어를 만들어 두 가지 형태의 불안이 있음을 제시하였다. 한 가지는 억압된 사고나 소망에서 유래하는 일반적인 걱정이나 두려움(diffuse sense of worry or dread)으로서 정신치료로 치유되는 것이며, 다른 하나는 심한 발한, 호흡과 심박동의 증가, 설사 및 주관적 공포감 등의 자율신경계 증상이 수반되는, 저항할 수 없는 공황감(overwhelming sense of panic)을 특징으로 한다. Freud의 견해에 의하면, 후자는 심리적 요인에 의한 것이 아니라 성활동(sexual activity)의 부족으로 인하여 생리적으로 리비도가 증가되었기 때문에 나타난다고 하였고 이를 '실질적 신경증(actual neurosis)'이라고 하였다.

1926년 Freud는 구조모델(structural model)을 고안하고 이를 통하여 불안을 더 잘 이해할 수 있게 하였다(Freud 1926/1959). 이드에서 기인하는 무의식적인 성적 혹은 공격적 충동과, 충동에 상응하여 초자아에서 기인하는 처벌의 위협 사이에서 발생하는 심적 갈등의 결과로 불안이 일어난다고 생각하였다. 즉 불안은 무의식에 존재하는 위험에 대한 신호로서 이해된다. 자아는 이 신호에 대한 반응으로, 받아들일 수 없는 생각이나 느낌이 의식에서 인식되지 못하도록 방어기제를 동원한다. 신호불안이 자아의 방어기제를 적절하게 활성화시키지 못

하면 보다 지속적인 심한 불안이나 또 다른 신경증적 증상이 초래된다. 이런 의미에서 Freud는 불안을 신경증적 갈등의 인식(awareness of neurotic conflict)을 피하려는 적응적 신호(adaptive signal)인 동시에 신경증적 갈등의 증상발현(symptomatic manifestation of neurotic conflict)이라고 개념화하였다.

Freud의 구조모델에서 불안은 자아정서(ego affect)이다. 자아는 이드로부터의 본능적 충동이 의식에 접근하는 것을 막고, 충동과 자아가 연관되는 것을 억압을 통하여 분리시킨다. 또 자아는 충동 그 자체 및 그에 상응하는 정신내적 표상을 감시한다. 억압된 본능적 소망이나 충동은 전치되고 변장됨으로써 여전히 증상으로 나타날 수 있다. 신경증은 방어기제나 증상에 따라 강박적 사고, 히스테리성 마비 혹은 공포증적 회피 같은 형태를 띠게 된다.

어떤 경우는 보다 깊은 곳에서 나오는 받아들이기 어려운 문제를 감추기 위하여 받아들일 수 있는 의식적인 공포감에서 불안이 비롯되는 것일 수도 있다. 또 어떤 환자들은 불안을 표현하기는 하지만 왜 불안한지 도무지 알 수 없을 것이다. 역동치료자의 임무는 이러한 불안의 무의식적 기원을 이해하는 것이다. 처음에 Freud는 아동의 발달시기가 각각의 시기에 연관된 특징적 공포를 야기한다고 생각하였다. Freud와 그 후의 정신분석 연구자들의 발견에 기초하여 불안의 발달 분류체계가 세워졌고 이는 환자의 증상으로 나타난 불안의 무의식적 근원이 어디에 있는가를 결정하는데 역동치료자들에게 도움이 되었다(표 9-1).

표 9-1. 발달 단계에 따른 불안의 체계

초자아 불안(superego anxiety)
거세 불안(castration anxiety)
애정상실 공포(fear of loss of love)
대상상실 공포(fear of loss of object) 혹은 분리불안(separation anxiety)
피해불안(persecutory anxiety)
붕괴불안(disintegration anxiety)

가장 성숙한 단계는 초자아에서 유래한 불안으로 이는 도덕적 행위에 대한 내적 기준에 따라 살지 못한 것에 대한 죄의식 혹은 양심의 가책으로 이해될 수 있다. 외디푸스기의 거세 불안은 보복하려는 한쪽 부모에 의하여 성기가 손상되거나 없애질 수 있다는 것에 초점이 맞추어져 있다. 이러한 공포는 다른 신체부위의 상실이나 다른 형태의 신체적 손상으로 은유적으로 표현될 수 있다. 더 이전의 발달 단계에서의 불안은 주로 부모 중 '중요한 어느 한쪽'의 사랑이나 인정을 상실할지도 모른다는 공포이다. 이보다 더 원시적인 불안의 원인은 대상의 사

랑이 아니라 그 대상 자체를 상실하지 않을까 하는 것으로 이를 분리불안이라고 한다. 가장 원시적인 불안의 형태는 피해불안과 붕괴불안이다. 피해불안은 Klein의 편집-조현 위상에서 유래하였으며, 외부로부터 가해자가 침입하여 내부에서 환자를 파괴한다는 것이다. 붕괴불안은 대상과 합병되면 자기감(sense of self)과 자기영역감(sense of boundedness)을 상실하지 않을까 하는 공포와, 주위사람으로부터 반사(mirroring) 반응이나 이상화 반응(idealizing responses)을 얻지 못하여 자기의 본 모습이 분쇄(粉碎, fragment)되고 상실되지나 않을까 하는 두려움에서 유래한 것이다.

역동치료자는 불안이 임상적으로 표현될 때마다 발달력 상에서 불안의 기원을 알아내기 위하여 환자의 협조를 얻어야 한다. 이러한 정보는 단 한 시간의 면담에서 확인될 수도 있지만 광범위한 평가를 필요로 할 수도 있다. 대부분의 다른 증상처럼 불안도 여러 발달단계에서 발생한 문제에 의하여 복합적으로 결정된다(Gabbard와 Nemiah 1985).

다양한 형태의 불안을 체계적으로 조직화하는 것은 더 원시적인 수준의 불안이 발달과정을 통해서 자라나는 것으로 잘못된 추정을 야기할 수 있다. 실상, 가장 원시적인 수준의 불안은 모든 사람에게 존재하고 외상적 상황이나 스트레스 상황에서 혹은 사람이 많은 곳에서 쉽게 자극될 수 있다. 예를 들면, 국외사 혹은 자신과는 다른 사람들에 관한 피해 불안은 역사적으로 전쟁이나 지역적인 혹은 정치적인 긴장, 그리고 민족적인 편견의 중요한 요인이 되어 왔다. 이같은 발달 체계는 단지 치료자를 돕기 위한 지침에 불과하다. 사람들은 나름대로 독특하게 여러 불안을 복합적으로 가지고 있을 것이며, 일부는 이러한 분류에 꼭 들어맞지 않은 불안을 가지고 있을 수도 있다. 치료자들은 각 환자의 특별한 두려움이나 그 원인에 대해 이해하고자 할 때 보다 창조적이 되어야 할 것이다.

생물학적, 유전적 요소들이 불안의 발생과 연관된다는 경험적 증거가 있다. 불안장애에 대한 신경과학적 연구의 진전이 상당히 인상적이지만, 그럼에도 불구하고 불안을 이해하는데 있어 생물학적으로만 보게 될 위험이 존재한다. 신경생리적 기전들은 보다 병적인 형태의 만성적인 증상적 불안을 야기할 뿐만 아니라 적응적인 형태의 신호 불안을 만들어 내기도 할 것이다.

제 1장에서 논의된 바와 같이 5-HTTLPR가 우울증과 외상후 스트레스장애 모두에서 큰 흥미를 끌며 연구되고 있다. 불안의 발달에 이 유전자가 기여할 가능성이 있음도 연구를 통해 시사되고 있다. Lesch들(1996)은 이 유전자가 짧은 사람들이 긴 유전자를 가진 사람들에 비하여 신경증적 성향과 관련된 불안을 더 많이 느낄 수 있다는 것을 발견하였다. 아울러 한 쌍 혹은 두 쌍의 짧은 대립유전자를 가진 사람들은 보다 긴 대립유전자를 가진 사람들에 비하여 공포 자극에 대한 편도(amygdala)에서의 뉴런 활성이 더 컸다(Hariri들 2002). 일반 사람들 중에 거의 70%는 더 짧고 덜 활발한 유전자를 가지고 있는데, 이것이 더 많은 불안을 느끼는 것

과 관련이 있다. 이 소견의 한가지 해석은, 유전자의 이러한 분포는 자연의 선택이 반영된 것으로, 근심을 덜하고 걱정을 적게 하는 사람에 비해서 불안이 더 많은 사람들은 환경 내의 위험들 속에서 살아가기 위해서 더 잘 준비해야 하기 때문이라는 것이다.

불안장애의 유전적 위험요인과 환경적 위험요인들을 검증하기 위하여 고안된 한 쌍생아연구에서 Hettema들(2005)은 유전자를 통하여 불안장애를 크게 두 집단으로 나눌 수 있는데, 하나는 공황장애와 범불안장애와 관련이 있는 유전자이고 다른 하나는 특정공포증과 관련이 있는 유전자임을 발견하였다. 두 집단 간의 다른 연관성들은 환경적 요인들과 관련이 있는 경향을 보였다. 또 다른 쌍생아 연구에서는 두려움에 쉽게 빠지는 정도가 발달단계에 따라 달라지는 경향을 보이는데, 8~9세까지는 유전적인 요인이 두려움을 느끼는 정도에 더 많은 영향을 주다가 이후로는 나이가 증가함에 따라 유전적 요인의 중요성이 떨어지는 것으로 나타났다(Kendler들 2008). 초기 사춘기, 후기 사춘기, 초기 성인기에는 새로운 형태의 유전적 위험요인들이 두려움 강도에 영향을 준다. 아동의 연령이 증가되면서 형제들의 가족적 환경적 영향의 중요성이 감소되는 것으로 나타난다. 문헌이나 영화, 대중문화에서는 종종 불안이 그리 특별하지 않은 것으로 취급된다. 그러나 성인들을 대상으로 한 인구기반의 종적 연구에서는 이미 존재하고 있는 불안장애가 자살사고나 자살시도에 중요한 독립적 위험요인 중의 하나임이 밝혀졌다(Sareen들 2005). 더욱이 제 8장에서 논의된 바와 같이, 심한 불안이 정동장애 환자들에서 자살시도의 위험을 증가시킬 수 있다. 그렇게 볼 때 불안장애의 진단과 치료는 전반적인 정신과적 평가의 한 부분으로서 중요하게 다루어져야 한다.

불안을 무의식적 갈등에 의하여 중복 결정된 증상으로 보지 않고 일종의 질병의 범주에 넣음으로써 불안의 적응적인 측면이 간과될 수 있다. 미래에 어떤 일이 일어날 것인가에 대하여 걱정하는 것은 고도로 창조적인 사고로 이끌 수도 있다. 걱정의 결과로 문제의 해결점이 발견되는 것이다. 건강한 자기의심(self-doubt)도 걱정하는 것과 연결될 수 있다. 불안을 정신약물학적으로 없애지 않으면 안될 문제로만 본다면 인간의 정신은 엄청난 상실로 고통을 받았을 것이다.

Menninger 재단 정신치료연구 프로젝트에서는 정신분석이나 정신치료의 종결 시점에서 35명의 환자들 중에서 18명이 불안이 증가하는 것으로 나타났는데, 이들 중 13명은 독립된 평가자들에 의해서 증상의 면에서도 실제적인 호전이 있었다는 판정을 받았다(Appelbaum 1977). 이 결과에 대해서 연구자들(Appelbaum 1977; Siegal과 Rosen 1962)은 공황장애에서처럼 환자를 혼란스럽게 하는 일차적 불안과, 적응적 기능을 가진 신호불안을 구별하였다. 연구자들은 불안을 표출하지 않고 불안을 경험할 수 있는 능력을 의미하는 불안 내성(anxiety tolerance)의 증가가 역동정신치료의 결과로 일어났으며, 이는 자아의 확장(expansion of the ego)을 의미하는 것이라고 지적하였다. 호전된 많은 환자들이 불안과 연관하여 사고 활동을 효과적으로 사용하는 능력이 놀라울 정도로 호전되었음을 보여 주었다. 따라서 연구자들은 치료 후에 단순히 불안이 있고 없는 것은 변화를 평가하는 충분한 기초가 되지 못한다고 결론을 지었다. 이는 자아가 불안을 더 잘 극복할수록 더 바른 자세로 인생에 내재되어 있는 존재론적 근심(existential concern)에 직면할 수 있음을 의미한다. 불안은 적응적인 것일 수도 있고 부적응적인 것일 수도 있으며, 모든 불안이 제거되어야 한다는 가정은 임상적 경험이나 인생의 경험 모두에 비추어 볼 때 확실히 인정될 수 없는 것이다.

신호불안에 대한 정신분석적 개념은 예견되는 위험에 대한 신호 기능을 가지는 일련의 무의식적 정신적 과정들에 대한 최근의 신경과학적 연구의 결과에 의해서 지지를 받고 있다(Wong 1999). 첫 단계에서 연구에 참여하는 사람들이 무의식적으로 떠오르는 어떤 얼굴의 영상들을 보는 동안, 사건유발전위(eventorelated potential) 등 뇌활동과 피부전기활동(electrodermal activity)이 기록된다. 두 번째 단계는 조건화(conditioning)이다. 여기서는 불쾌함을 주는 얼굴을 의식으로 떠올렸을 때 손가락에 고통스러운 전기자극을 준다. 얼굴은 의식적으로 지각되기 때문에 참가자들은 불쾌한 얼굴을 본 지 몇 초 후에는 약간의 전기자극이 따라온다는 것을 배우게 된다. 실험의 마지막 단계에서는 이전에 조건화된 자극들, 즉 불쾌한 얼굴이 무의식적으로 영상화되어 떠오르더라도 전기자극은 주어지지 않는다. 이 마지막 단계에서 이전에 전기자극이 가해졌던 그 시점 직전에 분명한 서파 활동이 뇌에 나타난다. 유쾌한 얼굴에서는 뇌에는 아무런 활동도 나타나지 않았다. 연구자들은 이러한 뇌의 서파 활동이 무의식적으로 발생한 기대파(expectancy wave) 혹은 예기 과정(anticipatory process)이라고 주장하였다. 다시 말해서 불쾌한 얼굴에 대한 의식적인 지각은 없었지만 그 자극은 무의식적으로 지각되어 전기자극이 올 것을 예견한 뇌가 미리 반응을 하였다는 것이다. 이와 같은 생리적 반응은 기대라는 정신적 과정을 지시하는 것으로 이해되었다. 사람에서는 예견한다는 정신적 상태가 무의식적으로 발생할 수 있다는 이와 같은 연구는 신호 개념을 확증하는 중요한 증거라고 할 수 있다. 또한 이 연구는 불안이 일차적으로는 예견된 공포상황에 대한 반응으로 나타나는 무의식적인 것이지만 점차로 의식적 인식의 영역으로 확대될 수 있음을 의미하고 있다. 이런 방식으로 불안은 위험한 상황에 대해서 경고를 함으로써 이 상황을 잘 조정하여 위험을 피하게 하는, 적응적 기능을 수행하는 것이다.

DSM-5(American Psychiatric Association 2013)의 불안장애 진단이 소개되면서 또 다른 문제가 야기되었다. 연구자들과 임상 의사들 간에는 이 진단분류 체계 내의 불안장애에 관련된 진단분류가 현실이 아니라 착각일 뿐이라는 주장이 커가고 있다(Tyrer들 2003). 불안장애의 동반이환에 대한 연구들로 볼 때, 환자들은 어느 특정한 한 가지의 질병을 앓는 것보다는 두 가지 이상의 불안장애를 함께 가지고 있는 경우가 많았다. 따라서 총체적인 치료계획을 세우려는 치료자는 둘 이상의 불안장애 모두에 치료의 초점을 맞추어야 할 수도 있음을 염두에 두어야 한다. 더욱이 신경증의 임상 양상의 핵심은 불안과 우울, 그리고 중요한 인격적 병리의 혼합물이라고 Tyrer들(2003)은 주장하였다. 따라서 불안장애를 몇 가지 분명하게 다른 개념으로 나누어서 치료전략의 수립에 실패하는 것 보다는 이와 같은 신경증의 전체적인 모습을 다루는 것이 임상적으로는 더 유용할 수 있을 것이다.

DSM-5가 나오면서 불안장애는 중요한 변화를 맞게 된다. 강박장애는 불안장애 범주에서 빠져서 발모광(trichotillomania)이나 신체이형장애(body dysmorphic disorder) 같이 강박적 사고나 강박행동을 보이는 다른 질환 집단에 속하게 되었다. 또한 외상후 스트레스장애와 급성 스트레스장애도 불안장애로부터 외상 및 스트레스관련 장애라는 새로운 범주로 자리를 옮겼다. 이제 핵심적인 불안장애에는 공포장애, 범불안장애, 공황장애, 그리고 전에는 아동기 및 사춘기와 관련된 질환으로 구분되었다가 이번에 새로 이 범주에 추가된 선택적 함구증(selective mutism)과 분리불안장애(separation anxiety disorder)로 한정되었다.

공황장애 (恐慌障碍)
Panic Disorder

공황발작은 일반적으로 몇 분 정도로 짧지만 환자에게는 큰 고통이 된다. 공황장애 환자는 숨이 막히고, 어지럽고, 땀이 나고, 떨리고, 가슴이 뛰는 등 생리적 증상의 경고 이외에 곧 죽을 것 같은 절박함(sense of imminent doom)을 느낀다. 대부분의 공황장애 환자는 탈출하기 힘들거나 극도로 당황되는 장소 혹은 상황에 사로잡혀 있다는 불안감, 즉 광장공포(agoraphobia)를 가지고 있다. 환자들은 공황발작이 재발하기 때문에 자주 이차적 형태의 예기불안(anticipatory anxiety), 즉 다음 발작이 언제 어디서 일어날지에 대해서 지속적으로 걱정을 하게 된다. 광장공포를 가진 공황환자들은 그들이 쉽게 피할 수 없는 장소에서 공황발작이 일어난다는 무서운 상황을 조절하려는 노력으로 스스로 여행을 제한하는 경우가 많다.

공황장애는 심리적으로는 별 내용이 없는 것처럼 보인다. 공황발작은 눈에 띄는 환경적 혹은 정신내적 유발인자도 없는 상태에서 느닷없이 생길 수 있다. 결국 역동치료자는 불행히도 이들 환자를 치료하는데 있어 적절하지 못한 것으로 생각되었다. 그러나 공황장애 환자의 상당수는 정신역동적 요인으로 인한 공황발작을 경험한 경력이 있으므로 정신치료적 개입에 반응하기도 한다(Milrod들 1997; Nemiah 1984). 역동치료자들은 각 발작의 상황과 각 환자들의 과거력을 철저히 조사하여 정신적 요인에 의한 것인가 여부에 대한 결정을 해야만 한다.

공황장애의 신경생리적 요인들에 대한 대부분의 인상적 증거들은 이 질환의 원인에 대한 것이기보다는 발병과정에 관한 것들이다. 무엇이 공황발작을 나타나게 하는지에 대해서는 어떠한 신경생물학적 자료도 없다. Busch들(1991)은 9명의 공황장애 환자와 정신역동적 면담을 한 예비 연구에서 정신과의사가 객관적이라면 공황발작이 나타날 때마다 의미있는 스트레스인자를 찾아낼 수 있다고 하였다. 스트레스인자들은 환자의 기대수준의 변화와 연결되어 있는 경향을 가지고 있었다. 직업적 상황들과 관련된 기대의 변화가 흔하였고, 환자들의 생활의 중심 인물들과 관련된 상실도 그러하였다. 많은 상실 사건들은 부모나 중요 인물과의 애착이 위협을 받아 왔던 아동기적 경험과 연관되어 있었다. 조사된 환자들 중에서 발견된 또 다른 공통분모는 부모를 위협적이고 변덕스러우며 비판적이고 지배하며 요구가 많은 사람으로 지각하는 것이었다. 더욱 광범위한 분석을 통하여 아동기에 타인과의 사회적 관계를 맺는 것에 대한 불안, 지지적이지 못한 부모와의 관계에 대한 불안, 그리고 덫에 걸린 것 같은 느낌에 대한 불안 등의 양상도 존재하는 것으로 나타났다. 분노와 공격성은 대부분의 환자들이 처리하기 어려운 것들이었다.

이 탐험적인 연구에서 행해진 관찰들 중에 많은 것들은 경험적 연구에 의해서 확인되었다. 공황장애 환자는 대조군에 비하여 발병 수개월 전 이미 스트레스로 가득한 생활사건들, 특히 상실의 빈도가 높았다(Faravelli와 Pallanti 1989; Venturello들 2002). 다른 대조군 연구(Roy-Byrne들 1986)에서는 공황장애 환자군이 대조군에 비하여 발병 1년 이내에 스트레스가 심한 생활사건을 겪었으며 환자들은 그 동안 그 사건들로 인해서 심한 고통을 느껴온 것으로 밝혀졌다. Kendler들(1992a)은 1,018쌍의 여성 쌍생아들을 대상으로 한 연구에서, 공황장애가 부모와의 이별과 사망(parental separation and death), 양쪽 모두와 강하게 그리고 의미있게 연관되어 있음을 밝혔다. 특히 어머니와의 조기 이별은 공황장애와 연결되었다. Milrod들(2004)은 어떤 환자들에서는 공황장애가 대인관계에서의 상실의 결과일 수 있으며 이들의 증상은 결국 이별에 대한 감정이 복잡한 형태로 표현된 것이라고 주장하였다. 51명 환자들에 대해서 공황 증상을 평가하였을 때, 이들의 47%는 중요한 대인관계 상의 상실이 있은 6주 후에 공황장애가 발병하였다.

어느 정도 경험적인 지지를 받고 있는 한 병원론(病原論)적 이론에 의하면 공황장애 환자들은 신경생리학적 취약성의 소인을 가지고 있어서 이것이 특정한 환경적 스트레스인자들과 상호작용하여 질병을 만들어 낸다고 한다. Kagan들(1988)은 상당수의 아동들에게서 타고난 기질적 특성을 발견하였고 이를 "낯선 것에 대한 행동억제(behavioral inhibition to the unfamiliar)"라고 칭하였다. 이 아동들은 환경 내의 낯선 것에 의해서 쉽게 놀라는 경향이 있었다. 이런 두려움에 대응하는 한 방법으로 이들은 부모들에게 자신을 보호해 줄 것을 의탁한다. 하지만 이들이 자라나서 어른이 되면, 부모가 언제나 자신들을 보호해 주고 편안하게 해 줄 수 있는 존재가 아니라는 것을 배우게 된다. 그러면 이들은 부모들에게 투사하는 방식으로 자신의 불충분함을 외향화하고, 마치 부모들을 믿을 수 없고 예측할 수 없는 존재로 여긴다. 이 아동들이 부모가 언제나 지속적으로 가용한 존재가 아니라는 것에 화를 내기도 하지만, 이 분노는 새로운 문제를 만들어 낸다. 즉, 자신들의 분노의 환상이 파괴적인 것이고 부모를 몰아내며, 결국에는 안전을 제공받기 위하여 자신들이 의존해야 할 부모를 상실하고 자신들만 남게 될 것을 걱정하게 되는 것이다(Busch들 1991; Milrod들 1997). 이러한 악순환으로 인하여 이 아동들의 분노는 부모와의 연결을 위협하고 따라서 두렵고 적대적인 의존심을 증가시킨다. 20개의 연구를 대상으로 한 Kossowsky들(2013)의 메타분석에서 분리불안을 앓는 아동들은 후에 공황장애를 앓게 될 가능성이 더 높다는 결과로 볼 때, 분리불안이 공황장애의 발병 가설에 포함되어야 할 것이다.

애착이론의 시각으로 공황장애의 병원론을 이해하는 것은 치료를 위한 정신역동적 접근을 위해서도 도움이 된다(Shear 1996). 불안장애를 앓고 있는 18명의 여성에서 애착 유형을 조사한 소집단 예비조사에서, 이들 모두가 애착유형에 문제가 있었음을 보고하고 있다(Manassis들 1994). 18명의 환자들 중에서 14명은 공황장애로 진단받았으며, 이들은 집착성 애착(preoccupied attachment)이 높은 경향을 보였다. 공황장애 환자들은 종종 상호 배타적으로 이별 및 애착을 보인다. 이들은 이별과 애착을 오가는 정상적인 조절을 하는데 어려움을 가지고 있다. 왜냐하면 이들이 자유(freedom)의 상실과 동시에 안전(safety)과 보호(protection)의 상실 모두에 대단히 민감하기 때문이다. 이러한 어려움 때문에 이 환자들은 너무도 두려워서 이별을 피하고 동시에 너무도 강렬하여 애착도 피하려는 시도로서 극도로 좁은 범위에서만 행동하게 된다. 이처럼 위축된 안전지대는 의식화의 어려움이 그 특징인 바, 종종 타인들과의 상호작용에서 과도하게 통제하는 양상으로 표현된다.

이런 환자들에게서 나타나는 극단적 수준의 공황은 신호불안 기능이 자아의 방어적인 자원들을 충분히 활성화하지 못함을 의미할 수 있다. 특히 애착에 대한 위협은 이처럼 압도하는 공황을 유발한다. 공황장애가 발생하는 사람들은 이미 자기분쇄(self-fragmentation)의 느낌을 갖는 일이 흔하고 따라서 이들이 견고한 정체성을 가지고 있다는 느낌(sense of identity)을 갖기 위해서는 치료자나 친구의 도움이 필요할 수도 있음을 Milrod(1998)는 지적하였다. 자기와 타인의 혼동(self/other confusion)을 내용으로 하는 자아 결함이 있는 사람은 이처럼 불안을 신호로 사용하는데 있어 어려움이 있다.

애착의 어려움과 관련되는 여성 환자들의 또 다른 원인적 요인은 아동기 신체적 및 성적 학대이다. 한 연구에서, 아동기 성적 학대가 불안장애가 없는 여성들에서는 15.4%에 불과하였는데, 불안장애를 앓는 여성에서는 45.1%에 이르렀다(Stein들 1996). 특히 공황장애를 조사하였을 때, 다른 불안장애 여성의 31%에 비하여 공황장애 여성의 60%가 아동기 성적 학대의 병력을 가지고 있었다. 아동이 부모와 애착관계를 갖는 것을 아동기 외상이 방해하기 때문에, 아동기 성적 학대는 공황장애 환자들이 이들의 삶에서 존재하는 의미있는 대상들에 대하여 안전하고 편안하게 느끼지 못하는 어려움의 원인이 된다. 부모들의 학대적 표상을 내재화하는 것은 결국 성인기에 신뢰의 관계(trust in adult life)를 발달시키는데 방해가 된다.

DeMasi(2004)는 잠재적 기억에 저장되어 있는 외상적 두려움이 이전의 위험 상황과 연결되어 있는 조건자극에 의해서 불러 일으켜질 수 있음을 시사하고 있다. 그의 모델은 신경과학(neuroscience)의 연구 결과들과 정신역동적 이해를 통합하고 있다. 여기서 DeMasi는 LeDoux(1996)의 저작을 활용하고 있다. LeDoux는, 편도 안에 만들어진 공포에 대한 무의식적 기억들은 뇌 안에 지울 수 없는 흔적을 남길 수 있다고 지적하였다. 편도는 공포 신호와 맞닥뜨렸을 때 일차적으로 활성화되는 뇌의 부위이다. 이 활성화는 전적으로 무의식적인 것이며, 따라서 시상이 정보를 대뇌 피질로 연결하여 전전두피질로부터 상황에 맞는 합리적 사고를 할 시간을 얻기 전에 응전/도피 반응은 일어난다. 예를 들면, 뱀에 대한 무의식적인 지각이 일어나면 이것이 편도를 활성화하는 반면, 대뇌 피질은 이 정보를 계속해서 더 상세한 것까지를 처리함으로써 이 뱀이 해롭지 않은 줄무늬뱀이므로 더 이상 위협이 되지 못한다고 인식하게 된다. DeMasi는 공황 장애의 통제할 수 없는 불안이 원시적인 편도/변연계 회로 안에 들러붙어 있기 때문에 대뇌 피질의 논리의 힘에 의해서 충분히 처리되지 못한다고 설명한다. 따라서 이전의 외상에 의해서 종종 발생하는 상상 속의 위험들(imaginary danger)은 실제적인 위험들(real danger)과 구별되지 않는다.

정신분석이나 역동정신치료로 성공적으로 치료된 공황장애 증례들(Abend 1989; Milrod와 Shear 1991; Milrod들 1997; Sifneos 1972)을 통해서 정신역동적 치료가 공황 장애의 치료에서 중요한 역할을 수행한다고 믿을 충분한 근거가 제시되고 있다. 공황 증상에 초점을 맞춘 역동정신치료를 개방적으로 시도한 연구로부터의 긍정적 결과들(Milrod들 2001)에 의해서 무작위 대조군 연구도 진행되고 있다.

역동정신치료의 과정 중에는 환자가 관계를 맺는 것에 어려움이 있다는 점이 치료자에 대한 전이의 주제가 되는 경우가 종종 있다. 특히 분노, 독립, 그리고 이별 등을 둘러싼 갈등이 두드러진다. 치료가 진행되어 가면서 지나치게 치료자에게 의존적이 되어가는 것에 대한 환자의 두려움을 치료자는 조사하여야 한다. 또한 휴가 때문에 일시적이든, 아니면 치료의 종결 때문에 영구적이든 치료자를 상실할 것에 대한 과도한 불안(undue anxiety)도 있을 수 있다.

많은 증례에서, 통제할 수 없는 분노나 살인이라도 할 것 같은 격분(rage)에 대한 환상들이 치료의 중심이 될 수도 있다. 분노의 폭발이 파괴적일 가능성이 높은 것으로 보일 정도로 부모의 분노가 지나치게 강하였을 것이다. 일부 아동들은 부모들이 분노를 표현하였을 때 자신들을 감정적으로 포기하는 것으로 경험하였을 것이다. 분노를 피하기 위하여 고안된 특징적 방어기제들을 조사하는 것도 종종 큰 가치가 있다. 공황장애 환자들은 전형적으로 반동형성(reaction formation), 취소(undoing), 신체화(somatization) 및 외향화(externalization) 등의 방어들을 혼합하여 사용한다(Busch들 1995). 취소와 반동형성 모두는 환자가 분노(anger)와 같은 부정적 감정들을 부인할 수 있도록 돕는다. 역동치료자들은 분노의 표현에 대한 환자들의 불안과 그와 연관하여 이런 불안에 방어할 필요가 있음을 환자들이 알 수 있도록 도와줄 필요가 있다. 그에 더하여 역동치료자는 환자가 공황의 발생을 유발하는 자극들을 세세한 부분까지 면밀하게 살피고 그렇게 해서 파국에 관련된 불안들을 생활사건들과 연관을 지을 수 있도록 강하게 주장해야 한다. 이렇게 함으로써 환자의 의식화 능력은 환자 스스로, 공황 발생이 무엇을 나타내고 있는 것인지를 볼 수 있을 정도까지 증가될 수 있게 된다. 다시 말해서, 실제적인 파국으로 인식하고 있는 것이 실은 현실이라기 보다는 일종의 표상에 지나지 않는다는 것이다.

신체화와 외향화의 방어는 내적 반성을 하지 않도록 막기 위하여 함께 작동하여 상승작용을 하는 경우가 흔하다. 신체화에서는 환자의 주의가 심리적인 원인이나 의미보다는 생리적인 현상에 집중되어 있다. 외향화에서는 어떤 식으로든 환자에게 잘 대해 주지 않았던 것으로 생각되는 외부의 인물들에게 문제가 있는 것으로 돌리게 된다. 이들을 혼합하여 사용함으로써 특정한 형태의 대상관계가 만들어진다. 여기서는 가족, 친구, 혹은 의사 등 타인들이 환자의 신체에 나타난 어떤 이상을 교정해 줄 것으로 기대되는, 일종의 치유자(healer)의 명단에 올라가게 된다. 이런 양상의 대상관계는 종종 전이관계에서도 일어난다.

한 무작위 대조군 연구에서는 정신분석적 정신치료가 공황장애에 효과적인 것으로 나타났다(Milrod들 2007). 무작위로 배정된 환자들은 12주 동안 일주일에 두 회기씩의 역동정신치료나 이완훈련을 받았다. 치료는 Milrod(1998)와 Busch들(1995)의 이론에 기초하였다. 공황증상들에 대한 환자 개인의 의미를 조사하였고 분리와 자발성(separation and autonomy), 분노인식(anger recognition), 관계에서의 문제점(relational issues), 분리에 대한 관점(concern about separation), 성 문제(sexuality) 등 중요한 갈등들이 모두 다루어졌다. 이들이 전이 상황에서 나타날 때도 역시 중요하게 다루었다. 12주의 치료기간이 끝나고 이완훈련만을 한 대조군 환자들의 39%만이 호전을 보인 반면 공황에 초점을 맞춘 역동정신치료를 받은 환자들은 73%가 호전을 보였다. 연구자들은 이 치료를 기술한 안내서를 후에 책으로 발간하였다(Busch들 2011).

공황장애를 앓는 환자들 일부는 약물치료와 정신치료를 연합하였을 때 호전을 보인다(Wiborg와 Dahl 2996). 일반적으로는, 약물치료만으로는 증상을 감소시키거나 공황발작이 일어났을 때 증상을 제어할 수 있는 능력을 증진하는데 충분하지 않다(Cooper 1985; Zitrin들 1978). 더욱이 약을 먹으면 정신병에 걸린 것으로 낙인 찍힌다고 생각하여 투약을 거부하는 환자들이 있으므로, 이들에게 약물치료의 중요성을 이해시키고 나아가 약물치료에 대한 거부감을 없애기 위해서는 정신치료적 개입이 필요하다. 연합치료는 인격장애, 특히 경계성, 자기애성, 히스테리성 인격장애를 앓는 환자들에게도 유용하다. 이런 상태를 치료하지 않으면 공황장애 환자의 경과에 좋지 않은 영향을 줄 수 있다(Reich 1988).

종합적이고 효과적인 치료계획을 위하여 적절한 약물요법 외에 정신치료적 접근이 필요하다. 공황장애 또는 광장공포 증상을 가진 모든 환자에 대하여 세심한 정신역동적 평가를 함으로써 생물학적 요소와 역동적 요소의 기여 정도를 서로 비교하는데 도움이 될 것이다.

M씨는 27세 사무원으로, 살고 있는 도시를 벗어나려 할 때마다 공황발작이 일어난다는 주소로 외래를 방문하였다. 초기에는 공황장애를 어떤 심리적 내용과 연결시키지 못하였다. 그러나 평가를 계속함으로써 많은 요인들이 밝혀졌다. M씨는 집을 새로 샀고 부인은 첫 아이를 임신했다. 정신과 의사가 이 사건들과 관련하여 책임감이 증가되었을 것이라고 하였을 때, 환자는 자신이 스물 일곱이 아니라 일곱 살인 것으로 느꼈다. 그는 집을 책임져야 하고 남편과 아버지로서의 책임을 지는 것에 대하여 준비가 되어 있지 않다고 했다. 의사는 공황발작의 자세한 상황에 대해 설명하도록 하였다. M씨는 자신이 도시를 떠나기 위하여 출발할 때마다 공황장애를 일으켰다고 다시 설명했다. 의사는 여행의 목적에 대해 물었으며 M씨는 아버지와 사냥 가는 것이 그 목적이었다고 대답했다. 의사는 여행들 중 불쾌한 일이 생기지 않았는지 물어보았다. M씨는 잠시 생각한 후 두 차례나 우연히 그의 아버지를 쏘았으나 다행히도 아버지는 경미한 상처를 입었을 뿐이었다고 대답하였다.

의사는 M씨의 공황장애가 심리적 갈등과 연결되어 있다고 보고, 그간의 평가에 기초하여 시험적인 설명적 가설을 만들었다. 그의 인생에서 최근 사건들은 그가 한 가정의 재원(財源)이자 남편 및 아버지로서 자신의 아버지와 정면으로 경쟁하게 하였다. 이 사건들은 억압된 외디푸스기의 무의식적 경쟁심에 근거를 둔, 오래 지속되어 온 아버지를 향한 공격적 소망을 활성화시켰다. 아버지를 파괴하려는 충동은 전에도 이미 두 번의 사냥여행에서 있었던 사고(accident)라는 형태로 표현되었었다. M씨가 아버지와 사냥을 가기 위해 도시를 떠나려 계획할 때마다, 공격적 충동이 위협적으로 나타나 신호불안이 생기게 되었으며, 불안을 공황으로 전환시키는데 필요한 신경물질을 가지고 있었기 때문에 이 신호불안은 극심한 공황발작으로 바뀌게 되었다. 결국 이렇게 해서 파괴적 소망과 그에 대한 추측된 보복, 즉 거세가 일어날 수도 있는 상황을 회피하게 되었던 것이다.

공황장애를 잘 일으키는 역동적 요인들을 이해하기 위하여 표현을 강조한 표현지지정신치료를 시작하였다. 치료가 진행되어 가면서 M씨는 어머니를 향한 애착에 대하여 점점 더 많은 이야기를 하기 시작하였다. 어머니도 이별을 매우 두려워하였다는 사실이 드러났다. 어린 시절 M씨가 밖으로 나갈 때마다 어머니는 그가 많은 어려움에 처할 것이라고 경고를 했었다. 결국 M씨는 정신치료가 진행되는 동안에 그가 어머니의 분리불안을 나누어 가졌다는 것을 깨달았다. 그는 아내가 사업관계로 떠나 있을 때마다 그녀가 죽거나 자신을 떠나 버릴지도 모른다고 생각하고는 계속 걱정을 한다고 하였다. 환자의 외디푸스기 불안은 과거에는 어머니이고 현재는 아내인 대상상실에 관한 원초적인 불안과 결합되어 있음이 명백하였다.

2년간 정신치료 후 M씨는 공황발작과 예기불안에서 해방될 수 있었다. 불안하지 않고 일을 할 수 있게 되었으며 승진을 했다. 직업상 거의 매일 도시를 떠나야 했지만 공황발작은 더 이상 발생하지 않았다.

수년 후 공황발작과 연관되는 신경조직을 다시 흥분 시킬만한 두 가지 생활사건이 있었고, M씨는 다시 치료를 받기 위하여 의사에게로 돌아왔다. 그는 사업에서 크게 성공하여 더 부유한 생활을 하고 있었다. 게다가 그의 아버지는 치유가 불가능한 암을 앓고 있는 것으로 진단을 받았다. Alprazolam 등 약물요법과 정신치료를 함께 사용하여 공황 증상은 쉽게 좋아질 수 있었다.

공포증 (恐怖症)
Phobias

DSM-5의 불안장애 범주에 속하는 공포증에는 특정공포증(specific phobia), 사회불안장애(Social anxiety disorder) 혹은 사회공포증(Social phobia), 그리고 광장공포증(agoraphobia)이 포함된다. 공포증을 정신역동적으로 이해하기 위해서는 이전에 기술했던 증상형성의 신경증적 기전을 참고하여야 한다. 금지되어 있는 성적, 공격적 사고들이 무의식에서 막 나오려고 하면 보복적인 처벌로 인하여 신호불안이 시작되고, 이는 전치, 투사, 회피 등 세 가지 방어기제를 유발한다(Nemiah 1981). 이 방어기제들은 금지된 소망을 다시 억압함으로써 불안을 제거한다. 그러나 불안이 제어되기 위해서는 공포증이라는 대가를 치러야 한다. 다음 증례는 공포증상의 형성을 더 분명하게 설명해 준다.

N씨는 최근에 석사과정을 마친 25세된 초급 행정관이다. 그는 한 회사에서 첫 번째 직장생활을 시작하였다. 그 후 직장이나 사회적 상황에서 새로운 사람을 만날 때마다 강렬한 두려움이 일어나는 등 사회공포가 생겨났다. 직장에서는 여러 사람 앞에서 이야기를 할 때마다 강렬한 불안이 야기되었고, 불안한 상황에 직면해야 할 때에는 숨이 차고 말이 더듬거려져서 문장을 완성할 수 없었다.

자아능력이 높았고 증상이 국소적이었으며 전반적 기능수준이 양호하였고 동기수준이 높을 뿐만 아니라 심리적 역량을 지녔으므로 단기역동치료를 권유하였다. 세 번째 면담에서 새로운 사람을 만나는데 있어서 가장 어려운 것은 자신을 소개하는 것이라고 분명히 이야기하였다. 그리고는 다음과 같은 대화가 이어졌다.

치료자 : 자신의 이름을 말하는데 무엇이 어렵지요?

N : 생각해보지 않았어요.

치료자 : 잠시 자신의 이름에 관해 생각해 봅시다. 마음에 무엇이 떠오릅니까?

N : 글쎄요. (잠시 후) 역시 아버지의 이름이지요.

치료자 : 그것이 기분을 어떻게 만드나요?

N : 제 생각에는....약간 불편하지요.

치료자 : 어째서 그럴까요?

N : 글쎄요. 아버지와는 별로 접촉이 없었어요. 제가 4살 때 아버지는 어머니를 떠났고 그 후로는 아버지를 본 적이 거의 없었어요.

치료자 : 아버지가 떠난 후에는 어머니와 같이 살았습니까?

N : 맞습니다. 어머니는 재혼하지 않았어요. 그래서 나는 어린 나이에 집안의 어른이 되어야 했습니다. 그렇지만 나는 그런 책임을 질 준비를 해야 한다고 느끼지 못했어요. 그런 것에 대해 항상 분노해왔으니까요. 어렸을 때 사람들은 항상 내가 어른스럽게 행동한다고 말했어요. 그런데 실제로는, 안으로는 어린아이면서 밖으로는 어른처럼 가장한다고 스스로 느꼈기 때문에 몹시 괴로웠어요. 모두를 속이고 있다고 느꼈지요. 그런 사실을 알아차리게 되면 그들이 내게 화를 낼 거라고 생각했어요.

치료자 : 요즈음도 자신을 남에게 소개할 때 그렇게 느끼나요?

N : 제 생각에는 정확하게 똑같이 느끼는 것 같아요. 내 이름을 말하는 것은 내가 내 아버지가 되려고 노력한다는 거지요.

치료자의 해석은 N씨의 불안이 너무 일찍 아버지의 자리를 채우려는 것에 관한 죄책감과 부끄러움에 관련되었다는 것을 깨닫도록 도움을 주었다. 그는 다른 사람들이 이러한 가증스러운 제스처 게임을 간파하고 자신을 비난할 것이라고 상상하였었다. 10회의 단기역동치료 후 N씨는 사회 공포를 극복하였으며 직장에서나 사회환경에서 잘 적응할 수 있게 되었다.

가장 중요한 시기인 외디푸스기에 N씨의 아버지는 어머니와 그를 남겨 두고 떠났다. 이처럼 근본적 불안을 일으킬만한 상황에서 그가 어머니에게 아버지를 대신함으로써 아버지로부터 거세를 당하거나 보복적 처벌을 받지 않을까 하여 N씨는 불안했었다. 그는 성인이 되어 심각하지 않은 사소한 상황으로 바꿈으로써, 즉 자기소개를 할 때 이름을 말하는 것에 대한 불안으로 바꿈으로써 원래의 근본적인 두려운 상황을 다루어 보려고 시도하였다. 이렇게 단순히 사회적인 품위를 지키는 것에 상징적으로는 아버지를 대신한다는 의미가 들어 있었다. 환자의 두 번째 방어는 두려운 상황을 외부 환경으로 투사한다는 것이다. 그래서 위협적인 처벌이나 비난이 초자아 등 내적 인자들로부터가 아니라 외부로부터 왔던 것이다. 환자의 세 번째 최종 방어기제는 회피였다. N씨는 자신을 소개해야 하거나 다른 사람들 앞에서 이야기하지 않으면 안되는 모든 상황을 피함으로써 자신의 사회생활에 제약을 가하고 직장에서 작업수행을 위태롭게 하는 대가를 치르면서 불안을 조절할 수 있었다.

N씨의 경우처럼 다른 사람 앞에서 말하는 것에 관한 불안은 광범위하게 존재한다. 한 도시에서 행한 Pollard와 Henderson(1988)의 조사를 보면 St. Louis시 전체인구의 20%가 대중연설이나 대중 앞에서 작업을 수행하는 것에 관한 사회공포를 가지고 있었다. DSM-Ⅲ의 '심각한 고통(significant distress)'을 추가한 진단기준으로 재평가하였을 때 유병율은 2%로 감소하였다. 사회공포의 정확한 특징을 확인하기는 어렵다. 왜냐하면 이 진단은 일반적인 대인관계에서의 수줍음이나 이성으로부터의 거절에 대한 두려움의 회피 따위에 자주 적용되기 때문이다. 이 진단은 사회공포로부터 전반적인 성격 양상인 회피성 인격장애에까지 연속되어 있다(제 19장 참조). 전체 인구집단에 사회불안장애의 유병률이 매우 높음에도 불구하고 이들의 80%이상이 치료를 받지 못하였음이 한 전국적 역학조사에서 드러났다(Grant들 2005).

공포증은 환경의 스트레스와의 상호작용에 있어 유전적-체질적 기질 모델(model of genetic-constitutional diathesis)에 잘 들어맞는다. Kendler(1992b)는 2,163명의 여자 쌍둥이를 연구하여 이 질환의 가장 좋은 모델은 공포증 경향을 물려받은 것이며 증상이 충분히 나타나려면 그 개인에게 특별한 환경이라는 원인적 요인이 필요하다고 결론지었다. 그들의 연구 대상에서 공포증의 위험 요인과 분명하게 연관이 되는 환경의 스트레스 중 하나는 17세 이전 부모의 사망이었다(Kendler들 1992a). 특정한 양육 형태가 청년기 사회공포증 발생에 관련이 있다. Lieb들(2000)은 1,047명의 사춘기 청소년 집단을 추적 조사하여, 특히 우울과 사회 공포증 등의 부모의 정신병리와, 자신들에게 가해진 양육 형태가 "과잉보호와 거절"이었던 것으로 받아들였던 것이 사회공포증의 발생에 작용한 것임을 알아내었다. 238명의 아동을 출생시부터 9학년까지 전향적으로 추적조사한 Essex들(2010)의 연구에서는 영아기와 학령전기에 모친의 스트레스에 노출된 것이 후에 사회불안장애 발생에 기여하는 중요한 요인이 될 수 있음이 지적되었다.

양전자방출단층촬영(PET, Positron Emission Tomography)를 이용한 연구 자료들로부터, 공황 장애 환자들과 마찬가지로 사회공포증 환자들도 이들의 공포감과 피질하 활동의 상승이 관련이 있다는 소견이 제시되었다. Tillfors들(2001)은 사회공포증 환자들과 대중 앞에서 연설을 하였지만 증상이 없었던 군의 국소 뇌혈류(rCBF)를 측정하여 비교하였다. 그 결과 사회공포증 환자들은 편도양 복합체(amygdaloid complex)에서의 피질하 활성이 증가되는 소견을 보였고, 증상이 없는 군은 피질의 관류량이 상대적으로 증가된 양상을 보였다.

행동억제(behavioral inhibition)에 대한 Kagan들(1988)의 작업은, 공황장애와 관련이 되는 것과 많은 면에서 동일하게, 사회공포증에도 적용될 수 있다. 이런 기질을 가진 영아들이 환경 내에서의 기대하지 못한 변화들에 대한 반응에서 변연계-시상하부의 각성(limbic-hypothalamic arousal) 역치가 낮은 채로 태어난다는 것을 Kagan과 동료들이 발견하였지만, 2세 경의 부끄러워하고 소심하고 조용한 행동은 출생 시부터 지니고 있던 원래의 기질적 성향에 만성적인 환경의 스트레스가 추가로 작용한 것이라고 그들은 결론 내렸다. 형제에게 받는 모욕이나 비판, 부모의 싸움, 부모가 사망하거나 헤어지는 것 등의 스트레스인자들이 주된 환경적 요인들일 것이라고 이들은 가정하였다.

Rosenbaum들(1992)은 행동적으로 억제된 아동들의 부모를 Kagan이 연구한 비임상적 집단과 비교 평가함으로써 Kagan들(1988)의 업적을 발전시켰다. 이들의 부모는 불안장애, 그중에도 특히 사회공포증의 발병 위험성이 높았다. 이러한 행동억제가 있는 아동들의 부모를 두 가지 형태의 대조군 부모와 비교하였을 때 두 가지 이상의 불안장애가 생길 위험이 현저히 높았다. 이는 불안이 심한 부모가 행동억제가 있는 아동들에게 이 세상이 위험한 곳이라는 생각을 전함으로써 결국 이 아동들에게 불안장애가 생기게 되는 것으로 해석될 수 있겠다. 나아가 높은 감정표현과 특히 어머니의 비난은 어머니의 불안 장애와 아동의 행동억제 사이의 관계를 중재하여, 정신병리의 위험성을 높이는 것으로 지적되었다(Hirshfeld들 1997).

사회공포증은 동시이환율이 매우 높다. 성인 13,000명을 조사한 연구(Schneier들 1992)에서 사회공포증 환자가 다른 주요 질환을 평생 동반하는 경우는 69%이었다. 동반이환 없이 사회공포증만으로 치료받는 경우는 거의 없었다. 그렇게 보면 Kagan들(1988), Rosenbaum들(1992), 그리고 다른 연구자들이 기술한 바, 많은 경우에 유전-체질적 소인이 불안장애에 선행한다고 주장할 수 있겠다.

사회공포증 환자를 치료하다 보면 일부 특징적인 내적 대상관계가 존재하는 것을 알 수 있다. 특히 환자들은 창피를 주고, 비판하고, 놀리고, 모욕을 하고, 이들을 버림으로써 당황하게 만든 부모와 양육자, 그리고 형제 등의 내재화된 표상을 지니고 있었다(Gabbard 1992). 이러한 함입은 아동기에 형성되며, 이들이 회피하였던, 주변의 사람에게 반복 투사된다. 환자들은 유전적 소인 때문에 타인을 해로운 존재로 경험하지만 이런 영향들은 긍정적 경험을 통하여 어느 정도 약화되기도 한다. 마치 출생시부터 유전적으로 프로그램이 짜인 기질이 존재하는 것처럼 보인다. 그러나 양육자가 아동의 두려움에 민감하고 이를 보상하려고 한다면 함입물은 보다 순하고 덜 위협적이며 성인이 되어서도 사회공포증 증상을 덜 일으킬 것이다.

많은 사회공포증 환자들이 SSRI와 인지치료에 좋은 반응을 보이지만, 역동정신치료 또한 유용하다. 일부 환자들은 비판을 받거나 비난을 받는 모든 상황을 두려워하기 때문에 치료에 저항을 보인다. 치료 상황이 이런 상황과 비슷해 보이기 때문에 멸시 당하거나 비판을 받는다는 전이 공포로 인해서 환자는 자주 약속을 어기거나 치료받으러 오는 것을 중단하기도 한다. 사실, 이 질환이 동반이환율이 높기 때문에, 환자가 다른 이유로 치료를 받는 동안에 사회공포증이 발견되기도 한다. 당혹감과 수치심이 중심적인 정서 상태이며, 따라서 치료자가 이런 정서 상태에 주의를 기울여야만 처음 몇 차례 방문에 환자와의 치료동맹을 형성할 보다 나은 기회를 가질 수 있게 된다. 치료자와 타인들이 환자들에게 어떻게 반응할 것인가에 대한 환자들의 환상을 조사함으로써, 타인들의 반응에 대한 환자들의 지각이 실제로 타인들이 느끼는 것과는 어느 정도 차이가 있을 수 있다는 사실을 환자들이 이해할 수 있도록 도울 수 있다. 치료저항은 적극적으로 다루어져야 한다. 왜냐하면 치료를 하지 않으면 환자들은 학교나 직업을 회피하게 되고, 결국 많은 환자들이 실직하고 무능해지고 말 것이기 때문이다(Schneier들 1992).

사회불안장애에 대한 역동정신치료의 효능을 인지행동치료(CBT)를 대조군으로 한 다기관 무작위 대조군 연구를 통하여 검증하였다(Leichsenring들 2013). 여기서 사용된 역동치료의 형태는 사회불안장애를 치료하기 위하여 특별히 고안된 Luborsky의 모델(1984)에 기초하였다. 결과적으로 사회불안장애의 치료에 CBT와 역동정신치료 모두 효과가 있었지만 CBT가 더 낫다는 의미있는 결과가 도출되었다. 이 연구에서 한 가지 생각해 보아야 할 점은, 임상 상황에서도 흔하게 만나는 문제로서, 역동치료자들마저도 취직 면접에서든 학교 수업에서든 환자들을 괴롭게 하였던 두려운 상황을 직면하도록 환자들에게 권유하였다는 것이다. 그러면서도 치료자 어느 누구도 그런 두려운 상황에 환자를 동반하지는 않았다.

본 장에서는 공포증을 다루면서도 사회불안장애에 대부분의 초점을 맞추어 왔다. 특정공포증은 일반적으로 생체노출에 잘 반응하며 따라서 역동정신치료를 필요로 하지 않는다. 그렇지만 공포증 환자들의 인간관계 측면에서는 역동적 치료가 도움을 줄 수 있다. 심한 광장공포증 환자는 거주지역을 떠날 수 없으므로 배우자나 부모 등 중요한 사람들의 보호를 필요로 하는 경우가 많다. 예를 들면 광장공포증 여성 환자와 그 남편이 수년 동안 환자의 상태를 받아들이고 살아온 경우 남편은 아내가 항상 집에 있다고 생각해야 더 편할 것이다. 만일 광장공포가 치료된다면 부부의 균형이 깨어질 지도 모른다. 남편은 아내가 외출을 하여 다른 남자를 찾기 시작할지도 모른다는 두려움 때문에 더 걱정을 하게 될 수도 있다. 따라서 공포증의 적절한 평가와 치료에는 공포증이 환자의 대인관계 구조에 도움을 주고 있는지에 대한 주의 깊은 평가가 반드시 포함되어야 한다. 공포증 환자의 대인관계 상의 전후관계를 정신역동적으로 이해함으로써 전통적인 치료, 즉 행동적 탈감작이나 약물치료에서의 저항을 다루는데 도움이 될 것이다.

범불안장애 (汎不安障碍)
Generalized Anxiety Disorder

범불안장애(GAD)의 DSM-5 진단기준은 이 질환과 정상적인 걱정 사이의 경계를 분명히 하는데 역점을 두어왔다. 불안은 과도하고 제어하기 어려우며 적어도 6개월 이상은 불안이 없는 날 보다 있는 날이 더 많아야 한다. 또 불안은 임상적으로 의미가 있을 정도의 고통을 일으키거나 직업적, 사회적 또는 다른 중요한 영역의 기능에 장애를 나타내어야 한다. 진단을 내리기 위해서는 불안의 초점이 다른 질환의 양상에 속한 것이 아니어야 한다. 예컨대, 공황발작이 일어날 것에 대한 염려, 오염에 대한 걱정, 사람들 앞에서 당황하게 될까 두려워함 등에서는 이 진단을 내릴 수 없다. 불안과 염려가 다음 여섯 가지 증상들, 즉 1) 침착하지 못함(restlessness) 혹은 몹시 긴장함(feeling keyed up or on the edge), 2) 쉽게 지침(being easily fatigued), 3) 집중하기 어려움 혹은 마음이 텅 비어버림(mind going blank), 4) 성급함(irritability), 5) 근육긴장(muscle tension), 6) 수면장애; 잠들기 어려움 혹은 잠을 유지하기 어려움, 혹은 편안히 잘 수 없거나 자고 나서도 만족스럽지 않음(restless, unsatisfying sleep) 중 세가지 이상과 연관되어야 하며, 이 중에 몇 가지 증상은 지난 6개월 동안 없는 날 보다 있는 날이 더 많아야 한다.

GAD는 계속해서 논란의 대상이 되고 있다. 모든 불안장애들 중에서 GAD는 가장 높은 동반이환율을 보인다. 다기관 연구(Goisman들 1995)에서, GAD 환자의 거의 90%는 적어도 평생에 한가지 이상의 다른 불안장애의 병력을 가진다. 아무튼 치료자들은 만성적으로 걱정을 계속하는 환자들을 흔하게 만나게 되고, 많은 환자들이 광범위하게 퍼져있는 불안으로 인해서 직업을 수행하는데도 어려움이 있기 때문에 이들에게 치료는 매우 중요하다.

역동정신치료는 의식에서든 무의식에서든 불안을 생산하는 요인들을 무너뜨리는 방법으로 이론적으로는 적합하다고 할 수 있다. Leichsenring들(2009)은 범불안장애의 치료에 단기정신역동적 정신치료(STPP)와 CBT를 비교하는 연구를 하였다. 환자들은 무작위로 배정되었고 치료지침서를 활용하여 주 1회기, 30주까지 치료가 진행되었다. 불안 증상의 측면에서 CBT나 STPP 모두 상당한, 의미있는, 그리고 안정적인 호전을 보였다. 치료결과의 일차 측정에서 두 치료 간에 의미있는 차이는 발견할 수 없었다.

모든 치료자들이 어떻게 하면 환자의 특성에 맞는 최상의 치료를 잘 맞추어 줄 것인가 하는 문제에 직면한다. 대집단 연구는 환자 개개인에게 어떤 치료가 도움이 될지를 어떻게 결정할 것인가에 대해서 치료자에게 아무것도 말해주지 못하고 있다(Barlow와 Beck 1984). 생애 주기 전 과정에 걸쳐서 수없이 많은 상황에 대한 반응으로 염려와 불안은 나타난다. 생애의 발달주기 자체가 염려를 야기하기도 한다. 치료자는 환자의 병력을 경청하기 보다는 단지 약물을 처방하는 것이 낫다는 유혹에 빠질 수 있다. 그러나 어째서 지금 이 특정한 환자가 이 특정한 증상을 생애의 이 특정한 단계에서 보이고 있는가를 심사숙고하는데 시간을 들임으로써 훨씬 더 좋은 치료 결과를 얻을 수도 있다. 다음 증례를 살펴보자.

O양은 23세로 가끔씩 심한 불안이 나타나 자문 의뢰되었다. 그녀는 한 달에 세 번 침대에 누워서 다음과 같은 식으로 죽음에 관하여 걱정하기 시작하였다. "나는 이제 스물 세 살이다. 7년만 있으면 서른 살이 되고 아이들은 커 버릴 것이다. 다음에는 할머니가 될 것이고 은퇴를 하고 결국 죽게 될 것이다." 이러한 생각은 건강히 잘 살고 있는 부모가 곧 죽게 될 것이라는 걱정으로 이어졌다. 이러한 생각을 점점 많이 하게 되면서 불안은 심해지고 심장이 빨리 뛰어 잠을 이룰 수 없게 되었다.

진단적 평가 후에 항불안제를 복용하는 것과 불안의 원인을 정신치료적으로 조사하는 것 등 여러 가능한 중재 방법에 대하여 의논하였다. 그녀는 약에 대해서는 관심이 없다고 확실히 말하면서 "약이 어떻게 나의 죽음에 대한 공포를 없앨 수 있는가?"라고 물었다. 그녀는 불안의 근원을 이해하여 공포를 극복하기 원한다고 분명히 말했다.

그녀는 정신치료를 하면서 병적인 감정을 점차로 관념적으로 극복해 나가기 시작하였다. 치료자는 죽음에 대한 공포에 관하여 O와 공감하게 되었고 삶에 대한 걱정이 죽음에 대한 공포에 기여하고 있다는 것을 알게 되었다. 불안에 기여하는 것이 무엇인가에 대하여 질문을 하였을 때, 남편이 외국에 나가 있는 것과는 아무런 관계가 없다고 빠르게 대답하였다. 그러면서 그녀는 눈물을 흘렸고 치료자는 화장지 상자를 건네주었다.

O는 건네주는 화장지에는 아랑곳하지 않고 젊은 사람들이 어떻게 AIDS와 암으로 죽는가에 관하여 말을 계속하였다. 치료자가 화장지를 받지 않는 이유를 물어 보았을 때 그렇게 하면 자신이 약해 보이는 것 같아 그렇게 했다고 환자는 대답하였다. 치료자는 그녀가 다른 사람의 도움이 필요하다는 것을 인정하기가 항상 어렵지 않나 물어 보았다. 평생 모든 사람들이 자신의 문제를 환자에게 이야기하였을 뿐 그녀 자신이 문제가 있고 또 다른 사람의 도움이 필요하다는 것을 결코 인정해 본 적이 없다고 대답하였다. 치료자는 그녀에게도 도움이 필요하다는 사실을 부정하기 위하여 겉으로만 독립적인 척하는 것이 필요했을지 모른다는 암시를 주었다. 그러자 그녀는 자신이 상처받기 쉽고 도움을 필요로 한다는 것과 연관된 스스로 약하다는 느낌을 갖는 것이 두려웠다고 쉽게 인정하였다. 치료자는 죽음이란 궁극적으로 약하고 도움을 필요로 하는 상황임을 지적하였다. 죽음에 관하여 가장 나쁜 점은 혼자서 모든 것을 치르지 않으면 안되는 것이라고 생각하였다고 그녀는 답하였다.

O는 자신의 불안의 근원을 찾기를 계속하면서 과거에는 분노를 표현하는 것이 어려웠던 적이 있었던 것을 알게 되었다. 그녀는 자신의 분노가 폭발하면 다른 사람들이 자신을 멀리할까 봐 걱정이 되고 두려웠다. 간혹 밤에 폭력적인 영화를 보고는 불안하였다. 그녀는 자신을 제어하려고 그렇게 애를 쓰는데 다른 사람은 그들의 분노를 그렇게 쉽게 있는 그대로를 폭력적으로 표현한다는 것이 자신을 매우 괴롭혔다. 정신치료적 탐사를 계속하여 아버지에 대하여 표현하기 힘들었던 심한 분노를 찾아내게 되었다. 그녀는 무의식적으로 자신의 분노가 폭발할 정도에 이르렀기 때문에 아버지를 파괴해 버릴지도 모른다고 걱정하고 있었다.

정신치료를 시작한지 2개월 후 강렬한 불안발작은 사라졌다. O양이 아직도 어느 정도는 죽음에 대하여 걱정을 하고 있었지만 자신의 분노와, 버려지고 혼자가 된다는 공포에 대한 내적인 근심을 이해하게 됨에 따라 이러한 공포를 더 잘 극복할 수 있게 되었다. 즉 감정에 대한 이성적 극복의 가능성이 넓어짐에 따라 그녀는 자신의 증상을 제어할 수 있게 되었다.

O양의 증례는 임상정신의학에서는 환자에 맞추어 치료해야 한다는 오래된 원칙을 잘 그리고 있다. 제 3자가 치료비를 지불하는 방식과는 반대되지만, 대부분의 환자를 위한 적절한 치료가 반드시 비용을 효과적으로 절감하는 것일 수는 없다. 일부 치료자들은 항불안제가 빨리 작용하므로 돈을 별로 들이지 않고 환자의 증상을 제거할 수 있다고 주장하지만 O양은 증상해소 이외에 무엇인가를 필요로 하고 있었다. Barber와 Luborsky(1991)가 주장한 바와 같이 특별한 불안장애 환자의 경우 환자마다 그리고 그들이 처한 상황마다 다른 치료를 필요로 하는 것이다. 심리적 역량이 있고 증상이 생기는 근원을 이해하려는 동기가 있으며 치료 과정에 기꺼이 시간과 돈과 노력을 들이려는 의도가 있는 경우 역동정신치료가 선택적 치료가 된다.

O양은 투약을 원하지 않았으며 또 약이 처방되었다 하더라도 복용하지 않았을 것이다.

약물은 GAD에 대한 정신치료에 중요한 단기적인 보조치료가 될 수도 있다. 그러나 불안에 대한 결정적인 치료로 약물을 남용해서는 안된다. 환자는 불안을 정신치료 과정 중의 의미있는 신호로 보고 인내하는 방법을 배워야 한다. 어느 정도 자아강도가 강한 환자는 불안을 무의식으로 가는 관문으로 보게 될 것이다.

불안의 치료는 사려 깊고 철저한 정신역동적 평가로 시작되어야 하고, 불안은 다각적인 요인에 의해 결정되는 '빙산의 일각(tip of the iceberg)'으로 개념화되어야 한다. 치료자는 환자의 감춰진 공포의 본질을 진단해야 한다(표 9-1). 또한 환자의 인격구성에서의 불안의 역할이 평가되어야 한다. 불안을 참아내고 그 원인을 찾아내는 것을 견디어내는 자아의 능력은 무엇인가? 내부 대상관계의 어떤 특정한 부분이 불안을 유발하는 것으로 보이는가? 불안이 자기 분리에 대한 염려와 관련된 것인가? 적절한 정신역동적 치료법을 처방하는 것은 부분적으로는 환자의 임상상태와 관심에 달려있다. 어떤 환자는 단기적이며 교육적이고 명료화하는 설명에 잘 반응하고 더 이상의 치료를 필요로 하지 않을 수도 있다. 국소 증상이 적고 자아강도가 강한 환자들의 경우는 단기역동치료를 사용하여 불안이 줄어들 수 있다. 국소 증상이 더 적고 근본적인 인격변화에 더 관심을 갖는 환자는 정신분석을 필요로 할 것이다. 마지막으로, 심한 성격병리를 가진 환자가 불안을 호소할 경우는 증상의 경감을 경험하기 위하여 장기적인 표현-지지정신치료를 필요로 할 수도 있을 것이다.

역동정신치료를 GAD 환자들에게 시행할 때, 치료자는 환자들이 신체적 증상들이나 별일 아닌 것으로 들리는 또 다른 걱정거리들에 초점을 맞추는 것을 견디어낼 필요가 있다. 방어적 기능에 관하여 사용될 수 있는 하나의 유용한 가설은 이러한 걱정거리들에 집중함으로써 환자는 더욱 불안하게 하는, 내부적인 근심들로부터 벗어날 수 있다는 것이다. 이러한 특징적인 회피(avoidance)의 방어양상은 조기 외상뿐만 아니라 아동기의 불안정하며 모순된 애착과 연결되어 있을 수 있다(Crits-Christoph들 1995). 환자가 근심거리들을 표현할 때 공감적으로 경청한 후에, 치료자는 가족관계, 대인관계에의 어려움들, 환자의 직업 상황 등에 관하여 묻기 시작한다. 그런 다음 치료자는 관계에서의 핵심 갈등들의 양상을 드러내게 하기 위하여 여러 가지 근심되는 상황들 사이의 연결을 도모할 수 있다. 모든 역동적 치료에서와 같이 이러한 갈등 양상들의 가장 설득력 있는 증거는 전이 관계에서 드러난다. 불안의 근원이 반복되는 갈등과 연결되기 시작하면서, 관계에서나 직업수행에서의 실패에 대한 무의식적인 기대를 환자가 이해함으로써 불안은 극복될 수 있다는 사실을 환자가 인식하게 된다. 불안을 반복되는 갈등의 신호로 사용하는 능력이 생기고 따라서 내적 성찰과 이해를 갖게 되는 것도 긍정적인 치료결과의 하나이다.

참고 문헌
References

Abend SM: Psychoanalytic psychotherapy, in Handbook of Phobia Therapy: Rapid Symptom Relief in Anxiety Disorders. Edited by Lindemann C. Northvale, NJ, Jason Aronson, 1989

American Psychiatric Association: Diagnostic and Statistical Manual of Mental Disorders, 3rd Edition. Washington, DC, American Psychiatric Association, 1980

American Psychiatric Association: Diagnostic and Statistical Manual of Mental Disorders, 5th Edition. Washington, DC, American Psychiatric Association, 2013

Appelbaum SA: The Anatomy of Change: A Menninger Report on Testing the Effects of Psychotherapy. New York, Plenum, 1977

Barber JP, Luborsky L: A psychodynamic view of simple phobia and prescriptive matching: a commentary. Psychotherapy 28:469-472, 1991

Barlow DH, Beck JG: The psychosocial treatment of anxiety disorders: current status, future directions, in Psychotherapy Research: Where Are We and Where Should We Go? Edited by Williams JBW, Spitzer RL. New York, Guilford, 1984, pp 29-69

Busch FN, Cooper AM, Klerman GL, et al: Neurophysiological, cognitive-behavioral, and psychoanalytic approaches to panic disorder: toward an integration. Psychoanalytic Inquiry 11:316-332, 1991

Busch FN, Shear MK, Cooper AM, et al: An empirical study of defense mechanisms in panic disorder, J Nerv Ment Dis 183:299-303, 1995

Busch FN, Milrod BL, Singer MB, et al: Manual of Panic-Focused Psychodynamic Psychotherapy. Hoboken, NJ, Taylor and Francis, 2011

Cooper AM: Will neurobiology influence psychoanalysis? Am J Psychiatry 142:1395-1402, 1985

Crits-Christoph P, Crits-Christoph K, Wolf-Palacio D, et al: Brief supportive-expressive psychodynamic therapy for general anxiety disorder, in Dynamic Therapies for Psychiatric Disorders (Axis I). Edited by Barber JP, Crits-Christoph P. New York, Basic Books, 1995, pp 43-83

De Masi F: The psychodynamic of panic attacks: a useful integration of psychoanalysis and neuroscience. Int J Psychoanal 85:311-336, 2004

Essex MJ, Klein MH, Slattery MJ, et al: Early risk factors and developmental pathways to chronic high ambition and social anxiety disorder in adolescents. Am J Psychiatry 167:40-46, 2010

Faravelli C, Pallanti S: Recent life events and panic disorder. Am J Psychiatry 146:622-626, 1989

Freud S: Inhibitions, symptoms and anxiety (1926), in The Standard Edition of the Complete Psychological Works of Sigmund Freud, Vol 20. Translated and edited by Strachey J. London, Hogarth Press, 1959, pp 75-175

Freud S: On the grounds for detaching a particular syndrome from neurasthenia under the description "anxiety neurosis" (1985), in The Standard Edition of the Complete Psychological Works of Sigmund Freud, Vol 3. Translated and edited by Strachey J. London, Hogarth Press, 1962, pp 85-117

Gabbard GO: Psychodynamics of panic disorder and social phobia. Bull Menninger Clin 56(suppl A):A3-A13, 1992

Gabbard GO, Nemiah JC: Multiple determinants of anxiety in a patient with borderline personality disorder. Bull Menninger Clin 49:161-172, 1985

Goisman RM, Goldenberg I, Vasile RG, et al: Comorbidity of anxiety disorders in a multi-center anxiety study.

Compr Psychiatry 36:303-311, 1995

Grand BF, Hasin DS, Blanch C, et al: The epidemiology of social anxiety disorder in the United States: results from a national epidemiologic survey on alcohol related conditions. J Clin Psychiatry 66:1351-1361, 2005

Hariri AR, Mattay VS, Tessitore A, et al: Serotonin transporter genetic variation and the response of the human amygdala. Science 297:400-403, 2002

Hettema JM, Prescott CA, Myers JM, et al: The structure of genetic and environmental risk factors for anxiety disorders in men and women. Arch Gen Psychiatry 62:182-189, 2005

Hirshfeld DR, Biederman J, Brody L, et al: Expressed emotion toward children with behavioral inhibition: associations with maternal anxiety disorder. J Am Acad Child Adolesc Psychiatry 36:910-917, 1997

Kagan J, Reznick JS, Snidman N: Biological bases of childhood shyness. Science 240:167-171, 1988

Kendler KS, Neale MC, Kessler RC, et al: Childhood parental loss and adult psychopathology in women: a twin study perspective. Arch Gen Psychiatry 49:109-116, 1992a

Kendler KS, Neale MC, Kessler RC, et al: The genetic epidemiology of phobias in women: the interrelationship of agoraphobia, social phobia, situational phobia, and simple phobia. Arch Gen Psychiatry 49:273-281, 1992b

Kendler KS, Gardner CO, Annas P, et al: A longitudinal peer twin study of fears from middle childhood to early adulthood: evidence for a developmentally dynamic genome. Arch Gen Psychiatry 65:421-429, 2008

Kossowsky J, Pfaltz MC, Schneider S: The separation anxiety hypothesis of panic disorder revisited: a meta-analysis. Am J Psychiatry 170:768-781, 2013

Leichsenring F, Salzer S, Jaeger U, et al: Short-term psychodynamic psychotherapy and cognitive-behavioral therapy in generalized anxiety disorder: a randomized, controlled trial. Am J Psychiatry 166:875-881, 2009

Leichsenring F, Salzer S, Beutel ME, et al: Psychodynamic therapy and cognitive0behavioral therapy in social anxiety disorder: a multicenter randomized controlled trial. Am J Psychiatry 170:759-767, 2013

LeDoux J: The Emotional Brain: The Mysterious Underpinnings of Emotional Life. London, Weidenfeld & Nicolson, 1996

Lesch KP, Bengel D, Heils A, et al: Association of anxiety-related traits with a polymorphism in the serotonin transporter gene regulatory region. Science 274:1527-1531, 1996

Lieb R, Wittchen HU, Hofler M, et al: Parental psychopathology, parenting styles, and the risk of social phobia in offspring: a prospective-longitudinal community study. Arch Gen Psychiatry 57:859-866, 2000

Luborsky L: Principles of Psychoanalytic Psychotherapy: A Manual for Supportive-Expressive Treatment. New York, Basic Books, 1984

Manassis K, Bradley S, Goldberg S, et al: Attachment in mothers with anxiety disorders and their children. J Am Acad Child Adolesc Psychiatry 33:1106-1113, 1994

Milrod B: Unconscious pregnancy fantasies as an underlying dynamism in panic disorder. J Am Psychoanal Assoc 46:673-790, 1998

Milrod B, Shear MK: Psychodynamic treatment of panic: three case histories. Hosp Community Psychiatry 42:311-312, 1991

Milrod BL, Busch FN, Cooper AM, et al: Manual of Panic-Focused Psychodynamic Psychotherapy. Washington, DC, American Psychiatric Press, 1997

Milrod B, Busch F, Leon AC, et al: A pilot open trial of brief psychodynamic psychotherapy for panic disorder. Journal of Psychotherapy Research 10:239-245, 2001

Milrod B, Leon AC, Shear MK: Can interpersonal loss precipitate panic disorder? (letter). Am J Psychiatry 161:758-759, 2004

Milrod B, Leon AC, Busch F, et al: A randomized controlled clinical trial of psychoanalytic psychotherapy for panic disorder. Am J Psychiatry 164:265-272, 2007

Nemiah JC: A psychoanalytic view of phobias. Am J Psychoanal 41:115-120, 1981

Nemiah JC: The psychodynamic view of anxiety, in Diagnosis and Treatment of Anxiety Disorders. Edited by Pasnau RO. Washington, DC, American Psychiatric Press, 1984, pp 115-137

Pollard CA, Henderson JG: Four types of social phobia in a community sample. J Nerv Ment Dis 176:440-445, 1988

Reich JH: DSM-Ⅲ personality disorders and the outcome of treated panic disorder. Am J Psychiatry 145:1149-1152, 1988

Rosenbaum JF, Biederman J, Bolduc EA, et al: Comorbidity of parental anxiety disorders as risk for childhood-onset anxiety in inhibited children. Am J Psychiatry 149:475-481, 1992

Roy-Byrne PP, Geraci M, Uhde TW: Life events of the onset of panic disorder. Am J Psychiatry 143:1424-1427, 1986

Sareen J, Cox BJ, Afifi TO, et al: Anxiety disorders and risk for suicidal ideation and suicide attempts: a population-based longitudinal study of adults. Arch Gen Psychiatry 62:1249-1257, 2005

Schneier FR, Johnson J, Hornig CD, et al: Social phobia: comorbidity and morbidity in an epidemiological sample. Arch Gen Psychiatry 49:282-288, 1992

Shear MK: Factors in the etiology and pathogenesis of panic disorder: revisiting the attachment- separation paradigm. Am J Psychiatry 153(suppl):125-136, 1996

Siegal RS, Rosen IC: Character style and anxiety tolerance: a study of intrapsychic change. in Research in Psychotherapy, Vol Ⅱ. Edited by Strupp H, Luborsky L. Baltimore, MD, French- Bray Printing Co, 1962, pp 206-217

Sifneos PE: Short-Term Psychotherapy and Emotional Crisis. Cambridge, MA, Harvard University Press, 1972

Stein MB, Walker JR, Anderson G, et al: Childhood physical and sexual abuse in patients with anxiety disorders and in a community sample. Am J Psychiatry 153:275-277, 1996

Tillfors M, Furmark T, Marteinsdottir I, et al: Cerebral blood flow in subjects with social phobia during stressful speaking tasks: a PET study. Am J Psychiatry 158:1220-1226, 2001

Tyrer P, Seivewright H, Johnson T: The core elements of neurosis: mixed anxiety-depression (cothymia) and personality disorder. J Pers Disord 17:129-138, 2003

Venturello S, Barzega G, Maina G, et al: Premorbid conditions and precipitating events in early onset panic disorder. Compr Psychiatry 43:28-36, 2002

Wiborg IM, Dahl AA: Does brief dynamic psychotherapy reduce the relapse rate of panic disorder? Arch Gen Psychiatry 53:689-694, 1996

Wong PS: Anxiety, signal anxiety, and unconscious anticipation: neuroscientific evidence for an unconscious signal function in humans. J Am Psychoanal Assoc 47:817-841, 1999

Zitrin CM, Klein DF, Woerner MG: Behavior therapy, supportive psychotherapy, imipramine, and phobias. Arch Gen Psychiatry 35:307-316, 1978

10장

외상 및 스트레스 관련장애와 해리장애

TRAUMA- AND STRESSOR-RELATED DISORDERS
AND DISSOCIATIVE DISORDERS

최근 몇 년 동안 PTSD(외상후 스트레스 장애, Posttraumatic Stress Disorder)에 대한 관심과 함께 해리에 대한 정신과적 관심도 증가해 왔다. 전통적인 정신분석적 사고는 무의식적 필요성(need), 소망(wish), 욕동(drive), 그리고 그들에 대한 방어(defense)에 초점을 맞추었다. 또한 정신내적 환상(intrapsychic fantasy)이 외부적 충격(external trauma)보다 더 큰 역할을 하는 것으로 보았다. 현대의 역동치료자들은 해리장애와 PTSD의 발생에 실제 사건들이 동일한 정도로 영향을 미치고 있다고 생각하게 되었다. 외상에 대한 반응을 다룬 연구들이 많아지면서 DSM-5(American Psychiatric Association 2013)에 새로운 범주화가 요구되었다. 이전에는 PTSD가 불안장애에 포함되었지만, DSM-5에서는 급성 스트레스 장애(ASD, Acute Stress Disorder), PTSD, 적응장애(Adjustment Disorder), 반응성 애착장애(Reactive Attachment Disorder)를 묶어서 "외상 및 스트레스 관련장애(Trauma- and Stressor-Related Disorder)"로 새로운 진단범주에 넣었다. PTSD와 ASD에 대해서 더 잘 이해하게 됨으로써 부정적 사건에 대한 주관적인 특이반응으로 공포심이나 절망감 혹은 무서움 중의 한 가지가 나타나야 한다는 요구조건을 더 이상 필요로 하지 않는 등 부정적 사건들에 대한 반응의 범주를 더 넓히게 되었다. 많은 사람들이 부정적 사건이 일어나는 동안 그 사건을 직접 경험하든 아니면 간접적으로 경험하든 간에 스스로 무감각해지고(numb), 오히려 얼마간의 시간이 지난 후에야 비로소 증상을 보이기 시작한다. 지금의 PTSD에는, 1) 재경험(re-experience), 2) 회피(avoidance), 3) 정동의 지속적인 부정적 변화(persistent negative alterations in mood), 그리고 4) 인지와 각성(cognition and arousal) 등 4가지 분명한 증상군이 포함된다. 마지막으로, 해리형(dissociative subtype)이라는 아형이 PTSD에 새롭게 추가되었다. 이 아형의 진단을 위해서는 DSM-5의 PTSD 증상군 모두에 더하여 이인증(depersonalization) 혹은 비현실증(derealization)이 있어야 한다.

DSM-5에서는 해리장애의 개념에도 변화가 있었다. 해리성 기억장애의 한 아형이었던 해리성 둔주(dissociative fugue)는 더 이상 별개 진단으로 취급되지 않는다. 해리성 정체성장애(DID, dissociative identity disorder)는 의식 수준의 단절(disruption in consciousness) 같은 침투적 양상(intrusive nature)의 해리 증상을 강조하는 것으로 변화되어, 정체성의 변화로서 빙의(憑依, possession) 경험, 그리고 외상성 사건들뿐만 아니라 일상적인 사건들에 의해서도 일어날 수 있는 전형적인 기억상실의 인식 등이 여기에 포함되었다. 아울러 비현실증은 더 이상 이인화 장애와 별개로 취급되지 않는다.

본 장에서는 외상성 경험에 근거하는 것이 비슷하기 때문에 외상 및 스트레스 관련장애와 해리장애를 함께 다루었다.

외상 및 스트레스 관련장애
Trauma- and Stressor-Related Disorders

89.6%의 미국인이 평생 한번 이상 외상성 사건에 노출되었다는 연구 결과로 보아, 외상은 이미 일반적인 경험이라고 보아야 한다(Breslau 2009). 미국인들의 대략 6.8%가 PTSD로 고통받고 있다(Kessler들 2005). PTSD로 진단 받는 환자들의 거의 40%는 발병 후 10년 이상 지속적으로 주된 증상들로 고통 받고 있다(Davidson 2001). 제 1장에서 논의된 바와 같이, 유전적 취약성이 성인기 외상성 사건 및 아동기의 역경(adversity)과 상호작용하여 PTSD의 위험성을 증가시킨다는 의견이 있다. 대학 구내 총격사건에 의해서 발생된 급성 외상후 스트레스 증상들에 대한 연구를 통해서 Mercer들(2012)은 5-HTTLPR 다중표지자(multimarker) 유전자형이 외상후 수주 혹은 수개월 안에 PTSD 관련 증상이 발생할 위험성에 대해서 사용가능한 예측인자일 것임을 주장하였다. 또한 아동학대가 성인기 PTSD 발생에 의미있는 위험요인이 된다는 것도 많은 연구를 통해 명백해졌다. 아동학대는 뇌하수체-시상하부-부신 축(HPA axis)의 기능을 변화시키고, 어린 아동의 애착관계의 성질을 변화시킴으로써 취약성을 증가시킨다. 아울러 아동학대는 유전적인 요인들과 상호작용한다. 심한 외상을 경험한, 도시

1) FK506 binding Protein 5. A KInd of immunosuppressant.

중심부에 거주하는 환자들을 대상으로 한 연구에서는 FKBP5[1)] 유전자의 4개의 단일염기 다형성(single nucleotide polymorphism; SNP)이 아동학대의 심한 정도와 상호작용함으로써 성인 PTSD의 증상 발현을 예견할 수 있었다(Binder들 2008). 이 연구자들은 아동학대와 관련이 없는 외상과의 의미있는 유전적 상호작용이 성인기 PTSD증상의 발현을 예견한다는 증거는 발견하지 못하였다. 이 연구를 통해서 추정해 볼 수 있는 한가지는 스트레스 관련 유전자의 특이한 변이가 어린 시절의 외상, 특히 아동학대에 의해서 영향을 받을 수 있다는 것이다.

어떤 유형의 아동들은 좀 더 취약해서 결국 PTSD 증상을 발생시키는 것 같다. 외상에 노출된 아동들을 대상으로 한 전향적 연구들을 보면 외상성 사건들이 상당히 흔하지만 그렇다고 완전한 양상의 PTSD가 나타나는 경우는 그리 흔하지 않다. 그러나 이미 불안이나 우울을 보이고 있는 아동들은 외상 노출 후에 PTSD로 발전할 위험성이 더 높은 것으로 보인다(Copeland들 2007; Storr들 2007).

외상후 증상의 심한 정도는 스트레스의 강도와 직접적으로 비례하는 것으로 생각되었으나, 경험적 연구를 보면 꼭 그렇지는 않다. 외상을 경험하기 전에 건강했던 사람들에서의 PTSD 발생율(incidence)은 실지로는 꽤 낮은 편이다(Schnyder들 2001). 반대로 어떤 환자들은 비교적 덜 심하게 보이는 사건에 대해서도 그 사건에 개인적 의미를 부여하여 PTSD가 유발되기도 한다. Perry들(1992)은 51명의 화상 환자를 대상으로 연구하여 화상이 심하지 않을수록, 정서적 지지를 덜 받는다고 느낄수록, 그리고 정서적 어려움이 클수록 PTSD의 예측가능성이 높았다고 보고하였다. 따라서 손상을 더 심하게 많이 받는다고 해서 외상 후에 반드시 증상이 생기는 것은 아니었다. 이 소견들은 PTSD가 스트레스의 정도보다는 주관적 요인들, 이를테면 사건이 갖는 개인적인 의미나 개인의 병력에서 유전과 환경적 요인들의 상호작용에 의해 더 좌우될 것이라는 합의를 유지할 수 있게 한다.

PTSD의 최상의 치료는 정신치료라는 의견이 일반적이지만, 인지행동치료, 대인관계치료, 역동치료 혹은 여러 절충적 치료 등 다양한 심리적 치료법들이 사용된다(Youngner들 2014). 문헌고찰을 보면 PTSD는 외상에 초점을 맞춘 치료에 가장 효과적으로 치료반응을 보이며, 메타분석에서는 CBT에 좋은 치료반응을 보였다(Bradley들 2005). CBT의 기법은 환자들에게 외상에 대한 기억을 회피하게 하는 것이 아니라 오히려 맞서게 하면서 동시에 PTSD 증상을 지속시키는 왜곡된 인지에도 직면하도록 하는데 초점을 둔다. 일부 환자들에게는 역동정신치료도 유용하다고 할 수 있겠지만 임상적인 시도를 통한 강력한 증거는 별로 없다(Forbes들 2010).

많은 증례에서 치료동맹의 주의 깊은 확립을 강조하는 역동정신치료가 유익할 것이다. 이전에 논의한 바와 같이, PTSD의 해리성 아형이 DSM-5에 추가되었다. Lanius들(2010)은 해리성 PTSD의 신경생물학적 특징들을 밝혀내면서 이들이 과다각성(hyperarousal) 증상을 포함한 기존의 더 전통적인 아형들과 다른 구별점이라고 하였다. 재경험과 과다각성을 특징으로 하는 비해리성(nondissociative) 아형은 감정조절저하(emotional undermodulation)를 포함한 일종의 감정조절장애(dysregulation)로 간주된다. 이런 증상은 변연계에 대한 전전두엽의 억제 실패에서 기인한다. 반대로 해리성 아형은 감정조절과다로 표현되는데 이는 동일한 변연계에 대한 정중선 전전두엽의 억제에 의해서 중재된다. 노출치료는 감정조절과다가 분명한 환자들에서는 매우 조심스럽게 시도되어야 한다. 이런 증상들은 외상관련정보에의 감정 개입을 막음으로써 치료 효과를 감소시킬 수 있다(Lanius들 2010). 경계성 인격장애의 한 연구(Kleindienst들 2011)에서, 해리의 수준이 행동치료나 노출치료에 대한 부정적 반응을 예측하는 중요한 인자로 나타났다. 따라서 PTSD 환자에게 노출에 기반을 둔 치료를 시작하기 전에 해리 증상을 주의 깊게 평가하여야 한다. 이 환자들은 애착의 틀(attachment schemas)을 찾아내고 변화시키며, 기분조절기술(mood regulation skills)을 발달시키는 등 단계에 기반을 둔 치료(phase-based intervention)를 필요로 하는 것이다.

Brom들(1989)은 역동정신치료, 최면치료, 그리고 체계적 탈감작을 각각 받은 환자들을 비교하였다. 대조군에 비해서 모든 PTSD 환자집단에서 증상의 호전을 더 많이 보였다. 역동정신치료는 회피증상에서 더 많은 효과가 있었으나 침습증상에서는 치료적 영향이 적었다. 탈감작과 최면치료는 반대 양상을 나타내었다. 행동치료들이 효과적인 것으로 입증되었지만 행동기법에서 필수적인 이완요법만으로는 PTSD 환자들이 스스로를 진정시키는 능력이 떨어지므로 치료적 목적을 달성하기 어려웠다.

Lindy들(1983)은 안내책자로 만들어진, 6~12회기의 단기역동치료를 사용하였다. 이 치료법에 대한 잘 만들어진 대조군 연구에서 화재에서 생존한 환자들을 대상으로 하여, 이들 중 30명이 의미있는 호전을 보였는데. 이들 중 19명의 환자들의 DSM-III(American Psychiatric Association 1980) 진단은 PTSD 단독, 혹은 PTSD와 동반 우울증이었다.

사용된 치료의 형태에 불문하고, 개인정신치료는 PTSD 환자들 개개인에 맞추어져야 한다. PTSD 치료를 다룬 문헌에서는 중도 탈락율이 50%에 이르고 무반응인 경우도 상당히 흔하다(Schottenbauer들 2008). 꽤 많은 환자들이 외상의 재구성에 압도되어 임상적으로 증상이 악화되기도 한다. 분할된 외상 경험들의 통합은 환자의 능력에 맞도록 조정되어야 한다. 환자가 재통합하려는 준비가 될 때까지 치료자는 외상을 받은 자기의 투사된 측면을 기꺼이 받아들여 주도록 노력해야 한다. 특히 참전용사들이 자살 위험성이 높다는 것을 치료자는 주시하고 있어야 한다. 재향군인들을 대상으로 한 연구에서 Hendin과 Haas(1991)는 자살에 대한 가장 의미 있는 예측 인자가 전투와 연관된 죄의식인 것을 발견하였다. 환자들 대부분은 자신들이 살인자로 변했었기 때문에 마땅히 벌을 받아야 한다고 생각하고 있었다.

이렇게 볼 때, PTSD 환자들에 대한 역동정신치료는 환자들이 고통스러운 정보를 억누르도록 허락하는, 관찰하고 초연하는 자세와 외상의 완전한 모습을 재구성하도록 환자를 넌지시 격려하는 자세 사이에 균형을 강조한다. 외상의 기억을 환자의 지속적 자기감과 통합한다는 것은 비현실적인 목표일지도 모른다. 왜냐하면 압도되고 혼란스럽게 될 정도로 계속할 것을 환자에게 강요해서는 안되기 때문이다. 환자들이 안전하게 느끼는 견고한 치료동맹을 형성하는 것이 치료를 계속하는데 중요하다. 외상에 대한 흔한 반응들에 대하여 교육시키는 것도 이러한 동맹을 촉진시킨다. 자신들이 하던 방식대로 느끼는 환자의 권리에 대하여 공감적으로 인정하는 것도 치료동맹을 증진시키는 수단이 된다.

시행하고 있는 치료의 형태가 무엇이든 간에 PTSD의 치료에서는 치료동맹을 확립하고 회복하는데 강조를 두는 것이 필수적이다. 치료동맹의 결렬은 노출이 길어질 때 흔히 일어나고, 따라서 치료자가 염두에 두어야 할 최상의 우선순위는 바로 결렬된 치료동맹의 회복이다. McLaughlin들(2013)이 시행한 116명의 PTSD 환자들을 대상으로 한 연구에서 10주간 지속적인 장기간 노출치료를 하였을 때 이들의 46%에서 치료동맹 결렬이 발생하였다. 게다가 이 결렬이 회복되지 않았을 때 치료결과는 더욱 나빠질 것을 예상할 수 있었다.

Lindy(1996)는 PTSD 환자에게서 흔하게 발생하는 네 가지 종류의 전이를 발견하였다. 1) 외상성 사건에 개입한 인물들을 치료자에게 전이함, 2) 특별히 부인되었던 외상성 사건의 기억들을 치료적 상황에 전이함, 3) 더 건강한 기능을 회복할 것이라는 기대에 따라서, 외상의 결과로 왜곡되었던, 환자의 내부에 있는 정신내적 기능들을 치료자에게 전이함, 그리고 4) 환자가 일어났던 사건들을 정리하고 개인적인 의미(personal meaning)에 대한 감각을 회복할 수 있도록 치료자가 돕기 위해서 가져야 하는 전지전능하고 폭넓은 역할을 치료자에게 전이함 등이다.

물론 모든 전이들은 상응하는 역전이를 유발한다. 치료자는 환자가 경험한 무시무시한 외상으로부터 환자를 구조하려는 의도를 가지면서 전지전능함의 환상을 갖게 될 수 있다. 반대로 환자가 외상으로부터 벗어나는 것에 저항을 하는 듯한 모습을 보일 때는 그에 대한 반응으로 치료자가 압도당하는 느낌이나 분노 혹은 절망감에 빠질 수도 있다. 환자가 경험한 무서운 일을 그저 듣는 것만으로도 치료자 자신이 외상을 경험하는 느낌이 들 수도 있다. 특히 환자가 외상 기억에 사로 잡혀서 강하게 집착할 때는 치료자가 절망감에 가득 차거나 오히려 아주 냉담해 질 수 있다.

해리장애
Dissociative Disorders

본질적으로 해리는 지각, 기억, 정체성, 그리고 의식 등의 측면들이 통합되지 못한 것을 의미한다. 일반 대중에게서 흔히 볼 수 있는 가벼운 형태의 해리들로는, 고속도로 최면(highway hypnosis), 일시적으로 발생한 낯설다는 느낌(feeling of strangeness), 혹은 갑자기 멍청해 지는 것(spacing out) 등을 들 수 있다. 광범위한 경험적 증거들로 볼 때, 해리는 특히 외상에 대한 방어로 일어난다. 가장 자주 해리 증상들이 나타나는 경우는 화재폭발(Koopman들 1994), 지진(Cardena와 Spiegel 1993), 전쟁(Marmar들 1994), 고문(Van Ommeren들 2001)이나, 사형집행 장면을 목격한 때(Freinkel들 1994) 등이다. 환사들이 무조감(helplessness)과 자신의 신체에 대한 통제를 상실한 경험을 할 때, 해리는 그들이 심리적으로 통제하고 있다는 착각을 마음에 유지할 수 있게 해 준다. 해리적 방어들은 외상성 사건이 일어나고 있는 동안 희생자들이 자신을 이런 사건으로부터 멀어져 있을 수 있게 함과 동시에, 그 사건을 전체적으로 조망하여 이들의 남은 생 어딘가에 자리하게 하는 필수적인 훈습의 과정을 지연시키는, 두 가지 기능을 갖는다.

외상 그 자체는 갑작스러운 경험의 단절(sudden discontinuity in experience)로 볼 수 있다(Spiegel 1997). 외상이 있는 동안 발생한 해리는 또한 기억저장과정의 단절을 야기한다. 외상을 받은 피해자 중 약 25~50%는 외상에 대하여 어느 정도 초연해지는 반면 다른 사람들은 외상의 일부분 혹은 전체를 망각한다(Spiegel 1991). 이러한 정신적 기전은 피해자로 하여금 경험을 일정한 구획 안에 가두도록(compartmentalization) 하여 의식에 더 이상 떠오르지 못하게 하는데 이렇게 함으로써 마치 외상이 전혀 일어나지 않았던 것처럼 된다. 어떤 사람은 해리를 일으키고 어떤 사람은 그렇지 않은 이유는 아직 불분명하다. 생존훈련에 참가한 군인들을 대상으로 한 연구에서는 이전에 생명에 위협이 있었다고 보고한 군인들이 훈련 스트레스 하에서 해리를 일으키기 더 쉬웠다고 보고하고 있다(Morgan들 2001). Griffin들(1997)의 연구에서는 생리적인 차이도 해리의 경향에 어느 정도 영향을 줄 것이라는 점이 지적되었다.

Vietnam 참전용사들을 대상으로 한 MRI 연구는 PTSD를 앓지 않은 사람들에 비하여 PTSD 군에서 우측 해마의 부피가 줄어들었음을 보고하고 있다(Bremner들 1995). 아동기에 심한, 그리고 지속적인 신체적 혹은 성적 학대의 대상이 되었던 우울증 여성도 정상 대조군에 비해서 해마의 부피가 적다고 조사되었다(Vythilingam들 2002). 해마는 기억의 저장과 재현(storage and retrieval)에서 중심이 되며, 따라서 연구자들은 해리와 연관된 기억의 곤란이 이 부위의 손상과 연결되어 있을 것이라고 가정하였다(Spiegel 1997). Yehuda(1997)는

HPA 축의 반응성이 증가하는 것이 glucocorticoid 수용체 반응을 증가시키고, 이것이 결국 해마의 위축을 야기한다고 설명하였다. 외상성 사건과 연관된 높은 강도의 스트레스가 효과적으로 해마의 기능을 중단시킨다면, 연이어 그 사건에 대한 자전적 기억(autobiographical memory)은 절충적이 될 것이다(Allen들 1999). 외상에 대한 흔한 방어적 반응의 하나는 강렬한 감정을 피하는 방법으로 선택된 해리성 초연(解離性 超然, dissociative detachment)이다. Allen들(1999)은 이러한 초연이 인식의 가능 범위를 상당히 좁게 하고, 따라서 전후관계에 대한 인식의 감소가 기억의 정교한 부호화(encoding)의 과정을 방해할 수 있다. 저장을 위하여 요구되는 반성적 사고(reflective thinking)가 없기 때문에, 기억은 자전적 전망로 통합되지 못한다. 이들 연구자들은 해리성 초연이 대뇌 피질의 단절과 관련이 있으며(Krystal들 1995), 이것이 언어 생산 등 고위 인지기능을 방해한다고 하였다. Rauch와 Shin(1997)은 PET scan 에서 PTSD가 Broca's area의 활성 저하와 관련이 있음을 지적하였다. 해마손상과 Broca's area 활동감소로 보아, 사전적 표현(lexical terms)으로, 기억들에 대응하는 능력에 손상이 있음을 의미한다. 따라서 해리적 현상은 일차적으로는 하나의 방어기제로서 작용할 수 있으나, 궁극적으로는 외상성 기억들에 대응하는 뇌의 능력을 제한한다(Spiegel 1997).

신경의 활동 양상이 다르면 기억의 형태도 달라진다고 한다. 몇몇 연구자들은 외상성 기억의 이중 표현모델(dual representation model of traumatic memories)을 제안하였다(Brewin 2001; Driessen들 2004). 언어적으로 이해될 수 있는 기억들은 단서(cue)나 상황과 연관되는 경향이 덜한 반면 외상성 기억들은 제어가 어렵고 무의식적이며 단서-의존적(cue dependent)인 것으로 나타났다. 외상성 기억들은 편도나 시상 및 일차적 감각피질과 연관이 있으며, cingulate, 전전두, 해마, 언어 영역 등의 상위 중추에 의해서 쉽게 억제되지 않는다.

해리에의 취약성에 대한 유전적 영향은 아직 명확하지 않다. 일반대중으로부터 자원한 177쌍의 일란성 쌍둥이와 152쌍의 이란성 쌍둥이에 대한 연구(Jang들 1998)에서는, 신뢰성과 타당성이 입증된 28개 항목의 자기보고식 설문지로 이루어진 해리경험척도(Dissociative Experiences Scale, DES)를 사용하여, 해리 능력을 평가하는 두 가지 척도를 완성하게 하였다(Putnam 1991). 결과는 병적인 해리 경험과 병적이 아닌 해리 경험에 각각 48%와 55%의 유전적 영향이 있는 것으로 나타났다. 연구자들은 병적인 해리 능력과 병적이 아닌 해리 능력 모두에 공통되는 유전적 요인들이 관여한다고 결론지었다. 한편, 유사한 다른 쌍생아 연구(Waller와 Ross 1997)에서는 유전성의 증거가 발견되지 않았다.

해리와 아동기 외상의 연결이 많은 연구로부터 밝혀졌다. 한 연구(Brodsky들 1995)에서는 병적인 수준의 해리를 나타내는 DES 점수를 가진 사람들이 50%이었는데 이들 중 60%가 아동기 신체적 및 성적 학대의 병력을 보고하였다. 1,028명의 무작위로 선택된 사람들에 대한 다른 연구(Mulder들 1998)에서는 이들의 6.3%가 3회 이상 자주 해리 증상의 발생을 경험하였으며, 이 환자들은 아동기 신체적 학대가 5배로 높았고 아동기 성적 학대는 2배에 달하였다.

정신역동적 이해 Psychodynamic Understanding

억압(repression)과 해리(dissociation)는 모두 방어기제이며, 이들 모두가 마음의 내용물을 의식에서 사라지게 한다. 하지만 이들은 잊혀진 정신적 내용물들을 처리하는 방법에서 다르다. 억압에서는 수평적 분할(horizontal splitting)이 억압장벽(repression barrier)에 의해서 일어나며, 내용물은 역동적 무의식으로 이전된다. 반대로, 해리에서는 수직적 분할(vertical splitting)이 일어나 정신적 내용물들이 일련의 평행의식(parallel consciousness) 속에 그대로 존재한다(Kluft 1991b). 나아가 억압 모델은 외적인 사건들보다는 이성 부모에 대한 외디푸스적 욕구 등 금지된 소망들에 대한 반응으로 흔히 일어나는 것으로 간주된다. 그러므로 억압은 높은 갈등적 소망들에 의해서 활성화되는 반면 해리는 외상에 의해서 동원된다(Spiegel 1991). 하지만 일단 동원되면 해리는 소망이나 욕구에 의해서 재활성화 될 수 있다.

대부분의 해리의 경우, 서로 다른 자기의 틀(disparate self-schemas) 혹은 자기표상들(representations of the self)이 서로 갈등상황에 있기 때문에 서로 별개의 정신적 구획(separate mental compartments) 속에서 유지되어야 한다(Horowitz 1986). 외상을 당한 자기(traumatized self)에 대한 기억들은 이들이 충분히 통제 상태에 있는 일상적 자기(everyday self)와 일치하지 않기 때문에 해리되어야 한다. 예를 들어, 한 편의점 지배인이 가게에 강도가 들어 항문 강간을 당한 것을 해리시켰다. 왜냐하면 그런 상황에서 복종을 할 수밖에 없어 모욕을 당하게 되었다는 스스로의 모습이 모든 상황에 대하여 책임져야 하는 자신의 일상적인 모습과 완전히 갈등 상황에 있기 때문이었다.

해리성 기억상실과 DID는 공통된 정신역동적 기초를 가지고 있다. 해리성 기억상실은 중요한 개인사적 정보, 특히 흔히는 외상성 혹은 스트레스 성격을 가진 정보들을 기억할 수 없는데, 이는 일상적 건망증으로 설명할 수 없다. 이전에 다중인격장애(multiple personality disorder)라고 불렸던 DID는 정체성의 파열(disruption)이 일어나서 둘 이상의 분명히 다른 인격적 존재(personality state)들이 나타나는 것을 특징으로 한다. 이런 현상은 일부 문화에서는 빙의 경험으로 취급되기도 한다. 정체성의 파열은 자기감(sense of self)과 행위주체감(sense of agency)의 심각한 단절, 이어서 정서, 행위, 의식, 기억, 지각, 인지, 그리고 감각-운동 기능에 이에 연관된 변화를 유발한다. DID 환자들은 일상적인 건망증으로는 설명할 수 없는, 매일 매일의 사건들, 중요한 개인정보, 그리고 외상성 사건들을 기억해 내는데 반복적으로 공백을 경험한다.

이들 질환 모두가 오진되는 경우가 잦다. 전형적인 DID의 증례에서는 DID 확진이 내려지기 전에 평균 7년정도의 치료기간이 경과한다(Loewenstein과 Ross 1992; Putnam등 1986). DID 진단은 특히 문제가 있다. 왜냐하면 이 환자들의 80%가 이들의 상태를 치료자가 분명히 인식할 수 있게 될 때까지, 소위 확실한 진단가능성 기간(windows of diagnosibility)을 가지고 있기 때문이다(Kluft 1991b). 진단의 정확성은 DES를 사용함으로 향상되었다. 이 검사는 위험성이 높은 환자들을 가려내는데 효과적으로 사용할 수 있다. 그러나 정확하게 진단하기 위해서는 "해리장애에 대한 구조적인 임상적 면담(Structured Clinical Interview for Dissociative Disorders)" 등 구조화된 면담을 사용하는 것이 좋다(Steinberg등 1991).

해리성 기억장애는 해리장애들 중 가장 흔하지만(Coons 1998), 거의 모든 환자들이 다른 정신과 진단을 함께 가지고 있기 때문에 진단을 하는 것이 종종 쉽지 않을 때가 있다. 게다가 기억상실이라는 것 자체 때문에 많은 환자들이 특별히 묻지 않으면 기억상실이 있었음을 보고하지 않는다. 환자들은 다른 사람들도 모두 기억의 결함이 있다고 느끼는 경우가 많고 따라서 잃어버린 기간이 특별하지도 않고 치료자에게 보고할 가치도 없다고 믿는다.

Allen등(1999)은 DID나 해리성 기억장애와 관련된 회복 가능한 기억실패와, 해리성 초연과 관련된, 즉 자전적 기억들이 부호화되지 않고 따라서 재생이 불가능며 회복이 불가능한 기억단절을 구별할 필요가 있음을 강조한다. 만일 모든 기억 결함이 다 해리성 기억상실이고 그렇기 때문에 회복이 가능하다고 전제한다면 과다하게 DID로 잘못 진단할 위험성이 존재하게 된다.

DID의 충격적인 증례들이 방송되곤 하지만, DID를 앓고 있는 환자들 모두가 대단히 비밀스럽고 증상을 숨기는 경향이 있음을 뜻하는 것은 아니다. 학대 받은 아동의 부분이 스스로를 외상성 경험과 멀리 떼어놓으려는 시도를 할 때, 각각의 해리된 자기 상태, 즉 분신들(alters)이 처음에는 적응적인 목적으로 배치된다. 곧 이어서 분신들은 이차적인 자발성(autonomy)을 갖게 되고 환자는 이들의 독립성에 대하여 마치 망상과 비슷한 믿음을 갖게 된다. 실제로 환자의 인격은 이들 모든 인격들의 총합으로 구성된다. Putnam(1989)은 분신들이 서로 뚜렷하게 구별된 의식상태를 가지며, 이것이 병적인 감정, 자기감과 신체상에 대한 느낌, 한정된 종류의 행동, 그리고 상태에 의존하는 기억 등을 중심으로 조직화된다고 주장한다. 이전에 다중인격장애라고 칭한 것은 다소 혼선을 야기할 수 있다. 왜냐하면 이 질환의 근본적인 문제가 둘 이상의 인격을 가지고 있는 상태(the state not of having more than one personality)가 아니라 하나의 인격도 제대로 갖지 못한 것(the state but of having less than one personality)이기 때문이다(Spiegel과 Li 1997).

유럽과 북미에서 행해진 인구집단 연구들은 DID가 비교적 흔한 정신과 질환이며, 전체 인구의 약 1~3%, 외래나 입원환자 치료프로그램에서는 아마도 20% 이상의 환자들에서 나타난다는 것을 발견하였다(Spiegel들 2011). 다양한 방법론을 사용한 많은 연구에서 외상과 뒤이어 나타난 해리와는 인과관계가 있다고 기술되고 있다(Dalenberg들 2012). DID 환자들은 다른 임상 집단 모두와 비교하였을 때 가장 높은 비율의 조기 외상 경험을 보이고 있다. 5세 이전에 감정적, 신체적, 성적 학대를 당하는 일이 흔하다. 조기 성학대의 유병율에 대해서 의문을 표하는 사람들도 있지만 최근의 보고들은 놀라울 정도의 높은 비율을 구체적으로 제시하고 있다. 미국의 국립사법연구소와 국방부는 국립 절친-성폭력 조사(National Intimate Partner and Sexual Violence Survey)라는 이름으로 행해진 2010년도의 조사결과를 지지하고 있다. 전 세계적으로 16,507명의 성인 표본을 조사하여, 여성 5명중 한 명이 생의 어떤 시점에서든 강간을 당하였거나 강간의 위협을 당하였음을 밝혔다. 4명중에 한 명은 절친한 상대로부터의 구타를 경험하였다. 조사에 따르면 일곱 명 중의 한 명은 절친의 손에 의해서 심각한 폭력을 경험하였다(Rabin 2011). DID 환자들은 성인기에도 강간이나 절친으로부터의 폭행 등 외상성 경험의 비율이 매우 높은 것으로 나타났음을 강조하는 것이 중요할 것이다(Simeon과 Lowenstein 2009).

대부분의 전문가들은 DID를 유발함에 있어 외상 자체만으로는 충분하지 않다는데 동의하고 있다. Kluft(1984)는 원인에 대하여 네 가지 요인 이론(four-factor theory)을 제안하였다. 1) 외상에 직면하여 방어적으로 해리될 수 있는 능력이 반드시 있어야 한다. 2) 신체적 학대나 성적 학대 같은 엄청난 외상성 생활경험이 아동의 적응능력과 통상적인 방어 능력을 넘어서야 한다. 3) 분신 형성과정에서 해리성 방어에 의해서 얻어진 정확한 분신의 형태는 어떤 것들이 영향을 주는가와 가용할 기질이 어떤 것들인가에 따라서 결정된다. 4) 양육자나 타인들과의 안정시키고 회복시켜주는 접촉(soothing and restorative contact with caretakers or significant others)이 없어야 한다. 그럼으로써 아동은 자극에 대한 방책이 심각할 정도로 불충분하다는 것을 경험한다.

네 가지 요인 이론의 원인적 모델에서 제안되는 한가지 분명한 것은 외상이 DID를 유발하는데 있어 필수적인 것이기는 하지만 충분한 것은 아니라는 사실이다. 분명히 아동기에 학대를 받은 사람에서 DID가 발생하지만 아동기 학대경험이 있는 모든 사람에서 그런 것은 아님을 주의해야 한다. 정신역동적 사고가 증상을 모두 갖춘 증후군을 만들어 내는 요인들에 대한 우리의 이해가 충분할 수 있도록 의미있는 기여를 한다. 다른 질환과 마찬가지로 정신내적 갈등과 결함의 개념들은 DID와도 관련이 있다(Marmer 1991). 외상성 경험이 있으면 근친상간의 대상에게 일어나는 성적 각성에 대한 죄책감이나 학대자들과의 공모에 대한 죄책감 등의 문제들을 둘러싼 갈등으로 발전하게 될 수 있다.

더욱이 환상 경향이 높고 피암시성이 높은 사람들에서는 외상이 없이도 해리가 일어날 수 있다(Brenneis 1996; Target 1998). 따라서 해리의 존재만으로는, 또 그 존재 자체가 초기 아동기의 외상의 존재를 확인시켜 주는 것은 아니다. Allen(2013)의 애착 연구에서는 해리 성향이 세대간에 전달되는 것이 확인되었다. 생후 12개월에 측정된 영아의 혼란은 19세의 해리 병리와 연계되어 있다. 양육자의 반응이 장기간 손상되어 있으면 어머니나 양육자는 영아가 위험한 상황에서 찾게 되는 안전한 피난처를 제공할 수 없음을 그는 강조한다. 그렇게 되면 영아는 심리적으로 해리에 의해서 그 상황을 모면할 필요를 갖게 될 것이다. 이렇게 보면 조기 해리는 도망하거나 싸우거나 하는 것이 불가능한, 피할 수 없는 위협에 대한 일종의 적응적 반응일 것이다. 나아가, 외상 기억들은 심리적으로 고립시킴으로써 다른 면들은 정상적으로 발달하게 한다는 의미에서, 조기 아동기의 해리는 DID의 복원요인으로 볼 수도 있다(Brand들 2009).

애착이론은 아동기의 성적 학대가 서루 다른 영향을 미친다는 점에 대한 이해를 진전시키는데 많은 도움을 준다. 근친상간 생존자들인 92명의 성인 여성에 대한 연구(Alexander들 1998)에서, 애착 유형과 학대의 정도는 인격장애의 존재 뿐만 아니라 외상후 증상들과 고통의 예측에 기여하는 것으로 나타났다. 학대의 정도는 성인기 애착과 의미있는 관계를 보이지 않았다. 이 표본에서는, 다른 사람들에 의해서 학대를 당한 경우 보다 부친상(father figures)에 의해 학대를 당한 여성에서 안정된 애착(secure attachment)의 비율이 더 높았다. 다만 학대에 대한 생각이 밀고 들어오는 경우와 학대에 대한 기억을 회피하는 경우 등, 두 가지 전통적인 PTSD 증상들은 독특하게도 학대의 정도로 설명할 수 있었다. 연구자들은 특정한 학대 경험과 관계의 상황이 근친상간적 학대의 생존자들의 장기적인 기능에 분명한 영향을 주고 있는 것으로 나타났다고 결론지었다. 근친상간의 가장 파괴적이고 가장 오래 지속되는 효과들 중 몇은 가정의 상황과 관련이 있고, 환자가 전체적으로 친밀한 관계라고 의미를 두는 것과 관련이 있는 것으로 나타났다.

아동의 애착은 부모와의 관계에 전적으로 영향을 받고 있으며, 이는 유전적 영향과는 상대적으로 별 관계가 없다(Fonagy들 1991a, 1991b). 출산을 앞두고 있는 부모들의 애착에 대한 정신적 모델을 통해서 영아와 어머니간에 그리고 영아와 아버지간에 생겨날 애착이 어떠한 형태가 될 것인지를 예상할 수 있다. 부모 각자가 내적으로 작동하는 관계의 모델을 가지고 있어서 이것이 자녀들에게 안정된 애착을 생기게 하는 경향을 결정하는 것으로 보인다. 더욱이 다른 사람들의 정신적 상태에 대하여 숙고하는, 어머니가 가지고 있는 능력은 영아와 부모 사이의 발전적인 관계를 예견하게 하는 인자가 된다. 애착관계의 내적 표상 등 구조물을 활용할 수 있는 부모들은 숙고하는 기능이 적은 부모들에 비하여 안정된 자녀들을 갖게 될 확률이 3~4배가 된다.

외상과 애착에 대한 이 연구는 심각한 외상을 받은 환자들이 직면한 어려움 중 일부가 이들이 스스로에 대하여 그리고 대상관계 경험에 대하여 숙고하는 능력이 감소된 결과임을 이해하는데 도움이 된다. 이들은 박해자들의 정신적 상태를 받아들이지 않으면 안된다는 견딜 수 없는 예상에 대처하기 위하여 방어적으로 감정과 생각을 상세히 기술하는 것을 스스로 불가능하게 한다(Fonagy 1998). 애착 연구는 Kluft의 네 번째 요인이 의미가 있음을 지지하고 있다. 즉, 학대를 받은 아동이 양육자들의 도움을 받아 의식화를 할 수 있거나 자신이나 타인의 생각이 무엇을 표현하는 것인지를 이해할 능력을 가질 수 있다면 심각한 정신과적 증상으로의 발전은 막을 수 있을지도 모른다는 것이다.

DID 환자의 자기파괴적 행동에 대해서는 정신역동적 설명이 반드시 필요하다. 재차 피해자가 되는 것은 DID 환자들이나 근친상간이나 아동학대의 피해자들의 공통된 행동양상이다(Browne과 Finkelhor 1986; van der Kolk 1989). 강간이나 매춘 혹은 치료자에 의한 성적 착취 등은 다른 환자들보다 이들 근친상간의 피해자들에게서 훨씬 더 많이 일어난다. 재차 희생자가 되는 행동양상은 성별에 따라 차이를 보인다. 학대를 받은 남성은 학대자와 동일시하는 경향이 있고 따라서 이들이 성인이 되었을 때 다른 사람을 학대하는 반면, 학대 받은 여성은 학대하는 남성과 밀착하게 되고 따라서 자신이나 자녀들이 또다시 희생되게 하고 만다(Carmen등 1984).

부모가 자녀를 학대하는 가정에서 성장한 아동은 부모로부터 그에게로 돌아섬으로써 외상의 영향을 줄일 수 있는 양육자를 갖지 못한 경우가 많다. 이 경우 희생자가 된 아동은 어쩔 수 없이 학대하였던 사람에게로 향하게 되고(Allen 2013), 이런 식의 대상 관계가 성인기에까지 지속되어 결국 그는 소위 어려서부터 추었던 동일한 춤을 함께 어울려 추어 줄 상대방을 찾게 될 것이다. 학대를 받은 아이는 학대하는 부모라도 있는 것이 부모가 전혀 없는 것보다는 더 낫다고 믿게 된다. 내가 알고 있는 악마는 내가 모르는 악마보다 낫다는 비유처럼, 예측이 가능하면 버려진다는 위협으로부터 자신을 방어할 수 있는 것이다. 외상적인 관계가 반복되는 것은 또한 수동적으로 경험된 외상을 능동적으로 극복하려는 시도이다. 희생자는 아동기에는 자신의 통제에서 완전히 벗어나 있던 것을 이제는 더 잘 통제할 방법을 찾은 것이다.

세대간에 일어나는 성적 학대의 중요성은 이미 잘 알려져 있다(Carmen등 1984; Gelinas 1986; van der Kolk 1989). 자녀를 학대하는 부모는 자신이 학대의 희생자이었던 경우가 많다. 이들은 그 어린 나이에 자신의 순수함을 빼앗겼다는 것에 대하여 분노를 느낀다. 그들은 자기 자녀가 순수하다는 사실에 심한 질투를 느끼고 마침내 자녀를 공격적으로 학대하고 만다(Grotstein 1992).

DID 환자가 아동기의 성적 학대를 회상하였을 때, 그런 일이 일어난 것에 대하여 대개는 스스로를 비난한다. 아동들은 자신이 행동을 잘못하는 나쁜 아이였기 때문에 벌을 받은 것이라고 믿고 있다. 이들의 수치심과 죄의식은 함입에 의한 '악한' 부모와의 동일화로 어느 정도 설명되기는 하지만 결국 이런 자기비난은 무서운 상황으로부터 빠져 나오려는 필사적인 시도로 이해될 수도 있다. 이들이 만일 의식화할 수 있는 능력을 어느 정도 유지하고 있다면, 자신들의 부모가 자기 자녀들에 대한 관심을 가슴 깊이 간직하고 있는, 근본적으로는 선한 사람들이라는 것을 스스로에게 납득시킴으로써 그 상황을 이해할 수 있다. 다시 말해서 부모가 그런 식으로 자신을 대우한다는 사실은 결국 자신이 그럴만할 정도로 나쁜 아이라는 것을 의미하는 것이다. 과거에 일어난 사건들에 이들의 잘못은 없는 것이라고 치료자가 설명하고 설득하려 해도 이들은 잘 이해하지 못한다. 피해자들의 이러한 태도에는 적응적 측면이 있을 수 있다. 그 이유는 통제부위가 외부에 있는 것이 아니고 자기 내부에 있는 것으로 인식되고 따라서 절망감이 줄어들 것이기 때문이다(van der Kolk 1989).

DID에 관한 문헌들에서 해리를 분할(splitting)과 다른 것으로 강조하는 경향이 있다. Young(1988)은 분신들이 서로 모순되는 자아의 여러 상태에 따라 분할되지는 않는 경향이 있으며 오히려 그 특성들이 서로 중복된다고 하였다. Marmer (1991)는 DID에서는 대상보다는 자기가 분할되는 반면 BPD에서는 그것과 정반대라고 주장하였다. Kluft(1991d)는 다음의 세 가지 점에서 해리가 분할과 다르다고 하였다. 1) 해리는 정신생물학적 전환과정(psychobiological switching process)과 연관된다. 2) 그 전환과정의 결과로 나타나는 서로 다른 상태는 서로 다른 정신생리학적 특성을 갖는다. 3) 분할과는 달리 분신들 사이에 기억상실이라는 장벽(amnestic barriers)이 생겨나는 일이 많다. Davis와 Frawley(1992)의 지적에 의하면 해리는 자아의 여러 상태들이 분열(cleavage of ego states)을 한 것이며 분할은 선한 대상과 악한 대상의 사이가 나뉜 것(division between a good object and a bad object)으로 구분될 수 있고, Kluft(1991a)도 이 점을 지적하였다.

해리와 분할을 자세히 조사해 보면 이들이 유사한 점과 다른 점을 모두 가지고 있음을 알 수 있다(P. Lerner, '해리에 관한 견해'; 미발표. 1992). 정신의 내용이 능동적으로 분할되어서 각각이 구획화를 이루는 특징(active separation and compartmentalization of mental contents)을 둘 모두 보이고 있다. 또한 모두가 불유쾌한 경험과 감정을 차단하는데 방어적으로 사용된다. 이들은 원활하고 지속적인 자아감을 형성하는데 방해가 된다는 공통점도 지니고 있다. 반면에 자아기능을 방해하는 측면에서는 차이가 있다. Kernberg(1975)는 분할에서는 특별히 충동 조절과 불안이나 좌절에 대한 내성(impulse control and tolerance for anxiety and frustration)에 장애가 있으나 이와는 대조적으로 해리에서는 기억과 의식(memory and consciousness)에 장애가 있다고 하였다. 결국 해리는 분할보다는 더 광범위한 기제로서, 단순히 각각의 극단적 정서상태에 따라 쪼개진 것이 아닌, 매우 다양한 분할이 해리에서 일어난다.

DID에서의 해리에 관한 문헌들은 자기표상들에 상응하여 대상들이 서로 분할되는 것에는 거의 주의를 기울이지 않는 반면 주로 자기의 내적 분할(the division in the self)에만 초점을 맞추어 왔다. 아동은 대상이 아니라 대상관계를 내재화하는 것이라고 주장한 맨 처음의 인물은 Fairbairn(1940/1952, 1944/1952)이었다. Davies와 Frawley(1992)도 이에 동조하면서 해리가 하나의 방어일 뿐만 아니라 학대 받은 아동이 모든 내적 대상 세계를 분리된 형태로 지키고 유지하려는 과정이라고 지적하였다. Grotstein(1992)은 Fairbairn의 생각에 동조하면서 그와 유사한 결론에 도달하였다.

> "정신의 분할은 궁극적으로는 모두 대상들, 그리고 이런 대상들과 관계를 맺게 된 하나 하나의 자기들과 관련된 지각과 경험들의 분할에 기초하고 있으며, 따라서 이런 시각에서 보면, DID를 특징짓는 해리는 먼저 하나의 대상에 대한 일치되지 않는 경험들이 수직적으로 분할된 것에 따라서 자아도 수직적 분할에 의하여 나뉘어지는 것을 의미한다."

이 개념이 갖는 실질적 의미는 하나의 환상적인 내적 대상과 관계할 때 각각의 분신이 각각 하나씩의 자기를 표방한다는 것이다. Brenner(2001)는 자기(self), 내적 자기(internal self), 및 대상 관계(object relationship)의 구조가 서로 다른 수준의 성격 병리(character pathology)를 반영하는 것일 수 있음을 제안하였다. 그에 따라 Brenner는 성격 병리 수준의 연속선(continuum of characterological levels)을 가정하였다. 즉, 보다 낮은(lower) 수준의 해리성 성격(dissociative character)은 전통적인 다중인격장애를 의미하며, 중간(intermediate) 수준의 해리성 성격은 정신내적 기능이 보다 더 통합되어 있는 것이며, 보다 높은(higher) 수준의 해리성 성격은 의식 상태가 변화되었더라도 정체성에는 최소한의 교란만이 있다고 설명하였다.

치료적 고찰 Treatment Considerations

일반적으로 DID 환자의 정신치료는 긴 시간과 많은 노력을 필요로 한다. DID를 위한 단기 정신치료는 아직 없다. DID의 정신치료에서 성공을 거두기 위해서는 먼저 확고하고 안전한 치료의 틀을 확립한 후에 치료를 시작해야 한다. 만약 경계성 환자들처럼 폭력을 행한 과거력이 있다면 치료기간, 치료비 지불 방법, 치료시간의 약속, 신체접촉보다는 언어를 사용하기 등 자세한 사항들을 치료 초기에 결정하여야 한다. 치료가 잘 진행되기 위해서는 강한 치료동맹이 매우 중요하며 이는 시작단계에서 환자의 주관적 경험에 공감하는 자기심리학적 접근을 함으로써 이루어 질 수 있다.

아동기 외상의 병력을 가진 환자들, 특히 근친상간의 희생자인 환자들에서 공통되는 주제는 누가 누구를 위해서 무엇을 하는 것인지를 결정하기가 어렵다는 것이다. 예를 들면, 아버지와 근친상간적 관계를 가진 딸은 아버지의 요구를 만족시키는 것이 자신의 역할이라고 보기 시작한다. 아버지는 딸에게 무언가를 가르치고 있는 것이라고 합리화한다. 게다가 딸은 아버지가 욕망의 대상으로 자신을 선정하였기 때문에 자신이 아버지에게 특별한 존재인 것이라고 느낀다. 동시에 그녀는 이러한 느낌에 대하여 몹시 갈등하게 된다. 그녀는 부모가 자녀의 필요를 충족시켜 주어야 한다고 기대하지만, 그녀의 경험은 그와 반대이다. 그녀는 자신이 스스로를 부모의 필요에 맞추어야 한다고 느낀다. 그녀는 이와 꼭 같은 혼돈된 느낌을 가지고, "치료적 상황에서는 누가 누구를 위해서 무엇을 하는 것인가(who is doing what for whom)?"라는 질문과 함께 정신치료에 들어오게 될 것이다.

환자 자신을 돕고 돌보아 주기 위하여 치료자가 거기 있는 것이라는 생각에 환자가 회의적일 것임을 우리는 이해할 수 있다. 그녀는 스스로를 주장한다면 실제로 어떤 일이 일어날 것인지에 관하여 의혹을 가질 수도 있다. 그리고 그녀는 단지 치료자가 무엇을 원하는지를 그려보려고 애를 쓸 것이며, 환자 자신의 필요 대신에 치료자의 필요를 충족시키려는 시도를 할 것이다.

치료자의 주된 취지는 환자가 대리자(sense of agency)를 내세우고 있다는 것에 도전하는 것이다. 다시 말해서, 치료자는 현재의 상황에서 환자 자신이 능동적으로 과거의 양상들을 다시 만들어 내고 있다는 사실을 인식하도록 환자를 도와야 한다. Freud가 처음으로 히스테리아 증례를 보고한 대상이었던 Emmy von N 부인의 예를 최근에 재고찰한 연구에서, Bromberg(1996)는 다음과 같이 관찰결과를 기술하였다. "우리는 과거에 그들에게 행하여졌던 무엇인가를 교정하기 위해서 Emmy 같은 환자들을 치료하지는 않는다. 오히려 우리는 과거에 그들에게 행하여졌던 것들을 극복하기 위하여 그들 스스로와 타인들에게 그들이 여전히 반복하고 있는 것들을 교정하려고 애쓰고 있다."

DID 환자들에게는, 특히 치료의 초기단계에서는 해석적 개입의 사용은 조심해야 한다. 외상을 당한 환자들은 해석을 자신들의 현실감에 대한 도전으로 경험할 수도 있다(Gabbard 1997). 비록 갈등에 기초한 증상들에 대한 해석의 수준이 이를 통해서 치료자가 환자에게 드러내 보이려고 하는 숨겨진 의미의 주변만을 선회하고 있는 정도일 경우에도, 심각한 외상을 경험한 환자들은 다시 외상을 받는 것으로 느끼고 약해지게 될 수도 있다. Killingmo(1989)는 이런 환자들의 의심을 제거하기 위하여 긍정적 개입(affirmative intervention)을 권고하였다. 환자가 자신이 느끼고 있는 감정에 대하여 권리를 가지고 있다는 것에 긍정(affirmation)하는 것은 견고한 동맹을 만들어 내며, 그로써 해석이 인정되고 가치를 갖는 분위기가 만들어진다.

DID 환자의 치료에 대해서 기술한 연구자들은 역동정신치료의 원칙을 확고히 하는 것이 치료의 성공을 위하여 필수적이라는데 의견의 일치를 보이고 있다(Allan 2001; Ganaway1989; Kluft 1991b; Loewenstein과 Ross 1992; Marmer 1991). 단순한 감정정화나 제반응(abreaction)으로는 통합이나 회복에 이르게 할 수 없다. 실제로 정신치료에서 외상을 되풀이하여 반복하게 하는 것이 오히려 외상에 대한 집착이나 고착을 강화시킨다(van der Kolk 1989). 정신역동적 원칙을 충분히 이해하지 못한 채로 치료를 행함으로써 제반응만을 반복해서 일으키는 소위 'status abreacticus'의 상태에 처하는 경우가 자주 있다(Ganaway 1992).

DID를 위한 최신의 치료는 단계별 치료(phasic treatment)로서, 각 영역의 전문가들이 치료 등급을 평가한 것에 기초하여 치료의 단계(stages of treatment based on ratings of intervention)를 정한 것이다(Brand들 2014). 첫 단계(first phase)에서 치료자는 환자가 자신의 내부에 안전감과 안정감(sense of safety and stability)을 갖기를 소망한다. 두 번째 단계(second phase)에서는 환자가 작업에 참여할 심리적 자원을 가지고 있다면 사실에 입각한 상세한 진술서(detailed narrative)를 만들고 외상성 기억들을 처리한다. 세 번째 단계(third phase)에서는 재통합을 향하여 시동을 건다. 다시 말해서, 외상성 기억들을 과거로부터의 나쁜 기억 정도의 상태로 쫓아내 버리고, 일치단결하여 현재를 더 잘 살아가도록 노력을 기울인다. 현재의 삶에 더 잘 적응하도록 하는 것이 최상의 목표이다. 치료 전반을 통하여 DID 환자들은 자신의 모든 행동에 대해서 전적으로 책임을 지도록 해야 한다. 따라서 오로지 하나만 현실적 인격이라는 시각 보다는 모든 인격 상태들이 모두 어울어져서 환자를 형성하는 것이라는 사실을 인식해야 한다(Putnam 1997). 따라서 모든 인격상태들은 치료자들에 의해서 동일한 거리감을 가지고 공평하게 다루어져야 한다. 단계적 치료에서 무엇보다 중요한 요소는 치료동맹을 형성하고, 치료 결과의 가장 최상의 예측인자는 바로 치료적 관계라는 원칙에 입각해서 모든 단계를 통해서 손상된 치료동맹을 회복하는데 집중하는 것이다. 감각에 집중하는 접지기법(grounding technique), 자기최면이나 자료의 침입을 조절하기 위한 연상기법 등의 견제기법(containment technique), 진술 재확인(reaffirming statements), 이완훈련, 인지를 변화시키기 위한, 외상에 초점을 맞춘 인지작업 등이 이 치료에서 다루어진다.

치료에 대해서는 전향적인 자연주의적 디자인을 사용하여 연구되어 왔다. "해리장애환자 치료(Treatment Of Patients with Dissociative Disorders[TOP DD])"라는 이름을 붙인 한 연구에서는 19개 국가에서 292명의 치료자들이 DID 혹은 해리장애 NOS로 진단된 환자 280명을 치료한 결과를, 치료 전체기간을 30개월로 정해서 이중 4회의 시점을 기준으로 하여 전향적으로 평가하였다(Brand들 2014). 결과는 고무적이었다. 가장 높은 수준의 해리를 앓는 환자들일지라도, 또 가장 심한 우울을 보인 환자들일지라도 30개월의 치료기간 동안에 의미있는 증상 호전을 보였다. 자해행위, 자살시도, 재희생(revictimization event) 등은 치료가 진행되면서 감소되었다. 두 번 이상의 평가시점에서 악화를 보인 경우는 단지 1.1%뿐이었다. 요약하면, TOP DD 연구는 적응적 기능이 나아지고 증상들이 광범위하게 호전되며, 효과적인 치료로 더 높은 수준의 치료를 이용할 필요성이 점차 줄어든다는 점을 입증하였다.

역전이 차원들 Countertransference dimensions

DID 만큼 역전이 반응을 많이 나타내는 질환은 별로 없다. Ganzarain과 Buchele(1988)는 가정에서의 근친상간 피해자가 한편으로는 가족들의 편애를 받는 동시에 폭력과 가학증의 대상이 되기도 한다는 점을 지적한다. 동일한 양상의 강력한 반응들이 성인 DID 환자들을 치료하는 상황에서도 일어난다. 환자들에 대한 감정 반응은 많은 부분이 신뢰와 회의의 변증법과 연관되어 있다. 한 극단에서는 많은 정신건강 전문가들이 아직도 DID가 진정한 정신질환임을 믿지 않는 경향이 있다. 어떤 치료자들은 이 질환이 최면치료를 오용한 어리석은 치료자들에 의해서 생겨난다고 보고 있다.

다른 한 극단을 보면, 어떤 치료자들은 DID 환자들이 그들에게 이야기하는 것을 그것이 아무리 이상한 얘기라고 하더라도 아무런 비판 없이 다 믿어버린다. 이런 치료자들은 완전히 매혹되어 직업적 경계마저도 잊어버리고 만다. 이들은 환자를 사랑함으로써 건강을 회복하도록 도우려 하며 본래의 부모보다 더 나은 부모가 되려고 노력한다. 치료자들은 환자가 일단 깨끗해지면 건강하게 잘 지낼 것이라는 순진한 기대를 가지고 외상성 기억들에 대한 제반응을 끊임없이 강요함으로써 마치 정신을 청소라도 하는 듯한 태도로 환자를 취급한다. 다음의 증례는 이러한 양상을 잘 보여준다.

P양은 26세의 DID 환자로 남성 정신치료자로부터 1년간 정신치료를 받아 오던 중 자살과 자해 사고에 차도가 없어 3차 기관으로 전원되었다. 치료자는 그 동안 일주일에 5~6시간동안 이 환자를 보아 왔다. 그는 환자가 입원을 요할 때 과거의 외상 기억을 제반응하는데 격리실이 안전하다는 것을 몇 시간을 들여서 얘기하였다. 수개월 동안 치료비를 요구하지 않았기 때문에 수 천불이 밀려 있었지만 그는 이를 요구하지 않았다. 그는 또 P양과 함께 그녀의 치료에 대한 책을 쓰자고 이야기하기도 하였다.

해리 병동에 입원한 후 P양은 자신이 과거에 악마적 사교(惡魔的 邪敎, satanic cult)의 학대의 대상이었다는 무서운 얘기를 하기 시작하였다. 사람을 제물로 바치는 얘기를 자세하게 하였으며 이를 보는 사람이 무서움을 느낄 정도로 생생하게 감정적 표현을 하였다. 그녀는 자신이 그 종교의식에 아기를 대는 사람이었기 때문에 희생될 아기를 낳아야 했음을 기억하였다. 아기를 낳은 후 그 사교집단의 신자들이 그 아기를 분쇄기에 갈아서 정원의 흙과 섞어 버렸기 때문에 살인여부를 밝힐 수는 없다고 하였다. 산부인과 진찰 결과 P양은 아기를 낳은 적이 없는 것으로 나타났다.

담당 의사는 전 치료자에게 이러한 사실을 전해 주었다. 그러자 그는 산부인과 검사 결과는 중요한 것이 아니며 P양의 말을 믿는 것이 아주 중요하다고 이야기하였다. 만약 치료자들이 그녀를 믿지 못한다면, 그녀가 학대 받은 이야기를 어른들이 믿어주지 않을 때와 같은 외상이 반복되는 것이라고 그는 주장하였다.

외상의 기억들이 정확한 것인가 하는 질문은 불행하게도 우리들의 영역에서 매우 정치적인 논란의 중심이 되고 있다. 이 주제가 양자택일의 논란으로 양극화하는 것은 전혀 불필요할 뿐만 아니라 잘 훈련된 역동치료자들이 존재하고 종사하는 보다 넓은 중간적 공간을 무시하는 것이다. 학대를 받은 대부분의 환자들은 평생 동안 잊을 수 없는 분명한 기억을 가지고 있으며, 치료자는 이들의 경험을 공감하고 외상의 특정한 개인적 의미들을 조사해 나갈 수 있다.

치료 과정 중에 기억이 되살아 날 때 치료자와 환자는 이 기억들이 얼마나 정확한지 알지 못한다. 광범위한 조사를 통하여 기억이란 경험을 견고하게 기록해 놓은 것이 결코 아니며 마치 필름에 한 사건이 기록되듯이 마음 속에 손댈 수 없도록 박아 넣어진 것이 아니라는 것이 알려졌다. 실제로 하나의 경험에 대한 하나의 기억이 떠오를 때마다 새로운 단백질 합성이 이루어진다(LeDoux 2002). 기억의 회상은 오히려 연극을 공연하는 것처럼, 극이 공연될 때마다 매번 이전과 다소 다른 것과 같다. 단순한 과거의 재현이나 반복은 있을 수 없으며, 다만 환자가 그 사건에 부여한 개인적 의미에 기초하여 다시 구성되는 것이다(Edelman 1992; Modell 1996; Novick과 Novick 1994).

기억이 진실일 수 있으나 부정확할 수도 있다(Barclay 1986). Spiegel과 Scheflin(1994)이 제안한 바와 같이 하나의 기억이 허구적인 세부묘사를 가지고 있지만 여전히 실제적인 사건으로부터 비롯되는 것이다. 지각과 기억은 항상 적극적인 구성 과정이다. 기억이 관찰자에 의해서 영향을 받지 않는다고 생각할 수 없다. 따라서 우리가 임상적 상황에서 만나는 기억들은, 잘못 훈련되었거나 부도덕한 치료자들에 의해서 유도된 전적으로 허구적인 기억으로부터 비교적 세부적인 면들도 완전하게 드러나는 상당히 정확한 기억에 이르기까지, 그 정확성의 범위가 대단히 넓은 것이다(표 10-1). 말하자면, 이들 두 극단 사이에 다양한 정도의 정확성으로 만들어진 연속선이 존재하는 것이다(Allen 1995).

Freud는 자신의 논문, "기억, 반복, 그리고 훈습(Remembering, Repeating and Working-through"에서 환자가 기억할 수 없는 것이 분석 상황에서 반복된다고 기술하였다(Freud 1914/1958). 그는 무의식적으로 내재화된 대상관계의 양상들을 환자가 회상하려 하지 않고 따라서 그들에 관하여 얘기할 수 없기 때문에 분석가의 눈앞에서는 숨겨진 채로 존재한다고 기술하고 있다.

표 10-1. 외상 기억의 정확성의 범위

외상 병력이 실재함 Actual trauma history
확증이 있는 지속적이고 분명한 기억 Continuously/clearly remembered with corroboration
확증이 있는 지연되고 부분적인 기억 Delayed/fragmentary memory with collaboration
확증이 없는 지속적이고 분명한 기억 Continuously/clearly remembered without corroboration
확증이 없는 지연되고 부분적인 기억 Delayed/fragmentary memory without corroboration
과장되고 왜곡된 기억 Exaggerated/distorted memory
외상 병력이 없음 No trauma history
환자가 구성한 거짓기억 False memory–patient constructed
치료자가 암시한 거짓기억 False memory–therapist suggested

출처. Allen, 1995.

명시적 기억과 잠재적 기억(implicit versus explicit memory), 과정적 기억과 선언적 기억(procedural versus declarative memory) 체계들 간의 구분은 Freud의 관찰과 연관이 있다(Clyman 1991; Squire 1992). 제 1장에서 논의한 바와 같이 명시적-선언적 기억은 한 사람의 일생에 대한 자전적 이야기(autobiographical narratives)를 내용으로 한다. 3~4세 이전에 외상이 일어났다면 명시적 기억체계에서는 기억되지 않지만, 잠재적 과정적 기억체계 안에는 기록되어 있을 수 있다. 4세 이후에 일어난 외상은 대체로 어느 정도까지는 명시적 기억으로 보관된다. 물론 일부 성인들은 아동기 성적 학대나 다른 외상들에 대하여 상당히 오랫동안 기억할 수 없음을 연구자들은 밝히고 있다(Allan 2001; Brown들 1998; Williams 1994).

외상의 재현은 잠재적 과정적 기억에 의해서 일어나는 것으로 보인다(Siegal 1995). 언어화 되지 않은 많은 전이-역전이 행위들(enactments)이 이 영역에 포함되는데, 바로 이것이 Freud가, "기억들은 언어화되기 보다는 반복된다."고 한 것을 의미하는 것이다. 다시 말해서, 무의식적인 내적 대상관계들은 잠재적 기억체계 안에 축적되고, 환자가 치료자와 관계를 맺는 방식이 어떠한가에 따라 치료 상황에서 나타난다(Gabbard 1997; Target 1998). 따라서 치료자와 환자간의 심리적 극본 안에 숨겨져 있는 자료들이란 다른 방법을 통해서는 쉽게 활용될 수 있는 것들이 아니다. 치료자와 환자간에 투사와 함입을 통해서 치료자는 환자의 과거와 그의 내적 세계에 관한 독특한 시각을 갖게 된다. 치료자와 환자 관계에서 드러난 잠재적 기억들이 실제 환자의 아동기에 일어났던 일에 대해 보여주는 것인지 치료자가 확신할 순 없지만, 이러한 기억들은 적어도 그 당시에 아동이 어떤 일을 경험하였는지, 그리고 그러한 상호관계에 대해 아동은 어떤 환상을 가지고 왔는지를 드러낸다.

이처럼 기억에 대한 새로운 이해를 통해서 이제는 묻혀진 과거로부터 외상이라는 유물들을 확인하려고 하는 일종의 고고학적 조사는, 치료적으로는 잘못 인도된 전략으로 생각하게 된다. 이러한 접근방법은, 환자가 치료자에게 직접적인 공격적 표현이나 분노의 표현을 하는 것을 피하도록 하기 위한, 그리고 소위 공격자와의 병적인 동일시(disidentification with aggressor)라고 부르는 현상인, 치료자가 학대하는 함입물과 동일시하는 것을 피하도록 하기 위한, 환자에 대한 역전이적 결탁의 한 형태이다(Gabbard 1997). 이런 접근방식을 사용함으로써 환자에게 학대 받은 기억을 떠올리도록 압력을 가하게 되지만, 실제로 이 기억은 치료자에 의해서 이입된 환자의 무의식적 경험일 수도 있다(Brenneis 1997). 기억을 떠올리도록 환자에게 압력을 가하는 것과 관련된 또 다른 어려움은, 해리성 초연의 증례들에서는 애초부터 기억이 부호화되어 있지 않았기 때문에, 재생된 것들이 결국은 단지 치료자를 기쁘게 하기 위하여 치료에 의미있는 자료를 만들어 내고자 하는 환자의 노력과 관계가 있는 소설적이거나 구성적인 기억이라는 것이다.

나아가 자전적 혹은 명시적-선언적 기억의 변화는 치료적인 호전을 위해서는 필요하지 않은 것으로 보인다. 치료자는 내적인 대상관계의 무의식적 양상들에 의해서 동일하게 힘을 얻는 무의식적 행위를 관찰하고 해석하는 것이다. 이러한 양상들에 일치하는 기억들은 이차적으로 활성화될 수 있지만, 이러한 기억들의 회복은 기껏해야 단지 부수현상으로 보일 뿐이며 정확성을 확신하기는 불가능하다(Fonagy와 Target 1997; Gabbard 1997). 중요한 것은 환자가 이러한 이전의 무의식적 양상들에 대하여 알게 됨으로써 가질 수 있는, 스스로의 삶 그리고 타인과 어울려 사는 삶의 양상들의 변화이다. 아울러 치료자와의 상호작용이 내재화함에 따라서 무의식적으로 생겨나는 변화들도 있을 것이다.

치료자는 외상성 기억들을 회복시키는 것이 정신치료의 목표가 아니라는 것을 환자들에게 분명히 하여야 한다. 사실 해리장애 환자들에게 전형적으로 나타나는 기억 기능의 장애 때문에라도 기억의 회복을 목적으로 한 치료에는 이들은 별로 이상적이지 못한 대상이다. 더 합리적인 목표는 이들이 정상적인 정신 기능, 특히 숙고하고 의식화하는 능력을 회복하도록 돕고, 나아가 자기와 대상에 대하여 더욱 일관된 표상을 발전시킬 수 있게 하는 것이다. 치료자와의 강력한 애착관계라는 측면에서는, 외상의 경험을 가진 환자는 치료자가 이들 사이에 무엇이 일어났는지를 숙고하는 능력을 가졌을 때 도움을 얻을 수 있다. 궁극적으로 환자들은 치료자의 숙고 과정을 내재화하게 되며, 그들 자신의 해리된 측면들을 다시 되돌려서 이제는 이들이 서로 다 연결되어 있다는 느낌을 더 많이 경험하게 될 수 있다. DID를 앓고 있는 환자들 일부에서나마 비로소 분신들의 통합이 가능해질 수 있는 것이다.

치료자는 '역사적 진실의 심판자(arbiter)'로서의 역할은 피해야 한다. 사람들이 기억하는 것은 항상 환상과 현실이 복잡하게 섞인 것이다(Arlow 1969; Gediman 1991; Grotstein 1992). 치료자는 들은 것 전부가 정확한 것이라든지 아니면 전부 틀린 것이라고 주장해서는 안되며 판단의 태도를 갖지 말고 오히려 호기심을 가지고 환자의 말에 귀를 기울여야 한다. Kluft(1988)는 분신들이 자신의 진실을 증명하려는 필요를 갖지 않도록 하기 위하여, 치료자는 분신들에 매혹되거나 그들에 대하여 놀라움, 흥분, 낙심, 신뢰, 불신 등의 감정을 나타내어서는 안되며 또 분신들에 대한 자신의 의견을 표현해서도 안 된다고 하였다.

DID 환자의 정신치료에서 전이-역전이가 발생하였는지를 알아보는 한 가지 유용한 방법은 그 장면을 피해자, 박해자, 이상적인 전지전능한 구원자 및 사건과 관계를 갖지 않은 제 3자 등 4가지 인물이 등장하는 연극의 한 장면으로 개념화하는 것이다(Davies와 Frawley 1992; Gabbard 1992). 등장 인물들은 정신치료에서 발생하는 전이-역전이 관계를 통하여 환자와 치료자 사이에서 다양하게 상호보완적으로 하나의 쌍을 형성하면서 교대로 자신의 역할들을 수행한다. 피해자, 학대자 및 이상적인 전지전능한 구원자 등의 세 가지 등장인물들의 상호작용은 좁은 의미의 역전이와 투사적 동일시를 통한 넓은 의미의 역전이가 서로 근접하는 예상 가능한 양상을 나타낸다. 희생 당하였던 과거가 환자에게서 떠오르게 되면 강렬한 무엇인가가 치료자의 마음을 자극하게 되고, 이에 치료자는 환자가 이전에는 결코 가진 적이 없는 좋은 부모가 되어 환자의 손상 받은 부분을 고치려고 노력하지 않을 수 없게 된다.

대부분의 DID 환자들은 효과적으로 잘 돌보는 부모로부터 받게 되는, 세대간의 경계와 한계를 갖고 성장하는 혜택을 받아보지 못하였다. 이런 환자들은 치료 상황에서의 직업적인 한계에 대하여 아주 잔인한 형태의 자제라고 생각한다. 따라서 환자들은 돌보아 주고 있다는 증명으로 더 긴 면담시간과 신체적 접촉을 요구하고, 치료자 자신을 노출하기를 바라며 필요할 때는 언제든지 치료자를 만날 수 있게 해 주기를 요구한다. 만약 치료자가 이러한 요구를 만족시켜 주기 위해서 조금씩 더 들어주기 시작한다면 결국은 실패로 돌아가게 된다. 치료자가 부모의 대리자가 되려고 한다면 환자는 애도할 필요를 갖지 못하게 되고 게다가 사람만 잘 고르면 언제라도 부모와의 관계가 재현될 수 있다는 잘못된 희망을 불러일으키게 되는 것이다.

잘 돌보아 준다는 증거를 대라는 환자의 요구가 증가할 때 치료자가 이를 만족시키려고 한다면 환자는 어떤 권리를 부여 받았다는 느낌을 갖게 된다. DID 환자를 치료하다 보면 늦든 빠르든 언젠가는 환자들이 과거에 경험하였던 학대에 대하여 현재의 상황에서 보상받을 권리가 있다고 믿고 있다는 사실이 대부분의 환자에서 드러난다(Davies와 Frawley 1992). 환자의 요구가 점점 많아지면서 치료자에게서는 고통을 당하고 있다는 느낌이 빠르게 자라난다. 함입에 이은 동일시 혹은 투사적 동일시를 통하여 치료자는 피해자가 되고 환자는 학대자가 되어 가는 식으로 그 배역이 변화된다. 환자의 내부에 존재하고 있는 학대하고 악의에 찬 함입물은 그대로 유지되는 상태에서 환자의 희생자로서의 자기는 치료자에게 투사된다. 더욱이 점차로 증가되는 환자의 분노와 증오에 관련된 죄의식의 결과로, 치료자는 환자의 희생자로서의 자기 표상과의 동일시가 일어나기에 좋은 토양이 된다. 환자도 이를 느끼게 되면서 자신을 잘 돌보아주지 않는다고 치료자를 비난한다. 치료자는 너무도 많은 것을 요구 받는 것에 대하여 자신이 느끼는 분노를 부인하려는 노력으로 자신의 동기가 순수했다는 것을 증명하려는 노력을 더 많이 하게 된다. 이 순간 치료자는 '간파 당했다'는 비밀스런 느낌을 갖게 되고 자신의 화를 감추려고 애쓰게 된다. 이런 순간에 도달하였을 때는 자신의 한계를 스스로 인정하는 것이 역전이 감정을 다루는 가장 치료적인 방법이다(Gabbard 1986; Gabbard와 Wilkinson 1994).

연극의 제 3막은 환자의 요구가 점점 심해지고 치료자가 환자의 요구를 충족시키려고 더 많은 노력을 하게 되면서 시작된다. 모든 치료적 노력이 실패로 돌아가면서 치료자의 분노는 극에 달하게 되고 바야흐로 경계를 넘어 환자의 아동기의 학대를 실제로 다시 반복하게 된다. 이렇게 해서 치료자는 학대자가 되고 환자는 다시금 피해자의 역할을 맡는다. 불행하게도 더욱 비극적인 상황은 이 제 3막에서 치료자와 환자 사이에 성적 접촉이 빈번하게 일어난다는 것이다. 가학적인 언어적 학대, 환자를 치료자의 무릎에 앉혀 새로운 부모를 경험하게 해 주려는 시도, 치료자의 가족 소풍에 환자를 동반하는 것 등 재양육을 시도하는 것들이 또 다른 흔한 예들이다. 처음의 시작은 도와주려는 노력이었지만 끝은 결국 다시 환자를 착취하고 학대하는 결과가 되고 만다.

이때 많은 DID 환자들은 스스로가 아무리 노력해도 운명을 바꿀 수는 없다는 일종의 학습된 무조감(helplessness)으로 고통을 받는다. 덫에 걸리고 나면 어떤 방법도 소용이 없다고 생각한다. 환자들은 이런 상황에서 누구도 불러낼 수 없고 효율적으로 사용할만한 것도 전혀 없다고 느낀다. 이런 의미에서 환자들은 자신들의 요구를 만족시키기 위해서 이용하려고 했던 치료자들에 의하여 모든 형태의 학대를 받게 되고 경계를 파괴당하고 마는, 가만히 앉아서 잡힐 수 밖에 없는, 속된 말로 이른바 '봉(sitting duck)'이 되고 만다(Kluft 1990).

DID 환자를 정신치료할 때 피해자, 학대자, 이상적인 전지전능한 구원자의 세 가지 역할은 함입투사 과정의 가장 극적이며 가장 확실한 양상이다. 네 번째의 배역, 즉 사건에 개입하지 않았던 타인은 다소 모호한 방법으로 자신을 드러낸다(Gabbard 1992). 환자는 치료자의 침묵에서 이 인물을 지각하고는 무관심하고 자신을 거부하는 것으로 해석해 버린다. 무관심으로 지각한 후 환자는 자신이 존재하지 않는다는 느낌을 갖는 것으로 반응한다. 이는 다른 일에 정신을 빼앗긴 무심한 어머니가 그 남편과 딸 사이의 근친상간적 관계에 개입하려는 시도를 전혀 하지 않을 때, 이를 Bigras와 Biggs(1990)는 '소극적 근친상간(negative incest)'이라고 하였는데, 환자 자신이 죽었다거나 텅 비어있다는 느낌을 갖는 것을 말한다.

환자가 경험하는, 죽었거나 비어있다는 느낌은 역동치료자에게는 절망감과 무조감을 보완적으로 만들어 낼 수 있다. 정신치료에서 환자가 장시간 치료자에게 냉담하고 소원한 태도를 취함으로써 치료자가 역전이적으로 죽었다거나 존재하지 않는다는 느낌을 갖도록 하는 것이다(Levine 1990; Lisman-Pieczanski 1990).

다음은 DID 환자와의 정신치료 면담에서 발췌한, 사건과 관계를 갖지 않은 어머니와의 역전이적 동일시의 증례이다.

Q : 만약 내가 이 더러운 병원을 나갈 수만 있다면 모든 것이 괜찮아 질 거예요. 나의 단 한 가지 문제는 이런 곳에 갇혀 있다는 것이 싫다는 것이죠. 이곳에 있으니 자해하고 싶다는 생각이 들어요.

치료자 : 그런데 갇혀 있다는 것이 정말로 유일한 문제일까요? 입원하기 전에도 그렇게 많이 자해를 했었지요.

Q : 하지만 아이들과 남편을 만나야겠어요. 이해가 안돼요? 여기서는 가족들이 나를 면회하지 못하잖아요.

치료자 : 지난번 가족들이 면회를 왔을 때 당신은 심한 자살시도를 해서 면회를 끝낼 수밖에 없지 않았어요?

Q : (무관심하게) 팔의 동맥을 끊어 모든 것을 끝내고 싶었어요.

치료자 : 글쎄, 그래서 내 생각에는 치료진 모두가 당신을 퇴원시키는 것을 꺼리고 있고 계속해서 병원의 보호를 받아야 한다고 생각하는 것 같군요.

Q : 잠깐이라도 여기서 나가야겠어요. 잠깐만이라도 병원 밖으로 나가서 가족들과 함께 있으면 괜찮아질 거예요.

치료자 : 만약 불안이 덮치고 또 자해하고 싶은 생각이 들면 어떻게 할거죠?

Q : (잠시 망설이다가) 맥주 한 두 잔 마시면 가라앉겠지요.

치료자 : 문제가 외부에 있는 것이 아니라는 것을 아는 것이 굉장히 중요합니다. 어딜 가더라도 항상 당신 내부에 문제를 지니고 있는 것이죠. 병원에 있든, 가족들과 같이 있든, 문제는 계속 남아있어요. 과거의 고통스러웠던 경험을 잘 통합하고 직면하려는 노력을 하지 않으면 당신은 계속해서 자해를 할 것이고 자살을 시도하려고 할겁니다.

Q : 나는 성격들을 통합하는 고통을 직면하고 싶지 않아요. 견딜 수 없을 거예요.

치료자: 하지만 지금도 매우 고통스러운 상태에 있지요. 더 이상 나빠질까요?

Q : (무관심하게) 잘 모르겠어요. 하지만 알고 싶지도 않아요.

치료자는 더 이상 추론을 계속해 나가지 못하면서 점점 졸음이 오는 것을 느끼게 되었다. 이런 느낌과 동시에 그는 환자로부터 점점 떨어져 나가 멀어지는 듯한 느낌을 받았다. 시계를 보기 시작했고 치료시간이 빨리 끝났으면 하고 바라게 되었다. 또 오늘 저녁에 무엇을 하기로 했는지 생각하고 있는 자신을 발견하였다. 환자가 더 좋아지든지 아니면 더 이상 신경 쓰고 싶지 않다는 생각까지 들었다. 또 환자가 자신으로부터 점점 더 멀어져 어딘가에서 표류하고 있는 것 같이 보였다. 공감을 위한 자신의 감정 조율로부터 자신이 현저하게 벗어나 있는 것을 관찰하면서 치료자는 자신이 환자의 아동기 사건에 관계되지 않았던 무정한 어머니처럼 되어 가는 것은 아닌가 하는 생각이 들었다. 환자를 도우려는 노력은 잘 되지 않았고, 언제든 변화될 수 있는 것들에 대하여 깊은 좌절과 절망감을 느꼈다. 환자의 어머니 역시도 자신이 딸과 남편 사이의 결합으로부터 영구히 제외되었다는 것을 느끼고 무언가를 변화시키려 하였으나 힘도 없고 아무런 도움도 되지 못한다는 것을 느꼈을 때 지금의 치료자와 똑같이 느끼지 않았을까 하고 생각하게 되었다.

Q양의 치료자에 의하여 기술된 것과 같은 역전이적 반응들은 환자로부터 감정적으로 멀어져 있던 어머니와의 동일시에 대한 반응으로 환자 자기의 핵심부에 발생한 존재하지 않는다는 느낌과 공감적인 동일시를 반영할 수도 있다(Gabbard 1992). DID 환자의 정신치료에서는 환

자의 강력한 요구가 너무도 지나쳐서 환자가 사라지거나 다른 치료자를 찾아가 주었으면 하고 바라는 모습을 치료자 자신이 발견하게 되는 때가 있다. 이런 경우 사건에 개입하지 않았던 어머니와의 동일시를 쉽게 발견할 수 있으며 환자는 자살을 기도하게 되고 치료자는 무의식적으로 동조하게 되므로 주의를 하지 않으면 안된다.

이러한 전이-역전이 틀에서 묘사된 원시적 형태의 심리적 사망(psychological death)은 모성 결핍과 연관이 있을 것이며, 모성의 결핍은 영아의 자기감의 발달마저도 심히 위태롭게 할 것이다. 어머니가 만족스런 감각 경험을 제공하지 못한다면 영아는 감각의 경계를 갖고 있다는 안전한 느낌을 갖지 못하게 된다. DID 환자에서 자해가 흔히 나타나는 것은 자아 경계의 안전성을 상실할 것에 대한 불안을 다루기 위하여 표피의 수준에서 그 경계를 다시 설정하려는 방법이라고 이해할 수 있다. Ogden(1989)은 이런 식으로 경험을 만들어 내는 것을 자폐-접근 위상(autistic-contiguous position)의 특징이라고 하였다. 이 원시적 상태에서는 경험에 의미를 부여하는 과정 자체가 정지하고 만다. 치료자들은 자신들이 결코 도달할 수 없는 이런 원시적인 상태에 갇혀 있는 것으로 DID 환자들을 경험하게 된다. 이렇게 되면 어머니와의 감각적 경험의 박탈 때문에 발생한 신체통합의 결손에 대한 환자의 불안을 다루는데 있어서 치료사는 절망감을 느끼게 된다.

입원치료 Hospital treatment

자아 조직의 수준이 어느 정도인가 또는 동반이환이 어느 정도인가에 따라, 많은 DID 환자들에게는 정신치료 과정의 어디에선가 입원 치료가 필요하게 된다(Kluft 1991c).

일반정신과병동에 입원한 DID 환자가 전통적인 '특별한' 환자 역할을 하기도 한다(Burnham 1966; Gabbard 1986). 치료진들이나 다른 환자들이 보기에 이 환자가 정신치료를 하는 의사와 무언가 '특별한' 관계를 가지고 있는 것 같이 보이지만 바로 그 점 때문에 그는 희생양이 되어 버린다. 의심이 많은 직원들은 환자를 뭐라고 불러야 할지, 자신의 행동이 지금의 환자에게 타당한 것인지 등으로, 환자가 그 행동에 책임이 있건 없건 간에 여러 가지 일에서 서로 다투게 된다. 문제는 DID 환자가 이미 다른 사람이 목격한 행동을 부정함으로써 그 환경 집단 내에 있는 다른 환자들이 불신과 경멸로 반응할 때 사태가 더 악화될 수 있다는 것이다.

Kluft(1991c)가 몇 가지 유용한 지침을 제시하였다. 입원 시에 환자가 동의를 하도록 계약을 수립하는 것이다. 병동에서 자신의 진짜 이름으로 불렸을 때는 이에 반드시 대답하는데 동의한다는 것을 명문화하는 것이다. 또 직원이 분신들에 대해서도 다른 방식으로 반응하지 않을 것이라고 환자에게 말해 주어야 한다. 오로지 개인치료를 하는 의사만이 분신들에 대해서 언급하는 것이다. 환자가 분신들 모두를 대표하여 계약하지 못할 때는 가장 위험하고 또 자기 파괴적인 분신을 가지고 있는 것으로 규정되어야 한다. 환자의 이러한 동의는 여러 분신들의 다양한 기능에 주어진 권한과 책임들에 관한 치료진의 어쩔 수 없는 혼돈을 피할 수 있게 해 준다. Kluft(1991c)는 간호사들이 규칙과 정책에 대하여 환자들에게 계속해서 알려주어야 한다고 주장하였다. 왜냐하면 어떤 분신들은 이런 규칙들이나 정책에 친숙하지 못할 수도 있기 때문이다.

참고 문헌
References

Alexander PC, Anderson CL, Brand B, et al: Adult attachment and long-term effects in survivors of incest. Child Abuse Negl 22:45-61, 1998

Allen JG: The spectrum of accuracy in memories of childhood trauma. Harv Rev Psychiatry 3:84-95, 1995

Allen JG: Traumatic Relationships and Serious Mental Disorders. New York, Wiley, 2001

Allen JG: Mentalizing in the Development and Treatment of Attachment Trauma. London, Karnack, 2013

Allen JG, Console DA, Lewis L: Dissociative detachment and memory impairment: reversible amnesia or encoding failure? Compr Psychiatry 40:160-171, 1999

American Psychiatric Association: Diagnostic and Statistical Manual of Mental Disorders, 3rd Edition. Washington, DC, American Psychiatric Association, 1980

American Psychiatric Association: Diagnostic and Statistical Manual of Mental Disorders, 5th Edition. Washington, DC, American Psychiatric Association, 2013

Arlow JA: Fantasy, memory, and reality testing. Psychoanal Q 38:28-51, 1969

Barclay CR: Schematization of autobiographical memory, in Autobiographical Memory. Edited by Rubin DC. New York, Cambridge University Press, 1986, pp 82-99

Bigras J, Biggs KH: Psychoanalysis as incestuous repetition: some technical considerations, in Adult Analysis and Childhood Sexual Abuse. Edited by Levine HB. Hillsdale, NJ, Analytic Press, 1990, pp 173-196

Binder EB, Bradley RG, Liu W, et al: Association of FKBP5 polymorphisms and childhood abuse with post-traumatic stress disorder symptoms in adults. JAMA 299:1291-1305, 2008

Bradley R, Greene J, Russ E, et al: A multidimensional meta-analysis of psychotherapy for PTSD. Am J Psychiatry 162:214-227, 2005

Brand BL, Classen CC, Lanius RA, et al: A naturalistic study of dissociative identity disorder and dissociative disorder not otherwise specified patients treated by community clinicians. Psychol Trauma 1:153-171, 2009

Brand BL, Loewenstein RJ, Lanius RA: Dissociative identity disorder, in Gabbard's Treatments of Psychiatric Disorders, 5th Edition, Washington, DC, American Psychiatric Publishing, 2014

Bremner JD, Randall P, Scott TM, et al: MRI-based measurement of hippocampal volume in patients with combated-related posttraumatic stress disorder. Am J Psychiatry 152:973-981, 1995

Brenneis CB: Multiple personality: fantasy proneness, demand characteristics, and indirect communication.

Psychoanalytic Psychology 13:367-387, 1996
Brenneis CB: Recovered Memories of Trauma: Transferring the Present to the Past. Madison, CT, International Universities Press, 1997
Brenner I: Dissociation of Trauma: Theory, Phenomenology, and Technique. Madison, CT, International Universities Press, 2001
Breslau N: The epidemiology of trauma, PTSD, and other post trauma disorders. Trauma Violence Abuse 10:198-210, 2009
Brewin C: Memory processes in posttraumatic stress disorder. Int Rev Psychiatry 13:159-163, 2001
Brodsky BS, Cloitre M, Bulit RA: Relationship of dissociation to self-mutilation and childhood abuse in borderline personality disorder. Am J Psychiatry 152:1788-1792, 1995
Brom D, Kleber RJ, Defares PB: Brief psychotherapy for post traumatic stress disorders. J Consult Clin Psychol 57:607-612, 1989
Bromberg PM: Hysteria, dissociation, and cure: Emmy von N revisited. Psychoanalytic Dialogues 6:55-71, 1996
Brown D, Scheflin AW, Hammond DC: Memory, Trauma Treatment, and the Law. New York, WW Norton, 1998
Browne A, Finkelhor D: Impact of child sexual abuse: a review of the research. Psychol Bull 99:66-77, 1986
Burnham DL: The special-problem patient: victim or agent of splitting? Psychiatry 29:105-122, 1966
Cardeña E, Spiegel D: Dissociative reactions to the Bay Area earthquake. Am J Psychiatry 150:474-478, 1993
Carmen EH, Reiker PP, Mills T: Victims of violence and psychiatric illness. Am J Psychiatry 141:378-379, 1984
Clyman RB: The procedural organization of emotions: a contribution from cognitive science to the psychoanalytic theory of therapeutic action. J Am Psychoanal Assoc 39(suppl):349-382, 1991
Coons PM: The dissociative disorders: rarely considered and underdiagnosed. Psychiatr Clin North Am 21:637-648, 1998
Copeland WE, Keeler G, Angold A, et al: Traumatic events and post-traumatic stress in childhood. Arch Gen Psychiatry 64:577-584, 2007
Dalenberg CJ, Brand BL, Gleaves DH, et al: Evaluation of the evidence for trauma and fantasy models of dissociation. Psychol Bull 138:550-588, 2012
Davidson JRT: Recognition and treatment of post-traumatic stress disorder. JAMA 286:584-587, 2001
Davies JM, Frawley MG: Dissociative processes and transference-countertransference paradigms in the psychoanalytically oriented treatment of adult survivors of childhood sexual abuse. Psychoanalytic Dialogues 2:5-36, 1992
Driessen M, Bedlo T, Mertens N, et al: Posttraumatic stress disorder and fMRI activation patterns in traumatic memory in patients with borderline personality disorder. Biol Psychiatry 55:603-611, 2004
Edelman G: Bright Air, Brilliant Fire: On the Matter of the Mind. New York, Basic Books, 1992
Fairbairn WRD: Schizoid factors in the personality (1940), in Psychoanalytic Studies of the Personality. London, Routledge & Kegan Paul, 1952, pp 3-27
Fairbairn WRD: Endopsychic structure considered in terms of object-relationships (1944), in Psychoanalytic Studies of the Personality. London, Routledge & Kegan Paul, 1952, pp 82-136
Fonagy P: An attachment theory approach to treatment of the difficult patient. Bull Menninger Clin 62:147-169, 1998
Fonagy P: Attachment Theory. New York, Other Press, 2001
Fonagy P, Target M: Perspectives on the recovered memories debate, in Recovered Memories of Abuse: True or False? Edited by Sandler J, Fonagy P. London, Karnac Books, 1997, pp 183-216
Fonagy P, Steele M, Steele H, et al: The capacity for understanding mental states: the reflective self in parent and child and its significance for security of attachment. Infant Ment Health J 12:201-218, 1991a
Fonagy P, Steele H, Steele M: Maternal representations of attachment during pregnancy predict the organization of infant-mother attachment at one year of age. Child Dev 62:891-005, 1991b

Forbes D, Creamer M, Bisson JI, et al: A guide to guidelines for the treatment of PTSD and related conditions. J Traumatic Stress 23:537-552, 2010

Freinkel A, Koopman C, Spiegel D: Dissociative symptoms in media eyewitnesses of execution. Am J Psychiatry 151:1335-1339, 1994

Freud S: Remembering, repeating and working-through (further recommendations on the technique of psycho-analysis II) (1914), in The Standard Edition of the Complete Psychological Works of Sigmund Freud, Vol 12. Translated and edited by Strachey J. London, Hogarth Press, 1958, pp 145-156

Gabbard GO: The treatment of the "special patient" in a psychoanalytic hospital. International Review of Psychoanalysis 13:333-347, 1986

Gabbard GO: Commentary on "Dissociative processes and transference-countertransference paradigms..." by Jody Messler Davies and Mary Gail Frawley. Psychoanalytic Dialogues 2:37-47, 1992

Gabbard GO: Challenges in the analysis of adult patients with histories of childhood sexual abuse. Canadian Journal of Psychoanalysis 5:1-25, 1997

Gabbard GO, Wilkinson SM: Management of Countertransference With Borderline Patients. Washington, DC, American Psychiatric Press, 1994

Ganaway GK: Historical versus narrative truth: clarifying the role of exogenous trauma in the etiology of DID and its variants. Dissociation 2:205-220, 1989

Ganaway GK: Hypnosis, dissociation and multiple personality disorder: a psychodynamic clinician's perspective. Paper presented at the annual meeting of the Society of Clinical and Experimental Hypnosis, Washington, DC, October 24, 1992

Ganzarain RC, Buchele BJ: Fugitives of Incest: A Perspective From Psychoanalysis and Groups. Madison, CT, International Universities Press, 1988

Gediman HK: Seduction trauma: complemental intrapsychic and interpersonal perspectives on fantasy and reality. Psychoanalytic Psychology 8:381-401, 1991

Gelinas DJ: Unexpected resources in treating incest families, in Family Resources: The Hidden Partner in Family Therapy. Edited by Karpel MA. New York, Guilford, 1986, pp 327-358

Griffin MG, Resick PA, Mechanic MB: Objective assessment of peritraumatic dissociation: psychophysiological indicators. Am J Psychiatry 154:1081-1088, 1997

Grotstein JS: Commentary on "Dissociative processes and transference-countertransference paradigms..." by Jody Messler Davies and Mary Gail Frawley. Psychoanalytic Dialogues 2:61-76, 1992

Hendin H, Haas AP: Suicide and guild as manifestation of PTSD in Vietnam combat veterans. Am J Psychiatry 148:586-591, 1991

Horowitz MJ: Stress Response Syndromes, 2nd Edition. Northvale, NJ, Jason Aronson, 1986

Jang KL, Paris J, Zweig-Frank H, et al: Twin study of dissociative experience. J Nerv Ment Dis 186:345-351, 1998

Kernberg OF: Borderline Conditions and Pathological Narcissism. New York, Jason Aronson, 1975

Kessler RC, Sonega A, Bromet E, et al: Post traumatic stress disorder in the National Comorbidity Survey. Arch Gen Psychiatry 52:1048-1060, 1995

Kessler RC, Berglund P, Delmer O, et al: Lifetime prevalence and age-of-onset distributions of DSM-IV disorders in the National Comorbidity Survey replication. Arch Gen Psychiatry 62:593-602, 2005

Killingmo B: Conflict and deficit: implications for technique. Int J Psychoanal 70:65-79, 1989

Kleindienst K, Limberger MF, Ebner-Priemer UW, et al: Dissociation predicts poor response to dialectical behavior therapy in female patients with borderline personality disorder.

Kluft RP: Treatment of multiple personality disorder: a study of 33 cases. Psychiatr Clin North Am 7:9-29, 1984

Kluft RP: The phenomenology and treatment of extremely complex multiple personality disorder. Dissociation 1:47-58, 1988

Kluft RP (ed): Incest-Related Syndromes of Adult Psychopathology. Washington, DC, American Psychiatric Press, 1990

Kluft RP: Clinical presentations of multiple personality disorder. Psychiatr Clin North Am 14:605-629, 1991a

Kluft RP: Multiple personality, in American Psychiatric Press Review of Psychiatry, Vol 10. Edited by Tasman A, Goldfinger SM. Washington, DC, American Psychiatric Press, 1991b, pp 161-188

Kluft RP: Hospital treatment of multiple personality disorder: an overview. Psychiatr Clin North Am 14:695-719, 1991c

Kluft RP: Thoughts on the psychodynamic psychotherapy of the dissociative disorders. The Psychodynamic Letter 1(4):1-5, 1991d

Koopman C, Classen C, Spiegel DA: Predictors of posttraumatic stress symptoms among survivors of the Oakland/ Berkeley, Calif, firestorm. Am J Psychiatry 151:888-894, 1994

Krystal JH, Bennett A, Bremner J, et al: Toward a cognitive neuroscience of dissociation and altered memory functions in post-traumatic stress disorder. In Neurobiological and Clinical Consequences of Stress: From Normal Adaptation to PTSD. Edited by Friedman M, Charney D, Deutch A. New York, Lippincott-Raven, 1995, pp 239-269

Lanius A, Vermetten E, Loewenstein J, et al: Emotion Modulation in PTSD: clinical and neurobiological evidence for a dissociative subtype. Am J Psychiatry 167:640-647, 2010

LeDoux J: The Synaptic Self: How Our Brains Become Who We Are. New York, Viking Penguin, 2002

Levine HB: Clinical issues in the analysis of adults who were sexually abused as children, in Adult Analysis and Childhood Sexual Abuse. Edited by Levine HB. Hillsdale, NJ, Analytic Press, 1990, pp 197-218

Lindy JD: Psychoanalytic psychotherapy of post traumatic stress disorder: the nature of the therapeutic relationship, in Traumatic Stress: The Effects of Overwhelming Experience on Mind, Body and Society. Edited by van der Kolk BA, McFarlane AC, Weisaeth L. New York, Guilford, 1996, pp 525-536

Lindy JD: Green BL, Grace MC, et al: Psychotherapy with survivors of the Beverly Hills Supper Club fire. Am J Psychiatry 37:593-610, 1983

Lisman-Pieczanski N: Countertransference in the analysis of an adult who was sexually abused as a child, in Adult Analysis and Childhood Sexual Abuse. Edited by Levine HB. Hillsdale, NJ, Analytic Press, 1990, pp 137-147

Loewenstein RJ, Ross DR: Multiple personality and psychoanalysis: an introduction. Psychoanalytic Inquiry 12:3-48, 1992

Marmar CR, Weiss DS, Schlenger WE, et al: Peritraumatic dissociation and posttraumatic stress in male Vietnam theater veterans. Am J Psychiatry 151:902-907, 1994

Marmer SS: Multiple personality disorder: a psychoanalytic perspective. Psychiatr Clin North Am 14:677-693, 1991

McLaughlin AA, Keller SM, Feeny NC, et al: Patterns of therapeutic alliance: rupture-repair episodes in prolonged exposure for posttraumatic stress disorder. J Consult Clin Psychol Nov 4, 2013, doi:10.1037/a0034696 [Epub ahead of print]

Mercer KB, Orcutt HK, Quinn JF, et al: Acute and post traumatic stress symptoms in a prospective gene x environment study at a university campus shooting. Arch Gen Psychiatry 69:89-97, 2012

Modell AH: Trauma, memory, and the therapeutic setting, in Understanding Therapeutic Action: Psychodynamic Concepts of Cure (Psychoanalytic Inquiry Series, Vol15). Edited by Lifson LE. Hillsdale, NJ, Analytic Press, 1996, pp 41-50

Morgan CA, Hazlett G, Wang S, et al: Symptoms of dissociation in humans experiencing acute, uncontrollable stress: a prospective investigation. Am J Psychiatry 158:1239-1247, 2001

Mulder RT, Beautrais AL, Joyce PR, et al: Relationship between dissociation, childhood sexual abuse, childhood physical abuse, and mental illness in a general population sample. Am J Psychiatry 155:806-811, 1998

Novick KK, Novick J: Postoedipal transformations: latency, adolescence, and pathogenesis. J Am J Psychoanal

Assoc 42:143-169, 1994
Ogden TH: The Primitive Edge of Experience. Northvale, NJ, Jason Aronson, 1989
Perry S, Difede J, Musngi G, et al: Predictors of post traumatic stress disorders after burn injury. Am J Psychiatry 149:931-935, 1992
Putnam FW: Diagnosis and Treatment of Multiple Personality Disorder. New York, Guilford, 1989
Putnam FW: Dissociative phenomena, in American Psychiatric Press Review of Psychiatry, Vol 10. Edited by Tasman A, Goldfinger SM. Washington, DC, American Psychiatric Press, 1991, pp 145-160
Putnam FW: Dissociation in Children and Adolescent: A Developmental Model. New York, Guilford, 1997
Putnam FW, Guroff JJ, Silberman EK, et al: The clinical phenomenology of multiple personality disorder: review of 100 recent cases. J Clin Psychiatry 47:285-293, 1986
Rabin RC: Nearly one in five women in US survey say they have been sexually assaulted. The New York Times, December 15, 2011, p 828
Rauch SL, Shin LM: Functional neuroimaging studies in posttraumatic stress disorder. Ann N Y Acad Sci 821:83-98, 1997
Schnyder U, Moergeli H, Klaghofer R, et al: Incidence and prediction of posttraumatic stress disorder symptoms in severely injured accident victims. Am J Psychiatry 158:594-599, 2001
Schottenbauer MA, Glass CR, Arnkoff DB, et al: Nonresponse and dropout rates in outcome studies on PTSD: review and methodological considerations. Psychiatry 71:134-168, 2008
Siegel DJ: Memory, trauma, and psychotherapy: a cognitive science view. J Psychother Pract Res 4:93-122, 1995
Simeon D, Lowenstein RJ: Dissociative disorders, in Comprehensive Textbook of Psychiatry. Edited by Sadock BJ, Sadock VA, Ruiz P. Philadelphia, PA, Wolters Kluwer/Lippincott Williams and Wilkins, 2009, pp 2009-2226
Spiegel D: Dissociation and trauma, in American Psychiatric Press Review of Psychiatry, Vol 10. Edited by Tasman A, Goldfinger SM. Washington, DC, American Psychiatric Press, 1991a, pp 261-275
Spiegel D: Trauma, dissociation, and memory. Ann N Y Acad Sci 821:225-237, 1997
Spiegel D, Li D: Dissociated cognition and disintegrated experience, in Cognitive Science and Unconscious. Edited by Stein DJ. Washington, DC, American Psychiatric Press, 1997, pp 177-187
Spiegel D, Scheflin AW: Dissociated or fabricated? Psychiatric aspects of repressed memory in criminal and civil cases. Int J Clin Exp Hypn 42:411-432, 1994
Spiegel D, Lowenstein RJ, Lewis-Fernandez R, et al: Dissociative disorder in DSM-5. Depress Anxiety 28:824-852, 2011
Squire LR: Declarative and nondeclarative memory: multiple brain systems supporting learning and memory. J Cogn Neurosci 4:232-243, 1992
Steinberg M, Rousaville B, Cicchetti D: Detection of dissociative disorders in psychiatric patients by a screening instrument and a structured diagnostic interview. Am J Psychiatry 148:1050-1054, 1991
Storr CL, Ialongo NS, Anthony JC: Childhood antecedents of exposure to traumatic events and post traumatic stress disorder. Am J Psychiatry 164:119-125, 2007
Target M: Book review essay: the recovered memories controversy. Int J Psychoanal 79:1015-1028, 1998
van der Kolk BA: The compulsion to repeat the trauma: re-enactment, revictimization, and masochism. Psychiatr Clin North Am 12:389-411, 1989
van Ommeren M, de Jong JTVM, Sharma B, et al: Psychiatric disorders among tortured Bhutanese refugees in Nepal. Arch Gen Psychiatry 58:475-482, 2001
Vythilingam M, Heim C, Newport J, et al: Childhood trauma associated with smaller hippocampal volume in women with major depression. Am J Psychiatry 159:2072-2080, 2002
Waller NG, Ross CA: The prevalence and biometric structure of pathological dissociation in the general population: taxometric and behavior genetic findings. J Abnorm Psychol 106:499-510, 1997

Williams LM: Recall of childhood trauma: a prospective study of women's memories of child sexual abuse. J Consult Clin Psychol 62:1167-1176, 1994

Yehuda R: Sensitization of the hypothalamic-pituitary-adrenal axis in posttraumatic stress disorder. Ann N Y Acad Sci 821:57-75, 1997

Young WC: Psychodynamics and dissociation: all that switches is not split. Dissociation 1:33-38, 1988

Youngner CG, Rothbaum BD, Friedman MJ: Treatment of post-traumatic stress disorder, in Gabbard's Treatment of Psychiatric Disorders, 5th Edition. Edited by Gabbard GO. Washington, DC, American Psychiatric Publishing, 2014

11장

성도착증과 성기능장애

PARAPHILIAS AND SEXUAL DYSFUNCTIONS

성도착증 (性倒錯症)

Paraphilias

성신과 질환 중 성도착증만큼 도덕적으로 지목을 많이 받고 있는 질환도 드물다. 환자가 성적으로 도착적인가를 결정하기 위해서는 먼저 성행위에 대한 분명한 규범이 있어야 한다. 이러한 규범은 누가 정할 것인가? 정신의학이 성행위를 도덕적으로 보호할 수 있는가? 우리가 과연 경멸감을 갖지 않고 성도착(sexual deviation, paraphilia) 혹은 변태(perversion)라는 용어를 사용할 수 있겠는가?

도착적 혹은 변태적 행동의 정의가 발전해 온 것을 보면 정신의학적 용어가 그 사회상을 반영하고 있음을 알 수 있다. Freud(1905/1953)는 정상적인 성에 대하여 비교적 좁은 의미의 시각을 지녔던 문화배경에서 다음과 같은 기준에 의하여 변태적 성행위를 정의하였다. 1) 성적 행위가 성기 이외의 신체부위에 집중할 때, 2) 이성의 상대자와의 성기에 의한 성교가 다른 행위로 대치될 때, 3) 예외적인 성행위의 양상을 띨 때 등이 그것들이다. Freud는 정신분석에 의하여 파헤쳐진 모든 사람의 무의식에서 성도착의 흔적이 발견될 수 있다고 기술하였다.

Freud의 초기 문헌 이래 성에 대한 문화적인 태도는 극적으로 변화되어 왔다. 성이 합법적으로 과학적 연구영역이 되면서 정상적인 부부도 다양한 성행위를 한다는 사실이 밝혀졌다. 예를 들면 구강성교는 건강한 성행위로 널리 알려져 있다. 또한 동성애나 항문성교도 변태적 성행위에서 제외되었다.

정신분석의 저자들은 인간 모두가 잠재적으로는 변태적인 핵(perverse core)을 가지고 있다는 Freud의 관찰을 반복하여 확인하였다(Chasseguet-Smirgel 1983; McDougall

1980, 1986; Stoller 1975, 1985). 따라서 정신분석이 발전되어 가면서 변태적 성에 대하여 더 관용하는 태도가 생겨나게 되었다. McDougall(1986)은 변태적 공상이 모든 성인의 성행위에서 자주 발견되지만 이것이 강박적으로 경험되는 것은 아니어서 문제를 일으키는 일은 거의 없다고 하였다. 그녀는 '환자의 성행위의 혁신적 성격과 성 추구에의 지나친 몰입'에 대하여 "새로운 성(neosexuality)"이라는 용어를 사용하였다. 또한 환자들이 자신의 성적 욕구를 정서적 생존을 위한 필수적인 것으로 경험하고 있다는 사실을 치료자들이 공감하지 않으면 안된다고 강조하였다. 그녀의 시각으로는 변태라는 용어가 어떤 사람이 자신의 성적 각본에 참가하기를 주저하는 상대방에게 자신의 개인적 소망을 강요하거나, 아동 혹은 정신적으로 장애가 있는 성인 등 책임감이 없는 사람을 유혹하는 경우에 한하여 사용되어야 한다(McDougall 1995).

Stoller(1975, 1985)는 변태적 성행위의 정의를 축소할 것을 제안하였다. 변태를 "색정적(erotic) 형태의 증오"로 본 그는 자기 자신과 성적 상대방을 손상하고 파괴하고자 하는 소망과 잔인성이 변태적 행동인가 아닌가를 결정하는 중요한 인자라고 주장하였다. 이런 면에서 볼 때 환자의 의도가 성도착을 정의하는데 중요한 변수가 된다. 이러한 관점이 발전하면서 Stoller(1985)는 이 정의에 다른 면을 추가하였다. 정상적인 성적 흥분에도 약간의 적개심과 상처를 주고자 하는 소망이 들어 있음을 인정하지만 중요한 차이점은 친밀성이라고 결론지었다. 단지 성애적 행위가 다른 사람과 장시간 동안 정서적으로 친밀한 관계를 피하려는 의도로 사용될 때에만 변태적이라 할 수 있다는 것이다. 역으로, 안정된 친밀한 관계를 가지려는 의도로 사용되는 성적 행위의 경우에는 변태적이라고 할 수 없다.

성도착을 정의하는데 있어 무비판적인 태도를 취할 목적으로 DSM-5(American Psychiatric Association 2013)에서는 성도착(paraphilia)과 성도착 장애(paraphilic disorder)[1]를 구별하였다. 관습적이라고 할 수 없는 성적 행위들이 반드시 위해를 가하거나 고통을 유발하는 것은 아니다. 말하자면 이들이 자신이나 타인에게 개인적 위해나 고통을 유발할 때 비로소 성도착 장애라고 진단한다. 따라서 DSM-5는 임상적인 관심을 필요로 하는 성적인 행동과 어떤 면에서 단지 독특하거나 색다른 행동 사이의 차이를 인정한다. 정신역동적 정신의학의 전통은 연애, 동반자 관계, 성적인 선택 등 사람들이 자신의 삶에서 행하는, 서로 다른 선택들에 대해서는 판단을 유보한다. 치료자들은 이 환자들 특히 자신과 다른 성적 행동을 하는 환자들 각자의 관점이나 주관성의 차이를 존중해야 한다.

---

1) 혹자는 변태성욕장애로 번역하기도 하였으나 여기서는 '변태'라는 용어에 대한 선입견이 있음에 유의하여 성도착장애로 번역하였음. 다만 실재 내용에서는 paraphilia를 문맥에 따라서 성도착 혹은 성도착증을 혼용하여 사용하기로 함.

정신역동적 이해 Psychodynamic Understanding

성도착증의 원인은 대부분 신비에 가려진 채로 남아 있다. 성도착을 선택하고 성행위에 내재된 의미를 결정하는데는 심리적 문제가 중요한 역할을 하리라는 것이 명백하다. 정신분석적 이해를 통하여 변태적 심리의 어두운 구석들이 상당부분 밝혀져 왔다. 그러나 반드시 정신분석적 모델을 사용하여 결정적인 원인론을 확립하지 않고도 성도착의 의미를 알 수 있다는 사실을 겸허하게 받아 들여야 할 것이다(Person 1986).

성도착에 대한 전통적인 관점은 욕동이론에 깊게 뿌리를 박고 있다. Freud(1905 /1953)는 성도착이 본능과 대상이 어떻게 서로 나뉘어지고 있는지를 설명해 준다고 믿었고, "성적 본능은 대상으로부터 가장 먼저 독립되는 것 같다."고 하였다. 더욱이 Freud는 신경증과의 비교를 통해 성도착을 정의하였다. 억압된 변태적 공상들이 변형된 것이 바로 신경증의 증상이다. 그러나 성도착에서는 공상이 의식화되고 곧 바로 자아동조적 쾌락 행동으로 표현된다. 따라서 Freud는 신경증은 성도착의 반대되는 것이고, 신경증적 증상은 성적인 면이 박탈된 변태적 공상이라고 하였다. 전통적인 관점에서 볼 때 성도착은 영아적 형태의 성으로 퇴행되고 고착된 것이 성인기까지 지속되는 것이다(Fenichel 1945;Sachs 1986). 영아기 경험의 잔재들이 의식 안에 보존되며 전치의 과정을 통과하면서 모든 영아적 성의 전달자가 된다. 하나의 변태적 행위는 고착되고 제의화(祭儀化, ritualized)된 하나의 과정이 되는데 이 과정만이 생식기적 절정(genital orgasm)을 이룩하는 유일한 방법인 것이다. 전통적 가설(Fenichel 1945)에 의하면, 생식기의 접촉을 통한 성적 절정을 방해하는 결정적 요인은 거세불안이다. 따라서 변태는 거세를 거부하는 기능을 가지고 있다. 단, 성도착증 환자의 대부분은 남성이므로 이 가설은 남성에 입각하여 소개된 것이다.

Freud(1905/1953)는 변태가 여러 층으로 구성된 복합체라고 보았다. 예를 들면, 그는 동전의 앞뒷면이라 할 수 있는 관음증과 노출증에는 많은 무의식적 결정인자가 작용한다고 하였다. 임상적 작업을 통하여 그는 모든 능동적인 도착증에는 항상 수동적인 반대편이 있다는 사실을 관찰하였다. 또한 그의 가설에 의하면 가학증 환자는 피학증적 핵심을 가지고 있고, 관음증 환자의 경우는 무의식적으로는 노출증적 욕망 때문에 괴로워할 수 있다.

더 최근의 정신분석 연구자들은 욕동이론만으로는 임상적으로 나타나는 변태적 공상이나 행동의 많은 부분을 충분히 설명할 수 없으며 전체를 이해하기 위해서는 성도착에 연관된 여러 측면들을 고려하는 것이 중요하다고 결론지었다(McDougall 1980, 1986; Mitchell 1988). Stoller(1975, 1985)에 따르면, 성도착의 핵심은 아동기 외상을 성인기의 승리로 전환시키는 것이다. 환자들은 아동기에 부모가 모욕을 가한 것에 대하여 복수하겠다는 환상을 가지게 되며 그 복수의 방편으로 변태적 공상이나 행동을 하는 동안 상대방을 인간 이하로 전락시키거나 모욕을 주게 된다. Bergner(2002)는 성적으로 강박적인 행동을 하는 환자들에서 그들이 선호하는 전형적인 행동 계획들이 아동기의 치욕스러운 경험에서 출발한다는 것을 관찰하였다. 이 환자들을 성적으로 흥분시키는 환상은 자기 자신이 구제됨으로써 아동기의 모욕당함으로부터 회복하려는 시도로 꾸며진다. 불행하게도 이러한 행동 계획은 실제적 관계와 비교되었을 때 빛을 잃어 버리는, 불가능한 기초 위에 있는 것일 뿐이다. 그러므로 모욕을 넘어서 보려는 소망은 결코 채워지지 못한다.

도착적 성행위는 대상 관계로부터의 도피일 수도 있다(Mitchell 1988). 성도착증을 앓고 있는 많은 환자들은 어머니의 정신내적 표상으로부터 불완전하게 분리개별화하였다. 그 결과 그들은 독립된 인간이라는 정체성이 내적 혹은 외적 대상들과 융합되거나 그 대상들에 의하여 삼켜져 버릴 것이라는 위협을 계속 받고 있다고 느낀다. 이때 성적인 표현은 자신의 독립을 주장할 수 있는 수단이 될 수 있다. Stoller(1975, 1985)가 변태를 모욕 주기를 원하는 소망의 표현이라고 본 반면, Mitchell(1988)은 내적 모성상의 지배적인 영향에서 벗어나려는 것으로 이해하였다. 성도착증 환자가 성적 욕망을 행동화한 후 경험하는 안도감은 내부에서 자신을 제어하고 있는 어머니에 대한 승리의 느낌을 표현하는 것이다.

McDougall(1986)은 '새로운 성'에서의 또 다른 대상관계적 의미들에 주목하였다. 그녀는 성행위가 부모와의 동일시와 역동일시의 복잡한 기반으로부터 생겨난다고 하였다. 모든 아동은 부모의 무의식적인 성애적 욕망과 갈등에서 생겨난 무의식적인 심리적 드라마에 소속되어 있다. 그러므로 금지적 성격의 모든 새로운 성은 아동에게 내재화된 부모의 의도에 의하여 미리 짜여 있다. 따라서 McDougall의 관점에서 보면 일탈된 성행위가 부분적으로는 부모에 의하여 쓰여진 무의식적 드라마를 행동화함으로써, 환자 자신의 공격성으로부터 내재화된 대상들을 보호하는 역할을 담당한다.

Kohut(1971, 1977)는 변태의 역할에 대하여 자기심리학적 설명을 하였다. 변태적 성행위는 타인으로부터의 공감적 자기대상 반응이 없는 상태에서 자기 통합과 자기응집력(integrity and cohesiveness of the self)을 회복하려는 필사적인 시도라고 보았다. 포기나 분리의 위협을 받을 때 성행위나 성적 공상은 환자가 살아있고 건강하다고 느낄 수 있게 한다. 따라서 정신치료나 분석의 과정에서 나타나는 성도착 행위는 치료자로부터 공감을 얻는 데 실패한 것에 대한 하나의 반응일 수도 있으며 이렇게 해서 치료자와 환자 사이에 생겨났었던 자기-자기대상의 기반이 잠정적으로 붕괴된다(Miller 1985).

자기심리학자는 아니지만, McDougall(1986)은 많은 변태적 행동의 핵심에는 정체성이나 자기감 상실에 대한 심각한 두려움이 자리잡고 있다고 하였다. 어떤 성적 습관이나 성적 대상들(sexual practices or objects)은 환자가 내적 둔화감(sense of inner deadness)과 자기부조화에 대한 공포(fear of self-disintegration)를 치유하려고 사용하는 하나의 약물처럼 여겨진다. McDougall은 이 환자들에서 아동기에 모친상으로부터 분리되려고 노력하는 동안 과도기적 대상을 사용하지 못하게 하는 잘못된 내재화 과정이 있음을 관찰하였다.

Goldberg(1995)는 성도착에 대한 자기심리학적 전망을 넓혔다. 그는 자기 안에서 고통스러운 감정적 상태를 처리하고 경험하는데 있어 무능하다는 점과 연결되어 있는 구조적 결함을 수선하기 위한 시도가 바로 '성애화(sexualization)'라고 믿었다. 그는 또한 성도착을 인격 내에서 "진정한 나(real me)"의 부분과 부인된 부분(disavowed sector), 즉 변태적 행위를 시작하고 확장하기 위해서 나타난 부분과의 사이에 일어나는 수직적 분할(vertical split)에 연결시켰다. 그러나 Goldberg는 또한 성도착에 대한 정신역동적 주제들을 일반화하는 것은, 한 특별한 성애적 각본(sexualized scenario) 안에 다양한 역동이 존재할 수 있기 때문에 부당한 것이라고 강조한다.

Mitchell, McDougall, Kohut, 그리고 Goldberg 같은 연구자들은 변태를 단순한 성 자체보다는 자기와 대상 표상이라는 영역에서 더 폭 넓게 이해해 보려고 시도하였다. Ogden(1996)은 환자들이 심리적인 단절(deadness)을 피하기 위한 방편으로 성애적인 양태(樣態, mode)의 관계 확립을 시도한다고 주장하였다. 환자들은 자신들이 무력하거나 공허하지 않고 오히려 실제로 자신의 힘으로 흥분을 할 수 있을 정도로 살아 있다는 거짓 인상(false impression)을 주기 위하여 계획된, 드라마를 연기한다. Parsons(2000)는 변태적 행동이 타인들을 독립된 사람으로 인정하는 것이 불가능한 것에서 출발한다고 보았다. 환자는 다른 사람을 복합적이며 실재하는, 자신과는 다른 존재로 경험하는 것에 반대하는, 일종의 방어로서 변태의 행동계획에 참여한다. 변태라는 개념에는 타인과의 진정한 연결은 지나쳐 버리고, 하나의 친밀한 관계 속에서 자신과 타인을 진정으로 인식하지는 않은 채, 다만 그런 힘을 타인을 유혹하거나 지배하거나 혹은 착취하는데 사용해 버리는, 일종의 관계의 모드를 포함하고 있다. 많은 환자들이 아동기를 지내면서 친밀감을 위험한 것이나 치명적인 것으로 경험하고, 이를 피하기 위해서 자신들의 삶을 허비한다. 유치증(幼稚症, infantilism)이나 성인-소아증후군(adult baby syndrome)을 추구하는 환자들은 주위의 다른 사람들의 주관성(subjectivity)을 완전히 무시하고 그들이 어머니 비슷한 역할을 하도록 강제할 목적으로 영아처럼 옷을 입기도 하고 기저귀를 차며 마치 자신이 아이인양 행동한다(Pate와 Gabbard 2003).

전통적인 임상적 지식에 따르면 성도착은 여성에게는 거의 없다. 하지만 이 견해는 변태적 환상이 실제로 여성에도 흔하다는 최근의 경험적 연구와 임상적 관찰의 결과에 따라 변화하고 있다. 여성 도착증 환자를 연구한 Louise Kaplan(1991)은 남성 도착증의 경우 명백한 성적 측면이 나타나는 반면 여성은 아주 미묘한 역동을 나타내기 때문에 찾아내기 어렵다고 지적하였다. 여성 도착증에서 기원하는 성적 행동에는 이별, 포기, 상실 등의 무의식적 주제들이 연관된다. 예를 들어 과거 어렸을 때 성적 학대를 받았던 여성이 아이를 입양할 때는 남성에 대하여 복수를 하고 여성다움을 위안 받기 위하여 판에 박힌 듯이 지나치게 섹시한 아이를 입양하는 경우를 들 수 있겠다.

개개의 성도착증의 역동을 살펴보기 전에 사람에 따라 특이한 변태적 공상이나 행동을 보이는 이유가 아직 모호하다는 것을 잘 알고 있어야 한다. 또 여러 다른 성도착증이 한 환자에게서 동시에 존재할 수도 있다. 전통적인 시각은 변태적인 사람이 한가지 형태의 성적 각본(sexual scenario)에 고정되어 있다는 것이지만, 561명의 남성에서 성도착증의 평가와 치료를 시도한 한 연구에서는 성선환증을 제외한 대상군의 30%미만이 한가지 변태적 행위에 국한하고 있음이 발견되었다(Abel등 1988). 일부 환자들은 한가지 변태적 행동에서 다른 행동으로 옮기기도 한다. 40년간의 연구 결과를 모은 보고서에서 Lehne와 Money(2000)는 젊은 시절 변태적 의상도착 증상을 보였던 65세 남성을 보고하였다. 나이가 들어가면서 그는 소아애착 증상을 보였다가 마침내는 지속적인 유치증(prolonged infantilism)으로 옮겨갔다.

성도착증 환자들에게도 다양한 정신과적 진단과 다양한 수준의 인격형성이 가능할 것이다. 예를 들어 정신병 환자, 인격장애 환자 및 비교적 건강하거나 신경증적인 사람들에게서도 변태적 행위가 발견된다. 경계성 인격형성을 보이는 환자들에게서도 다양한 모습의 변태적 성행위가 흔하게 발견된다(Kernberg 1975). 타인에 대한 잔혹성을 보이는 성도착증은 때로 반사회성 인격장애 환자들에게서 나타난다. 따라서 변태적 성행위를 보이는 개개의 환자에 대하여 정신역동적으로 이해하기 위해서는 성도착이 환자의 성격구조와 어떻게 상호작용하는가를 전반적으로 이해하지 않으면 안된다. 예를 들면 신경증적 환자들은 성기의 능력을 촉진시키기 위하여 도착적 행동을 사용할 수 있고, 정신병적 경계에 있는 환자는 자기소멸의 느낌에 대항하기 위하여 똑같은 행동을 사용할 것이다(Person 1986).

노출증과 관음증 Exhibitionism and voyeurism[2)]

노출증 환자는 자신의 성기를 모르는 여성이나 소녀에게 공개적으로 노출시킴으로써 자신이 거세되지 않았다는 사실을 스스로 확인하려고 한다(Fenichel 1945; Freud 1905/1953). 환자는 자신의 충격적 행동에 대한 사람들의 반응을 보면서 거세불안을 극복하고 이성을 정

2) 각각 노출장애, 관음장애로 번역하기도 함.

복하였다는 느낌을 갖는다. Stoller(1985)는 노출증 행동이 전형적으로는 환자가 여성에 의하여 모욕당하였다고 느낀 상황이 있은 후 생겨나며 이때 환자는 모르는 여성에게 충격을 줌으로써 이 모욕감에 복수를 하는 것이라고 주장하였다. 게다가 성기노출은 환자에게 가치감(sense of worth)과 긍정적인 남성적 정체성을 회복하도록 해 준다. 이 환자들은 자신의 남성적임(sense of maleness)에 대하여 심각한 불안을 보이는 경우가 많다. Stoller(1985)는 거세불안만으로는 노출증적 행위의 동기를 완전하게 설명할 수 없다고 하였다. 그는 정체성이라는 측면에 가장 많은 위협이 가해지며, 이는 모욕을 당하면 핵심적 성별 정체성(core gender identity)[3]에 대한 위협, 즉 존재 불안(existence anxiety)이 야기되기 때문이라고 하였다. 노출증 환자는 가족 중 누구에게도 충격을 줄 수 없었기 때문에 터무니없는 방법으로 주의를 끌어 보려는 시도를 하지 않을 수 없게 되는 것이다(Mitchell 1988). 따라서 모든 노출증적 행위는 아동기의 외상적 상황을 역전시키려는 시도라고 할 수 있다.

노출증의 뒷면이라고 할 수 있는 관음증 역시 낯 모르는 여성의 사생활을 파괴하고 여성에 대하여 공격적이지만 한편으로는 비밀스러운 승리를 쟁취하려는 시도이다. Fenichel(1945)는 관음증적 경향이 아동기의 '최초의 장면(primal scene)[4]'에 대한 고착과 연관이 있다고 하였다. 이 시기에 아동은 부모의 성교장면을 목격하거나 엿듣게 된다. 이러한 초기의 외상적 경험이 아동의 거세불안을 촉발하고 성인이 되어서는 이렇게 수동적으로 경험된 외상을 능동적으로 극복하려는 시도로 되풀이하여 그 장면을 재연하는 것이다. Fenichel은 또한 들여다보는 행동에는 공격적인 요소가 있음을 언급하면서 이런 공격성이 직접 여성에게로 향하는 경우에 발생할 죄의식을 피하기 위하여 이를 전치함으로써 관음증적 행동이 발생한다고 하였다. 겉으로는 관음증적 행동의 경향을 보이지 않는 환자라 하더라도 들여다보는 것에 대한 호기심과 불안의 변형된 양상을 보이는 경우가 흔하다. 어떤 환자들은 자신의 호기심이 파괴적인 것이라고 해석되거나 금지된 무엇인가를 보게 될 것이라는 두려움 때문에 치료자의 진료실을 둘러보는 것조차 꺼리기도 한다. Mitchell(1988)은 노출증과 관음증이 모든 다른 성도착에도 전형적으로 존재하는 기본적 요소이며, 표면적이거나 깊이 있거나, 볼 수 있거나 비밀스럽거나, 혹은 사용하느냐 억제하느냐 하는 차이가 있을 뿐이라고 하였다.

---

3) 성 주체성 혹은 성 정체성이라는 번역도 있음.
4) 아동이 최초의 것으로 기억하는 중요한 장면.

가학증과 피학증 Sadism and masochism[5)]

성적 만족을 얻기 위하여 가학적 공상이나 행동을 필요로 하는 사람들은 신체적, 성적 학대의 희생물이었던 아동기의 장면을 역전시키고자 무의식적인 시도를 하는 것이다. 어린 시절 자신에게 일어났던 것을 타인에게 가함으로써 복수를 하는 동시에 아동기적 외상을 극복하였다는 느낌을 갖게 된다. Stoller(1991)는 신체에 구멍을 뚫는 행동을 하는 가학-피학 동호회에서 꽤 많은 비율의 구성원들이 아동기의 질병을 치료하기 위하여 계속 주사를 맞았던 경험이 있음을 발견하였다. 성적 쾌락을 얻기 위하여 모욕이나 고통을 받으려고 하는 피학증 환자들은 아동기의 학대의 경험을 반복하고 있는 것이다. Fenichel(1945)은 피학증 환자들은 거세를 당하는 대신 희생물이 됨으로써 덜 가혹한 불행을 받아들이는 것이라고 생각하였다. 이 환자들은 가학증적 소망에 대한 갈등 때문에 처벌을 받는 것이라고 생각될 수도 있다. 때로는 학대에 순종함으로써 분리불안에 대하여 방어하기도 한다. 이들은 가학-피학증적 관계가 대상관계의 유일한 형태이며 학대를 받는 관계나마 갖는 것이 아무 관계도 갖지 않는 것보다 낫다고 확신하는 경우가 많다.

가학증과 피학증은 양쪽 성별 모두에서 동일하게 나타나는 유일한 성도착(Person 1986)이라는 점에서 매우 독특하다. 피학증은 대개 여성에게서 나타나기는 하지만 경한 형태의 가학적 혹은 피학적 공상은 거의 모든 사람에게서 발견된다. 남성 동성애자와 여성 매춘부에 대한 보고는 피학적 성행위가 남성에서 더 자주 나타날 수도 있음을 시사하고 있다. 용어의 기원이 된 19세기 오스트리아의 시인 Sacher-Masoch는 사실은 남성 피학증 환자이었다. 모든 성적 흥분은 사실은 공격적 소망과 연루된다(Stoller 1985). 성욕 억제 때문에 정신치료나 정신분석을 찾는 환자들은 때로 타인과의 성적 관계를 방해하는 가학적 공상이 존재함을 표현하곤 한다.

대상관계 측면에서 보면, 대상이 억제적이고 냉담한 경우 이 대상에 대응하는 자기표상에 대한 저항을 극복하기 위해서는 엄청난 노력을 필요로 하는, 하나의 특수한 내적 대상관계로부터 가학증이 발생한다고 본다(Mitchell 1988). 또 피학증 환자는 단지 모욕을 당할 때에만 그 대상이 자기와 반응한다는 식의 내적 대상관계를 갖는다.

자기심리학의 견지에서 피학적 행위는 생동감과 자기응집력(aliveness and self-cohesion)을 회복하려는 필사적인 노력이다. 겉으로는 자기파괴적이지만 환자는 이 피학증을 자기회복(self-restoration)을 위한 것으로 경험할 것이다. Stolorow들(1988)은 자기를 때려달라고 반

5) 성적 가학장애, 성적 피학장애로 번역하기도 함.

복해서 치료자에게 요구하는 19세의 심하게 혼란된 환자의 치료경험을 보고하였다. 왜 그렇게 원하느냐는 치료자의 계속된 질문에 환자는 "신체적 고통이 영혼의 죽음보다 낫다."고 대답하였다. 이 환자는 타인에 의한 신체적 고통이나 학대가 없으면 자신은 존재하지 않으며 다른 누구와도 관계를 가질 수 없다고 느꼈다. 피학증 환자들은 때때로 부모의 요구를 충족시키는 방향으로 자신의 전 인생을 구성한다. 그 결과 부모에 대한 봉사를 통하여 희생되어 버림으로써 그들 자신의 내적 감정경험은 과거의 것이 되며 쓸모 없는 것이 되어버린다.

인터넷의 영향이 확산되면서 자신들을 "BDSM(bondage/discipline/domination/ submission/sadism/masochism)"이라고 부르는 환자들이나 커플들의 사회적 조직화가 활발히 일어나게 되었다. 이들을 통칭하는 머리글자 "BDSM"은 가학증이나 피학증에 더하여 커플 맺음의 양상(forms of coupling)으로 감금/징계(bondage/discipline)나 지배/복종(domination/submission)을 추가하고 있다. 어떤 환자들은 묶이거나 갇히는 것을 선호하고 다른 이들은 처벌 받기를 적극적으로 원한다. 때로는 고통을 참는 것이 관계를 유지하는 한 방편이 되고 있다. 어떤 커플들에서는 복종하는 편에서 기꺼이 모든 권력을 지배자인 상대방에게 넘겨 줌으로써 삶의 모든 영역들에서 해야 할 모든 것들을 다 하였다고 인정받고자 한다. 이런 측면에서 보면 고통은 단순히 그 자체만으로 중요한 목표가 되는 것이 아니다. 예를 들면 이들의 공식 기구에서는 상대자를 혼자 버려두지 않는다든지, 행동이 지나치면 즉시 중단하기 위하여 분명한 의사소통을 하는 등, 안전하면서도 의견의 일치를 본 행위 규범이 정해진다. 이처럼 합의에 의해서 성립된 커플들의 행위에 참가하는 대부분은 정신과 치료를 찾지 않는다. 만약 이들이 커플치료를 찾기만 한다면 이들은 서로간에 합의하였던 가학-피학적 행위는 완전히 무시하고 그와는 다른 관계의 문제들에 초점을 맞출 수 있을 것이다. BDSM 환자들과 함께 치료작업을 진행했던 14명의 치료자들과 부분적으로 구조화된 면담을 시행한 한 연구(Lawrence와 Love-Crowell 2008)에서 BDSM이 치료의 중심 주제가 되었던 경우는 드물었음을 알게 되었다. 무비판적인 이해, 그리고 이런 태도가 환자들에게 전달되도록 하기 위해서는 이들의 문화를 이해하는 능력이 자신들에게 매우 중요하다는 것을, 연구 대상자가 된 치료자들은 강조하였다. 환자들이 자신들의 행위를 변화시키도록 권하는 시도는 치료동맹을 깨뜨릴 수 있고 결국에는 치료를 끝내게 할 수도 있다 이런 상황에 있는 환자들은 DSM-5에 명기된 바와 같이 성도착 장애 보다는 성도착의 범주에 있는 것이 분명하다.

여성물건애 Fetishism[6)]

여성물건애 환자들은 성적 흥분을 얻기 위하여 여성의 속옷이나 구두 등 물건이나 성기가 아닌 다른 신체부분을 사용한다. Freud는 처음으로 여성물건애에 대하여 기술하면서 이는 거세불안으로부터 생긴다고 하였다. 성적 감정을 불러일으키는 주물(呪物, fetish)로 선택된 대상물은 상징적으로 여성의 남근을 뜻하며 이러한 전치 현상은 여성물건애 환자들이 거세불안을 극복하도록 돕는다. 남성이 여성의 성기에 대하여 알게 되면 성기를 잃어버리고 여성처럼 되어 버릴 것이라는 불안이 증가된다는 가정을 한 Freud는 무의식적인 상징화로 여성물건애가 비교적 많다는 사실을 설명할 수 있다고 생각하였다. 그는 자아의 분할이라는 개념을 발전시키기 위하여 이 가설을 다시 사용하였다(1940/1964). 즉 여성물건애 환자의 심리에는 거세에 대한 부인과 인정(denial and affirmation)이라는 두 개의 모순되는 사고가 함께 존재하는데, 주물은 두 가지 모두를 상징하고 있다.

Greenacre(1970, 1979)도 여성물건애를 이해하는데 중심이 되는 것은 거세불안이라고 보았지만, 그 근원은 더 이전인 생식기 이전 단계에 장애가 있다고 하였다. 즉 생후 첫 몇 달 동안의 만성적인 외상적 상호작용이 여성물건애를 생기게 하는데 작용할 수 있다. 어머니-영아 관계에 심각한 문제가 생겨 영아는 어머니에 의한 혹은 과도기적 대상에 의한 위안을 받을 수 없게 된다. 그렇게 되면 아동은 신체적으로 이상이 없음을 경험하기 위하여 "마음이 든든할 수 있도록 굳건하고 완고하며 변치 않는, 또 지속적이라고 믿을 수 있는" 무엇인가를, 즉 주물을 필요로 하게 된다. 이러한 생식기 전 단계의 장애는 후에 남아나 남성 성인이 성기를 보전할 것을 걱정을 하게 될 때 다시 활성화된다. 결국 Greenacre는 주물이 과도기적 대상의 하나로 작용한다고 보았다.

Kohut(1977) 역시 이와 유사한 시각으로 보았으나 자기심리학적 용어를 사용하였다. 그는 아동기에 요구에 응하지 못하였던 어머니를 외상으로 경험한 남성 환자에 대하여 기술하였다. 환자는 자신의 요구에 응하지 않은 자기대상의 대용물로서 속내의를 주물로 사용하였다. 어머니에 대해서는 무조감이 있었던 반면, 환자는 인간이 아닌 자기대상 대용물에 대해서는 전적인 통제를 유지할 수 있을 것이다. 따라서 여성물건애적 대상에 대한 강렬한 성적 요구가 존재한다는 것은 실제로는 자기감의 상실에 대한 극심한 불안을 반영하는 것이다(Mitchell 1988).

여성물건애에 대한 더욱 최근의 저작은, 외부의 대상에 불가사의한 힘을 가지고 있다는 마술적 의미와 환상을 부여함으로써 그것을 통해서 불안을 제어하려는 시도가 여성물건애인 것

6) 절편음란증(節片淫亂症)으로 번역하기도 함.

이라고 그 개념을 확장하였다(Nersessian 1998). 여성물건애는 무생물적 대상을 넘어서서 확대되어 왔으며, 남성뿐만 아니라 여성에도 있는 것으로 생각되고 있다. 현대적 시각은 여성물건애를 특정한 발달단계와 관련 있는 불안에 연결 지으려는 시도보다는 오히려 불안을 극복하기 위하여 외부적 대상을 필요로 하는 자아의 요구에 더 초점을 맞춘다. 전향적인 장기적 연구에서 Massie와 Szajnberg(1997)는 신체절단물 기호증(amputee fetishism)[7]을 보이는 30세 남성 증례를 보고하였다. 그는 5~6세 경부터 이미 성적 주물을 사용하기 시작하였던 것을 기억해 내었다. 개인 발달에 관한 정보, 갓난 아이 때 부모와 찍은 연구기록(research record) 안의 영상자료들, 개인 병력에 관한 환자의 기억들을 통해서 여성물건애의 발달에 대하여 복합적이면서 동시에 빛을 던져주는 하나의 시각이 제공되었다. 어머니, 아버지 모두와 비정상적으로 강력하게 성적인 흥분을 야기하는 관계, 강한 정신생리적인 흥분의 경향, 스스로를 안정시키는데 있어서의 어려움, 양쪽 부모가 자녀의 심리적 생활에 대하여 지나치게 자극하거나 고도로 예민하게 주의를 기울인 것, 아동의 생후 세 번째 해에 10주 동안 아버지와 떨어져 있었던 경험 등의 요인들은 분명하게 이 질병의 발생에 작용하였다. 아버지와의 이별이라는 실제적인 외상은 분리불안에의 취약성에 기여하는 것으로 나타났다. 절단물에 대한 공상 등 특정한 형태의 주물은 다리에 석고를 감았던 양육자와 연관될 수 있었다. 소년은 석고붕대가 벗겨질까 봐 늘 불안해 했었다. Massie와 Szajnberg는 이 경우의 여성물건애가 일종의 외상후성 정신내적 놀이(intrapsychic posttraumatic play)와 연결될 것이라고 추정하였다.

소아애착증 Pedophilia

성도착장애 중 소아애착증은 치료자에게 치욕감과 경멸스러운 감정을 가장 많이 일으킨다. 환자는 성적 욕망을 채우기 위하여 죄 없는 어린 아이를 회복될 수 없을 정도로 손상시킨다. 소아애착장애(pedophilic disorder)의 DSM-5 진단기준은 전형적으로는 13세 미만의 사춘기 이전 아동과의 성관계에 대한 지속적인 성적 환상이나 욕망을 가져야 한다고 명기하고 있다. 소아애착장애라고 확진 하기 위해서는 환자가 적어도 18세 이상이어야 하고 희생자보다 적어도 5살은 많아야 한다. 아동을 성적으로 학대하는 사람들이 모두가 반드시 소아애착장애의 DSM-5 기준에 맞는 것도 아니고, 아동에 대한 성적 관심을 가진 모든 환자들이 다 성적 아동학대를 저지르는 것도 아니다(Murphy들 2014).

환자들을 치료할 때 몇 가지 개념적 혹은 정신역동적 가설이 공감과 이해를 할 수 있도록 도

7) fetishism을 여성물건애라고 번역하였지만, amputee fetishim에 대해서는 문장의 흐름을 위하여 '신체절단물 기호증(身體切斷物 嗜好症)'이라고 번역하였음.

움을 준다. 전통적 관점(Fenichel 1945; Freud 1905/1953)에서 보면 소아애착증은 아동을 자신의 아동기적 반사상(mirror image)으로 간주하는 자기애적 대상선택을 보인다. 또한 환자들은 아동이 성인 상대자보다 덜 저항하고 불안도 덜 일으키기 때문에 성적 대상물로 삼는 무력하고 허약한 사람들이다.

임상 현장에서는 많은 소아애착증 환자들이 심각한 인격장애를 동시에 앓고 있는 것이 발견된다. 감옥에 갇힌 소아애착증 환자들에 대한 연구(Raymond들 1999)에서는 이들의 60%가 하나의 인격장애를 앓고 있었고, 그 중에 20%는 자기애성 인격장애를, 그리고 22.5%는 반사회성 인격장애를 가지고 있었다. 사춘기 전 단계 아동과의 성행위는 환자의 약한 자존심을 치켜 올려 줄 것이다. 또 많은 환자가 아동과 함께 생활할 수 있는 직업을 선택하는데 이는 환자를 이상화시키는 아동의 반응이 그의 긍정적 자존심을 유지하는데 도움이 되기 때문이다. 반대로 환자 역시 아동을 이상화하고 따라서 이들과의 성행위는 이상적 대상과 융합하고 아동기의 이상화된 자기를 회복한다는 무의식적 공상을 동반한다. 나이를 먹고 죽어간다는 불안도 아동과의 성행위를 통하여 극복될 수 있다.

소아애착증적 행위가 심한 반사회성 양상을 보이는 자기애성 인격장애나 반사회성 인격장애 구조의 한 부분으로 일어나면 이때의 무의식적 결정인자는 가학증의 역동과 밀접한 연관을 갖게 된다. 즉, 아동을 성적으로 정복하는 것이 복수의 수단이 된다. 환자들은 어린 시절 자신이 실제로 성적 학대의 희생자이었던 경우가 많고, 정복감이나 승리감은 자기 스스로가 희생자에 대하여 능동적으로 계속 학대를 함으로써 아동기의 수동적 외상을 변형시켰다는 것을 의미할 것이다.

정복욕이나 공격성은 자기 자녀나 양자와의 근친상간적 관계에 성행위를 한정하는 소아애착증 환자의 두드러진 특징이라 할 수 있다. 환자는 아내로부터 사랑을 받지 못하고 있다고 느끼는 경우가 많고, 따라서 자신을 희생자로 묘사함으로써 아동들에게서 보호 반응을 불러 일으킨다(Ganzarain과 Buchele 1990). 그러나 박해 받았다는 자기 표현의 이면에는 성적 상대방을 제어하고 정복하려는 의도가 숨어 있다. 이렇게 근친상간을 저지르는 아버지는 여성에게 적개심을 가지고 있고 또한 자신의 성기를 여성에게 복수를 하는 무기로 생각하는 경우가 많다. 혹자는 강력한 분노심이 발기를 일으킨다고도 하였다(Ganzarain과 Buchele 1990).

소아애착증 환자들은 이들이 고착되어 있는가 아니면 퇴행되어 있는가에 따라 구별된다(Groth와 Birnbaum 1979; McConaghy 1998). 고착성 환자(fixed pedophile)들은 사춘기 때부터 아동들에게 성적으로 매력을 느끼는 반면, 퇴행성 환자(regressed pedophile)들은 성인기까지는 아동들에게 성적인 매력을 갖지 않는다. 고착성 환자들은 일반적으로 소년들에 대하여 성적 공격을 행하며, 퇴행성 환자들은 소녀들을 그 대상으로 하는 경우가 고착성 환자들에 비하여 더 잦다. 소녀들을 공격하는 환자들의 경우에는 근친상간적 관계의 한 부분으로서 가정에서 이루어지는 것이 전형적이며 이 경우 희생자는 매우 적은 수로 제한되는 것이 보통이다. 성욕의 대상으로 소년들을 선택하는 고착성 소아애착증 환자들의 경우는 희생자들이 많은 편으로 주로 다른 가정의 소년들을 그 희생자로 삼는다. 퇴행성 소아애착증 환자들이 성인 여성들에게도 끌리기 때문에 주로 소년들을 대상으로 하는 고착성 환자들에 비하여 예후가 훨씬 더 좋다.

소아애착증 환자를 위한 종합적 치료계획은 반드시 동반질환을 염두에 두고 세워야 한다. 아동 성추행자들은 심한 정신병리를 보이는 경우가 많다(Ahlmeyer들 2003). 광범위한 동반 질환에 더하여, 소아애착증적 공격자들은 대뇌에서 성 발달에 중요한 부위의 구조적 손상을 가지는 것이 밝혀졌다. 우측 편도 근처에 있는 구조물들의 용적감소가 일어난 것이 아마도 소아애착증의 발생과 관련이 있을 것이며 이것이 치료를 특별히 어렵게 만드는 것으로 생각된다(Schiltz들 2007).

의상도착증 Transvestism[8)]

의상도착증에서는 남성 환자가 성적 흥분을 일으켜 이성과의 성관계나 자위행위를 하기 위하여 여성 의상을 입는다. 의상도착증 환자들은 아무런 위해나 강요를 하지 않기 때문에 성도착 장애를 앓는 것으로 간주되지 않으며 따라서 반드시 치료를 필요로 하는 것도 아니다. 환자는 남성 의상을 입었을 때는 남성적 태도를 취하지만 여성의 의상을 입으면 여성적이 된다. 의상도착에 대한 전통적인 정신분석적 이해는 남근을 가진 어머니를 중심으로 한다. 분명하게 본 적은 없지만 어머니가 남성 성기를 가지고 있는 것으로 상상함으로써 남아는 자신의 거세불안을 극복한다. 따라서 의상도착 행위는 남근을 가진 어머니와의 동일시로 생각된다(Fenichel 1945).

더 원시적인 수준에서 어린 남아는 분리불안을 면하기 위하여 어머니를 동일시한다. 자신과 어머니가 서로 다른 성기를 가지고 있다는 사실을 알게 되면 어머니와 자신이 다른 사람이기 때문에 어머니를 잃을지도 모른다는 불안이 야기될 것이다. 의상도착증 환자에 대한 임상적인 연구를 통하여 보면 대개의 환자들은 의상도착증적 행동을 할 때 정신적으로 모성적 대상과 어느 정도의 융합을 경험한다. 이렇게 해서 환자는 내적 어머니의 존재를 상실할 위험이 없다고 스스로 안심하게 된다. 이런 남성들은 언제나 이성지향적(heterosexual)이며(Person

8) 복장도착장애로 번역하기도 함.

1986), 대부분이 다른 영역에서는 잘 적응한다. 여성의 의상을 입는 남성 188명에 대한 연구(Brown들 1996)에서는, 성적 기능, 인격, 그리고 감정적인 고통 등에 대한 조사에서 의상도착증 환자들을 보통 남성들과 구별할 수 없었다. 이 환자들이 정신과 치료를 찾는 경우는 드물다. 의상도착증 환자들이 대체로 자신이 이성지향적이고 남성임을 주장하지만 이들 중 일부는 중년기에 들어서면서 진료실을 방문하여 자신이 성전환증이 되었음을 깨닫게 되었다고 하는 경우도 있다. 이 환자들은 외과적 성전환수술을 요하는 진짜 성전환증 환자라고 생각되지는 않는다. 왜냐하면 실제로는 성전환증과 의상도착증이 동반이환되는 일은 극히 드물기 때문이다(Bower 2001).

치료적 고찰 Treatment Considerations

성도착증 환자들을 치료한다는 것은 지극히 어려운 일이다. 이들은 수년 동안 자신의 문제에 대하여 교묘한 성적 해결방법을 발달시켜 왔으며 이를 포기하는 것에는 거의 관심이 없다(McDougall 1986). 왜 이들이 대단한 쾌락을 주는 일을 주저하겠는가? 대부분 변태는 자아동조적이며 단지 이들이 증상으로 인하여 고통을 당하는 경우에만 예외일 것이다.

많은 성도착증 환자들이 강압에 의해 치료를 받게 된다. 의상도착증의 경우는 부부위기가 발생하여 이혼의 위협 때문에 치료를 받게 될 수도 있다. 관음증, 노출증, 특히 소아애착증의 경우는 집행유예 상태에서 치료가 위임되거나 구금 대신 치료를 받게 하는 등 사법적 강제조치가 취해지기도 한다. 공판이 연기되는 경우 법정에서 잘 보이게 하거나 검사에게 고소를 취하하도록 영향을 행사할 목적으로 치료를 받게 하는 수도 있다. 따라서 모든 성도착증에서 사법적인 상황을 명확히 하는 것이 첫 번째 일이다. 치료자는 법정에서의 처리 후로 치료를 연기할 것인지를 결정할 수 있다. 법적인 모든 문제들이 해결된 후에도 치료를 계속하고자 하는 환자의 경우는 예후가 좋을 것이다(Reid 1989).

이 환자들의 치료에 있어 또 하나 중요한 장애물은 역전이 반응이다. Freud 이래로 많은 사람들이 주장한 것처럼 치료자가 진정으로 무의식적인 변태적 소망과 싸운다면, 치료자 자신의 변태적 충동에 반응하는 것과 똑같이 성도착 환자에게 반응할 것이라고 가정해 보는 것은 당연한 일이라고 할 수 있다. 우리는 혐오와 불안 그리고 모욕감에 휩싸이게 된다. 우리 자신의 자연적인 충동은 도덕심을 불러일으키고, 꾸짖으며, 알아듣게 설명하고 이러한 성도착을 없애기 위하여 할 수 있는 모든 것을 하는 등 어떤 형태로든 처벌을 하려고 한다. 또 우리 자신이 이러한 충동을 스스로 조심스럽게 제어하고 있을 때 어떤 사람이 이러한 충동을 마음껏 사용한다면 우리는 공포심을 느끼고 위축될 것이다. 하지만 우리 환자들의 성 행동에 대해서 상세한 것까지 듣고 있으면 우리 역시 관음증적 쾌감을 느낄 수도 있다(Fagan들 2005). 또 다른 역전이 경향은 인생의 다른 면에 대하여 대화를 함으로써 성도착에 대한 논의를 회피하려는 환자의 의도에 공모하는 것이다. 치료자들은 성적 병리 전반에 대한 논의를 회피함으로써 자신의 혐오감이나 모욕감을 회피할 수 있다. 어떤 환자들 특히 소아애착증 환자에게는 강한 역전이적 증오 때문에 자신이 효과적일 수 없다고 느끼는 치료자가 있다. 이러한 경우에는 다른 치료자에게 환자를 의뢰하는 것이 최선책이다.

성도착증 환자의 치료가 어려운 또 다른 이유는 이 질환들과 함께 나타나는 다른 정신병리에 있다. 성범죄로 유죄판결을 받은 113명의 남성을 대상으로 한 연구(Dunsieth들 2004)에서 이들의 85%가 물질사용장애에, 56%는 반사회성 인격장애의 진단기준에 부합하였다. 변태적 공상이나 행동이 충분히 변화되기도 어렵지만, 환자의 상태가 경계성, 자기애성 혹은 반사회성 성격병리와 동반될 경우에는 그 예후가 훨씬 더 나쁘다.

성도착증의 치료, 특히 소아애착증 환자나 범죄를 저지른 환자들의 치료가 진실로 효과적인가 그렇지 않은가 하는 점은 여전히 논란이 많은 문제이다(Hall 1995; Marshall과 Pithers 1994; McConaghy 1998; Prentky들 1997; Rice들 1991). 몇몇 유망한 연구가 있기는 하지만 추적조사에서 사용된 결과측정도구(outcome measure)들의 타당도가 크게 문제가 된다. 체포기록을 조사하여 상습범들을 활용하면 가능할 수도 있을 것이다. 하지만 예를 들어 소아애착증 환자들에 대한 24시간 관찰이 불가능하기 때문에 연구자들은 이들이 아동들을 괴롭히고자 하는 충동을 계속해서 행동으로 옮기는지 어떤지에 대해서 확신하지 못한다.

성도착증 환자들에 대한 치료 효과에 대한 많은 연구들이 성범죄자들을 대상으로 이루어져 왔다(Fagan들 2005). 그러나 대부분의 성범죄가 성도착증의 표현인 것은 아니다. 더욱이 대부분의 성도착증 환자들은 병에 걸린 사람이라는 측면에서 관심을 일으키는 것이지, 형사범죄로서의 성범죄와 직접 연관 짓지는 않는다. 따라서 성도착증에 대한 경험적 연구에 참가한 인구 집단 자체가 정확한 대상에서 다소 벗어나 있었던 것이고 이들을 대상으로 성도착증에 걸린 사람들에 대해서 어떤 치료가 효과적일 것인가를 결정하는 것은 대단히 어려운 일일 것이다. 그러므로 우리는 어떤 특정한 정신치료가 어떤 하나의 성도착증에, 혹은 모든 형태의 성도착증에 대해서 독특한 효과를 가지고 있다고 말할 수 있는 시점에 아직 와 있지 않다(Fagan들 2005). Murphy들(2014)은 다음과 같이 주장한다.

> 지난 수백년에 걸쳐 행해진 치료들을 조사해 보았을 때 한가지 공통된 주제가 있다면, 그것은 어떤 단일한 접근법 혹은 단독으로 행해진 일련의 치료방법들보다도 여러 가지 치료들을 연합한 치료법이 더 효과가 높았다는 것이다. 어느 한 사람에게는 잘 듣는 치료법이라도 다른 사람에게

는 전혀 듣지 않을 수도 있다.

대부분의 치료프로그램들은 해당 환자에게 개인적으로 맞추어진 연합치료 모형을 내용으로 한다. 대다수의 성범죄자들에게 재발예방과 인지행동치료를 내용으로 하는 연합요법을 하기는 하지만, 치료 순응도에 문제가 있고 정확한 추적자료의 수집이 어렵기 때문에 그 효과가 어떻다고 말하기는 극히 어렵다고 전문가들은 밝히고 있다. 몇 가지 성도착증에 대하여 정신분석이나 정신치료를 한 문헌들이 있다(Fogel과 Myers 1991; Goldberg 1995; Kaplan 1991; McDougall 1980, 1986, 1995; Person 1986; Rosen 1964, 1979; Stoller 1985). 일반적으로 치료목적은, 1) 환자들이 부인하지 않도록 돕고 자신들에 의한 희생자들과 공감할 수 있도록 돕는다, 2) 왜곡된 성적 흥분을 찾아내어 치료한다, 3) 사회적 결함들과 불충분한 대처기술들을 찾아낸다, 4) 인지적 왜곡들을 다루어준다, 그리고 5) 환자가 유혹을 느끼기 쉬운 상황을 회피하게 하는 등 총체적 재발방지 계획(comprehensive relapse prevention plan)을 발전시킨다는 등이다.

많은 성도착증에 대한, 특히 성범죄가 일어난 상황에서의 현대적 치료는 테스토스테론을 낮추는 약물투여와 함께 정신치료를 병행해서 하는 것이다. 테스토스테론을 낮추는 2가지 주된 약물은 antiangrogen제제와 gonadotropin-releasing hormone partial agonist이다(Fedoroff 2010). 이 약물들이 성적 충동을 낮추는데는 다소 효과가 있을 수 있겠지만, 문제가 되는 부작용들을 가지고 있고 그래서 논란의 여지가 있다. 성범죄자들이 약을 잘 먹을지 확신을 하기도 어려울뿐더러 이 약들이 근저에 있는 심리적 문제들에까지 도움을 주지는 않을 것이다. 이 약들이 테스토스테론 수준을 낮추는데는 효과적이라고 할지라도, 상당수의 범죄자들은 정상적이 아닌 성적 환상과 행동을 계속할 것이다. 가장 많이 쓰이는 약물로는 cyproterone acetate, Depo-Provera, Depo-Lupron, triptorelin(Berlin들 1995; Rosler와 Witztum 1998) 등이 있다. 하지만 이들 중 몇은 정자 생산을 감소시키고, 당부하에서 인슐린과다혈증 반응을 나타내며, 체중을 증가시키고, 유방결절이 생기거나 혈전/색전증 현상이 발생하고, 혹은 부신 억제가 일어나는 등 심각한 부작용을 야기할 수 있다. 또한 liver cell carcinoma의 위험성도 높이는 것으로 보고되고 있다(Briken들 2001). 결과적으로 더 순한 약제들인 SSRI나 luteinizing hormone-releasing hormone 효현제 등이 사용되기도 한다.

정신치료 Psychotherapeutic Treatments

표현적 측면을 강조하는 표현-지지적 개인정신치료가 좋은 치료 방법이 되기도 하지만 치료자의 기대는 정도를 넘지 않아야 한다. 많은 환자들이 대상관계나 자아기능의 측면에서 상당한 이득을 얻기는 하지만 근원적인 도착적 경향은 거의 변화되지 않는다. 일반적으로 더 높은 수준의 성격형성을 보이는 환자의 예후는 경계성 수준의 성격형성을 가진 환자에 비하여 더 좋다(Person 1986).

또한 심리적인 역량을 갖추고 있거나 어느 정도 동기를 가지고 있고, 증상 때문에 괴로워하거나 증상의 원인을 궁금해하는 환자는 그렇지 않은 환자에 비하여 예후가 더 좋다.

이 환자들이 역동적 정신치료를 받을 때는 몇 가지 전형적인 문제들이 발생한다. 그 중 하나는 환자가 성도착 자체에 초점을 맞추기를 원하는 경우는 매우 드물며 자신에게는 더 이상 아무런 문제가 없다고 주장하는 경우가 많다는 점이다. 정신치료자라면 누구나 성도착에 연관되어 있는 질환을 치료하려고 할 것이지만 틀림없이 처음부터 강한 부정과 대면하게 될 것이다. 도착적 행동을 환자의 인격 기능의 중심부분과 일치시키고 이러한 작업을 평생을 통하여 지속시켜 나가는 것이 치료적 임무의 하나이다. 환자 인격의 수직 분할은, 비슷하지만 전혀 다른 별개의 전이 현상들을 일으킬 수 있다. 각각의 전이는 변태적 행위에의 결탁을 포함한, 각각에 상응하는 역전이들을 일으킬 것이다. 치료자는, 변태적 행위가 환자의 감정적 생존을 위하여 필수적인 것임을 인정하면서 동시에 이해되고 감소되어야 하는 것으로 보아야 한다고 Goldberg(1995)는 강조한다. 이런 측면에서 전이의 수직 분할이 그에 상응하는 치료자의 분할된 반응을 초래한다고 그는 지적하고 있다.

정신치료 중 자주 만나게 되는 또 다른 어려움은 도착적 행위를 대할 때 처벌하려는 자세를 피해야 한다는 것이다. 미국 어떤 주의 법률은 정신과 치료를 받는 동안 환자의 소아애착증 행동이 드러나면 비밀서약을 깨도록 요구하기도 한다. 법적, 윤리적인 면을 떠나서도 도착적 행위는 치료자에게 몹시 불쾌한 반응을 일으키기 쉽다. 때때로 예민한 환자는 치료자가 처벌하려는 태도를 갖지 않으려고 애쓰는 것을 알아차리기도 한다. 교활한 환자는 치료의 초점을 성도착 증상에 두는 치료자를 가혹하고 잔인하다고 비난함으로써 역전이를 벗어나려는 치료자의 노력을 이용할 수도 있다. 또한 증상에 대한 논의를 피하기 위하여 스스로 부끄럽고 당황되며 창피스러운 느낌을 갖는 척하기도 한다.

증상을 이해하기 위한 치료동맹을 형성함에 있어서 환자가 일차적인 저항을 극복할 수만 있다면, 환자나 치료자 모두 증상의 무의식적 의미와 환자의 인격 안에서의 증상의 기능을 찾아나가는 것이 가능해 질 수 있다. 대부분의 성도착증 환자는 자신도 모르는 사이에 대상관계의 상황 안에서 스스로를 드러낸다. 많은 환자들은 자신의 공상이나 행위를 전적으로 심리적이 아닌 것으로 경험하며, 따라서 증상의 필요성을 증가시킨, 증상과 감정상태 사이, 그리고 증상과 생활사건 사이의 관련성을 잘 알지 못하고 있다. 따라서 치료자는 이러한 관련성을 설명하기 위하여 많은 노력을 해야 한다.

S군은 22세의 대학생으로 대학 구내에서 여학생에게 성기를 노출하였다가 붙잡혀 입원하게 되었다. 그는 여학생 기숙사의 주차장에서 성기를 드러낸 채 자기 차 안에 앉아 있었다. 걸어오던 여학생 중 몇몇이 차 안을 들여다보고는 놀라게 되었고 그것은 그를 흥분시켰다. S군은 단기간 입원 중 정신치료를 받기로 동의하였으나 썩 마음 내켜 하지는 않았다. 그는 구속되어 입원하게 된 것이 몹시 당황되고 우울하기까지 하며 그래서 다시는 노출을 하지 않을 것이라고 말하였다. 그는 치료시간 내내 자존심의 손상이나 학업의 어려움 같은 다른 문제들에 대해서만 말하였다.

치료자는 이러한 부정(denial)에 직면하여 입원하였다고 해서 노출증 문제가 쉽게 사라지지는 않는다는 것을 S에게 설명하였다. 퇴원 후 S는 노출증적 충동과 끊임없이 투쟁해야 했고 때로는 실패할 때도 있었다. 치료자는 그가 이런 충동을 보고할 때마다 그 충동과 행동을 일으킨 유발인자가 무엇이었는지를 회상해 보도록 하였다. 이전의 사건이나 감정에 대한 기억을 더듬는 동안 S군은 몹시 당황해 하는 듯이 보였다. 자신을 노출하고자 하는 바람은 그 자신의 정체성과 일치하는 것이어서 그는 그것이 감정적 혹은 관계적인 측면으로부터 발전해온 것이라고는 생각하지 못하였다.

노출증상이 있은 후의 한 치료시간에서 같은 반 여학생이 그의 데이트 신청을 거절한 직후에 노출증상이 발생하였음을 치료자가 지적하였다. S군은 여성들이 자신을 거절할 때 좌절감과 모욕감을 느낀다는 것을 알게 되었고, 이때 자신을 노출한다는 것이 분노와 복수의 표현일 수 있다는 가능성을 이해하게 되었다. 그는 연정을 느끼는 대상 여성에게서 좌절과 거부를 당할 때면 항상 노출증적 충동이 증가한다는 것에 주목하기 시작하였다. S는 치료자의 도움을 받아 여성에 대한 자신의 분노가 2살 때 하루 종일 밖에서 일하는 어머니에 대한 깊은 원한과 관련이 있을 것이라고 생각할 수 있게 되었다.

치료가 여성과의 관계의 민감한 부분을 다루기 시작할 때 환자는 갑자기 치료를 중단하였다. 그러나 몇 년 후 S는 치료자에게 노출하려는 충동을 이길 수 있는 방법을 발견했다는 내용의 편지를 썼다. 아직도 이따금씩 노출증적 경향이 자신을 괴롭히기는 하지만 그는 여성을 사랑하는 법을 스스로에게 가르치면서 그 충동을 제어해 나갔다. 젊은 여성과의 긍정적 관계를 통하여 어떤 여성들은 실제로 그에게 관심을 가진다는 사실을 발견하였다. 그는 자신을 향한 여성들의 느낌을 스스로 왜곡시켰던 자신을 바라보게 도와준 치료자에게 감사하고 있었다. 단지 남성이라는

> 이유만으로 여성들이 그를 자동적으로 싫어하는 것이 아니라는 사실을 알게 되었을 때 여성의 주위에 있는 것을 덜 두려워하게 되었고 노출증적 행동을 통하여 복수한다는 충동을 덜 느끼게 되었다.

부부치료가 성도착의 성공적 치료에 중요한 경우도 있다. 부부간의 위기는 환자로 하여금 우선적으로 치료를 받도록 한다. 부부치료는 한 쌍의 부부에게 도착적 행동이 어떻게 성적인 어려움과 감정적인 곤란으로 나타나는지를 알 수 있게 해 준다. 이 치료로 아내의 부당한 죄의식이나 책임감을 덜어주고 그 대신 아내가 이 질병의 원인이 아니라 해결방편의 일부라는 느낌을 갖게 해 준다(Kentsmith와 Eaton 1978). 또한 부부 부조화(marital discord)를 밝혀냄으로써 성도착증이 결혼에 있어서의 다른 더 많은 문제들을 도외시하게 하는 한 방편(a container or "scapegoat")이 된다는 것을 알 수 있을 것이다(Reid 1989). 그러므로 치료자들은 잘 반응하지 않는 성도착의 경우 환자의 배우자를 보조치료자로 활용할 필요가 있다. 예를 들면 많은 치료 방법을 사용해서도 반응을 보이지 않던 한 노출증 환자는 그의 아내가 그가 가고자 하는 모든 곳에 자동차로 데려다 준다는 데에 동의하였을 때 증상을 제어할 수 있었다고 한다. 의상도착증의 경우 치료의 주된 초점은 환자의 의상도착적 행위가 변하기 어려운 것임을 환자의 배우자가 받아들이고, 남편이 여성의 의상을 입을 필요가 있다는 사실을 더 잘 참아낼 수 있게 되도록 돕는 것이다.

근친상간의 환경에서 일어나는 소아애착증의 경우 가족치료가 전체 치료계획의 중요한 부분이 된다. 환자의 어머니들은 부녀 혹은 부자간의 성관계의 충분한 증거들에 눈을 감아 버림으로써 근친상간적 타협에 동참한다. 어머니 자신이 부모나 형제들을 돌보는 데 너무 바빠서 아동기에 필요한 양육을 받아보지 못하고, 부모화(父母化)된 아이(parentified child)로 자라나는 일이 많다(Gelinas 1986). 이런 어머니들은 계속 누군가를 돌보고자 하려는 성격 때문에 매우 의존적인 남성과 결혼하는 경향이 있다. 그런 가정에서 자란 어머니는 만성적으로 무시당했다는 느낌을 가지고 있기 때문에 아이들을 키우는 것에 대하여 매우 양가적이 되는 경향이 있고, 이들의 아이들이 어른이 되면 패배감에 젖어 결국 남편을 무시하게 된다. 이렇게 부부 관계가 더욱 소원하게 되면 아버지는 아이 중 하나, 대개는 큰 딸에게로 가서 보호를 받게 되는데 이 딸이 바로 제 2세대의 부모화된 아동이 되는 것이다. 큰 딸은 어머니를 대신하여 책임감을 느끼게 되고, 이 책임이 부분적으로는 아버지를 성적으로 만족시키는 것도 포함할 경우 자신의 요구나 권리는 무시하게 된다. 그녀는 타인의 요구를 만족시키기 위하여 존재한다. 사실 근친상간 증례에 대한 가족치료를 통하여 피해자가 가해자를 보호하고 그에 대한 충절을 지키려고 하는 모습을 볼 때가 종종 있다. 가족치료를 효과적으로 수행하기 위해서는 이러한 정신역동에 주의를 기울여야 한다. 가해자에 대한 피해자의 충절을 이해하고 존중해야 한다. 또한 성적인 면이나 성도착 자체보다는 관계형성을 유지하고 감정적 연관성을 유지하려는 아버지의 소망에 초점을 두는 것도 도움이 될 것이다(Gelinas 1986). 근친상간의 피해자는 종종 '가족들로부터 받은 유일한 온정은 아버지로부터'라고 보고한다. 치료자는 어머니로부터의 정서적 자원의 감소, 즉 보살핌을 받지 못한 것을 공감할 수 있어야 하고 그 어머니의 자아 능력을 보강해 주어야 한다. 치료자가 악한 사람을 징벌하는 쪽으로 노력한다면 강한 저항에 부딪힐 것이다. 즉, 가족구성원들은 가족체계 내에 존재하는 균형 잡힌 평형을 이해하지 못하는 외부 공격자를 막아내기 위하여 방어벽을 칠 것이다.

성도착증 환자를 효과적으로 치료하는 또 다른 방법은 역동적 집단정신치료이다. 관음증이나 노출증 환자는 집단치료에 잘 반응한다. 6개월에서 36개월의 추적조사를 한 연구(Rosen 1964)에서, 24명의 환자 중 21명이 회복되거나 호전되었다. 소아애착증 환자 등 성폭력자들을 대상으로 하여 법에 의하여 강제로 수행된 외래 집단치료 역시 만족할만한 결과를 나타내었다(Ganzarain과 Buchele 1990; Rappeport 1974). 이 환자들의 집단에서는 마치 물질남용과 알코올중독증 환자들의 균질 집단이 자기-파괴적 행동으로의 변화를 참아내도록 집단적으로 압력을 가하는 것처럼, 환자의 문제에 친숙한 다른 성폭력자들로부터의 지지와 직면을 사용하였다. Ganzarain과 Buchele(1990)는 기질적 뇌증후군, 정신병, 물질남용, 반사회성 인격장애 및 배타적 성도착증 등과 연관되어 극심하게 손상된 소아애착증들의 경우를 제외함으로써 표현적 집단정신치료에 잘 반응하는 소아애착증 소집단(아군, 亞群)을 가려낼 수 있었다. 비록 이 환자들이 자신은 책임이 없다고 주장하면서 다른 사람들에게 비난의 화살을 돌리는 경우가 있기는 하여도, 많은 환자들이 무의식적인 죄의식과 그들의 행위가 발각된 것에 대한 심한 창피감과 모욕감으로 괴로워한다. 그러나 이러한 감정은 정신치료적인 조사작업에 대한 저항으로도 받아들여진다. 또한 법적으로 지시된 것이기 때문에 환자들은 집단치료자를 법정과 관련되어 있는 요원으로 생각하고 형기를 치른다는 자세를 취하게 된다. 반사회성 성향이 적고 무의식적 죄의식을 보다 많이 가진 환자들은 집단치료과정을 통하여 여성에 대한 증오가 사랑 받고자 하는 소망에서 기인하였다는 것을 이해할 수 있게 된다. 이를 통하여 환자들은 성적 충동을 더 잘 제어하게 되고 대상관계 능력이 전반적으로 향상된다.

입원 치료 Hospital Treatment

입원 치료를 받게 되는 성도착증 환자들은 대개는 소아애착증 환자이며 적은 수의 노출증 환자가 이에 속하는데, 이들은 외래치료만으로는 자신의 행동을 제어하지 못하는 환자들이다.

이미 언급된 많은 형태의 역전이 문제가 입원치료에서도 발생한다. 성도착증이라는 것을 환자들이 부인함에 따라 치료자도 다른 문제에 초점을 맞춤으로써 환자들과 공모하게 된다. 한 노출증 환자가 잠옷 아래 발기된 성기를 노출한 채 병원복도에 앉아 있는 일이 자주 있었다고 하자. 그러나 환자의 이런 모습을 보는 것에 대한 두려움이 바로 역전이의 한 형태라는 것을 치료자가 지적하기 전까지는 간호사 중 어느 누구도 이러한 행동을 보고하지 않았다. 간호사가 병실순회를 할 때 이 환자는 옷을 모두 벗고 서있는 일이 자주 있었으며 그때 그는 깜짝 놀라면서 간호사에게 화를 내었다. 주치의는 이러한 그의 행동을 병동회의에 상정하였고, 환자는 주치의가 둔감하고 잔인하게도 대중 앞에서 그를 당황하게 한다고 비난하면서 동료들의 지지를 호소하였다.

일반적으로 성도착증 환자들은 자신의 문제를 병동회의나 집단모임에서 논의하는 것에 반대한다. 그러나 치료회의에서 성적인 문제를 피하자는 요청에 치료자들이 동의한다면 입원 치료의 동기가 된 성도착의 문제를 취급하지 않고 입원기간을 보내려는 환자의 경향에 치료자마저 동조하는 것이 된다. 많은 소아애착증 환자들은 특별히 타인에게 호감을 주는 경우가 있어 다른 환자들에게 매력적으로 보임으로써 직면을 회피한다.

T씨는 41세의 교사로 수년간 여러 차례에 걸쳐 소아애착증적 성행위를 행하였다. 치료자가 병동모임에서 자신이 아이들을 괴롭혔던 것을 이야기하라고 요구하였을 때 T도 동의하였다. 하지만 그의 이야기는 다른 어느 누구로부터도 전혀 아무런 부정적 반응(feedback)을 받지 않았다. T는 그가 아이들을 사랑하며 나라의 장래에 대하여 걱정한다고 하면서 말을 시작하였다. 그는 두 딸에 대한 사랑을 장시간 장황하게 늘어놓았고 그의 입원이 그들에게 어떤 영향을 미치게 될 지 걱정된다고 하였다. 그는 아동들과의 성행위는 인정하였으나 온화하게 들리도록 노력하였다. 그는 아이들에게 성행위를 강요한 적은 없었다고 설명하면서 실제로는 아이들이 그와의 신체접촉을 즐거워하였다고 주장하였다. 그는 껴안거나 쓰다듬었다고 표현하였으며 이러한 행동은 언제나 사랑스러운 친구관계에서 행하여졌다고 주장하였다. 그가 옛날 얘기 같은 변명을 끝마쳤을 때 다른 환자들은 몹시 동정적이 되었다. 모임의 책임을 맡은 정신과의사는 T씨의 행동에 충격을 받거나 논박을 할 사람이 있느냐고 물었을 때 모든 환자들이 그렇지 않다고 대답하였다.

입원한 소아애착증 환자는 다른 환자들만큼 환자집단으로부터 효과적인 되먹임(feedback)을 받지 못한다. 또 반사회성 인격 성향이 강한 환자는 성도착적 행위가 입원 중 다루어지지 않도록 하기 위하여 거짓말을 하게 된다. 한 환자는 6주간 입원해 있으면서 부당하게 비난 받은 것이라고 계속해서 주장하였다. 퇴원 날 그 환자는 의사에게 자신이 실제로 한 아이를 괴롭혔으나 이를 인정하고 싶지 않았노라고 웃으면서 고백하였다. 이 환자가 병원을 떠났을 때 의사는 환자의 상태를 호전시키지 못한 것에 대하여 좌절감과 무력감을 느끼게 되었다.

또 다른 소아애착증 환자들은 요구되는 것을 잘 수행함으로써 치료에 협조하고 있다는 것을 치료진에게 확신시키기도 한다. 이들은 정신치료에서 자신의 충동과 소망의 근원에 대하여 통찰을 얻은 듯 보이지만 실제로는 스스로 변화되는 것에 아무런 흥미도 없다. 그들은 자신이 자주 윤간(輪姦)의 대상이 되는 감옥보다 훨씬 낫기 때문에 소위 입원 치료라는 놀이를 즐기고 있는 것이다. 입원기간 중 모범환자이었던 한 소아애착증 환자가 퇴원을 앞두고 자신의 소아애착증적 충동이 완전히 제어되었노라고 하였다. 더 이상 아동들로 인하여 흥분되지 않는다고까지 하였다. 퇴원 후 중간치료소(halfway house)로 이송되고서도 그는 소아애착증적 소망으로 인하여 고통 받지 않고 있다고 계속 보고하였다. 그러나 경찰이 두건의 아동학대를 문제 삼아 그에게 구속영장을 발부하였을 때 착각은 깨어지고 말았다. 치료를 지속하는 동안 이런 식으로 치료진을 속이는 일은 이들에게는 몹시 빈번하다. 따라서 일부 소아애착증 환자들은 집단대면기법(group confrontational approaches) 등 성적 가해자들을 위한 특별 프로그램을 갖춘 교정기관(correctional facility)에서 더 호전될 수도 있다.

성기능장애
Sexual Dysfunctions[9]

DSM-5의 다른 부문들과는 달리 성기능장애는 분류상 많은 중요한 변화가 있었다. 성기능장애는 성욕-흥분-절정-해소(desire-excitement-orgasm-resolution) 등 선형 성반응(linear sexual response)을 기본으로 설정된 것이었는데, 이후의 연구 결과 실제로 성반응은 매우 다양하고 더욱이 전혀 선형이 아니었다는 것이 밝혀졌다.

그 결과 DSM-5는 용어를 바꾸고 성기능장애를 성별에 따라 구분하였다. 여성에서는 성욕장애(sexual desire disorder)와 성적 흥분장애(sexual arousal disorder)를 구별하지 않고, 오히려 이들을 여성 성적 관심/흥분장애(sexual interest/arousal disorder)로 통합하였다. 그렇지만 새로운 진단 개념에 대한 연구는 거의 없어서 치료자들이 바로 참고로 하기는 불가능하다.

다른 중요한 변화는 모든 성기능장애가 더 상세한 심각성 기준과 함께, 대략 최소한 6개월

9) 성기능부전으로 번역하기도 함.

이상의 기간을 요한다는 것이다. 이 기간조건에 유일한 예외는 물질로 인한 성문제의 경우이다. 성교통(dyspareunia)과 질경련(vaginismus)은 더 이상 별개의 진단이 아니다. 이들은 성기-골반 통증/삽입 장애(genito-pelvic pain/penetration disorder)로 통합되었다. 마지막으로 성 혐오장애(sexual aversion disorder)는 삭제되었다. 새로운 분류체계는 성기능의 감소의 문제에 초점을 맞추고 있다(표 11-1).

대중매체들이 '성중독(sex addiction)'에 대한 논의를 제안하였지만, 진단범주로 포함시키는 것을 지지하는 충분한 자료가 없기 때문에 과다 성 장애(hypersexual disorder)가 제안되기는 하였으나 선택되지는 않았다(Balon과 Clayton 2014). 더욱이 정상적 성행위를 정의한 기준도 없고, 얼마나 많은 성행위를 병적이 아닌 것으로 받아들일 것인가 하는 면에서 도덕적으로 다루거나 자칫 개인적 기준에 의해 판단을 하게 되는 위험성이 있다.

표 11-1. DSM-5의 성기능장애에 속하는 질환들

지연 사정 Delayed ejaculation[10)]
발기 장애 Erectile disorder
여성 절정감 장애 Female orgasmic disorder[11)]
여성 성적 관심/흥분 장애 Female sexual interest/arousal disorder
성기-골반 통증/삽입 장애 Genito-pelvic pain/penetration disorder
남성 성욕 저하 장애 Male hypoactive sexual desire disorder[12)]
조기 사정 Premature (early) ejaculation
물질/약물 유발 성기능장애 Substance/medication-induced sexual dysfunction
달리 명시된 성기능장애 Other specified sexual dysfunction
명시되지 않은 성기능장애 Unspecific sexual dysfunction

거의 대부분 Masters와 Johnson(1970) 부부의 기초적 작업에 근간을 둔 행동요법이 오랫동안 성기능장애의 치료를 주도해 왔다. 이 치료법에 대한 초기의 열광이 잠잠해진 후, 다소 냉정한 연구 결과들이 보고 되었다(Kilmann들 1986; O'Connor와 Stern 1972). 성치료자들은 치료를 받기 위하여 온 커플의 동기, 이들의 결혼관계의 상태, 독특한 성적 증상들이 행동치료의 효과에 큰 영향을 미친다는 것을 인식하게 되었다(Lansky와 Davenport 1975). 예를 들어서, 욕망기(desire phase)의 문제로 인해서 성치료에 저항을 보이는 경우가 종종 있다.

---

10) 사정지연이라는 번역도 있음.
11) Orgasm에 대해서 극치감이라는 번역도 있으나, 여기서는 절정감으로 통일하여 사용함.
12) 남성 성욕 감퇴 장애로 번역하기도 함.

Helen Singer Kaplan(1974, 1979, 1986)은 행동요법에 역동적 접근을 병행한 연합치료모형을 고안하였다.

최근에는 비아그라(Viagra, sildenafil citrate) 등 발기장애를 위한 약물이 개발되어 성치료 임상에 극적인 변화가 일어났다. 이 영역의 주요 의학잡지들에 대한 최근 조사(Winton 2001)에서는 성기능장애 영역의 초점이 이미 남성 발기장애로 옮겨졌다고 보고되었다. 이 문제를 가진 많은 남성들이 약물로 쉽게 치료되고 있다. 아울러 성욕 저하나 절정감 장애를 가진 여성들의 치료에 지속형 bupropion 처방이 관심을 끌고 있다(Modell들 2000; Segraves들 2001).

일부 전문가들은 성기능장애의 치료가 약물치료 위주로 행해짐으로써 성의학적 도움은 쓸모 없게 되어버리지 않을까 걱정하고 있다(Rowland 2007). 어떤 전문가들은 인간의 성이 정신의학에서 점차로 포기되어 마침내는 성에 대한 개인력 조사도 하지 않게 되어 간다고 지적하였다(Balon 2007). 하지만 여러 문제점들이 이처럼 한정된 접근방식으로 인해서 발생하고, 여러 가지 약물에 의해서 부작용들이 발생한다는 점 때문에 성기능장애에 대해 생물-심리-사회적 전망을 하지 않으면 안된다. 사실 일부 전문가들은 정신치료가 전보다 더 필요해졌다고 보고 있다(Althof 2007). 미국 성인들의 성과 건강에 대한 한 조사 보고가 New England Journal of Medicine에 실림으로써 많은 주의를 끌었다(Lindau들 2007). 여기서는 남성이든 여성이든 반 정도가 한번 이상 성가신 혹은 당황스러운 성문제가 있었으나 이런 문제로 의사와 상의하는 일은 흔하지 않다고 보고하였다. 대부분의 성기능장애가 여러 가지 요인에 의해서 발생하기 때문에, 이를 이해하고 치료하는데 생물-심리-사회적인 관점이 요구된다는 의견이 많아지고 있다(Balon과 Clayton 2014).

치료자들은 초기 면담에서의 주된 호소가 성 문제일 경우 이 자체는 단지 빙산의 일각일 뿐이라는 것을 이미 오래 전부터 알고 있었다. 발기장애를 치료하는 약물이 출현한 이후 그 동안 성관계가 드물었음에도 불구하고 다소간에 안정된 평형 상태를 이루어 왔던 부부들에게서 다양한 부부문제들이 야기되었다. 많은 부부들이 발기장애에 의해서 가려져 왔던 친밀감 문제의 성격을 명확히 하기 위하여 그들의 부부관계를 제조정해야 한다는 사실을 알게 되었다. 일부 남성들은 발기를 하고 이를 유지하는 능력에 대해서 더 이상 불안해 하지 않아도 되었기 때문에 급기야는 혼외 관계를 갖기 시작하였다. 텔레비전이나 대중 잡지에서 유명인들이 보증한 탓에 발기장애 치료약물들은 개방적으로 논의할 수 있는 주제가 되었다. 그에 따라 대단위 연구도 가능할 수 있게 된 것이다. 하지만 발기 장애에 대한 수치심과 당황함 때문에, 남성들에게 발기 문제가 발생하고부터 치료를 찾기까지는 여전히 거의 3년이라는 시간이 필요하다(Moore들 2003). 증상과 관련하여 신체적 원인이 있는지의 여부에 불문하고, 많은 남성들이 성관계를 실패하였을 때 자존심에 심각한 손상을 받는 것으로 느낀다. 그러므로 설혹 특정 약물이 사용될 수 있는 상황에서도 개인과 부부를 함께 치료하는 소위 결합치료(conjoint therapy)는 여전히 필요하다. 나아가 성기능장애를 위해 현재 시판되고 있는 약물들에 반응을 보이지 않는 많은 남성, 혹은 여성이 있는 것은 분명하다.

정신역동적 이해 Psychodynamic Understanding

단기 성치료는 절정감을 얻는데는 문제가 있지만 그 이상 심각한 정신병리는 보이지 않는 환자나 부부를 치료하는데 가장 저렴하고도 효과적인 치료법이라 할 수 있다. 성욕과 흥분에 관련되는 질환들은 더 깊은 정신병리적 요인과 관련되기 때문에 단기 성치료에 좋은 반응을 보이지 않는 경향이 있다(Kaplan 1986; Reid 1989). 여기서는 이런 영역에서의 문제들에 논의의 초점이 맞추어질 것이다.

아무런 성적 욕망도 느끼지 못하는 남성 혹은 여성 환자나, 성욕은 있지만 발기가 되지 않는 남성 환자를 정신역동적으로 이해하기 위해서는 먼저 증상이 어떤 상황에서 나왔는지를 주의 깊게 이해하려는 노력으로부터 시작한다. 환자가 친밀한 관계를 유지할 수 있다면, 치료자는 성욕이나 흥분의 문제가 한 사람의 상대에게만 특이한 것인지 아니면 모든 상대에게 전반적으로 그런 것인지를 결정해야 한다. 일차적으로 정신내적인 어려움이 있어 모든 상대와의 관계에서 문제를 나타내는 경우와는 반대로, 부부에게만 특이하게 나타나는 성적 곤란의 경우는 그 부부 한 쌍에 관계된 대인관계적 역동의 측면에서 이해되어야 한다. 그러나 다른 모든 심리적 증상들처럼 성욕의 문제도 다중적으로 결정된다는 것을 치료자들은 기억해야 한다.

1999년 전국적 확률표본(Laumann들 1999)을 통하여 현재에도, 그리고 과거에도 관계의 문제가 있었던 경우 성기능장애의 가능성이 높다는 것이 밝혀졌다. 사실 이 연구에서는 여성에게서 나타나는 모든 영역의 성기능장애들이 불행함과 낮은 감정적 및 신체적 만족감과 강한 연관이 있었다. 여성 흥분장애(arousal disorder)는 성인-아동 성접촉(adult-child contact) 이나 강제적인 성접촉 등을 통한 성적 학대와 의미있는 관련이 있었다. 더 최근의 연구에서는 질경련(vaginismus)도 높은 비율의 성적 학대나, 성적 자기개념의 긍정적 시각 부족과 연관이 있었다(Reissing들 2003). 성인-아동 성접촉에 의한 남성 희생자들은 발기장애를 경험하는 비율이 희생자가 아닌 사람들에 비해서 3배 높았다. 성인-아동 성접촉의 남성 희생자는 아동기 외상이 없었던 대조군과의 비교에서 조기사정과 낮은 성욕을 경험하는 확율이 두 배가 되었다. 연구자들은 남성과 여성 모두에서 외상적 성행동이 성기능에 오래 지속되는 심각한 효과를 야기하였음을 강조하였다.

Levine(1988)은 적절한 욕망과 흥분을 통합시키기 위해 작용하는 성적 욕망의 세 가지 다른 요인들, 즉 욕동(drive), 소망(wish), 그리고 동기(motive)를 구분하였다. 욕동은 생물학적 뿌리를 가지고 있고 신체적 요인들, 즉 호르몬 값, 의학적 질병 유무 및 투약 유무 등에 의하여 영향을 받는다. 소망은 의식적, 인지적 혹은 관념적 요인들과 연결되어 있다. 예를 들면 정상적인 욕동이 있는 경우에라도 종교적 금지나 HIV 감염에 대한 공포 때문에 성관계를 바라지 않는 경우도 있다. 동기는 무의식적인 대상관계적 필요성과 긴밀한 연관이 있고 치료개입의 초점이 되는 부분이기도 하다.

치료자는 이 세 가지 요인들을 모두 평가해야 하며 왜 이들이 하나로 통합되지 못하는지 이해하려고 시도해야 한다. 여러 가지 이유로 환자의 동기형성이 방해를 받을 것이다. 결혼을 했다면 어느 한쪽이 혼외 성교를 하는 일도 있고 단순하게 배우자에게 관심이 없어지는 경우도 있다. 혹은 어느 한쪽이 성관계를 전혀 문제삼지 않는 배우자에 대하여 만성적으로 원망이나 분노의 감정을 느끼는 경우도 있을 것이다. 아마도 부부간에 성 이외의 관계에서 일어나는 문제들이 성적 욕망억제(ISD, inhibited sexual desire)의 가장 흔한 원인일 것이다. 상대자의 전이왜곡 역시 동기형성을 방해하는 중요한 역할을 할 것이다. 성치료나 부부치료를 받고자 하는 부부에서 서로를 마치 이성의 부모인 것처럼 무의식적으로 생각하는 경우도 많다. 이때 무의식적으로는 성관계가 근친상간으로 경험될 것이며 따라서 서로 성관계를 피함으로써 이 금기에 관련된 불안을 처리하려 할 것이다. Simpson(1985)은 처방된 성치료를 연습하는데 저항을 보이는 한 부인의 치료증례를 보고하였다. 저항이 드러났을 때 그 부인은 자기 내부의 무언가가 남편의 성치료의 실패를 바라는 것 같다고 치료자에게 얘기하였다. 그녀는 남편이 적절한 성기능을 다시 회복하게 되면 아버지처럼 여색을 밝히는 '오입장이(womanizer)'가 되지 않을까 하는 두려움을 표현하였다. 남편에 대한 이러한 전이 왜곡이 성치료의 성공을 저해하는 요인이 되었던 것이다. 치료나 분석의 상황에서는 환자 혼자서 치료를 받으러 왔다고 하더라도 이들은 잠재적 성 상대자에 대하여 전이와 유사한 애착을 경험하고 이것이 동기장애를 일으킬 수 있는 것이다.

25세의 미혼인 U씨는 전문직업인으로 일이나 연애를 하는데 여러 가지 문제가 있어 정신분석을 받게 되었다. 성욕에 있어서 욕동은 전혀 문제가 없었고, 강한 성적 긴장감을 해소하기 위하여 하루에도 여러 차례 자위행위를 하였다. 소망 역시 정상이었다. 적절한 여성과의 성관계를 원하였고 그에 대한 공상을 하였다. 그러나 동기는 결여된 듯이 보였다. 여성에게 매료될 때마다 보이는 특징적인 행동 양식으로 이것을 알 수 있었다. 그는 분석에서 여성에 대하여 이야기할 때마다 현재 그가 갈구하는 대상을 마침내는 잃게 될 것이라고 확신하게 된다고 하며 눈물을 글썽거렸다. 상실에 대한 예견이 강렬한 애도감정을 일으키고 결국 절대로 여성들과 관계를 맺지 않겠다고 결정하게 되면서 혼자 틀어박혀 자위행위를 하는 것으로 대신하게 되었던 것이다.

U씨가 이렇게 예기상실감(豫期喪失感, feelings of anticipatory loss)을 경험할 때마다 분석가는 유사한 감정을 일으켰던 과거의 사건이나 경험을 연상시키려고 노력하였다. 상당기간의 분석작업이 진행된 후, 환자는 마침내 그 감정의 의미를 알게 되었다. 5살이 되던 해 아버지는 전쟁 때문에 1년 동안 돌아오지 않았다. U씨는 가장이 되어 어머니의 사랑에 대한 최대의 정적(情敵)이 없는 상태에서 어머니에게 특별한 존재가 되었다고 느끼게 되었다. 어떤 때는 어머니와 함께 침대에서 잠을 자기도 하였다. 그러나 아버지가 돌아 왔을 때 U씨는 어머니와의 특별하고 절친하였던 관계를 상실한다는 엄청난 고통을 당하게 되었다.

이 시기에 대한 기억을 하게 되면서 환자는 성적 관계를 찾으려고 하지 않는 자신의 동기를 이해하게 되었다. 한 여성에게 열중하게 되자마자 그는 어머니에 대한 전이적 애착을 형성하기 시작하는 것이다. 무의식적 수준에서 그 여성을 어머니로 재경험함으로써 어머니가 자신을 버리고 아버지에게로 돌아선 것처럼 그 여성 역시 다른 남성 때문에 자기를 버릴 것이라고 환자는 확신하였다. U는 슬픔에 다시 맞서는 것이 두려웠고 따라서 성관계를 회피하게 되었던 것이다. 이렇게 병식을 갖게 되자 이제는 상당히 심각한 거세불안에 직면하게 되었다. 그는 성관계를 하는 동안 성기에 손상을 당하게 되지나 않을까 몹시 걱정한다는 것을 알게 되었다. 이런 걱정은 결국 그가 어머니의 침대에서 아버지의 자리를 차지했던 것에 대해 보복 당할 것을 두려워하는 것과 관련이 있었다.

성적 흥분과 성욕을 갖는 능력은 우리 자신의 내적 대상관계와 밀접하게 연관을 맺고 있음이 명백하다. Scharff(1988)는 Fairbairn의 발달이론(1952)에 기초하여 성욕억제에 관한 대상관계 모델을 발달시켰다(제 2장 참조). Fairbairn은 두 개의 "악한 대상" 체계("bad object"systems)가 있으며, 그 하나는 리비도적 자아와 대상(libidinal ego and object)이며, 또 하나는 반리비도적 자아와 대상(antilibidinal ego and object)이라고 가정하였다. 리비도적 자아와 대상 체계 안에서는 자아가 욕망을 일깨우는 대상을 갈망하고, 반리비도적 자아와 대상 체계 안에서 자아는 공격하고 유기하며 무관심한 대상을 향하여 증오와 분노를 느낀다. 거부하며 반리비도적인 대상은 흥분시키는 리비도적 대상을 제거하려고 시도한다. 이렇게 해서, Scharff의 모델에서는, 반리비도적 체계가 리비도적 체계로부터 비롯된 성적 흥분을 방해한다.

이같은 초심리학적인 추상적 개념형성은 전형적인 하나의 관계 발달을 검증함으로써 더욱 쉽게 이해될 수 있다. 리비도적인, 흥분을 요구하는 대상 체계가 활성화됨으로써 각각의 개인들은 서로에게 끌리게 된다. 상호간의 투사적 동일시를 통하여 서로를 흥분시키는 대상으로 인식한다. 이상화된 익애(溺愛)상태(idealized "in love" state)를 유지하기 위하여 반리비도적인, 거부적인 대상을 억제하지 않으면 안된다. 하지만 이 관계의 찬란함과 신선함이 점차로 적어짐에 따라, 특히 절실한 필요성이 불가피하게 좌절되었을 때는 억제되었던 대상 관계가 표면으로 떠오르기 시작한다. 이 시점에서 반리비도적 체계의 거부하는 대상이 상대자에게 투사되어 상대자가 자신에게 피해를 입히고 자신을 유기하려는 것으로 인식함에 의해서 성적 흥분은 손상을 받게 된다.

Scharff의 모델에서 치료자들은 서로 다른 세 가지 영역의 내적, 외적 대상관계에 따라서 성욕의 장애 정도를 평가해야 한다. 즉, 1) 부부의 현재의 결혼관계에 있어서의 외부적인 현실들, 2) 각각의 내적 대상 세계와, 그것이 성적인 친밀감을 갖는 능력에 어떻게 영향을 주고 있는가 하는 것, 그리고 3) 자녀들, 노부모와 다른 요인들을 포함한 현재의 가족체계와 그것이 성욕에 영향을 미치는 방식 등이 그것들이다. 성욕은 결혼 그 자체의 성장 단계에 의해서 가장 크게 영향을 받는다고 Scharff는 주장하였다.

심한 정신적 장애를 보이는 환자들, 특히 조현병과 심각한 경계성 양상을 보이는 환자는 생식기의 융합(genital fusion)이 나타나서 자신의 유약한 자아를 제압하기를 기대할 수도 있다. 이들을 ISD(inhibited sexual desire)로 이끄는 동기가 되는 인자는 제 9장에서 논의된 원시적 불안상태, 즉 붕괴불안, 피해불안 및 상대방과의 융합에 대한 공포 등과 관련이 있다. 따라서 성관계를 중단하는 것이 자아의 통합을 지키는 방어책이 될 수 있다. 아울러 특정한 정신역동적 주제들이 절정감의 경험에 관련되어 있는 경우가 있다. 절정감의 경험이 경계성 또는 정신병적 수준의 환자에게는 극도로 당황스러운 경험이 될 수 있는 것이다(Abraham 2002). 따라서 성기능장애 환자들을 총체적으로 이해하기 위해서는, 또는 이들을 위한 치료 계획을 세우기 위해서는 이런 측면들이 반드시 고려되어야 한다.

치료적 고찰 Treatment Considerations

성기능장애를 평가하는 치료자는 단기행동치료, 부부(커플)치료, 정신분석이나 표현-지지 정신치료, 약물치료, 혹은 연합요법 중 어느 것을 처방할 것인가를 결정해야 한다. 때로는 최상의 이득을 얻기 위해서 이러한 치료법들의 병행이 필요할 수 있다. 한 부부에서 성행위 실행의 변화가 일어났을 때 이것이 미치는 영향이 실로 크기 때문에 이런 경우 정신치료의 도움이 필요하게 된다. 비아그라 등 발기장애 치료약은 부부관계의 균형을 깨뜨릴 가능성이 있어서 더 많은 주의를 해야 하며, 또한 bupropion을 처방 받는 여성 환자들 역시 때로는 거의 제어할 수 없다고 느낄 정도로 강력한 성적 욕망에 휩싸이게 되는데(Bartlik들 1999), 이 경우도 정신치료적 작업이 필요하다. 한 남성 환자가 자신의 발기장애가 평생 지속되어 왔다고 자신의 병력을 보고한다면 이 경우에는 아마도 역동정신치료가 전체 치료계획의 중요한 부분이 되어야 할 것이라고 Balon과 Clayton(2014)은 주장하였다. 많은 환자들이 광고를 보고는 sildenafil 등 자신들이 처방 받은 약이 기적의 약이기를 기대하지만 친밀감이나 상대에 대한 기대, 좌절 등의 문제가 지속되는 것으로 인해서 낙담하게 될 것이다.

초기 평가기간 동안 여러 치료법의 적응증이 항상 명확해지는 것은 아니다. 부부의 치료동기가 높거나 어느 쪽에도 심각한 증상이 없고, 서로가 관계에 대하여 만족하고, 장애 자체가 실행불안에 기초하거나 절정기에 관계된 경우라면 단기 행동적 성치료가 성공할 수 있을 것이다. 성욕억제장애를 앓고 있으면서 서로 환멸을 느끼는 부부라면 근본적인 문제를 해결하기 위하여 상당기간의 부부치료를 필요로 한다. 부부치료 후 동거하기로 결정한 후에야 성치료기법을 권유하는 것이 더 적절할 것이다.

단기 성치료에 적절하지만 연습을 할 수 없는 부부를 위해서는 Helen Singer Kaplan(1979)이 정신성치료(psychosexual therapy)이라고 한 일종의 혼합치료법이 필요하다. 이 치료에서는 치료자가 행위연습을 처방한 다음에 역동정신치료를 사용하여 연습에서의 저항을 다룬다. Kaplan은 이 혼합기법이 어떤 환자에게는 아주 의미가 있다는 것을 발견하였다. 치료의 역동적 부분은 성적 쾌감에 대한 강력한 죄의식 등의 문제를 파악한다. 상대에 대한 부모상의 전이를 표출시키고 탐구할 수 있다. 또한 많은 환자들은 특별한 형태의 성적 행위 등에서 성공하기 위해서 애를 써야 한다는 것에 대한 무의식적 갈등을 가지고 있을 수 있다. Kaplan(1986)은 어떤 환자들은 결혼 전의 가족관계에서 패배하거나 실패한 사람의 역할을 무의식적으로 수행하고 있음을 발견하였다.

심각한 인격장애나 성에 대하여 뿌리 깊은 신경증적 갈등이 있는 환자들은 정신분석이나 표현-지지 정신치료를 받아야 한다(Kaplan 1986; Levine 1988; Reid 1989; Scharff 1988). 이런 문제들은 성치료를 하는 동안 광범위한 평가를 해야만 발견될 수 있다(Scharff 1988). 어떤 환자들은 단기치료를 받아도 이것이 효과가 없음이 입증된 후에 비로소 장기적인 개인적 심층정신치료가 필요한 것을 확신하게 된다. 치료자들은 또한 광범위한 성치료를 통하여 부부 각자의 내적 대상관계를 더 많이 파악할 수 있다. 제 5장의 '대상관계 가족 및 부부치료'에서 논의된 바와 같이 치료자는 양쪽 배우자로부터의 다양한 투사적 동일시를 모두 수용할 수 있어야 한다. 이것이 가능한 치료자는 커플 내에 존재하는, 대상관계의 병적 양상들을 직접 경험(firsthand experience)을 통하여 진단할 수 있다. 성에 대한 깊은 신경증적 갈등이 있거나 심각한 인격장애가 있을 때는 종종 성치료가 이러한 문제들을 악화시킬 수도 있다(Lansky와 Davenport 1975). 국소자극기법의 처방은 부부로 하여금 그들의 관계가 형성되어온 방법상의 문제 때문에 평소에는 습관적으로 회피하였던 문제를 직시하게 한다. 특히 성적 외상의 병력이 있는 경우 성치료를 처방하는 것 자체가 외상적 경험이 될 수 있고, 따라서 광범위하게 치료에 반하는 효과(antitherapeutic effects)를 나타낼 수도 있다.

V부인은 46세의 주부로서 성관계에 대한 모든 흥미를 잃어 남편과 함께 성치료를 받으러 왔다. 수 차례의 치료면담에도 성과가 없어 치료자는 V부인을 표현지지적 개인정신치료를 받으라고 보냈다. 환자는 정신치료자를 만나자 처음부터 안도감을 느꼈다. 왜냐하면 남편과의 성관계를 강요 받지 않을 것임을 알았기 때문이었다.

환자는 자신의 부부관계에 대하여 그녀 스스로는 돌보는 역할(takecaring role)을 담당하였으나 남편으로부터 고마워하는 마음을 전혀 일으키지 못하였다고 표현하였다. 남편은 4년 전 은퇴하여 현재는 집에서 TV나 보면서 소일하고 있었다. 환자는 자신들의 관계가 행복하지 않지만 그 관계를 변화시키는 것에는 별로 흥미가 없는 것으로 보였다. 환자는 현재보다 더 나은 생을 누릴 가치가 없다고 자신을 비하하였다. 치료자가 이런 식으로는 성공적인 관계를 가질 수 없다고 지적하였을 때, V부인은 자신의 인생에서 행복을 느낄 때면 언제나 공격을 당하였노라고 고백하였다. 그녀는 아이들 중 하나가 사망한 것을 예로 들면서, 자신의 인생에서 어떠한 사건에 대하여 긍정적인 느낌을 가지면 항상 곧바로 그에 대한 처벌이 뒤따랐다고 하였다.

정신치료 중 여러 주제에 대하여 이야기하였지만 처음 치료받으러 올 때 표현하였던 성에 대하여 더 이야기하는 것은 계속 거부하였다. 치료자는 마치 자신이 환자의 성문제를 취급하기 위하여 환자에게 강제력을 행사하는 것처럼 느끼기 시작하였다. 성문제에 대하여 넌지시 물어보았을 때 환자는 마치 강간범을 대하기라도 하는 듯이 모욕을 당한 것처럼 반응하고 침묵해 버렸다. 치료자는 이러한 자신의 역전이 감정을 사용하여 현재의 정신치료에서 드러나고 있는 내적인 대상 관계를 진단하고자 하였다. "당신은 마치 내가 성에 대하여 질문하여 당신에게 아픔을 주고 있는 것처럼 반응하고 있군요. 이것이 성에 관계된 과거의 충격과 관계가 있나요?"라고 치료자가 지적하였다. 그제야 V부인은 주저앉아 울면서 어린 시절 삼촌에 의해서 성적 외상이 있었음을 고백하였다. 또한 첫 번째 결혼에 대하여도 많은 것을 털어놓았으며, 혼인관계 외의 많은 성접촉의 경험이 있었고 그로 인하여 두 차례 유산도 한 적이 있었다고 하였다. 그녀는 항상 "아빠의 공주님(daddy's girl)"이었으며, 모든 성접촉은 아버지를 찾고자 하는 것이었는지도 모른다고 하였다. 통찰이 생겨나면서 18년 전 아버지가 사망하였을 때 성접촉이 중단되었음을 알게 되었다. 아버지는 환자의 성적 문란으로부터 비롯된 결혼관계의 문제 중 몇몇에 관여하고 있었으며 환자가 남편을 믿지 못하고 있어서 아버지는 몹시 곤란한 지경에 빠졌던 것 같았다. 환자는 심지어 첫 번째 결혼기간 중에 있었던 성적 문란 행위 때문에 아버지가 사망하게 된 것이라고까지 하였다.

> 환자는 자신은 돌보지 않고 희생적으로 남편을 돌보는 데 열정을 바치는 것이 자신 때문에 아버지가 사망하였다는 자신의 믿음을 심리적으로 보상받기 위한 것이라는 사실을 해석을 통하여 이해하게 되었다. 또한 환자는 스스로가 성적 쾌락을 거부함으로써 자신의 성적 문란 행위와 두 번의 유산에 대하여 스스로를 처벌한 것이라는 사실을 이해하게 되었다.

V부인의 증례는 성적인 문제가 어떤 심리적인 필요를 만족시킨다면 그 문제가 얼마나 뿌리 깊게 자아동조적으로 존재할 수 있는가를 설명하고 있다. 성기능장애를 앓고 있는 많은 환자들은 실제로 성적 쾌락을 경험해서는 안되기 때문에 자신의 증상이 계속되는 것이라고 말하고 있다. 성기능장애를 치료하는 것은 정신과의 영역에서 매우 높은 가치를 갖는 것이다. 치료자들은 특별한 성적 적응양식을 선택할 권리를 존중하면서도, 치료를 하기 위해서는 자신의 역전이적 요구를 조절하지 않으면 안 된다. Helen Singer Kaplan(1986)은 절정에 도달하지 못했음에도 불구하고 성관계가 만족스러웠다고 보고한 여성들이 있으며 이 여성들은 대개 성기능장애를 치료받고자 하지 않는다고 하였다. 또한 종교적인 이유로 스스로 독신을 택한 많은 사람들은 행복하고 생산적인 인생을 살고 있다. 결국 치료자들은 어떤 환자에게 있어서는 성적 증상이 정신치료를 받도록 하는 수단에 지나지 않는다는 것을 염두에 두어야 한다. 일단 문 안쪽으로 들어서면 자기 인생의 다른 영역에 더 많은 관심을 갖게 되고 성적 증상들은 의미를 잃게 되는 것이다.

참고 문헌
References

Abel GG, Becker JD, Cunningham-Rathner J, et al: Multiple paraphilic diagnoses among sex offenders. Bulletin of the American Academy of Psychiatry and the Law 16:153-168, 1988

Abraham G: The psychodynamics of orgasm. Int J Psychoanal 83:325-338, 2002

Ahlmeyer S, Kleinsasser D, Stoner J, et al: Psychopathology of incarcerated sex offenders. J Pers Disord 17:306-318, 2003

Althof SE: It was the best of times; it was the worst of times. J Sex Marital Ther 33:399-403, 2007

American Psychiatric Association: Diagnostic and Statistical Manual of Mental Disorders, 5th Edition. Washington, DC, American Psychiatric Association, 2013

Balon R: Is medicalization and dichotomization of sexology the answer? A commentary. J Sex Marital Ther 33:405-409, 2007

Balon R, Clayton AH: Sexual dysfunctions, in Gabbard's Treatment of Psychiatric Disorders, 5th Edition. Edited by Gabbard GO. Washington, DC, American Psychiatric Publishing, 2014

Bartlik B, Kaplan P, Kaminetsky J, et al: Medications with the potential to enhance sexual responsivity in women. Psychiatric Annals 29:46-52, 1999

Bergner RM: Sexual compulsion as an attempted recovery from degradation: theory and therapy. J Sex Marital Ther 28:373-387, 2002

Berlin FS, Malin HM, Thomas K: Non-pedophilic and non-transvestic paraphilias. Treatments of Psychiatric Disorders, 2nd Edition. Edited by Gabbard GO. Washington, DC, American Psychiatric Press, 1995, pp 1941-1958

Bower H: The gender identity disorder in the DSM-IV classification: a critical evaluation. Aust N Z J Psychiatry 35:1-8, 2001

Briken P, Mika E, Berner W: Treatment of paraphilia with Luteinizing-hormone releasing hormone agonists. J Sex Marital Ther 27:45-55, 2001

Brown GR, Wise TN, Costa PT, et al: Personality characteristics and sexual functioning of 188 cross-dressing men. J Nerv Ment Dis 184:265-273, 1996

Chasseguet-Smirgel J: Perversion and the universal law. International Review of Psychoanalysis 10:293-301, 1983

Dunsieth NW, Nelson EB, Brusman-Lovins LA, et al: Psychiatric and legal features of 113 men convicted of sexual offenses. J Clin Psychiatry 65:293-300, 2004

Fagan P, Lehne G, Strand J, et al: Paraphilias, in Oxford Textbook of Psychotherapy. Edited by Gabbard G, Beck J, Holmes J. Oxford, UK, Oxford University Press, 2005

Fairbairn WRD: Psychoanalytic Studies of the Personality. London, Routledge & Kegan Paul, 1952

Fedoroff JP: Paraphilic worlds, in The Handbook of Clinical Sexuality for Mental Health Professionals, 2nd Edition. Edited by Levine SB, Risen CB, Althof SE. New York, Routledge, 2010, pp 401-424

Fenichel O: The Psychoanalytic Theory of Neurosis. New York, WW Norton, 1945

Fogel GI, Myers WA (eds): Perversions and Near-Perversions in Clinical Practice: New Psychoanalytic Perspectives. New Haven, CT, Yale University Press, 1991

Freud S: Three essays on the theory of sexuality (1905), in The Standard Edition of the Complete Psychological Works of Sigmund Freud, Vol 7. Translated and edited by Strachey J. London, Hogarth Press, 1953, pp 123-245

Freud S: Splitting of the ego in the process of defence (1940), in The Standard Edition of the Complete Psychological Works of Sigmund Freud, Vol 23. Translated and edited by Strachey J. London, Hogarth Press, 1964, pp 271-278

Ganzarain R, Buchele BJ: Incest perpetrators in group therapy: a psychodynamic perspective. Bull Menninger Clin 54:295-310, 1990

Gelinas DJ: Unexpected resources in treating incest families, in Family Resources: The Hidden Partner in Family Therapy. Edited by Karpel MA. New York, Guilford, 1986, pp 327-358

Goldberg A: The Problem of Perversion: The View of Self Psychology. New Haven, CT, Yale University Press, 1995

Greenacre P: The transitional object and the fetish: with special reference to the role of illusion. Int J Psychoanal 51:447-456, 1970

Greenacre P: Fetishism, in Sexual Deviation, 2nd Edition. Edited by Rosen I. Oxford, Oxford University Press, 1979, pp 79-108

Groth AN, Birnbaum HJ: Men Who Rape: The Psychology of the Offender. New York, Plenum, 1979

Hall GCN: Sexual offender recidivism revisited: a meta-analysis of recent treatment studies. J Consult Clin Psychol 63:802-809, 1995

Kaplan HS: The New Sex Therapy: Active Treatment of Sexual Dysfunctions. New York, Brunner/ Mazel, 1974

Kaplan HS: Disorders of Sexual Desire and Other New Concepts and Techniques in Sex Therapy. New York, Simon & Schuster, 1979

Kaplan HS: The psychosexual dysfunctions, in Psychiatry, Revised Edition. Vol 1: The Personality Disorders and Neuroses. Edited by Cavenar JO Jr, Cooper AM, Frances AJ, et al. Philadelphia, PA, JB Lippincott, 1986, pp

467-479
Kaplan LJ: Female Perversions: The Temptations of Emma Bovary. New York, Doubleday, 1991
Kentsmith DK, Eaton MT: Treating Sexual Problems in Medical Practice. New York, Arco, 1978
Kernberg OF: Borderline Conditions and Pathological Narcissism. New York, Jason Aronson, 1975
Kilmann PR, Boland JP, Norton SP, et al: Perspectives of sex therapy outcome: a survey of AASECT providers. J Sex Marital Ther 12:116-138, 1986
Kohut H: The Analysis of the Self: A Systematic Approach to the Psychoanalytic Treatment of Narcissistic Personality Disorders. New York, International Universities Press, 1971
Kohut H: The Restoration of the Self. New York, International Universities Press, 1977
Lansky MR, Davenport AE: Difficulties of brief conjoint treatment of sexual dysfunction. Am J Psychiatry 132:177-179, 1975
Lauman EO, Paik A, Rosen RC: Sexual dysfunction in the United States: prevalence and predictors. JAMA 281:537-544, 1999
Lawrence AA, Love-Crowell J: Psychotherapists' experience with clients who engage in consensual sadomasochism: a qualitative study. J Sex Marital Ther 34:63-81, 2008
Lehne G, Money J: The first case of paraphilia treated with Depo-Provera: 40-year outcome. J Sex Educ Ther 25:213-220, 2000
Levine SB: Intrapsychic and individual aspects of sexual desire, in Sexual Desire Disorders. Edited by Leiblum SR, Rosen R. New York, Guilford, 1988, pp 21-44
Lindau ST, Schumm LP, Laumann EO, et al: A study of sexuality and health among older adults in the United States. N Engl J Med 357:762-774, 2007
Marhall WL, Pithers WD: A reconsideration of treatment outcome with sex offenders. Criminal Justice and Behavior 21:10-27, 1994
Massie H, Szajnberg N: The ontogeny of a sexual fetish from birth to age 30 and memory processes: a research case report from a prospective longitudinal study. Int J Psychoanal 78:755-771, 1997
Masters WH, Johnson V: Human Sexual Inadequacy. Boston, Little, Brown, 1970
McConaghy N: Paedophilia: a review of the evidence. Aust N Z J Psychiatry 32:252-265, 1998
McDougall J: Plea for a Measure of Abnormality. New York, International Universities Press, 1980
McDougall J: Identifications, neoneeds and neosexualities. Int J Psychoanal 67:19-31, 1986
McDougall J: The Many Faces of Eros: A Psychoanalytic Exploration of Human Sexuality. New York, WW Norton, 1995
Miller JP: How Kohut actually worked. Progress in Self-Psychology 1:13-30, 1985
Mitchell SA: Relational Concepts in Psychoanalysis: An Integration. Cambridge, MA, Harvard University Press, 1988
Modell JG, May RS, Katholi CR: Effect of bupropion SR on orgasmic dysfunction in non-depressed subjects: a pilot study. J Sex Marital Ther 26:231-240, 2000
Moore TM, Strauss JL, Herman S, et al: Erectile dysfunction in early, middle, and late adulthood: symptom patterns and psychosocial correlates. J Sex Marital Ther 29:381-399, 2003
Murphy L, Bradford JB, Fedoroff JP: Treatment of paraphilias and paraphilic disorders, in Gabbard's Treatment of Psychiatric Disorders, 5th Edition. Edited by Gabbard GO. Washington, DC, American Psychiatric Publishing, 2014
Nersessian E: A cat as fetish: a contribution to the theory of fetishism. Int J Psychoanal 79:713-725, 1998
O'Connor JF, Stern LO: Results of treatment in functional sexual disorders. NY State J Med 72:1927-1934, 1972
Ogden TH: The perverse subject of analysis. J Am Psychoanal Assoc 34:1121-1146, 1996
Parsons M: Sexuality and perversions 100 years on: discovering what Freud discovered. Int Psychoanal 81:37-51,

2000
Pate JE, Gabbard GO: Adult baby syndrome. Am J Psychiatry 160:1932-1936, 2003
Person ES: Paraphilias and gender identity disorders, in Psychiatry, Revised Edition, Vol 1: The Personality Disorders and Neuroses. Edited by Cavenar JO Jr, Cooper AM, Frances AJ, et al. Philadelphia, PA, JB Lippincott, 1986, pp 447-465
Prentky RA, Knight RA, Lee AFS: Risk factors associated with recidivism among extra-familial child molesters. J Consult Clin Psychol 65:141-149, 1997
Rappeport JR: Enforced treatment-is it treatment? Bull Am Acad Psychiatry Law 2:148-158, 1974
Raymond NC, Coleman E, Ohlerking F, et al: Psychiatric comorbidity in pedophilic sex offenders. Am J Psychiatry 156:786-788, 1999
Reid WH: The treatment of psychiatric disorders: revised for the DSM-Ⅲ-R. New York, Brunner/Mazel, 1989
Reissing ED, Binik YM, Khalife S, et al: Etiological correlates of vaginismus: sexual and physical abuse, sexual knowledge, sexual self-schema, and relationship adjustment. J Sex Marital Ther 29:47-59, 2003
Rice ME, Quinsey VL, Harris GT: Sexual recidivism among child molesters released from a maximum security psychiatric institution. J Consul Clin Psychol 59:318-386, 1991
Rosen I (ed): Pathology and Treatment of Sexual Deviation: A Methodological Approach. London, Oxford University Press, 1964
Rosen I (ed): Sexual Deviation, 2nd Edition. London, Oxford University Press, 1979
Rosler A, Witztum E: Treatment of men with paraphilia with a long-acting analogue of gonadotropin-releasing hormone. N Engl J Med 338:416-422, 1998
Rowland DL: Will medical solutions to sexual problems make sexological care and science obsolete: J Sex Marital Ther 33:385-397, 2007
Sachs H: On the genesis of perversions. Translated by Goldberg RB. Psychoanal Q 55: 477-488, 1986
Scharff DE: An object relations approach to inhibited sexual desire, in Sexual Desire Disorders. Edited by Leiblum SR, Rosen R. New York, Guilford, 1988, pp 45-74
Schiltz K, Witzel J, Northoff G, et al: Brain pathology in pedophilic offenders: evidence of volume reduction in the right amygdala and related diencephalic structures. Arch Gen Psychiatry 64:737-746, 2007
Segraves RT, Croft H, Kavoussi R, et al: Bupropion sustained release for the treatment of hypoactive sexual desire disorder (HSDD) in non-depressed women. J Sex Marital Ther 27:303-316, 2001
Simpson WS: Psychoanalysis and sex therapy: a case report. Bull Menninger Clin 49:565-582, 1985
Stoller RJ: Perversion: The Erotic Form of Hatred. New York, Pantheon, 1975
Stoller RJ: Observing the Erotic Imagination. New Haven, Yale University Press, 1985
Stoller RJ: Pain and Passion: A Psychoanalyst Explores the World of S and M. New York, Plenum, 1991
Stolorow RD, Atwood GE, Brandchaft B: Masochism and its treatment. Bull Menninger Clin 52:504-509, 1988
Winton MA: Gender, sexual dysfunctions, and the Journal of Sex and Marital Therapy. J Sex Marital Ther 27:333-337, 2001

12장

물질관련장애와 중독장애 및 섭식장애

SUBSTANCE-RELATED AND ADDICTIVE DISORDERS AND EATING DISORDERS

본 장에서는 명백한 자기파괴적 증상을 보이는 두 가지 진단범주를 다루려고 한다. 물질관련장애(substance-related disorder)는 화학물질을 섭취함으로써 중독(addiction)이나 생명을 위협하는 신체적 및 정서적 문제를 일으키는 것을 의미한다. 섭식장애는 과식, 의도적인 하제 사용 및 섭식 중단으로 정의된다. 두 진단 모두 역동치료자에게는 복잡한 문제를 제기한다. 이들 질환의 치료에는 증상을 조절하게 하는 것이 가장 중요한데, 이때 역동치료는 어떤 역할을 하는가? 어떤 면에서 정신역동적 이해가 물질관련장애나 섭식장애의 치료 자체와는 별 관계가 없을 수도 있다. 그러나 많은 임상적 및 연구문헌들은 그렇지 않음을 시사하고 있다.

물질관련장애
Substance-Related Disorders

본 장에서는 알코올중독증과 약물남용을 별개의 실체로 구별하여 취급할 것이다. 그러나 문제가 되는 모든 형태의 물질 사용은 많은 공통점을 가지고 있고 따라서 DSM-5(American Psychiatric Association 2013)는 의존과 남용이라는 이전의 진단범주를 삭제하고 물질사용장애(substance use disorder)라는 이름에 모든 형태의 물질 남용과 의존을 하나로 묶었다. 이전에 DSM-IV에서 남용과 의존이라는 용어 아래 열거되었던 대부분의 증상들이 더 넓어진 범주 안에 담기게 되었다. 하지만 약물갈망(drug craving)이라는 증상이 진단기준에 추가되었고, 반면에 반복되는 약물관련 사법적 문제라는 기준은 그리 일반적이지도 않고 다른 기준들과 잘 맞지도 않았기 때문에 진단기준에서 삭제하였다(Hasin들 2013). 물질 남용과 물질 의존을 합치게 된 것은 많은 연구에서 남용과 의존간의 관련성에 대한 일반적 가정들이 정확하지 않은 것으로 나타났기 때문이다.

역동치료자들은 알코올중독증이나 약물남용 환자들을 치료하면서 들인 노력에 비해서 성과가 없어서 오랫동안 실망해 왔고 따라서 많은 치료자들이 노력을 포기하거나 더 이상 하지 않게 되었다. 하지만 물질 사용은 더욱 광범위해지고 정신과의사들은 어떤 형태로든 이들을 치료하지 않고는 임상을 할 수 없게 되었다. 표면적으로는 다른 질환을 치료 받기 위해서 찾아온 환자를 정신치료 하면서 물질사용의 문제가 드러나는 일이 미국에서는 흔한 경험이 되었다. 수년간 무의식적인 동기를 정신역동적으로 파헤쳐 나가는 것이 음주행동 자체에 거의 영향을 주지 못하였던 것을 느끼면서 많은 의사들이 실망감을 느껴 왔다. 재발도 흔하기 때문에 정신역동을 사용하는 치료자들은 이 방법이 다른 전문가들에 의해서 회의적인 시선을 받고 있음을 인식하게 되었다.

도덕모델(moral model)과 질병모델(disease model) 모두가 지지를 받고 있다(Cooper 1987). 도덕모델은 알코올중독증 환자가 자신의 질환에 대하여 전적으로 책임져야 하는 것으로 본다. 이런 관점에서 환자는 단지 자신의 즐거움을 찾는 것에만 관심이 있고 타인의 기분은 전혀 고려하지 않는 쾌락주의자이다. 이 모델은 알코올중독증이 도덕 파괴의 한 증후라는 원리주의(fundamentalism)적인 기독교적 신념에 뿌리를 두고 있다. 자제력 상실이 죄와 밀접한 연관이 있고 따라서 이들을 다루는데 사법적 처벌이 가장 적합한 것으로 보고 있다. 음주행동을 중단한 것은 약해진 자제력을 극복하고 자립적으로 일을 처리할 수 있게 된 것을 의미한다.

단주친목(斷酒親睦, Alcoholics Anonymous; AA)[1]과 12단계 프로그램들이 성공을 거두면서 알코올중독증의 질병모델을 찬성하는 사람들이 많아지고 있다. 이 모델은 도덕모델과는 반대로 질병에 대한 환자의 책임을 면제해 주고 있다. 즉 당뇨병 환자들이 당뇨병에 대하여 책임이 없는 것처럼 이 환자들도 알코올중독증에 대하여 책임이 없다는 것이다. 알코올중독증 환자는 외부 물질에 의한 중독에의 유전적 소인을 가지고 있는 것으로 취급되며 심리적 요인은 관계가 없는 것으로 본다. 이 모델이 알코올중독증 환자에 대한 도덕적 반응과 비인간적인 대우에 대한 반발로 생겨난 것이지만 환자의 자녀들에 대한 최근 유전학적 연구에 의하여 지지

1) 금주동맹 등의 다른 번역도 있으나, 한국 AA에서 사용하는 공식 명칭은 단주친목이므로 여기서는 이 번역을 사용함.

를 받고 있다. 환자인 부모와 떨어져서 성장한 경우에도 자녀들은 성인이 되어 알코올중독증이 되는 가능성이 높았던 것이다(Goodwin 1979; Schuckit 1985). 남성과 여성 쌍생아 전체를 대상으로 한 쌍생아 연구들(Kendler들 1992; Prescott와 Kendler 1999)은 유전적 요인들이 알코올중독증의 발달에 중요한 역할을 하며, 알코올남용(alcohol abuse)과 알코올의존(alcohol dependence) 모두에서 유사한 정도의 영향력이 있음을 시사하고 있다. 유전적 및 환경적 위험성에 대한 정교한 연구를 통해서 물질사용장애에는 환경적인 영향뿐만 아니라 이 질병에 특이한 유전적 위험성이 존재하고 있다는 증거가 늘어나고 있다(Kendler들 2003; Rhee들 2003).

Vaillant(1983)는 남성 알코올중독증 환자들에 대한 성인기 전반에 걸친 전향적 연구를 함으로써 질병모델을 지지하였다. 그는 아동기의 불운한 경험이나 청년기의 심리적 양상을 통해서 미래의 알코올중독증 발병을 예측할 수는 없다고 하였다. 예측할 수 있는 유일한 지표는 반사회성 행동이었다. 그는 알코올중독증과 관련되어 종종 나타나는 우울, 불안 및 다른 심리적 특성들은 원인이 아니라 결과라고 결론지었다.

도덕모델은 알코올중독증 보다 물질남용 환자에게 더 많이 사용된다. 그 이유는 주로 범죄와 물질남용 사이에 겹치는 부분이 많기 때문일 것이다. 물질남용 환자를 법적 수단에 기대어 처벌 위주로 다룰 것이냐 아니면 의학적 수단에 의지하여 치료적으로 접근할 것이냐 하는 것이 미국 전역에 걸쳐 가장 논란이 많은 부분일 것이다. 물질남용 환자들은 마약중단친목(Narcotics Anonymous, NA)[2] 같은 기구를 만들어 AA의 성공을 뒤따르려고 노력해 왔다. 그러나 Vaillant(1988)도 지적한 것처럼 물질남용 환자에게는 질병모델이나 자조집단이 별로 유용하지 못하였다. 그 이유는 아마도 알코올중독증 환자와 물질남용 환자 사이의 차이점으로 인하여 서로 다른 접근방법을 필요로 하기 때문일 것이다. 이처럼 근본적인 차이점이 있다는 관점에 입각하여 이들에 대한 정신역동적 이해를 차례로 거론해 보고자 한다.

알코올중독증에의 정신역동적 접근 Psychodynamic Approaches to Alcoholism

알코올중독증의 문제에 대하여 단주친목을 통하여 접근하는 것은 환자의 치료에 매우 효과적이었다. AA라는 기구 자체가 질병모델을 지지하고는 있지만, 이 방법은 심리적 요구에 접근하려고 노력하고 지속적인 인격구조의 변화를 촉진한다(Mack 1981). 같은 문제를 가지고

2) Narcotics Anonymous는 '단약 친목'이나 '단마약 모임'으로 번역되기도 한다.

있는 공동체가 자신을 돌보고 관심을 가져준다는 것을 환자들이 경험함으로써 대인관계의 측면으로부터 단주가 달성되는 것이다. 이러한 돌보는 사람은 정신치료자가 내재화되는 것과 동일한 양식으로 내재화될 수 있으며, 마치 정신치료자처럼 환자가 자신의 감정을 처리하고 충동을 제어하며 다른 자아기능을 수행할 수 있도록 알코올중독증 환자를 도와주게 된다. 따라서 정신역동적 모델은 AA를 통하여 일어나는 변화에 대한 이해를 촉진한다(Mack 1981).

많은 알코올중독증 환자들은 AA 자체와, 모임에 정기적으로 참석하고 모임의 이상을 실행에 옮김으로써 얻어진 단주에 의하여 촉진된 심리적 변화만으로도 충분히 치료가 가능하다. AA의 가치를 잘 이해하고 있는 역동치료자는 환자 혼자도 충분히 잘 해나갈 수 있는 시점에 대하여 잘 판단할 수 있을 것이다. 12단계 모임 참여 여부와 출석 빈도가 치료 결과에 긍정적인 관련이 있고 이것이 정신치료와 함께 행하여졌을 때 더 좋은 결과를 보였다는 보고도 있다(Woody 2014). 그러나 AA가 모든 환자에게 적절한 것은 아니라는 것이 임상경험을 통해 드러났다. AA는 혼자서 음주를 제어할 수는 없으며 따라서 더 강력한 힘이 필요하다는 생각을 받아들일 수 있고 다른 정신과 질환에 이환되지 않은 사람에게 가장 적당하다. 사회공포증이나 전반적인 회피, 영성에 대한 혐오감, 집단 전체에 대한 강한 부정적 반응을 보이는 환자들을 위해서는 하나의 대안으로서 개인 역동정신치료가 적당하다고 Frances등(2004)은 강조하였다.

대부분의 알코올 전문가들은 알코올중독증이 여러 요인에 의한 이질적 질환이라는 것에 동의할 것이다(Donovan 1986). 한 환자에게 작용하는 원인적 요인이 다른 환자에게는 똑같이 작용하지 않을 수도 있으며, 치료법들도 역시 같은 논란의 대상이 된다. 치료연구들에 대한 조사(McCrady와 Langenbucher 1996)는 각각의 치료법들이 다른 환자집단에 대하여 서로 다른 효과를 가지고 있다고 보고하였다. 어느 한 가지 형태의 치료가 언제나 다른 형태의 치료에 비하여 나은 것은 아니다. 미국 국립알코올중독증연구소(National Institute on Alcohol Abuse and Alcoholism, NIAAA)로부터 지원을 받은 전국적인 연구(Project MATCH Research Group 1997)에서, 인지행동치료(CBT, cognitive behavioral therapy), AA에 위탁할 환자들을 준비시키기 위한 12단계 촉진치료(TFT, 12 step facilitation therapy), 그리고 음주습관을 바꿀 준비와 자발성의 촉진을 목적으로 하는 동기강화치료(MET, motivational enhancement therapy) 등 세 가지 형태의 치료법을 비교하였다. 전체적으로 세 가지 모두가 상당히 좋은 결과를 보였고, 어느 한 가지도 다른 치료법들에 비하여 더 성공적이지 않았다. 어떤 치료도 절대적이지 않다는 것이 분명한 사실이며 치료자들은 환자 한사람 한사람을 개인적으로 평가하고 그 개인에 합당한 치료 계획을 세우지 않으면 안된다.

불행히도 질병모델은 알코올중독증의 탈심리화(depsychologizing)를 주도하여 왔다.

Vaillant(1983)에 의한 결론은 알코올중독증에 대한 취약성을 이해하는데 성격이라는 요인이 중요하다는 또 다른 장기간에 걸친 연구들(Sutker와 Allain 1988)의 결론과 상충된다. 게다가 Vaillant의 결론은 그 자신이 고안한 측정 방법에 의해서만 신빙성이 있었다. Dodes(1988)는 Vaillant의 방법으로는 주로 자기 스스로를 돌볼 수 없는 부분, 즉 환자의 중요한 양상 중의 하나인 자존심의 손상을 가려내지 못한다는 사실을 관찰하였다.

Vaillant 등 질병모델을 주장하는 사람들에 의한 치료법의 주된 난점은 이 모델이 알코올중독증의 이질성을 인정하지 않는다는 것으로 생각된다. 알코올중독증은 한가지로만 이루어진 것이 아니다. 사실은 'alcoholisms'라고 복수로 표기해야 더 정확할 것이다(Donovan 1986). 알코올중독증이 되는 유일한 인격 즉 알코올성 인격은 존재하지 않는다는 것이 여러 연구의 결론이다(Donovan 1986; Nathan 1988; Sutker와 Allain 1988). 많은 연구들이 반사회성 행동이나 과다행동이 나중에 발생하는 알코올중독증과 관련이 있다고 주장하였지만, 인격장애에 대한 어떤 연구도 추후에 알코올의존이 되는 특이한 취약성 여부를 확인하지 못하였다(Mulder 2002). 하지만 아동학대 증례들에서는 알코올 사용이 대조군에 비해 7배 더 많았고 알코올 사용 연령이 2년 더 빨랐다(Kaufman등 2007). 또한 한쪽 부모의 상실, 특히 자살을 한 경우, 상실 후 2년 이내의 청년들에서 더 높은 비율로 알코올중독증과 물질 남용이 발병하였다(Brent등 2009). 그러므로 실제로 환자와 치료 작업을 할 때는 외상적 사건들, 심리적 문제들, 성격 형태, 그리고 가족 체계의 문제에 대해서 민감해야 한다. 질병모델로 이 질환을 좁게 해석하면 이러한 요인들이 재발에 어떻게 기여하는가를 무시하게 될 가능성도 있다.

알코올중독증에 특이한 인격 성향이 있는 것은 아니지만 정신분석 연구자들은 자아약화와 자존심 유지의 장애 같은 구조적 결함이 있음을 주장하고 있다(Donovan 1986). Kohut(1971)와 Balint(1979)는 알코올이 결함 있는 심리구조를 대치하는 기능을 하고 그렇게 함으로써 자존심과 내적 조화감을 회복시킨다고 주장하였다. 불행히도 이런 효과는 단지 중독상태(intoxication)에서만 지속될 뿐이다. Khantzian(1982)도 알코올중독증 환자가 자존심에 문제가 있고, 감정조절이나 자기보호능력에 문제가 있음을 관찰하였다. 알코올중독증 환자들을 대상으로 인격장애를 진단하기 위하여 특별히 시도된 12개의 연구를 조사한 결과 제 2축 질환 동반이환 비율이 14%로부터 78%에 이르렀다(Gorton과 Akhtar 1994). 최근 미국에서는 알코올 및 관련 상태에 대한 국가적 역학조사가 18세 이상의 성인 43,093명에 대한 대면 조사를 통해서 시행되었다(Grant등 2004). 적어도 하나 이상의 인격장애를 동반하고 있었던 비율이 현재 알코올사용장애를 앓고 있는 사람들 중에서는 28.6%이었던 반면에 현재 약물사용장애를 앓고 있는 환자들에서는 47.7%이었다. 이 결과로 보았을 때 알코올이나 약물사용장애와 인격장애 간의 연관성은 분명한 것이면서 또한 의미 있는 것이었다. 알코올이나 약물사용장애 모두 반사회성, 연극성, 및 의존성 인격장애와 강한 연관이 있었다.

이러한 연구들을 통하여 모든 알코올중독증 환자들이 항상 다른 정신과 질환을 함께 앓고 있다거나 이미 정신내적 결함을 가지고 있었다는 것을 주장하고자 하는 것은 아니다. 그보다는 알코올중독증이 모든 인간에게서 일어날 수 있다는 사실은 명백하다는 것을 강조하려는 것이다. 구조적 결함, 유전적 소인, 가정의 영향, 문화적 기여 및 다른 환경 변이들 간의 복잡한 상호관계의 최종의 공통 통로가 알코올중독증인 것이다. 따라서 전체적 인간이라는 맥락에서 알코올중독증과 상기한 모든 기여인자들을 포함한 전반적인 정신역동적 평가를 하지 않으면 안된다. 예를 들어 우울증이 알코올중독증의 원인인가 혹은 결과인가, 아니면 서로 별개의 질환인가 하는 점은 치료자 보다는 연구자에게 더 흥미로운 주제이다. 이 환자들이 중독에서 깨어나 자신이 중독상태에서 저지른 일들을 되돌아 볼 때면 대개 우울한 상태에 빠지게 된다. 이러한 우울은 다른 사람들, 특히 자신에게 가장 중요한 사람을 다치게 하였다는 고통스러운 인식에서 비롯된다. 또한 환자들은 자신의 탐닉행동의 결과로 잃었거나 파괴된 소유물이나 인간관계에 대하여 슬퍼하게 된다. 항우울제 투여가 우울을 감소시켜줄 수 있지만 이런 아픔을 훈습하는 과정에서는 정신치료가 도움이 된다. 자살에 대한 평가와 치료도 치료계획의 한 부분이 되어야 한다. 모든 자살의 25%가 이들에게서 일어나는데 이는 알코올중독증 환자의 자살가능성이 정신과적으로 이상이 없는 사람에 비하여 60~120배나 높기 때문이다(Murphy와 Wetzel 1990). 우울증과 알코올중독증이 함께 있는 환자들의 경우에는 상승적, 추가적인 효과를 일으켜서 결국 훨씬 더 높은 급성의 자살가능성을 나타낸다(Cornelius들 1995; Pages들 1997).

알코올중독증이 모든 인간에게서 일어날 수 있다는 관찰이 담고 있는 또 다른 의미는 각각 서로 다른 치료 방법을 선호할 수 있고 따라서 다른 치료법들을 받아들일 것이라는 데 있다. Dodes(1988)는 "어떤 환자에게는 단지 정신치료만을 사용할 수 있고, 또 다른 어떤 환자에게는 AA만이 효과가 있을 것이며, 또 어떤 환자에게는 이 둘의 연합치료가 최상일 것이다, 치료방법의 정확한 처방은 개개 환자에 대한 임상적 판단에 달려있다"고 하였다. 많은 사람들 앞에서 말하는 것을 지나치게 어려워하거나 보다 강력한 힘에 의한 통제를 견딜 수 없는 환자는 AA에서 좋은 결과를 볼 수 없다. Vaillant(1981)는 알코올중독증 치료에는 정신치료가 소용없다고 하였지만, 정신치료를 하여야만 단주할 수 있는 환자들도 있다(Dodes 1984; Khantzian 1985a). 알코올중독증 환자에 대한 역동정신치료에서는 치료자가 환자의 실제적인 음주행동은 무시하고 음주에 대한 무의식적 동기만을 알아내려고 하는 우를 범하게 되기가 쉽다. 그러나 정신치료가 어떤 환자를 위해서 혹은 어떤 치료자에 의해서 잘못 사용될 수 있다는 사실이 이 치료가 거론될 필요조차 없다는 것을 의미하는 것은 아니다(Dodes 1988).

AA에 참석한 적이 있는 환자가 정신치료에도 잘 참여하는 것 같다. 한 연구에서는 AA를 통하여 단주하게 된 환자들이 정신치료를 받을 경우 이들의 90%이상이 도움을 받은 것으로 조사되었다(Brown 1985). 대부분의 연구가 알코올중독증이나 약물남용의 치료에 있어서 한 정신치료가 다른 치료보다 더 우월하다는 결과를 밝히는 것에는 실패하였다(Woody 2014). 정신치료와 AA는 서로 협동적으로 작용한다. Dodes(1988)는 자기심리학적 용어로 알코올중독증 환자가 AA 기구에 대한 반사전이나 이상화 전이를 발달시킨다는 사실을 관찰하였다. 환자는 AA를 자신을 유지시켜주고 지지해주며 돌보아주는 이상화 표상으로 본다. 이 전이는 정신치료적 전이와 별개일 수 있으므로 정신치료자가 이 전이의 분석을 서둘지 않는 것이 현명하다. 결국 AA의 자기대상으로서의 역할이 내재화될 수 있고 그에 따라 자기보호감(self-care)이 상승하며 자존심(self-esteem)도 충분히 높아질 수 있다. 어느 정도 내재화가 일어난 후 정신치료자는 지지치료로부터 보다 더 표현적인 치료로 변화해 나갈 수 있을 것이다.

알코올중독증 환자들을 치료하는 대부분의 치료자들은 정신치료가 효과적이기 위해서는 완전단주가 필수라고 주장한다(Frances들 2004). 그러나 치료자들은 재발이 자주 일어난다는 사실을 이미 알고 있고, 따라서 대부분의 치료자들은 재발을 일으키는 스트레스를 이해하고 미래의 고위험 상황을 피할 방법을 알기 위해서 동기가 분명한 환자와의 치료작업을 시도하려고 한다. 그러나 환자가 동기도 없고 음주의 이유를 알아 내려는 흥미도 없이 계속해서 과음을 하는 경우에는 거주치료(residential treatment) 시설로의 의뢰가 필요하게 된다. 역동정신치료의 목적은 약물에 대한 요구를 치료자 등 사람에 대한 요구로 돌리는 것이다(Frances들 2004).

집단정신치료는 입원환자나 외래환자 모두에게 공통적으로 많이 사용되는 치료법이다. 알코올의존 환자들을 대상으로 하여 역동적 집단치료와 인지행동치료에 무작위로 대조군 연구(Sandahl들 1998)를 시행한 결과 양쪽 치료 집단의 환자들 모두가 90분간 15회의 집단치료에 의하여 호전을 보였다. 역동적 집단치료를 받은 환자들 대부분은 15개월 이후의 추적조사에서 여전히 더욱 긍정적인 음주행태를 유지하고 있었으며, 그와는 달리 인지행동치료를 받은 환자들은 시간이 흐르면서 재발하는 경향을 보였다.

Khantzian(1986) 등 다른 연구자들은 직면을 사용하는 치료 방법에 대해서 주의를 당부하였다. 많은 환자들이 불안이나 우울, 분노 같은 감정을 조절하는데 어려움을 가지고 있기 때문에 집단 상황에서의 직면은 생산적이기 보다는 오히려 해로울 수도 있다는 것이다. Cooper(1987)도 Khantzian의 관점에 동의하면서 직면은 현명하게 사용해야 한다고 하였다. 치료자는 고통스러운 감정을 회피하여야만 하는 환자의 방어적 필요성에 공감하지 않으면 안된다고 그는 주장하였다. 그는 직면을 덜 강조하는 대신 지금여기서의 상황에 초점을 맞춘 입원집단을 보고하였다. 이 집단의 환자들은 집단정신치료를 하지 않는 입원 프로그램에서의 16%의 단주율보다 높은 55%의 단주율을 나타내었다고 한다. 또한 적어도 25시간 이상 집단치료를 받은 환자들은 다른 프로그램에도 훨씬 참여도가 높았다고 한다.

물질남용에의 정신역동적 접근 Psychodynamic Approaches to Drug Abuse

많은 물질남용 재활프로그램에서 질병모델이 통용되고는 있지만 물질남용 환자에 대한 정신역동적 치료는 알코올 환자의 치료보다 널리 받아들여지고 있으며 가치를 인정받고 있다. Vaillant(1988)는 알코올 환자와 비교하여 다중 물질남용환자(polydrug abuser)들이 불안정한 어린 시절을 보냈을 가능성이 더 높고, 정신과적 증상 때문에 물질을 자가 투여하였을 가능성이 많으며, 따라서 기존의 증상이나 성격 병리에 대한 정신치료적 노력으로 더 많은 효과를 볼 수 있을 것이라고 주장하였다.

많은 연구들이 물질남용의 발생에 인격장애와 우울증이 관여하고 있으리라는 관점을 지지하고 있다(Blatt들 1984a; Compton들 2007; Gorton과 Akhtar 1994; Grant들 2004; Hasin들 2011; Kandel들 1978; Paton들 1977; Treece 1984; Treece와 Khantzian 1986; Walsh들 2007). 실제로, B군 인격장애와 물질사용장애 사이의 연관성 일부는 자기 손상(self-harm)과 충동성 같은 공통된 인격 성향에 의해서 설명될 수 있다(Casillas와 Clark 2002).

알코올 환자와 비교하였을 때 물질남용 환자에서는 정신과적 진단이 공존하는 비율이 유의하게 높았다. 대단위 역학조사에서 20,291명을 면담한 Regier들(1990)은 물질남용의 동반이환율이 53%이었으나 알코올중독증은 37%이었다고 하였다. 마약중독자에 대한 연구에서는 다른 정신과 진단을 받은 경우가 80~93%에 달하였다(Khantzian과 Treece 1985; Rounsaville들 1982). 동반이환율은 코카인 남용의 경우에도 역시 높았다. 치료를 받고자 하는 환자의 73%는 평생에 한가지 이상의 다른 정신과적 진단을 받으며, 특히 코카인중독 전에는 불안장애, 반사회성 인격장애, 그리고 주의집중장애를, 코카인중독이 된 후에는 정동장애와 알코올중독증을 진단 받는 경우가 많았다(Rounsaville들 1991). 이와 같은 높은 비율의 동반이환율은 중독 환자들의 치료 상황에서 많은 문제를 야기하며, 따라서 대부분의 전문가들은 약물남용 문제가 주된 경우에 다른 정신과적 질환이 함께 존재한다면 치료프로그램의 한 부분으로 정신치료의 적응증이 된다는 것에 동의하고 있다(Mercer와 Woody 2005).

초기 정신분석에서는 모든 물질남용을 구강기로의 퇴행으로 해석하였으나 현대에 와서는 퇴행보다는 오히려 방어적이고 적응적인 것으로 이해하고 있다(Khantzian 1985b, 1986,

1997; Wurmser 1974). 실제로 물질을 사용함으로써 분노나 수치심 및 우울 같은 강력한 감정에 대한 자아방어를 강화하여 퇴행 상태를 역전시킬 수 있다. 초기 정신분석적 가설에서는 물질남용 환자를 쾌락만을 추구하는 자기파괴적 성향의 쾌락주의자로 묘사하였다. 현대의 정신분석 연구자들은 물질남용 행위를 자기파괴적 충동보다는 자기보호능력의 결함을 반영하는 것으로 이해한다(Khantzian 1997). 부모상의 부적절한 내재화를 일으켜 결국 이들을 자기방어의 능력이 없는 상태로 있게 한 초기 발달장애로부터 자기보호의 장애는 비롯된다. 따라서 대부분의 만성 물질남용 환자들은 물질남용이 얼마나 위험한 것인지 판단을 내리는데 근본적인 장애를 보인다.

물질남용의 병인론에서 또 하나 중요한 것은 감정과 충동조절 기능 장애와 자존심 유지 기능의 장애이다(Treece와 Khantzian 1986). 이러한 결함은 대상 관계에도 이와 상응하는 문제들을 야기한다. 심한 다중 물질남용은 서로 친하려고 하는 인간관계를 맺기 위한 능력, 즉 인내하고 조절하는 능력의 결핍과 직접적인 관련이 있다(Nicholson과 Treece 1981; Treece 1984). 대인관계에 대한 두려움에서 비롯된 자기애적 취약성과, 친화성과 관련된 감정조절 불가능이 이렇게 관계에 대한 문제를 야기하고 있다. Dodes(1990)은 중독된 사람이 특수한 자기애적 장애에 대한 반응으로 무력감을 갖는 경향이 있다고 하였다. 이 환자들은 중독행동을 통하여 자신의 감정상태를 제어하고 조절함으로써 무력감과 무조감을 피하려고 한다. 따라서 물질 섭취는 자아기능, 자존심 및 대인관계의 문제에서의 결함을 보상하려는 시도로 볼 수 있을 것이다.

많은 약물남용 환자들이 약물 사용을 계속함으로써 아픔과 고통을 지속시키고 있는 것은 잘 알려진 일이다. Khantzian(1997)은 고통이 계속되는 물질남용의 이런 측면이 조기 외상의 강박적 반복의 표현이라고 하였다. 어떤 증례들에서는 스스로에게 반복해서 고통을 가하는 것이 기억할 수 없는 외상적 상태로부터 벗어나려는 시도를 표현한다. 이러한 상태는 상징 이전의, 무의식적인 형상(presymbolic and unconscious configuration)으로 존재한다.

따라서 약물사용을 하고자 하는 동기는 고통으로부터 벗어나고자 하는 것보다는 고통을 통제하려는 것으로 볼 수 있다. 젊은 성인들을 대상으로 한 역학 표본에 대한 Reed들(2007)의 종적 연구는 생의 초기 경험에 대한 통계적 조정 후에 비로소 외상후 스트레스장애와, 그에 잇달아 나타나는 약물사용장애와의 연관성이 나타났다고 보고하였다. 연구자들은 외상이 약물사용 장애의 원인적 결정인자가 된 것은 아마도 외상-관련 기억들, 과다각성 증상들 및 악몽 등의 증상들에 대해서 자가 투약(self-medication)의 노력을 의미할 가능성이 있다고 주장하였다. 물질남용 환자들이 고통스러운 감정으로부터 벗어나기 위하여 스스로 투약을 한다는 개념은 환자 각자의 필요에 따라서 특별한 심리적 및 약물학적 효과를 기대하여 특별한 물질이 선택된다는 현대의 정신역동 연구자들의 이론을 이끌어 내게 된다. 가장 고통스러운 감정이 물질 선택을 결정하는 가장 중요한 요인이 되는 것이다. Khantzian(1997)은 코카인이 우울, 행동과다, 경조증 등과 관련된 고통을 없애는 효과가 있으며 마약은 아편중독자의 분노를 가라 앉혀 준다고 하였다.

마약중독자에 대한 깊이 있는 한 연구에서 Blatt들(1984a, 1984b)은 헤로인중독이, 1) 공격성을 중지할 필요성, 2) 모친상과의 공생적 관계에 대한 갈망을 만족시키기 위한 염원, 그리고 3) 우울감정을 없애고자 하는 바람 등 여러 요인에 의하여 결정된다고 결론지었다. 이 연구의 조사자료들은 마약중독자의 작은 소집단 하나가 반사회성 인격장애를 동반하고 있음을 보여주었으나(Rounsaville들 1982), Blatt들은 심각한 신경증적 중독자의 집단이 더 컸었고 또 이들이 대부분이었다고 밝히고 있다. 이 환자들은 무가치감, 죄의식, 자기비난 및 수치심과 투쟁하고 있다. 이들의 우울증은 이들이 타인과 가깝게 될 때 더 심해지며 따라서 이들은 퇴행과 방어적 측면을 다 가지고 있는, 헤로인이나 다른 마약에 의하여 제공된 행복감 속에 빠져들어 고립되고 만다. 아편중독의 우울증적 핵심이라는 주제는 Blatt들(1984a, 1984b)의 대조군 연구로 이어졌으며, 이들은 아편중독자들이 다중 물질남용 환자들보다 통계적으로 유의하게 더 우울하였음을 발견하였다. 또한 이 연구를 통하여 이들의 우울증의 주된 요소 중 하나는 자기비난이었음이 밝혀졌다.

초자아의 지배를 받는, 자기자신을 비난하는, 우울성향이 높은 인격양상과 아편중독간의 높은 연관성을 보고한 Blatt들의 연구 소견은 물질남용 환자에 대한 Wurmser의 정신분석적 작업(1974, 1987a, 1987b)의 지지를 받았다. 정신분석치료를 받아들일 수 있는 물질남용 환자는 반사회성 중독자처럼 덜 발달된 초자아로 인하여 고통을 받는 것이 아니고 오히려 지나치게 냉정한 양심에 의하여 고통을 받는다고 Wurmser는 주장하였다. 중독성 물질은 처벌하려는 초자아로부터의 탈출 수단으로 이용된다. 많은 물질남용 환자들은 '물질남용을 하지 않는 자기표상'과 대응하는 '물질남용을 하는 자기표상'을 부정하기 위하여 분할을 사용한다. 이 환자들은 잠시 동안 다른 사람이 된 것처럼 느낀다. Wurmser는 '성공'이 물질남용을 일으키는 유발인자로 작용할 수 있음을 알게 되었다. 성공적인 성취와 관계되는 긍정적인 느낌은 죄의식과 수치심으로 특징 지워지는 의식의 변화된 상태를 만들어 내는 것 같다. 충동적 물질사용이 이러한 고통스러운 감정에 대한 해결책으로 생각된다. 이러한 재발 위기는 그간 지나치게 참아왔던 양심을 더 이상 참을 수 없게 하여 일시적 반항이 이 때의 유일한 해결수단이라고 생각되는 것이다.

최근 정신분석 연구자들은 신경과학의 발달을 약물중독의 이해와 연결하려고 시도해 왔다. Johnson(1999, 2001)은 중독성 경향에는, 1) 감정 인내의 곤란, 2) 이로 인해서 중독자는 남용물질을 마음을 편안케 하는 내적 대상의 대체물로 보게 되는, 대상항상성의 문제, 3) 뇌 기능의 변화로 인해서 야기된, 생물학적 기초를 가진 갈망 등 세 가지의 힘이 작용한다고 주장하였다. 그는 3)의 현상을 이해하기 위해서는 복측 두개경로(ventral tegmental pathway)가 극히 중요하다고 주장하였다. 왜냐하면 이곳은 동물이나 사람이 물이나 음식, 성을 찾게 하는 욕동 경로(drive pathway)이기 때문이다. 일시적으로 혹은 부정기적으로 약물에 노출됨으로써 중독 약물에 의해서 이 경로가 탈취당하게 된다. 그러므로 욕동이 표현될 때 약물에 대한 갈망은 일어난다. 역동정신치료는 환자들이 욕망을 만족시켰을 때 어떤 결과가 일어나는지를 지켜보면서 욕망에서 벗어나 있도록 돕는데 집중하고 있다. 복측 두개경로는 또한 꿈을 활성화시키며, 따라서 Johnson이 지적한 바와 같이 약물에 대한 갈망은 중독문제가 해결된 후에도 오랫동안 꿈속에서 지속된다. Berridge와 Robinson(1995)은 이것을 "부족함 조직(wanting system)"이라고 명명하고 뇌의 특정한 신경경로가 물질에 민감화(sensitization)되었기 때문이라고 하였다. 그들은 이 조직이 부족함을 만족시키기 위하여 무의식적으로 불합리하게 충동질하는 방식으로 이 조직은 작용한다고 그들은 강조하였다. 이 가설에서는 약물중독의 경험과 연관 지어 욕동의 개념을 정신분석적으로 설명하고 있다.

최근에 철저한 방법을 사용한 Veterans Administration-Penn Study(Woody들 1983, 1984, 1985, 1986, 1987, 1995)로부터 얻어진 많은 보고들에 의하면 아편중독자에 대한 전체 치료계획에 정신치료를 추가함으로써 분명한 이득을 보았다고 하였다. 마약중독자는, 1) methadone 유지 프로그램에서 보조자들에 의한 물질상담, 2) 표현지지 정신치료와 물질상담, 혹은 3) 인지행동치료와 상담 중의 한 집단에 무작위로 소속되었다. 전체 치료 프로그램을 마친 110명 환자들 중 정신치료를 받은 환자는 상담만 받은 환자에 비하여 훨씬 더 호전되었다. 역동적 원칙에 입각한 표현지지 정신치료를 받은 환자는 인지행동치료를 받은 환자에 비하여 정신과적 증상과 고용 측면에서 훨씬 더 좋은 결과를 보였다(Woody들 1983). 우울증이 동반되었던 환자가 가장 많이 호전되었고 그 다음이 아편의존만 있고 다른 정신과 장애가 없었던 환자이었다. 반사회성 인격장애만을 동반한 환자는 정신치료로 이득을 보지 못하였다(Woody들 1985). 반사회성 성향의 환자는 우울증상이 있을 경우에만 호전을 보였다.

정신치료를 받은 환자 110명을 정신과적 증상의 심각도에 따라 여러 집단으로 나누었을 때, 덜 심각한 증상을 가진 환자집단은 상담이나 정신치료에 동일한 진전을 보인 반면, 중등도의 심각성을 보인 집단은 상담과 정신치료 모두를 사용하였을 때 더 나은 결과를 보였다. 또 어떤 환자는 상담만으로도 호전되었다. 그러나, 아주 심한 집단은 상담만으로는 거의 호전을 보이지 않은 반면, 정신치료를 추가하였을 때는 상당한 호전을 나타내었다. 7개월 추적조사에서 정신치료를 받은 환자가 정신치료를 받지 않은 환자에 비하여 불법적인 약물이나 처방된 약물을 훨씬 적게 사용하는 것으로 나타났다. 6개월간 정신치료를 마치고 7개월 째 추적조사에서 보였던 변화들은 더 이상 정신치료를 하지 않고도 12개월 추적조사 때까지 유지되었다(Woody들 1987).

한 부분적 재현 연구(Woody들 1995)에서는 1개월 추적에서는 양쪽 집단 모두가 의미있는 이득을 얻었지만, 6개월 추적조사에 이르기까지는 약물상담만을 받은 집단의 환자들이 얻은 이득은 저하되기 시작하였다. 그와는 달리, 표현-지지 정신치료를 받은 환자군이 얻은 이득은 계속 남아 있었고 여전히 입증이 되고 있었다. 모든 의미있는 차이는 표현-지지 정신치료 집단이 더 나았던 것으로 나타났다. 이러한 총체적인 치료방법은 매우 비용효율적이기도 하였다(Gabbard들 1997). McLellan들(1993)은 기본적인 methadone 유지요법에 정신치료를 더 하는 것이 수익능력은 더 높게 하고, 복지예산은 덜 사용하며, 입원율을 훨씬 적게 하는 효과를 보인다는 사실을 발견하였다. Woody(2014)는 치료가 효과를 보기 위해 어떤 강도의 정신치료가 필요할 것인가에 대해서는 사용된 약물의 종류, 환자가 가지고 있는 정신과적 문제들, 약물치료가 사용되고 있는지의 여부에 따라서 달라질 수 있다고 결론을 내렸다. 그는 또한 이 환자들을 치료하는데 있어서 중요한 요인으로서 치료동맹에 특별히 집중을 할 것을 강조하였다. 그는 이 환자들이 치료자에게 부정적이고 강력한 반응을 유발하는 경향이 있기 때문에 환자들에 대한 치료자의 반응들이 주의 깊게 관찰되어야 한다고 지적하였다.

집단치료가 널리 사용되어 왔지만, 그 가치를 확증하는 자료는 최근에서야 나타나고 있다. 미국의 국립약물남용연구소의 코카인공동연구(Chris-Christoph들 1999)에서는 코카인의존 환자들의 외래치료프로그램을 조사하였다. 집단치료와 개인치료 혹은 상담 등의 연합치료가 코카인 사용을 줄이거나 중단하는데 높은 성공률을 보였다고 보고하였다. 집단치료는 일주일에 1회 제공되었던 반면 개인치료는 일주일에 2회 시행하였고 점차로 일주일에 1회로 줄여 나갔다. 이 연구집단에 있어 HIV의 위험성은 모든 치료자들의 주의를 모은 주된 관심사였다. 정신치료의 여분의 이득으로 모든 치료 군에서, 모든 종족, 성별 집단에서 공히 HIV 위험성이 49%나 감소되었다. 이는 보호되지 않은 성교 횟수의 감소와 성상대자의 수의 감소 등 대상 환자들의 실제 성생활 양태의 변화에 기인한 것이었다(Woody들 2003).

개인정신치료 과정은 총체적 프로그램의 맥락에서 이루어졌을 때 성공하기 쉽다. Khantzian(1986)은 모든 치료 방법에 환자의 개입을 촉진하는 사람으로서의 '일차 치료자(primary care therapist)'라는 개념을 제시하였다. 이 치료자는 NA나 집단치료 등 다른 형태의 치료방법들을 받아들이는데 있어서 환자의 저항을 분석할 뿐만 아니라 치료과정 중에 발생하는 강한 감정들을 잘 취급할 수 있는 수용적 분위기를 제공한다. 일차 치료자는 다른 모든 치료방법에 대한 치료결정 작업에 참여하여야 한다. 이 모델에서는 치료 시작단계에서 표현보다는 지지적 방법을 강조하며 치료자의 역할은 입원환자를 치료하는 병원의사의 역할과 동일하다.

Treece와 Khantzian(1986)은 물질의존을 극복하는 네 가지 필수요소를 갖춘 치료 프로그램을 제안하였다. 즉, 1) NA, 환자의 신념을 대리할 수 있는 새로운 신념 체계, 어떤 한 인물이나 종교적 단체에 대한 약간의 의존 등 물질의존을 대신할 수 있는 대체물을 제공하는 것, 2) 적절한 항정신병약물이나 정신치료 등을 사용하여 물질의존에 동반되는 정신과 질환을 적절히 치료하는 것, 3) 심리적 성장을 하는 동안 길항제를 사용하거나 소변검사, 보호관찰, methadone같은 약물로의 대체, 외부적 지지조직의 가동 등을 통하여 금단을 강행하는 것, 그리고 4) 정신치료를 통하여 성장과 구조적 인격변화를 증진시키는 것 등이다.

요약하건대, 1) 물질남용 이외의 심각한 정신병리, 2) NA나 다른 지지집단, 금단의 강요, methadone 등 대체물질이나 적절한 항정신병약물 사용 등 전체 치료 프로그램에의 참가, 3) 반사회성 인격장애의 진단이 붙지 않았을 것(다만 우울증이 동반되었을 경우는 예외, 제 17장 참조), 그리고 4) 약속시간을 지키고 치료과정에 참가하는 충분한 동기, 이상 네 가지를 표현-지지 정신치료의 적응증으로 볼 수 있다. 치료가 시작되고 난 후 표현을 강조할 것인가 아니면 지지를 강조할 것인가를 결정하는 것은 다른 정신치료적 과정에서 강조한 것과 거의 동일하다(제 4장의 표 4-1 참조).

섭식장애
Eating Disorders

섭식장애는 우리 시대의 질환일 것이다. 전자매체들은 그것이 최고인양 늘씬한 여성의 화면을 내보내고 있다. 전형적인 섭식장애 환자는 백인이고 교육수준이 높은 여성으로 경제적인 혜택도 많이 본 사람으로, 이들은 서구 문화의 부산물인 셈이다(Johnson들 1989). 섭식장애가 대체로 신경성 식욕부진증(AN, anorexia nervosa)과 신경성 대식증(BN, bulimia nervosa)으로 나뉘기는 하지만, 이 두 증상 집단은 임상적 양상이 서로 중복되는 수가 많다. 게다가 폭식장애(binge-eating disorder)가 섭식장애 범주에 새로운 임상적 진단으로 DSM-5 진단분류에 추가되었다. DSM-5 진단기준으로는, 환자가 조절되지 않고 임상적으로 상당한 고통이 됨에도 불구하고 과식을 적어도 1주일 이상 지속적으로 해야만 한다. 폭식이 실제적으로 신경성 대식증이나 폭식장애 모두에서 흔하지만, 폭식장애의 경우에는 음식제한이나 하제사용 등 통상적인 보상행동 없이 반복적이고 지속적인 폭식이 계속된다(Marcus와 Wildes 2014).

섭식장애를 서로 구별하는 다른 방법은 AN환자들이 치료를 찾거나 치료를 지속하는 일이 드물다는 점이다. 따라서 BN과 폭식장애는 어느 정도로 변화를 원하고 또 그 변화를 어느 만큼 얻을 수 있느냐로 구별할 수 있다(Vitousek과 Gray 2005). 신호 분류 기법(cue sort procedure)을 사용한 103명의 경험 많은 정신과 의사와 심리학자들에 대한 연구에서 Westen과 Harnden-Fischer(2001)는 BN 혹은 AN으로 현재 치료를 받고 있는 환자들의 인격 기능을 평가하였다. 이 연구에서는 환자들이, 1) 감정조절이 되지 않고 제어되지 않는 군(emotionally dysregulated/undercontrolled group), 2) 위축되고 지나치게 제어하는 군 (restricted/overcontrolled group), 그리고 3) 높은 기능 수준에 완벽주의적인 군 (high-functioning/perfectionistic group) 등 세 가지의 부류로 나뉘어질 수 있었다. 이들은 서로 원인이나 예후, 치료의 면에서 각각 달랐다. 증상들은 섭식장애를 가진 환자들을 이해하고 치료하는데 있어 여러 요소 중의 하나에 지나지 않는다고 연구자들은 주장하였다. 이들의 자료는 또한 섭식장애의 증상들이란 충동이나 감정 조절의 더 전체적인 양상의 한 표현일 뿐이라고 지적하고 있다. 다시 말해서, 감정조절이 되지 않고 제어되지 않는 군에 속하는 환자들은 대식 증상을 통해서 전반적인 충동성 문제를 드러내고 있는 것이며, 높은 기능 수준에 완벽주의적인 유형의 환자들은 그렇지 않다는 것이다. 어떤 집단이 되었든 본 장에서는 전통적인 구분, 즉 AN과 BN으로 나누어 논의를 진행할 것이다. 왜냐하면 치료의 원칙이나 정신역동적 이해를 이런 식으로 구분하여 왔기 때문이다. 하지만 독자들은 실제로는 특정 섭식장애에 대한 치료에 있어서 서로 다른 두개의 질병 단위 모두로부터의 원칙들이 통합될 필요가 있으며 인격적인 측면이 무엇보다 우선한다는 사실도 기억해야 한다는 점을 염두에 두어야 한다. 본 장에서 폭식장애의 정신역동적 치료에 대한 의견은 제한적일 수밖에 없다. 이 새로운 질환에 대한 문헌이 아직 많지 않기 때문이다.

신경성 식욕부진증 Anorexia Nervosa

'신경성 식욕부진증'이라는 문자 그대로의 말, 즉 anorexia nervosa는 잘못 붙여진 이름이다. 왜냐하면 영어 이름의 첫 단어인 anorexia라는 말은 식욕의 상실이 이 질환의 중요한 문제라는 인상을 주고 있기 때문이다. AN의 진단에 있어서 중요한 실제 증상은 살이 찐다는 것에 대한 압도되게 하는 공포와 관련하여 광적으로 날씬해지려고 노력한다는 점이다. 그 나이와 신장에 맞는 최소 정상 체중의 85% 이하로 체중이 줄어있다면 진단을 내릴 수 있다. DSM-IV 진단기준에서 DSM-5로의 유일한 주된 변화는 무월경이 더 이상 여성들에서 이 진단을 위한 필수 양상이 아니라는 것이다. 증례의 5~10%는 남성이지만 임상 양상과 정신역동은 여성의 경우와 상당히 유사하다.

섭식장애 환자들의 사망률이 전반적으로 대단히 높지만 그 중에서도 AN이 가장 높다(Arcelus들 2011). 아마도 정신질환 전체에서 가장 높을 것이다. 따라서 치료도 매우 사려 깊게 계획되고 환자의 생존을 보장하는 쪽으로 주의 깊게 실행되어야 할 것이다. 특별히 조기 개입, 가능하면 사춘기 동안에 하는 것이 바람직하다. 왜냐하면 이 시기의 치료는 성인기에 하는 치료보다 더 효과적일 수 있기 때문이다(Crow 2013).

정신역동적 이해 Psychodynamic understanding

지난 수십년 동안 Hilde Bruch(1973, 1978, 1982, 1987)는 일련의 연구발표를 통하여 AN 환자를 치료하는 치료자들이 나아갈 길을 인도해 주고 있다. 그녀는 음식과 체중에 대한 환자의 집착은 비교적 후에 일어나는 것이고 오히려 더 기본적인 것은 자기개념의 장애임을 관찰하였다. 이 질환을 앓고 있는 대부분의 환자들은 하나같이 자신이 무력하고 쓸모 없는 사람이라고 말하고 있다. 때로는 이 병이 부모를 기쁘게 하려고 노력하던 착한 소녀(good girls)에게서 일어나 사춘기 때부터 갑자기 고집이 세어지고 부정적이 된다. 마치 신체가 자기로부터 분리되어 부모에게 속한 것으로 경험하기도 한다. 환자들은 자율성을 상실하여 자신의 신체기능을 스스로 조절할 수 없다고 느낀다. 완벽주의자인 이 어린 소녀의 병전 방어자세는 통상적으로는 기존의 깊은 무가치감에 대하여 방어작용을 한다.

Bruch는 AN의 발달상의 근원을 추적함으로써 영아와 어머니 사이에 존재하는 '관계의 장애(disturbed relationship)'를 밝혀 내었다. 특이하게도 어머니는 영아의 필요에 의해서가 아니라 자신의 필요에 따라 양육한다. 아동이 어머니에게서 받고자 했던 안심시키고 확신시키는 반응(confirming and validating responses)이 없을 때 건강한 자기감이 생겨나지 못한다. 그렇게 되면 자기 스스로가 자율성의 중심이 되지 못하고 단순히 어머니의 한 부분에 지나지 않는 것으로 스스로를 경험하게 된다. 이런 측면은 아동에서의 '자타혼동(自他混同, appersonation)'을 주장한, 정신신체장애의 병인론에 관한 초기 정신분석적 이론(Sperling 1944)을 통하여 이해될 수 있다. 아동은 권리를 가진 하나의 자발적인 인격체로 스스로를 보지 않고 어머니의 연장으로 자신을 경험한다. Bruch는 환자들의 행동을, 스스로가 특별한 특성을 가진 특별하고 독특한 사람이라는 존경과 신임(admiration and validation)을 타인으로부터 얻으려는 필사적인 노력으로 이해하였다.

Selvini Palazzoli(1978)나 Minuchin(Minuchin들 1978) 같은 가족치료자들은 Bruch나 Masterson들의 역동적 개념들을 확인하고 더욱 상세히 기술하였다. Minuchin과 그 동료들은 환자들의 가정내의 그물 같은 관계양상에 대하여 기술하면서, 여기서는 전반적으로 세대간의 경계나 개개인 간의 경계가 없어진다고 하였다. 각각의 가족구성원들은 다른 가족들에게 서로 지나치게 개입하며, 심한 경우 어느 누구도 가족이라는 모체로부터 독립되었다는 주체감을 느끼지 못한다. Selvini Palazzoli(1978)도 이 환자들이 심리적으로 어머니로부터 독립하지 못하며 결국 자기 자신의 신체에 대한 안정감을 얻는데 실패한다고 주장하였다. 따라서 신체는 마치 악한 모성적 함입물 때문에 생존하는 것처럼 받아들여지게 되고, 굶는 것은 적대적이고 공격적인 내적 대상의 성장을 중지시키려는 시도인 것이다. Williams(1997)도 한 AN 환자의 부모들이 자신의 불안을 참아 내지 못하고 오히려 그들의 자녀에게 투사하는 경향이 있다고 주장하였다. 이런 식의 투사는 아동의 내부에서는 적대적인 이물질로 경험될 수 있다. 부모에 의해서 자신에게 투사된 소화되지 않은 경험들과 환상들로부터 자신을 지키기 위해서 어린 자녀는 출입금지(no entry) 체계를 사용하는 방어들을 발달시켰고, 이것들이 금식(no eating)으로 구체화된 것이다.

AN이 이렇게 극단적인 방어 자세를 취한 것은 아마도 강력한 충동이 이미 존재하고 있으므로 이러한 전력을 사용하지 않을 수 없었기 때문이라고 추측할 수 있다. 실제로 Boris(1984b)는 심한 탐욕이 이 질환의 핵을 이루고 있다고 주장하였다. 그러나 구강기적인 이러한 욕망(desire)은 받아들여질 수 없으며 따라서 투사적으로 처리하여야 한다. 탐욕스럽고 요구가 많은 자기표상은 투사적 동일시를 통하여 부모에게로 전이된다. 먹는 것을 거부하는데 대한 반응으로 부모는 환자가 먹을 것이냐 말 것이냐 하는 것에 집착하게 된다. 즉 욕심(desire)을 가진 존재가 되었다는 것이다. Boris는 Klein의 영향을 받은 가설을 주장하면서 AN을 소유에 대한 터무니없는 욕심 때문에 타인으로부터 선한 것을 받아들일 수 없는 것으로 개념화하였다. 음식을 받든 사랑을 받든 어느 것을 받아 들이는 행동을 하든 간에 이것이 자신이 바라는 것을 소유할 수 없다는 사실에 직면하게 한다. 이 상황에서의 해결방안은 어느 누구로부터도 아무 것도 받아들이지 않는 것이다. 질투와 탐욕은 무의식 안에서는 서로 밀접히 관련되어 있다. 환자는 어머니의 선한 소유물들, 즉 사랑, 연민(compassion), 양육 등을 부러워하지만, 이것을 받아들이는 것만으로도 질투심은 증가한다. 이들을 포기하는 것은 이솝 우화의 '신 포도' 이야기에 나오는 여우처럼, 부러워하는 것은 못쓰게 만들어 버린다는 무의식적 환상을 갖게 한다. 즉 '내가 가질만한 것이 없으니 내가 바라는 모든 것을 포기하겠다'는 뜻을 전하는 것이다. 이렇게 포기함으로써 AN 환자는 다른 사람들의 욕망의 대상이 되고자 하는 것이지만, 자신의 환상 속에서는 다른 사람들의 질투와 존경의 대상이 된다. 왜냐하면 다른 사람들이 환자의 자기조절에 깊은 인상을 받을 것이기 때문이다. 음식은 환자가 원래 바라는 자기 자신의 긍정적인 성품을 상징하며, 모성상을 소유할 욕심을 갖느니 차라리 배고픔의 노예가 되는 것이 낫다.

Boris의 견해에 더하여 Bromberg(2001)는 AN 환자들이 해리를 사용하여 욕망(desire)을 금욕적인 극기(renunciation)로 변화시킨다고 주장하였다. Bromberg는 이들이 성장하면서 감정의 자기 조절을 발달시키게 하는 인간 관계를 맺어 나가지 못한다고 보았고, 외상적 경험들을 벽으로 막아 버리고, 강렬한 감정들에 의해서 오염되지 않도록 하는 기능을 극대화 시키기 위하여, 해리를 사용하여 몇 개의 분리된 자기 상태들을 만들어낸다고 보았다. Boris와 같이 Bromberg도 욕망을 조절될 수 있는 하나의 감정으로 보고 견디어 내야 하지만 그러지 못하는 것에 AN 환자가 붙들려 있는 것이라고 보았다. 환자들은 자신이 합리적인 선택을 할 수 있을 만큼 충분히 오랫동안 욕망을 견디어 낼 수 없다고 느낀다. 따라서 치료적 관계에서 누가 욕망을 견디는가의 문제가 치료상 주된 논점이 된다.

AN의 근원에 대한 대부분의 발달가설은 어머니와 딸의 관계에 초점을 맞추고 있다. 그러나 Bemporad와 Ratey(1985)는 AN을 앓고 있는 딸에게 아버지의 역할이 독특한 양상을 띤다는 사실을 발견하였다. 그는 겉으로는 지지적이고 보살피려는 것처럼 보이지만 진정으로 딸이 아버지를 필요로 할 때는 항상 정서적으로 딸을 버린다. 또 대부분의 경우 정서적 양육을 딸에게 제공하는 것이 아니라 오히려 딸들로부터 받으려고 한다. 심지어 때로는 부모 모두가 결혼에 심하게 실망하여 각자가 딸로부터 정서적 도움을 받으려고 하기도 한다.

자기심리학적으로 보면 딸은 부모 각자에게 반사화와 신뢰의 기능을 제공하는 자기대상으로 취급 받기도 하지만, 그렇게 함으로써 그녀 자신의 자기감은 부인되고 만다. 이 딸은 자신의 자기대상의 필요를 만족시키는데 있어 사람에게 의존할 수 없게 된다. AN 아동은 부모나 다른 의미 있는 사람들이, 안정되고 인정을 받으며 본받아야 한다는 딸의 요구에 마음을 써야 한다는 점에 대한 그들 스스로의 흥미와 필요를 일시적으로 포기할 것이라고 심각하게 의심하게 된다(Bachar들 1999). 그렇게 되면 부모들에게 자신이 고통을 받고 있음에 주의를 기울이며 도움을 필요로 한다는 사실을 인정하도록 강요하려는 필사적인 시도로 단식과 식사 제한의 강도를 높이게 될 것이다.

AN의 정신역동을 요약해보면 스스로 굶는 행동은 여러 요인에 의하여 결정된 증상이다. 즉, 1) 특별하고 독특해지려는 줄기찬 시도이며, 2) 부모의 기대에 의하여 생겨난 거짓된 자기감에 대한 공격이고, 3) 미숙하지만 진정한 자기를 주장하는 것이요, 4) 신체와 동등한 것으로 취급되는 적대적인 모성적 함입물에 대한 공격이며, 5) 탐욕과 욕망에 대한 방어인 동시에, 6) 환자 자신이 아니라 타인들을 탐욕스럽고 가망이 없는 것으로 느끼도록 하려는 시도이고, 7) 부모로부터의 소화되지 않은 투사가 환자 자신에게 들어가지 않도록 하려는 방어적 시도이며, 8) 부모를 흔들어서 이들이 자기도취의 상태로부터 빠져 나오도록 하고, 그렇게 해서 부모들이 자녀의 고통을 알 수 있게 도와달라는 점차 증가되는 외침이다. 그리고 어떤 증례들에서는,

9) 강렬한 감정들을 제어하려는 방식으로서, 각각의 분리된 자기 상태들로 진행하려는 해리적 방어이다.

최근에 잘 확립된 측정방법을 사용한 한 경험적 연구는 AN에게 어머니와의 관계단절과 자기감의 왜곡이 중요한 역할을 한다는 가설을 검증하였다(Bers들 2013). AN으로 진단된 15명의 입원환자들을 이들과 상응하는 대조집단으로 섭식장애를 앓고 있지 않은 15명의 정신과 입원환자들과 비교하였다. 그 결과 AN 환자들은 모자관계가 단절된 것으로 경험하고 있고 매우 자기비판적이며 지나치게 방어적으로 발달된 자기감을 가지고 있다는 주장을 지지하고 있다. 또한 연구자들은 강력하기는 하지만 잘 방어되고 있는, 빈곤감(feeling of neediness)이라는 공통적 주제를 가지고 있는 것을 이들에게서 발견하였다.

이러한 정신역동적 요인들은 동시에 특징적인 인지 양상을 동반한다. 환자 자신의 신체상의 잘못된 인식, 모두가 아니면 아무 것도 아니라는 극단적 사고, 마술적 사고, 그리고 강박 사고나 제의 등이 그것이다. 강박증상이 나타나기 때문에 강박성 인격장애가 AN과 공존하는 것은 아닐까 하는 의문이 있어 왔다. 그러나 스스로 기아 상태에 빠져버리는 인격장애가 존재할 수 있겠는가 하는 점 때문에 이러한 가정은 쉽게 인정하기 어렵다(Kaplan과 Woodside 1987; Powers 1984). 굶주림에 따라 강박적 행동 같은 여러 증상들이 이차적으로 나타난다. 또한 병전 인격특성은 영양결핍 상태에서 더욱 강화되어 나타난다. 마지막으로 AN 환자들이나 BN 환자들에서 인격장애의 유병률이 실제로 증가된 것인가에 대한 문제는 반드시 인격장애에 대한 장기적 추적 조사에 의해 확인되어야 하는 것은 아니다(Grilo들 2003).

치료적 고찰 Treatment approaches

여러 대조군 연구들이 BN과 폭식장애에 CBT와 대인치료가 유용한 치료법일 것이라는 주장을 해 왔지만 AN에 대한 정신치료가 유용했다는 증거는 매우 약하다(Marcus와 Wildes 2014). AN 외래치료(Anorexia Nervosa Treatment of Out-Patient, ANTOP) 연구라는 이름의 무작위 대조군 연구가 최근에 수행되었다(Zipfel들 2013). 이들은 AN 환자들을 위한 치료방법 세가지를 비교하였다. 80명은 초점을 명확히 한 정신치료(focal psychotherapy, focal PT)를, 다른 80명은 단계를 좀더 높인 enhanced CBT를 받게 하였고 또 다른 82명에게는 일상적 치료(optimized TAU)를 제공하였다. 12개월 추적조사에서 focal PT는 회복의 측면에서 이득이 있음이 증명되었고, enhanced CBT는 체중증가의 속도와 섭식장애 증상의 호전이란 면에서 더 효과적이었다. 치료종결시점에는 모든 집단에서 신체용적지수(body mass index)의 상승을 보였다. 따라서 본 연구는 AN의 치료에서 정신치료가 어느 정도의 역할을 할 수 있음을 지지하는 것이다.

한 메타분석(Couturier들 2013)에서는, 사춘기 AN 환자들을 위해서는 가족-기반 치료가 개인 치료보다 더 낫고 따라서 1차적 치료 선택으로 권유될 수 있을 것이라는 주장이 제기되었다. 청년기 환자들에게는 가족이 개입하도록 하는 것이 어려울 때가 많기 때문에 개인정신치료의 다양한 전략들이 시도되어 왔다. 대체로 AN의 치료는 언제나 효과적인 것은 아니라는 것을 인정해야 하며, 따라서 치료자는 이 환자들에게 접근하는데 있어 기꺼이 혁신적이고 창조적이어야 한다. 지지적인 임상치료지침(supportive clinical management)을 시행한 군과 AN환자들을 위한 특별한 형태의 CBT, 그리고 대인관계치료를 사용한 군들을 비교한 무작위 대조군 연구에서, 지지적인 임상치료지침을 사용한 군이 다른 두 군에 비해서 그 효과가 더 우세하였다(McIntosh들 2005).

AN 환자를 치료하려는 치료자들이 치료목적을 체중회복으로 좁게 잡아서는 안 된다는데 의견이 일치되고 있다(Boris 1984a, 1984b; Bruch 1973, 1978, 1982, 1987; Chessick 1985; Dare 1995; Hsu 1986; Hughes 1997; Powers 1984). Garner들(1986)은 소위 "복선(複線; two-track)"치료법을 주장하였다. 첫 번째 단계에서는 체중증가를 위하여 섭식을 회복시키고 이 단계가 완성되면 두 번째 단계로 정신치료를 시작하는 것이다. 환자들은 단지 체중조절을 위하여 고안된 교육적 방법을 사용할 때보다는 가족치료와 역동적 개인치료를 혼합하였을 때 훨씬 더 나은 결과를 보였다(Dare 1995; Hall과 Crisp 1983). 치료의 기초가 되는 것은 장기간의 개인적, 표현지지 정신치료이다. 오래 전부터 있어온 자기의 손상과 그에 동반되는 내적 대상관계의 왜곡을 다루지 않는 한 환자는 반복된 재발과 입원의 과정을 밟게 될 것이다(Bruch 1982). 외래환자를 위해서는 개인치료와 함께 가족치료를 병행하면 좋을 것이다. 어떤 환자들은 집단정신치료로 효과를 보지만(Lieb과 Thompson 1984; Polivy 1981), 몇 가지 자료를 보면 집단치료로 호전을 보이는 환자 대부분은 동반된 인격장애가 없는 환자들이었다(Maher 1984).

잘못된 믿음, 영양의 문제, 및 가족의 어려움 등을 치료하기 위하여 대부분의 정신역동적 임상을 하는 의사들은 AN의 치료에 다른 모델에서 차용한 기법들을 연합한다(Vitousek과 Gray 2005). 환자의 생명을 구하는 것이 어떤 이론을 좋아하고 그에 충실한 접근을 하느냐 보다도 중요하다. 따라서 입원치료는 개인정신치료의 과정에서 종종 사용된다. 치료의 적응증에 대하여 일치된 의견은 없지만 정상의 30% 이상 체중이 감소되었을 때는 입원을 시켜야 한다(Garfinkel과 Garner 1982). 입원상황에서 이 환자들을 위한 특수한 환경을 조성할 수 있다면 거의 80%가 입원치료로 체중을 회복할 것이다(Hsu 1986). 제 6장에서 기술한 바와 같이, 입원환경에서 가족 내 투쟁을 재연하려는 환자의 무의식적 노력을 주시하여야 한다. 치료자들은 환자의 부모처럼 강요하거나 지나친 관심을 갖지 않으면서 환자가 체중을 회복하는데 관심이 있다는 것을 환자에게 알려야 한다. 간호사는 음식섭취에 대한 환자의 불안을 털어놓을 수 있는 대상이 되어 주고 또한 자주 조금씩 음식을 섭취하도록 도와줌으로써 환자가 제어기능을 상실한다는 공포를 해결하는데 도움을 줄 것이다. 체중이 증가하였으면 이를 환자에게 알리는 동시에 긍정적 강화를 하여야 한다. 비밀리에 구토를 하거나 하제를 사용한다면 이를 직면하게 하고 욕탕에 가두는 등 구조적 방법으로 조절하여야 한다. 치료진은 지나치게 체중을 증가하게 하지는 않을 것임을 환자에게 확신시킬 필요가 있으며 그렇게 해서 치료진에 대한 믿음을 갖도록 도움을 준다.

정상체중의 회복을 도모할 뿐, 이로 인한 강한 불안을 무시하게 되는 단기입원은 별로 효과적이지 못하다(Bruch 1982). 입원치료로 증상을 성공적으로 조절한 환자 중에 적어도 50%는 1년 안에 재발할 것이다(Hsu 1980). 단기입원에 반응하지 않은 20%의 환자들은 장기입원을 필요로 한다.

표 12-1. 신경성 식욕부진증 환자 정신치료의 기술적 원칙

섭식행동을 변화시키기 위한 지나친 노력은 피한다
치료 초기에는 해석을 피한다
역전이 발생을 주의 깊게 감시한다
인지적 왜곡을 평가한다

표현-지지적 개인정신치료는 환자의 강력한 저항 때문에 수년간의 고통스러운 작업을 필요로 한다. 다음 네 가지 지침이 되는 원칙은 이들의 치료에 유용할 것이다(표 12-1).

1. 섭식행동을 변화시키기 위한 지나친 노력은 피한다. Avoid excessive investment in trying to change the eating behavior. Boris(1984b)가 관찰하였듯이, "우리가 증상이라고 부르는 것을 환자는 구원(救援, salvation)이라고 부른다." 환자는 AN을 내적 문제에 대한 해결책으로 생각한다. 정신치료자가 증상을 변화되지 않으면 안될 하나의 문제로 정의하는 데만 급급하다면 그 치료자는 치료동맹을 형성할 좋은 기회를 놓치게 될 것이다. 바로 이 치료자처럼 환자의 부모도 AN과 연관된 행동이 변화되도록 요구하며 또 기대를 해왔던 것이다. 치료자는 투사적 동일시를 통하여 부모와 연관된, 환자의 투사된 내적 대상과의 동일시에 대한 강한 압력을 경험하기 쉽다. 치료자는 그 압력을 행동화하여 또 하나의 부모상이 되는 대신에 환자의 내적 세계를 이해하도록 노력하여야 한다. 이러한 강화책

의 하나가 섭식과 대화의 균형을 맞추는 것이다. 음식을 거부함으로써 부모를 자극했던 것처럼, 환자는 대화를 거절함으로써 치료자를 화나게 할 것이다(Mintz 1988). 따라서 치료 초기에는 치료의 일차적 목적이 음식을 먹지 않는 문제를 이해하는 것이 아니라 기저에 흐르는 환자의 감정적 장애를 이해하는 것임을 명백히 하는 것이 도움이 될 것이다(Bruch 1982; Chessick 1985). 치료자들은 영양 상태가 나아짐에 따라 생각하고 의사소통 하는 능력이 호전되기는 하지만 동시에 환자들은 AN과 관련된 자기-처벌(self-discipline)에 대해서는 어떤 의미에서는 일종의 성취로 경험한다는 사실(Bromberg 2001)을 인정해야 한다.

2. 치료 초기에는 해석을 피한다. Avoid interpretations early in the therapy. 무의식적 소망이나 공포에 대하여 해석을 해 준다면 AN 환자는 이를 자신의 인생 이야기의 또 한 번의 반복으로만 경험할 것이다. 즉 환자 자신의 의식적 경험은 축소되어 있고 불확실해져 있는 동안 낯 모르는 어떤 사람이 환자가 현실에서 가진 느낌을 환자에게 이야기하고 있는 것이다. 차라리, 치료자의 임무는 환자의 내적 경험을 확실하게 하고 또 그것에 공감하는 것이다(Bruch 1987; Chessick 1985). 치료자는 환자가 생각하고 느끼는 것에 대하여 적극적으로 흥미를 가져야 하며, 환자가 자신의 질병에 대하여 스스로의 생각을 가지고 있는 자발적인 인간이라는 치료자 자신의 생각이 환자에게 전달되도록 하여야 한다. 환자가 스스로 자신의 감정상태를 명확히 아는 것은 매우 중요하다. 이러한 감정으로부터 나온 행동과 결정은 정당한 것으로 존중되어야 한다. 치료자는 환자가 여러 선택사항을 알도록 도와주어야 하지만 어떤 행동을 강요하여서는 안된다(Chessick 1985). 치료 초기의 이러한 공감적이고, 자아건설적이며, 지지적인 방법은 치료자를 온화한 대상으로 함입하도록 촉진할 것이다. Bruch(1987)는 긍정적 측면을 강조하고 환자가 치료를 스스로의 긍정적인 품성(positive qualities)을 발견하는 경험으로 받아들여야 한다고 주장하였다. 이러한 방법은 Kohut(1984)의 자기심리학적 접근 방법과 많은 유사점을 가지고 있다. Chessick(1985)는 무의식적 갈등에 대한 통찰이 이 환자들을 치유하는데 도움이 되지 않는다고 하여 이러한 관점에 공감하였다. Boris(1984a)는 해석을 사용하는데 약간 더 낙관적이기는 하지만, 환자가 스스로를 알게 될 때까지는 해석을 유보하도록 권유하였다. 또 해석을 할 때도 환자에게 직접 하기보다는 마치 허공에 대고 말하듯이 돌려서 말함으로써 치료적 관계 상에서의 어느 정도 거리를 유지하고 환자의 경계를 존중할 것을 권고하였다. 이처럼 해석은 환자에게 직접적으로 분명한 선언을 하는 것 보다는 가상의 동료와 얘기하듯이 그렇게, 마치 하나의 가설을 제시하는 것처럼 되어야 한다.

3. 역전이 발생을 주의 깊게 감시한다. Carefully monitor countertransferance. 환자들은 부모가 체중의 회복을 원하는 이유는 다른 사람들이 부모가 실패한 것이라고 보지 않도록 하기 위한 것이라고 믿고 있다(Powers 1984). 이 면에서는 치료자도 역시 불안해지기 쉽다. 특히 치료팀이라는 틀 안에서 작업을 하는 치료자는 체중회복에 실패하면 남들이 자신의 작업을 부정적으로 평가할 것이라고 느끼기 시작하게 된다. 이러한 역전이적 염려 때문에 치료자는 환자의 부모와의 동일시라는 덫에 걸리고 만다. 개인정신치료를 위한 이상적 상황은, 체중회복은 다른 치료자에게 맡기고 정신치료자는 기존하는 심리적 문제만을 추구하는 것이다. 체중조절을 위하여 입원 치료가 필요할 때는 입원시킨 정신과의사는 음식섭취만을 관리하고 정신치료자는 병원 안에서 정신치료적 작업을 계속한다. 이러한 상황이라면 정신치료자는 치료진과 함께 생산적으로 작업할 수 있을 것이다.

Hughes(1997)은 AN 환자들의 치료 중에 직면하게 되는 몇가지 전형적인 역전이적 딜레 마에 대하여 훌륭히 묘사하였다. 환자를 돕도록 계속해서 노력하지만 언제나 실패하는데 부모가 관여하게 해 왔던 것과 마찬가지로 환자는 치료자에게 그 역할을 맡게 한다. 환자는 치료에 협조하기를 원한다고 하지만 실은 치료자의 도움을 방해하는 일이 흔하다. AN 환자들과의 치료동맹은 보기보다 훨씬 더 빈약한 것이 전형적이며, 치료자는 환자에게 속았다는 느낌으로 인한 좌절감에 맞설 수 있어야 한다. 역전이를 다루는데 있어, 환자는 가족으로부터 이별하고 성장하는 것과 동일한 것으로 치료 진행을 이해하며, 이들 모두는 매우 위협적인 것으로 환자들에게 받아들여지고 있다는 사실을 기억하는 것이 필요하다. 치료자를 더욱 불안하게 만드는 것은 환자가 죽음을 가지고 장난을 친다는 것이다. 환자가 자살 소망을 부인하는 일이 잦기 때문에 이것이 모든 것을 좌절하게 만든다. 가족들이 지치고 분노하게 되어 결국 AN 환자를 향해서 무의식적인 살해 욕구를 갖게 되는 것과 마찬가지로, 치료자 역시 절망과 죽이고 싶을 정도의 분노, 그리고 아무도 환자의 사망 가능성을 충분히 알지 못한다는 느낌을 경험하게 된다.

4. 인지적 왜곡을 평가한다. Examine cognitive distortions. 환자의 신체에 대한 왜곡된 인식과 비논리적인 인지적 믿음들이 비판 없이 조사되어야 한다. Vitousek와 Gray(2005)는 Bruch가 사용한 비논리적인 결론에 도전하면서 사용한 접근 방법과, 최근에 인정된 인지치료의 원칙들에 대한 잘못된 추정, 이 둘 사이에는 유사성이 있음을 강조하였다. 정신치료자는 교육적인 역할을 함으로써 굶는 것이 인지기능에 어떤 효과를 주는지를 스스로 이해하도록 도와주어야 한다. 그러나 치료자는 변화를 강요하지 않으면서 교육하는 방법을 찾지 않으면 안 된다. 다른 방법으로는 치료자가 간단히 환자의 선택의 결과가 어떠할 것인

가를 알려줄 수 있겠다.

위의 기술적 지침들이 유용하기는 하지만 만병통치약처럼 받아들여져서는 안 된다. 정신치료자는 환자가 치료과정을 지연시켜 결국에는 다시 혼자가 되려는 경향을 가지고 있다는 것에 대하여 잘 참아내고, 유연하지만 끈기 있는 자세를 가져야 한다. 때로는 망상의 정도에까지 이르는 신체상의 왜곡은 교육적인 노력이나 치료적인 노력에 대하여 특히 반응을 보이지 않을 것이다. 치료자는 역전이적 절망과 좌절로 인하여 사물을 있는 그대로 보도록 환자에게 강요할 수도 있다는 것에 유의하여야 한다.

단기적으로는 AN 환자들이 치료에 매우 저항적인 것으로 보이지만, 많은 환자들이 결국에는 호전된다. 한 장기적 추적연구(Sullivan들 1998)에서는 처음 의뢰된 후 평균 12년 후에 추적조사를 하였을 때 단지 10%만이 여전히 AN의 진단을 받았다고 한다. 하지만 많은 환자들이 여전히 완벽주의와 상대적으로 낮은 체중 등 몇 가지 증상들과 싸우고 있었다. 다른 한편, 네 개의 서로 다른 연구의 대상이 되었던 300명의 환자들을 조사하여, Hsu(1991)는 7명 중의 한 명, 즉 환자들 중 14%가 결국 자살이나 합병증으로 사망하였다고 보고하였다. 가족치료와 개인지지치료(individual supportive therapy)에 대하여 5년간 추적하여 비교 연구한 바에 따르면, 두 치료 모두 의미 있는 호전을 이루어 내었다(Eisler들 1997). 조기에 발병하고 병력이 짧은 AN 환자들은 가족치료에 더 잘 반응하였고, 늦게 발병한 환자들은 개인지지치료에 더 좋은 반응을 보였다. AN 성인 환자들의 치료에 대한 모든 연구를 전체적으로 검토한 Vitousek와 Gray(2005)는 어떤 형태의 정신치료도 다른 치료보다 더 나았던 것은 없었다고 결론을 내리면서, 약물치료든 정신치료든 어떤 종류의 치료든 간에 이처럼 치료가 잘 되지 않은 질병을 앓고 있는 환자들에게 그렇게까지 효과적일 수는 없다는 점을 지적하였다.

신경성 대식증 Bulimia Nervosa

일반적으로 신경성 대식증 환자는 비교적 정상체중을 유지하고 있고 폭식을 하고 하제를 사용한다는 점에서 AN 환자와 구별된다. 폭식을 하고 하제를 사용하지만 마른 환자는 AN의 대식증 군으로 분류된다(Hsu 1986). 그간의 축적된 자료들은 이 두 질환 사이에 상당한 연관이 있음을 암시하고 있다(Garner들 1986). 적어도 모든 AN 환자의 40~50%는 대식증상도 보이고 있다(Garfinkel들 1980; Hall들 1984; Hsu들 1979). 장기적 추적조사에 의하면 AN 환자가 대식증으로 넘어가는 경우는 있으나 그 반대의 경우는 매우 드물다고 한다(Hsu 1991). BN은 또한 충동 제어나 감정 조절 등과 관련된 성격적 측면들에 따라 그 증상이 달라

짐을 Westen과 Harnden-Fischer(2001)는 지적하였다. 동반이환되는 질환들 역시 상당한 영향을 미친다. Yager는 이러한 점을 다음과 같이 설득력 있게 기술하고 있다.

> 대식증은 질병이 아니다. 단순한 습관도 아니다. 대식증은 이질적이며 폐렴처럼 여러 가지 원인에 의해서 생겨날 수 있다. 나는 대식증이 인격에서도 생겨나고 생물학적으로도 생겨나며, 증가되는 추세로 보아서는 문화적으로도 생겨나는 하나의 습관이거나 행동양식이라고 개념 짓는 것이 좋겠다고 생각한다.

정신역동적 이해 Psychodynamic understanding

BN의 정신역동을 고려할 때 치료자들은 이 질환이 이질적이라는 것을 염두에 두어야 한다. 대식증의 역동적 이해에 있어서도 여러 연구자들이 마치 장님이 코끼리를 만지듯 자신에게 유리하도록 해석을 하고 있다. 항상 그렇듯이 역동적 이해는 각각의 환자에 따라 달라질 수 있다. 대식증의 임상양상은 경계성 환자의 정신증적 성격에서부터 신경증적 성격에 이르기까지 매우 다양한 성격특성의 환자들에게서 공통적으로 관찰된다(Wilson 1983). 이 두 가지의 장애는 동전의 양면에 해당될 것이다(Mintz 1988). AN 환자가 더 강한 자아와 더 강력한 초자아의 제어를 특성으로 하는 반면, BN 환자는 약해진 자아와 해이한 초자아에 기초하여 충동의 방출을 지연시키는데 전반적인 어려움이 있다. 폭식과 하제 사용이 항상 독립된 충동적 문제가 아닌 경우가 많다. 이들은 충동적이고 자기 파괴적인 성관계나 다중 물질남용과 흔히 공존한다.

BN 환자들에게서 정신역동적 요인들이 작용할 것이라는 몇 가지 경험적 증거들이 있다. 다변량 유전적 분석(multivariate genetic analysis)에서 Kendler들(1995)은 이 질환의 발달에 가족 요인들과 환경적 요인들이 중요한 역할을 한다는 사실을 발견하였다. 102명의 BN 환자들과 204명의 건강한 대조군을 대상으로 한 지역사회에 기반을 둔 증례통제 연구(community-based case-control study) (Fairburn들 1997)에서는 부모의 부부문제, 성적 혹은 신체적 학대, 그리고 부정적 자기평가 등이 모두 이 질병의 발병에 관련이 있었다. 연구자들은 부정적 자기평가가 자신들의 외모에 대한 소녀들의 시각을 왜곡시킴으로써 절식(dieting)을 하도록 조장할 것이라고 주장하였다. 이러한 경험적 연구소견들은 정신분석 치료를 통한 관찰의 결과에 의해 지지를 받는다. Reich와 Cierpka(1998)는 BN 환자들과 그들의 부모들 사이에는 감정적 대화에 장애가 있으며, 부모에 대한 모순적인 동일시에 의해 명백하게 영향을 받아 형성된, 자기의 서로 모순된 부분들 간에 지속적인 갈등이 존재함을 지적하였다. 이들은 많은 BN 환자들이 중간 경계(boundaries)에 대한 고려의 결핍과, 성적 학대와 심리적 학대로 대변되는, 사생활에 대한 요령 없는 간섭을 경험한다고 강조하였다. Reich와 Cierpka는 이 환자들이 감정의 반전(reversal of affects)과 '소극적 자세에서 적극적 자세로 돌아서기(turning passive to active)' 등의 방어를 사용하는 일이 잦았으며, 또한 모순되는 초자아적 요구들(contradictory superego demands)을 경험하였다고 주장하였다.

BN의 발달상의 근원을 연구한 결과 부모나 환자 자신에게 분리의 어려움이 광범위하게 존재한다는 것을 알게 되었다. BN 환자의 발달력의 공통주제는 고무 젖꼭지나 담요같이 아동이 어머니와 심리적으로 분리되는 것을 도와주는 과도기적 대상이 없었다는 것이다(Goodsitt 1983). 분리에 대한 이러한 발달상 투쟁은 그 대신 자신의 신체 자체를 과도기적 대상으로 사용함으로써 가라앉게 된다(Sugarman과 Kurash 1982). 따라서 음식을 먹는 것은 어머니와의 공생적 융합에 대한 소망을 의미하며, 음식을 거절하는 것은 어머니로부터 분리되려는 노력이다. AN 환자의 어머니처럼, 커서 BN이 되는 아동의 부모는 자식과의 관계에서 이들을 자신의 연장(extension of themselves)으로 생각한다(Humphrey와 Stern 1988; Strober와 Humphrey 1987). 아동은 부모의 자기를 확신시키는 자기대상으로 사용된다. 그 가족의 각 구성원은 결속감을 유지하기 위하여 모두가 다른 구성원에 의존한다. 이러한 양식은 AN 환자 가정의 특징이지만, 받아들일 수 없는 악한 성품을 다루는 독특한 양식은 BN 가정에서도 두드러진다. BN의 가족체계는 모든 구성원이 스스로를 전적으로 선한 것으로 보아야 하는 강한 필요성을 가진다. 부모가 가지고 있는 받아들일 수 없는 성품은 대식증 아동에게로 투사되고 이 아동은 전적으로 악한 것들의 저장소가 된다. 투사물과의 무의식적 동일시에 의하여 아동은 가정 내 모든 탐욕과 충동성의 보유자가 된다. 결국 이러한 평형적 균형(homeostatic balance)은 부모 자신의 혹은 부모 사이의 갈등에 초점을 맞추는 것이 아니라 병든 아동에 초점을 맞추게 하고 만다.

Patton(1992)은 BN 환자를 정신역동적으로 관찰한 결과 분리에 대한 어려움이 있는 것을 확인하였다. 의식되지 않는 자극(subliminal stimuli)과 쉽게 구별되는 자극(supraliminal stimuli)에 어떻게 반응하는지 알아보기 위하여 섭식장애 환자 40명과 정상여성 대조군 40명을 각각의 특성을 지닌 포기자극(abandonment stimuli)과 대조자극(control stimuli)에 노출시켰다. 포기자극에 노출되었을 때 환자군은 대조군에 비하여 더 많은 과자를 먹었다. 따라서 대식증상은 버림받는 것에 대한 무의식적 공포에 방어하기 위한 것으로 결론을 내렸다.

그 후에 많은 경우 BN 환자는 함입과 투사의 대상 관계 기전을 굳히게 된다. 음식을 섭취하거나 거절하는 것은 곧 공격적이거나 악한 함입물을 함입하고 투사하는 것을 의미할 것이다. 많은 증례에서 이러한 분열과정은 환자에 의하여 더욱 더 굳어지게 된다. 환자는 단백질을 선한 음식으로 생각하고 결국은 배설하기보다는 보유하려 할 것이고, 반면에 탄수화물이나 지방질 음식은 악한 것으로 취급하여 엄청난 양을 먹고 나서는 토해낼 뿐인 것이다. 표면적으로는 공격성을 처리하는 것인 이런 전략은 매우 강력하여 구토라는 형태로 악함을 배척함으로써 환자가 스스로를 선하게 느끼도록 한다. 그러나 선하다는 느낌의 뒤끝은 언제나 불안정하다. 왜냐하면 이것은 선함과 악함을 조화시킴으로써 얻어진 것이 아니라 공격성의 분할과 부정, 그리고 투사의 결과로 얻어진 것이기 때문이다.

치료적 고찰 Treatment considerations

BN의 치료에서 가장 중요한 한가지 원칙은 환자 개개인에 맞추어 치료 계획을 세워야 한다는 것이다. 우울증, 인격장애 및 물질남용 등 동반되는 정신과 질환들이 총체적 치료계획의 일부로 다루어져야 한다. 모든 BN 환자를 똑같이 치료하려는 일관된 치료계획(Yager 1984)은 부분적인 도움이 될 뿐이다. 왜냐하면 BN 환자군의 유전적 이질성을 인지하고 파악하는데 실패한 것이기 때문이다. BN 환자 중에 약 ⅓은 비교적 건강한 군으로 인지행동치료와 정신교육 프로그램을 포함한 단기치료에 잘 반응한다(Johnson과 Connors 1987; Johnson들 1989). 대식자 친목(Overeaters Anonymous, OA) 등 지지집단은 이처럼 비교적 건강한 환자들이 더 이상 치료를 받지 않아도 생활을 유지할 수 있게 도움을 준다.

BN 환자들에 대하여 추적평가를 시행한 88개의 연구를 조사하여 Keel과 Mitchell(1997)은 50%의 여성환자들이 증상이 공개된 후 5~10년이 지나자 완전히 회복하였다고 보고하였다. 그러나 20%는 여전히 BN의 모든 진단기준을 충족시키고 있었으며, 거의 30%는 재발을 경험하였다. 16주 동안 CBT를 하면서 폭식과 하제 사용을 완전히 끊은 환자들을 대상으로 치료 후 4개월만에 추적 조사를 한 결과 44%가 재발하였다(Halmi들 2002). BN 환자들에게 CBT를 사용한 연구들을 검토하였을 때 이들을 치료하는 것이 얼마나 어려운 일인지를 말해주고 있다. CBT를 통해 완전히 회복되지 못하였던 환자들 중 반 이상은 치료가 끝난 시점에서도 일주일에 평균 2.6회의 폭식을 하고 있었고 3.3회의 빈도로 하제를 사용하고 있었다(Thompson-Brenner들 2003). 9년에서 25년에 걸친, 종적인 사망률 조사(Crow들 2009)에서는 당황스럽게도 AN에 근접할 정도로 BN 환자들의 사망률이 높았다. 나아가 BN의 치료에 CBT나 대인관계치료가 어느 정도 성공적이라는 보고에도 불구하고, 지역사회의 치료자들이 섭식장애 환자들을 치료할 때 근거기반 정신치료를 사용하는 일은 드물었다(von Ranson들 2013). 역동정신치료는 거의 입증된 것이 없다.

역동적 치료가 이 질환군에 반드시 필요한 것이 아닐 수도 있겠지만 대부분의 BN 환자가 도움을 받는다. 반응을 하지 않는 환자들의 약 ⅔는 경계성 인격장애 환자이고(Johnson들 1989) 나머지는 또 다른 인격장애나 우울증을 함께 앓고 있는 환자일 것이다. 이들은 대체로 장기간의 표현지지 정신치료를 요하며 동시에 약물치료도 필요로 한다. 많은 환자들이 대식증상에 대하여 행동요법을 사용하는 것에 불평을 한다(Yager 1984). 환자의 내적 세계를 무시하고 단지 드러나는 행동에만 초점을 맞추는 것은 환자의 성장기에 본질보다는 피상적인 것에만 관심을 가졌던 부모와의 경험을 재연하게 할 수도 있다. Yager는 모든 BN 환자의 50% 이상이 행동교정치료에는 만족하지 못하였음을 지적하고 있다. 어떤 환자는 자신의 섭식습관에 대하여 천한 짓이라고 일기에 쓰기도 한다. 왜냐하면 이들은 섭식문제를 더 근본적인 장애에서 비롯된 증상으로 보고 있기 때문이다. 환자의 관심과 신념체계에 맞지 않는 치료는 결국 실패하고 말 것이다(Yager 1984).

BN은 생명을 위태롭게 할 수도 있다. 전해질 불균형 때문에 심장마비를 일으킬 수 있다는 사실을 환자들에게 알려야 한다. 그러므로 입원 상황에서뿐만 아니라 외래치료에서도 혈액화학적 추적감시는 필수적이다. 많은 BN 환자는 경계성 인격과 주요정동장애를 동반하기 때문에 자살기도나 심각한 자해위협에 직면하여 입원이 불가피할 수도 있다. 입원 치료는 개개 환자의 총체적 치료계획을 따라야 하며 증상조절을 위하여 화장실 문을 잠그거나, 정상적 식사 시간표를 적용하고, 영양사를 이용하여 정신교육적 조언을 하며 매일 일기를 쓰게 하는 등의 임무를 함께 수행한다. 입원치료는 환자의 내적 대상관계를 더 잘 이해할 수 있는 기회를 치료자에게 제공한다. 따라서 입원치료를 통하여 더 세련된 진단적 이해를 할 수 있게 되며 더욱 정교한 치료계획을 수립할 수 있다.

W양은 대식증과 식욕부진증 증상을 함께 보이는 19세의 대학생이었다. 정신치료자와 결별하고는 조절기능을 완전히 상실하여 폭식을 하고 하제를 사용하여 입원하게 되었다. 그녀의 행동에 몹시 화가 난 부모는 적당한 섭식이 불가능하다고 느껴져 병원에 데리고 왔다. 입원 첫 주 동안 W양은 또다시 실망하고 싶지 않기 때문에 의사(a doctor)와 가까이 하기를 원치 않으며 따라서 의사가 하는 일에 관심을 갖지 않고 거리를 둘 작정이라고 병동주치의(이하 주치의, hospital doctor)에게 말하였다. 정규 식사와 집단모임 참석을 권유하였지만 모두 거부하였다. 환자는 자신이 원하는 때에 원하는 것을 먹겠다고 주장하였다. 또 자신의 체중은 일정하게 유지되고 있으므로 걱정할 필요가 없다고 지적하기도 하였다.

간호사는 W양이 협조를 하지 않자 점차로 화가 나게 되었다. 환자가 고집을 부리고 저항을 하면 할수록 간호사는 병원프로그램에 따라야 한다고 더욱 강력히 요구하였다. 한 치료자 모임에서 주치의는 환자가 자신의 가정 내 상황을 재연(再演)하는데 성공하였음을 알게 되었다. 환자가 자신의 식사를 조절해야만 한다고 주장함으로써 환자는 타인이 자신의 섭식을 조절하려 하도록 자극하였다. 그런 다음 환자는 마치 자신이 부모에 의하여 괴로움을 당했다고 느낀 것처럼 주변의 강압에 의하여 괴로움을 당한다고 느낄 수 있었다.

주치의는 환자를 만나 가정 상황이 재연되도록 그 간호사를 자극하려고 시도하고 있음을 지적하였다. 또 이렇게 재연함으로써 자신이 무엇을 얻을지 생각해 보았느냐고 물었다. W는 이런 대화에 별로 흥미가 없다고 반응하였다. 사흘 후 환자는 그 동안 약을 먹지 않았으며 자살을 시도하기 위하여 병실 서랍 안에 날카로운 물건을 가지고 있다고 주치의에게 말하였다. 그러면서도 정말로 죽기를 원하지는 않기 때문에 주치의에게 알리기로 결정하였다고 하였다. 그리고는 지나치게 주치의에게 의존하게 되고 스스로 자기감을 잃게 될까 봐 자신의 느낌을 주치의에게 말하기가 몹시 어렵다고도 하였다. 의사에게 의존하면 치료받으려는 자신의 필요보다는 그 의사의 필요에 의하여 스스로가 피해를 당하고 잘못 취급될 것을 환자는 확신하고 있었다.

주치의는 이 정보를 통하여 치료구조에 대한 W의 저항을 이해할 수 있게 되었다. 협조하기를 거부함으로써 타인의 요구나 기대에서 벗어난 독립된 자기감을 세우려고 하였던 것이다. 간호사에게 협조하거나 주치의와 협력하는 것은 그녀의 가족 내에서 그랬던 것처럼 자신이 타인의 단순한 연장에 지나지 않게 되는 위험성을 가지고 있었다. 이런 기존의 불안이 표면화되었을 때 주치의는 W에게 섭식 프로그램에서 말을 더 많이 하도록 권유하였다. 환자는 간호사 중 한 사람과 협력할 수 있게 되었고 둘이 함께 동의하여 하나의 프로그램에 계속 참가할 수 있게 되었다.

그러나 W양이 나아지고 있는 것처럼 보일 무렵, 주치의는 집에서 가족과 함께 선물을 끌러보고 있던 성탄절 아침 병원으로부터 전화를 받았다. 한 간호사가 W가 그 동안 숨겨 놓았던 과량의 하제를 먹고는 아침 내내 설사를 하고 있다고 전화로 보고하였다. 간호사는 W양이 내과적 응급치료를 필요할 것 같다고 걱정하였고 주치의는 어쩔 수 없이 그 길로 환자를 보기 위하여 병원으로 달려가지 않을 수 없음을 느꼈다. 이틀 후 W가 내과적으로 안정을 찾았을 때 주치의는 그녀가 하제를 복용한 행동이 전이적 적대감을 나타낸 것이라는 사실을 직면시키고, 아마도 W양이 그의 성탄절 아침을 망쳐 놓고 싶었던 것 같다고 하였다. 환자는 이러한 가능성을 차분하게 부인하였지만, 주치의는 환자가 분노를 행동화한 시점에 환자에 대하여 심하게 화가 나는 것을 억제하여야만 했었다. 점차로 주치의는 하제 사용을 통하여 환자가 자신의 공격성을 분출할 수 있게 되었을 것이라는 생각이 들기 시작하였다. 결과적으로 환자는 자신의 행동이 적대감의 표현이었다는 주치의의 해석을 받아들일 수는 없었지만 주치의는 무의식적으로 환자의 투사된 분노를 담는 용기의 역할을 수행하였던 것이었다.

이 증례가 임상적 측면에서 경계성 인격장애를 동반하고 있으며 치료에 반응이 없는 환자를 묘사하고 있지만, 개인치료자가 흔히 BN 환자들에게서 맞닥뜨릴 수 있는 전형적인 전이역전이 투쟁을 그려주고 있다. 치료자는 스스로 자극을 받아 환자가 방출하는 '악함(badness)'을 받아들이고 있는 것을 발견한다. 또한 그는 환자가 치료자인 자신의 치료 노력을 반복하여 조롱할 때마다 토사물을 뒤집어 쓴 것처럼 느낄 것이다. 입원치료나 개인정신치료 상황에서 가족 내의 양식이 재연됨을 봄으로써 치료자는 가족체계 내에서 환자의 역할을 이해하게 된다. BN 증상 역시 가정 내에서의 평형적 균형을 맞추려는 시도이므로 개인치료와 함께 가족치료나 가족개입이 필요하다. 가족체계를 무시하였을 때, 치료자는 환자의 호전이 다른 가족에게는 엄청난 위협이 될 위험성이 있음을 경험하게 된다. 이런 위협에 대한 방어적 반응으로 BN 환자의 치료 자체가 늦어지거나 다른 가족구성원에게 심각한 기능장애가 생겨날 수 있다. 가정 내에서 BN 환자의 질병의 필요성이 존중되어야 하며 부모는 치료를 거부하지 않는다는 느낌을 가져야만 한다(Humphrey와 Stern 1988).

이들의 강력한 양가감정과 가정의 안정이 파괴될 것에 대한 걱정 때문에, 많은 대식증 환자들이 집중적인 정신역동적 치료를 회피하려 할 것이다. 이들은 스스로를 결함이 있는 사람으로 보고 정신치료적인 조사가 이러한 결함을 드러나게 할 위험성을 내포하고 있다고 생각한다(Reich와 Cierpka 1998). 섭식일기(eating diary)를 제공하고, 특정한 섭식 양상과 감정 상태 사이의 연관성을 지적하는 것이 환자와의 치료동맹을 확립하는 대단히 효과적인 방법이다. 흔히 만날 수 있는 역전이적 곤란들 중의 하나는 환자를 빨리 낫게 하고자 하는 소망이다. 이는 치료사가 너무 빨리 너무 많은 해석적 개입을 하게 만들어서 환자가 이른바 과식(overfeed)을 하도록 한다. Reich와 Cierpka(1998)가 주의를 준 것과 같이, 해석과 직면들이 탐욕스럽게 낭비되기만 하고 적절하게 소화되지 않는, 대식증적인 방법으로 다루어질 수 있다. 자기심리학에 기초한 공감적 접근방법을 사용하여 해석을 지연시키는 것이 많은 BN 환자들을 돕는 것으로 보인다. 주의 깊게 준비하고 계획하여 CBT와 역동치료를 비교한 연구에서 처음의 결과는 CBT가 우세한 것으로 나타났지만 더 장기간의 추적조사에서는 두 치료 모두가 효과 면에서 거의 동일하였다(Fairburn들 1995).

역동적 집단정신치료도 유용한 보조치료로 사용될 수 있다. 즉 BN 환자에 대한 집단치료의 효과를 증명하는 경험적 문헌이 점점 늘어나고 있다(Harper-Giuffre들 1992; Liedtke들 1991; Mitchell등 1990). 외래상황에서 이들 환자에게 집단정신치료를 시행하였던 보고 18가지를 종합한 Oesterheld들(1987)은 신중한 낙관론을 펼친다. 집단정신치료가 평균 70%의 환자들에게서 대식증상을 효과적으로 감소시켰다는 의견 일치가 있었던 것이다. 그러나 대부분의 연구에서 탈락자들을 통계에서 제외하였으므로 결과는 다소 과장되었다고 볼 수 있다. 대부분의 집단에서 경계성 인격장애와 또 다른 심한 인격장애 환자들을 치료대상에서 제외시켰지만 탈락율은 여전히 높았다. 또한 장기적 추적 자료도 없었다. 다만 집단치료자들은 개인치료자와 마찬가지로 호전상태가 안정되게 지속되기 위해서는 병식과 증상조절 모두가 필요하다는데 동의하고 있다. 일 군의 폭식장애 환자 집단을 대상으로 정신분석적 집단치료와 정신교육의 효과를 비교한 무작위 대조군 연구를 한 Ciano들(2002)은 양쪽 집단의 대부분의 환자들이 섭식장애도 없어지고 폭식의 비율도 낮아졌다고 보고하였다. 정신분석 집단치료에 배정된 환자들은 6개월이나 12개월 추적 조사에서도 대부분 호전된 양상이 지속되고 있었다.

요약하면 BN에 대한 역동적 치료의 적응증은 한시적인 정신교육적 치료법 혹은 인지행동치료에 반응을 보이지 않는 경우에 한한다. 지지, 교육 및 가족치료를 포함한 가족적 접근방법이 필수적이라는 것이 일반적 견해이다. 어떤 의미에서는 증상조절을 위해서 다른 치료법과의 연합이 요구된다. 단기입원, OA 같은 지지집단, 그리고 집단정신치료 등이 모두 환자의 증상조절에 도움이 된다. 어떤 개인정신치료자들은 증상제어를 치료과정의 한 부분으로 생각한다. 심한 성격병리, 자살경향 혹은 생명을 위협하는 전해질 장애 등의 경향을 가진 BN 환자의 실제적 공통점은 장기간의 입원치료와 정신치료를 모두 필요로 한다는 것이다. BN 환자들은 자신의 인생을 바로 세워주려는 치료자의 최선의 노력마저도 무효화하고 만다. 이들은 자기파괴적 경과를 보이기 쉬우며 따라서 장기간의 입원치료가 아니면 사망할 수도 있다.

폭식 장애 Binge-Eating Disorder

이미 논의된 바와 같이 폭식장애의 치료에 대한 문헌은 다른 섭식장애들 보다 훨씬 적다. 그러나 지역사회 표본들에서의 유병율은 3.5%정도로 높다(Hudson들 2007). 폭식을 하지 않는 비만 환자들에 비해서 이 환자들이 체중증가에 대해서 더 두려워하고 신체불만족도 더 심하게 호소하는 경향이 있다. 게다가 이들은 자신의 생의 전 기간에 걸쳐 계속해서 체중을 늘려가는 경향이 있다(Fairburn들 2000). 치료자들은 경과를 생각하지는 않고 방종에 빠져 버리는 환자들에 의해서 유발된 역전이적 모욕감, 그리고 자신의 치료적 노력이 어떤 효과를 나타날 것인가에 대한 역전이적 절망감과 싸워야 한다. 폭식장애를 포함한 섭식장애 모두에서 불안전한 애착이 발견되었다(Abbate-Daga들 2010). 사실 애착 불안전성은 신체 불만족과 직접적인 상관관계를 가지고 있다. 정신역동적 집단 대인관계 정신치료와 집단 CBT를 비교한 한 대조군 연구에서는 두 집단치료 모두 폭식을 줄였지만, 개별적인 결과는 애착불안과 회피의 수준에 따라 달랐다(Tasca들 2006). 이 환자들을 정신역동적으로 이해하고 치료하기 위해서는 더 많은 연구가 필요할 것이다.

참고 문헌
References

Abbate-Daga G, Gramaglia C, Amianto F, et al: Attachment Insecurity, personality, and body dissatisfaction in eating disorders. J Nerv Ment Dis 198:520-524, 2010

American Psychiatric Association: Diagnostic and Statistical Manual of Mental Disorders, 5th Edition. Washington, DC, American Psychiatric Association, 2013

Arcelus J, Mitchell AJ, Wales G, et al: Mortality rates in patients with anorexia nervosa and other eating disorders: a meta-analysis of 36 studies. Arch Gen Psychiatry 68:724-731, 2011

Bachar E, Latzer Y, Kreitler S, et al: Empirical comparison of two psychological therapies: self psychology and cognitive orientation in the treatment of anorexia and bulimia. J Psychother Pract Res 8:115-128, 1999

Balint M: The Basic Fault: Therapeutic Aspects of Regression. New York, Brunner/Mazel, 1979

Bemporad JR, Ratey J: Intensive psychotherapy of former anorexic individuals. Am J Psychother 39:454-466, 1985

Berridge KC, Robinson T: The mind of an addictive brain: neural sensitization of wanting versus liking. Current Directions in Psychological Science 4:71-76, 1995

Bers SA, Besser A, Harpaz-Rotem I, et al: An empirical exploration of the dynamics of anorexia nervosa: representations of self, mother, and father. Psychoanalytical Psychology 30:188-209, 2013

Blatt SJ, McDonald C, Sugarman A, et al: Psychodynamic theories of opiate addiction: new directions for research. Clinical Psychology Review 4:159-189, 1984a

Blatt SJ, Rounsaville B, Eyre SL, et al: The psychodynamics of opiate addiction. J Nerv Ment Dis 172:342-352, 1984b

Boris HN: The problem of anorexia nervosa. Int J Psychoanal 65:315-322, 1984a

Boris HN: On the treatment of anorexia nervosa. Int J Psychoanal 65:435-442, 1984b

Brent D, Melhem N, Donohoe MD, et al: The incidence and course of depression in bereaved youth 21 months after the loss of a parent to suicide, accident, or sudden natural death. Am J Psychiatry 166:786-794, 2009

Bromberg PM: Treating patients with symptoms-and symptoms with patience: reflections on shame, dissociation, and eating disorders. Psychoanalytic Dialogues 11: 891-912, 2001

Brown S: Treating the Alcoholic: A Developmental model or Recovery. New York, john Wiley, 1985

Bruch H: Eating Disorders: Obesity, Anorexia nervosa, and the Person within. New York, Basic Books, 1973

Bruch H: The Golden Cage: The Enigma of Anorexia Nervosa. Cambridge, MA, Harvard University Press, 1978

Bruch H: Psychotherapy in anorexia nervosa. International Journal of Eating Disorders 1(4):3-14, 1982

Bruch H: The changing picture of an illness: anorexia nervosa, in Attachment and the therapeutic Process. Edited by Sacksteder JL, Schwartz DP, Akabane Y. Madison, CT, International Universities Press, 1987, pp 205-222

Cassillas A, Clark LA: Dependency, impulsivity, and self-harm: traits hypothesized to underlie the association between Cluster B personality and substance use disorders. J Pers Disord 16:424-436, 2002

Chessick RD: Clinical notes toward the understanding and intensive psychotherapy of adult eating disorders. Annual of Psychoanalysis 22/23:301-322, 1985

Ciano R, Rocco PL, Angarano A, et al: Group-analytic and psychoeducational therapies for binge-eating disorder: an exploratory study on efficacy and persistence of effects. Psychotherapy Research 12:231-239, 2002

Compton WM, Thomas YF, Stinson FS, et al: Prevalence, correlates, disability, and comorbidity of DSM-IV drug abuse and dependence in the United States. Arch Gen Psychiatry 64:566-576, 2007

Cooper DE: The role of group psychotherapy in the treatment of substance abusers. Am J Psychother 41:55-67, 1987

Cornelius JR, Salloum IM, Mezzich J, et al: Disproportionate suicidality in patients with comorbid major depression

and alcoholism. Am J Psychiatry 152:358-364, 1995
Couturier J, Kimber M, Szatmari P: Efficacy of family-based treatment for adolescents with eating disorders: a systematic review and meta-analysis. Int J Eat Disord 46:3-11, 2013
Crits-Christoph P, Siqueland L, Blaine J, et al: Psychosocial treatments for cocaine dependence: results of the National Institute on Drug Abuse Cocaine Collaborative Study. Arch Gen Psychiatry 56:493-501, 1999
Crow S: Eating disorders and risk of death. Am J Psychiatry 170:824-0825, 2013
Crow SJ, Peterson CB, Swanson SA, et al: Increased mortality in bulimia nervosa and other eating disorders. Am J Psychiatry 166:1342-1346, 2009
Dare C: Psychoanalytic psychotherapy, in Treatments of Psychiatric Disorders, 2nd Edition, Vol 2. Edited by Gabbard GO. Washington, DC, American Psychiatric Press, 1995, pp 2129-2152
Dodes LM: Abstinence from alcohol in long-term individual psychotherapy with alcoholics. Am J Psychother 38:248-256, 1984
Dodes LM: The psychology of combining dynamic psychotherapy and Alcoholics Anonymous. Bull Menninger Clin 52:283-293, 1988
Dodes LM: Addiction, helplessness, and narcissistic rage. Psychoanal Q 59:398-419, 1990
Donovan JM: An etiologic model of alcoholism. Am J Psychiatry 143:1-11, 1986
Eisler I, Dare C, Russell GF, et al: Family and individual therapy in anorexia nervosa: a 5-year follow-up. Arch Gen Psychiatry 54:1025-1030, 1997
Fairburn CG, Norman PA, Welch SL, et al: A prospective study of outcome and bulimia nervosa and the long-term effects of three psychological treatments. Arch Gen Psychiatry 52:304-312, 1005
Fairburn CG, Welch SL, Doll HA, et al: Risk factors for bulimia nervosa: a community-based case-control study. Arch Gen Psychiatry 54:509-517, 1997
Fairburn CG, Cooper Z, Doll HA, et al: The natural course of bulimia nervosa and binge eating disorder in young women. Arch Gen Psychiatry 57:659-665, 2000
Frances RJ, Mack AH, Borg L, et al: Psychodynamics, in The American Psychiatric Publishing Textbook of Substance Abuse Treatment, 3rd Edition. Edited by Galanter M, Kleber H. Washington, DC, American Psychiatric Publishing, 2004 pp 337-352
Gabbard GO, Lazar SG, Hornberger J, et al: The economic impact of psychotherapy: a review. Am J Psychiatry 154:147-155, 1997
Garfinkel PE, Garner DM: Anorexia Nervosa: A Multidimensional Perspective. New York, Brunner /Mazel, 1982
Garfinkel PE, Moldofsky H, Garner DM: The heterogeneity of anorexia nervosa: bulimia as a distinct subgroup. Arch Gen Psychiatry 37:1036-1040, 1980
Garner DM, Garfinkel PE, Irvine MJ: Integration and sequencing of treatment approaches for eating disorders. Psychother Psychosom 46:67-75, 1986
Goodsitt A: Self-regulatory disturbances in eating disorders. International Journal of Eating Disorders 2:51-60, 1983
Goodwin DW: Alcoholism and heredity. Arch Gen Psychiatry 36:57-61, 1979
Gorton GE, Akhtar S: The relationship between addiction and personality disorder: reappraisal and reflections. Integrative Psychiatry 10:185-198, 1994
Grant BF, Stinson FS, Dawson BA, et al: Co-occurrence of 12-month alcohol and drug use disorders and personality disorders in the United States: results from the National Epidemiological Survey on Alcohol and Related Conditions. Arch Gen Psychiatry 61:361-368, 2004
Grilo CM, Sanislow CA, Skodol AE, et al: Do eating disorders co-occur with personality disorders: Comparison groups matter. Int J Eat Disorder 33:155-164, 2003
Hall A, Crisp AH: Brief psychotherapy in the treatment of anorexia nervosa: preliminary findings, in Anorexia Nervosa: Recent Developments in Research. Edited by Darby PL, Garfinkel PE, Garner DM, et al. New York,

Alan R Liss, 1983, pp 427-439
Hall A, Slim E, Hawker F, et al: Anorexia nervosa: long-term outcome in 50 female patients. Br J Psychiatry 145:407-413, 1984
Halmi KA, Agras WS, Mitchell J, et al: Relapse predictors of patients with bulimia nervosa who achieved abstinence through cognitive behavioral therapy. Arch Gen Psychiatry 59:1105-1109, 2002
Harper-Giuffre H, MacKenzie KR, Sivitilli D: Interpersonal group psychotherapy, in Group Psychotherapy for Eating Disorders. Edited by Harper-Giuffre H, MacKenzie KR. Washington, DC, American Psychiatric Press, 1992, pp 105-145
Hasin D, Fenton MC, Skodal A, et al: Personality disorders and the 3-year course of alcohol, drug, and nicotine use disorders. Arch Gen Psychiatry 68:1158-1167, 2011
Hasin D, O'Brien CP, Auriacombe M, et al: DSM-5 criteria for substance use disorders: recommendations and rationale. Am J Psychiatry 170:834-851, 2013
Hsu LK: Outcome of anorexia nervosa: a review of the literature (1954 to 1978). Arch Gen Psychiatry 37:1041-1046, 1980
Hsu LK: The treatment of anorexia nervosa. Am J Psychiatry 143:573-581, 1986
Hsu LK: Outcome studies in patients with eating disorders, in Psychiatric Treatment: Advances in Outcome Research. Edited by Mirin SM, Gossett JT, Grob MC. Washington, DC, American Psychiatric Press, 1991, pp 159-180
Hsu LK, Crisp AH, Harding B: Outcome of anorexia nervosa. Lancet 1:61-65, 1979
Hudson JI, Hiripi E, Pope HG, et al: The prevalence and correlates of eating disorders in the National Comorbidity Survey Replication. Biol Psychiatry 61:348-358, 2007
Hughes P: The use of the countertransference in the therapy of patients with anorexia nervosa. European Eating Disorders Review 5:258-269, 1997
Humphrey LL, Stern S: Object relations and the family system in bulimia: a theoretical integration. Journal of Marital and Family Therapy 14:337-350, 1988
Johnson B: Three perspectives on addiction. J Am Psychoanal Assoc 47:791-815, 1999
Johnson B: Drug dreams: a neuropsychoanalytic hypothesis. J Am Psychoanal Assoc 49:75-96, 2001
Johnson C, Connors ME: The Etiology and Treatment of Bulimia nervosa: A Biopsychosocial Perspective. New York, Basic books, 1987
Johnson C, Tobin DL, Enright A: Prevalence and clinical characteristics of borderline patients in an eating-disordered population. J Clin Psychiatry 50:9-15, 1989
Kandel DB, Kessler RC, Margulies RZ: Antecedents of adolescent initiation into stages of drug use: a developmental analysis, in Longitudinal Research on Drug Use. Edited by Kandel DB. New York, Hemisphere, 1978, pp 73-78
Kaplan AS, Woodside DB: Biological aspects of anorexia nervosa and bulimia nervosa. J Consult Clin Psychol 55:645-653, 1987
Kaufman J, Yang B, Douglas-Palumberi H, et al: Genetic and environmental predictors of early alcohol use. Biol Psychiatry 61:1228-1234, 2007
Keel PK, Mitchell JE: Outcome in bulimia nervosa. Am J Psychiatry 154:313-321, 1997
Kendler KS, Heath AC, Neale MC, et al: A population-based twin study of alcoholism in women. JAMA 268:1877-1882, 1992
Kendler KS, Walters EE, Neale MC, et al: The structure of the genetic and environmental risk factors for six major psychiatric disorders in women: phobia, generalized anxiety disorder, panic disorder, bulimia, major depression, and alcoholism. Arch Gen Psychiatry 52:374-383, 1995
Kendler KS, Prescott CA, Myers J, et al: The structure of genetic and environmental risk factors for common psychiatric and substance use disorders in men and women. Arch Gen Psychiatry 60:929-937, 2003

Khantzian EJ: Psychopathology, psychodynamics, and alcoholism, in Encyclopedic Handbook of Alcoholism. Edited by Pattison EM, Kaufman E. New York, Gardner Press, 1982, pp 581-597

Khantzian EJ: Psychotherapeutic interventions with substance abusers-the clinical context. J Subst Abuse Treat 2:83-88, 1985a

Khantzian EJ: The self-medication hypothesis of addictive disorders: focus on heroin and cocaine dependence. Am J Psychiatry 142:1259-1264, 1985b

Khantzian EJ: A contemporary psychodynamic approach to drug abuse treatment. Am J Drug Alcohol Abuse 12:213-222, 1986

Khantzian EJ: The self-medication hypothesis of substance use disorders: a reconsideration and recent applications. Harv Rev Psychiatry 4:231-244, 1997

Khantzian EJ, Treece C: DSM-Ⅲ psychiatric diagnosis of narcotic addicts: recent findings. Arch Gen Psychiatry 42:1067-1071, 1985

Kohut H: The Analysis of the Self: A Systematic Approach to the Psychoanalytic Treatment of Narcissistic Personality Disorder. New York, International Universities Press, 1971

Kohut H: How Does Analysis Cure? Edited by Goldberg A. Chicago, University of Chicago Press, 1984

Lieb RC, Thompson TL Ⅱ: Group psychotherapy of four anorexia nervosa inpatients. Int J Group Psychother 34:639-642, 1984

Liedtke R, Jäger B, Lempa W, et al: Therapy outcome of two treatment models for bulimia nervosa: preliminary results of a controlled study. Psychother Psychosom 56:56-63, 1991

Mack JE: Alcoholism, AA, and the governance of the self, in Dynamic Approaches to the Understanding the Treatment of Alcoholism. Edited by Bean MH, Zinberg NE. New York, Free Press, 1981, pp 128-162

Maher MS: Group therapy for anorexia nervosa, in Current Treatment of Anorexia Nervosa and Bulimia. Edited by Powers PS, Fernandez RC. Basel, Switzerland, Karger, 1984, pp 265-276

Marcus MD, Wildes JE: Evidence-based psychological treatments for eating disorders, in Gabbard's Treatments of Psychiatric Disorders, 5th Edition. Edited by Gabbard GO. Washington, DC, American Psychiatric Publishing, 2014

McCrady BS, Langenbucher JW: Alcohol treatment and healthcare system reform. Arch Gen Psychiatry 53:737-746, 1996

McIntosh VW, Jordan J, Carter FA, et al: Three psychotherapies for anorexia nervosa: randomized, controlled trial. Am J Psychiatry 162:741-747, 2005

McLellan AT, Arndt IO, Metzger DS, et al: The effects of psychosocial services in substance abuse treatment. JAMA 269:1953-1959, 1993

Mercer D, Woody GE: Individual psychotherapy and counseling for addiction, in The Oxford Textbook of Psychotherapy. Edited by Gabbard GO, Beck J, Holmes J. Oxford, UK, Oxford University Press, 2005

Mintz IL: Self-destructive behavior in anorexia nervosa and bulimia, in Bulimia: Psychoanalytic Treatment and Theory. Edited by Schwartz HJ. Madison, CT, International Universities Press, 1988, pp 127-171

Minuchin S, Rosman BL, Baker L: Psychosomatic Families: Anorexia Nervosa in Context. Cambridge, MA, Harvard University Press, 1978

Mitchell JE, Pyle RL, Eckert ED, et al: A comparison study of antidepressants and structured intensive group psychotherapy in the treatment of bulimia nervosa. Arch Gen Psychiatry 47:149-157, 1990

Mulder RT: Alcoholism and personality. Aust N Z J Psychiatry 36:44-52, 2002

Murphy GE, Wetzel RD: The lifetime risk of suicide in alcoholism. Arch Gen Psychiatry 47:383-392, 1990

Nathan PE: The addictive personality is the behavior of the addict. J Consult Clin Psychol 56:183-188, 1988

Nicholson B, Treece C: Object relations and differential treatment response to methadone maintenance. J Nerv Ment Dis 169:424-429, 1981

Oesterheld JR, McKenna MS, Gould NB: Group psychotherapy of bulimia: a critical review. Int J Group Psychother 37:163-184, 1987

Pages KP, Russo JE, Roy-Byrne PP, et al: Determinants of suicidal ideation: the role of substance use disorders. J Clin Psychiatry 58:510-515, 1997

Paton S, Kessler R, Kandel D: Depressive mood and adolescent illicit drug use: a longitudinal analysis. J Genet Psychol 131:267-289, 1977

Patton CJ: Fear of abandonment and binge eating: a subliminal psychodynamic activation investigation. J Nerv Ment Dis 180:484-490, 1992

Polivy J: Group psychotherapy as an adjunctive treatment for anorexia nervosa. Journal of Psychiatric Treatment and Evaluation 3:279-283, 1981

Powers PS: Psychotherapy of anorexia nervosa, in Current Treatment of Anorexia Nervosa and Bulimia. Edited by Powers PS, Fernandez RC. Basel, Switzerland, Karger, 1984, pp 18-47

Prescott CA, Kendler KS: Genetic and environmental contributions to alcohol abuse and dependence in a population-based sample of male twins. Am J Psychiatry 156:34-40, 1999

Project MATCH Research Group: Matching alcoholism treatments to client heterogeneity. Project MATCH posttreatment drinking outcomes. J Stud Alcohol 58:7-29, 1997

Reed PL, Anthony JC, Breslau N: Incidence of drug problems in young adults exposed to trauma and posttraumatic stress disorder: do early life experiences and predispositions matter? Arch Gen Psychiatry 64:1435-1442, 2007

Regier DA, Farmer ME, Rae BS, et al: Comorbidity of mental disorders with alcohol and other drug abuse: results from the Epidemiologic Catchment Area (ECA) Study. JAMA 264:2511-2518, 1990

Reich G, Cierpka M: Identity conflicts in bulimia nervosa: psychodynamic patterns and psychoanalytic treatment. Psychoanalytic Inquiry 18:383-402, 1998

Rhee SH, Hewitt JK, Young SE, et al: Genetic and environmental influences on substance initiation, use, and problem use in adolescents. Arch Gen Psychiatry 60:1256-1264, 2003

Rounsaville BJ, Weissman MM, Kleber H, et al: Heterogeneity of psychiatric diagnosis in treated opiate addicts. Arch Gen Psychiatry 39:161-166, 1982

Rounsaville BJ, Anton SF, Carroll K, et al: Psychiatric diagnoses of treatment-seeking cocaine abusers. Arch Gen Psychiatry 48:43-51, 1991

Rutherford MJ, Cacciola JS, Alterman Al, et al: Assessment of object relations and reality testing in methadone patients. Am J Psychiatry 153:1189-1194, 1996

Sandahl C, Herlitz K, Ahlin G, et al: Time-limited group psychotherapy for moderately alcohol dependent patients: a randomized controlled clinical trial. Psychotherapy Research 8:361-378, 1998

Schuckit MA: Genetics and the risk for alcoholism. JAMA 254:2614-2617, 1985

Selvini Palazzoli M: Self-Starvation: From Individual to Family Therapy in the Treatment of Anorexia Nervosa. Translated by Pomerans A. New York, Jason Aronson, 1978

Strober M, Humphrey LL: Familial contributions to the etiology and course of anorexia nervosa and bulimia. J Consult Clin Psychol 55:654-659, 1987

Sugarman A, Kurash C: The body as a transitional object in bulimia. International Journal of Eating Disorders 1(4):57-67, 1982

Sullivan PF, Bulik CM, Fear JL, et al: Outcome of anorexia nervosa: a case-control study. Am J Psychiatry 155:939-946, 1998

Sutker PB, Allain AN: Issues in personality conceptualizations of addictive behaviors. J Consult Clin Psychol 56:172-182, 1988

Tasca GA, Ritchie K, Conrad G, et al: Attachment scales predict outcome in a randomized controlled trial of two group therapies for binge eating disorder: an aptitude by treatment interaction. Psychother Res 16:106-121, 2006

Thompson-Brenner H, Glass S, Westen D: A multidimensional meta-analysis of psychotherapy for bulimia nervosa. J Clin Psychol 10:269-287, 2003

Treece C: Assessment of ego functioning in studies of narcotic addiction, in The Broad Scope of Ego Function Assessment. Edited by Bellak L, Goldsmith LA. New York, Wiley, 1984, pp 268-290

Treece C, Khantzing EJ: Psychodynamic factors in the development of drug dependence. Psychiatr Clin North Am 9:399-412, 1986

Vaillant GE: Dangers of psychotherapy in the treatment of alcoholism, in Dynamic Approaches to the Understanding and Treatment of Alcoholism. Edited by Bean MH, Zinberg NE. New York, Free Press, 1981, pp 36-54

Vaillant GE: The Natural History of Alcoholism. Cambridge, MA, Harvard University Press, 1983

Vaillant GE: The alcohol-dependent and drug-dependent person, in The New Harvard Guide to Psychiatry, Edited by Nicholi AM Jr. Cambridge, MA, Belknap Press of Harvard University Press, 1988, pp 700-713

Vitousek KM, Gray JA: Psychtherapy of eating disorders, in Oxford Textbook of Psychotherapy. Edited by Gabbard GO, Beck J, Homes JA. Oxford, UK, Oxford University Press, 2005

von Ranson KM, Wallace LM, Stevenson A: Psychotherapies provided for eating disorders by community clinicians: infrequent use of evidence-based treatment. J Psychother Res 23:333-343, 2013

Walsh Z, Allen CA, Kosson DS: Beyond social deviance: substance use disorders and the dimensions of psychopathy. J Pers Disord 21:273-288, 2007

Westen D, Harnden-Fischer J: Personality profiles in eating disorders: rethinking the distinction between Axis I and Axis II. Am J Psychiatry 158:547-562, 2001

Williams G: Reflections on some dynamics of eating disorders: "no entry" defenses and foreign bodies. Int J Psychoanal 78:927-941, 1997

Wilson CP (ed): Fear of Being Fat: The Treatment of Anorexia Nervosa and Bulimia. New York, Jason Aronson, 1983

Woody GE: Individual therapy for substance use disorders, in Gabbard's Treatments of Psychiatric Disorders, 5th Edition. Edited by Gabbard GO. Washington, DC, American Psychiatric Publishing, 2014

Woody GE, Luborsky L, McLellan AT, et al: Psychotherapy for opiate addicts: does it help? Arch Gen Psychiatry 40:639-645, 1983

Woody GE, McLellan AT, Luborsky L, et al: Severity of psychiatric symptoms as a predictor of benefits from psychotherapy: the Veterans Administration- Penn Study. Am J Psychiatry 141:1172-1177, 1984

Woody GE, McLellan AT, Luborsky L, et al: Sociopathy and psychotherapy outcome. Arch Gen Psychiatry 42:1081-1086, 1985

Woody GE, McLellan AT, Luborsky L, et al: Psychotherapy for substance abuse. Psychiatr Clin North Am 9:547-562, 1986

Woody GE, McLellan AT, Luborsky L, et al: Twelve-month follow-up of psychotherapy for opiate dependents. Am J Psychiatry 144:590-596, 1987

Woody GE, McLellan AT, Luborsky L, et al: Psychotherapy in community methadone programs: a validation study. Am J Psychiatry 152:1302-1308, 1995

Woody GE, Gallop R, Luborsky L, et al: HIV risk reduction in the National Institute on Drug Abuse Cocaine Collaborative Treatment Study. J Acquir Immune Defic Syndr 33:82-87, 2003

Wurmser L: Psychoanalytic considerations of the etiology of compulsive drug use. J Am Psychoanal Assoc 22:820-843, 1974

Wurmser L: Flight from conscience: experience with the psychoanalytic treatment of compulsive drug abusers, part I: dynamic sequences, compulsive drug use. J Subst Abuse Treat 4:157-168, 1987a

Wurmser L: Flight from conscience: experience with the psychoanalytic treatment of compulsive drug abusers, part II: dynamic and therapeutic conclusions from the experiences with psychoanalysis of drug users. J Subst Abuse

Treat 4:169-179, 1987b

Yager J: The treatment of bulimia: an overview, in Current Treatment of Anorexia Nervosa and Bulimia. Edited by Powers PS, Fernandez RC. Basel, Switzerland, Karger, 1984, pp 63-91

Zipfel S, Wild B, Groβ G, et al: Focal psychodynamic therapy, cognitive behavior therapy, and optimized treatment as usual in outpatients with anorexia nervosa (ANTOP study): randomized controlled trial. Lancet Oct 11, 2013 doi:10.016/50140-6736(13)61746-8 [Epub ahead of print]

13장

신경발달장애 및 신경인지장애

NEURODEVELOPMENTAL AND NEUROCOGNITIVE DISORDERS

기질적 질환과 기능적 질환을 증상이나 치료 면에서 구분하려고 하는 시도는 원칙적으로 잘못된 것이다. 양쪽 모두 동일하게 정신-신체 상의 비정상적 기능을 다루는 것이고, 이런 상태와 타협하려는 한 유기체의 시도를 다루는 것이다. 원인이 뇌손상에 있든 심리적 갈등에 있든 간에 그 장애가 스스로 없어지거나 치료에 의하여 제거되지 않는 한 이런 장애를 갖고 새로이 인생에 적응하도록 해 주어야 할 것이다. 우리가 해야 할 일은 신체적, 심리적 수단을 통하여 환자가 적응하도록 도움을 주는 것이다. 즉 어느 쪽이든 치료의 과정과 목적은 똑같은 것이다.

Kurt Goldstein

Goldstein은 이 고전적 문구에서 마음과 뇌를 양분하려는 것에 반대하면서 심리학과 생물학의 근본적 상호 보완성을 상기시켜 주고 있다. 이전부터 기질적 장애와 기능적 증후군을 구분하는데 있어서 심리학은 생물학에, 그리고 생물학은 심리학에 서로 상관이 없다고 주장하여 왔다. 기질적이라는 용어가 신경이나 신경교 구조(neuronal and glial structures)에 실제적인 해부학적 손상이 있음을 뜻하기 때문에 일부 정신과의사들은 이들 질환에 관심을 갖지 않고 따라서 환자들을 신경과 의사에게 의뢰한다. 특히 역동치료자는 뇌손상을 입은 환자들이 추상화하는 능력이 없기 때문에 정신치료의 사용이 불가능하다고 포기한다. 그러나 실제로는 역동치료자들이 기질적 환자들에게 많은 도움을 줄 수 있기 때문에 포기는 실로 불행한 일이다.

본 장에서는 발달과 관련된 상태와 생의 후반기에 인지 악화가 일어난 상태로 나누어서 진단적 이해와 치료를 논의하고자 한다. DSM-5 진단기준에 맞추어 전자는 신경발달장애라는 이름으로 다루고 다른 하나는 신경인지장애라는 이름으로 논할 것이다(American Psychiatric Association 2013). 하지만 광범위하게 전부를 다루려는 것은 아니다. 논의의 목적을 더 단순하게 해서, 정신역동적 사고와 뇌의 기능 이상이 만나는 접점에 대해서 평가하고 설명할 수 있는 질환들의 실제적인 예를 제공하는 것에 그칠 것이다. 신경발달장애의 예로는 자폐 스팩트럼 장애(ASD, autistic spectrum disorder)[1]에서 기능이 보다 좋은 예들이 제시될 것이고, 신경인지장애의 예로는 치매가 사용될 것이다.

신경발달장애
Neurodevelopmental Disorders

DSM-5의 Autistic Spectrum Disorder의 진단범주는 차원 모델(dimensional model)을 공식적인 용어로 들여와서, 진단을 할 때 전부 아니면 아무것도 아니라는 접근방식을 암묵적으로 거부하는 하나의 예이다. 이런 흐름 속에서 달리 명시되지 않은 전반적 발달장애(Pervasive Development Disorder NOS)와 아스퍼거 장애(Asperger's Disorder)는 진단체계에서 사라졌다. 여기서의 논의는 이전에 아스퍼거 장애로 분류되었던, ASD의 경한 형태에 초점을 맞추게 된다. 그러나 이런 구별에 있어서 하나의 문제점은 한편으로는 기묘하고 별난 사회적 행동을 보이는 경우와 다른 한편으로는 진정한 ASD에서 나타나는 사회적 행동 간에 경계를 어떻게 명확히 하느냐 하는 것이다. 이렇게 구분을 하기 위해서는 어쩔 수 없이 주관적 요인이 개입될 것이고 면담실에 있는 치료자들이 일상적이지 않은 별난 행동들을 얼마나 견딜 수 있는가 하는 능력도 서로 다를 것이다. Tanguay(2011)는 이 스팩트럼의 환자들의 가장 핵심적인 어려움은 사회적 의사소통의 능력을 발달시키는데 실패하는 것이라고 주장한다. 더 높은 기능 수준을 가진 ASD, 특히 전통적으로 아스퍼거 증후군으로 알려진 경우는 비교적 인지발달과 언어발달이 보존되어 있어, 더 심한 경우와 구별될 수 있다.

ASD에 대한 가장 뜨거운 논란 중의 하나는 스팩트럼 그 자체에 대한 것이다. 예를 들어 Temple Grandin은, 아스퍼거라고 불리어 온 여러 형태의 변이들로 고통을 받고 있는 사람들이 비록 언어 수준의 사회적 의사소통은 분명히 손상되어 있더라도 비언어적인 의사소통은

1) 이후로는 자폐증으로 번역함.

충분히 가능할 수도 있다고 주장하고 있다(Grandin과 Panek 2013). Grandin은 유전적 연구들에서 매우 다양한 DNA 변화들이 이 스팩트럼 안에 존재하지만 합당한 원인은 분명하지 않음을 강조한다. 또한 각 증례들을 개별적으로 고려하여야 하며, 환자들 하나 하나를 최적의 환경에 있게 하는 것이 ASD 환자의 치료에 결정적으로 중요한 것임을 인식해야 한다고 주장하고 있다.

자기의 발달은 어머니나 양육자와 영아 사이에서 발생하는 상호주관적 모형(intersubjective matrix, 相互主觀的 母型)에 의해 결정된다(D. N. Stern 2004). 기질적으로 의사소통 기능과 인지기능에 장애가 있는 아동들은 어머니로부터의 감정신호를 정확하게 인지하지 못하고 효율적으로 통합하지도 못할 것이다.

제 2장에서의 의식화(mentalization)에 대한 논의는 ASD 환자와의 작업과 깊은 관련이 있을 수 있겠다. 스팩트럼 위에 있는 환자들의 주된 문제는 그들 자신들의 마음뿐만 아니라 타인들의 마음도 이해하기 어렵다는 것이다(Cohler와 Weiner 2011). ASD 환자들은 압도하고 혼란스러운 경험으로부터 자신을 보호하는 수단으로 의식화를 사용하지 못하는 것 같다. ASD 환자들이 타인들의 의도를 이해하지도 예측하지도 못하기 때문에 타인들은 이 환자들에게 알 수 없는 사람들로 여겨진다. 따라서 내적 인간관계에 비해서, 예측 가능한 스케쥴, 데이트 약속, 기념일, 신체 법칙, 혹은 숫자 등이 오히려 더 신빙성 있게 느껴질 수 있다.

자폐증에 정신분석 혹은 정신역동적 사고를 적용해 보려는 노력의 역사는 정신과의 수치 중 하나이다. 어머니들은 이 질병으로 인해서 자주 비난을 받았고, "냉동실 어머니(refrigerator mother)"라고 불렸다. 어머니 비난에 기여한 많은 요인들이 부모가 기대했던 것과는 다른, 매우 복잡한 아이에게 이 부모가 어떻게 반응하고 있는가를 밝히는데는 실패하였다. 잘못 인도된 치료에 대한 하나의 반응으로 치료자들은 ASD 스팩트럼의 더 심한 쪽으로 진단을 받은 환자들의 치료에 장기 정신역동적 치료는 불가능하다고 느꼈다. 그러나 최근 몇 년 동안에 상황은 바뀌어 이들을 위한 정신역동치료의 가치에 대한 더욱 더 수준 높은 논의들이 있어 왔다(Cohler와 Weiner 2011; Polemear 2004; Sugarman 2011; Volkmar 2011). 수용적 환경(holding environment)을 제공하고 자기-검토(self-examination)를 촉진하기 위해서는 얼마간의 조정이 필요할 것이지만(Polemear 2004), 이 환자들이 인간적 연결이 전혀 도달할 수 없는 곳에 있는 것은 아니다. 이 스팩트럼 상에 있는 환자들은 독특한 흥미와 집착을 가지고 있을 것이지만, 이런 현상들은 여전히 환자에게는 '의미'를 가지고 있다. '의미'라면 이것은 역동치료의 핵심이다. 치료자들이 정신치료라는 2인 관계(two-person relationship)의 상황 안에서 환자를 이해하려고 노력하는 바로 그 행동이 압도되는 기분을 느끼지 않는 안전한 환경 안에서 어떻게 다른 사람을 알아 가게 되는지를 환자가 따라 하게 되는 모델링의 방법이 된다고 Cohler와 Weiner(2011)는 강조하였다.

의식화 모델(model of mentalizing)을 사용함으로써 치료자는, 억압되어 내쫓긴 무의식적 갈등들을 이해하는, 보다 고전적인 정신분석적 방식으로부터 접근 방식의 변화를 꾀할 수 있게 된다. Sugarman(2011)은 "insightfulness(충분한 병식)"를 정의하면서, 치료자가 의식화와 동등한 것으로 자폐증 환자들에게서 얻고자 애쓰는 것이라고 하였다. 비교적 높은 수준의 기능을 보이는 환자들의 경우, 치료자가 스스로를 적절하고 현명하게 드러냄으로써, 환자의 말이나 행동에 다른 사람들의 마음은 어떻게 반응하는지 환자가 배우도록 도울 수 있다. 이때 치료의 목적은, 환자가 자신의 마음이나 행동을 관찰하는 방법을 배우게 도와 주는 동시에 대인관계의 상황에서 수세에 몰리면 어떤 기능들이 지장을 받는 경향이 있는지를 함께 보도록 돕는 것이다. 전에 아스퍼거 증후군이라고 불린 환자들에 대한 연구에서는 비록 이들이 다른 사람들의 암묵적이고 자동적인 정신상태를 쉽게 파악할 수는 없지만 함께 노력하면서 다른 사람들의 도움을 받으면 구체적인 의식화 기법들은 배울 수 있을 것임을 알 수 있었다(Senju들 2009).

또한 Sugarman(2011)은 자폐증 스팩트럼 상에 있는 한 환자가 인간관계를 이해하는데 있어서의 어려움에 대한 반응으로 어쩔 수 없이 성격 방어를 발달시키지 않을 수 없었다는 것을 강조하였다. 그는 정신역동적 갈등을 다루는 치료개입이 특별히 유용한 것은 아니라고 지적하였다. 오히려 목적을 달성할 능력의 현실적인 제한으로 인하여 자기 자신을 이상적으로 보는 시각이 손상되어 버린 경험이 이 환자에게는 치료 중에 활용할 수 있는 매우 유익한 논의 주제라는 것이 입증되었다. 치료 2년 후 Sugarman의 환자는 자기애적 취약성에 대하여 진지하게 생각하기 시작하였다. 다른 사람들이 어떻게 생각하고 느끼고 반응하고 있는지를 의식화할 수 있는 준비가 되어 있지 않을 때는 압도하는 특성을 가진 세상과 맞서기 위해서 자기애성 방어가 필요할 수도 있다. 궁극적으로 자기에 대해 진지하게 생각하고, 대대적인 방어들을 사용하여 눈에 보이지 않게 된 내적 세계를 이해하도록 치료자가 환자를 돕고 있는 것이라면 이 치료는 정신역동적이며 정신분석적인 것이라고 Sugarman은 강조한다.

치료자가 더 심한 자폐증 환자들과 치료 작업을 할 때는 자아 지지와 공감을 제공할 수 있는 유연한 접근방식이 치료의 기초가 되어야 한다. 게다가, 역전이의 도전도 만만치 않을 것이다. 치료자가 마치 환자의 변두리에 머물고 있는 것처럼 느낄 수도 있고, 진료실 안에서 고립되고 소외된다는 경험도 할 수 있다. 인정 받아야 하고 자신의 말이 경청되어야 하고 자신의 가치가 높이 평가되어야 한다는 치료자 자신의 자기애적 갈망을 극복하고 환자의 발달 단계에 맞추어 대화에 참여하는 길을 발견해야 한다. 이렇게 꾸준히 노력한다면 의미있는 대화가 시작되어 환자에게로 가는 다리가 만들어지고 그렇게 함으로써 환자나 치료자 모두 고립감이 줄어들 것이다. 다음 증례에서 의식화를 격려하는 방법이 설명되고 있다.

X는 정신치료를 받으러 왔을 때 20세로서 대학 3학년이었다. 자신이 우울하다는 것을 알고 있다고 치료자에게 말했다. 다른 사람들은 자신을 아스퍼거 같다고 한다고 했다. 인터넷과 대중 서적에서 아스퍼거 증후군에 대해서 철저하게 읽었다. 그는 아스퍼거 증후군을 앓는 사람 중 10~15%가 어느 시점에서 우울증을 앓는다는 문건을 인용하여 자신도 우울증도 앓고 있다고 생각한다고 치료자에게 말했다.

치료자는 X가 성공적인 대학 생활을 보내 왔고 최근에는 평균 3.8의 점수를 얻었다는 것도 알게 되었다. 무엇이 X를 우울하게 하였는지 궁금했다. X는 한 수업 중에 옆자리에 앉은 한 여학생에 대해서 이야기하였다. 그녀는 그에게는 전혀 관심을 주지 않았고 그는 그녀의 관심을 얻지 못한 것에 낙담하였다. 그러면서 X는 최근에 읽은 우울증 치료에 대한 문건에 대해서 상세히 말하기 시작하였다. ECT가 심한 우울증에 최선의 치료라는 것에 의견이 일치되고 있다는 사실을 언급하였다. X는 이 치료를 받을 수 있는지를 치료자에게 물었다. 치료자는 통상적인 ECT는 항우울제나 정신치료에 반응을 하지 않는 심한 증례에서 사용되는 것이라고 설명하였다. 치료자는 먼저 정신치료와 약물치료를 시도해 볼 의향이 있는지를 X에게 물었다. X는 가능하면 빨리 ECT를 받고 싶다고 고집스럽게 의사를 밝혔다. 다음 치료시간에 X는 ECT에 대해 요청하였던 것을 의사가 기억하는지 물었다. 의사는 기억하고 있지만 조금만 더 X의 요구의 이유를 찾아보기를 원한다고 대답하였다. 처음에는 말이 없던 X가 잠시 마룻바닥을 응시하더니 이윽고 상당히 창피한 듯이 말을 꺼냈다. "어떤 것을 잊어버리기를 원해요." 의사는 좀더 상세히 말해주도록 요청하였다. X는 그녀에게 자기가 잘 생겼다고 생각되면 수업 중에 자기 옆에 앉으라고 요청했었다고 말했다. 그녀는 시선을 피하고는 질문에 대답하지 않았다고 하였다.

그 여학생의 반응에 X는 충격을 받았고 그녀가 반복해서 떠올라서 밤에 잠을 못자고 새벽까지 깨어있을 수 밖에 없었다고 하였다. 그 무렵 그는 ECT가 기억을 잊게 해 준다는 것을 어디선가 읽게 되었다. ECT를 선호하게 된 것은 바로 그가 원했던 여학생에 의해서 거절되었다는 기억을 영원히 없애버리고 싶은 바람 때문이었다고 X는 말하였다. 정신치료에서의 이러한 돌파로 인해서 치료자는 X를 괴롭힌 수치심, 모욕감, 자기에 대한 기대라는 주제들을 탐색할 수 있는 기회를 갖게 되었다. 또한 과거 X가 교실에서 다른 사람들과 어떻게 관계를 맺어 왔는지, 그리고 어떤 비언어적 신호를 사용해 왔는지에 대해서 알 수 있게 되는 등 그의 미래에도 매우 중요한 대인관계의 영역도 알아볼 수 있게 되었다. 이러한 측면은 전이와 치료 외적인 관계들 모두에서 다루어졌다. 치료자는 의식화를 촉진하기 위해서 X에게 "그 여학생이 질문에 대답하지 않았을 때 그녀가 무슨 생각을 하고 있다고 생각했어요?"라고 물었다. X는 알지 못했고, 그래서 치료자는 여러 가지 가능성을 생각해 보도록 하였다. 마침내 X는 뜬금없는 질문을 해서 그녀가 틀림없이 충격을 받았을 것이라는 깨닫게 되었다. 이 깨달음은 관계를 시작할 때 사소한 잡담을 어떻게 사용하는지에 대한 유용한 논의로 이끌었다. X는 "저는 잡담을 잘 하지 못해요."라고 말했다. 치료자는 "맞아요. 하지만 다른 사람이 어떻게 생각하는지에 대해서 생각해 보려고 노력하는 게 도움이 될 거예요."라고 대답하였다.

신경인지장애
Neurocognitive Disorders

가장 근본적인 수준에서 자기(the self)는 뇌기능의 산물이다. 뇌조직의 손상은 개개인의 정체성에 상당한 변화를 유발할 수 있다. 따라서 가족이나 사랑하는 사람이 그 환자를 다른 사람처럼 느끼게 된다. 전두엽이나 측두엽에 뚜렷한 영향을 미치는 뇌손상은 외부 자극의 의미를 해석하고 이를 적절한 감정과 연결시켜 주는 능력에 명백한 영향을 준다(Prigatano 1989). 이런 변화는 인격의 심장부를 강타하게 된다.

자기를 인식하는 것을 뇌의 어느 한 부분으로 국한시키는 것은 어려운 일이다. 대뇌의 좌우 반구의 연결을 신경외과적으로 끊은 환자에 대한 연구(Sperry들 1979)에서 자기감은 양측 반구 모두에 달려있음이 밝혀졌다. 뇌의 다른 부분들이 어떻게 서로 다른 영향을 미치는가 하는 것은 매우 복잡한 개념이다.

환자들은 자신의 정체성 상실에 대하여 특별한 방식으로 반응한다. 뇌손상의 심리적 영향에 대하여 처음으로 연구했던 사람 중 하나인 Goldstein(1952)은 그가 파국상태 또는 파국반응(catastrophic condition or reaction)으로 명명한 일종의 불안상태에 대하여 기술하였다. 뇌손상을 받은 환자는 전에는 별 문제없이 수행할 수 있었던 단순작업을 요구했을 때 화를 냈고 초조해 하였으며 극도로 불안해하였다. Goldstein이 관찰한 바에 의하면 작업완수에 대한 실패를 그들의 존재 자체에 대한 위협으로 생각하였다. 이런 위협에 대한 반응으로 자신의 삶을 제한한다는 특징을 가지고 있고 그렇게 하여 익숙하지 않은 상황이나 불가능한 작업에 노출되지 않게 된다. 그래서 그들은 자신의 결함을 알게 되는 것을 피함으로써 파국적 불안에 대하여 방어를 하는 것이다. 이런 환자들은 흔히 강박적이라고 할 정도로 지나치게 정리정돈을 한다. 모든 물건을 제자리에 놓음으로써 주변을 제어할 수 있다고 착각하게 된다. 또한 이렇게 하여 수동성을 능동성으로 전환시키고 복잡한 추상적인 문제에 대해서 구체적인 해결책을 제공하는 것으로 생각하기도 한다.

뇌손상 환자들이 자신의 삶을 충분히 제한하면 그들은 불안으로부터 분명히 자유로워지고 자신의 기질적 결함을 잊게 된다. 그래서 기억의 어려움, 어린 아이 같은 행동, 그리고 급한 성미 등에도 불구하고 자신들이 아무런 불편이 없다고 부정하는 경우를 많이 보게 된다. 실제로 한 연구(Oddy들 1985)는 뇌손상 7년 후에 연구된 환자의 40%가 어떠한 능력의 결함도 인정하지 않는다는 사실을 발견하였다. 치료자들이 이런 환자에서 신경학적 부정과 정신적 부정을 구별하기 위해 노력할 수도 있을 것이다. Lewis(1991)는 심리적 형태의 부정에 비하여 신경학적 부정은 손상 이후 수시간이나 수일이 지나면 감소하게 되며 그것에 직면하고 있는 환자에게 불안이나 초조감을 일으키지는 않는다고 지적하였다.

치매증후군에서는 전형적으로 나타나는 점진적 기능 손실이 약간 다른 형태로 나타난다. 치매 환자에서는 자신이 누구인가 하는 감각이 병의 경과 중 비교적 늦게까지 남아있게 된다. 그들은 일상적인 일을 잘 수행할 수도 있고 사회적으로 관계된 일들을 잘 수행할 수도 있을 것이다. 모든 치매환자의 약 ⅔가 알츠하이머병이며, 이 경우 능력의 저하가 오는 평균 기간은 약 10년 정도이다(Small들 1997). 때로는 20년까지도 지속되는 능력 저하의 기간 동안 인지적 기능저하에 더하여 다양한 기분장애와 인격의 손상이 나타날 수 있다. 병이 진행함에 따라 환자는 계산이나 복잡한 작업의 수행, 말을 유창하게 하는 것 등에서 어려움이 증가하는 것을 경험할 것이다. 전에는 할 수 있었던 일을 해 낼 수 없다는 것을 환자가 깨닫게 되면서 뇌손상 환자에서와 비슷한 파국적 반응이 나타날 수 있다. 이와 유사하게 병이 진행되면서 분노폭발과 호전성도 나타날 것이다.

치매가 진행되면서 정신적 기능을 상실하는 것은 정신역동학적 견지에서는 자아의 퇴행적 과정으로 이해될 수 있으며 성숙한 방어기제가 무너지고 더욱 원시적인 방어를 하게 될 것이다(Weiner 1991). 방어기능을 담당하던 부분들이 파괴되면서 생물학적으로 건강한 피질에 의해 억제되던 성격특성의 일부가 점점 나타나게 된다. 예를 들어 이타주의와 같은 고위 방어가 자기 흡수(self-absorption)에 의하여 대치된다. 부정(denial)과 투사는 아마도 치매 환자가 사용하는 가장 흔한 두 가지 원시적 방어일 것이다. 기억력 상실이 일어나면서 치매 환자는 자신의 실수에 대해서 책임을 인정하지 않고 오히려 다른 사람을 탓하게 되는 것이다.

알츠하이머병을 앓고 있는 많은 노인환자의 입장에서 이 질환의 비극적인 면은, 여러 가지 정신 기능이 와해됨에도 불구하고 자기인식(self-awareness)은 손상 받지 않은 채로 남아 있을 수 있다는 점이다. 최근기억(recent memory)이 원격기억(remote memory)에 비해서 먼저 손상되는 경향이 있기 때문에 많은 환자들이 자신의 과거에 어떠하였는지 명확히 기억할 수가 있는 반면 현재에는 기능을 잘하지 못하기 때문에 더욱 괴로워한다. 병이 진행되어 원격기억이 사라지기 시작하면 환자의 정체성도 그 기억을 따라 사라지게 된다. 결국 환자는 사랑하는 사람과 가족을 알아볼 수 없게 되고 인생에 있어 중요한 일들을 더 이상 기억하지 못하게 된다.

여러 연구자들이 뇌 손상 환자들에 대한 역동정신치료의 가치를 지적하였다(Lewis 1986;

Lewis와 Langer 1994; Lewis와 Rosenberg 1990; J. M. Stern 1985). 정신치료의 중요한 목표 중 하나는 다시 일을 하는데 있어 자신의 결함과 한계를 받아들일 수 있도록 도와주는 것이다. 이 목표를 달성하기 위해서는 기술, 지적 능력, 재능 및 인격의 필수 영역에까지 가해진 돌이킬 수 없는 손상을 환자가 인정함으로써 생겨나는 자기애성 손상에 대하여도 치료자는 민감해야 한다. 환자가 '부정'을 사용해야만 하는 필요성을 존중하고 공감하는 것이 필수적이다(Lewis 1991). 부정에 대해서 무모하게 직면시켜서는 아무 것도 얻을 수 없을 뿐만 아니라 치료동맹을 맺을 희망마저 파괴되어 버릴 수도 있다. 이런 인지적 한계의 수용을 촉진시키기 위해서 장기간에 걸쳐서 점차로 애도기간을 단축시킬 수 있도록, 결함이 있다는 현실을 조금씩 환자에게 노출시키는 것이 필요하다. 상징화(symbolization)는 애도과정에 도움이 될 수 있다(Lewis와 Langer 1994).

많은 치료자들은 뇌손상 환자의 치료에 대하여 조심스러운 낙관론에 찬성을 한다. 반면에 진행성 치매의 경우는 깊은 비관론에 젖게 된다. 어떤 치료자들은 우울증이나 갑상선 기능저하증, 비타민 결핍증, 폴피린증, 종양 혹은 뇌의 염증성 질환 등 치료 가능한 치매의 원인들이 배제되고 나면 마지못해 알츠하이머병의 진단을 내리고는 치료적 역할을 포기해 버린다. 이러한 불행한 결정은 치매의 반이 넘는 알츠하이머병이 치료가 불가능하다는 견해에서 나온 것이다. 그러나 정신역동적 측면에서 볼 때 치료가 불가능한 치매는 없다. 하지만 이런 증상들이 없는 경우라도 알츠하이머병을 치료할 때에는 환자와 그 가족에게는 일상생활의 측면에서 많은 도움이 필요하다.

개인치료자든 가족치료자든 환자가 알츠하이머병으로 들어가는 초기 단계에는 우울증의 위험성에 주의하여야 한다. Zabenko들(2003)은 이전에 우울증의 병력이 없던 환자들에게서 인지장애가 발생한 때나 그 이후에 주요우울증의 발병 빈도가 높았음을 발견하였다. 그들은 주요우울증 유병률이 지역에 따라 22.5%에서 54.4%에 이른다고 보고하였다. 따라서 저자들은 알츠하이머병에서의 주요우울증은 노년기에 가장 흔한 기분장애에 속할 것이라고 주장하였다. 역동치료자는 또한 존재적 공포(existential terror)로 곧 진행될 수도 있는, 자기를 잃을 것이라는 것과 관련된 불안을 환자가 다루도록 도와 주어야 한다(Garner 2003). 기억은 자기지속감(sense of continuity of the self)를 유지하는데 지극히 중요하기 때문에, 정신치료자들은 개인의 삶에 대한 이야기들을 하고 또 하고 또 반복해서 하도록 치매 환자들을 격려해야 한다. 질병이 진행됨에 따라 치료자는 보조자아의 역할을 수행해야 하며, 그렇게 해서 중요한 기억들을 살려 내고 삶의 이야기를 전반적으로 되살리는데 환자를 도울 수 있게 된다(Hausman 1992). 이 과정은 또한 환자들이 외로움을 덜 느끼도록 돕는다. 노인 환자들은 아무도 자신이 살아가는 것을 지켜보지 않고 있다는 것에 대한 공포를 갖는 경우가 많다. 치료자가 이들의 삶의 이야기에 귀를 기울여 주고 환자의 삶에서 일어난 사건들에 대한 한 사람의 목격자로서 존재해 줄 때, 이러한 기억들은 환자에게 특별한 치료적 가치를 가지게 될 수 있다(Gabbard 2010; Poland 2000). 어떤 환자들은 자신의 삶의 의미와 목적을 새롭게 느낄 수도 있고 심지어는 자신들이 헛되이 살지 않았다고 느끼기도 한다. Butler(1963)는 이러한 치료 모델을 "인생복습(life review, 지나온 삶 돌아보기)"이라고 이름 붙였는데, 어떤 환자들에게는 회상이 슬픔이나 상실에 대한 기억 뿐만 아니라 즐거움과 목적을 이룬 기억들을 되살려 준다. 이런 기억들은 환자가 직면한 상실감을 극복하도록 도와 준다. 치매의 초기 단계에 있는 환자들은 자기감을 잃어버릴 것을 걱정한다. 본질적으로 자기감은 기억이다. Chaudhury(2008)은 치매환자들과 작업하는 치료자들은 주관적인 자기감의 잦은 변화에 적응해야 한다고 강조하였다. 환자의 삶을 회상하는 것이 도움이 되지만 그는 어린 시절의 실제 가정이든 아니면 그가 살고 있는 현재의 장소이든 간에 자기감을 지탱하는 방편으로서의 "가정(home)"의 중요성도 강조하였다. 나아가 이들은 다른 사람들과의 연결을 잃어버릴 것도 극도로 걱정을 하게 된다. 이 걱정은 다른 사람들이 실제로 없어지는 것에 대한 것일 수도 있고 나른 사람들을 마음에 떠올리는 능력을 상실한 것에 대한 공포심일 수도 있다. 내적 대상들 특히 진정시켜 주는 함입물(soothing introjects)의 역할을 하던 대상이 치매 과정에서 희생되기도 하기 때문이다.

Y씨는 알츠하이머병 초기단계에 들어선 81세의 기혼 남성이다. 그는 49세된 딸과 그 딸의 아이들을 기억하는데 어려움을 느끼기 시작하였다. 딸이 매주 그를 방문하였고 여전히 지지적이며 그를 사랑하였지만, 방문이 끝나고 나면 그녀가 어떻게 생겼는지 기억할 수 없었다. 어느 날 그는 아침 치료시간에 치료자의 진료실을 방문하여 치료를 받으러 오기 직전에 꿈을 꾸었노라고 했다. 그는 그 꿈을 자기 마음에서 지워버릴 수가 없다고 말했다. 꿈 내용을 말해보라고 요청하자 Y씨는 자신이 길거리에서 딸과 그녀의 두 아이를 우연히 만났는데, 그들의 얼굴을 뚜렷이 볼 수가 없었다고 말했다. 그가 아무리 애를 써서 그들의 얼굴이 어떻게 생겼는지를 확인하려고 하더라도 그것들이 마치 사라져 버리는 듯하여 결국 그들을 확실히 인식할 수 없었다고 그는 말했다. 그가 깨어났을 때 그는 침대맡에 놓여 있는 딸과 두 아이의 사진을 보았다. Y씨의 치료자는 그의 마음속에 그들의 영상을 떠올릴 수 없어서 두려운지를 물었다. "저는 그들이 나를 방문했을 때 그 애들이 어떻게 생겼는지 기억할 수 없어서 그들이 누군지 알아 보지 못할까 봐 두려워요."라며 Y씨는 눈물을 흘리며 대답했다.

Y씨의 공포심은 다른 사람들에 대한 내적 표상을 잃는다는 것이 바로 지금 외부적 환경에

존재하는 지지적인 보호자를 잃는 것과 같이 얼마나 위협적인 것인가를 잘 말해주고 있다. 실제로 외로움은 초기 단계의 치매환자들 뿐만 아니라 아직은 치매의 증상을 보이고 있지 않으나 나이가 많이 든 노인들을 위한 정신치료적 노력에서 주된 초점이 되어야 한다. 치매증상을 보이지 않는 2,173명의 노인들을 3년간 추적 조사한 연구에서 혼자 있다는 것보다 외롭다고 느낀다는 것이 임상적인 치매 위험성의 증가와 더 관련이 많았다(Holwerda들 2012). 연구자들은 외로움을 중요한 위험요인으로 보아야 하고 치매의 전구기를 의미하는 신호일 수도 있음을 지적하였다. 다른 연구자들도 혼자 사는 사람이나 더 이상 혼인관계를 지속하고 있지 않은 사람들은 함께 살거나 결혼이 유지되고 있는 사람들에 비하여 치매로 발전하는 가능성이 70%에서 80%까지 더 높다는 것을 발견하였다. 따라서 외적인 관계의 성격이나 빈곤한 대인관계를 하고 있다는 내적인 느낌이나 모두 개인정신치료자들에게는 중요한 치료적 대상이 되어야 한다.

또한 정신치료자는 치매의 초기단계에 있는 것으로 판명된 환자들이나 인지적인 어려움의 징후를 보이는 환자들을 위하여 그들의 "삶의 목적(purpose in life)"에 초점을 맞추고 싶어할 것이다. 삶의 목적은 대체로 인생 경험으로부터 의미를 찾고, 자신의 의지대로 목표 지향적으로 살아간다는 느낌을 가지려는 심리적 경향성으로 정의할 수 있다(Boyle들 2012). 삶의 목적은 노인들에서는 일반적으로 심리적, 인지적 건강과 연관이 있다고 연구자들은 밝히고 있다(Hedberg들 2010). 246명의 지역사회 노인들을 대상으로 한 더 최근의 연구(Boyle들 2012)에서는 더 높은 수준의 삶의 목적을 가지고 있는 노인들일수록 인지기능에 미치는 알츠하이머병의 병리적 변화의 심각도가 적었던 것으로 나타났다. 이 연구의 연관성을 추측만 한 것이었지만 대상군들에 대한 사후 검사를 통해서 인지기능 감소와 관련된 병리적 변화에 미치는 삶의 목적의 영향 정도를 측정할 수 있을 것임이 확실해 졌다.

알츠하이머병의 초기 단계에 있는 환자들에게는 특별히 고안된 치료가 필요하다. 짧지만 더 자주 만나도록 치료를 구성하는 것이 도움이 된다(Garner 2003). 인생복습 기법에서와 같이 기억을 되살리게 하는 보조도구로써 사진을 사용하는 것도 도움이 된다. 진료실로 오가는 것이 어렵게 되면 직접 은퇴 요양원(retirement center)을 방문하거나 가정방문을 하는 것도 필요하다.

이들 인구집단을 치료하기 위해서는 자문의뢰나 조언이 필요할 때가 있다. 많은 치료자들이 환자들의 건강이 악화되거나 죽음이 임박했을 때 당황해 한다. 치료자들은 아무런 도움을 받을 수 없다고 느끼게 되고 무력감에 빠져 버릴 수도 있다(Garner 2003). 이들은 또한 때때로 환자의 정서적 변덕을 참아내지 못할 때가 있다. 어떤 환자들은 주체할 수 없는 슬픔에 빠져서 치료시간 내내 울기만 할 수도 있다. 이런 모든 어려움들을 맞닥뜨리게 될 때 치료자들은 치료에 진전은 없고 환자가 자꾸 잊어버리는 것 때문에 모든 것을 반복하고 또 반복해야 하기 때문에 참을성이 적어지고 결국 공격성이 올라오는 것을 경험하기도 한다. 그 결과 치료자들은 자신이 지지적이고 잘 돌보아 주는 치료자의 역할을 하는데 실패했다는 것 때문에 지나친 자기비하를 하게 되고 죄의식에 빠질 수도 있다.

알츠하이머병의 초기 단계에 들어선 일부 환자들은 부정을 방어기제로 사용하기도 하는데, 이를 통해서 이 질병의 영향이 의식적 인식에 미치는 것을 방지하려는 목적이 있다. 이런 환자들을 치료하는 의사들은 부정에 대한 이들의 필요를 존중해 주어야 할 뿐만 아니라, 나아가 이들이 너무 늦기 전에 직업이나 가정사에 매듭을 잘 할 수 있도록 도와 주어야 한다(Martin 1989). 그러므로 모든 치료자들이 명심해야 할 것은 고통의 수준을 낮추는 것 못지 않게 현실에 입각한 실제적이고 법적인 문제들을 다루어 주는 것이 여전히 일관된 중요한 주제가 된다는 것이다.

정신치료는 종종 알츠하이머병 환자들이나 그들의 가족들에게 도움이 되는 방법이 아닌 것으로 보인다. 치료자들은 환자로부터의 요청을 기다리지 않고 정신치료적 과정을 시작할 필요를 느끼게 된다. 정신치료자들은 치매 환자들이 자신들의 개인적인 인생 이야기들을 말하고 또 다시 말하도록 격려하며, 그렇게 해서 질병이 진행됨에 따라 환자가 잃어버리기 시작하는 중요한 기억들을 회상해내도록 함으로써 치료자는 일종의 보조자아의 기능을 할 수 있다(Hausman 1992). 환자들이 말하는 이야기들은 치료적으로 유용한 은유적 암시로 가득 차 있을 것이다(Cheston 1998). 치매 환자들에 대한 역동정신치료의 중요한 점은 이들이 주된 인지적 상실을 경험하고 시간이 많이 흐른 뒤에야 비로소 감정적으로 마음이 움직이게 될 수 있다는 점을 인식하는 것이다. 1995년 일본의 고베에서 지진이 일어난 후 알츠하이머병의 진단이 가능하였던 51명의 환자들을 대상으로 한 연구가 진행되었다(Ikeda들 1998). 지진이 일어난 후 6주와 10주에 지진에 대한 이 환자들의 기억을 조사하여 지진 직후에 시행된 MRI 검사에 대한 기억과 비교하였다. 대상환자들의 31%만이 MRI를 찍은 것을 기억한 반면 지진을 기억한 환자는 심한 치매를 앓고 있던 환자를 포함하여 86%에 이르렀다. 이러한 결과에 함축되어 있는 의미의 하나는 치매환자들도 자신들의 일생에서 감정적으로 의미 있는 사건들에 대해서는 관심을 가질 수 있다는 것이다. 이 획기적인 사건 연구를 함께 수행한 Williams와 Garner(1998)는 이들이 마치 기억의 섬과 같은 형태로 기억을 보존하고 있고 이러한 것들이 환자에 의해서 발견되고 활용된다면 기억을 활성화시키는 효과를 가지며 나아가 더 많이 기억해 낼 수 있게 된다고 강조하였다. 저자들은 또한 치매환자의 일상적 활동에 의미 있는 자극을 가함으로써 기억이 없어지는 속도를 줄이고 나아가 치료자와의 정서적인 유대감을 유지하는데 도움이 될 것이라고 주장하였다.

정신역동적 치료의 또 다른 중요한 원칙은 인지적으로 실수를 계속하고 있는 환자의 자존심을 유지하고 적응적인 방어들을 강화하기 위하여 할 수 있는 모든 일을 한다는 것이다.

다음의 증례를 통하여 몇 가지 치료원칙들을 설명하고자 한다.

> Z씨는 4년간 정신기능장애를 앓고 있는 59세의 개신교 목사이다. 임원들은 그가 뭔가 무감각해졌으며 관리기능도 떨어졌음을 눈치챘다. 교회 주보도 제대로 만들지 못했으며 교구민에 대한 임무를 수행하는 데에도 성실성이 떨어졌다. Z씨의 부인은 그가 간단한 부탁도 제대로 수행하지 못하는 경우가 많다는 것을 눈치챘다. 그녀가 이야기했던 것을 잊어버렸다고 할 때마다 그녀는 그에게 골라서 듣는다며 화를 내곤 하였다.
>
> 부인은 남편이 예전 같지 않다며 정신과적 평가를 받기 위하여 병원으로 데리고 왔다. Z씨는 자신에게 무엇인가 일어난 것 같은 느낌이 든다고 했지만 예전처럼 기억을 잘할 수 없다는 것 이상 구체적인 이야기를 하지는 못했다. 그가 이전만큼 부인의 요구를 들어주지 않았기 때문에 부부관계가 붕괴되고 있음을 Z부인이 호소하였다. Z씨는 교회 임원들의 질책들로 인해서 상처를 입고 실패감을 느끼기 시작했다고 하였다.
>
> 정신상태검사 결과 단기기억과 계산능력에 문제가 있었고 시간에 대하여 경도의 지남력장애가 나타났다. 또한 정신상태의 둔화를 보여 한 주제에서 다른 주제로 옮기거나 한가지 작업에서 다른 작업으로 옮길 때 상당한 시간을 필요로 했다. 여러 검사를 통해서 외상, 감염, 종양, 그리고 정상압 뇌수종 또는 자가면역성, 대사성, 혈액학적, 혈관적, 그리고 독성 물질 등에 의해 발생할 수 있는 치매의 가능성은 배제되었다. 컴퓨터 단층촬영, 두개골 단순 X선 촬영, 뇌파검사 등의 결과도 마찬가지로 정상범주이었다. 그러나 신경인지검사에서는 소득이 있어서, 1) 경도에서 중등도의 수지기능(手指技能, manual dexterity) 결함, 2) 경도에서 중등도의 지각기능 결함, 3) 경도에서 중등도의 최근기억 결함, 4) 진행성의 신경학적 질환에서의 특징인 전반적인 기질적 기능장애, 및 5) 주의력 범주 감소 등의 결과를 보였다.
>
> 59세 남자에서 알츠하이머병이 드물지만 전혀 없지는 않으므로, '원인불명의 치매'로 진단한 후 진단 소견에 대해서 환자와 부인에게 설명하였다. Z부인은 남편의 구조적 뇌손상을 받아들인 후에야 비로소 남편의 반응에 대한 자신의 기대수준을 낮출 수 있었다. 과거에 했던 것처럼 언제까지나 그녀의 말 전부에 반응을 할 것이라고 기대하는 대신 그와의 새로운 방식의 관계를 갖기 위하여 노력하였다. 의사의 권유에 따라 말의 속도를 늦추었고, 기억의 저장이 잘 안될 경우에는 같은 말을 여러 번 반복해 주었다. Z씨가 이해하지 못할 경우 표현을 달리하기도 하였다. 특히 그녀는 남편에 대해서 쉽게 짜증내지 않게 되었으며, 그렇게 하여 두 사람의 관계가 개선되었고 Z씨의 자존심은 회복되었다.

Z씨는 강박적 성격 성향 때문에 항상 정리 정돈을 잘하는 편이었으며 까다로운 편이었다. 그는 지적 기능과 관리 기능이 저하되었다는 느낌을 조절하기 위하여 하루에 두세 시간씩 성경을 읽었는데 이 때문에 자신의 믿음 생활에 더 충실할 수 있었고 동시에 교구민에게 전달해 줄 정보를 더 많이 획득할 수 있게 되었다. 의사는 Z씨가 그의 강박적인 성격을 보다 효율적으로 사용할 수 있도록 도와주었다. 그 결과로 Z씨는 매일 아침 부인 옆에 앉아서 아침부터 잠잘 때까지 무엇을 할 것인지 일일 계획표를 짜기 시작하였다. 또한 항상 수첩을 휴대하여 다른 사람이 그에게 한 말을 기록하였고 그렇게 해서 해야 할 일을 잊어버리지 않게 되었다.

Z씨의 자존심은 목사로서의 자신의 역할에 의존하고 있었는데 이를 지속할 수 없게 되자 깊은 자기애적 상처를 입게 되었다. 따라서 책임 맡은 일을 줄이도록 충고하였을 때 처음에는 저항을 하였다. 그러나 Z씨의 동의 하에 부목사를 동역자로 정하고 Z씨가 해결할 수 없는 일에 직면하는 상황이 발생하지 않고 교회를 운영해 나갈 방법을 구상하도록 하였다. 예를 들면 부목사가 교회 회보를 준비하고 타이핑할 때 Z씨는 인쇄작업을 함으로써 주일 예배에 제공할 주보를 만들어 낼 수 있었다. 이렇게 하여 Z씨는 생산적인 일을 한다는 느낌을 계속 가질 수 있었고 외관상으로 어느 정도 자존심을 유지할 수 있었다. 능력에서 벗어나는 일을 피함으로써 반복되는 자기애적 손상을 면할 수 있었다.

Z씨의 증례는 치매 환자의 역동치료에서 몇 가지 유용한 원칙을 설명해준다. 즉, 1) 자존심 문제에 주의를 기울이고, 2) 특징적인 방어기제를 평가하고 그것을 건설적으로 사용할 수 있게 도와주며, 3) 지남력 장애를 극복하기 위하여 달력을 지니게 한다던가, 기억력 장애로 인한 문제를 줄이기 위하여 기록을 하게 하거나, 이차적인 자율적 기능을 호전시킬 목적으로 일일 계획표를 짜게 한다던가 하는 것처럼 자아기능이나 인지기능의 한계성을 보완하는 방법을 찾아주고, 4) 부정적인 관계를 줄임으로써 환자의 자존심을 지지해 줄 수 있는 새로운 방식의 관계를 가질 수 있도록 가족들을 도와주는 것이다.

환자의 가족은 환자의 참혹한 쇠락(inexorable decline)에 직면하여 분노, 죄책감, 슬픔, 허탈(exhaustion)과 투쟁을 해야 하기 때문에 결국은 이들이 치료의 주된 초점이 된다. 따라서 사실상 가족치료가 알츠하이머병의 역동적 치료에서 최우선일 것이다(Lansky 1984). 그래서 가족들이 자신이나 타인을 질책하는 일이 흔히 발생한다. 가족의 역할을 재조정해 주는 것도 필요하다. 의사들은 조명을 낮추거나 음악을 틀어서 환경의 질을 높이고, 환자의 이해 수준에 맞는 지시를 하는 등 정신교육적 노력을 통하여 실제적인 조언을 함으로써 가족들을 도울 수 있다. 문고리를 덮개로 싸는 간단한 방법으로 환자들이 문고리를 보았을 때 문을 열고 밖으로 나가야 할 것 같은 느낌이 드는 것을 막을 수 있다. 미국의 경우는 가족들을 미국신경과학회(Doody들 2001)나 각 지역의 알츠하이머병 지지모임에 의뢰하면 다양한 자료 등 여러 도움을 받을 수 있다. 집에서 거주하고 있는 알츠하이머병 환자들을 돌보고 있는 배우자들 406명을 대상으로 한 무작위 대조군 연구(Mittelman들 2004)에서, 개인면담과 가족 상담을 6번 받은 집단과 지지모임에의 참가에 동의한 집단이 이러한 조치를 받은 후 대조집단과 비교하였을 때 우울증상이 의미있게 적었다. 이러한 효과는 이후로도 3.1년 이상 지속되었으며 이들이 요양소(nursing home)에 들어가거나 환자가 사망한 후에도 유지되고 있었다. 같은 연구 집단의 이어진 보고에서 동반자를 돌보아주던 배우자들은 개인상담이나 집단 상담에 참여하였을 때 신체건강이 더 좋았다(Mittelman들 2007). 건강에 대한 효과는 치료를 시작한지 4개월 후에 시작되었고, 이후 1년 혹은 그 이상 지속되었다.

또한 하지 말아야 할 것을 의사들이 설명해 주는 것도 이들 보호자들에게 도움이 된다. 예를 들면 알츠하이머병 환자는 물건을 찾다가 그것을 찾을 수 없으면 보호자가 훔쳐갔다고 비난을 하는 일이 흔한데, 이때 이러한 환자의 잘못된 믿음에 도전을 하는 것은 썩 좋은 방법이 아니라고 말해 주는 것이다(Weiner와 Teri 2003). 오히려 그보다는 환자가 잃어버린 것을 찾을 때 함께 도와 주는 것이 더 낫다. 만일 환경의 어떤 자극으로 인해서 환자가 화가 나거나 예민해지면 조리 있게 따지는 것 보다는 그냥 그 자극을 치우는 것이 더 나을 것이다. 또한 큰 노력이 필요하기는 하지만 보호자들이 일상을 구조화하여 시간표를 정확히 지키도록 하는 것이 도움이 된다. 잠자리에서 일어나야 할 시간, 식사를 하는 시간, 식사 후 산책 시간 등을 알면 이 환자들도 앞으로 어떤 광경이 펼쳐지는지를 미리 알 수 있어서 도움이 된다. 이렇게 하면 불확실함이나 예견 불가능함에서 오는 불안을 상당히 줄일 수 있기 때문이다.

물론 최후의 과제는 죽음을 받아들이는 것이다. 이런 처지에 있는 가족을 치료하고 있는 치료자는 종종 이런 치료과정이 매우 견디기 어려운 일이라는 것을 알게 된다. 그러나 치료자는 자신이 환자나 그에게 관계된 모든 사람의 인생에 중요한 영향을 미치고 있다는 자부심을 가질 수 있을 것이다. 마지막에는, 그들의 삶에 귀중한 사람을 잃은 가족들과 그들로부터 사랑을 받아왔던 사람들을 위로하면서 치료자는 '알츠하이머병에서의 비극은 죽음이 아니라 질병 그 자체'라는 오래된 생각에 공감할 수 있게 된다.

참고 문헌
References

American Psychiatric Association: Diagnostic and Statistical Manual of Mental Disorders, 5th Edition. Washington, DC, American Psychiatric Association, 2013

Boyle PA, Buchman AS, Wilson RS, et al: Effect of purpose in life in the relation between Alzheimer's disease pathologic changes on cognitive function in advanced age. Arch Gen Psychiatry 69:499-506, 2012

Butler RN: The life review: an interpretation of reminiscence in the aged. Psychiatry 26:65-76, 1963

Chaudhury H: Remembering Home: Rediscovering the Self in Dementia. Baltimore, MD, Johns Hopkins University Press, 2008

Cheston R: Psychotherapeutic work with people with dementia: a review of the literature. Br J Med Psychol 71:211-231, 1998

Cohler BJ, Weiner T: The inner fortress: symptom and meaning in Asperger's syndrome. Psychoanalytic Inquiry 31:208-221, 2011

Doody RS, Stevens JC, Beck C, et al: Practice perimeter: management of dementia (an evidence-based review). Neurology 56:1154-1166, 2001

Gabbard GO: Long-Term Psychodynamic Psychotherapy: A Basic Text, 2nd Edition. Washington, DC, American Psychiatric Publishing, 2010

Garner J: Psychotherapies and older adults. Aust N Z J Psychiatry 37:537-548, 2003

Goldstein K: The effect of brain damage on the personality. Psychiatry 15:245-260, 1952

Grandin T. Panek R: The Autistic Brain: Thinking Across the Spectrum. New York, Houghton Mifflin Harcourt, 2013

Hausman C: Dynamic psychotherapy with elderly demented patients, in Care-Giving in Dementia. Edited by Jones GMM, Miesen BML. London, Tavistock/Routledge, 1992, pp 181-198

Hedberg P, Gustafson Y, Brulin C: Purpose in life among men and women age 85 years and older. Int J Aging Hum Dev 70:213-229, 2010

Holwerda TJ, Deegd JA, Beckman ATF, et al: Feelings of loneliness, but not social isolation, predict dementia onset: results from the Amsterdam Study of the Elderly (AMSTEL). J Neurol Neurosurg Psychiatry Dec 10, 2012 [Epub ahead of print] doi:10.1136/jnnp-2012-302755

Ikeda M, Mori E, Hirono N, et al: Amnestic people with Alzheimer's disease who remembered the Kobe earthquake. Br J Psychiatry 172:425-428, 1998

Lansky MR: Family psychotherapy of the patient with chronic organic brain syndrome. Psychiatric Annals 14:121-129, 1984

Lewis L: Individual psychotherapy with patients having combined psychological and neurological disorders. Bull Menninger Clin 50:75-87, 1986

Lewis L: The role of psychological factors in disordered awareness, in Awareness of Deficit After Brain Injury: Clinical and Theoretical Issues. Edited by Prigatano GP, Schacter DL. New York, Oxford University Press, 1991, pp 223-239

Lewis L, Langer KG: Symbolization in psychotherapy with patients who are disabled. Am J Psychother 48:231-239, 1994

Lewis L, Rosenberg SJ: Psychoanalytic psychotherapy with brain-injured adult psychiatric patients. J Nerv Ment Dis 17:69-77, 1990

Martin RL: Update on dementia of the Alzheimer type. Hosp Community Psychiatry 40:593-604, 1989

Mittelman MS, Roth DL, Coon DW, et al: Sustained benefit of supportive intervention for depressive symptoms in

caregivers of patients with Alzheimer's disease. Am J Psychiatry 161:850-856, 2004
Mittelman MS, Roth DL, Clay OJ, et al: Preserving health of Alzheimer caregivers: impact of the spouse caregiver intervention. Am J Geriatr Psychiatry 15:780-789, 2007
Oddy M, Coughlan T, Tyreman A: Social adjustment after closed head injury: a further follow-up seven years after injury. J Neurol Neurosurg Psychiatry 48:564-568, 1985
Poland WS: The analyst's witnessing and otherness. J Am Psychoanal Assoc 48:17-35, 2000
Polemear C: Finding the bridge: psychoanalytic work with Asperger's syndrome adults, in The Many Faces of Asperger Syndrome. Edited by Rhode M, Klauber T. London, Karnac Books, 2004, pp 86-107
Prigatano GP: Work, love, and play after brain injury. Bull Menninger Clin 53:414-431, 1989
Senju A, Southgate V, White S, et al: Mindblind eyes: an absence of spontaneous theory of mind in Asperger syndrome. Science 325:883-885, 2009
Small GW, Rabins PV, Barry PB, et al: Diagnosis and treatment of Alzheimer disease and related disorders: consensus statement of the American Association for Geriatric Psychiatry, the Alzheimer's Association, and the American Geriatric Society. JAMA 278:1363-1371, 1997
Sperry RW, Zaidel E, Zaidel D: Self-recognition and social awareness in the deconnected minor hemispheres. Neuropsychologia 17:153-166, 1979
Stern DN: The Present Moment in Psychotherapy and Everyday Life. New York, WW Norton, 2004
Stern JM: The psychotherapeutic process with brain-injured patients: a dynamic approach. Isr J Psychiatry Relat Sci 22:83-87, 1985
Sugarman A: Psychoanalyzing a Vulcan: the importance of mental organization in treating Asperger's patients. Psychoanalytic Inquiry 31:222-239, 2011
Tanguay TE: Autism in DSM-5. Am J Psychiatry 168:1143-1144, 2011
Volkmar FR: Asperger's disorder: implications for psychoanalysis. Psychoanalytic Inquiry 31:334-344, 2011
Weiner MF: Dementia as a psychodynamic process, in The Dementias: Diagnosis and Management. Edited by Weiner MF. Washington, DC, American Psychiatric Press, 1991, pp 29-46
Weiner MF, Teri L: Psychological and Behavioral Management in The Dementias: Diagnosis and Management, 3rd Edition. Edited by Weiner MF, Lipton AM. Washington, DC, American Psychiatric Publishing, 200e, pp 181-218
Williams DDR, Garner J: People with dementia can remember: implications for care. Br J Psychiatry 172:379-380, 1998
Zabenko GS, Zabenko WN, McPherson S: A collaborative study of the emergence and clinical features of the major depressive syndrome of Alzheimer's disease. Am J Psychiatry 160:857-866, 2003

14장

A군 인격장애
– 편집성, 조현성 및 조현형

CLUSTER A PERSONALITY DISORDERS

Paranoid, Schizoid, and Schizotypal

편집성 인격장애(偏執性 人格障碍)
Paranoid Personality Disorder

편집적 사고는 그 자체가 병적인 것은 아니며 또한 저절로 병적이 되는 것도 아니다. 제 2장에서 언급한 것처럼 편집-조현 위상은 평생에 걸쳐서 인간의 정신 안에 존재하는 조직화된 경험의 기본적 양식(패턴)이다. 이 양식에서는 위험하거나 불쾌한 생각이나 느낌이 분리되어 외부로 투사되며 남의 탓으로 돌려진다. 정치적 회합이나 운동경기 및 대기업의 회의장면 등 모든 종류의 집단경험에서 이런 패턴을 쉽게 찾아볼 수 있다. 또 미국의 McCarthy 시대의 마녀사냥처럼 역사상 중요한 시기의 모든 문화도 편집적 사고의 영향을 받았다고 할 수 있다.

그러나 편집성 인격장애는 문화적 요인과는 무관하며 집단 역학과 연관하여 생겨난 일시적인 상태가 아닌 명백한 병적 실체이다. 이 장애는 지나치게 견고하고 변하지 않는 사고, 감정, 그리고 대인관계의 전반적인 방식을 특징으로 한다. 이 환자들은 편집-조현 위상 안에서 생활한다. 일곱 가지의 공통된 모습들이 진단적 기준을 구성하며 그 중 적어도 네 가지 이상이 있으면 진단할 수 있다(상자 14-1). 게다가 무엇이나 의심하는 이 환자의 신념이 망상에까지는 이르지 않아야 하며, 조현병이나 편집성 장애 등의 진단에 관계없이 일어나야 한다.

편집성 인격장애의 주 양상은 대개의 인격장애와 마찬가지로 자아동조적이라는 것이다. 이 환자들에 대한 정신역동적 이해는 이들에게 행해진 극히 제한적인 정신분석적 혹은 정신치료적인 작업의 경험에 기초하고 있다. Columbia 정신분석센터(Columbia Psychoanalytic Center)에서 정신분석을 받은 100명을 대상으로 한 연구(Oldham과 Skodol 1994)에서 단 4명만이 정밀한 인격장애 검사도구에 의해서 편집성 인격장애로 진단되었다. 환자들이 다른 정신질환의 증상들을 보이면서 동시에 편집성 인격장애를 동반하고 있는 경우에 진단은 더 쉽게 내려질 수 있다. 예를 들어, 공황장애 환자들에 대한 예비연구(Reich와 Braginsky 1994)에서는 지역사회정신건강센터에 온 공황장애 환자들 중 54%에서 편집성 인격장애가 발견되었다.

상자 14-1. 편집성 인격장애의 DSM-5 진단기준. 301.0 (F60.0)

A. 사람들의 행동을 일부러 명예를 손상하거나 위협하는 것으로 해석하는, 전반적으로 부정적인 경향이 청년기에 시작하여 여러 측면에서 존재하며 다음 중 적어도 네 가지 이상 있어야 한다.

1. 충분한 근거 없이 타인들에 의하여 이용당하고 해를 입을 것이라고 예측한다.
2. 정당한 이유 없이 친구나 동료의 충성심이나 신뢰성을 의심한다.
3. 어떤 정보가 자신을 반대하기 위하여 사용될 것이라는 두려움 때문에 타인을 쉽게 믿지 못한다.
4. 친절한 말이나 아무렇지도 않은 사건들에 대하여 모멸하고 위협하는 숨은 의미를 읽으려고 한다.
5. 쉽게 원한을 품고, 자신을 모욕하거나 냉대하는 것을 용서하지 못한다.
6. 다른 사람에게는 그렇게 보이지 않는 것도 인격이나 명성에 대한 공격으로 받아들이고 짧은 시간에 분노로 반응하거나 역으로 공격을 가한다.
7. 정당한 이유 없이 배우자나 성적 상대자의 행실을 반복해서 의심한다.

B. 조현병, 정신병적 양상을 가진 기분장애나 다른 정신병적 장애의 경과 중에 일어난 것이 아니어야 하며, 전신적인 내과 질환의 직접적인 신체적 효과에 의한 것이어서는 안 된다.

註. 상기 증상들이 조현병 발병 전에 발생했다면 인격장애 진단에 "병전"이라는 용어를 추가한다.

출처. DSM-5. American Psychiatric Association. 2013.

편집성 환자는 계속되는 근거 없는 주장이나 비난에 지친, 가족이나 동료에 의하여 치료를 받게 되는 경우가 많다. 예를 들어, 고용주는 종업원인 환자에게, 치료를 받든지 아니면 다른 직장을 구하든지 결정하라고 요구할 수 있다. 부정을 저질렀다는 근거 없는 비난에 지친 배우자가 강제로 치료를 받게 하기 위하여 이혼을 위협하기도 한다. 자기 스스로 치료를 받겠다고 온 경우라도 환자는 자신이 정신과적 장애가 있다는 것을 믿으려고 하지 않는다. 이 환자들의 당면 문제는 다른 사람이 자신을 어떻게 학대하고 배신하였는가 하는 것뿐이다.

진단 기준은 이들의 사고방식이 명백한 편집적 인지양식으로 개념화될 수 있음을 보여주고 있다(Shapiro 1965). 이런 사고방식은 감춰진 의미, 즉 드러난 상황에 숨겨져 있는 진실을 밝힐 수 있는 단서를 끊임없이 조사하는 것이 특징이다. 눈에 거슬리는 것이나, 피상적인 것, 그리고 겉으로 보아서 쉽게 알 수 있는 것은 단지 현실을 은폐하려는 것일 뿐이다. 이렇게 끊임없이 조사하기 위하여 환자들은 주의집중을 위하여 지나치게 강력한 각성상태를 지녀야 하며, 이는 주위를 계속해서 감시하기 위하여 온몸이 경직되어 있는 것으로 알 수 있다. 어떤 편집성 환자는 정상을 벗어난 무언가를 찾기 위하여 주변환경을 수색하며 이런 사고방식으로 인해서 환자는 신체적인 그리고 감정적인 긴장의 측면에서 상당한 대가를 치루지 않으면 안된다. 다시 말해서 편집성 환자는 결코 편안한 상태에 있을 수 없다.

편집적 사고는 유연성의 결핍을 특징으로 한다. 일반적으로는 어떤 설득력 있는 논쟁도 편집적인 사람의 견고하고 확고한 신념에 영향을 주지 못한다. 편집성 인격의 소유자와 논쟁하려고 하는 사람들은 의심의 표적이 되고 있을 뿐이라는 것을 발견하게 된다. 편집적인 사람의 사고는 망상이 아니라는 점에서 편집성 조현병 환자의 사고와 구별된다. 실제로 편집성 인격장애 환자는 그들의 환경에 대해서는 매우 정확하게 지각하는 경향이 있다. 그러나 지각에 대한 '판단'은 전반적으로 손상되어 있다. 현실 자체는 왜곡되지 않는 반면, 현실의 '중요성'이 왜곡되는 것이다(Shapiro 1965). 이들이 흔히 말을 잘하지 않고 경직되어 있기 때문에 이런 특징적 인지방식을 알아내는 데는 어려움이 따른다. 투사적 검사조차도 단지 억제되어 있는 '정상인'으로만 읽어낼 수 있을 뿐이다.

정신역동적 이해 Psychodynamic Understanding

편집-조현 위상의 특성에 대해서 이해하는 것이 편집성 환자를 이해하는데 필수적이다. 제2장에서 언급한대로 분할이 중심적 방어기제 중 하나이다. 동일한 대상에게 사랑과 증오를 함께 느끼면 이는 반드시 서로 분할(split-off)된다. 통합하려는 어떠한 움직임도, 증오가 사랑을 압도하고 파괴시킬 것이라는 공포로부터 발생한, 견딜 수 없는 불안을 일으킨다. 편집성 환자의 입장에서 감정적으로 생존하기 위해서는 모든 "악한 것"을 분리시켜서 이를 외부의 인물들에게 투사하지 않으면 안된다. 이런 방어 방식의 한 표현으로 공격자와 희생자의 정상적 내부 세계가 삶의 경험 안으로 변형되어 들어 가서, 그 안에서 편집성 환자는 지속적으로 외부적인 공격자나 박해자들에 대하여 희생자의 역할을 유지한다. 따라서 세상에 대해서 환자가 가지고 있는 시각이 함입물들 사이의 내적 긴장을 완화시킨다. 만일 편집성 환자가 자신이 투사한 것을 재내재화하도록 강요받는다면 내적 긴장이 증가되어 결국 경직성과 방어성(rigidity and defensiveness)은 증가하게 될 것이다(Shapiro 1965).

편집성 인격장애 환자는 결국은 타인들이 속임수를 쓸 것이고 자신의 의심이 확인될 것이라는 믿음을 가지고 모든 관계에 접근한다. 편집-조현의 존재양식에서는 세상이 믿을 수 없고 예측할 수 없는 이방인들로 가득 차 있다는 신념과 관련된 불안이 해소되지 않은 상태에서 환자는 살고 있다(Ogden 1986). 안정되어 있고 도움을 주는 치료자가 오랜 기간 동안 편집성 환자와 작업을 해왔을 때 조차 단 한가지 사소한 실망으로 인하여 치료자의 과거 행동은 전혀 고려하지 않고 흔들리지 않는 신념으로 이 치료자를 신뢰할 수 없다고 환자는 느낀다. 치료자의 정체가 폭로되는 것이다. 따라서 과거의 누군가와의 좋은 경험은 현재의 상황으로 인하여 완전히 삭제될 수 있다. 게다가 편집성 인격장애 환자는 자기만족을 위해 예언을 만들어 내는 경향이 있다. 풀어서 얘기하면 편집성 환자가 대인관계 중에 의혹을 내 보이기 때문에 상대는 그에게 다양한 형태의 분노를 표현하기 시작하고, 그것으로 인해 다른 사람들이 자기를 좋아하지 않는다는 직감이 맞았다고 환자가 느끼게 만든다.

경험은 글자 그대로의 가치만을 갖는다. 편집성 인격장애 환자들은 "이 사람이 나를 해치려고 하는 것 같다."는 식으로는 생각하지 못한다. 대신에 그들은 "이 사람이 나에게 악의를 가지고 있다."고 알 뿐이다. 치료자와의 전이관계에서도 편집성 환자는 "마치 선생님이 아버지가 그랬던 것처럼 내게 가학적일 것이라고 생각하고 이러한 생각에 따라 내가 선생님께 반응하고 있다고 느껴집니다."라고 표현하지 못한다. 환자는 그저 단순히 치료자를 가학적이라고 경험할 뿐이다. 그러므로 애착이론의 시각으로 이 환자들을 보면, 이들은 의식화(mentalization)에 발달적 실패가 있을 것이다(Williams들 2005). 왜냐하면 이들의 사고 유형이 정신적 등가 모드(psychic equivalence mode of thinking)에 붙들려 있는 것으로 보이기 때문이다.

편집성 인격장애에 있어서 두 가지 중심적 방어기제는 투사와 투사적 동일시이다. 투사는 외적 위협으로 내적 위협을 대치한다. 투사적 동일시는 거기서 한 단계 더 진행한다. 즉 위협의 외향화에 더하여, 환경 안에 존재하는 사람들을 매우 병적인 방식으로 편집적인 사람들과 묶음으로써 이들을 제어한다. 타인을 제어해야 하는 필요성은 편집증의 핵심에 있는 낮은 자존심을 반영한다(Meissner 1986). 더 깊이 들어가 보면 편집증 환자는 자신을 열등하고 약하며 무능하다고 느낀다. 따라서 이들 환자에게서 흔히 보이는 우월감이나 특별하다는 느낌은 열등감을 메우기 위한 보상적 방어로 이해될 수 있다. 실제로 치료를 원하는 환자들은 편집적이고 과대적인 방어에 실패하고 기존해 있던 부족감(feeling of inadequacy)이 전면에 드러나는 결과로 발생한 우울이나 불안의 감정을 가지고 있다(Meissner 1995).

마음 속에 있는 낮은 자존심 때문에 편집성 인격장애 환자들은 계급이나 권력의 문제에 대하여 예리한 조율 감각(sense of attunement)을 발달시킨다. 이들은 권위적인 사람들이 자신을 업신여기거나 복종을 기대할 것이라는 생각에 대단한 관심을 갖는다(Shapiro 1965). 그들은 자신의 자율성에 대한 위협이 어디에나 있다고 지각한다. 이들의 마음에 되살아나고 있는 대인관계의 두려움은 바로 자신들이 결국에는 외부적 통제에 굴복하고 말 것이라는 데서 비롯된다. 즉 자신에게 가까이 하려는 모든 사람들이 은연중에 자신을 능가할까 봐 두려워한다. 이런 걱정은, Freud(1911/1958)가 정신병에 빠진 Schreber 판사의 증례에서 처음으로 기술한 수동적인 동성애적 충동에 대한 공포처럼 표면에 떠오를 수도 있다. 그러나 모든 편집성 환자가 수동적인 동성애적 충동에 대하여 걱정하는 것은 아니다. 공공연한 동성애와 편집성 인격장애가 한 사람에게서 동시에 존재할 수도 있으며 또 분명히 동시에 존재하기도 하지만 보다 중요한 점은 오히려 환자가 모든 충동이나 모든 사람에 대하여 항상 수동적으로 복종하게 될 것을 염려하고 있다는 것이다(Shapiro 1965).

성공적 치료를 통하여 투사적 체계의 근저에 존재하는 것, 즉 상당한 양의 우울(Meissner 1976)과 서로 극단적으로 대립하고 있는 자기표상에 대한 실마리를 찾을 수 있다. 특별하고 과장된 자기와 약하고 열등한 자기가 공존하는 것이다. Akhtar(1990)은 이러한 자기표상을 체계적으로 조사하여 결론지었다.

> 편집적인 사람은 밖에서 볼 때는 요구가 많고 건방지며 남을 잘 믿지 못하고 쉽게 감정적이 되며 낭만적인 측면이 없고 아주 도덕적이며 주위에 대하여 민감하게 경계를 하는 반면, 내적으로는 두려워하고 소심하며 자신마저도 의심하고 쉽게 속고 경솔하며 쉽게 색정광(erotomania)이 될 수 있고 또 인지적으로는 사건의 실체를 전체적으로 파악하지 못한다.

편집성 인격의 이러한 측면을 알고 있는 치료자라면 어렵기는 하지만 상대적으로 더 쉽게 공감할 수 있다.

대상 항상성 발달의 실패는 편집성 환자의 또 하나의 특성으로 이것이 환자의 행동과 생각의 많은 부분을 조직하게 된다(Auchincloss와 Weiss 1992; Blum 1981). 내적 대상표상과의 사랑하는 관계를 유지하지 못하기 때문에 환자는 사랑이라는 관계가 위험하고 불안정한 것이라고 믿는다. 대상 항상성을 갖지 못한 것과 관련된 공포를 처리하기 위해서 편집성 환자는 자신이 대상과의 사이에 단단하며 신비로운 연결을 가지고 있다는 환상을 만든다(Auchincloss와 Weiss 1992). 관계를 형성함에 있어 이들은 극단적인 양자택일을 강요한다. 즉 자신이 관심을 가지고 있는 대상은 지속적으로 자신만을 생각해야 하고, 그렇지 않다면 그 사람은 자신과 감정적으로 무관한 것이다. 하지만 이런 식의 사고는 결코 참아낼 수 없다는 것을 이들은 알게 된다. 무관심과 연결성에 관련된 이런 식의 불안들로 인해서, 편집성 환자들은 기꺼이 자신의 자유를 제한해서라도 자신이 대상들에 대하여 구체적이고 마술적인 연결이 있는 것처럼 느끼고자 한다.

치료방법 Treatment Approaches

편집성 환자는 항상 의심 때문에 집단치료에서 잘 어울리지 못한다. 따라서 개인정신치료자에게는 만만치 않은 도전이기는 하지만 대부분의 치료적 노력은 개인정신치료의 관점에서 논의되어야 한다. 이미 언급한 바와 같이 이들은 흔히 외압에 의해 치료를 시작하며 누구에게도 쉽게 신뢰감을 느끼지 못한다. 따라서 정신치료의 첫 단계는 치료동맹을 확립하는 것이 되어야 한다. 이 과정은 타인들의 방어적 반응을 유발하는 편집성 환자의 경향 때문에 더 어려워진다. 아래의 증례에서 알 수 있듯이 어떤 치료자도 예외는 없다.

환　자 : 30분간 대기실에 앉아있으니 선생님께 정말로 화가 나는군요.
선생님은 오늘 아침 9시 반에 만나자고 했잖아요?

치료자 : 아니오. 저는 오전 10시라고 말했었지요.

환　자 : 9시 반이라고 했어요!

치료자 : (다소 크고 힘있는 목소리로) 나는 분명히 10시라고 했어요! 수첩에도 그렇게 적어 놓았고요.

환　자 : 저를 속이려고 하는군요! 선생님이 실수했다는 것을 인정하지 않으려고, 틀린 것은 바로 나라고 나 자신이 생각하도록 하려는 것이로군요!!

치료자 : (여전히 큰 소리로) 만일 내가 틀렸다면 인정했을 거예요. 그러나 만약 그 반대라면 오히려 당신이 자기 실수를 인정하지 않고 내 탓으로 돌리려 한다는 생각이 드는군요!!!

환　자 : 이런 일로 괴로움을 당하고 싶지 않아요. 다른 치료자를 찾아보겠어요.

간단하게 특징만을 묘사한 이 상황은 편집성 환자에게서 예외없이 나타날 수 있는 투사적 동일시의 과정을 보여주고 있다. 치료자에 대해서 환자는 자신을 박해하는 악한 대상으로 취급한다. 치료자는 자신이 방어적이 된다는 것을 느끼고 결국에는 투사를 그 환자에게로 되돌려주려는 시도로 해석을 해주게 된다. 환자는 공격받고 이해되지 않고 기만을 당하였다는 느낌으로 반응한다. 점차로 더해 가는 악순환을 피하기 위하여 치료자는 환자가 정서적인 생존의 한 수단으로 투사할 필요가 있다는 것을 공감하지 않으면 안 된다. 치료자는 증오, 사악함, 무능함 및 절망 등의 감정에 대하여 기꺼이 하나의 그릇의 역할을 하지 않으면 안 된다(Ebstein 1979; Gabbard 1991, 1996). 이러한 감정들을 되돌려 주려는 성급한 시도 때문에 환자가 내적 긴장이 증가하는 것을 느끼고 더 경직될 뿐이다. 환자를 도울 능력이 부족하다는 것을 인정하라는 지적을 당한 경우라도, 치료자는 비난을 수용할 수 있어야 한다(Epstein 1984). 대부분의 치료자는 치료 실패에 대한 책임을 받아들이는 것에 강한 역전이적 저항을 보인다. 환자들이 치료자를 부적합하다고 비난할 때 방어적이 되는 것은 자연스러운 일이다. 그러나 타인에게서 잘못을 찾아야 할 필요는 낮은 자존심이 만들어 낸다는 사실을 인정함으로써, 치료자는 환자의 시각에 공감할 수 있고 치료를 더 생산적이 되게 하는 방법에 대한 조언을 진정으로 찾게 될 수 있는 것이다. 또 정직하지 못하다는 비난에 대해서도 자연히 방어적일 수 밖에 없다. 하지만 방어적이 된다면 치료자가 무엇인가를 감추고 있거나 잘못 해석하고 있다는 오해를 줄 수도 있다. 따라서 편집성 환자에게는 개방적이 되는 것이 가장 좋은 정책이다. 환자가 만일 치료자의 기록이나 경과기록에 대하여 의심을 갖는다면, 치료자는 그런 기록을 환자와 공유할 수 있고, 그렇게 해서 이 기록을 치료적 도구로 사용할 수 있다. 기록의 공유를 거절한다면 편집증상도 더욱 심해질 것이다.

정신치료가 진행되는 동안 줄곧, 특히 동맹 관계를 조성하는 초기 단계에서, 치료자는 환자 주변의 다른 모든 사람들과 같은 방어적 반응을 보이지는 말아야 한다. 비록 부정적이라고 하더라도 사건들에 대한 환자의 추정이나 치료자에 대한 환자의 지각에 도전해서는 안 된다. 다만 치료자는 더 자세히 묻고 환자의 지각이나 느낌에 공감해야 한다. 무엇보다 치료자는 성급한 해석을 통하여 환자에게 재투사함으로써 원하지 않던 투사를 제거하려고 하는 빈번한 역전이 경향에 저항해야 한다(Epstein 1979). 앞의 예와 마찬가지로, 이렇게 성급한 해석은 치료자가 환자를 공격하는데 몰두하고 있다는 환자의 지각을 확신시켜줄 뿐일 것이다. 위의 예와 같은 상황에서도 이러한 기법상의 원칙을 사용함으로써 아주 다르게 처리할 수 있다.

환 자 : 30분이나 대기실에 앉아 기다리려니 정말 선생님께 화가 나는군요. 선생님은 내게 오늘 아침 9시 반에 만나자고 하였잖아요!

치료자: 글쎄요, 내가 당신을 옳게 이해하는지 한번 봅시다. 10시가 아니고 9시 반에 나를 만나기로 했다고 알고 있었다는 말이죠?

환 자 : 선생님은 9시 반이라고 말했어요!

치료자: 당신이 내게 그렇게 화가 난 이유를 확실히 알 수 있겠어요. 30분이나 누군가를 기다린다면 대부분의 사람들은 화가 나게 되죠.

환 자 : 9시 반에 오라고 한 사실은 인정하세요?

치료자: 솔직히 말해서 그런 말한 기억이 없어요. 뭐라고 말했는지 기억이 나질 않는군요. 그런데 당신이 기억하는 것들을 좀 더 듣고 싶군요. 그래야 어떤 말이 당신에게 그런 인상을 주었는지를 알 수 있게 될테니까요.

이 대화에서 치료자는 실수를 인정하지 않으면서도 방어적이 아닌 자세로 환자의 분노를 수용하고 있다. 환자의 투사를 받아들이고 어떻게 그렇게 되었는지에 관하여 더 많은 정보를 찾으려고 하고 있다. 환자에게 잘못 말했을 가능성을 기꺼이 수용함으로써 환자의 지각의 정당성과 계속 논의해 볼 가치를 인정해 주고 있다. 또한 치료자는 투사된 것을 해석의 형태로 환자에게 되돌리려는 시도는 하지 않고 있다.

치료자는 환자의 보호 받으려는 요구에 공감할 필요가 있다. 이들은 보호 받음을 통해서 적응하려 한다. 자신이 지각한 것에 대하여 광범위하게 이야기하는 편집성 환자는 타인을 멀리하기 쉽다. 환자가 말하는 중간에 끼어 들어 질문을 하는 대신 환자가 침묵하고 위축될 수 있도록 허락한다면 환자는 더 많은 것을 열어 보일 것이다. 동맹을 이룩하는 또 다른 기법은 편집적 인지양식을 유지하기 위해 필요로 하는 엄청난 경계심 때문에 생겨나는 긴장상태에 초점을 맞추는 것이다. 그래서 "당신의 신경은 상처를 입었음에 틀림이 없어요." 혹은 "결국 당신은 지쳐버리고 말았군요."라고 언급함으로써 환자가 이해 받고 있다고 느낄 수 있을 것이다. 환자가 기꺼이 이야기하고자 할 때, 치료자는 자세히 이야기하도록 격려하고 그렇게 해서 스트레스를 받고 있는 현재의 상황에 앞서 어떠한 일이 있었는지를 알 수 있다(Meissner 1976). 또한 환자의 주장이 어느 정도 사실일 수도 있을 가능성을 치료자가 받아들이면 치료동맹이 만들어질 수 있다(Stone 2014). 마침내 치료자는 일어나기 쉬운 일과 지극히 드물게 일어나는 일 사이에 구분이 존재한다는 것을 이해하도록 환자를 도울 수 있다. 편집성 인격장애 환자는 공감 능력이 결여되어 있기 때문에, 다른 사람들은 환자가 생각하는 고유한 방식과는 다른 방식으로 생각할 수 있다는 것을 이해하도록 돕는 것이 정신치료의 또 다른 목표이다. 다시 말해서 치료자는 환자가 의식화하도록 돕는다.

편집성 환자에 대한 정신치료적 작업의 종합적인 목적은 환자에게서 문제의 근원이 되었던 자신의 외부로부터의 지각을 내부적인 것으로 스스로 변화하도록 돕는 것이다. 각 환자에게 꼭 맞는 치료를 예정한 대로 서둘지 않고 해 나가야만 이러한 변화가 일어날 수 있을 것이다. 첫 번째와 밀접하게 관련되어 있는 두 번째 변화는 편집성 사고 유형으로부터 우울성 사고 유형으로의 변형이다. 이렇게 하여야 비로소 취약하고 유약하며 열등하고 결함이 있다는 느낌을 경험할 수 있도록 환자가 스스로에게 허락하게 된다(Meissner 1995). 치료자는 비난과 의심의 반복된 공세를 격분하거나 절망하지 않고 견디어야 한다. 환자가 점차 더 많은 것을 공개해 나가면 치료자는 환자의 감정에 이름을 붙여 나갈 수도 있게 되고 그렇게 해서 환자가 자신의 느낌과 현실을 구별해 나갈 수 있게 도울 수 있다(Meissner 1976). 치료자는 또한 환자가 자신의 지식에 구멍이 나 있다는 사실을 인식할 수 있게 돕는다. 예를 들어, 한 치료자가 "당신의 상관이 당신을 싫어한다고 말했었나요?"하고 물었다고 하자. 환자가 이 질문에 그렇지는 않았다고 대답하면 치료자는 상관의 기분에 대하여는 부분적으로만 알 수 있을 뿐이라고, 있는 그대로 언급할 수 있다. 이런 질문은 반드시 전략적이고 중립적이어야 하며 그렇게 해야만 환자가 세상을 보는 관점에 대하여 터무니없는 도전을 하지 않게 된다. 치료자가 그 일에 대하여 어느 한쪽 편을 들 필요는 없으며 다만 더 많은 정보가 필요함을 지적하여야 한다(Meissner 1976).

전체 정신치료 과정을 통해서, 치료자는 감정대로 행동하기보다는 오히려 감정을 담아 내야 한다. 이렇게 함으로써 이전에 가졌던 것과는 다른 새로운 대상관계를 환자에게 제공할 수 있다. 시간이 지남에 따라 이런 색다른 경험은 결국 내재화된다. 이렇게 변화된 관계모형은 사고가 점차적으로 변화되는 것에 의하여 보완된다. 중요한 것은 환자가 세상에 대하여 자신이 가졌던 지각에 대하여 "창조적 의심(creative doubt)"을 하게 된다는 것이다(Meissner 1986). 환자가 자신의 내부에 있는 우울한 요소들을 만나기 위하여 편집-조현 위상으로부터 변해 가면서 환자는 스스로가 경험을 조정(調整)하고 해석할 수 있다는 자기감을 경험하기 시작한다. 사물이 실제로 경험된 것이 아니라 꾸며진 것으로 경험될 수도 있다. 환자는 자신이 무가치하고 열등하다는 느낌을 더 오래 바라볼 수 있게 되고 그렇게 함으로써 전이상황에서 우울했던 부분들을 훈습해 갈 수 있을 것이다. 가장 적절한 상황이 주어지면 환자는 어린 시절의 인물들에 대한 좌절이나 실망(frustration and disappointment)과 관련되어 있는, 인정, 사랑, 그리고 친근함 등을 향한 그리움을 드러낸다(Meissner 1976; 1995). 그 결과로 환자는 마침내 자신에게 달라 붙어 있던 것들과 헤어짐의 과정(process of mourning those attachments)을 시작할 수 있게 되는 것이다.

기법상의 원칙 몇 가지를 설명하기 위하여 한 편집성 인격장애 환자의 정신치료 중 초기 부분에 관한 짤막한 보고를 다음에 예시한다. 이 증례에서 이론과 기법이 어떻게 서로 관련되어 있는지는 각 단의 끝 괄호 속에 넣어 거론할 것이다.

42세의 회계사 AA씨는 작업환경에서 어떤 물질에 대한 알러지가 있다고 계속 호소하면서 1년간을 고통스럽게 지냈다. 그는 승진을 한 후 새로운 사무실로 옮기게 되었고 거기서 두통, 사고 둔화, 가슴을 조이는 느낌, 시각 둔화, 전신 동통, 허약, 쉽게 피로함 및 동기 상실 등의 증상과 함께 몇 가지 고통스러운 신체 증상들이 갑자기 발생하였다. 환자는 이러한 증상들을 회사에 새로

한 창틀이나 카펫과 연관을 시키고 통풍장치로 인하여 사무실 바닥이 울리는 것과 관련이 있는 것으로 생각하였다. 이런 증상들은 그가 사무실을 나서면 바로 없어졌지만 때로는 환자가 의사를 만나러 올 때까지도 지속되었다. 그는 여러 명의 전문가들로부터 여러 번 진단 평가를 받았으나 그들 중 단 한 사람만이 환자의 증상에 신체적 원인이 있을 것이라고 하였다 한다. AA씨는 이 의사의 견해만이 자신의 정당성을 입증하는데 유용한 것으로 단정하였다. 환자의 이상이 계속될 것을 걱정한 회사 관리자들의 압력에 의해서 그는 정신치료를 받게 되었다. 치료 첫 단계에서 AA는 아내를 비난하면서도 부부간에 긴장 이외에는 아무런 정서적 문제도 없다고 부인하였다. 그는 자신의 신체적 증상들에 대하여 장시간 이야기하였고 대부분의 전문가들이 신체적으로는 아무 이상이 없다는 소견을 피력했음에도 불구하고 자신의 증상의 근원이 신체적인데 있다고 확신하고 있었다. 〈환자는 전문가들의 합리적 주장에 대해서는 전적으로 무관심한 태도를 보였고, 의사들보다 자신이 더 많이 알고 있다고 믿는 등 과장하였다.〉

대인관계에 대하여 묻자, 환자는 아버지가 사업상 거래에서 자신을 속였기 때문에 아버지와는 말도 하지 않는다고 하였다. 또 아버지는 항상 다른 형제들에게보다는 자신에게 더 심하게 대했다고 하였다. 그는 아버지를 공정하지 못하고 믿을 수 없는 사람이라고 표현하였다. AA씨는 아내 역시 사람을 속인다고 하였다. 아내는 간교하게도 피임에 실패하고 임신을 하여 아이를 낳았다. 8년 전에 있었던 아내의 이러한 책략을 결코 용서할 수 없었으며 이후 결혼은 파국으로 치달았다고 그는 말하였다. 그 당시 상황을 변화시킬 수 있는 단 하나의 방법은 아내가 더 신뢰성 있게 행동하는 것이었다고 환자는 주장하였다. 〈환자는 사악하게 피해를 주는 대상을 가족 내의 가까운 인물들에게 투사하여 왔으며 그는 이 인물들이 자신의 모든 문제의 근원이라고 생각하였다. 가족관계에서의 이러한 어려움들에 대하여 자기 탓이 아니라고 생각하고 있으며 따라서 유일한 해결책은 자신의 변화에 있는 것이 아니라 타인이 변화하는 것이라고 주장하고 있다.〉

첫 정신치료면담 내내 환자는 치료자의 말을 열심히 경청하였고 간간이 정확한 뜻을 물어왔다. AA씨는 평범한 말에서도 숨은 뜻을 찾으려는 것같이 보였다. 또한 그는 치료자가 몸을 약간만 움직여도 지나치게 예민하게 반응하여 치료자가 권태로워 한다거나 무관심하기 때문이라고 잘못 해석하곤 하였다. 얼마간 환자의 이런 이야기를 듣고 있던 치료자는, "당신은 지금 불쾌하게 느끼고 있군요. 당신의 상사는 치료를 받으라고 당신의 등을 떠밀고, 당신은 신체적으로 병들어 있다고 느끼고 있으며, 부인과는 서로 아무런 얘기도 하지 않고 있고요."라고 공감적으로 이야기하였다. 환자는 이러한 공감적 언급에 대하여, 자신은 언제나 감정을 그대로 표정에 나타낸다고 인정하면서 자신을 조금 더 열어 보였다. 그는 다른 사람들의 경우 아무것도 아닌 사소한 일에도 자신은 심하게 마음을 상하는 일이 많다고 인정하였다. 〈AA씨의 손상된 자존심에 대한 치료자의 공감적 확인을 통하여 환자는 자신의 감정을 그대로 표정으로 나타내면서 자신의 고유한 문제를

처음으로 인정하였다.〉

AA씨는 자기 아들과의 관계에 대하여, "우리는 일반 인구의 평균시간 보다 더 많은 시간을 함께 보내지요."라고 차갑고 계산적인 용어를 사용하여 설명하였다. 〈이것은 편집성 환자들이, 인간관계에서의 따스함이나 온화함이 거절이나 공격에 의하여 약하게 될 것이라고 생각하여 이러한 감정들을 잘 느낄 수 없다는 것을 나타내고 있다.〉 AA씨는 자신을 검사하였던 의사들에게로 관심을 돌림으로써 면담의 주제를 바꾸었다. 그는 모든 의사들이 기본적으로 무능하다는 자신의 강한 믿음을 표현하였고 한 의사는 그에게 약을 먹게 하여 뇌출혈이 일어나게 할 뻔하였다고 확신하는 듯하였다. 그는 또 이전에 그를 검사한 세 명의 정신과의사도 모두 무능하였다고 주장하였다. 그리고는 정신과 약물이 아닌 특별한 어떤 약에 대하여 알고 있는지 물었다. 치료자가 잘 모르는 약이라고 대답하자 즉시 AA씨는 치료자도 다른 모든 의사처럼 엉터리일 가능성이 있을 것이라고 반응하였다. 〈편집성 환자들은 상하관계에서의 열등감과 조종당한다는 것에 대한 공포로 인하여 종종 타인을 평가절하하고 깔보곤 한다. 치료자를 평가절하함으로써 AA씨는 자신이 질투를 느낄 것이 아무것도 없으며 열등감을 느낄 이유도 없다고 스스로 위안하고 있다.〉

AA씨가 자신이 만났던 많은 전문가들의 견해를 계속해서 비난하자 치료자는 "그들의 의견이 당신을 매우 의기소침하게 만드는 것이로군요."하고 지적하였다. AA는 즉시 "오히려 선생님이 저를 그렇게 만들려고 작정하신 모양이네요!"하고 날카롭게 반격하였다. 〈여기서 새로운 감정을 일으켜 공감하고자 한 치료자의 의도가 이러한 감정을 인정할 환자의 능력을 넘어서고 있음을 알 수 있다. 만일 환자 자신이 이야기한 말의 내용과 환자의 감정상태에 치료자가 더 가까이 갈 수 있다면 환자의 반응은 더 긍정적이 될 수도 있을 것이다.〉

AA씨가 자신의 현재 업무상태에 관하여 이야기를 계속하면서 집행권을 갖는 위치에 있게 된 후에야 비로소 자신이 무능력이나 실직에 적응하기 어려울 것임을 알게 되었다고 인정하였다. 자존심 문제에 대해 실마리가 잡히게 되었음을 느꼈을 때 치료자는 일할 수 없다는 것이 커다란 충격이었음이 분명하다고 지적하였다. AA씨는 다음의 질문으로 치료자의 지적에 반응하였다. "선생님은 제가 약하다고 생각하시지요?" 〈치료자가 방어적이 되지 않고 오히려 환자의 낮은 자존심에 공감하였기 때문에 환자는 자신의 근본적인 약함과 열등감에 관하여 관심을 표현하게 되었다.〉

폭력의 예방 Prevention of Violence

정신과 질환을 앓고 있는 환자라면 누구라도 난폭해질 수 있지만, 특별히 편집성 환자는 정신과의사에게 위협적인 태도를 취한다. 편집증의 역동을 이해함으로써 폭력을 피할 수 있다. 공격성의 상승을 막기 위하여 치료자는 환자 관리상의 몇 가지 원칙을 마음에 새겨 놓아야 한다.

1. 환자가 체면을 세울 수 있도록 최선을 다하여 돕는다. Do everything possible to help the patient save face. 편집증의 핵심은 자존심이 낮다는 것이다. 따라서 정신과의사는 환자의 경험에 공감하여야 하고 환자가 말한 것이 진실이라는 점에 대하여 도전하지 말아야 한다. 편집성 환자를 치료하는 모든 치료환경에서 첫 번째 책무는 치료동맹을 형성하는 것이다. 정신과 병동에 입원한 328명의 환자들에 대한 연구(Beauford들 1997)에서, 입원시점에 치료동맹이 약했던 환자들은 입원기간 중에 난폭한 행동을 보일 가능성이 의미있게 더 높았다. 분주한 외래 진료실에서 처음으로 편집성 환자를 보게 된 한 전공의는 환자가 현재 자신의 생활상황에 관하여 진실을 말하고 있지 않다고 의심하게 되었다. 전공의는 환자가 현재 거주하고 있다는 중간보호소(halfway house)에 전화를 하여 환자의 주장을 조사해 보겠다고 환자에게 말하였다. 전공의의 손이 전화번호책에 닿기도 전에 환자는 주먹으로 의사의 얼굴을 때렸다. 이 불행한 사건은 다음 항목에서 보고자 하는 폭력방지의 또 다른 중요한 원칙을 시사하고 있다.

2. 더 이상의 의심을 일으키지 않도록 하라. Avoid arousing further suspicion. 이 환자들이 근본적으로 잘 믿지 않기 때문에 모든 치료방법은 편집 증상의 증가를 피하도록 조정되어야 한다. 각각의 움직임은 천천히 그리고 조심스럽게 설명되어야 한다. 움직임 자체도 느리게 해야 하며 분명하게 보이도록 하여야 한다. 예를 들어, "지금 내가 책상으로 가겠어요, 그리고 당신이 다음 약속날짜를 알 수 있도록 메모를 하겠어요."라고 말할 수 있을 것이다. 이 환자들에게는 지나치게 친절하지 말아야 한다. 왜냐하면 그런 행동은 환자들의 평상시 경험에 전적으로 반대되는 것이며 의심만을 가중시킬 것이기 때문이다.

3. 환자가 제어감을 유지하도록 돕는다. Help the patient maintain a sense of control. 편집성 환자에게 제어는 특히 중요한 것이다. 치료자가 제어의 상실을 두려워하는 만큼 환자도 이를 두려워한다. 치료자는 최선을 다하여 공황이 일어나지 않도록 해야 한다. 환자가 제어를 상실할 것이라는 두려움을 치료자가 나타낸다면 이것 때문에 제어상실에 대한 환자의 두려움도 상승할 수 있다. 편집성 환자의 불안은 많은 부분이 타인이 자신을 관리하려고 할 것이라는 두려움으로부터 발생하며, 따라서 치료자가 환자의 자율성을 존중해 준다면 수동적으로 굴복하게 될 것이라는 불안을 감소시켜 줄 것이다. 치료방법을 사용함에 있어 환자가 만나게 된 상황을 있는 그대로 볼 수 있는 그의 권리를 인정하여야 한다. 예를 들어

이 환자에게, "당신을 이렇게 만든 이런 상황에서 당신의 느낌은 정당하다고 생각합니다, 나는 그렇게 느낄 당신의 권리를 인정합니다."라고 할 수 있을 것이다.

4. 분노를 난폭한 행동보다는 말로 표현하도록 항상 격려한다. Always encourage these patients to verbalize rather than to violently act out anger. 환자의 분노를 가급적이면 상세히 논의하도록 하자. 난폭하게 되었을 때의 논리적인 결과를 고려하게 하자. 가능하면 난폭함을 대신할 수 있는 다른 건설적인 방법을 제공하여 환자에게 다른 견해도 있다는 것을 알 수 있게 하자. 분노가 정당한 반응이라고 지지한다는 것이 공격적인 반응에 동의하라는 것을 의미하지는 않는다. 순간적으로 위협을 느낀 치료자는 이런 위협에 대해 말로 번역하려고 시도할 수 있다. 한 정신과 전공의는 환자가 난폭해지려 한다고 느꼈을 때 "지금 나를 치고 싶다는 느낌이 드시는지 모르겠군요."라고 말하였다. 환자는 긍정한다는 듯이 고개를 끄덕였다. 이때 전공의는 "아마도 우리가 함께 산책을 하면서 당신이 지금 느끼고 있는 것에 관하여 이야기한다면, 그런 감정이 행동으로 나타나는 것을 피할 수 있을 겁니다."라고 대답하였다. 이렇게 침착하고 실제적인 접근방법을 통하여 환자는 더 잘 제어되고 있다고 느끼게 되었으며 자신을 도운 전공의에게 결국에는 고맙다는 인사를 하였다.

5. 항상 여유 있는 공간을 제공한다. Always give paranoid individuals plenty of breathing room. 타인들에게 수동적으로 굴복한다는데 대한 환자의 두려움은 신체적으로 가까워질 때 점차 커진다. 환자가 함정에 빠졌다는 느낌이 들게끔 진료실 좌석을 배치하는 것을 피하여야 한다. 난폭한 환자는 안전하다고 느끼기 위해서 타인으로부터 상당한 거리를 필요로 한다(Kinzel 1971). 아무리 친근한 방법으로라도 환자를 건드리거나 환자에게 가까이 앉거나 해서는 안된다. 매 치료시간이 끝날 때마다 치료자가 자신을 포옹하자 치료 시간에 권총을 지참하기 시작한 한 여성 편집성 환자의 경우도 있었다.

6. 마지막으로, 난폭할 가능성이 있는 경우 치료자 자신의 역전이에 항상 주시한다. Finally, by attuned to your own countertransference in dealing with potentially violent patients. 역전이 부정은 병동 치료진이나 편집성 환자들을 치료하는 치료자에게는 매우 흔하다(Felthous 1984). 이들은 환자의 폭력 가능성에 대하여 자신이 두려워하는 것을 확인하는 것이 두려워서 과거에 대한 질문을 하는데 실패하는 수가 많다. 치료자는 자신의 두려움을 인정해야 하며 나아가 과거에 폭력을 행사한 일이 있는 환자와의 위험스러운 상황을 피해야 한다. 남성이 여성에 비하여 공격적으로 되기가 더 쉽다는 성별에 대한 편견이

존재하기 때문에 부정(denial)은 여성 환자들에게서 더욱 두드러진다. 하지만 실제로는 여성환자와 남성 환자들의 폭력 양상은 서로 유사하고, 따라서 병원에 입원하기 전 한달 동안 여성이 타인을 공격한 정도가 남성과 거의 동일하다(Tardiff들 1997). 치료자는 또한 그 자신의 공격성을 부인하기 위하여 역전이 투사를 사용하기도 하며 이를 자신의 환자에게 외향화하기도 한다. 치료자가 자기 스스로의 파괴성과 공격성을 알지 못하고 단지 환자에게서만 이들을 발견할 때 투사적 동일시로 환자가 난폭해지도록 부추기게 되는 것이다. 환자에 의하여 공격을 받은 정신과의사들에 대한 연구(Madden들 1976)에서, 이들의 53%가 공격을 당하기 전에 어떠한 형태로든 환자를 자극하였음이 밝혀졌다.

조현성 및 조현형 인격장애
Schizoid and Schizotypal Personality Disorders

DSM-5(American Psychiatric Association 2013)의 A군 진단에는 편집성 인격장애에 추가하여 조현성(調絃性, schizoid) 인격장애와 조현형(調絃型, schizotypal) 인격장애가 속하고 있다. 이들이 다른 진단명을 가지고 있기는 하지만, 역동적 이해와 치료방법이 많은 면에서 유사하기 때문에 함께 다루어 볼 수 있다.

조현성 인격장애와 조현형 인격장애를 명확히 구분하는데 기여한 것은, 후자는 유전적으로 조현병과 연관이 되어 있는데 비하여 전자는 그렇지 않다는 주장을 하는 문헌들이 많이 나타났다는 것이다(Kendler들 1981, 1995; Kety들 1971; Rosenthal들 1971). 이 연구들은 조현형 인격장애가 일종의 약한 형태의 조현병으로서, 현실검증 능력은 다소 유지되고 있는 반면 관계를 맺기가 어렵고 경한 사고장애를 동반하는 것이 특징이라고 주장하고 있다. 그에 더하여 조현형 인격장애 환자들의 경과에 대한 장기 추적 조사 결과는 조현병 환자들와 매우 유사한 것으로 나타났다(McGlashan 1983). 한 연구에서는 조현형이나 편집성 인격장애 환자들의 일차 친족들에서의 조현병-관련 장애의 위험성이 다른 인격장애 환자들의 친족들에 비해서 의미있게 더 높았다(Siever들 1990). 주의집중장애에 대한 연구와 시표추적(視標追跡, eye tracking) 연구에서도 조현형과 조현병 사이에 연관이 있는 것으로 나타났다(O'Driscoll들 1998; Roitman들 1997). 더 최근의 연구에서는 조현형 인격장애 여성들에서 언어의 의미를 이해하는 능력의 손상이 나타나는 비율이 조현병의 경우와 유사하였다(Niznikiewicz들 2002). 이들 사이에 pulvinar의 용적 감소도 유사하였다는 MRI 연구도 있었고(Byne들 2001), 억제곤란(抑制困難, inhibitory deficits) 증상도 유사하다(Cadenhead들 2002)는 다른 연구도 있었다. 최근의 한 연구에서는 항정신병약물에 노출된 적이 없는 54명의 남성 조현형 인격장애 환자들을 54명의 건강한 대조군과 비교하였다(Asami들 2013). MRI 결과는 조현형 환자들에서 좌상 측두회전(left superior temporal gyrus)과 전두, 전두-변연계(fronto-limbic area) 및 두정부 전반에 걸쳐 회백질의 부피가 대조군에 비하여 의미있게 적었다. 나아가 지역에 따른 이러한 부피의 차이는 음성 증상들과 놀라우리만치 상관관계를 보이고 있었다. 다시 말해서 부피의 감소가 클수록 음성 증상의 출현도 많았다. 이런 양상은 조현병에서 발견된 것과 유사한 것이지만, 지속적인 회백질 부피의 감소는 조현병에는 있으나 조현형 인격장애에서는 나타나지 않았다. 조기 아동기에서의 영양부족도 조현형 인격의 발달에 역할을 하는 것으로 생각되었다(Venables와 Raine 2012).

상자 14-2. 조현성 인격장애의 DSM-5 진단기준. 301.20 (F60.1)

A. 사회적 관계형성에 무관심하고 정서적 경험과 표현의 범위가 전반적으로 한정되어 있는 경향이 청년기에 시작하여 여러 측면에서 존재하며 다음 중 적어도 네 가지 이상 있어야 한다.

1. 한 가족이 되는 등 절친한 관계의 형성을 바라지도 않고 즐거워하지도 않는다.
2. 거의 언제나 혼자서 활동하는 것을 선택한다.
3. 타인과 성적 경험을 갖는 것에 거의 아무런 흥미가 없다.
4. 거의 모든 활동에서 즐거움을 갖지 못한다.
5. 가족을 제외한 다른 절친한 사람이나 막역한 친구가 없고 있어도 단 한 명뿐이다.
6. 다른 사람의 칭찬이나 비난에 무관심하다.

B. 조현병, 정신병적 양상을 보이는 기분장애, 다른 정신병적 장애 혹은 전반적 발달장애의 경과 중에 발생한 것은 제외되며 다른 신체적인 상태에 의한 직접적인 생리적 효과로 인한 경우도 제외된다.

註. 상기 증상들이 조현병 발병 전에 발생했다면 인격장애 진단에 "병전"이라는 용어를 추가한다.

출처. DSM-5. American Psychiatric Association. 2013.

인격장애 횡적 협동연구(Collaborative Longitudinal Personality Disorders Study)의 한 부분으로 이들에게 가장 일반적이고 가장 변화가 적은 진단기준을 결정하기 위하여 2년의 기간 동안 경계성, 조현형, 회피성 및 강박성 인격장애 환자들을 대상으로 연구하였다(McGlashan들 2005). 조현형 환자들에게 가장 흔하고 특질이라 할만한 증상기준은, 관계사고, 특이한 믿음(odd belief), 편집성 사고, 비일상적인 경험 등으로, 모두 조현병 스펙트럼에서 중요한, 현실에 대한 인지적 왜곡의 비교적 경한 증상들이었다. 현실 왜곡은 조현형 인격이 비교적 더 경한 경우에 나타나며, 다만 이따금 냉정하거나 괴상한 형태의 행동으로 표현되기도 한다.

Gunderson(1983)이 지적한 바와 같이 조현형 인격장애 환자들은 이 장애의 정의가 약화된 형태의 조현병을 의미하는 몇 가지 증상들을 포함한다는 것을 제외하면 조현성 환자들과 많은 면에서 동일하다. 현실적으로 조현성 환자와 조현형 환자는 하나의 연속선을 이루고 있

상자 14-3. 조현형 인격장애의 DSM-5 진단기준. 301.22 (F21)

A. 절친한 관계를 갖는 능력의 저하와 이러한 관계를 갖는 것에 대한 불편함, 인지적 왜곡과 지각의 왜곡, 그리고 행동의 기이함 등을 특징으로 하는 대인관계가 결핍되는 전반적인 양상이 청년기에 시작하여 여러 측면에서 존재하며 다음 중 적어도 다섯 가지 이상 있어야 한다.

1. 관계적 사고(관계망상은 제외)
2. 행동에 영향을 주며 문화적 규범에 일치하지 않는 기묘한 믿음이나 마술적 사고, 예를 들어 미신, 천리안, 텔레파시, 육감, 타인이 자신의 느낌을 똑같이 느끼고 있다는 믿음, 아동이나 사춘기의 경우 기괴한 환상이나 집착
3. 일상적이지 않은 지각경험, 예를 들면 신체적 착각
4. 막연하고 우회적이며 은유적이거나 지나치게 상세하거나 혹은 상투적인, 기묘한 사고와 언어표현
5. 의심 혹은 망상적 사고
6. 부적절하거나 편협한 감정
7. 기묘하고 상식을 벗어난 특이한 행동이나 외모
8. 가족 이외에는 가까운 사람이나 절친한 친구가 없음
9. 친근감을 감소시키거나, 자신에 대한 부정적 판단보다는 편집성 공포와 연관되는 과도한 사회적 불안

B. 조현병, 정신병적 양상을 보이는 기분장애, 다른 정신병적 장애 혹은 전반적 발달장애의 경과 중에 발생한 것은 제외되며 다른 신체적인 상태에 의한 직접적인 생리적 효과로 인한 경우도 제외된다.

註. 상기 증상들이 조현병 발병 전에 발생했다면 인격장애 진단에 "병전"이라는 용어를 추가한다

출처. DSM-5. American Psychiatric Association. 2013.

고 따라서 이들 사이에 선을 긋는 것은 다분히 인위적인 것이다. 조현성 인격장애(상자 14-2)와 조현형 인격장애(상자 14-3)에 대한 DSM-5 진단 기준을 보면, 두 질환 모두가 상당한 정도의 사회적 고립(social detachment)과 정서적 위축(affective restriction)을 주된 증상으로 하고 있다.

행동과 의사소통에 기묘함을 몇 가지 더 보이는 것을 제외하고는 조현성 환자와 매우 유사한 한쪽 끝을 구성하는 환자들로부터, 단기적인 정신병적 삽화를 보이는 경향을 가진, 조현병과 더 유사한 환자들에 이르기까지, 조현형 환자들은 하나의 연속선을 이루고 있다. 다음으로 이런 상태들에 대한 정신분석적 이해를 논의함으로써 서로 유사한 치료적 접근이 도움이 됨을 알 수 있다.

정신역동적 이해 Psychodynamic Understanding

조현성 및 조현형 환자들은 대부분 사회의 가장자리에 살고 있다. 이들은 '섬뜩한 사람', '별난 사람', 혹은 '부적응자'라고 놀림을 당하기도 하고, 혼자 살고 싶어하고 독특한 존재가 되기 위하여 혼자 있으려 한다. 이들의 고립과 금욕주의는 타인에게 이들을 애처롭게 여기도록 하고 이들에게 다가서도록 할 수도 있다. 그러나 환자에 의해서 거듭 좌절을 당한 후 이러한 행동을 포기하게 되는 일이 생각보다 더 잦다. 가족은 이러는 환자에게 화가 나고 결국 환자를 강제로 치료상황에 데려 오게 된다. 사춘기나 젊은 청년 환자의 부모는 자녀가 자신의 인생을 제대로 충분히 살아내지 못하고 있다는 걱정으로 아들이나 딸을 정신과의사에게 데리고 오기도 한다(Stone 1985). 또 다른 조현성 및 조현형 환자들은 외로움이 고통스러워서 스스로 정신과치료를 받으러 오기도 한다.

조현성 환자의 내적 세계가 환자의 외적 모습과는 상당히 다를 수도 있다. 실제로 이들은 때때로 상당한 모순을 지니고 있다. Akhtar(1987)은 이러한 모순들을 드러난 모습과 숨겨진 모습으로 나누어 정리하였다. 조현성 환자는 겉으로 초연한 듯 보이고, 자기만족에 빠져 있으며, 얼이 빠진 듯 보이거나 무관심하고 성적인 면에 대해서도 관심이 없으며 특히 지나치게 도덕적으로 보이는 반면, 속으로는 지나치게 예민하고 정서적으로 궁핍하며 날카롭게 경계하고 무언가를 만들어내며 때로는 도착적이고 또 타락하기도 쉽다. 이런 양극성이 의식적 인격성향과 무의식적 성격 경향을 나타내고 있는 것은 아니다. 그보다는 자기가 미처 통합되지 못한 서로 다른 자기표상으로 분할되고 깨어지는 것을 나타내는 것이다. 정신역동적 관점에서 보면, '조현성(schizoid)'(혹은 분열성)이란 표현 자체가 근본적으로 자기가 분할되었다는 것을 의미한다. 그 결과는 바로 정체성이 희미해지는 것으로서, 조현성 환자에게는 자신이 누구인지 확실하지 않으며 또 사고와 감정, 소망 그리고 충동의 심각한 갈등에 의하여 괴로움을 받고 있다고 느낀다. 이렇게 정체성이 희미해짐으로 인하여 타인과의 관계에 문제를 갖게 된다. 실상, 조현성 및 조현형 환자의 가장 특징적인 양상은 바로 이들이 타인과 관계를 갖지 않는다는 것이다. 이들이 타인에게 공감을 느끼고 타인을 갈망한다는 것은 분명하지만 환자 자신은 발달상 초기의 관계형성 시기에 동결되어 있다는 사실이 정신분석적 작업의 결과로 나타난다(Lawner 1985). 이 환자들은 필요로 하는 것을 어머니로부터 받지 못하였다는 것이 다른 중요한 사람들로부터 무엇인가를 받으려는 시도를 더 이상 할 수 없다는 것을 의미한다는 확신 때문에 혼자 고립되기로 결정하였던 것으로 보인다(Nachmani 1984). 조현성 환자들은 두 종류의 불안 사이에 붙잡혀 있다. 이들은 대상과 너무 가까워지면 잡혀 먹히거나 합병될 것이 걱정이고, 너무 멀어지면 관계를 상실하거나 관계가 와해되어 버릴 것을 두려워한다(Williams

들 2005).

조현성 환자의 내적 세계에 대하여 이해할 수 있게 된 것 중 많은 부분은 대상관계를 주장한 영국 학자들의 공로이다. Balint(1979)는 영아기에 받아야 하는 양육이 불충분하였던 결과로 생겨난 '기본적 결함(basic fault)'으로서, 이 환자들이 근본적으로 관계를 맺는 능력이 결핍되어 있다고 보았다. 타인과 관계를 맺는데 있어서의 어려움은 신경증 환자에서와 같은 '갈등'(conflict)때문이 아니라 바로 이 기본적 '능력 부족'(basic incapacity)으로부터 비롯된 것이라고 그는 믿고 있었다. 조현성 환자의 이해에 있어 가장 최초의 기여자라고 생각할 수 있는 Fairbairn(1954)은 타인과의 관계형성을 갖기를 바라는 마음과 자신의 빈곤함이 타인을 해칠 것이라는 두려움간의 갈등에 대한 방어로 조현성 도피를 하게 된다고 보았다. 처음에 어머니가 자신을 거부한다고 받아들인 영아는 세계로부터 위축될 것이다. 그러나 영아의 빈곤함(혹은 배고픔, neediness)은 점점 커져서 결국 탐욕스러움으로 경험된다. 그런 다음 영아는 탐욕이 어머니를 파괴시켜 버리고 자신은 다시 홀로 남겨질 것이라는 두려움에 싸이게 된다. 따라서 영아가 가장 필요로 하는 바로 그 대상이 영아 자신의 삼켜버릴 듯한 탐욕에 의하여 파괴될 수 있는 것이다. Fairbairn은 이러한 영아의 근심을 '빨간 모자 소녀의 환상'이라고 이름 지었다. 이것은 작은 소녀가 할머니가 없어졌음을 발견하였을 때 자신은 자신의 투사된 탐욕인 게걸스러운 늑대와 함께 혼자 남게 된 것을 알고 공포에 떨게 된다는 옛이야기에서 이름을 딴 것이다.

이 이야기에서 소녀가 자신의 탐욕을 늑대에게 투사하였던 것과 똑같이, 영아는 자신의 탐욕을 어머니에게로 투사할 것이고 따라서 어머니가 게걸스럽고 위험한 사람이라고 본다. 조현성 환자에서는 이러한 영아기의 딜레마가 바로 그 시기에 굳어지게 된다. 즉 처음에는 자신의 빈곤함 때문에 타인을 파괴할 것이라고 두려워하였으나 곧 바로 타인에 의하여 자신이 파괴될 것을 두려워하게 되는 것이다. 조현성 환자의 이러한 근본적 딜레마는 이들이 한편으로는 자신의 빈곤함에 의하여 다른 사람을 자신으로부터 멀어지게 할 것이라는 두려움과, 또 다른 한편으로는 타인이 자신을 억누르려 하고 소진(혹은 소멸)시켜 버리려 한다는 두려움 사이에서 흔들리게 될 것을 암시하고 있다. 결국 모든 관계는 위험하고 따라서 피해야 하는 것으로 경험된다. 조현성 환자가 이렇게 타인과 관계를 맺지 않음으로써 홀로 공허하게 남아있게 되기 때문에, 타인을 거부하면서 동시에 그에게 매달린다는 의미로 '조현성 타협(schizoid compromise)'의 상태에 빠지게 된다(Guntrip 1968).

조현성 환자는 유기되고 학대 받아 붕괴되고 말 것이라는 지속적인 위협 속에서 살고 있다(Appel 1974). 누군가 다른 사람으로부터 무엇인가를 받아들인다는 것은 의존과 합병에 대한 강력한 갈망을 자극할 위험이 발생하게 된다는 것을 의미한다. '사랑'은 어떤 타인과 합하여지고 이로써 자신의 정체성을 잃고 타인을 파괴하는 것과 동일한 것이다. 영국학파의 저술은 조현성 환자에게 초점을 맞추고 있지만, Balint나 Guntrip 등의 기술은 조현형 환자에게도 똑같이 적용될 수 있다(Stone 1985).

조현성 환자의 특징인 대인관계로부터의 회피는 발달상의 중요한 기능일 수도 있다. Winnicott(1963/1965)는 조현성 환자가 '격리'를 사용하여 자기 발달을 확실하게 지키려고 한다고 믿었다. 그는 "건강한 발달단계에는 중간단계가 있으며 이 단계에서 선하고 만족을 시켜줄 수 있는 대상과 관계하게 되고 이때의 가장 중요한 환자의 경험은 이 대상을 거절하는 것이라고 볼 수 있다."고 하였다. 조현성 위축(schizoid withdrawal)은 거짓된 자기(false self)를 이끌어 낼지도 모르는 타인과의 인위적인 상호작용을 희생하는 대신, 내적인 진정한 자기(true self within)와 의사소통을 하는 방법이다. Winnicott는 우리 모두가 깊은 핵심에는 이처럼 의사소통을 아예 하지 않으려고 한다(non-communicating core)고 주장하면서, 따라서 의사소통을 하지 않으려는 조현성 환자의 권리, 그리고 그 필요성을 존중해 주어야 한다고 그는 강조한다. 환자는 극도의 금욕과 격리(extreme abstinence and isolation)의 기간을 통하여 고립된 자기와 만날 수 있게 되고 그렇게 하여 고립된 자기는 또 다른 자기표상과 통합할 수 있게 된다(Eigen 1973).

치료자를 자신의 내적 세계에 접근할 수 있도록 허용하는 조현성 환자는 전지전능의 환상을 보이는 수가 많다. 이러한 환상은 자기의 은둔적 측면들(reclusive aspects)을 동반하는 수가 있으며 환자는 이 속으로 자신을 숨기게 된다. 숨겨진 자기의 다른 측면들처럼, 연약한 자존심을 지탱하고 자기붕괴(self-disintegration)에 대한 불안을 경감시키기 위하여, 은둔적 측면들은 '노출로부터의 피난처(sanctuary from exposure)'를 제공한다(Grotstein 1977). 편집성 환자들과 같이, 조현성 환자는 자존심의 수준에 반비례하여 빈도가 증가되는 전지전능의 환상을 가지고 있다(Nachmani 1984). 관계형성이나 경력 상의 성공을 향하여 반드시 필요한 작업을 수행하도록 돕는 선한 내적 자기표상과 대상표상이 없기 때문에 조현성 환자는 이러한 작업을 그냥 지나치고 과대망상적 환상을 직접 성취하기 위하여 전지전능의 환상을 사용한다. 조현성 환자는 때때로 자신의 환상에 대하여 엄청난 수치심을 느끼고 자신이 치료자와의 관계에서 안전하다고 느낄 때까지는 치료자에게 이런 환상을 이야기하기를 꺼린다.

개인정신치료 Individual Psychotherapy

편집성 인격장애 환자들처럼, 조현형 환자나 조현성 환자들이 치료자를 찾아오는 일은 흔하지 않다. 치료자들에 대한 전국적인 조사에서, 모든 인격장애 중에서 조현형 인격장애가 가장 적은 수가 치료를 받은 것으로 나타났다(Westen 1997). 정신분석을 시행한 100명의 환자들에 대한 Columbia 정신분석센터 연구(Oldham과 Skodol 1994)에서도 조현성 인격장애로 진단된 환자는 단 1명에 불과하였고, 조현형 인격장애 진단은 한 명도 없었다. 따라서 이들을 대상으로 시행한 정신치료와 정신치료적 접근에 관하여 축적된 자료들 중에 많은 것들이 상대적으로 적은 수의 환자들로 제한된, 이른바 증례보고와 같은 것들이었다.

편집성 인격장애 환자들의 경우와 마찬가지로, 조현성 및 조현형 인격장애 환자들에게 정신치료의 효능을 측정하기 위한 시도를 한 대집단 대상의 체계적인 연구는 없었을 정도로 이들의 치료에 관한 자료는 매우 드물다. 조현형과 조현성 환자 모두에게 지지적 개인치료, 역동적 집단치료 및 이 둘의 연합치료가 도움이 될 것이라는 제안은 있었다(Stone 2014). 집단상황에서는 상호작용을 요구해서 심한 불안이 야기되는 일이 종종 있기 때문에 환자 대부분은 개인치료로 시작하는 것이 더 편하다고 느낄 것이다. 조현성 및 조현형 인격장애 환자에 대한 최근의 정신치료 문헌 중 많은 수가 갈등의 해석보다는 치료적 관계의 내재화를 통해 치유의 기전이 일어날 것이라고 하였다(Appel 1974; Gabbard 1989; Khan 1983; Nachmani 1984; Stone 1983, 1985; Winnicott 1963/1965).

치료자의 임무는 환자에게 관계형성의 새로운 경험을 제공함으로써 환자의 "얼어붙은(frozen)" 내적 대상관계를 "녹여(thaw)"주는 것이다. 조현성 양식의 관계형성은 부모상과의 최초의 관계가 불충분하였던 것으로부터 발생한다. Epstein(1979)은 이를 일차적 성숙실패(primary maturational failure)라고 하였다. 생애를 통하여 환자는 환경과의 관계들로부터 유사한 반응을 일으키고 결국은 이차적 성숙실패(secondary maturational failure)를 야기하게 된다. 다른 말로 하면, 조현성 환자는 일생동안 모든 사람들과 거리를 두게 되는 것이다. 치료자는 성숙하게 교정적인 방식으로 어떻게 환자와 관계를 형성할 것인가를 그려보아야 한다. 치료자는 환자의 인생의 다른 모든 사람들처럼 환자로부터 스스로 멀어지거나 환자와 멀리하여서는 안 된다.

치료의 목적이 내재화를 위한 새로운 관계를 제공하는 것이라고 말하는 것은 실상은 실망스럽게도 너무 직선적이고 단순하다. 아직도 이 전략에는 몇 가지 만만치 않은 장애물들이 있다. 무엇보다도 환자 존재의 기본적 패턴이 '관계부재(關係不在, Nonrelatedness)'라는 것이다. 치료자는 관계를 갖지 않으려는 환자에게 관계를 더 많이 갖는 방향으로 움직이라고 요구하고 있다. 그러나 이러한 치료자의 전략은 곧 감정적 거리감과 심한 침묵에 부딪히게 될 것을 예견할 수 있다.

위축된 조현성 환자를 치료하고자 하는 사람은 환자의 느리고 고통을 동반하는 내재화 과정 때문에 엄청난 인내를 갖지 않으면 안 된다. 치료자들은 또한 침묵에 대하여 허용적이고 수용적인 태도를 취하여야 한다. 특히 침묵은 단순히 저항으로만 보아서는 안 된다. 침묵은 환자에 관한 중요한 정보를 제공하는 특수한 형태의 비언어적 의사소통 수단인 것이다.

모호하기는 하지만 환자에 대한 치료자의 감정적 반응이 환자에 대한 정보의 일차적 공급원이 될 수도 있다. 침묵이 지속될 때 치료자는 조심스럽게 입장을 바꾸고 치료자 자신의 자기표상과 대상표상을 환자에게 투사하여야 한다. 이와 같은 작업은 Ingmar Bergman의 영화, 『가면(Persona)』에 아주 아름답게 그려져 있다. 이 영화에서는 말을 하지 않는 한 환자가 한 간호사에 의하여 치료를 받는다. 환자가 말을 하게 하려고 여러 차례 시도하였으나 모두 실패로 끝난 후 간호사는 좌절하여 자신의 어떤 측면들을 환자에게 투사하기 시작한다. 정신병적으로 되어 버린 간호사는 그녀 자신의 내적 세계의 분신으로 환자를 취급하기 시작한다(Gabbard 1989).

이 치료모델은 치료자가 환자의 투사를 받아들이고 역전이적 행동화로 쓸려 들어가지 않고 자신을 감시하는 것을 필요로 한다. 치료자가 환자를 포기하거나 단념하고 싶은 마음을 느낄 때, 그 느낌이 치료과정에서 다른 어떤 사람이 느끼는 것과 같다는 사실을 볼 수 있어야 하며 이를 이해하려고 애써야 한다. 제 4장의 정신치료에서 논의한 바와 같이, 치료자는 환자를 대하면서 특별한 역할을 하도록 강요 받은 후에야 비로소 투사적 동일시가 진단되고 이해될 것이다. 치료자는 자신과 환자 사이에서 일어나는 상호작용을 잠자코 지켜보아야 하며 그런 후에 이 정보를 그 이후의 상호작용들을 위하여 사용해야 한다. Ogden(1982)은 이러한 상황들에서의 치료자의 임무를 다음과 같이 요약하였다.

> 투사적 동일시의 시각은 언어적으로 해석하는 것을 요구하지도 배제하지도 않는다. 치료자는 환자와 대화하고 그와 함께 할 방법을 찾으려고 시도한다. 치료자는 이를 통하여 환자의 내적 대상세계의 통합되지 않은 측면들을 받아들이고, 이를 환자가 받아들이고 배울 수 있는 형태로 만들어 환자에게 다시 돌려보낼 매개물을 구성해야 할 것이다.

조현성 및 조현형 환자에게는 "절대로 해석하지 않는다."는 결정이 가장 치료적으로 가능성 있는 전략일 것이다. 만일 침묵이 저항으로 해석된다면 환자들은 의사소통을 하지 못하는 것에 대하여 책임감을 느끼고 굴욕감을 느끼게 될 것이다(Nachmani 1984). 다른 한편으로는, 치료자는 해석을 삼가고 침묵을 받아들임으로써 Winnicott(1963/1965)가 주장한 '개인적이고 비의사소통적인 자기의 핵심(private, noncommunicative core of the self)'을 인정할 수 있을 것이다. 치료자는 침묵하는 자기의 존재를 존중하여야 한다. 치료동맹을 형성하는 것만이 유일한 필수 기법일 것이다(Gabbard 1989).

치료자는 대인간의 관계형성에 큰 가치를 두고 있다. 우리 치료자들은 우리 자신이 환자에게 무언가 의미있는 존재이기를 바란다. 침묵 속의 관계형성 부재를 받아들인다는 것은 우리의 훈련과 심리적인 바탕을 거스르는 일이다. 우리는 환자에게 현재와는 달라져야 한다는 부담을 지우려는 자연스런 경향을 가지고 있다. 특히 우리는 환자가 우리에게 이야기를 털어놓고, 우리와 관계를 맺도록 바라고 있다. 그러나 이러한 기대는 조현성 위축을 통하여 피하고자 하는 바로 그 아픔을 직면하도록 그들에게 요청하고 있다는 것을 의미한다. 더 많은 기대를 함으로써 오히려 역설적으로 환자를 더욱 고립되게 할 것이다. Searles(1986)는 다음과 같이 기술하였다.

> Winnicott(1941/1958)가 '충분히 선한, 수용적 환경(good enough, holding environment)'이라고 한 개념은, 환자에게는 자폐적인, 즉 전지전능하게 될 수 있는 기능(autistic, omnipotent functioning)에 대한 끊임없는 필요성이 여전히 요구되기 때문에, 분석가는 몇 번이고 되풀이해서(time and again), 때로는 환자를 위하여 적절히 안정적이어야 할 뿐만 아니라, 때로는 환자에 의한 심리적인 파괴(psychologically destructible)도 적절히 감당할 수도 있어야 한다는 것을 의미한다. 그러므로 분석가는 직관적으로 적절한 시점에, 자신의 존재(its own presence)를 환자에게 알려야 하는 만큼, 자신의 부재(its own absence)도 알릴 필요가 있다.

어떤 환자들은 관대하고 공감적으로 받아들여지는 것에 대한 반응으로, 치료 관계에서 더 많이 스스로를 개방할 것이다. 이들은 자기(self)의 숨겨진 측면들에 대하여 말하기 시작할 것이며 결국 이런 측면들을 보다 더 결집력 있는 자기감으로 통합시킬 수 있게 될 것이다. 정신치료의 초기에는 이런 식으로 환자가 도움을 얻을 수 있을 것이라고 알기는 어렵다. 조현형, 즉 경계성 조현병 환자에 대하여 저술하였던 Stone(1983)은, 정신치료에 그런 대로 잘 반응할 수 있는 환자는 우울 증상을 가지고 있거나 정서적 온정과 공감을 가질 능력이 있는 환자라고 하였다. 그는 이들에서는 과정 자체가 상당히 제한될 것이기 때문에 과도한 역전이적 기대를 갖지 않도록 주의해야 한다고 경고하였다. 그는 장기간 치료하였음에도 불구하고 당황스러운 많은 주제들이 숨겨진 채로 남아있을 것임을 치료자들이 감수하도록 권유하였다(Stone 2001). 더 많은 것을 찾아내려고 지나치게 노력하면 결국 환자를 두렵게 하거나 부끄럽게 하게 된다. Stone의 시각에서 보면, 치료자는 단지 관계의 영역 이외의 부분에서만 호전을 보이는 것에 의한 실망을 인내할 수 있어야 한다. 일반적으로는 더 나은 자아기능을 가진 환자, 즉 현실검증능력이 비교적 보존되어 있고 판단력이 좋으며 인지장애가 보다 적은 환자는 더 심한 자아기능 손상이 있는 환자에 비하여 치료에 더 잘 적응할 것이다. 손상이 심한 경우는 치료자가 현실검증이나 판단 및 자기-대상 구분 등의 영역에 대하여 지지적으로 환자를 도울 수 있는 보조자아로 기능할 필요가 있다. Stone(2001)은 또한, 조현병 환자와 마찬가지로 조현형 환자도 표현-지지 정신치료 이상의 것을 필요로 한다고 지적하였다(제 7장 참조). 보다 낮은 기능수준을 보이는 조현형 환자라도 사회기술훈련, 재교육 및 기타 여러 가지 사회적 도움을 필요로 한다.

역동적 집단정신치료 Dynamic Group Psychotherapy

일반적으로 조현성 환자는 역동적 집단정신치료에 최고의 후보자이다(Appel 1974; Azima 1983). 집단치료는 환자가 가장 고통을 당하는 영역인 '사회화'를 돕는 방향으로 이루어진다. 또한 집단치료는 풍부한, 새로운 양육을 제공할 수 있는 상황이 될 수도 있다. 집단과정에 참여한 동료환자들은 조현성 환자에게 재구성된 가정으로 기능할 수 있고 마침내는 내재화됨으로써 환자 자신의 보다 부정적이고 위협적인 내적 대상과 평형을 이루게 된다(Appel 1974).

이 환자들은 단지 규칙적으로 다른 사람에게 노출되는 것만으로도 상당한 이득을 얻을 수 있다. 어떤 조현성 환자는 문자 그대로, 집단치료 시간 이외의 어떠한 사회적 출구도 가지고 있지 않다. 이들이 스스로 받아들여지고 있다고 느끼고 자신의 두려움이 현실화되지 않는다는 것을 알기 시작함에 따라 점차로 다른 사람과 같이 있는 것을 더 편안하게 느끼게 된다. 이전에 언급한 개인정신치료와 유사하게, 다른 집단구성원들의 반응은 이전의 모든 관계에서의 경험에 반하는 교정적 경험을 제공할 수 있다. 조현성 환자와의 집단정신치료에서 일어나는 몇 가지 어려움 중, 조현성 환자가 침묵을 지키는 동안 자신은 모조리 털어놓아야 하는 다른 환자들의 분노를 들 수 있다. 이런 감정은 조현성 환자가 이야기를 하도록 하는 일종의 집단적 강요로 작용할 수 있다. 이때 치료자는 조현성 환자를 지지하여 다른 환자들이 이 환자의 침묵해야 할 필요를 인정하고 받아들일 수 있도록 도와야 한다(Azima 1983). 또 다른 환자들이 위축되어 있는 조현성 환자를 무시할 수도 있고 그가 거기에 없는 것 같이 취급해 버릴 수도 있다. 이 경우, 치료자의 임무는 집단 밖에서 일어나는 양상이 어떻게 집단 내에서 반복되고 있는가를 지적함으로써 환자를 집단 안으로 끌어들이는 것이다. 조현형 환자도 조현성 환자처럼 집단치료로부터 이득을 얻을 수 있지만, 행동이 이상하거나 정신병적 사고를 하고 있는 환자는 집단의 다른 구성원들과 너무 다르다는 이유만으로 희생양이 될 수도 있다. 이런 환자에게는 개인치료만을 하는 것이 오히려 더 나은 방법일 것이다.

조현성 환자가 집단에서 겪는 사회적 접촉은 개인정신치료자와 논의되고 처리될 수 있기 때문에 많은 조현성 환자에게는 집단정신치료와 개인정신치료를 연합하는 것이 이상적이다. 그러나 상당수의 조현성 환자들은 집단치료를 권유 받았을 때 마치 '사자 우리'에 던져진 것같이 느낄 수도 있다. 심지어는 치료자에게 배신당했다고 느낄 수도 있다. 따라서 집단치료에 의뢰하기 전 예비단계로서 집단정신치료에서 일어날 가능성이 있는 일들에 대하여 환자의 환상을 훈습시키는 것이 필요할 것이다.

다음 증례를 통해서 일부 조현성 환자들에 대한 집단정신치료의 독특한 이득 몇 가지를 이해할 수 있다.

독신인 23세의 BB는 조현성 인격장애 환자이다. 그는 한 요양소(nursing home)에서 야간 근무 간호보조원으로 일하였고 낮에는 지방대학에 다니고 있었다. 대인관계의 부담이 거의 없었기 때문에 그는 밤에 일하는 것을 좋아하였다. 감독은 자주 잠이 들었고 그럴 때면 그는 자유롭게 소설 따위를 읽을 수 있었다. BB는 잠자는 시간을 제외한 많은 시간을 격렬한 육체미운동을 하는데 사용하였다. 그리고는 벌거벗고 거울 앞에서 포즈를 취하고 근육에 힘을 주면서 스스로에게 탄복하곤 하였다. 이러는 동안 그는 마치 자신이 올림픽 10종 경기의 우승자가 된 듯한 과대망상적 환상에 빠지곤 하였다. 또 자신이 어느 정도의 신체적 완벽함에 도달한다면, 그가 한번도 말을 걸어보지 못한 같은 학급의 여학생에게 자신이 매력적으로 보일 것이라고 상상하였다.

BB는 자신이 양자로 성장하였다는 사실에 대하여 몹시 근심하고 있었다. 이런 내용을 이야기하면서 그는 마치 양자로 입양되었던 것이 타고난 결점이라도 되는 것처럼 매우 부끄러워하였다. 어렸을 때 자기를 낳은 어머니에 의해 거절당했다는 것이 바로 자신이 태어날 때부터 아무도 바라지 않았던 아이여서 다른 사람들도 기회만 되면 자신을 거절할 것이 확실하다고 그는 생각하였다.

다른 많은 조현성 환자들처럼 BB도 노출증 형태의 성도착적 경향을 가지고 있었다. 자신이 옷을 벗고 있을 때 여자들이 자신을 발견할 상황을 만들곤 하였다. 그리고는 깜짝 놀란 것처럼 행동하고는 붙잡히기 않기 위하여 즉시 그 자리를 떠났다. 그러나 이런 행동에 따른 성적 즐거움은 그를 더욱 더 위험한 모험 속으로 이끌었다. 언젠가 한번은 체육관 탈의실의 문 앞에 붙어있는 남녀표시를 바꾸어 여자들이 남자용 탈의실에 들어와서, 샤워를 끝내고 옷을 벗은 채 몸을 말리고 있는 그를 발견하게 한 적도 있었다.

BB는 결국 정신과 외래를 방문하게 되었고 집단정신치료를 시작하였다. 그는 노출증적 경향이 걷잡을 수 없게 되어 법적 조치를 당하게 될까 봐 걱정이 되었으나 그러면서도 진정으로 자신의 존재가 외롭다는 것 때문에 고통을 받고 있었다. 그는 지난 2년간 이미 개인정신치료를 받아왔었기 때문에 이번에는 집단정신치료를 찾게 되었다. 개인정신치료에서는 치료시간 내내 입을 다물고 있었고 그 때문에 결국 치료자와 상의하여 치료를 계속할 필요가 없다는 결정을 내렸던 것이다. BB는 자신이 다른 사람들에 대하여 가지고 있는 두려움을 극복하고 싶다는 강한 바람을 가지고 있으며 집단치료가 이러한 두려움을 없애는 좋은 방법이 될 것이라고 믿는다고 하였다.

BB는 한 역동적 집단정신치료에 속하게 되었으며 그 집단은 비교적 높은 기능수준을 가지고 있는, 다른 진단의 인격장애 환자들로 구성되어 있었다. 그는 규칙적으로 참가하였지만 집단토론에서는 그냥 말없이 앉아있는 때가 많았다. 하지만 점차로 그는 자신에 대하여 더 많은 것을 표현할 수 있게 되었다. 그가 환상의 대상이었던 같은 학급 여학생에 관하여 이야기할 수 있을 정도로 충분한 용기를 갖게 되었을 때 하나의 도약이 일어났다. 집단의 한 여자환자가 "그 여자에게 직접 말을 걸어 보시죠, 당신은 매력적인 남자인데요, 뭘."하며 반응을 보였다. 이 말에 마음이 움직인 BB는 전에는 아무도 자신에게 이런 식으로 말해준 사람이 없었다고 대답하였다.

환자가 다른 구성원들로부터 받아들인 지지와 긍정적 되먹임은 그의 자존심을 향상시켜 주었고 더 자주 그리고 더 많은 것을 터놓고 말할 수 있도록 하였다. 마침내 노출증적 경향을 논의할 수 있게 되었을 때, 자신의 비밀을 누설하더라도 두려움으로 물러서는 사람은 아무도 없다는 상당한 위안을 경험하게 되었다.

집단치료를 시작한지 수년 후, 관계 형성에 대한 BB의 불안과 이기심은 많이 줄어들어 데이트를 시작할 수 있게 되었고 또 남자들과도 적절한 동료관계를 가질 수 있게 되었다. 집단 모임이 실 때마다 노출증적 행동이 다시 발생하는 경향이 있었고 그럴 때마다 치료자와 동료환자들에 의하여 버림받는 것으로 느끼기는 했어도 그런 행동은 점차로 줄어들어 갔다.

BB의 증례는 조현성 인격장애에서 대상관계의 지나친 결핍이 어떻게 관계에 대한 강렬한 환상과 은밀한 도착적 성행동으로 이어질 수 있는가를 보여주고 있다. 오랜 기간 운동을 하는 것 역시 조현성 환자나 조현형 환자에게는 아주 흔한 일이다. 이런 양상의 신체적 활동은 어떤 의미에서는 성적 에너지를 불살라 버리기 위한 것이기도 하고, 또 BB의 경우에서처럼 이러한 노력의 결과로 다른 사람이 자기를 보다 매력적인 사람으로 볼 것이라는 환상을 가짐으로써 자존심을 세우는 방법일 수도 있다.

조현성 환자에게서 성도착이 발견되는 일이 흔하기는 하지만 그 중에서도 노출증은 특별한 의미가 있는 것 같다. Fairbairn(1954)은 조현성 환자가 자신의 정신적 내용물을 과대평가하는 일이 흔하며 이때 환자는 이런 것을 특별히 가치 있는 것으로 받아들인다는 사실을 관찰하였다. 이들은 자신의 어떤 것을 남에게 주기를 두려워하는데, 이는 그렇게 함으로써 자신이 자기애적으로 중요하다고 보고 있는 내용물을 고갈시키고 말 것이라고 생각하기 때문이다. Fairbairn은 조현성 환자가 주는 것을 두려워하는 것에 대한 방어로서 노출증을 사용하는 일이 흔하다고 주장하였다. 더 정확하게는, '보여주는(showing)' 것이 '주는(giving)' 것의 대용품이 되는 것이다. 주는 것은 뭔가 귀중한 것을 잃는다는 두려움을 일으키지만 보여주는 것은 그렇지 않기 때문이다. BB의 증례에서는 노출증의 형태 그대로 드러났지만, 이것이 공연 예술

같은, 보다 승화된 형태로 나타나는 경우도 흔하다.

집단정신치료는 BB에게 내재화할 수 있는 새로운 형태의 관계형성의 방법을 제공하였다. 동료환자들이나 치료자와 관계를 맺으면서 본래 타인이 자신에게 어떻게 반응할 것이라고 스스로 생각하였던 그의 기대가 부당한 것이었음이 증명되었다. 집단구성원들은 그를 따돌리는 대신에 있는 그대로의 그를 받아들였고 한 인간으로서 그가 바람직한 사람이라는 것을 확신시켜 주었다. 따라서 조현성 환자에 대한 집단치료에서의 다른 사람들의 신임은 개인치료자에 의한 신임에 비하여 보다 더 강력한 영향이 있었다. 조현성 환자가 치료자의 긍정적 관심을 치료 효과를 위한 조작된 태도라고 간주해 버린다 하더라도 치료자는 그 자신의 일을 지속해야 한다.

많은 조현성 및 조현형 환자들이 BB와는 달리 치료에 대하여 훨씬 더 적은 반응을 보인다. Stone(2001)이 주장한 바와 같이, 치료자들은 특별하고자 하는 환자의 필요를 진심으로 존중하지 않으면 안되며, 환자를 억지로 다른 사람처럼 만들려고 해서는 안된다. 조현성 환자와 조현형 환자를 치료하는데 있어 우리는 Thoreau(1937/1950)의 다음과 같은 명언을 기억해야 한다. "만일 한 사람이 자신의 동료들과 보조를 맞추지 못한다면, 이는 아마도 그가 다른 북소리를 듣고 있기 때문일 것이다. 아무리 그의 동료들이 질서정연하고, 그에게서 멀어져 갔더라도 오로지 그가 듣고 있는 그 음악에 따라 갈 수 있도록 하라."

참고 문헌
References

Akhtar S: Schizoid personality disorder: a synthesis of developmental, dynamic, and descriptive features. Am J Psychother 61:499-518, 1987

Akhtar S: Paranoid personality disorder: synthesis of developmental, dynamic, and descriptive features. Am J Psychother 44:5-25, 1990

American Psychiatric Association: Diagnostic and Statistical Manual of Mental Disorders, 5th Edition. Washington, DC, American Psychiatric Association, 2013

Appel G: An approach to the treatment of schizoid phenomena. Psychoanal Rev 61:99-113, 1974

Asami T, Whitford TJ, Bouix S, et al: Globally and locally reduced MRI gray matter volumes in neuroleptic-naive men with schizotypal personality disorder: association with negative symptoms. JAMA Psychiatry 70:361-372, 2013

Auchincloss EL, Weiss RW: Paranoid character and the intolerance of indifference. J Am Psychoanal Assoc 40:1013-1037, 1992

Azima FJC: Group psychotherapy with personality disorders, in Comprehensive Group Psychotherapy, 2nd Edition. Edited by Kaplan HI, Sadock BJ. Baltimore, Williams & Wilkins, 1983, pp 262-268

Balint M: The Basic Fault: Therapeutic Aspects of Regression. New York, Brunner/ Mazel, 1979

Beauford JE, McNiel DE, Binder RL: Utility of the initial therapeutic alliance in evaluating psychiatric patients' risk

of violence. Am J Psychiatry 154:1272-1276, 1997
Blum HP: Object inconstancy and paranoid conspiracy. J Am Psychoanal Assoc 29:789-813, 1981
Byne W, Buchsbaum MS, Kemether E, et al: Magnetic resonance imaging of the thalamic mediodorsal nucleus and pulvinar in schizophrenia and schizotypal personality disorder. Arch Gen Psychiatry 58:133-140, 2001
Cadenhead KS, Light GA, Geyer NA, et al: Neurobiological measures of schizotypal personality disorder: defining an inhibitory endophenotype. Am J Psychiatry 159:869-871, 2002
Eigen M: Abstinence and the schizoid ego. Int J Psychoanal 54:493-498, 1973
Epstein L: Countertransference with borderline patients, in Counter-transference. Edited by Epstein L, Feiner AH. New York, Jason Aronson, 1979, pp 375-405
Epstein L: An interpersonal-object relations perspective on working with destructive aggression. Contemp Psychoanal 20:651-662, 1984
Fairbairn WRD: An Object-Relations Theory of the Personality. New York, Basic Books, 1954
Felthous AR: Preventing assaults on a psychiatric inpatient ward. Hosp Community Psychiatry 35:1223-1226, 1984
Freud S: Psycho-analytic notes on an autobiographical account of a case of paranoia (dementia paranoides) (1911), in The Standard Edition of the Complete Psychological Works of Sigmund Freud, Vol 12. Translated and edited by Strachey J. London, Hogarth Press, 1958, pp 1-82
Gabbard GO: On "doing nothing" in the psychoanalytic treatment of the refractory borderline patient. Int J Psychoanal 70:527-534, 1989
Gabbard GO: Technical approaches to transference hate in the analysis of borderline patients. Int J Psychoanal 72:625-637, 1991
Gabbard GO: Love and Hate in the Analytic Setting. Northvale, NJ, Jason Aronson, 1996
Grotstein JS: The psychoanalytic concept of schizophrenia, I: the dilemma. Int J Psychoanal 58:403-425, 1977
Gunderson JG: DSM-Ⅲ diagnoses of personality disorders, in Current Perspectives on Personality Disorders. Edited by Frosch JP. Washington, DC, American Psychiatric Press, 1983, pp 20-39
Guntrip HJS: Schizoid Phenomena, Object-Relations, and the Self. New York, International Universities Press, 1968
Kendler KS, Gruenberg AM, Strauss JS: An independent analysis of the Copenhagen sample of the Danish adoption study of schizophrenia, II: the relationship between schizotypal personality disorder and schizophrenia. Arch Gen Psychiatry 38:982-984, 1981
Kendler KS, McGuire M, Gruenberg AM, et al: Schizotypal symptoms and signs in the Roscommon Family Study: the factors, structure and familial relationship with psychotic and affective disorders. Arch Gen Psychiatry 52:296-303, 1995
Kety SS, Rosenthal D, Wender PH, et al: Mental illness in the biological and adoptive families of adopted schizophrenics. Am J Psychiatry 128:302-306, 1971
Kinzel AF: Violent behavior in prisons, in Dynamics of Violence. Edited by Fawcett J. Chicago, American medical Association, 1971
Lawner P: Character rigidity and resistance to awareness of the transference. Issues in Ego Psychology 8:36-41, 1985
Madden DJ, Lion JR, Penna MW: Assaults on psychiatrists by patients. Am J Psychiatry 133:422-425, 1976
McGlashan TH: The borderline syndrome, II: is it a variant of schizophrenia or affective disorder? Arch Gen Psychiatry 40:1319-1323, 1983
McGlashan TH, Grilo CM, Sanislow CA, et al: Two-year prevalence and stability of individual DSM-IV criteria for schizotypal, borderline, avoidant and obsessive-compulsive personality disorders: toward a hybrid model of Axis II disorders. Am J Psychiatry 162:883-889, 2005
Meissner WW: Psychotherapeutic schema based on the paranoid process. Int J Psychoanal Psychother 5:87-114, 1976
Meissner WW: Psychotherapy and the Paranoid Process. Northvale, NJ, Jason Aronson, 1986

Meissner WW: Paranoid personality disorder, in Treatments of Psychiatric Disorders, 2nd Edition, Vol 2. Edited by Gabbard GO. Washington, DC, American Psychiatric Press, 1995, pp 2249-2259

Nachmani G: Hesitation, perplexity, and annoyance at opportunity. Contemporary Psychoanalysis 20:448-457, 1984

Niznikiewicz MA, Shenton ME, Voglnaier M: Semantic dysfunction in women with schizotypal personality disorder. Am J Psychiatry 159:1767-1774, 2002

O'Driscoll GA, Lezenweger MF, Holzman PS: Antisaccades and smooth pursuit eye tracking and schizotypy. Arch Gen Psychiatry 55:837-843, 1998

Ogden TH: Projective Identification and Psychotherapeutic Technique. New York, Jason Aronson, 1982

Ogden TH: The matrix of the mind: Object Relations and the Psychoanalytic dialogue. Northvale, NJ, Jason Aronson, 1986

Oldham JM, Skodol AE: Do patients with paranoid personality disorder seek psychoanalysis?, in Paranoia: New Psychoanalytic Perspectives. Edited by Oldham JM, Bone S. Madison, CT, International Universities Press, 1994, pp 151-166

Reich J, Braginski Y: Paranoid personality traits in a panic disorder population: a pilot study. Compr Psychiatry 35:260-264, 1994

Roitman SEL, Corblatt BA, Bergman A, et al: Attentional functioning in schizotypal personality disorder. Am J Psychiatry 154:655-660, 1997

Rosenthal D, Wender PH, Kety SS, et al: The adopted-away offspring of schizophrenics. Am J Psychiatry 128:307-311, 1971

Searles HF; My Work With Borderline Patients. Northvale, NJ, Jason Aronson, 1986

Shapiro D: Neurotic Styles. New York, Basic Books, 1965

Siever LJ, Silverman JM, Horvath TB, et al: Increased morbid risk for schizophrenia-related disorders in relatives of schizotypal personality disordered patients. Arch Gen Psychiatry 47:634-640, 1990

Stone MH: Psychotherapy with schizotypal borderline patients. J Am Acad Psychoanal 11:87-111, 1983

Stone MH: Schizotypal personality: psychotherapeutic aspects. Schizophr Bull 11:576-589, 1985

Stone MH: Schizoid and schizotypal personality disorders, in Treatments of Psychiatric Disorders, 3rd Edition, Vol 2. Edited by Gabbard GO. Washington, DC, American Psychiatric Publishing, 2001, pp 2237-2250

Stone MH: Paranoid, schizoid, and schizotypal personality disorders, in Gabbard's Treatments of Psychiatric Disorders. Edited by Gabbard GO. Washington, DC, American Psychiatric Publishing, 2014

Tardiff K, Marzuk PM, Leon AC, et al: Violence by patients admitted to a private psychiatric hospital. Am J Psychiatry 154:88-93, 1997

Thoreau HD: Walden (1854), in Walden and Other Writings of Henry David Thoreau. Edited by Atkinson B. New York, The Modern Library, 1950, p 290

Venables PH, Raine A: Poor nutrition at age 3 and schizotypal personality at age 23: the mediating role of age 11 cognitive functioning. Am J Psychiatry 169:822-830, 2012

Westen D: Divergences between clinical and research methods for assessing personality disorders: implications for research and the evolution of Axis II. Am J Psychiatry 154:895-903, 1997

Williams P, Haigh R, Fowler D: Paranoid, schizoid, and schizotypal personality disorders, in The Oxford Textbook of Psychotherapy. Edited by Gabbard GO, Beck J, Holmes JA. Oxford, UK, Oxford University Press, 2005

Winnicott DW: The observation of infants in a set situation (1941), in Through Paediatrics to Psycho-Analysis. New York, Basic Books, 1958, pp 52-69

Winnicott DW: Communicating and not communicating leading to a study of certain opposites (1963), in The Maturational Processes and the Facilitating Environment: Studies in the Theory of Emotional Development. New York, International Universities Press, 1965, pp 179-192

15장

B군 인격장애
– *경계성*

CLUSTER B PERSONALITY DISORDERS – *Borderline*

전에는 경계성 인격장애(BPD, Borderline Personality Disorder)가 대부분의 치료에 반응을 하지 않는 만성적 상태로 생각되었으나, 지난 20년간 엄청난 양의 문헌들이 쏟아져 나와 전과는 전혀 다른 그림을 그릴 수 있게 되었다. 유전의 기여, 가족 요인들, 그리고 정신내적 원인들을 포함하여, 신경생물학적 특징들을 초래한 복합적 원인에 대한 연구들이 경계성 장애에 대한 이해를 더 넓고 더 깊게 하였다. 나아가 장기간의 추적 연구들은 대부분의 증례에서 예후가 그리 나쁘지 않았다는 점을 시사하고 있다. 마지막으로, 각각 다른 이론적 관점에 입각하여 엄격한 연구 계획에 따라 시행한 많은 치료 연구들도 대부분의 환자들이 치료에 좋은 반응을 보였다고 보고하고 있다. 진단 개념의 역사적 흐름을 간단히 알아봄으로써 미국 정신의학에서의 경계성 인격장애의 이해가 어떻게 달라져 왔는지를 알아 볼 수 있다.

용어의 발달
Evolution of the Term

1930년대 말에서 1940년대에 걸쳐 의사들은 조현병 정도로 심하지는 않지만 고전적인 정신분석 치료로 잘 낫지 않는 환자들을 기술하기 시작하였다. 이들의 특징인 중간적 상태(in-between state)를 강조하기 위하여 Hoch와 Polatin은 이 환자들을 가성 신경증적 조현병(pseudoneurotic schizophrenia)이라고 명명하였고 그 임상특징을 '범신경증(汎神經症;

pan-neurosis)', '범불안증(pan-anxiety)', '범성장애(pan-sexuality)' 등의 양상으로 보았다. Robert Knight(1954)는 현실성 있는 계획을 짤 수 없고, 원초적 충동에 저항할 수 없으며, 이차적 과정 사고보다는 일차적 과정 사고(primary process thinking)가 두드러지는 등 자아기능의 몇 가지 손상된 부분에 초점을 맞추었다.

초기에는 이 질환을 기존의 진단기준으로 설명할 수 없는 복잡한 증상군으로 보았다. Grinker들(1968)이 시카고에서 60명의 입원환자를 통계 분석하여 진단의 틀을 마련하였다. 환자군을 크게 네 개의 군으로 나누어, "정신병적 경계(Type I)"에서부터 "신경증적 경계(Type Ⅳ)"까지 연속선(continuum) 상에서 분류하였다. 이 두 군 사이에 "부정적 감정과 대인관계에 어려움을 겪는 군(Type Ⅱ)"과 "정체성을 상실하여 타인의 정체성을 빌려야 하는 군(Type Ⅲ)"이 존재한다.

Grinker들(1968)은 종류에 관계없이 경계성 증후군 모두에서 나타나는 공통된 측면을 가려내려고 시도하여 다음과 같은 네 가지의 주된 임상양상을 제시하였다. 즉, 1) 분노(anger)가 유일한 주된 감정, 2) 대인관계(interpersonal relationship)의 결함, 3) 일관된 자기 정체성(consistent self-identity)의 결여, 4) 전반적인 우울(pervasive depression) 등이 그것이다. 이들의 경험적 연구가 기여한 것 중에서 가장 중요한 점은 이 질환이 조현병과는 다르다는 것을 명백히 한 점이다. Grinker와 동료들은 이들이 시간이 지나도 '진성 조현병(frank schizophrenia)'으로 악화되지 않음을 발견하였다. 오히려 이들은 질병의 전 과정을 통하여 '지속적인 불안정성(stably unstable)'을 보였다(Schmideberg 1959). 이러한 발견은 BPD를 조현병으로 보는 이들에게 토론의 여지를 제공하였다.

1990년 이래로 Gunderson과 동료들(Zanarini들 1990b)은 기술상의 특성에 초점을 맞춘 연구를 기초로 명백히 구별될 수 있는 양상들을 중요한 순서대로 발견해 내었다(표 15-1).

이런 진단기준은 많은 부분이 서로 관련되어 있다. 경계성 인격장애 환자는 버림받을 위험이 전혀 없는 일대 일의 확실하고 특이한 인간관계에만 몰두한다. 이들은 타인들에게 일종의 자격을 부여하여 모종의 관계를 강요함으로써 압도당한다는 느낌이나 소원하다는 느낌을 갖게 한다. 게다가 타인과 가까워지면 두 사람 모두에게서 불안이 활성화된다(twin anxieties). 또 타인에게 말려들어가지 않을까 걱정하는 원시적 합병 환상(merger fantasy) 안에서 자신의 정체성을 상실하기 시작한다. 다른 한편, 이들은 어느 순간에 거절당하거나 버림받을 것이라고 확신하고는 공황에 가까운 불안을 경험한다. 이들은 혼자 있는 것을 피하기 위하여, 자신과 결부되어 있는 사람들로부터 구조받을 것을 기대하면서 손목을 긋는 등 자살 시늉을 한다. 현실판단에 있어서 일시적이고 제한적이며 비정형적인 방식(transient, circumscribed, and/or atypical strains on reality testing)을 갖는 '유사-정신병적 사고(quasi-psychotic thought)' 등 인지적 왜곡이 대인관계의 측면에서 나타난다. 자신을 사랑하였던 사람으로부터 버림받을 것이라는 망상에 가까운 지각이 흔히 나타나고, 치료자와의 애착관계가 시작되면서 정신병적 전이 퇴행(transference regression)이 나타난다. 이와 같이 자아의 상태가 매우 복잡하게 변화되는 것을 보게 된 치료자는 구조환상(rescue fantasy)이나 죄의식, 직업적 한계로부터 이탈, 격분과 증오(rage and hatred), 불안과 공포, 심각한 무조감 등 다양하고 강력한 역전이 반응을 쉽게 나타낸다(Gabbard 1993; Gabbard와 Wilkinson 1994).

표 15-1. 경계성 인격장애 감별상의 특성

유사-정신병적 사고	강압적 요구나 자격 부여
자해	치료 퇴행
자살로 타인을 조종하려는 노력	역전이
버림받음/말려들어감/소멸됨에 대한 근심	

출처. Zanarini들. 1990.

Gunderson과 Grinker 등이 주로 기술적 진단에 초점을 맞춘 반면 Otto Kernberg(1967, 1975)는 BPD 환자를 정신분석적으로 조명하였다. 그는 자아심리학과 대상관계이론의 통합적 접근을 통하여 자아 약화, 원시적 방어 사용, 대상관계의 곤란 등 특징적 양상을 보이는 환자 집난을 경계성 인격구성 집단(borderline personality organization)이라 칭하였다. 그는 이들이 막연한 불안감, 강박증상, 다중 공포, 해리 반응, 전환증상, 건강염려증적 집착, 편집증적 경향, 다양한 성도착증적 행위 및 약물남용 등의 증상을 보이고 있음을 관찰하였다. 그러나 그는 증상 기술만으로는 최종 진단을 명확히 하는데 충분하지 않음을 경고하고 있다. 대신 네 가지 중심 양상을 보이는 체계적인 구조적 분석에 입각하여 진단해야 한다고 Kernberg는 주장하였다(표 15-2).

1. *자아 약화의 비특이적 표현. Nonspecific manifestations of ego weakness.* 자아 기능의 한 측면은 충동 방출을 연기하고 불안 등의 감정을 조절할 수 있는 역량이다. Kernberg에 의하면 BPD 환자는 자아기능의 타고난 비특이적 유약성 때문에 이 기능을 수행하지 못한다. 또한 이들은 강력한 욕구를 승화시키고 행동을 조절하는데 어려움을 겪고 있다.

2. *일차적 과정 사고로의 전환. Shift toward primary process thinking.* Robert Knight처럼 Kernberg도 이들이 강력한 감정 하에서는 조직적이지 못한 정신병적 사고로 퇴행하려

표 15-2. 경계성 인격구성의 Kernberg 기준

Ⅰ. 자아 약화의 비특이적 표현
1. 불안에 대한 인내부족
2. 충동 제어 결여
3. 승화 능력 부족(lack of developed subliminatory channels)

Ⅱ. 일차적 과정 사고로의 전환

Ⅲ. 특이한 방어기제 사용
1. 분할(splitting)
2. 원시적 이상화
3. 초기 형태의 투사, 특히 투사적 동일시
4. 부정(denial)
5. 전지전능감과 평가절하

Ⅳ. 병적으로 내재화된 대상관계

출처. Kernberg, 1975.

는 경향이 있다고 하였다. 그러나 이런 전환은 일차적으로 전반적인 현실검증이 가능한 상태에서 일어난다.

3. *특이한 방어기제의 사용. Specific defensive operations.* 이들이 사용하는 방어 중 가장 두드러진 것은 분할로서 Kernberg는 이를 모순적인 함입물과 정서를 서로 분리시키려는 적극적인 과정으로 보았다(제 2장 참조). BPD 환자에서 분할 작용은 다음과 같은 임상 양상을 보인다. a) 모순된 행동과 태도를 교대로 표현하며, 환자는 이러한 표현에 대하여 무관심하고 대수롭지 않게 부정(denial)한다. b) 환자 주위의 모든 사람에 대해 선한 사람과 악한 사람으로 구분하며, 동일한 사람에 대해서도 그 평가가 자주 바뀐다. c) 자기 자신의 주된 자기표상이 매 시간마다 달라지는 모순된 견해와 이미지가 공존한다.

41세된 천주교 신부가 남녀 어린이들과 많은 성행위 후에 정신과를 방문하였다. 입원 후 기본 이학검사에서 매독반응이 검출되었다. 검사결과를 듣고 그는, "나는 혼자 사는 신부인데 어떻게 그런 일이 가능한 지 모르겠다."는 반응을 보였다. 그를 치료하는 전공의는 그가 미성년자들과의 지나친 성관계 때문에 정신과에 입원한 것임을 지적하였다. 그 신부는, "당신이 기대하는 게 뭐냐? 나 역시도 하나의 인간일 뿐이다."라며 직면에 대하여 대수롭지 않다는 반응을 보였다.

이 증례는 BPD 환자에서 모순된 자기표상이 어떤 방식으로 공존하느냐를 보여 주고 있다.

즉, 신부와 난잡한 양성애적 소아애착증 환자(bisexual pedophilics)가 공존하고 있다. 아울러 그가 보인 사무적인 반응은 BPD 환자가 분할이라는 수법으로 대응할 때 보이는 대수롭게 여기지 않는 부정의 전형적인 예를 보이고 있다. 원시적 이상화, 전지전능감, 평가절하 등의 방어도 전적으로 부정적이거나 전적으로 긍정적으로 보이는 식의 유사한 분할의 경향을 보이고 있다. Kernberg의 주장과 같이 자기표상 또는 대상표상이 분할되어 그것을 조절하기 위해 타인에게 투사시키는 투사적 동일시는 BPD 환자의 또 다른 전형적인 방어이다.

4. *병적으로 내재화된 대상관계. Pathological internalized object relations.* 경계성적 인격구성 집단의 환자는 분할의 결과 다른 사람들에게 긍정적이고 부정적인 요소가 함께 존재하고 있다고 보지를 못한다. 대신에 그들은 극단적으로 '천사'와 '악마'로 나누어 보게 된다. 이들은 타인의 성애적 측면과 공격적인 측면을 통합할 수 없고, 따라서 타인의 내적 경험을 진정으로 이해하는 능력이 떨어진다. 타인에 대한 지각은 이상화와 가치평가절하의 사이를 매일 매일 오가게 되며, 자신들과 관계를 갖는 사람을 혼란스럽게 한다. 또한 자기자신에 대해 긍정적인 표상과 부정적인 표상을 통합하지 못하는 것은, 앞의 신부의 예에서 본 바와 같이 그늘로 하여금 심각한 자기 정체성(self-identity)의 혼란에 빠지게 한다.

Kernberg의 경계성 인격구성 집단의 개념은 특정한 인격장애를 지칭하는 실제의 현상학적 특징과는 구별된다. 다시 말하면 그의 용어는 다른 인격장애도 포함하고 있다. 자기애성, 반사회성, 조현성, 편집성, 영아적(infantile) 및 순환성(cyclothymic) 인격장애 등도 기본적으로 여기에 포함시키고 있다.

인격장애 진단에 속하는 질병들은 전반적으로 명확한 구분의 타당성이 결여되어 있다. 따라서 한 가지 인격장애의 진단을 받은 환자가 다른 네 가지에서 여섯 가지의 인격장애 진단을 추가로 받는 경우가 있다(Oldham들 1992). 이런 중복은 특히 B군 인격장애에서 더 흔하다. 여기 속한 많은 환자들은 실지로 두개 이상의 상태에 속하는 특성들을 가지고 있는 경우가 많다. 개념의 혼동을 피하기 위해서, 또한 편집성, 조현성, 자기애성, 반사회성, 히스테리 인격장애 등 다른 장애들이 이 책의 다른 부분에서 충분히 다루어지고 있기 때문에 본 장에서는 경계성의 양상을 DSM-5(American Psychiatric Association 2013)에 기술된 것에 국한시키도록 한다(상자 15-1).

상자 15-1. 경계성 인격장애의 DSM-5 진단기준. 301.83 (F60.3)

광범위한 양상의 대인관계, 자기상(self-image) 및 정서의 불안정과 극심한 충동성이 초기 성인기에 시작하여 여러 영역에서 지속되며, 다음 중 적어도 다섯 가지 이상을 동반한다.

1. 실제로 혹은 상상으로 포기되는 것을 피하기 위하여 필사적으로 노력한다.(註: 자살 행동이나 자해는 다음 5번에서 다루어짐)
2. 대인관계가 불안정하고 강렬하여서 자주 이상화와 평가절하 사이를 왔다 갔다 한다.
3. 정체성 장애: 자아상이나 자기감이 지속적으로 현저한 장애가 있고 왜곡되거나 불안정하다.
4. 자신을 해칠 수 있는 위험성이 있는 다음 중의 두 가지 이상의 영역에서 충동성을 나타낸다.(예: 낭비, 난잡한 성생활, 물질남용, 부주의한 운전, 과식) (註: 자살 행동이나 자해는 다음 5번에서 다루어짐)
5. 자살 행동, 제스처, 위협, 혹은 자해 행동이 반복되어 나타난다.
6. 정서의 반응성이 현저하여 나타나는 정서적 불안정.(예: 불쾌감, 과민함, 불안 등이 간헐적으로 강렬하게 나타나 몇 시간 정도 지속되나 며칠 이상 계속되지는 않음)
7. 만성적 공허감.
8. 부적절하며 강렬한 분노를 보이거나 분노를 조절하지 못한다.(예: 자주 화를 내고 항상 분노에 차 있고 자주 남과 신체적 싸움을 함)
9. 일시적이며 스트레스와 연관이 되는 편집적 사고 혹은 심한 해리 증상.

출처. DSM-5. American Psychiatric Association. 2013.

인구학적 양상과 임상경과
Demographic Features and Course of Illness

미국과 노르웨이에서 행해진 역학 연구에서는 BPD의 유병률이 전체 인구의 0.7%에서 1.8% 사이에 있다고 보고되었다(Swartz들 1990; Torgersen들 2001). 그러나 임상 집단에서의 유병률은 15%에서 25% 정도로 보고되고 있다(Gunderson 2014; Gunderson과 Zanarini 1987). 거의 모든 표본에서 여성이 훨씬 더 많이 BPD로 진단되고 있고 따라서 대부분의 표본에서 여성의 비율은 71%에서 73%에 이른다(Widiger와 Weissman 1991). 남성 경계성 환자들은 BPD의 원형을 가지고 있는 여성 환자들과는 다소 다른 임상 양상을 보이는 경향이 있다. Zlotnick들(2002)은 연령에 따른 충동관련장애를 조사하기 위하여 130명의 BPD 외래환자들을 평가하였다. 여기서 남성 BPD는 물질사용장애가 많았고 반사회성 인격장애의 진단 기준에 맞는 경우가 많았다. 여성 BPD는 그와는 달리 섭식장애가 더 많았다. 따라서 남성 BPD는 경계성 보다는 반사회성 진단이 붙는 경우가 더 많다.

최근 연구에 따르면 인격장애의 경과는 저마다 다르지만 대부분의 환자들이 호전된다(Paris 2012). 2개의 전향적 장기추적연구(Gunderson들 2011; Zanarini들 2012)를 통해서 이 질환의 주요 급성 증상들인 충동성, 자해, 자살 및 감정조절장애 등은 질병 경과의 비교적 초기에 별 치료 없이도 자연히 좋아진다고 보고되고 있다. 인격장애 횡적 협동연구(Collaborative Longitudinal Personality Disorders Study)에서는 BPD 환자 175명을 10년간 추적하였는데, 이들의 85%가 회복되었다(Gunderson들 2011). 재발율은 낮았지만 사회적 기능의 손상은 지속되었다. McLean에서 나온 전향적인 16년 장기 추적연구(Zanarini들 2012)도 비슷한 결과를 보고하였다. BPD 환자들의 증상 감소율은 다른 인격장애와 비슷하였다. 그러나 증상감소와 좋은 사회적/직업적 기능으로 정의된 2년후 회복율 보다는 2년후 증상감소율이 훨씬 더 높았다. BPD 환자의 2년후 회복율은 단지 60%였지만 다른 인격장애는 85%에 달하였다. 8년후 회복율을 조사하였을 때는 각각 40%와 75%로 떨어졌다.

이 결과는 고무적이지만 더 이상 BPD 진단에 해당되지 않게 된 환자라고 할지라도 계속해서 열심히 노력해야 하고 치료도 필요하다는 것을 의미하고 있다. 한편 평생 치료를 필요로 하는 BPD 환자는 거의 없다(Paris 2012). 대부분의 환자들은 삶이 안정적으로 자리를 잡을 수 있게 되고 자살사고를 중단할 수 있게 된다. "BPD는, 그렇게 생각된 적도 있기는 하지만, 종신형은 아니다."라고 Paris(2012)는 지적한다. 예후도 양극성 장애보다 훨씬 더 나은 것으로 나타난다. McLean연구에서 계속 치료에 참가하고 있는 264명의 경계성 환자들을 대상으로 조사한 결과 단지 13명만이 자살로 사망하였고 13명은 다른 이유로 사망하였다. 따라서 자살율은 단지 3%~5%에 지나지 않는다.

정신역동적 이해와 원인

Psychodynamic Understanding and Etiology

BPD의 원인을 이해하려는 초기의 시도들은, 자녀가 독립하는 것을 허용할 것인가에 대해서 갈등함으로써 자녀들에게 내쳐지고 포기될 것이라는 불안을 야기하여 결국에는 자라서 BPD의 진단을 받도록 하는, 부모나 양육자(maternal figures)의 과잉간섭(overinvolvement)에 논의의 초점을 맞추었다(Mahler들 1975; Masterson과 Rinsley 1975). 다른 연구자들은 결핍 혹은 불충분 모델(deficit or insufficiency model)에 더 초점을 맞추었고(Adler 1985), 신뢰감 없는 양육으로 양육자가 없는 기간에도 아동들을 지탱해 줄 수 있는, 지켜주고 진정시켜주는 내적 함입물(holding and soothing introject)을 발달시키는데 경계성 환자들이 어려움을 갖도록 한 것임을 강조하였다.

모든 정신역동적 모델들이 어느 정도는 경험적 연구들에 의해서 도전을 받아왔다. 예를 들면, Masterson-Rinsley의 가설에서 그려진 어머니의 과잉간섭은 일련의 연구들에서 의문의 대상이 되어 왔다(H. Frank와 Hoffman 1986; H. Frank와 Paris 1981; Goldberg들 1985; Gunderson들 1980; Paris와 H. Frank 1989; Paris와 Zweig-Frank 1992; Soloff와 Milward 1983; Zweig-Frank와 Paris 1991). 전체적으로 볼 때 이들은 세 가지의 연속된 결론을 내리고 있다(Zanarini와 Frankenburg 1997). 1) 경계성 환자들은 일반적으로 자신들과 어머니의 관계를 멀다, 매우 대립적이다, 배타적이다 등의 시각으로 보고 있다. 2) 어머니와의 관계보다는 아버지가 자신을 주장하는데 실패한 것이 BPD 가정의 더 분명한 측면이다. 3) BPD 환자에게는 어머니와 아버지 모두와의 손상된 관계가 어느 한 부모와의 관계에서보다 더 두드러지고 더욱 중요한 원인이라고 생각된다.

이러한 소견들은 과잉간섭 보다는 무시함이 더 중요한 원인적 요인일 수 있음을 나타낸다. Johnson들(1999)의 잘 계획된 전향적 연구에서 아동기의 방치(neglect)가 다른 몇몇 인격장애와 관련된 증상들만큼 BPD 증상들의 증가와 연관이 있음이 발견되었다.

이별과 유기당함의 중요성을 강조하는 정신역동적 이론들은 BPD 환자들의 아동기 병력상 조기 이별과 상실의 경험 정도를 측정한 연구들에 의하여 이런 사실들을 확인하고 있다(Akiskal들 1985; Links들 1988; Walsh 1977; Zanarini들 1989a). 다른 인격장애 환자들, 정신병적 환자들, 그리고 정서적으로 손상된 환자들을 경계성 환자들과 비교한 한 연구(Zanarini와 Frankenburg 1997)에서, 경계성 환자들의 병력의 배후에 의미있게 더 많은 이별과 상실의 경험이 있음이 밝혀졌다. 무려 37%에서 64%로서 이는 BPD를 구별 짓게 하는 측면이었다(Zanarini와 Frankenburg 1997).

초기의 정신역동 모델들은 BPD의 원인과 증상발현에 있어서 아동기 외상의 역할에 대해서는 너무도 적게 언급하고 있다. 아동기의 학대가 이 질환의 원인에 중요한 기여인자라는 사실은 광범위한 경험적 지지를 받고 있다(Baker들 1992; Gunderson과 Sabo 1993; Herman들 1989; Ogata들 1990; Swartz들 1990; Walsh 1977; Westen들 1990; Zanarini들 1989b, 1997). 아동기 성학대는 거의 60%의 경계성 환자들에게 있어서 중요한 원인적 요인인 것으로 나타난다. 비록 다른 인격장애나 우울증 환자를 대조군으로 한 연구에서 이들이 경계성 환자들만큼 성적 학대를 보고하지는 않았지만, 신체적 학대의 경우는 성적 학대와 달리 거의 동일한 정도였다. 경계성 환자의 거의 25%는 병력에서 부모아동간 근친상간을 경험하였음을 보고한다. 다른 한편, Zanarini들(1997)은 성학대가 BPD의 발생에 필요한 것도 충분한 것도 아니며, 양쪽 성의 양육자들에 의한 방치, 혹은 혼란스럽거나 꾸준하지 못한 가정 환경 등 다른 아동기 경험들 역시 중요한 위험인자들이라는 주장을 한다. 이러한 시각은 Johnson 들(1999)의 전향적 연구에서도 지지되고 있다. 이들은 성인기의 경계성 증상들이 아동기의 신체적 학대와는 무관하고 오히려 성학대나 방치와 연관되어 있다고 주장하였다.

아동기에 잘못된 양육이 BPD에 특이한 것인지 아니면 모든 인격장애들의 원인의 한 부분인지를 결정적으로 말할 수 있는 연구를 찾는 것은 대단히 어려운 일이다. 인격장애에 대한 장기적 합동연구(Battle들 2004)에서는 600명의 성인 인격장애 환자들의 아동기 병력을 조사하여 세 가지의 일차적 소견을 보고하였다. 1) 높은 비율의 인격장애 환자가 성장과정에서 방치나 학대에 노출되었던 것을 보고하고 있다(학대 경험 73%, 아동기 방치 경험 82%). 2) 몇 가지 인격장애의 진단이 동시에 내려 졌을 때 아동기 구박(childhood mistreatment)과 가장 많이 관계된 인격장애 진단은 BPD이었다. 3) 강박성 인격장애와 반사회성 인격장애 집단에서도 학대의 비율이 높았다. 이 연구가 후향적이라는 단점이 있기는 하지만, 아동기의 학대가 BPD의 발생에 중요한 역할을 한다는 주장을 지지하고 있다. 하지만 이 결과는 또한 BPD로 발달하는 모두가 다 아동기의 방치나 학대의 경험을 갖는다고 보고되지는 않았다는 것을 나타내 주고 있다.

학대와 방치의 경험은 대체로 문제가 있는 애착 양상과 관련이 있다. Bateman과 Fonagy(2004a, 2004b)는 애착이론으로부터 의식화를 기초로 한 모델을 개발하였다. 제 2장에서 논의된 바와 같이, 애착이론은 아동과 양육자의 결합(child-caregiver bond)에 따라 4가지의 범주로 나눌 수 있다. 1) 안정적인/자율적(secure/autonomous) 결합, 2) 불안정한(insecure/dismissing) 결합, 3) 집착하는(preoccupied) 결합, 4) 조화롭지 못하고 혼란스러운(unresolved/disorganized) 결합 등이 그것들이다. 불안정한 애착 방식에 밀접하게 관련을 맺고 있는 것이 바로 의식화(mentalization)할 수 있는 능력의 결핍이다. 특이하게도 많은 경계성 환자들이, 자기 자신의 상태나 타인들의 상태를 지각하는 것이 틀리기 쉬운 것이며 주관적인 것이고 단지 일정한 어떤 범주의 가능한 전망들을 반영하는, 일종의 현실의 표상에 지나지 않는 것임을 인정하고 받아들이는데 많은 어려움을 가지고 있다. 의식화란 잠재적인 과정 기억(implicit procedural memory)의 특징 중의 하나로서, 양육자와의 안전한 애착관계의 형성이라는 맥락 안에서 의식화는 만들어진다. 여기서 양육자는 아동에게 정신적 상황들을 제공하고, 아동을 의미 있는 인물로 취급하고, 또 아동이 내적으로 활동하는 인물상들을 만들도록 돕는 역할을 한다. 다른 말로 하면, 한 사람은 다른 사람의 표정에서 자동적으로 어떤 표현을 읽어 내며, 얼굴 표정의 의미를 알아내려는 의식적 노력을 하지 않고도 그 사람이 무엇을 느끼는지 알 수 있다.

안정된 애착이 확립되어 있지 않은 상태에서 아이들은 자신과 타인들의 정신적 상태를 구분해 내는데 곤란을 갖게 된다. 안정되게 애착을 형성한 양육자는 영아에게 이러한 안정된 애착 관계와 의식화 능력을 전달한다. 연구에 따르면, BPD 환자들은 불안정한 애착관계 중에서 집착하는 관계나 조화롭지 못하고 혼란스러운 범주와 연결되어 있다(Alexander들 1998; Allen 2001; Patrick들 1994; Stalker와 Davies 1995). 외상의 해결에 실패하는 것으로 BPD 군과 다른 인격장애를 구별할 수 있다. 조기의 아동기 외상은 희생자 쪽이 오히려 정신적 세계로부터 방어적 위축을 하게 만든다. 따라서 심각한 외상을 경험한 일부 BPD 환자들은 양육자의 마음에 들어 있는 내용물들에 대해서 반응을 보이지 않는 식으로 그 양육자의 학대에 대응하는데, 실은 이것이 오히려 학대 경험을 해결하지 못하게 막는다(Fonagy 2001). 집안을 어질렀을 때 손목을 잘라 버리겠다고 위협한 어머니를 둔 어떤 환자는 어머니가 그녀를 싫어하게 되고 그녀를 괴물로 생각할 것이 두려웠기 때문에 어머니가 왜 자신에게 소리를 질렀는지를 생각하는 것을 그 때 멈추었다고 했다.

Fonagy들(1996)은 특별히 심한 인격장애를 가진 여성 입원환자들을 택한 표본에 대해서 연구하였다. 의식화의 능력을 측정하기 위하여 개발한 숙고기능척도(Reflective Functioning Scale)(Fonagy들 1997)를 사용하여, 이 영역에 대한 정량화가 가능하게 되었다. 학대를 받고 낮은 숙고기능을 가진 환자들은 97%가 BPD의 진단기준을 만족시켰다. 그러나 학대를 받은 적이 있다고 보고한 집단 중에서 숙고기능이 높게 나타난 경우에는 단지 17%만이 BPD의 기준에 해당하였다. 따라서 의식화 기능을 가지고 있는 환자들은 양육자의 마음을 이해하였고 일어난 일을 처리함으로써 외상을 해결해 낼 수 있었다. 다른 한편, 양육자의 마음 속에 무슨 일이 진행되고 있는지 생각하는 것을 거부함으로써 학대에 대응하려고 하는 환자들은 의식화에 실패하고 따라서 결국에는 학대의 경험을 해결할 수 없었다.

정상 발달에서는 의식화가 심리적인 성취이다. 3세 이하의 어린 아동은 일차적으로는 정신적 등가 모드(psychic equivalence mode)에 의해서 움직인다(Fonagy 2001). 이 방식 안에서는 현실에 대해 지각하면 이것이 현실 그 자체와 동일한 것이라고 아동은 생각한다. 4~5세가 되면 아동은 사고의 가장 모드(pretend mode)를 정신적 등가 모드와 통합하기 시작한다. 5~6세가 된 아동은 한 사람의 지각은 주관적인 요인들에 의하여 영향을 받는다는 것을 이해하게 된다. 이렇게 되면 놀이라는 현상에 대해서 알 수 있게 되는데, 놀이에서 아동들은 자신이 아닌 다른 사람인체 할 수 있게 된다. BPD 환자들의 경우 정신적 등가 모드에서 가장 모드로 움직이는 것이 매우 어려운 경우가 많다.

자기조직(self-organization)은 자신이나 다른 사람들을 일종의 정신적 요인들로 개념 짓는 능력에 대부분 기초하고 있다(Bateman과 Fonagy 2004a). 발달 과정 중에 아동은 내적인 상태들의 표상을 어떻게든 발달시켜야 하는 엄청난 압력 아래 있게 된다. 보통은 그들 자신이 어머니 혹은 양육자의 시야 속에 있고, 양육자도 그가 아이에게서 보는 것을 다시 아이에게 반사시켜 주고 있음을 발견한다. 부모나 양육자가 이런 경험을 제공하는데 실패하면, 두려워하거나 두렵게 만드는 양육자가 아동의 내적 구조의 한 부분으로 내재화하게 된다(Fonagy와 Target 2000). 따라서 적대적이거나 이질적인 표상이 아동의 자기 표상 안에 존재하게 된다. 결국 아동은 이질적 자기를 밖으로 내 보내야 하는 필요를 가진 채로 성장하게 되고, 결국 아동의 다른 마음은 불쾌한 특성들의 통제하에 있게 된다. 이런 기제는 왜 경계성 환자들이 자신들을 학대하는 것으로 경험되는 타인들에 의해서 자신들이 희생을 당하고 있다고 느끼는 그런 관계에 반복해서 들어가게 되는지에 대한 하나의 설명이다. 예를 들어서, 투사적 동일시의 과정을 통해서 환자는 정신치료자 혹은 또 다른 중요한 인물이 이질적 자기 혹은 악한 대상의 특성을 갖도록 영향을 줄 수 있게 된다.

BPD의 원인에 강력한 신경학적 기초가 존재한다는 증거가 늘어나고 있다. 환자에게 강한 내적 고통을 일으키는 외상이나 방치의 조기 경험으로 인해서 기존의 취약하고 과민한 기질이 활성화되고 이어서 그 고통을 관리하고 표현하는데 어려움이 야기된다(Zanarini와 Frankenburg 2007). 연이어 이러한 조합이 안정된 자기감의 발달에 심한 어려움과 만성적인 대인관계 기능 저하를 초래한다. 강한 정서의 통제 아래서는 감정과 인지 모두 조절 불가 상태에 빠지고(Clarkin들 2007), 경계성 환자들은 자기와 타인들에 대한 긍적적인 시각과 부정적인 시각을 통합하는데 어려움이 있음을 알게 되고 나아가 한편으로는 긍적적이기도 하고 다른 한편으로는 부정적이기도 한 서로 배타적인 감정들 사이에 근본적인 분할(split)이 이어지게 된다. 이러한 정체성 혼란(identity diffusion)은 전적으로 악한 인물이나 전적으로 선한 인물로 대상들을 분할하는 것과 유사하다. 일차적인 방어기제는 분할과 투사적 동일시로서, 이들에 의해서 환자는 악함으로부터 선함을 분리해 내고 여기서 거부된 측면을 치료자나, 환자 인생의 의미있는 타인에게로 투사한다(Clarkin들 2007a). 제 2장에서 상세하게 논의한 바와 같이 투사적 동일시를 사용하고 있는 경계성 환자는 강력한 대인관계적 압력을 타인에게 가하여 상대로 하여금 거부된 악한 대상의 특성을 떠맡도록 한다.

BPD 환자들의 격분(rage)의 강도는 이 질병에 동반되는 내재화된 고통을 모호하게 할 수도 있다. 한 연구에 따르면 경계성 환자들은 상당한 정도의 수치심(shame)을 경험하고 이어서 급격하게 폭로되고 폄하되었다는 느낌을 갖게 된다(Rusch들 2007). 이들의 수치심을 잘 느끼는 경향은 분노(anger), 높은 충동성(high impulsivity), 그리고 낮은 자긍심(low self-esteem)과 관련이 있다.

신경생물학적 소견들

Findings From Neurobiology

부모나 양육자와의 관계에서 겪은 조기 외상의 결과 중의 하나는, 타인들이 자신을 향한 악의적 의도를 가지고 있을 가능성에 대해서 주변을 살필 필요가 있다는 이유로 경계성 환자들이 지속적으로 지나치게 경계를 한다는 것이다. 발달 단계에서의 외상에 의해서 이같은 후유증이 발생하였다는 사실이 신경생물학적 연구 결과에 의해서 확인되고 있다. Rinne들(2002)은 39명의 여성 BPD 환자들을 대상으로 dexamethasone/corticotrophin-releasing hormone 통합검사를 시행하여 그 결과를 11명의 건강한 대조군의 결과와 비교하였다. 대상이 된 여성 환자들 중 24명은 지속적인 학대의 병력을 가지고 있었으며 나머지 15명은 그렇지 않았다. 연구 결과 만성적으로 학대를 받았던 BPD 환자들이 학대를 받지 않은 환자들에 비해서 dexamethadone/CRH challenge에 의미 있게 더 높은 ACTH와 cortisol 반응을 보였다. 연구자들은 지속적인 아동학대의 병력과 높은 ACTH 분비 반응이 관련이 있다고 결론지었다. 이 소견은 과다한 생리반응이 전체는 아니지만 어떤 소집단의 경계성 환자들과 관련이 있음을 시사하고 있다. 지속적인 아동학대는 CRH 수용체의 민감성(sensitivity)을 증가시키는 것으로 나타났다.

HPA 축의 과다반응에 대한 지식은 BPD의 내적 대상관계 패턴에 대한 지식에 잘 들어 맞는다. 내적 대상관계는 자기표상과 대상표상 및 이 둘에 연결되어 있는 감정들이라는 블록들을 쌓음으로써 만들어지는 것이기 때문에, 불안하고 경계심 높은 감정상태는 타인들을 박해자로, 그리고 자기를 희생자로 지각하는 것과 연결되어 있을 것이라고 추정할 수 있다(그림 15-1).

편도(amygdala)의 기능 중의 하나는 각성을 증가시키고 새로운 혹은 모호한 상황의 위험성에 대한 평가를 촉진하는 것이다(Donegan들 2003). 한 기능적 자기공명영상(fMRI, functional magnetic resonance imaging) 연구(Herpertz들 2001)에서 6명의 여성 BPD 환자를 6명의 여성 대조군과 비교하였다. 이 연구의 주된 소견은 대조군 집단의 편도에 비해서 경계성 환자의 양쪽 편도 모두 항진된 활성을 보인다는 것이다. 연구자들은 경계성 환자들의 지각 중추가 편도를 통해서 조정을 받으며, 그 때문에 감정적으로 연관이 되는 환경적 자극에 대한 주의력이 증가되는 것이라는 결론을 내렸다.

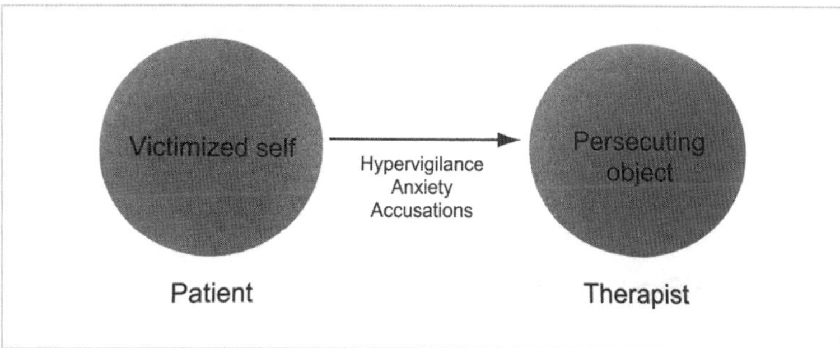

그림 15-1. HPA축의 지나친 반응(hyperreactivity)과 관련된 내적 대상관계(internal object relationship). [HPA axis: hypothalamic-pituitary-adrenal axis: 시상하부-뇌하수체-부신 축, Victimized self: 희생된 자기, Persecuting object: 박해를 가하는 대상, Hypervigilance: 과각성, Accusations: 비난]

다른 두 연구(Donegan들 2003; Wagner와 Linehan 1999)에서는 대조군과 비교하여 기준이 되는 표정들에 대해서 경계성 환자들이 어떻게 반응하는지를 연구하였다. Donegan들(2003)의 연구에서는 정상 대조군과 비교해서 경계성 환자들이 감정이 실린 얼굴표정에 대해서 좌측 편도의 활성이 의미 있게 더 많이 증가된 소견을 보였다. 그러나 더욱 중요한 것은 경계성 환자들에서는 대조군 집단에 비해서 중립 자극에 대해서도 부정적인 것으로 추정하는 경향이 있다는 것이었다. 감정표현이 없는 표정에 대해서 위협하거나 신뢰할 수 없다거나 혹은 사악한 무엇인가를 하려는 음모를 꾸미고 있을지도 모른다고 받아들이고 있었다. 편도의 활성과다는 결국 지나친 각성과 상대적으로 온순한 감정 표현에 대해서 지나치게 반응할 경향성을 포함하고 있는 것이다. 이처럼 중립적인 얼굴표정에 대한 잘못된 해석은 경계성 환자가 정신치료를 받는 상황에서 잘못된 전이가 생겨나는 것과 분명한 관련이 있을 것이다.

BPD 환자가 얼굴 표정에 반응하는 양식은 생각했던 것보다 훨씬 더 복잡하다. Wagner와 Linehan(1999)은 한 연구에서 BPD로 진단 받은 여성들이 실제로 BPD가 아닌 대조군에 비해서 공포감의 얼굴표정을 구분하는데 더 정확하였던 것에 주목하였다. 어떤 연구자들은 BPD 환자들이 유별나게 정확한 방식으로 치료자의 얼굴을 읽을 수 있게 하는 일종의 레이더 장치를 가지고 있는 것 같다고 하였으며, 반면 다른 연구자들은 '왜곡(distortion)'이 경계성 환자들에 의해서 이용되었음을 강조하였다. Lynch들(2006)은 모핑(morphing) 기법을 사용하여 20명의 BPD 환자들과 20명의 대조군을 대상으로 연구하였다. 그들이 사용한 모핑이란 기법은 얼굴이 중립적인 표정에서 본래의 최고 강도의 감정적 표현을 가진 표정까지 점차로 일정한 속도로 변하게 하는 방법이다. 이 기법을 통해서 확고한 인식이 일어나기 전에 얼마나 정확하고 강력한 얼굴표정이 필요한지를 평가할 수 있다. BPD로 진단된 참가자들은 건강한 대조군에 비해서 더 이른 단계에서 정확하게 얼굴의 감정상태를 구별해 내었다. 또한 BPD 환자들은 그들의 포용능력에 불문하고, 감정표현을 구별해 내는 데도 전반적으로 건강한 대조군에 비해서 더 예민하였다. Lynch들은 감정적 민감성의 증가가 BPD의 핵심적 특징이며, 이는 외상과 관련된 편도의 반응이 과해진 것, 그리고 HPA 축의 반응이 지나치게 과다한 것과 관련이 있을 것이라고 주장하였다. 조기 아동기에 외상을 경험한 환자들에게는 이러한 과도한 경계심이 적응적이고 방어적일 것이다.

최근의 연구에서는 Fertuck들(2009)이 Baron-Cohen들(2001)에 의해서 개발된, "눈을 통해 마음읽기 검사(the Reading the Mind in the Eyes Test, RMET)"를 사용하여 BPD 환자 30명과 건강한 대조군 25명을 비교하였다. 이 연구에서 BPD 군은 얼굴표정을 읽는 검사, 특히 눈을 통해서 하는 검사에서 건강한 대조군보다 의미있게 더 나은 수행결과를 보였다. 연구자들은 이처럼 높아진 수행성과는 아마도, 표정 자극이 BPD 환자들에 의해서는 더 큰 잠재적 위협으로 받아들여지는 것, 그리고 위에서 언급된 과도한 경계심과 관련이 있을 것이라고 추정하였다. 중립적인 얼굴 표정은 가장 모호한 위협을 나타낼 수 있을 것이므로 따라서 중립적인 표현에 특별한 경계가 주어진다. 본 연구에서 대조군에 비해서 BPD 군이 중립적인 감정을 표현한 얼굴에서 특별히 잘 수행하였다. 연구자들은 BPD 환자들이 생존을 위해서는 타인들의 순간적으로 변화되는 감정적 상태를 평가할 필요가 있기 때문에 실제로 얼굴표정을 지각할 때도 훨씬 정확한 것이라고 강조하였다. 그러나 이들에게서 문제가 되는 영역은 감정표현의 '지각'이 아니라 감정표현의 '해석'에 있다. 잘못된 해석으로 인한 문제는 모호함이 특징인 중립적 얼굴에서 가장 두드러진다. 어려움은 어떤 사람이 믿을만한가 그렇지 않은가를 평가하면서 나타난다. BPD 환자들은 믿을만한 정도를 얼굴 표정과 연관시키는데 큰 어려움을 가지고 있고 따라서 악의가 있을 것 같은 약간의 신호에도 과하게 반응한다.

경계성 환자와 대조군을 대상으로 MRI를 이용한 연구들(Driessen들 2000; Schmahl들 2003a; van Elst들 2003)은 대조군에 비해서 BPD 환자들에서 해마와 편도의 용적이 감소되었음을 보고하고 있다. 많은 연구들에서 외상이 해마의 용적 감소에 기여하였음을 확인하였지만, 조기 외상과 편도의 용적 감소와 정확하게 어떤 관련이 있는지는 분명하지 않다. 두 개의 연구(Lyoo들 1998; van Elst들 2003)에서 전두엽과 안와전두엽(orbitofrontal)의 용적 감소가 지적되었다. 실상 전전두엽(prefrontal lobe)의 억제성 제어(inhibitory control)가 약해져 있기 때문에 편도의 과다 활성이 초래되었을 것이라고 추정할 수 있다(그림 15-2 참조). 특수하게 고안된 fMRI 활성화 탐침을 사용한 연구(Silbersweig들 2007)에서는 행위억제와 부정적 감정의 상호작용과 관련된 조건들 하에서 경계성 환자들은 대조군에 비해 비교적 감소된 전내측 전전두엽 활성(decreased ventromedial prefrontal activity)을 보였다. 다른 말로 하면, 경계성 환자에서 편도의 과활성과 연관되는 부정적 감정이 생기는데 이 감정이 전내측 전전두엽의 억제 기능에 의해 충분히 가라앉지 않고 결국 경계성 환자들이 흥분한 후에 진정을 하지 못하는 문제로 귀결되는 것이다.

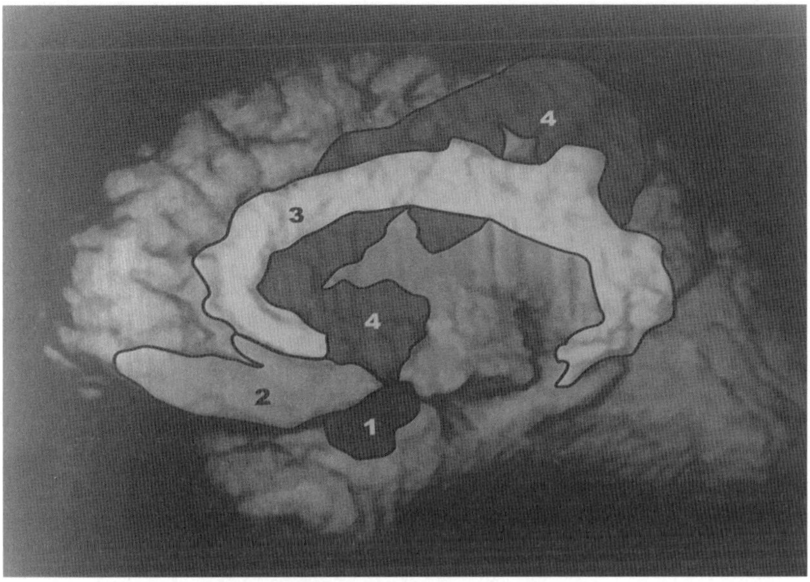

그림 15-2. 편도체와 전전두피질 근처의 구조물들. 뇌의 우반구를 내측에서 본 그림. [1. Amygdala: 편도체, 2. ventromedial(orbital) prefrontal cortex: 전내측(안와) 전전두피질, 3. cingulate cortex: 대상 피질, 4. somatosensory-related cortices: 신체감각관련 피질들] Schore AN: Affect Regulation and the Repair of the Self. New York, WWNorton, 2003. Used with permission.

van Elst들(2003)의 fMRI 연구에서 특별히 흥미를 끈 것은 좌측 안와전두엽의 용적이 편도의 용적과 의미있는 상관관계에 있었다는 것이다. 해마의 용적 감소는 경계성 환자들이 가지고 있는, 현재의 관계가 과거의 관계와 비슷한지 그렇지 않은지를 평가하는 것과 그들의 과거의 관계들과 관련되어 있는 경험으로부터의 학습의 어려움에 관련이 있을 수 있다.

BPD 환자들의 분리불안과 유기(abandonment)라는 주제의 중요성도 양전자 단층촬영(PET, positron emission tomography)를 활용하여 연구되고 있다. Schmahl들(2003b)은 아동기 성적 학대의 병력을 가진 여성 20명을 대상으로 중립적 사건과 개인적 유기 사건들을 기술한 원고를 읽는 것을 듣게 하고 그러는 동안 이들의 뇌혈류를 조사하여, BPD 환자와 정상 대조군을 비교하였다. 그 결과는 BPD 환자에서는 전방 대상(anterior cingulate), 좌측 측두피질, 시각 연합피질 등을 포함하는 내측 및 배측방(dorsolateral) 전전두 피질의 기능에 이상이 있음을 의미하는 것이었다. BPD 여성 환자들 개개인에게 맞춘, 유기의 기억을 떠올리는 스토리에 노출시킴으로써 어미들에게서 분리된 붉은털 원숭이에게서 나타났던 것과 동일한 뇌 활성 증가가 동일한 영역에서 나타난 것이다. 이에 연구자들은 어머니와의 이별과 연관된 스트레스는 아동기의 유기에 대한 기억들에 의해 만들어질 때와 동일한 장소를 활성화한다는 가정을 세웠다. 내측 전전두 피질이 편도에는 억제적 연결을 가지고 있고 공포 반응을 없애는 역할을 하기 때문에, 이러한 양상이 편도로부터의 부정적 감정들이 일어나는 것을 막지 못함을 반영하는 것일 가능성도 있는 것으로도 해석된다.

분할(splitting)의 신경학적 기초도 이미 제안되어 있다. 조기 외상은 어느 한쪽 뇌 반구의 편측화를 조장하고 나아가 우측 반구와 좌측 반구의 통합에 좋지 않은 영향을 미친다. 아동기 외상의 병력을 가진 10명의 대상군과 이런 병력이 없는 10명의 대조군에 대하여, 반구 활성의 지시자로서, 중립적 기억을 먼저 되살리게 한 후에 외상적 기억을 떠올리게 하고, 그 동안의 청각 유발전이 감소 정도를 측정하였다(Schiffer들 1995). 학대를 받았던 집단은 중립적 기억을 회상할 때 좌반구를 사용하였고 무서운 기억들에는 우반구를 사용하였다. 대조군은 기억 내용에 관계없이 좌반구와 우반구를 모두 동일하게 사용하였다. 좌우 반구 통합에 실패하였다는 것은 결국 BPD 환자들이 주된 방어기제로 분리를 사용하고 있음을 반영하는 것일 수 있다.

영상 연구들에서는 의식화가 뇌의 몇 가지 서로 다른 구조물들이 합력하여 작용하고 있음을 지지하고 있다(Baron-Cohen들 1999; Calarge들 2003; Frith와 Frith 1999; Gallagher들 2000; Goel들 1995). 대부분의 연구가 대상자들에게 다른 사람의 내적 세계를 이해하도록 노력하는 등 정신적인 활동을 하도록 요청하였다. 예를 들어, Calarge들(2003)은 13명의 건강한 자원자들에게, 공원 벤치에서 우연히 만난 낯선 사람이 울고 있을 때 그 사람의 경험을 설명하게 함으로서 다른 사람의 입장에서 그 사람의 정신적 상태를 추정해 보도록 요청하였다. 연구자들은 역동정신치료의 현장에서는 이렇게 하는 능력이 요구됨을 설명하였다. 다른 연구에서와 마찬가지로 대상자들이 다른 사람의 정신적 상태를 추정하는 동안 내측 전두엽이 활성화되었다. 가장 중요한 소견 중의 하나는 작업 중 최상의 활성화가 우측 소뇌에서 일어났다는 것이다. Frith와 Frith(1999)의 연구와 마찬가지로 이 연구의 저자들도 마음을 이루는 시스템 혹은 회로망이 있어서, 이들이 내측 전두부나 상부 측두구(superior temporal sulcus), 하부 전두부 및 소뇌에 널리 분포되어 있고 아마도 이들간에 상호 작용하는 결절을 형성하고 있다는 소위 '마음의 가설(a theory of mind)'에 대하여 생각해 볼 수 있음을 제안하였다.

타인의 내적 상태를 의식화하고 인식하는 능력이 경계성 환자가 경험하는 신뢰의 문제와 관련 있음이 시사되고 있다. BPD 환자와 대조군 간의 차이를 검증하기 위하여 King-Casas들(2008)은 두 개의 fMRI를 동시에 사용하는 신경영상기법과 함께 신뢰게임을 활용하였다. 간단히 말하면, 2명의 참가자가 경제적 신뢰체계(economic trust scheme) 안으로 들어간다. 한 사람은 투자자의 역할로 돈을 투자하고 다른 한 사람은 임원의 역할을 하면서 돈을 받는다. 게임을 하는 동안 임원의 역할을 하는 사람의 전방 도(anterior insula)에서 활성을 측정한다.

이 연구를 통하여 BPD 환자들이 누구도 믿을 수 없다고 추정하고 있으며 따라서 모든 사람이 공정하지 못하다는 예측을 하고 있다는 것이 발견되었다. 환자들은 투자자와 임원 사이의 관계가 위험에 빠져있음을 직감하지 못하였고 다른 참가자의 동기와 의도를 의식화하는데 실패하였다. 연구자들은 BPD 환자들의 전방 도의 활성이 손상되어 있어서 이들이 다른 사람에 의해서 계획된 행동을 정확하게 그리고 유용하게 평가하지 못하게 됨으로써 부정적 결과를 낳게 한다고 결론지었다.

여기 기술된 신경생물학적 소견들에 더해서, 오피오이드 부족이 경계성 인격장애에 기여하는 것으로 보인다. Prossin들(2010)은 경계성 인격장애 환자들과 경계성이 아닌 대조군을 비교하여 BPD 환자들에서는 지역적 내인성 오피오이드 기능에 상대적인 조절장애가 있음을 발견하였다. 이와 같이 배선(配線)에서의 오피오이드 부족은 아마도 BPD에서 볼 수 있는 일부 임상적 특징들과 관련이 있을 것이다. 예를 들어, 환자가 자해를 할 때는 내인성 오피오이드를 방출함으로써 자가투약을 하는 것으로 보인다. 오피오이드가 감정의 조절에 관여하고 있고 내인성 오피오이드는 건강한 사람들에서 정상적인 사회적 기능을 용이하게 한다는 것이 잘 확립된 사실이다. 배선에서 내인성 오피오이드가 부족하면 BPD에서 발견되는 것과 같은 거의 전반적인 사회적 기능 손상이 나타나게 될 가능성이 있다. New와 Stanley(2010)는 마약을 사용한 BPD 환자들이 행복한 느낌 보다는 안정된 느낌을 보고하는 것에 주목하였다. 나아가 마약을 중단하면 불쾌감이 지속된다. 생애 전반을 통해서 타인과의 친밀함에 따르는 만족감이라든지 심지어는 어머니와의 조기 애착조차도 BPD 환자들에게는 일종의 도전일 수도 있다는 측면에서 볼 때, 이러한 어려움이 적어도 부분적으로 불충분한 내인성 오피오이드와 연결되어 있을 것이라고 추측해 볼 수 있다. 또한 오피오이드의 부족은 치료동맹 형성의 어려움과도 연결되어 있을 것이다. BPD 환자들의 감정적 고통은 신체적인 것으로, 그리고 참을 수 없는 것으로 경험될 것이며, 환자들의 주관적인 이런 경험은 이들을 치료하는 정신치료자들에게는 특별한 어려움이 될 것이다. 이렇게 내인성 오피오이드의 상대적 부족이 이들의 감정적 고통에 중요한 역할을 담당한다고 할 수 있겠다.

BPD와 관련이 있는 많은 신경생물학적 특성들은 외상과 관련이 있는 것으로 되어 있으나 이들 중 몇은 유전적이거나 출생전 혹은 출생후의 영향들에 기인할 수도 있다. 원인에 대한 연구들이 지속적으로 발견하는 것은, 외상과 방치(neglect)의 병력들이 모든 경계성 환자들에게서 나타나는 것은 아니라는 점이다. 따라서 원인은 다중 요인에 의한 것으로 생각하여야 한다. BPD 유전연구는 상당히 한정되어 있지만, 그 자료에 따르면 유전적 요인들이 활동하고 있다(Torgersen들 2000). 일난성 쌍생아에서 BPD 일치율은 35%에 이르는 반면 이란성 쌍생아의 경우 7%에 불과하다.

Gunderson(2014)은 대인관계의 과민성(interpersonal hypersensitivity)이 BPD의 공통 경로가 되는 유전적 기반을 가진 기질(genetically based temperament)일 것이라고 주장한다. 그는 대인관계와 관련된 사건을 대할 때 감정을 조절하거나 참는게 불가능하다는 것이 바로 BPD의 핵심이라고 지적한다. 부정적인 대인관계의 상호작용들을 통해서 자살 시도를 예견할 수 있는 반면, 긍정적인 대인관계 사건들은 회복에 선행한다. 경계성이 되기 전의 아동은 과민성을 갖는 경향이 있는데, 이것이 초기 양육에 부정적 영향을 주고 신뢰하지 못할 환경을 활성화함으로써 아이가 혼란스러운(disorganized) 애착에 들어가기 쉽게 하고 결국 외상성 대인관계적 스트레스로 이끌게 된다. 이 모델은 최근의 연구와도 잘 들어 맞는다(Reichborn-Kjennerud들 2013). 이 연구에서는 개개의 BPD 진단기준에 대한 유전적 효과의 대부분은 유전성이 높은 하나의 공통된 BPD 요인으로부터 비롯되는 반면, 환경적 영향들은 각각의 증상들에 영향을 줄 것이라는 제안을 하였다.

BPD에 대한 생물학적 증거들은 신경인지적 결함을 의미하는 자료들로부터 나왔다. Andrulonis(1991)는 상당수의 경계성 환자들이 주의력 결핍/과다행동 장애, 학습장애, 충동조절장애 및 품행장애 등의 병력을 내용으로 하는 신경학적인 경한 증후들(neurological soft signs)을 가지고 있음을 지적하였다. 경계성 환자들의 신경심리적 손상에 관한 연구들은 이 환자들이 이 같은 손상들의 증후를 의미있게 더 많이 보이고 있었지만 이들 중 몇은 모호하고 따라서 BPD 환자들을 건강한 대조군과 비교하였을 때에만 입증될 수 있었음을 보고하고 있다(O'Leary와 Cowdry 1994; O'Leary 2000; Swirsky-Sacchetti들 1993; vanReekum들 1993). 적어도 하나의 연구가 BPD 환자들을 대조군과 비교하였을 때, 진단 이전에 두부 손상의 비율이 BPD에서 의미있게 높았음을 알아 내었다(Streeter들 1995).

그 동안 축적되어온 자료들을 통해서 BPD가 다양한 서로 다른 원인들에 의해서 발생하는 것으로 생각되고 있다. Zanarini와 Frankenburg(1997)는 3가지의 서로 관련이 있는(overarching) 요인들을 가정하였다. 첫째는 외상적이고 혼돈스러운 가정 환경(traumatic and chaotic home environment)으로서, 장기간의 조기 이별, 방치, 가족 내의 감정적 불화, 아동의 기분이나 필요에 대한 무감각, 다양한 정도의 외상 등을 내용으로 한다. 둘째는 생물학적인 기반을 가진 취약한 기질(vulnerable temperament)이다. 셋째 요인은 계기가 되는 사건들과 관계된 것들로, 친밀한 관계의 형성을 시도하거나, 집으로부터 떠나거나, 강간이나 다른 외상적 사건을 경험하는 등, 경계성 증상을 일으키는데 촉진자의 역할을 하는 사건들을 말한다. 유전적 기반을 가진 어떤 유형의 기질도 보다 쉽게 부정적 생활사건이 일어날 수 있는 가능성을 높인다. 다시 말하면, BPD의 발생에는 유전자와 환경이 지속적으로 상호 작용하는 효과가 미치고 있는 것이다(Paris 1998). 따라서 각각의 경계성 환자들이 서로 다른 독특한 원인적 과정을 각각 다른 정도로 가지고 있다는 것이 한가지 결론이다.

치료
Treatment

약물치료 Pharmacotherapy

2001년 APA(American Psychiatric Association)가 발간한 경계성 인격장애 환자 치료 지침서(Practice Guideline for the Treatment of Patients With Borderline Personality Disorder)에서는 정신치료와 약물치료 모두를 권하고 있지만, 지난 10년간 약에 대한 열망은 다소 지나치다는 느낌이다. 어떤 약도 일관되게 그리고 극적으로 도움이 되지 않았고(Gunderson 2014), BPD의 치료에 효과적이라고 미국 FDA에서 인가한 약도 없다. 어떤 약들은 일부 환자들에게는 효과가 있는 것으로 나타났지만 다른 많은 환자들에게는 의미있는 호전을 보이지 못했다. BPD의 증상들도 다양해서 약물을 처방하는 정신과의사들에게는 엄청난 도전이 되는 일이 자주 있으며 사용된 약들이 역으로 작용하였던 많은 예들이 존재한다(Gunderson 2014). 정신과의사는 과다처방을 주의해야 하며 약물을 처방할 때 너무 많은 약속을 하지 않도록 해야 한다. BPD 환자의 거의 50%가 주요우울증을 함께 앓고 있으며 생애 전반에 걸쳐서 보면 이 비율은 80%까지 올라간다(Gunderson 2014). 많은 경우 동반이환에 대해서 설명해 주고, SSRI 같은 약물들이 인격장애를 치료해 주지는 않지만 우울증을 표적으로 할 수는 있다는 사실을 강조함으로써 환자와 견고한 동맹을 형성할 수 있다.

BPD 환자에게 약물 사용을 고려할 때 유념해야 할 지침이 있다. 1) 환자와 협력하여 목표 증상을 명확히 하고 부작용을 인식하도록 한다. 2) 한가지 약이 효과가 없으면 그 약을 점차 줄여나가고 다른 약 한가지를 시도하는 규정을 만든다. 3) 약물을 소개할 때 과도한 기대를 갖지 않도록 하고 치료의 첫 번째 우선순위는 정신치료임을 강조한다. 4) 주요우울증이 동반되는 분명한 징후가 있거나 충동성과 분노의 문제가 있다면 SSRI를 고려한다. 5) 우울감이나 충동성, 분노를 위해서 기분조절제가 사용되어야 한다면 lithium 보다는 topiramate나 lamotrigine이 더 안전하다(Gunderson 2014). 6) 분노와 충동 조절에 비정형 항정신병약물이 사용될 수 있지만 심각한 체중 증가를 일으키고 대사증후군을 유발할 위험성을 고려하여 가능하면 피해야 한다. 만일 반드시 필요하다면 제한된 시간에만 사용하고 안정이 되면 점차 줄여나가야 한다. 7) 환자를 활기 없게 하고 행동 탈억제를 일으킬 수 있으므로

benzodiazepine의 사용은 주의하여야 한다.

BPD 환자들은 하루 중에도 기분에 따라서 약의 용량을 스스로 올리거나 내리는 결정을 할 가능성이 많다는 것에 주의해야 한다. 따라서 치료자는 약을 바꾸거나 중단하는 문제에 대해서도 동맹을 확립하여, 단순히 환자 스스로 약을 줄이거나 늘릴 것이 아니라 치료자에게 연락해서 용량을 증가시키거나 감소시킬 필요성에 대해서 함께 논의하도록 해야 한다. 환자가 투약을 거부할 때는 무리한 시도를 하지 않는 것이 최선이다. 오히려 투약의 장단점에 대해서 사려 깊게 터놓고 논의하는 것이 진전을 이루는 최상의 방법이다. 환자가 의사로부터 압력을 받고 있다는 것을 느끼지 않을 때 비로소 환자는 기꺼이 약물치료를 받아들일 수 있을 것이다.

정신치료 Psychotherapeutic Approaches

경험적 연구 Empirical Research

치료자들은 경계성 인격장애 환자들이 정신치료로 도움을 받을 수 있다는 것을 이전부터 이미 알고 있었다. 이러한 임상적 인상이 이제는 많은 경험적 연구에 의해서 지지를 받고 있다. 무작위 대조군 연구를 통하여 적어도 7가지 형태의 정신치료가 이들에게 효과가 있음이 밝혀졌다. 의식화-기반 치료(MBT, Mentalization-Based Therapy; Bateman과 Fonagy 2009), 전이-초점 치료(TFTP, Transference-Focused Therapy/Psychotherapy; Clarkin 등 2007b), 변증법적 행동치료(DBT, Dialectic Behavior Therapy; Linehan 2006), 도식-초점 치료(Schema-Focused Therapy; Giesen-Bloo등 2006), 감정예측과 문제해결을 위한 시스템 훈련(STEPPS, Systems Training for Emotional Predictability and Problem Solving; Blum등 2008), 일반적인 정신과적 관리(GPM, General Psychiatric Management; McMain등 2012), 그리고 역동적 탈구조 정신치료(DDP, Dynamic Deconstuctive Psychotherapy; Gregory등 2010)들이 그들이다.

BPD에 대한 정신치료의 연구 소견들을 재검토해 보면 모든 치료가 다 효과적이라는 결론을 쉽게 얻을 수 있다. 다양한 이론적 모델에 기초한 정신치료들이 모두 환자의 호전이라는 결과를 보일 것이라는 것을 어떻게 이해하여야 할 것인가? 몇 가지 가능한 설명을 다음과 같이 고려해 본다(Gabbard 2010).

1. 모든 치료적 접근방법들이 환자가 내적 혼돈을 체계화하고 그로부터 의미를 도출해 낼 수 있도록 병의 발생과 치료에 대한 개념적 체계를 제공한다.

2. 서로 다른 유형의 BPD 환자들은 치료적 행동의 서로 다른 요소들에 반응한다. 예를 들면, 어떤 환자는 전이 해석을 사용할 것이지만 다른 환자는 전이 해석으로 인해서 불안정하게 되어서 그들에게 주어진 의견들을 처리할 수 없게 된다. 치료 결과를 평가하기 위해서 집단의 평균치를 사용한 연구들은 이득을 얻은 환자들이 악화된 환자들을 상쇄시킬 것이라는 "유실효과(washout effect)"를 볼 수 있었다(Gabbard와 Horowitz 2009).

3. 치료 동맹이 변화의 열쇠가 되는 요인인 것 같다. 제 4장에서 논의된 바와 같이 치료의 이론적 지향성을 막론하고 치료적 관계는 전반적으로 치료 결과의 최상의 예견인자로 받아들여지고 있다.

4. 서로 다른 접근 방법 모두가 동일한 신경생리학적 절차를 통해서 작용하는 것으로 보인다. 본 장의 '신경생물학적 소견'에서 지적된 바와 같이 편도의 과활성이 BPD에 공통적이고, 계속해서 전전두엽의 활성 감소로 이어진다는 것이 연구의 소견이다. 효과적인 치료방법들은 전전두엽의 활성을 증가시켜서 편도를 더 효과적으로 제어하는 것 같다. 다시 말해서 치료적 관계는 자동적이고 반응적인 추측과 지각을 재검토하는, 환자의 자기관찰 능력을 더 예민하게 만들어 준다.

비록 이런 질문들에 아직은 대답할 수 없을지라도, BPD는 체계적인 정신치료적 접근방법에 반응하는, 치료 가능한 상태라는 소견이 반복되어 나타남으로써 확실하게 격려 받고 있음을 알 수 있다. 이 책이 정신역동적 정신의학에 초점을 맞추고 있기 때문에 저자는 일곱 가지 효과적인 정신치료 중에서 네 가지 정신역동적 치료 방법에 대해서 알아보는 것으로 논의를 제한하려고 한다.

의식화-기반 치료(MBT)에서 가장 중요한 것은 의식화가 호전되는 것이다. 주된 목표 중의 하나는 자기감이 안정되는 것, 그렇게 함으로써 안정된 애착관계의 결핍이 이들로 하여금 양육자들이나 부모의 눈 속에서 자신들을 발견하지 못하게 하였다는 것을 인정하는 것이다. 경계성 환자가 치료를 받기 시작할 때 이들이 치료자를 공격할 수 있지만, 이것을 일종의 희망 추구의 몸짓으로 보아야 한다. 즉, 가망이 없는 상태에서 새로운 시작에 대한 열망이며, 자신으로서는 결코 처리할 수 없는, 자기의 견딜 수 없는 부분을 치료자가 맡아서 길들여 주기를 바라는 격렬한 바람이다. 용납할 수 없는 이질적 자기(alien self)를 외부로 보내어 치료자에게 떠넘김으로써 자기-구조(self-structure)를 견고하게 만들기 위해서 절대적으로 이와 같은 관계가 필요한 것이다. 이 점에 관해서 Bateman과 Fonagy(2004a)는 "경계성 환자들은 관계를 즐기는 것이 아니라 관계를 필요로 한다."고 지적하였다. 이 치료는 개인정신치료와 집단정신치료 모두를 사용하는 연합치료 모델이다.

정신치료를 위하여 몇 가지 핵심적인 기법이 중요하다. 치료자들은 치료자로서의 자신의 역할에 대한 분명하고 일관된 상을 자신의 마음속에 지녀야 하며 환자와의 사이에 의식화를 위한 거리(mentalizing stance)를 유지해야 한다. 이 위치에서 치료자들은 자신들에게 투사된 것들을 받아들임으로써 스스로 환자의 내적 세계 안으로 끌려 들어가기를 허용하면서 동시에 자기 자신의 마음의 상태에 대한 분명하고 일관된 상을 유지하면서 이 과정을 관찰하여야 한다. 의식화를 증진하기 위해서 필요한 또 다른 중요한 재료는 가능할 때면 언제라도 자기와 타인들에게 다양한 측면들이 있을 수 있다는 가능성을 드러내는 것이다. MBT에서 치료자는 환자의 바로 지금 혹은 직전의 감정 상태가 어떠했으며 이때 나타난 내적 표상이 무엇인지를 드러내려는 시도를 한다(Bateman과 Fonagy 2004a). 환자 자신의 내적 세계에 스스로 친숙해 지도록 돕기 위하여 환자가 현재 맺고 있는 여러 관계들과 환자가 바라는 것들, 환자가 믿고 있는 것들, 그리고 환자가 현재 느끼는 것들에 대해 강조한다. 전이 안에서 재구성되는 것들은 무시하고 그보다는 우선적으로 전이 왜곡(transference distortion)을 사용하여 치료자와 환자 사이를 다른 시각으로 바라볼 수 있도록 한다. 전이에 대해서는 환자의 불안의 수준을 고려하면서 가능하면 천천히 그리고 점진적으로 접근한다. 치료자가 집중하는 많은 부분은 단순히 해석해 주는 것으로 이를 통해서 환자가 현재 치료자를 어떻게 경험한다고 스스로 믿고 있는지를 드러나게 한다. Bateman과 Fonagy는 해석하는 과정이 해석의 내용 자체보다 더 중요한 것으로 보고 있다. 왜냐하면 해석의 과정이, 환자가 치료자의 마음 속에 들어 있다는 것을 환자가 볼 수 있도록 돕기 때문이다.

Bateman과 Fonagy(2009)는 외래 상황에서 18개월 동안 MBT를 시행한 환자들의 치료결과를 구조화된 임상적 관리를 한 대조군의 결과와 비교하였다. 양쪽 집단 모두, 모든 결과변이들에서 현저한 호전을 나타내었다. 자기손상(self-harm)은 대조군에 비해서 MBT 군이 더 느리게 호전되었지만, 대인관계, 사회적응, 기분, 그리고 입원 필요성은 MBT 군에서 더 빠르고 더 광범위하게 호전되었다.

TFP는 경계성 인격 형성(borderline personality organization)에 대한 Kernberg의 개념에 기반을 두고 있다(Clarkin들 2007b). Bateman과 Fonagy의 개념과 마찬가지로 정신적 표상들은 양육자와의 애착관계를 내재화함으로써 생겨나게 되었으며 치료자와의 관계에서 재경험되는 것으로 보고 있다. 정체성 혼란, 특히 적대감과 공격성 등 부정적 감정의 문제, 그리고 충동적 행동으로 나타나는 자기 제어의 곤란 등이 이 모델의 중요한 구성 요소이다. 기법은 주로 명료화(clarification), 직면, 해석 등으로서 이들을 환자와 치료자 간에 발생한 전이 관계 안에서 사용한다. 개인 치료는 일주일에 단 2회를 실시하며 보다 잘 짜인 구조를 가진 치료 체계를 가지고 있다. 이는 이미 치료 계약 단계에서 논의되며 치료에 있어서의 선후관계가 명백하게 정하여 진다. 의식화에 기초한 치료와는 반대로 전이, 특히 부정적 전이를 보다 조기에 다루기 시작한다. 약물치료는 환자의 필요에 따라 시행된다. 매주 갖게 되는 집단지도모임은 MBT와 동일하다.

TFP를 지지치료, DBT와 비교하기 위하여 이들 세 치료에 대하여 무작위 대조군 연구를 시행하였다(Clarkin들 2007b). 이들의 치료 지침을 정하고 90명의 경계성 환자들을 무작위로 배정하였다(Clarkin들 2004). 세군 모두 유사한 정도의 호전을 보였지만, 숙고기능과 더 안전한 애착의 방향으로의 이동이라는 요인들에 의해서 측정된 의식화 항목에서는 TFP를 받은 환자들이 더 큰 증가를 보였다.

DDP는 본 장에서 논의된 다른 치료법들에 비해서 비교적 새로운 치료방법이다. 그럼에도 불구하고 BPD와 알코올 사용장애를 동시에 앓는 환자들을 DDP와 최적화된 지역사회 관리(optimized community care)에 무작위로 배정한 12개월 대조군 연구에서 이 치료가 효과적임이 밝혀졌다. 또 DDP로 12개월 동안 적극적으로 치료한 후에 이어진 18개월 동안 지역사회에서 자연적 관리(naturalistic care)를 받도록 한 후에 재평가하였다. 그 결과 DDP는 BPD의 핵심증상들, 즉 우울감, 자살 행동, 알코올 사용, 마약 사용, 입원치료 필요성 및 사회적 지지체계 사용 등의 영역에서 효과를 나타내었다(Gregory들 2010).

DDP는 대상관계이론, 신경과학의 최근의 발달, 그리고 탈구조 이론가들의 철학에 바탕을 두고 있다. 치료자들은 매주 1시간씩 개인치료를 제공한다. 이 치료면담에서는 최근의 대인관계에서 우연히 일어난 사건들과 부적응적 행동들에 초점을 맞추고, 이런 사건들에 연관된 특별한 감정들을 찾아내고 구별해 낸다. 치료자는 환자들이 이런 사건들로부터 의미를 찾아내는 여러 가지 방법들을 통합하도록 돕는다. 또한 치료자는 치료자-환자관계 안에서 환자 자신과 타인들에 대해서 가지고 있는 기본적 가정(basic assumption)에 도전하도록 환자들을 도움으로써 새로운 경험을 제공한다.

이렇게 볼 때, 이 연구들은 모두, 비록 BPD 환자들을 신속하게 치료할 방법은 없지만, 상당기간 동안 역동적 치료를 받은 환자들은 호전될 수 있음을 시사하고 있다. 나아가, 장기간의 주 1회 정신치료에 대한 경제적인 지원이 길게 보아서는 비용-효율적이라는 사실도 입증하고 있다. 질병의 성격상, 경계성 환자들은 치료를 찾게 마련이고, 정신치료에의 접근이 거부된다면, 집중 치료나 정신과 입원을 요하는 약물과용으로 응급실에 내원하게 되고, 다른 전문가들을 찾아 나서고, 나아가 장기간의 직업적 무능으로 인하여 소위 간접비용을 증가시킴으로써 비용의 상승을 초래할 것이다(Gabbard 1997). Bateman과 Fonagy(2003)는 Halliwick 낮병원 프로그램에서 치료 받은 경계성 환자들의 건강관련 서비스 이용 비용을 계산하여 이를 일반 정신과 치료를 받는 경우와 비교하였다. 연구자들은 정신분석에 입각한 부분 입원의 비용이 정신과 입원치료를 덜 받은 것과 상쇄될 수 있었고 응급진료의 비용도 적었음을 발견하였다. 이 프로그램을 마친 후 건강비용을 추적 조사한 결과 평균 연간비용은 일반정신과 치료를 받은 집단의⅕ 수준이었다.

네 번째의 정신역동을 기반으로 한 치료는 GPM(general psychiatric management)이다. 이 치료는 대단위 다기관 무작위 대조군 연구로 검증되었다(McMain들 2009). 이 연구에서는 GPM이 DBT에서와 동일한 임상적 효능을 갖는 것으로 나타났다. 이 치료는 '경계성 인격장애; 임상 지침(Borderline Personality Disorder; A Clinical Guide)'(Gunderson과 Links 2008)이라는 책에 근거한다. 본질적으로 이 방법은 Winnicott(1953)의 "지켜주는 환경(holding environment)"과 "충분히 선한 양육(good enough parenting)"이라는 개념에서 전적으로 비롯된, 정신역동적 이론에 근거하여 증례관리를 시행하는 치료이다. Gunderson(2014)은 이를 계속 발전시켜, 더 큰 환자집단에게도 효과적으로 치료를 제공하기 위한 지침서를 만들었다. 실은 Gunderson은 "이 치료는 경계성 인격장애 환자들에게 충분히 선하다(the treatment is good enough for most borderline patients)"는 개념을 전달하기 위하여, 약간 변형시켜서 "선한 정신과적 관리(good psychiatric management)"라는 개념을 섞어 넣었다. 이것이 BPD 치료에 달인이 되는데 직업적 흥미를 가진 전문가들에 의해서 시행된 근거기반 치료들과 경쟁하기 위하여 고안된 것은 아니다. 치료 방법은 구조화되어 있어서 경험이나 전문지식이 적은 정신건강전문가들도 더 많은 BPD 환자들에게 효과적이고 정신역동적인 정보에 근거한, 만족스러운 치료를 제공할 수 있다. 이 치료가 다른 치료와 구별되는 특징들은 다음과 같다. 1) 증례 관리는, 치료의 주된 표적 중의 하나가 대인관계에서의 과민성이라는 개념에 기초하여, 치료 외적인 환자의 삶에 초점을 맞춘다. 2) 정신교육을 통해서, BPD의 유전적, 기질적 특징들이 어떤 것들인지, 어떤 변화를 기대할 만한지, 다른 치료법으로는 어떤 것들이 있는지에 대해서 환자와 가족들에게 정보를 제공한다. 3) 증상의 감소나 자기 제어 등의 목표는 2차적인 것이며 우선적인 목표는 동반자 관계를 성공적으로 맺고 이를 바탕으로 작업을 해 나가는 것이라는 인식을 갖는다. 4) 필요에 따라 약물도 사용하고 집단치료나 가족지도도 하는 등 다양한 전략을 사용하는 치료이다. 5) 치료 빈도나 치료 기간을 특별히 정하지는 않지만, 어떻게 하는게 효과적인 치료가 될지를 판단하는데 있어서 치료자와 환자가 협력해서 정한다. 비록 더 엄격하고 경험적으로 검증된 치료들과는 다를지 몰라도 GPM의 치료결과만큼은 여기 거론된 다른 치료방법들로부터 얻어진 것들과 대체로 동일하다는 것은 주목할만 하다.

표현치료와 지지치료의 비교 Expressive versus Supportive Approaches

비록 BPD 환자에게 개인적 역동정신치료가 매우 유용하다고 할지라도, 실제로는 이것이 치료자에게 극도로 도전적이며 감정적으로 짐을 지우는 일이라는 것에 모든 치료자들이 동의할 것이다. 경계성 환자들을 위한 집중적 정신치료에 참여하기를 바라는 치료자들은 많은 경험을 쌓거나 보다 전문적인 동료들의 지도를 받지 않으면 안 된다. 상당한 경험을 갖춘 경우라고 하더라도, 구조 환상(rescue fantasy)의 형태이든 분노나 좌절의 표현이든, 역전이적 맹점들로 인한 예상할 수 없었던 어려움의 발생을 확실하게 방지하기 위해서는 훌륭하고 경험이 많은 치료자에게 정규적으로 자문하여야 한다. BPD 환자의 정신치료에 있어서 또 하나의 중요한 문제는 치료동맹이 약하다는 것이다(Adler 1979; Gabbard들 1988; Gorney 1979; Horwitz들 1996; Kernberg 1976; Masterson 1976; Modell 1976; Zetzel 1971). 이 환자들이 치료자를, 서로 협력하여 공동의 목표를 향해 함께 작업하는 도움을 주는 사람으로 여긴다는 것은 매우 힘든 일이다.

표현적 정신치료가 더 좋은지 아니면 지지적 정신치료가 더 좋은지 하는 문제를 다룬 많은 문헌에서의 논쟁은 주로 어느 쪽이 치료동맹을 유지하는데 더 도움이 되는가에 대한 것을 중심으로 한다. 치료동맹 비슷한 것도 없다면 치료자가 한 환자를 확실하게 얻었다고 할 수 없다.

지지치료와 표현치료의 상대적 우월성에 대한 논란은 Menninger 재단 정신치료연구 프로젝트의 모순된 결과에도 반영되고 있다. 정량적 연구(Kernberg들 1972)에서는 숙련된 치료자들에 의해 전이에 중점을 두고 치료받은 환자가 전이에 중점을 두지 않고 치료한 환자들보다 더 좋은 결과를 보였다고 한다. 반대로, 치료과정에 대한 양적, 질적 평가 모두를 사용한 예측연구(Horwitz 1974)에서는 지지치료를 주로 받은 경계성 환자들이 예상보다 더 좋은 결과를 얻었다. 제 4장에서 언급된 바와 같이, 이들 자료를 가장 최근에 조사한 Wallerstein(1986)은 모든 정신치료가 표현과 지지치료를 혼합하여 사용하였다고 하였다. 전이에 대해 이렇게 상반된 소견이 아직 해결되지 않은 이유는 아마도 부분적으로는 이 연구의 고안 자체에 몇 가지 단점이 있기 때문이었다. 즉, 1) BPD라는 특별한 진단분류가 사용되지 않았다. 2) 과정에 대한 자세한 연구가 이루어지지 않아 근본적인 치료 발달 과정이 치료 종결이 다 되어서야 대략적으로만 평가되었다. 3) 치료동맹은 이 연구의 변수 중의 하나가 아니었다. 그러나 돌이켜 보면 예측 연구를 통해서는 치료동맹이 결과를 예측하는데 유용하였음을 발견할 수 있었다(Horwitz 1974).

표현적이든 지지적이든 두 치료방법 모두가 치료의 한 시점에 있는 어떤 환자에게는 유용할 수 있다(Gabbard들 1994; Horwitz들 1996). 우리는 개개인마다 조금씩 다른 정신치료적 접근을 요하는 매우 이질적인 환자들의 스펙트럼을 다루고 있다(Meissner 1988). 다른 질환의 경우에서 표현과 지지기법 중 어느 것에 더 강세를 두어야 하는가에 대해 도움을 주는 지침이 BPD 환자에게도 똑같이 적용된다(제 4장, 표 4-1 참조).

이러한 염려 때문에, Menninger 재단 정신치료연구 프로젝트는 Menninger Clinic에서 장기간의 역동치료를 받고 있는 경계성 환자들 중에서 세 명의 증례를 골라 그들의 대표적 치료시간의 상세한 과정을 연구하였다(Gabbard들 1988, 1994; Horwitz들 1996). 정신치료 과정의 모든 치료시간들은 녹음되었으며, 두 팀의 연구자들이 무작위로 선택한 정신치료 시간을 타자 사본한 것으로 작업을 진행하였다. 세 명의 연구자들이 한 팀이 되어 표현의 정도와 지지의 정도에 대하여 각 치료법을 평가하였다. 즉, 제 4장에서 기술한 바와 같이, 각 치료법은 연속선의 표현적 말단에서 지지적 말단에 이르기까지, 해석, 직면, 명료화, 세부묘사의 격려, 공감적 인정, 조언과 칭찬, 긍정 등에 따라서 등급을 정하였다. 이들 일곱가지 치료방법 각각은 전이 문제에 초점을 두었는지 아니면 전이 외적인 문제에 초점을 두었는지에 따라 분류되었다. 각 평가팀은 치료동맹을 측정하기 위하여 환자가 어느 정도로 치료자에게 협력하는지도 평가하였다. 평가자들은 환자들이 의미 있는 내용을 치료에 가지고 오는지 혹은 치료자가 기여하는 바를 생산적으로 사용하는지를 측정함으로써 환자의 협조가 상승하는 변화를 보이는지 아니면 하강하는 변화인지를 알아내는데 일차적인 흥미를 가졌다. 연구자들은 특별히 이러한 변화가 치료자의 치료방법과 관련이 있을 것인지를 결정하는데 관심을 쏟았다.

연구자들이 도달한 결론 중의 하나는 전이 해석이 경계성 환자들의 역동치료에 있어 위험성도 높고 이득도 높은 치료방법이라는 것이었다(Gabbard들 1994). 전이 해석은 이들 환자들에게 다른 치료방법들보다도 긍정적이든 부정적이든 더 큰 영향을 주는 경향이 있었다. 어떤 증례에서는 전이 해석이 환자가 치료자와 협력하는 능력에 실제적인 호전을 이끌었던 반면, 다른 환자들에서는 협력관계의 심각한 붕괴를 초래하였다.

전이 해석이 협력을 증진시켰는지, 그리고 치료동맹의 붕괴를 초래하였는지를 결정하기 위하여 노력하면서, 연구자들은 작업상의 몇 가지 중요한 요인들이 있음을 발견하였다. 첫째는, 환자의 내적 경험을 긍정적으로 인식함으로써 전이 해석을 용이하게 하는 것이 매우 중요할 수 있다는 것이다. 외과의사는 수술을 하기 전에 마취를 필요로 한다. 정신치료자는 무의식적 역동을 해석하기 전에 환자의 경험에 대한 공감적 인정을 통해서 수용적인 환경을 만들 필요가 있다. 표현적 치료냐 지지적 접근이냐 하는 것은 인위적으로 나눈 것일 수 있으며, 실제로는 대부분의 정신 치료적 상황에서 이 둘이 서로 도와 가면서 작동하는 것이다.

Gunderson은 많은 경계성 환자들이 실제로 아동학대 형태의 조기 외상의 경험을 가지고 있음을 인식하는 것이 중요함을 강조하였다(Gunderson과 Chu 1993; Gunderson과 Sabo 1993). 또한 성인으로서 조기 외상이 신뢰의 관계를 형성하는 환자의 능력에 영향을 미치고 있음을 인정하고 이해함으로써 더욱 강력한 치료동맹을 형성할 수 있음을 관찰하였다.

숙고하기보다는 외향화와 행동을 하는 편인 준비되지 않은 환자들에게 전이 해석을 강요하는 경향은 지지적 전략보다는 표현적 전략을 지향하는 많은 분석가나 역동치료자들의 고유한 편견으로부터 비롯된 것이다. Gunderson(1992)은 환자의 치료 외적인 기능이 극적으로 호전되고 있음을 충분히 인식하지 못하고 있을 때에는 환자들에게 전이 작업에 참여하도록 강요하는 경향을 자신이 가지고 있음을 솔직하게 고백하였다. 그는 환자의 실제적인 기능 호전을 적극적으로 지지하지는 않고, 오히려 환자가 자신을 조사하는데 협조하지 못하였음에 집착하게 되는 잘못을 저지르는 경우가 종종 있음을 그는 인정하였다. 이러한 제안들은 신경생물학적인 소견들과 무작위 연구들 모두로부터 비롯된 것이다.

치료방법이 환자의 필요에 따라서 변하기는 하지만 다음과 같은 몇 가지 원칙들은 대부분의 경계성 환자들에게 널리 적용될 수 있는 것이다.

유연성을 유지한다. Maintain flexibility. 유연한 치료적 거리감은 BPD 환자의 최상의 치료에 필수적이다. 일반적인 규칙으로서, 자아 강도가 비교적 강하고 심리적 역량이 더 나은, 비교적 높은 수준을 보이는 경계성 환자들이, 지지적 치료를 더 필요로 하는 정신병적 경계에 더 가까운 환자들에 비하여 표현적인 정신치료를 더 잘 이용할 수 있을 것이다. 대부분은 주어진 시점에서 환자가 치료자와 관계를 맺는 상태에 따라서 해석적 개입과 비해석적 개입 사이를 오가는 치료자 측의 유연한 거리감을 필요로 할 것이다. 어떤 단일한 이론도 치료라는 양자 관계의 상대방에 의해서 경험된, 격앙된 감정적 정서들로부터 치료자를 지키는 것은 쉽지 않다. 대부분의 치료자들이 주어진 한 환자에게 가장 효과적인 치료방법이 무엇인가를 결정할 수 있을 때까지 스스로 시행착오를 겪어 나가야 한다.

경계성 환자들이 그 경계를 넘어설 위험성에 대하여 충분히 근거가 있는 염려들(Gabbard 2003; Gabbard와 Wilkinson 1994; Gutheil 1989)이 있어 왔기 때문에, 초보 치료자는 환자에 의해서 멀게 느껴지고 차가운 사람으로 경험되며 유연성 없는 단호한 위치를 견지하게 될 수도 있다. 그러면 환자는 치료자가 반응을 보이지 않기 때문에 치료를 중단하게 된다. 치료자는 전문가적인 경계와 초점을 유지하면서도 두 사람이 서로를 알기 위해 노력하는 인간적인 상호관계의 맥락에서, 훈련된 자발성을 갖기 위해 노력해야 한다. 현재의 관계 안에서 일정한 형식의 내적 대인관계를 활성화시키려는 시도가 지속적으로 나타날 때는 이것이 경계성 환자의 성격적 특성일 것임을 고려하여야 한다(Gabbard 1998; Sandler 1981). 환자들은 교활하게도, 자신의 행동을 사용하여 타인들로 하여금 일정한 방식으로 반응하고 경험하도록 강요한다. 치료자들은 자신에게 떠맡겨진 이런 형태의 대상관계에 자연스럽게 반응하도록 스스로에게 충분한 유연성을 허용할 필요가 있다. 다시 말해 치료자는 전이-역전이 상황 밖에 존재하는, 환자들이 가지고 있는 인간관계의 어려움들에 대해 가치 있는 풍부한 정보를 제공하는 일종의 "춤(a dance)", 즉 환자의 내부에 존재하는 특별한 음악에 기초한 춤에 참여하는 것이다. 이런 반응은 물론 감소되어야 하며 틀림없이 일부분이기는 하지만 치료자는 반드시 그 춤을 관찰할 수 있도록 거리를 유지하도록 애써여야 한다.

정신치료를 가능하게 하는 조건을 확립한다. Establish conditions that make psychotherapy viable. BPD 환자의 생활이 혼란스럽기 때문에 치료과정 초기에 안정감이 외부로부터 주어져야 한다. 치료 전의 자문에서 그리고 치료의 전 과정을 통하여 정신치료자는 치료가 어떤 내용을 포함할 것이며, 치료가 다른 관계들과는 어떻게 다른지를 반드시 확실히 하고 또 반복해서 재확립하여야 한다. 다루어야 할 주제들 중에는 비용 지불, 지켜져야 할 약속 시간, 환자가 더 오래 치료받기를 원한다고 하더라도 정시에 치료시간을 끝내야 하는 필요성, 그리고 치료시간을 지키지 못하였을 때의 결과에 관한 명확한 지침 등에 대한 확고한 결정이 포함된다. 그에 더하여 자살 가능성이 높은 경계성 환자의 경우 치료자는 급박한 자살 위험이 있는 상황에서 환자의 충동을 행동화하지 못하도록 할 수 없으며, 따라서 입원이 필요할 것임을 명확히 한다. 약물남용 환자는 치료자가 치료의 조건으로 마약중단친목이나 단주친목 모임에 출석하기를 주장할 필요가 있을 경우도 있다. 약물투여가 반드시 필요한 경우라면 치료자는 환자가 스스로 약물을 복용해야 한다는 것을 전체 치료계획의 필수 요건으로 명백히 할 필요도 있다. 정신치료를 가능하게 하는 조건의 확립에 더하여, 치료자는 환자가 스스로 제한할 것들에 대하여 의견을 교환한다. 이러한 의견교환은 종종 치료자가 전지전능한 구조자일 것이라는 환자의 기대와 상충된다. 따라서 이런 대화를 통해서 치료란 어떤 것이며 또 어떤 것이 아닌지에 대한 논의를 직접적으로 이끌어 내게 된다.

치료전 자문의 단계에서, TFP에서는 환자와 계약을 맺는 것이 중요함을 주장한다(Clarkin 들 2007b; Kernberg들 1989). 계약을 확립하는 한 부분으로, 치료자는 '치료 밖의 환자의 생활 속 행동들에 관여하는 것은 정신치료자의 역할을 벗어나는 것'임을 명확히 한다. 따라서 치료자는 치료시간들 중간에는 전화를 받지 않을 것이며, 치료자를 환자가 만나는 것은 매우 제한되어 있음을 명확히 한다. 그러나 이러한 방법은, 특히 계약의 조건들을 환자가 지키는 것이 불가능한 경우라면, 치료자와의 안정된 애착관계의 발달을 저해할 수도 있다. Gunderson(1996, 2001)이 지적한 것처럼, 환자는 회상 기억이 잘 발달되어 있지 않기 때문에 공황반응이 되풀이해서 일어날 수 있고, 따라서 안정된 표상을 내재화할 수 있기 위해서는 정기적으로 치료자에게 전화를 하는 것이 필요할 수도 있다. Gunderson은 환자가 전화에 대한 질문을 한 경우에 한해서 치료시간들 사이에 치료자를 활용할 수 있는 가능성에 대하여 논의해야 한다고 지적하였다. Gunderson과 Gabbard가 함께 동의하는 것으로, 응급 상황에서 환자가 치료자를 만날 수 있는지에 대해 환자에게 말해 주어야 한다. 이렇게 하면 치료과정에서 대립이 발생하는 것을 피하고 환자들이 이해 받는다고 느끼며 Winnicott의 용어로, "수용된다(held)"는 느낌을 갖게 된다. 만일 치료시간들 사이에 환자가 전화를 하였다면, 치료작업에서 이를 다루어야 한다고 Gunderson은 주장한다. 치료자가 외로움에 대한 환자의 두려움과 그 발달적 의미를 이해하게 되면, Adler(1979, 1985)가 기술한 바와 같이, 수용하고 위로하는 함입물의 발달이 촉진될 수 있다. 만일 지나치게 전화를 많이 한다면, 치료시간들 사이에 치료자와 접촉하는 것의 의미와 중요성을 조사하면서 동시에 명확한 한계를 제시해야 있다.

수동적 자세를 피한다. Avoid a passive stance. 지시적이 아닌 것이 역동정신치료의 특징이라는 오해가 있으나 좋은 역동치료자는 실제로는 환자가 방어적으로 회피하려는 문제들로 환자의 주의를 돌리도록 빈번하게 지시한다. 신경생물학적 연구들은 전전두엽이 편도의 과활성으로부터 발생한 감정들을 처리하고 조절하는데 필수적으로 관여한다고 밝히고 있다. 치료자가 환자에게 분명히 하여야 할 중요한 원칙은 '치료적 변화는 노력을 필요로 한다(therapeutic change takes effort).'는 것이다. 많은 치료자들이 자신들이 말하고 있는 그 사건의 중요성에 대해서 시간을 들여 생각하거나 곱씹어 보지 않고 그저 무슨 일이 일어났는지 정도에 대해서만 언급할 뿐 치료 시간 내내 환자들이 그저 산책이나 하듯 두서없이 말하는 것을 허용하고 있다. 환자가 대인관계의 어떤 요인들이 감정적 반응을 촉발하였고 그런 결과를 야기하였는지를 깊이 생각하도록 치료자는 도와야 한다. 따라서 정신치료자는 때로는 환자를 중단시키기도 하고 지금 말하고 있는 내용의 의미에 대해서 다시 한번 생각해 보도록 요구하는 등 솔직한 태도를 가질 필요가 있다. 신경생물학적 견지에서 보면 치료자는 정신적 자료들이 변연계 반응이라는 낮은 수준으로부터 전전두엽 기능이라는 높은 수준으로 향하도록 지시하는 것이다(Gabbard 2012).

BPD의 치료에 경험적 지지를 얻은 정신치료들은 모두 자기-반성 기법 혹은 자기-반성을 더 쉽게 촉진하는 명상-증진 기법의 모습을 어느 정도 가지고 있다. 기능적 영상기법(functional imaging technique)을 활용한 Ochsner들(2002)은 적극적으로 다시 생각하거나 다시 평가할 때 갖는 느낌들이 변연계를 기반으로 한, 공포심 같은 부정적 느낌들을 조절하는 전전두엽의 활성을 유발한다는 소견을 제시하였다.

악한 대상으로의 변형을 허락한다. Allow transformation into the bad object. 경계성 환자들의 정신치료에서 가장 어려운 도전 중의 하나는 환자의 강력한 분노(anger), 공격성, 그리고 증오를 참아내고 받아들이는 것이다. 치료자들은 종종 자신들이 잘못 비난 받고 있다고 느끼고 그들의 내적인 소리는 환자들에게, "내가 이렇게 힘들게 당신을 도우려고 노력하는데 어떻게 나를 무가치하다고 비난할 수가 있지?"라고 외치도록 한다. 이 경우 환자들이 양자 간의 전이역전이적 차원 내에서 투사적 동일시를 통하여 필사적으로 내보내려고자 하는, 증오하고 학대하는 함입물을 내재화시켜 왔었다는 것을 기억하는 것이 도움이 된다. 경계성 환자들은 "충분히 악한 대상(bad-enough object)"을 찾고 있는 것이다(Rosen 1993). 역설적으로, 환자들은 이 충분히 악한 대상을, 예측이 가능하고 친숙하며 심지어는 위로를 주는 대상으로 보고, 치료자와의 관계 속에서 아동기로부터의 가학피학적인 내적 대상관계를 재창조하려고 한다. 치료자가 변형되지 않으려고 저항한다면, 환자들은 자신들의 도발성을 증가시켜야 하며, 그렇게 해서 더욱 열심히 치료자를 변형시키려고 노력하게 된다(Fonagy 1998). Bateman과 Fonagy(2004a, 2004b)는 치료자가 변형되는 것이야 말로 환자가 "생소한 자기(alien self)"를 외부로 보낼 필요를 인정하는 것이라고 기술하고 있다.

치료자들이 자신들의 내부에 증가하고 있는 공격성에 대하여 방어하고 있을 때는, 환자들의 언어적 공격에 대해서 점점 더 강직하게 반응하려고 한다. 치료자는 전이해석을 통해서, 환자의 적개심을 치료자에게 투사하는 대신 환자가 다시 되돌려 받기를 강요한다. 다른 방법으로는, 의식적 혹은 무의식적으로 환자가 치료를 그만두고 괴롭힐 다른 사람을 찾아가기를 바라면서 환자에 대한 감정적인 투자를 슬쩍 철회해 버리기도 한다. 또 다른 황당한 방법은, 치료자가 오히려 환자에게 적개심에 가득 찬 독설을 하기 시작하거나 환자가 분노를 폭발하도록 자극하는 것이다. 악한 대상으로의 변형을 허용한다는 것은 치료자가 전문가적인 품위에 대한 의식을 버리라는 것을 의미하지 않는다. 제 14장에서 편집성 환자들에 대해 다루면서 충분히 논의한 것과 같이, 오히려 이것은 환자가 자기 스스로 이렇게 투사된 측면들을 다시 소유할 수 있을 때까지 치료자가 투사를 받아들이고 그 투사물들을 이해하며 환자를 위하여 이들을 수용하는 하나의 용기로서 기능할 것을 요구한다. Gabbard와 Wilkinson(1994)이 논한 바와 같이, "치료자에게 최적의 마음 상태는 눈앞에서 일어나고 있는 일들을 관찰할 능력을 유지하면서 환자의 세계로 빨려 들어가도록 그들이 스스로를 허용할 수 있을 때이다. 비록 어느 정도까지는 환자의 영향 아래 있을 지라도, 이러한 상태가 되어야 비로소 치료자들은 진정으로 자기들 스스로의 사고(thoughts)에 대해서 생각(thinking)하고 있는 것이다."

자살 위협을 잘못 처리하는 많은 경우가 악한 대상이 되기를 피하려는 역전이적 소망과 관련이 있다(Gabbard 2003). 경계성 환자들은 때때로 자신들이 치료자의 역량이 부족(insufficiency)하기 때문에 자살을 감행하게 될 것이라고 치료자들에게 암시한다(Maltsberger 1999). 이런 비난이 치료자들의 의심에 불을 붙이고 이어서 환자 자신들의 유기불안(abandonment anxiety)을 활성화한다. 이 상황에서 치료자들은 영웅적 수단을 동원하여 자신들이 환자를 구해내기 위하여 노력하고 있다는 것을 보여주려고 한다. 이런 역전이 반응은 "공격자와의 반동일시(反 同一視, disidentification with aggressor)"라고 부른다(Gabbard 2003). 그 결과 환자는 치료자를 전적으로 제어(omnipotent control)할 수 있게 된다. Maltsberger(1999)는 이를 "강압적 결합(coersive bondage)"이라고 불렀다. 자신의 삶과 죽음에 대한 책임의 대부분을 환자 스스로가 받아들이는 것이 궁극적으로 환자가 호전되는데 필수적임에도 불구하고, 강압적 결합이라는 상황에서는 오히려 치료자가 환자의 생존에 대한 전적인 책임을 떠맡게 된다.

분노의 밑에 숨겨져 있는 고통에 공감한다. Empathize with the pain beneath the anger. 많은 치료자들이 경계성 환자가 표현한, 특히 그가 무시당했다고 느낀 후에 노출한 분노가 너무도 강렬한 것에 매우 놀란다. 만일 치료자가 이 분노를 액면 그대로 받아들여 반응한다면 치료자와 환자 사이에 갈등이 증가될 가능성이 높아진다. 치료자는 이 분노 폭발이 환자의 깊은 곳에 존재하는 자기애적 상처에서 비롯된다는 것을 기억해야 한다. 또 이 분노는 자신이 거의 포기되거나 치료자의 주의를 받을 가치가 없다는 환자 자신의 느낌으로부터 나온 것일 수도 있다. 따라서 경계성 환자의 치료가 성공하기 위한 또 하나의 열쇠는 치료자가 분노를 넘어서서 기저의 고통에 자신을 조율하는 것이다. 경계성 환자들의 오피오이드 부족이 역할을 하여, 타인과의 친밀감과 대인관계의 신뢰감이 평생에 걸쳐 문제가 되어 왔을 것이다. 경계성 인격장애 환자의 감정적 고통은 타인들에게는 진정시켜주는 화학물질의 형태로 구조(rescue)를 담당하는 내인성 오피오이드의 부족 때문에 신체적인 것으로, 또한 참을 수 없는 것으로 경험될 수 있다는 사실을 치료자들이 기억하는 것이 도움이 된다.

치료자의 우선적 임무는 환자의 고통과 분노를 수용해 주는 것이며, 이렇게 해서 한 사람의 감정적으로 가장 고통스러운 생각들을 두 사람의 마음이 함께 생각하고, 한 사람의 가장 고통스러운 느낌을 두 사람의 마음이 함께 경험할 수 있다는 것을 깨닫게 된다(Bion 1987). 치료의 목적은 환자들이 감정과 고통의 강도가 어느 정도인지에 대해서 생각할 수 있고 극복해 내는 자신의 능력을 발달시키도록 돕는 것이다. Bion의 용어를 빌리자면, 치료자는 환자의 감정 경험(emotional experience)과 관련된 감각적 인상들(sensory impressions)로 정의되는 환자의 베타 원소[1]들을 취하여, 치료자 자신의 알파 기능[2]을 사용하여 환자들의 베타 원소들을 사고가 가능한 생각들(thinkable thoughts)[3]로 그 형태를 변화시킨다. 따라서 전전두엽이 편도의 폭발과 그 원인들에 대해서 생각하는데 이용되어야 하는 것과 똑같이, 생각은 참을 수 없는 감정적 고통을 참아내는데 이용되어야 한다. 비록 오피오이드 부족이 환자가 고통 혹은 통증을 참을 수 없다는 느낌을 갖게 하는데 기여하지만, 개념적 관점에서만 보면, 환자에게는 생물학적으로 기본적인 부족 상태가 있다는 것을 인식함으로써 환자를 비난하지 않게끔 치료자를 도울 수 있는 것이다. 따라서 고통스러운 감정 상태는 참을만한 것이고 또한 나아질 수 있을 것이라고 설명함으로써 희망을 갖도록 돕는다. 치료자는 환자가 제시하는 조건들을 받아들이기를 조용히 거부하는 위치에 섬으로써, 환자의 감정에 의해서 기분(feeling)은 점령당하는 동안에도 생각(thinking)은 계속하도록 노력해야 한다.

의식화를 촉진한다. Promote mentalization. 경계성 환자의 정신치료에서 가장 힘든 도전 중의 하나는, 환자가 현실에 대하여 내적 요인들에 기초한 다양한 가능성들 중의 하나로 보는 것이 아니라 절대적 사실(absolute fact)로 지각해 버리는, 정신적 등가 모드(psychic equivalence mode)에 붙들려 있는 전이 지각 (transference perception)을 다루는 것이다.

> 28세의 한 여성 환자는 치료시간 중에 발생한, 사소하게 보이는 한 사건이 커다란 반응을 유발하기 전까지 이미 6개월 동안 치료를 받아 왔었다. 치료 종료를 5분 남겨 놓고 환자는 추수감사절 휴일 동안 아버지를 방문했던 일에 대해서 말하기 시작하였다. 환자는 아버지가 자신의 활동 보다는 오빠의 활동에 더 많은 관심을 가졌던 것 같았기 때문에 자신은 아버지에게 별로 중요하지 않게 생각될 것이라고 느껴진다는 내용으로 말하였다. 이런 이야기가 오가는 중에 치료자는 벽에 걸려 있는 시계를 보았다. 왜냐하면 치료자는 이미 시간이 많이 흘러서 환자의 아버지가 환자에 대해서 어떤 생각을 가지고 있는지에 대한 환자의 추정에 대한 관찰과 논의를 할 시간이 충분한지를 알아야 했기 때문이었다. 환자는 이야기를 중단하고 바닥을 내려다 보았다. 치료자는 무슨 안 좋은 일이 있느냐고 물었다. 몇 분의 침묵이 흘렀다. 갑자기 환자는 눈물을 떨구며 말하였다. "선생님을 저를 기다려 줄 수 없으세요? 제가 진료실을 떠나기만을 바라세요? 귀찮게 했다

1) 역자주. 환자가 알파 요소들 보다는 덜 중요하다고 생각한 요소들. 혹은 알파 요소들에 의해 밀려나 있는 요소들.
2) 역자주. 치료자가 가장 중요하고 으뜸이라고 생각하는 자신의 기능. 최선을 다한다는 의미.
3) 역자주. 혹은 고려할 수 있는 생각들. 이차적으로 밀려났던 요소들을 가장 중요한 요소들 중의 하나로 그 형태를 변형시킨다는 의미.

면 참 죄송하군요! 시간이 너무 흘러서 선생님이 저를 더 이상 오래 만나 줄 수 없다는 것을 저도 알고 있었어요. 선생님께는 시간이 돈이니까요. 그렇게 하기 원하시면 지금이라도 떠나지요."

치료자는 뜻밖의 일에 깜짝 놀라서, 치료 시간이 종료되기 전에 무언가 이야기할 시간이 있는지를 알기 위해서 시계를 보았을 뿐이라고 다소 방어적으로 답변하였다. 환자는 "참 잘도 둘러대는 군요. 제가 지금 그 말을 믿을 거라고 생각하세요?"라고 되물었다. 치료자는 더욱 방어적이 되어 단호하게 말했다. "믿든 믿지 않든 그건 사실이에요." 환자는 굴하지 않았다. "저는 제가 본 것을 믿어요." 환자는 작은 의자 옆에 있는 나무 책상을 손으로 단단히 붙잡고는 언성을 높였다. "그건 마치 선생님이 이 책상이 나무로 만든 것이 아니라고 제게 말하는 것 같군요." 환자가 오해하고 있다고 생각하면서 치료자는 계속 말하였다. "내가 말하는 것은 이게 전부예요. 저는 당신이 내게 대해서 생각하는 그런 것과는 다른 이유로 시계를 보았을 수 있다는 것이지요. 지금 당신이 하는 것은 바로 아버지에 대해서 당신이 추정하는 것과 같은 것일 수 있네요." 환자는 또 다른 가능성들을 제공하려는 치료자의 노력에 대한 반응으로 더더욱 고집을 세워가고 있었다. "선생님은 제가 본 것을 보지 않았다고 말하려고 하시는 군요. 적어도 그건 인정하실 수 있을 거예요

이 증례에서 치료자는 이 특별한 환자의 거의 망상에 가까운 확신을 치료해 보려고 노력하고 있다. 환자가 보는 현실은 내적인 느낌이나 신념 혹은 과거의 경험에 입각한 것이 아니라 오로지 그 현실 자체이다. 정신적 등가 모드의 특징인, 의식화의 실패는 전이를 주제로 한 치료 작업을 극도로 어렵게 만든다. 이런 유형으로 기능하는 환자들은 전이 상황 안에서 '연기를 하는 것(playing)은 불가능하기 때문에 자신들이 치료자를 보는 시각은 정확한 것'이라고 확신한다. 즉, 환자들은 가장 모드(pretend mode)로 들어갈 수 없으며 따라서 자기 자신들과 타인들의 내적 세계에 대해서 숙고할 수 없다.

이 증례의 환자는 과거의 외상에 기초한 내적 대상 관계를 재경험하게 되었기 때문에 공포를 느끼게 되고 생각이나 숙고를 할 수 없다. 또 환자가 너무 강하게 비난하여 치료자의 생각할 능력을 감소시키고 있고 이어서 치료자는 더욱 방어적이 되고 결국 실제로 환자가 두려워했던, 박해자가 되는 수준에 이르게 된 것이 도대체 어떻게 된 일인지를 주목해야 한다. 치료자가 환자의 내적인 드라마에서 하나의 역할을 맡게끔 강제된, 이러한 투사적 동일시의 과정은 환자의 강압 아래서 치료자로 하여금 일시적으로 의식화 능력을 상실하게 할 수 있다(Gabbbard 2010). 다시 말해서 그 치료자는 자신이 생각하는 현실만이 근거가 확실한 것이라고 계속해서 주장하고 있었던 것이다. 이렇게 해서 경계성 환자들은 자신의 내부로부터 자각하게 된 위험을 밀어 내고 제어하는 방편으로 치료자의 마음을 식민지로 이용할 수 있다. 이윽고 치료자는 명백히 악하고 박해하는 대상이 되어 버렸다.

거의 망상 수준에 이른 환자의 확신으로 인해서 치료자는 자신을 의심하기 시작한다. 이런 환경 아래서 의식화를 증진한다는 것은 엄청난 도전이다. 지적하였듯이, 의식화할 수 없는 환자들에게 행동의 의미를 해석해 주는 것은 성급한 일이다. 이 환자들에게는 행동을 유발한 감정적인 상태에 대하여 스스로가 정교하게 기술하도록 돕는 것이 훨씬 더 유용하다(Fonagy 1998). 예를 들어, 한 환자가 치료를 시작하면서 어제 저녁에 10개나 되는 막대사탕을 먹어버렸다고 말하였다. 치료자는 무엇이 그렇게 하도록 자극하였는지 상세히 말해 보라고 요청하였다. 처음에는 잘 모른다고 대답하였지만, 치료자가 가능한 유발 요인과 감정 상태에 대하여 계속해서 은근히 물어나가자, 환자는 결국 그녀가 만났던 남자가 전화를 해서는 밖에서 데이트를 하자고 하였다는 것을 기억해 냈다. 그리고는 만일 그와 함께 저녁을 먹게 된다면, 그가 그녀에 대하여 “살찐 돼지”라고 생각할 것이며 다시는 데이트 요청을 하지 않을 것이라고 말하였다. 그래서 그녀는 전화를 끊고 나서 가게에 가서 막대사탕을 사게 된 것이었다. 행동을 유발시킨 감정상태를 이해하기 위한 격려를 통하여 치료자는 감정과 행동 사이의 연결을 확립하도록 도왔다. 다시 말해서, 폭식은 우울함에서 비롯된 것이 아니었다. 오히려 그보다는 자신이 만난 남자로부터의 저녁 초대와 관련된 자기 혐오감과 불안으로 인해 발생한 것이다.

의식화를 촉진하는 다른 방법은 환자의 기분이 순간 순간 어떻게 변화하는지를 관찰하는 것이다. 그렇게 해서 환자는 마침내 자신의 내적 상태에 대해 치료자가 관찰한 바를 내재화할 수 있게 된다. 이에 더하여, 치료자의 내적 상태, 즉 넓은 의미에서 치료자의 역전이에 대한 환자의 환상을 격려하는 것도 유용하다. Gunderson(1996)이 제안한 것과 같이, 만일 환자가 한밤중에 전화를 했었다면, 치료자는 다음 치료시간에 “한밤중에 하신 그 전화에 대해서 제가 어떻게 느꼈을 것이라고 생각하세요?”라고 물어서 환자의 환상을 조사할 수 있다. 환자가 더 반성해 보도록 격려하는 또 다른 기법은 자기파괴적 행동의 결과에 대해 생각하도록 돕는 것이다(Waldinger 1987). 이 환자들의 많은 자기파괴적 행동들은 행동의 결과에 대해 고려하지 않는 상황에서 급박하게 일어난다. 이런 행동들이 초래할 수 있는 부정적 결과에 대해 반복 질문함으로써, 치료자는 이러한 행동들이 환자에게 덜 만족스러운 것이 되도록 도울 수 있다.

필요할 때는 한계를 설정한다. Set limits when necessary. 많은 BPD 환자들이 치료자의 직업적 경계를 잔인하다고 생각하며 자신을 처벌하기 위해 제한을 한다고 여긴다. 그들은 끌어안아주거나 더 오래 면담을 해 주고 또 치료비를 깎아 주거나 약속시간을 지키지 않아도 용서해 주는 등 보다 확실하게 돌보아 주기를 요구한다(Gabbard와 Wilkinson 1994). 한계를 정하는데 죄의식을 갖는 치료자들은 자살을 막거나 유연성을 갖는다는 구실을 붙여 경계성 환자와의 직업적 경계를 넘어서려 할 수도 있다(Gabbard 1989c; Gutheil 1989). 예를 들면 어떤 남성 치료자가 한 여성 환자를 정신치료하기 위하여 처음에는 일주일에 두 번 만났으나 일 년이 지나면서 일주일에 일곱 번 만나게 되었다. 일요일에도 그는 이 환자만을 특별히 만나기 위해 출근을 해야 했다. 지도의가 그의 행동에 의문을 제기하자 그는 환자의 자살을 막기 위한 일이라고 방어하였다. 그는 그 환자를 무릎 위에 앉혀 면담을 하기도 한다는 사실도 인정하였고 환자가 어려서 경험하지 못한 어머니 역할을 제공하기 위한 것이라고 자신의 행동을 정당화하였다.

어떤 치료자는 환자의 행동에 대한 합리적 제한을 강요할 때, 스스로를 잔인하다거나 가학적이라고 느낀다. 하지만 역설적으로, 더 많은 자유를 요구하는 많은 환자들은 요구가 들어졌을 때 증상이 악화된다. Menninger 재단의 정신치료연구 프로젝트의 한 부수적인 연구에서, Colson들(1985)은 부정적인 결과를 보인 환자들에 대해 조사하였다. 한가지 공통되는 요인은 치료자가 환자의 행동화를 제한하는데 실패한 것이었다. 대신 환자의 상태가 나빠져 가는 동안 치료자들은 단지 행동화에 대한 무의식적 동기만을 해석하고 있었다.

환경의 제한을 필요로 하는 행동에 대한 간략한 요약에서 Waldinger(1987)는 치료자나 환자의 안전을 위협하는 행동들, 그리고 정신치료 자체를 위협하는 행동들을 열거하고 있다. BPD 환자에게는 항상 자살 위험이 존재하며 치료자는 자살 충동이 지나칠 때면 언제라도 입원시킬 수 있도록 준비해야 한다. 일부 치료자는 심한 환자와 계속 접촉함으로써 이들을 치료해 보려는 영웅적 시도를 하는 바람직하지 못한 위치에 서 있는 자신을 발견할 때도 있다. BPD 환자의 자살을 막기 위해 결국 매일 밤 한시간씩 전화 통화를 해야 했던 치료자도 있었다.

부인하고 다른 곳에 투사한 자기를 다시 회복하도록 돕는다. Help the patient re-own aspects of the self that have been disavowed or projected onto others. 분할과 투사적 동일시가 BPD 환자들의 일차적 방어기제들이기 때문에 불완전하거나 혹은 분쇄된다(being incomplete or fragmented)는 경험이 경계성 병리의 핵심 현상이 된다. 정신치료 중에 환자들은 일종의 시간 분할을 사용하는데 일주일 전 혹은 한달 전에 했던 행동이나 말을, 마치 다른 누군가가 책임이 있는 것처럼 자신이 한 것이 아니라고 부인한다. 한 치료자가 지난 시간에 왜 그렇게 심하게 화를 냈었는지를 물었고 환자는 치료자가 화를 돋우는 것에 몹시 당황하였다. 환자는, "왜 선생님이 지금 그 문제를 들고 나오는지 모르겠군요. 난 더 이상 그렇게 느끼지 않는데요."라는 말로 반응하였다. 치료자에게 자신을 표현하는 방식이 매주 달라지는 극적인 변화의 형태로 환자들의 자기-연속성의 결여가 드러나기도 한다. 이때 치료자의 임무는 환자의 분쇄된 자기의 다양한 측면들을 연결시켜 주는 것이며, 서로 다른 자기표상들을 하나의 일관된 전체로 다시 소유하고 통합하는 작업(re-owning and integrating)과 연관된 불안을 해석하는 것이다. 또한 환자의 내적 자기표상들과 대상표상들은 치료자나 다른 사람들에게로 투사된다. 시간이 지나면서, 치료자들은 이 환자들이 자기 스스로의 비참한 부분들을 제어하려는 시도로 무의식적으로 이 부분들이 마치 타인들의 것인양 취급하려 한다는 사실을 이해하도록 경계성 환자들을 돕는 작업을 시도한다. 환자들이 자신과 타인들의 선한 측면과 악한 측면들을 통합하려 한다면 그들이 품고 있는 강한 증오의 감정이 그나마 남아있는 사랑의 자취를 파괴할 것이라는 환자의 두려움을 해석해 주는 것이 이런 노력의 중요한 일부분이다. 증오란 어디에나 있을 수 있는 감정으로 사랑과 통합되고 섞여짐으로써 공격성을 더욱 건설적인 방향으로 사용할 수 있게 된다는 사실을 경계성 환자들이 인식하도록 치료자가 돕지 않으면 안된다. 이미 논의하였듯이, "자기 스스로의 피부 경계 안에서 사는 방법을, 즉, 사랑과 증오에 의해서, 그리고 생명과 파괴에 의해서 생겨나는 변증법적인 논리 안에서 살아가는 방법을 환자들이 배울 수 있도록 우리는 돕는다(Gabbard 1996)."

치료동맹을 확립하고 유지한다. Establish and maintain the therapeutic alliance. BPD 환자들은 치료동맹을 당연한 것으로 볼 수 없고 따라서 매 순간, 그리고 치료시간마다 변화되는 치료동맹의 부침(浮沈)에 치료자들이 적응하지 않으면 안된다. 치료동맹을 만든다는 것이 환자가 말하는 모든 것에 동의한다는 것을 의미하지는 않는다. 하지만 환자가 지각하고 있는 것을 이해하도록 환자와 협조하기 위해서, 그리고 치료자와 환자가 치료 상의 동일한 목표를 추구하기 위해서 치료 목표들을 재평가하고 이 목표들을 수정함에 있어 유연한 자세를 취하기 위해서 지속적으로 노력한다는 것을 의미한다. 경계성 환자들은 다른 사람과 협조해야 하는 일에 심각한 어려움을 가지고 있다(King-Casas들 2008). 게다가 환자들이 중립적인 표정을 잠재적으로 악의를 가지고 있거나 냉담한 것으로 오해할 가능성이 높기 때문에 치료자들은 환자들이 내보이는 비언어적 의사전달을 알아 차리도록 노력해야 한다. 또한 정신과의 속담에서 나오는 "빈 화면 같은 얼굴(blank screen face)"을 하는 것은 초보치료자가 저지르는 흔한 실수 중의 하나이다. 이런 표정은 BPD 환자들을 치료할 때 동맹 형성을 파괴하는 역할을 한다. 오히려, 치료자의 동기에 어느 정도 의심을 살 수도 있다는 사실을 염두에 두고라도 환자와의 자연스럽고 따뜻한 대화에 기꺼이 참여하는 것이 더 좋다. 얼굴 모핑에 대한 연구자료를 통해서 추정해 볼 때, BPD 환자들은 타인들의 감정 상태에 대해 과다하게 조율(hyperattunement)하기 때문에 대부분의 다른 사람들 보다 빠르게 감정적 표현을 구별해 내는 능력을 가지고 있다. 따라서 이처럼 고도로 발달된 민감성으로 인해서 환자들이 치료자의 무의식적인 감정적 상태를 매우 빠르게 알아차릴 수 있다는 것을 치료자들은 알아둘 필요가 있다. 치료자가 스스로 알기도 전에 치료자가 지루해 하기 시작했고 짜증이 나기 시작했다는 것을 환자가 먼저 인식할 수 있다. 이때 치료자들은 환자에 의해서 지적된 그 감정상태를 자동적으로 부인하지 않도록 해야 한다. 동맹을 유지하는 더 건설적인 방법은 치료자가 알지 못하는 무언가를 환자가 정확하게 지각하고 있을 가능성이 있음을 인정하고 환자에게 그렇게 말해주는 것이다(Gabbard 2012).

역전이 감정을 감시한다. Monitor countertransference feelings. 정신치료를 완벽하게 논하기 위해서는 역전이에 주목하지 않으면 안된다. 투사된 부분을 수용하고 투사의 속성을 숙고하는 것은 환자의 내적 세계를 진단하는데 도움을 준다(Gabbard와 Wilkinson 1994). 더욱이 치료자 자신의 느낌을 지속적으로 감시함으로써 역전이가 행동화하는 것을 막을 수 있다. 증오(hatred)나 분노(anger)를 감당하는데 치료자마다 각자의 개인적인 한계가 있다. 치료자가 역전이 감정을 주의 깊게 감시함으로써 자신의 한계를 파괴적이 아니라 건설적으로 다룰 수 있다. 예를 들면 치료자가 환자에게 "당신은 내가 당신을 도울 수 있게 하지 않고 오히려 나를 화나게 만들려고 애쓰고 있다는 느낌이 든다. 우리들에게 지금 무슨 일이 일어나고 있는지 이해하도록 노력해 보자."고 얘기함으로서 역전이 감정을 치료적으로 활용할 수 있다. 또 치료자는 "내게 계속 소리를 지른다면 함께 효과적인 치료작업을 할 수 없을 것이다. 나는 당신이 분노를 잘 조절하여 소리지르지 않고 말로 표현하는 것이 대단히 중요하다고 생각한다."고 하면서 역전이에 대한 반응으로 나타날 수 있는 환자의 욕설을 제한해야만 한다. 치료자는 BPD 환자에게 실제적이고 솔직해야 하는데 그렇게 하지 않으면 환자는 치료자를 인간적인 측면과는 동떨어져 있는 성자(聖者)로 보고 질투심만 증가시키게 될 것이다(Searles 1986).

다음의 임상 증례는 22세의 경계성 환자 CC양과의 한 정신치료 시간을 기술한 것으로 치료에 있어서의 기법을 사용하는 원칙들 몇 가지를 묘사하고 있다.

지난 시간을 빠진 CC양이 치료시간에 도착하였다. 그녀는 치료자의 책장에 꽂혀있는 책에 관한 농담으로 치료자를 끌어드리며 치료시간을 시작하고 있다.

CC : 아니, 저 책은 새로운 것이로군요.

치료자 : 아니요. 언제나 거기 있었어요.

CC : 아니, 그렇지 않아요. 전에는 본 적이 없어요.

치료자 : 아, 거기 있었던 것이 확실해요. 그런데, 주제를 바꾸고 싶네요. 지난 시간에 오지 않은 이유에 대해서 설명을 좀 해 주세요. 〈치료자는 자연스럽게 환자의 농담에 참여하였으나 결국은 지난 시간 환자가 결석하였다는 심각한 주제로 돌아오고 있다.〉

CC : 그냥, 치료 받으러 올 기분이 아니었어요. 내가 여기서 갖게 될 기분을 다루고 싶지 않았던 거죠.

치료자 : 자동응답기에서 제 전화를 받지 않으셨나요? 〈그녀가 치료시간에 오지 않아서 자살 가능성을 걱정한 치료자는 환자의 집으로 전화를 했었다.〉

CC : 받았지요. 메시지를 남기셨을 때 제 방에 있었어요.

치료자 : 왜 전화를 받지 않으셨어요?

CC : 글쎄, 아무 전화도 받지 않았어요. 누구랑 얘기할 기분이 아니었어요.

치료자 : 제가 전화를 해 달라고 했는데, 기억하지요?

CC : 알아요, 하지만 선생님에게 전화를 하는 것이 너무 난처해서요.

치료자 : 제가 어떤 반응을 보일 거라고 생각하셨는데요? 〈치료자는 자신의 역전이에 대한 환자의 환상들을 조사하도록 환자에게 요청함으로써 환자의 반성 기능을 격려하고 있다.〉

CC : 별로 생각해 보지 않았는데요. 〈환자는 자기나 타인에 대해서 내적인 상태에 반성 기능이 결여되어 있음을 나타내고 있다.〉

치료자 : 스스로를 해칠 것에 대해 걱정할 지도 모른다고는 생각하셨나요?

CC : 네, 그런 걱정을 한 것 같아요. 죄송해요. 다시는 안 그러겠어요.

치료자 : 저는 미안한 것이 문제가 아니라, 그걸 넘어서서, 그 당시에 마음 속에 어떤 일이 진행되었는지를 우리가 이해하는 것이 좋겠다고 생각하고 있어요. 왜냐하면 이렇게 하는 것이 치료에 나오지 않은 것에 대해 함께 다루어 나가는데 영향을 주기 때문이지요. 〈치료자는 치료를 가능하게 하는데 필수적인 조건들 중의 하나는 환자가 정규적으로 치료시간에 나오는 것임을 명확히 하고 있다.〉

CC : 그땐 그냥 제 자신 속에 빠져 있었어요. 뭔가 기가 죽어 있었다고나 할까요.

치료자 : 무엇 때문에요?

CC : 모르겠어요.

치료자 : 자, 모르겠다는 말을 그냥 받아들이지 말고, 어떤 이유가 있었는지 알도록 애를 써 봅시다. 〈환자는 자신의 내적 상태를 반성하기를 원하지 않는다. 하지만 치료자는 무릎반사처럼 그냥 사라져 버리듯 하는 것을 더 상세히 묘사하도록 격려하고 있다.〉

CC : 저, 그냥 모든 사람들이 나에 대해서 잊어가고 있다는 느낌이 들어요. 아무도 내가 무얼 하는지, 내가 무얼 필요로 하는지 알려고 하지 않는 것 같아요.

치료자 : 하지만 부모님이 언제나 자신의 생활에 간섭하고 지켜보고 있는 것을 참을 수 없다고 나에게 말했었지요.

CC : 알아요, 하지만 그건 내가 언제나 실수를 저지르기 때문이지요.

치료자 : 더 이상 실수를 저지르지 않고 책임 있게 행동하면 아무도 주의를 기울이지 않을 것이라고 생각하나요? 〈치료자는 사실에 대해서 힘있는 선언을 하는 대신, 그 사실에 대해서 환자가 받아들이고 반응을 보이도록 질문을 하면서, 환자의 행동에 대한 가능한 해석이나 설명을 시도하고 있다.〉

CC : 그냥 저는 모든 사람들이 저에 대해서 잊어버릴 거라고 생각해요.

치료자 : 그것에 대해서 한가지 생각이 떠올랐는데요. 자신이 사람들 주위에 있지 않으면 그 사람들에 대해서 잊어 버리는군요. 그래서 다른 사람들도 같을 것이라고 걱정하는 건가요? 〈치료자는 환자의 손상된 대상항상성이나 회상 기억에 대하여 자신이 알고 있는 것에 기초하여 환자의 근심에 대한 해석적 이해를 표현하고 있다.〉

CC : 저는 다른 사람들을 마음 속에 기억할 수가 없어요. 선생님과 같이 있지 않을 때는 선생님 얼굴도 기억이 나지 않는걸요. 그냥 사람들이 존재하지 않는 것처럼요. 한번도 기억해 낸 적이 없어요.

치료자 : 자신이 사람들로부터 멀어져 있을 때 사람들이 어떻게 반응하였는지 생각해 내기가 쉽지 않았을 거라는 생각이 드네요. 지난 주 목요일에 치료시간에 오지 않았을 때도 마찬가지였을 겁니다. 그때 아마도 제가 여기 이렇게 앉아서 CC양이 어디에 있는지, 왜 전화를 하지 않았는지 염려하고 있다고는 생각하기 어려웠을 거예요. 〈치료자는 환자가 의식화하는 것과 회상 기억을 하는데 어려움이 있음을 공감적으로 이해하고 있음에 대하여 알려주고 있다.〉

CC : 전혀 생각하지 않았네요. 얼마쯤은, 제가 치료시간에 참석하는 것이 그냥 피곤하기 때문이기도 하지요. (사이) 선생님께 얘기하지 않은 게 있어요. 사실은 프로작 먹는 걸 중단했어요.

치료자 : 언제부터지요?

CC : 한 일주일쯤 됐어요.

치료자 : 약을 끊는 것이 어떻게 좋고 어떻게 나쁜지 얘기했어야 하는데요. 왜 제게 상의하지 않았나요? 〈자기가 시키면 무엇이든 따르도록 환자에게 강요하는 부모와 동일시하기 시작하면서 치료자의 역전이적 좌절이 드러나고 있다.〉

CC : 안 된다고 말씀하실 걸 알기 때문이에요.

치료자 : 저는 아직도 왜 약 복용을 중단하였는지 분명히 알지 못하겠어요.

CC : 저는 그냥 환자이고 싶지 않아요. 치료가 잘 되는 건 좋죠, 하지만 약은 먹고 싶지 않아요.

치료자 : 이 일에 관해서 제가 제일 염려하는 것은 CC양이 하려고 생각한 일에 대해서 저하고 상

의하지 않았다는 거지요. 치료시간에 빠진 것, 전화를 하지 않은 것, 제 전화에 답을 하지 않은 것, 모두가 비슷한 일이네요. 어느 정도는 치료자를 적으로 보는 것도 같고, 그래서 프로작을 중단하든가 치료시간에 오는 문제 등 중요한 결정을 내릴 때 저와 협력하고 싶지 않은 것 같군요.

CC : 모두가 나를 주시하고 있고 내 모든 움직임을 지켜보고 있는 것 같아요. 사람들 모두 내가 뭔가 나쁜 일을 하는지 잡아내려는 것 같아요.

치료자 : 글쎄요, 만일 저를 그런 식으로 본다면, 왜 치료에서 멀어지려는지 알 수 있겠어요. 〈치료자는 드러난 부정적 전이와 그가 해 온 반대자로서의 역할을 조사함으로써 치료동맹을 촉진하고 치료의 본래의 목적으로 되돌아오게 하고 있다.〉 CC양이 자살에 대한 생각을 극복하고 더 생산적인 생활을 하기 원하기 때문에 여기 있는 것이라는 사실을 마음속에 새기는 것이 중요하다고 저는 생각해요.

역전이를 감시하는데 있어 공통된 쟁점 한가지는 환자에 의해서 촉발된 많은 감정들이 무의식적이라는 것이다. 따라서 치료자는 치료시간을 약간 늦게 시작하거나 약간 일찍 끝내는 등의 사소한 행동들 때문에 이를 알아채게 될 수도 있다. 역전이는 환자를 향해서 생겨난 무의식적인 감정을 치료자가 알기 전에 감독자(혹은 상담자)가 발견해 낼 수도 있으며, 따라서 치료자들은 치료 과정 중에 감독자와 함께 역전이의 발생을 탐색하는데 주저하지 말아야 한다. 어떤 치료자들은 그것이 긍정적이든 부정적이든 이런 감정이 너무 강해서 당황하기도 하고, 그래서 감독자에 의해 거절될 것이 두려워 감독자와 이런 감정들을 나누기를 꺼려 하기도 한다. 그러나 모든 치료자가 기억해야만 하는 기본적인 원리는 그가 감독자에게 가장 숨기고 싶어 하는 감정이나 행동이 감독자와 반드시 논의해야 하는 바로 그것이라는 것이다.

입원치료와 부분입원치료 Hospital and Partial Hospital Treatment

정신분석에 입각한 입원치료의 원칙은 제 6장에 기술하였다. 여기서는 BPD 환자를 다루는데 있어 본질적 요소로서 입원치료에서 분할을 다루는 문제를 설명하고자 한다. 따라서 독자들은 BPD 환자의 입원치료의 기본원칙을 제 6장에서 참고해야 한다. BPD 환자에서의 특징적인 몇 가지 요소만을 여기서 지적할 것이다.

입원 중인 경계성 환자들은 자신들의 내적 혼돈이 치료환경으로 외향화될 때 병동을 파괴할 수 있다. 어떤 환자들은 분할이나 투사적 동일시와 관련하여 강력한 역전이를 일으키는 특별한 환자들이다(Burnham 1966; Gabbard 1986; Main 1957). 다른 환자들은 돕고자 하는 사람들을 공격하려는, 증오에 가득 찬 환자들이다(Gabbard 1989b). 또 다른 환자들은 모든 치료계획에 대해서 대화나 참여를 거부하는 수동적이고 부정적인 환자들이다(Gabbard 1989a). 비록 이 환자들이 치료에 반응을 보이지 않는 것처럼 보이지만, 환자의 개인적 역동과 치료진의 역전이에 대해 특별한 주의를 기울임으로써 결국에는 치료될 수 있는 환자들도 있다.

경계성 환자들의 입원치료에는 많은 전통적인 가르침들이 내려오고 있지만 이들 대부분은 전혀 충실한 자료들에 기초를 두고 있지 않다. 일부 치료자들은 입원이 퇴행과 의존을 조장하기 때문에 경계성 환자들을 입원시켜서는 안 된다고 생각한다. 뒷받침할만한 충분한 자료가 있는 것은 아니지만, 입원치료가 심한 인격장애 환자들에게 상당히 도움이 된다는 사실을 입증한 적어도 한 가지 대조군 연구가 있다. 영국에서 Dolan들(1997)은 Henderson 병원에 137명의 심한 인격장애 환자들 집단에 대하여 이들의 의뢰 시점과 1년 간의 치료가 끝나는 시점에서 이들을 평가하였다. 의뢰될 당시 70명은 입원하였으며 67명은 입원하지 않았다. 연구자들은 입원하지 않은 환자들에 비하여 입원집단의 환자들이 경계성 증후군 증상표(BSI, Borderline Syndrome Index) 점수에 의미 있는 큰 감소가 있었음을 보고하였다. 또한 BSI 점수의 변화는 입원치료의 기간과 의미 있는 양의 상관관계를 보였다.

전에는 입원 환경에서 행하여 졌던 많은 치료들이 이제는 낮병원이나 부분입원의 형태로 제공되고 있다. Halliwick 낮병원 연구의 인상적 결과들은 이 치료방법이 인격장애 치류에 있어서 좋은 미래를 약속할 수도 있음을 보여주고 있다. Piper들(1993)도 낮병원 치료를 통한 무작위 연구에서 인격장애 치료에서의 성공을 보고하였다. Wilberg들(1999) 역시 한 낮병원에서 치료한 인격장애 환자들의 긍정적 결과를 보고하고 있다. 낮병원 치료가 학구적 환경 밖에 존재한다는 것 때문에 성공적인 것인지를 결정하기 위하여, Karterud들(2003)은 1993년부터 2000년까지 노르웨이 정신치료 낮병원 치료망에 속한 8개의 치료 프로그램에 등록한 1,010명의 인격장애 환자들을 조사하였다. 많은 경계성 환자들을 포함한, 조사를 마친 환자들은 등록 시점부터 퇴원할 때까지의 치료 결과를 측정한 모든 항목에서 의미 있는 호전을 보였으며, 이 호전이 추적 기간까지 유지되거나 점차 더 나아지는 결과를 보였다. 따라서 이제 낮병원은 경계성 환자들이나 혹은 더 심한 인격장애를 앓고 있는 환자들을 위해 상당히 효과적인 접근방법으로 확립되어 가고 있다. 지난 수년간 장기간의 입원치료에서 사용된 것과 동일한 치료 원칙들이 낮병원 치료에 들어온 환자들에게 유용하게 적용될 수 있을 것이다.

어떤 환자들은 대부분 외래에서 정신치료를 하는 것에도 잘 반응을 하지만 때로는 그 과정 중에 단기 입원치료가 필요하다. 왜냐하면 일시적으로 강렬한 자살 충동에 빠질 수도 있고 자기 파괴적이 될 수 있고 또 때로는 다소 현실에서 멀어질 수 있기 때문이다. 또 정신치료 중 다양한 정도의 혼란이 발생할 수도 있다. 단기입원치료의 목적은 환자의 방어와 적응기능의 급속한 회복이기 때문에 병동 치료진은 환자가 퇴행되는 것을 막아야 한다. 입원환자의 치료자들은 환자와의 의견교환을 통하여 환자가 포기하지 않고 자신의 충동을 조절할 수 있도록 도와야 한다. 비록 때로는 억제대나 젖은 담요, 혹은 항정신병약물 등 외부적 제어가 필요하지만, 환자 자신이 자기조절에 책임이 있음을 강조해야 한다. 환자의 약해진 자아는 규칙적인 일과표, 충동적 행동의 명백한 결과, 직원이나 다른 환자와의 집단적 혹은 개인적 모임 등 예측 가능한 지속적이고 엄격한 구조에 의해 보강될 수 있다.

새로 입원한 BPD 환자는 대개 간호사들에게 수시로 오랜 면담을 요구하는 경향이 있다. 간호사가 실제로 요구를 만족시키려는 시도에 걸려든다면 환자는 일대 일의 치료면담에 소비한 시간에 비례하여 나빠질 것이다. 오히려 간호사들에 의한 5~10분 정도의 규칙적인 짧은 면담이 BPD 환자에게 더 많은 도움이 될 것이다.

병동 직원들과 병동 그 자체가 BPD 환자에게는 보조자아의 기능을 한다. 직원들은 조사하고 해석하는 작업을 시도할 것이 아니라, 제 6장에서 논의한 바와 같이, 환자로 하여금 위기를 일으킨 요인이 무엇인지 알게 하여 주고, 대체물을 찾음으로써 충동의 발산을 연기시키며, 행동의 결과를 예견하게 해 주고, 또한 내적 대상관계를 명확히 할 수 있도록 도와주어야 한다. 단기입원의 또 다른 기능은 환자의 내적 세계를 좀 더 정확히 진단하는 것이다. 마지막으로 직원들은 정신치료 중 발생하는 환자의 위기와 난관의 속성을 정신치료자들이 이해하도록 도와줄 수 있다. 제 6장에서의 논의와 같이 분할에 대한 접근에 추가하여, 직원들은 의사로서의 치료자의 능력과 가치를 인정함으로써 치료자를 도와줄 수 있다(Adler 1984). Adler의 자기심리학적 입장에서 보면 간호사나 병동 직원들은 환자와 치료자 모두를 위한 자기대상의 기능을 수행할 수 있다(Adler 1987).

또한 환자와의 비밀이 유지되지 않도록 규범을 정해야 한다. 환자가 한 직원에게 한 얘기는 어떤 내용이든지 모임에서 다른 직원들과 나누어야 한다. 직원은 환자에게 악의 없는 일상적이고 따뜻한 방법으로 "안됩니다."라고 반복해서 얘기할 수 있어야 한다. 그렇지 않으면 '선한' 모습을 보이는 직원들이 구속이라는 방법을 사용하는, 즉 '악한' 방법을 사용하는 사람과 동일하다는 사실을 통합하지 못하게 될 수도 있다. 이러한 자기표상과 대상표상의 내적 통합이 장기적인 입원치료(extended inpatient treatment)의 또 다른 일차적 목표가 된다.

환자가 평소 여러 제한들에 대하여 생각해 온 것과 같이 단지 제어를 위한 가학적 시도에서가 아니라, 제한에 대한 환자의 필요에의 공감적 이해에 근거하여 이들에게는 여러 제한이 항상 필요하다.

자살이나 자기파괴적 행동은 종종 중요한 문제가 되는데 이는 BPD 환자가 병원 밖에서 가족이나 사랑하는 사람들을 조종하는데 사용하였던 것과 같이 그러한 행동을 함으로써 모든 치료진을 조종하려 하기 때문이다. 병동 치료진들은 그러한 행동의 책임이 궁극적으로 환자 자신에게 있으며 현실적으로 아무도 자살 수행을 막을 수는 없다는 점을 환자 개개인에게 강조해 주어야 한다. BPD 환자들은 대개 입원 중에도 종이클립, 음료수 깡통, 전구 혹은 담뱃불 같은 것으로 표피적 손목절단을 자행하는 경우가 종종 있다. 실제 손상은 경미할지라도 병동 치료진은 그 행동의 원인을 주의 깊게 조사해 보아야 한다. 이런 행동이 이인증이나 해리와 관련이 있는가? 아동기 성학대의 병력이 있는가? 환자가 프로작을 계속 복용하고 있는가? 이런 행동이 치료자를 조종하여 주의를 끌려는 시도는 아닌가?

만성적으로 자살기도를 하는 BPD 환자는 치료진에게 강력한 역전이를 불러일으키며, 치료진은 이러한 시도나 제스처를 조종하려는 것으로 받아들이고 환자의 자살위협에 관심을 두지 않게 된다. 병동 치료진은 자살기도의 경력이 있는 환자의 자살성공율이 자살기도의 경험이 없는 환자들에 비하여 140배나 높다는 것(Tuckman과 Youngman 1963)과 자살기도자의 대략 10~20%가 결국 자살에 성공한다는 것을 명심하지 않으면 안 된다(Dorpat과 Ripley 1967).

가족치료 Family Therapy

BPD 환자의 내적 대상세계를 치료하여 변형시키는 데는 집중적인 개인정신치료가 필요하다. 그러나, 가족과의 치료작업이 전체 치료계획에 있어 필수적 보조수단이 되는 경우가 있다. 아이가 경계성 인격장애로 발달하였다는 것 때문에 그 부모들이 비난을 받았던 시기가 있었다. 비록 해로운 양육이 경계성 장애라는 그림의 한 부분일 수도 있겠지만, 다른 많은 경우 부모들은 까다로운 기질을 가지고 태어나 가족 전체에 갈등을 일으키고 있는 아이를 대하고 있는 것이다. 첫 단계는 부모를 협력자로 참여시키는 것이다. 그러기 위해서는 환자의 치료의 한 부분으로 배우자, 동반자, 부모들에 대해서 가능하면 많은 양의 기본적인 정신교육을 시키는 것이 도움이 된다. 이러한 협업방식은 부모나 중요한 타인들이 가족치료에 참여할 동기를 가질 수 있도록 도울 수 있다.

치료에 가족들을 참여시키는 것은 많은 단기 가족치료에서도 가능하다. 정신교육은 상담이나 지지 집단으로 이어지기도 하는데, 경계성 인격장애가 널리 퍼져있는 질환이므로 이에 대한 반응으로 생겨난 소비자 단체들에 의해서 후원을 받는 형태일 수도 있다. 이런 모임들 중에는 다중 가족 집단들도 포함된다. 때로는 환자와 부모들이 문제 해결을 위해서 함께 참가하는 합동치료(conjoint therapy) 역시 도움이 될 수 있다. 환자나 부모들이 분노를 폭발시키거나 집단을 떠남으로써 모임을 깨뜨려 버리는 일 없이 자신들의 갈등을 논의할 수 있다면 정규적인 가족치료가 가장 적당할 것이다. 환자의 진술 중에서 무엇이 진실이든 간에 부모가 유감으로 받아들인다면, 부모에게 일정 정도 책임을 지우는 것도 유용할 수 있을 것이다.

제 5장에서 기술한대로 분할과 투사적 동일시는 가족체계 내에서 병적 항상성을 유지하는데 필요한 극히 흔한 기제이다. 예를 들면, 부모 중 누군가가 악한 내적 자기표상이나 대상표상을 받아 들여 그것을 청소년이거나 젊은 청년인 자녀에게로 투사함으로써 자녀는 이러한 투사물과 동일시하여 BPD 증상을 가진 구성원이 된다.

치료자가 가족 유형을 진단하는데 있어서 자신의 이론적 틀을 가족에 끼어 맞추려 해서는 안된다. 예를 들면 어떤 정신역동적 모델은 어머니의 과잉간섭을 전제하고 있지만(Masterson과 Rinsley 1975), 경험적 연구(Gunderson과 Englund 1981; Gunderson들 1980)에 의하면 과잉 간섭하는 부모보다는 소홀히 하는 부모가 더 많다고 한다. BPD 환자를 소홀히 다루는 부모는 그들 자신이 결여되어 있는 경향이 있어 자녀에게 아무런 원칙적인 지침(rules)이나 '구조(structure)'를 제시하지 못한다.

과잉간섭이 광범위하게 나타나는 가족에서의 가족치료는 다른 가족구성원을 위하여 각 구성원들의 요구를 존중해야 한다. 부모는 자신들의 경계성 증상 자체로 고통받을 수도 있고 치료를 하면서 경계성 자녀를 잃을지도 모른다는 것에 극심한 위협을 느낄 수도 있다. 치료자는 환자의 호전이 부모의 심한 대상부전을 야기하여 결국 그 부모가 분리를 받아들이고 공황상태에 빠져버릴 수도 있다는 가능성을 심각하게 고려하지 않으면 안 된다(Brown 1987). 이 경우 가족치료자는 전체 가족체계뿐 아니라 환자의 변화에 의해 야기되는 난관을 그 가족이 다룰 수 있도록 도와주어야 한다. 치료자는 환자와 가족을 따로 떼어내어 파헤치려는 어떠한 시도도 애써 피하여야 한다. 그러한 노력은 가족과 환자에 의해 자신들을 궁지에 몰아 넣으려는 지극히 위협적인 공격으로 보여 보호의 울타리를 치게 만들 것이다. 가족치료자는 과잉간섭으로 비롯된 안정감 때문에 가족이 함께 존재하려는 요구에 공감하면서 판단을 보류한 중립적인 입장에서 변화를 도모할 때 훨씬 더 좋은 결과를 낳을 것이다(Jones 1987). 가족체계에서의 어떠한 변화도 분리와 자율성에 높은 가치를 두는 정신건강 전문가들에 의해서가 아니라 가족들과 환자 내부로부터 비롯되어야 한다.

BPD 환자들의 가족들과 함께 작업하는데 있어서 또 하나의 중요한 원칙은 모든 끔찍한 보고들이 완전히 정확하다고 할지라도 그 부모들에 대한 환자의 비방을 편들어서는 안 된다는 것이다. 가족들에 대한 BPD 환자들의 지각을 부모들에 대한 지각과 규범적인 가정에 대한 지각을 비교한 한 연구에서 Gunderson과 Lyoo(1997)는 경계성 환자들이 부모들에 대하여 지각하는 것이나 규범적 가정에 대한 지각에 비하여 그들의 가족관계에 대하여 더 부정적인 시각으로 지각하고 있었다고 보고하였다. 부모들은 서로 동의하는 경향을 보였으나 경계성 인격을 가진 자녀와는 그렇지 못하였다. 가족 내의 이러한 분열상(schism)은 심각하게 다루어져야 한다. 치료자들은 경계성 환자들의 이야기가 그들 자신의 심리적 성향에 의하여 채색될 수 있음을 잊어서는 안되며, 또한 그만큼 부모들의 시각이 주의 깊게 받아들여져야 함도 인식해야 한다. 많은 부모들이 평가를 하는 동안 방어 반응을 보일 것이며, 자녀의 어려움에 대하여 자신들이 비난을 받고 있다고 느낄 것이다. 대부분의 경우 이 두 가지 시각 사이 어딘가에 진실이 있을 것이며, 각각의 지각이 어느 정도의 신빙성을 가지고 있을 것이다.

집단정신치료 Group Psychotherapy

집단정신치료는 BPD 환자의 개인정신치료를 위한 또 하나의 유용한 보조수단이 될 수 있다. Ganzarain(1980)과 Horwitz(1977)가 지적한대로 모든 집단은 분할과 투사적 동일시라는 경계성 방어를 하려 한다. 집단정신치료는 BPD 환자들이 집단 속에서 일어나는 이러한 방어를 이해하는데 도움을 준다. 그러나 BPD 환자의 집단치료에 관한 대부분의 문헌은 BPD 환자들이 신경증, 즉 높은 적응수준의 인격장애 환자들이 있는 집단에서 보다 더 효과적으로 치료된다고 제안한다(Day와 Semrad 1971; Horwitz 1977; Hulse 1958; Slavson 1964).

아마도 BPD 환자의 집단정신치료에서는 개인정신치료를 병행할 필요가 있다는 것이 문헌에서의 일치된 견해일 것이다(Day와 Semrad 1971; Horwitz 1977; Hulse 1958; Slavson 1964; Spotnitz 1957). 집단정신치료에서 전이의 희석은 환자나 치료자 모두에게 유익하다. 즉 BPD 환자가 치료에서 좌절을 경험하였을 때 흔히 나타내는 강렬한 분노는 희석될 수도 있고 개인치료자 이외의 인물을 향하게 될 수도 있다. 또한 BPD 환자에 대한 강한 역전이 반응도 다른 사람들이 있음으로 인해 희석될 수 있다.

Horwitz(1977)는 집단상황에서의 직면에 대한 반응으로 BPD 환자의 불안이 상승할 때 개인정신치료자가 중요한 지지기능을 하여야 함을 지적하였다. 집단치료자가 다른 환자들은 보지 않고 개인적으로 어떤 환자들을 보는 것은 반치료적이기 때문에, 개인치료자와 집단치료자가 다른 것이 이상적이다. Horwitz는 마찰이 심한 성격 특성을 가진 환자의 경우도 개인정신치료와 집단정신치료를 함께 해야 하는 적응증으로 보았다. BPD 환자는 한 명의 치료자로부터 보다는 집단정신치료의 상황에서 동료들의 이러한 특성들에 대한 직면과 해석을 더 잘 받아들이는 경향이 있음을 그는 관찰하였다. 이 환자들은 치료자의 해석이 개개인에 대하여 행하여질 때보다 집단중심의 주제로 행하여질 때 더 쉽게 수용한다.

경계성 환자들에게는 집단치료가 매우 유용하다는 임상적인 경험적 자료들이 나오고 있다. 정신역동적 치료방법은 아니지만, 변증법적 행동치료(Linehan들 1991)가 집단을 기본으로 사용하고 있으며, 이를 통하여 자해행동과 자살시도가 감소되었음을 보여준 바 있다. 대인관계 집단정신치료와 개인적 역동치료를 비교한 무작위 대조군 연구에서 Munroe-Blum과 Marziali(1995)는 25주 동안 주 1회의 90분 집단치료를 하고 5회의 격주 치료를 한 후 종결하였을 때 의미 있는 호전을 보였음을 보고하였다. 12개월과 24개월의 추적조사에 대한 분석은 모든 주된 결과 항목에서 의미있는 호전을 나타내었다. 나아가 집단 환자들은 개인치료를 받은 환자들 못지 않게 잘 지내고 있었다. 마지막으로, Halliwick 낮병원에서 Bateman과 Fonagy(1999, 2001)가 사용한 효과적인 치료법의 중심에는 일주일에 3회 치료 시간을 갖는 역동집단치료가 있었다.

집단치료의 장점에도 불구하고 치료자들은 BPD 환자의 집단정신치료에 근본적인 어려움이 있음을 알게 된다. BPD 환자는 다소 더 원시적인 정신병리를 가지고 있고 보다 직접적으로 감정표현을 하는 경향이 높기 때문에 집단에서 '희생양'이 되는 경향이 있다. 이 경우 치료자는 희생양이 된 BPD 환자를 지지해주어야 한다. 게다가 BPD 환자는 치료자로부터 보살핌을 더 받으려고 집단과 경쟁을 하기 때문에 상대적으로 박탈감이 더 증가하는 것을 경험할 수도 있다. 끝으로 BPD 환자는 개인정신치료자와의 일차적인 애착 때문에 집단정신치료에서는 어느 정도의 확고한 거리를 유지하려는 경향을 보인다.

참고 문헌
References

Adler G: The myth of the alliance with borderline patients. Am J Psychiatry 47:642-645, 1979

Adler G: Issues in the treatment of the borderline patient, in Kohut's Legacy: Contributions to Self Psychology. Edited by Stepansky PE, Goldberg A. Hillsdale, NJ, Analytic Press, 1984, pp 117-134

Adler G: Borderline Psychopathology and Its Treatment. New York, Jason Aronson, 1985

Adler G: Discussion: milieu treatment in the psychotherapy of the borderline patient: abandonment and containment. Yearbook of Psychoanalysis and Psychotherapy 2:145-157, 1987

Akiskal HS, Chen SE, Davis GC, et al: Borderline: an adjective in search of a noun. J Clin Psychiatry 46:41-48, 1985

Alexander PC, Anderson CL, Brand B, et al: Adult attachment and long-term effects in survivors of incest. Chil Abuse Negl 22: 45-61, 1998

Allen JG: Traumatic Relationships and Serious Mental Disorders. New York, Wiley, 2001

American Psychiatric Association: Practice Guideline for the Treatment of Patients With Borderline Personality. Washington, DC, American Psychiatric Association, 2001

American Psychiatric Association: Diagnostic and Statistical Manual of Mental Disorders, 5th Edition. Washington, DC, American Psychiatric Association, 2013

Andrulonis PA: Disruptive behavior disorders in boys and the borderline personality disorder in men. Annals of Clinical Psychiatry 3:23-26, 1991

Baker L, Silk KR, Westen D, et al: Malevolence, splitting, and parental ratings by borderlines. J Nerv Ment Dis 180:258-264, 1992

Baron-Cohen S, Ring HS, Wheelwright S, et al: Social intelligence in the normal and autistic brain: an fMRI study. Eur J Neurosci 11:1891-1898, 1999

Baron-Cohen S, Wheelwright S, Hill J, et al: The "Reading the Mind in the Eyes" test revised version: a study with normal adults, and adults with Asperger syndrome of high-functioning autism. J Child Psychol Psychiatry 42:241-251, 2001

Bateman A, Fonagy P: Treatment of borderline personality disorder with psychoanalytically oriented partial hospitalization: an 18-month follow-up. Am J Psychiatry 158:36-42, 2001

Bateman A, Fonagy P: Health service utilization costs for borderline personality disorder patients treated with psychoanalytically oriented partial hospitalization versus general psychiatric care. Am J Psychiatry 160:169-171, 2003

Bateman AW, Fonagy P: Mentalization-based treatment of BPD. J Pers Disord 18:36-51, 2004a

Bateman A, Fonagy P: Psychotherapy for Borderline Personality Disorder: Mentalization-Based Treatment. Oxford, UK, Oxford University Press, 2004b

Bateman A, Fonagy P: Randomized controlled trial of outpatient mentalization-based treatment versus structured clinical management for borderline personality disorder. Am J Psychiatry 166:1355-1364, 2009

Battle CL, Shea MT, Johnson DM, et al: Childhood maltreatment associated with adult personality disorders: findings from the Collaborative Longitudinal Personality Disorder Study. J Pers Disord 18:193-211, 2004

Bion WR: Clinical Seminars and Other Works. London, Karnac, 1987

Blum N, St. John D, Pfohl B, et al: Systems Training for Emotional Predictability and Problem Solving (STEPPS) for outpatients with borderline personality disorder: a randomized controlled trial and one year follow-up. Am J Psychiatry 165:468-478, 2008

Brown SL: Family therapy and the borderline patient, in The Borderline Patient: Emerging Concepts in diagnosis, Psychodynamics, and Treatment, Vol 2. Edited by Grotstein JS, Solomon MF, Lang JA. Hillsdale, NJ, Analytic Press, 1987, pp 206-209

Burnham DL: The special problem patient: victim or agent of splitting? Psychiatry 29:105-122, 1966

Calarge C, Andreasen NC, O'Leary DS: Visualizing how one brain understands another: a PET study of theory of mind. Am J Psychiatry 160:1954-1964, 2003

Clarkin JF, Levy KN, Lenzenweger MF, et al: The Personality Disorders Institute/Borderline Personality Disorder Research Foundation randomized control trial for borderline personality disorder: rationale, methods, and patient characteristics. J Pers Disord 18:52-72, 2004

Clarkin JF, Lenzenweger MF, Yeomans F, et al: An object relations model of borderline pathology. J Pers Disord 21:474-499, 2007a

Clarkin JF, Levy KN, Lenzenweger MF, et al: Evaluating three treatments for patients with borderline personality disorder: a preliminary multi-wave study of behavioral change. Am J Psychiatry 164:922-928, 2007b

Colson DB, Lewis L, Horwitz L: Negative outcome in psychotherapy and psychoanalysis, in Negative Outcome in Psychotherapy and What to Do About It. Edited by Mays DT, Frank CM. New York, Springer, 1985, pp 59-75

Day M, Semrad E: Group therapy with neurotics and psychotics, in Comprehensive Group Psychotherapy. Edited by Kaplan HI, Sadock BJ. Baltimore, Williams & Wilkins, 1971, pp 566-580

Dolan B, Warren F, Norton K: Change in borderline symptoms one year after therapeutic community treatment for severe personality disorder. Br J Psychiatry 171:274-279, 1997

Donegan NH, Sanislow CA, Blumberg HP, et al: Amygdala hyperreactivity in borderline personality disorder:

implications for emotional dysregulation. Biol Psychiatry 54:1284-1293, 2003
Dorpat TL, Ripley HS: the relationship between attempted suicide and committed suicide. Compr Psychiatry 8:74-79, 1967
Driessen M, Herrmann J, Stahl K: Magnetic resonance imaging volumes of the hippocampus and the amygdala in women with borderline personality disorder and early traumatization. Arch Gen Psychiatry 57:1115-1122, 2000
Fertuck EA, Song JA, Morris WB, et al: Enhanced "reading the mind in the eyes" in borderline personality disorder compared to healthy controls. Psychol Med 39:1979-1988, 2009
Fonagy P: An attachment theory approach to treatment of the difficult patient. Bull Menninger Clin 62:147-169, 1998
Fonagy P: Attachment Theory and Psychoanalysis. New York, Other Press, 2001
Fonagy P, Target M: Playing with reality, III: the persistence of dual psychic reality in borderline patients. Int j Psychoanal 81:853-874, 2000
Fonagy P, Leigh T, Steele M, et al: The relationship of attachment status, psychiatric classification, and response to psychotherapy. J Consult Clin Psychol 64:22-31, 1996
Fonagy P, Sleele M, Steele H, et al: Reflective Functioning Manual, Version 4.1, for Application to Adult Attachment Interviews. London, University of London, 1997
Frank H, Hoffman N: Borderline empathy: an empirical investigation. Compr Psychiatry 27:387-395, 1986
Frank H, Paris J: Recollections of family experience in borderline personality disorder. Arch Gen Psychiatry 38:1031-1034, 1981
Frith CD, Frith U: Interacting minds: a biological basis. Science 286:1692-1695, 1999
Gabbard GO: The treatment of the "special" patient in a psychoanalytic hospital. International Review of Psychoanalysis 13:333-347, 1986
Gabbard GO: On "doing nothing" in the psychoanalytic treatment of the refractory borderline patient. Int J Psychoanal 70:527-534, 1989a
Gabbard GO: Patients who hate. Psychiatry 52:96-106, 1989b
Gabbard GO (ed): Sexual Exploitation in Professional Relationships. Washington, DC, American Psychiatric Press, 1989c
Gabbard GO: An overview of countertransference with borderline patients. Journal of Psychotherapy Practice and Research 2:7-18, 1993
Gabbard GO: Love and Hate in the Analytic Setting. Northvale, NJ, Jason Aronson, 1996
Gabbard GO: Borderline personality disorder and rational managed care policy. Psychoanalytic Inquiry 17(suppl):17-28, 1997
Gabbard GO: Treatment-resistant borderline personality disorder. Psychiatric Annals 28:651-656, 1998
Gabbard GO: Miscarriages of psychoanalytic treatment with suicidal patients. Int J Psychoanal 84:249-261, 2003
Gabbard GO: The therapeutic action in psychoanalytic psychotherapy of borderline personality disorder, in The Psychoanalytic Therapy of Severe Disturbance. Edited by Williams P. London, Karnac, 2010, pp 1-19
Gabbard GO: Neurobiologically informed psychotherapy of borderline personality disorder, in Psychodynamic Psychotherapy Research: Evidence-Based Practice and Practice-Based Evidence. Edited by Levy RA, Ablon JS, Kachele H. New York, Humana Press, 2012, pp 257-268
Gabbard GO, Horowitz MJ: Insight, transference interpretation and therapeutic change in the dynamic psychotherapy of borderline personality disorder. Am J Psychiatry 166:517-521, 2009
Gabbard GO, Wilkinson SM: Management of Countertransference With Borderline Patients. Washington, DC, American Psychiatric Press, 1994
Gabbard GO, Horwitz L, Frieswyk S, et al: The effect of therapist interventions on the therapeutic alliance with borderline patients. J Am Psychoanal Assoc 36:697-727, 1988
Gabbard GO, Horwitz L, Allen JG, et al: Transference interpretation in the psychotherapy of borderline patients: a

high-risk, high-gain phenomenon. Harv Rev Psychiatry 2:59=69, 1994
Gallager HL, Happe F, Brunswich N, et al: Reading the mind in cartoons and stories: an fMRI study of "theory of mind" in verbal and nonverbal tasks. Neuropsychologia 38:11-21, 2000
Ganzarain RC: Psychotic-like anxieties and primitive defenses in group analytic psychotherapy. Issues in Ego Psychology 3:42-48, 1980
Giesen-Bloo J, van Dyck R, Spinhoven P, et al: Outpatient psychotherapy for borderline personality disorder: randomized trial of schema-focused therapy vs. transference-focused therapy. Arch Gen Psychiatry 63:649-658, 2006
Goel V, Grafman J, Sadato N, et al: Modeling other minds. Neuroreport 6:1741-1746, 1995
Goldberg RL, Mann LS, Wise TN, et al: Parental qualities as perceived by borderline personality disorders. Hillside Journal of Clinical Psychiatry 7:134-140, 1985
Gorney JE: The negative therapeutic interaction. Contemp Psychoanal 15:288-337, 1979
Gregory RJ, Delucia-Deranja E, Mogle JA: Dynamic deconstructive psychotherapy versus optimized community care for borderline personality disorder co-occurring with alcohol use disorders: 30 months follow-up. J Nerv Ment Dis 198:292-298, 2010
Grinker RR Jr, Werble B, Drye RC: The Borderline Syndrome: A Behavioral Study of Ego- Functions. New York, Basic Books, 1968
Gunderson JG: Borderline Personality Disorder: A Clinical Guide. Washington, DC, American Psychiatric Publishing, 2001
Gunderson J: Handbook of Good Psychiatric Management for Borderline Patients. Washington, DC, American Psychiatric Publishing, 2014
Gunderson JG, Chu JA: Treatment implications of past trauma in borderline personality disorder. Harv Rev Psychiatry 1:75-81, 1993
Gunderson JG, Englund DW: Characterizing the families of borderlines: a review of the literature. Psychiatr Clin North Am 4:159-168, 1981
Gulderson JG, Links P: Borderline Personality Disorder: A Clinical Guide. 2nd Edition. Washington, DC, American Psychiatric Publishing, 2008
Gunderson JG, Lyoo K: Family problems and relationships for adults with borderline personality disorder. Harv Rev Psychiatry 4:272-278, 1997
Gunderson JG, Sabo AN: The phenomenological and conceptual interface between borderline personality disorder and PTSD. Am J Psychiatry 150:19-27, 1993
Gunderson JG, Zanarini MC: Current overview of the borderline diagnosis. J Clin Psychiatry 48 (suppl 8):5-14, 1987
Gunderson JG, Kerr J, Englund DW: The families of borderlines: a comparative study. Arch Gen Psychiatry 37:27-33, 1980
Gunderson JG, Stout RL, McGlashan TH, et al: Ten year course of borderline personality disorder: psychopathology and function from the collaborative longitudinal personality disorders studies. Arch Gen Psychiatry 68:827-837, 2011
Gutheil T: Borderline personality disorder, boundary violations, and patient-therapist sex: medicolegal pitfalls. Am J Psychiatry 146:597-602, 1989
Herman JL, Perry JC, van der Kolk BA: Childhood trauma in borderline personality disorder. Am J Psychiatry 146:490-495, 1989
Herpetz SC, Dietrich TM, Wenning B, et al: Evidence of abnormal amygdala functioning in borderline personality disorder: a functional MRI study. Biol Psychiatry 50:292-298, 2001
Hoch P, Polatin P: Pseudoneurotic forms of schizophrenia. Psychiatr Q 23:248-276, 1949
Horwitz L: Clinical Prediction in Psychotherapy. New York, Jason Aronson, 1974

Horwitz L: Group psychotherapy of the borderline patient, in Borderline Personality Disorders: The Concept, the Syndrome, the Patient. Edited by Hartocollis PL. New York, International Universities Press, 1977, pp 399-422

Horwitz L, Gabbard GO, Allen JG, et al: Borderline Personality Disorder: Tailoring the Psychotherapy to the Patient. Washington, DC, American Psychiatric Press, 1996

Hulse WC: Psychotherapy with ambulatory schizophrenic patients in mixed analytic groups. Arch Neurol Psychiatry 79:681-687, 1958

Johnson JG, Cohen P, Brown J, et al: Childhood maltreatment increases risk for personality disorders during early adulthood. Arch Gen Psychiatry 56:600-606, 1999

Jones SA: Family therapy with borderline and narcissistic patients. Bull Menninger Clin 51:285-295, 1987

Karterud S, Pedersen G, Bjordal E, et al: Day treatment of patients with personality disorders: experiences from a Norwegian treatment research network. J Pers Disord 17:243-262, 2003

Kernberg OF: Borderline personality organization. J Am Psychoanal Assoc 15:641-685, 1967

Kernberg OF: Borderline Conditions and Pathological Narcissism. New York, Jason Aronson, 1975

Kernberg OF: Technical considerations in the treatment of borderline personality organization. J Am Psychoanal Assoc 24:795-829, 1976

Kernberg OF, Burstein ED, Coyne L, et al: Psychotherapy and psychoanalysis: final report of the Menninger Foundation's Psychotherapy Research Project. Bull Menninger Clin 36:3-275, 1972

Kernberg OF, Selzer MA, Koenigsberg HW, et al: Psychodynamic Psychotherapy of Borderline Patients. New York, Basic Books, 1989

King-Casas B, Sharp C, Lomax L, et al: The rupture and repair of cooperation in borderline personality disorder. Science 321:806-810, 2008

Knight RP: Borderline states. Bull Menninger Clin 17:1-12, 1953

Linehan MM, Armstrong HE, Suarez A, et al: Cognitive-behavioral treatment of chronically parasuicidal borderline patients. Arch Gen Psychiatry 48:1060-1064, 1991

Linehan MM, Comtois KA, Murray AM, et al: Two-year randomized controlled trial and follow-up of dialectical behavior therapy vs. therapy by experts for suicidal behaviors and borderline personality disorder. Arch Gen Psychiatry 63:757-766, 2006

Links PS, Steiner M, Offord DR, et al: Characteristics of borderline personality disorder: a Canadian study. Can J Psychiatry 33:336-340, 1988

Lynch TR, Rosenthal MZ, Kosson DS, et al: Heightened sensitivity to facial expressions of emotion in borderline personality disorder. Emotion 6:647-655, 2006

Lyoo IK, Han MH, Cho DY: A brain MRI study in subjects with borderline personality disorder. J Affect Disord 50:235-243, 1998

Mahler MS, Pine F, Bergman a: The Psychological Birth of the Human Infant: Symbiosis and Individuation. New York, Basic Books, 1975

Main TF: The ailment. Br J Med Psychol 30:129-145, 1957

Maltsberger JT: Countertransference in the treatment of the suicidal borderline patient, in Countertransference Issues in Psychiatric Treatment (Review of Psychiatry Series, Vol. 18; Oldham JM and Riba MB, series eds). Edited by Gabbard GO. Washington, DC, American Psychiatric Press, 1999, pp 27-43

Masterson JF: Psychotherapy of the Borderline Adult: A Developmental Approach. New York, Brunner/ Mazel, 1976

Masterson JF, Rinsley DB: The borderline syndrome: the role of the mother in the genesis and psychic structure of the borderline personality. Int J Psychoanal 56:163-177, 1975

McMain SF, Links PS, Gnam WH, et al: A randomized trial of dialectical behavior therapy versus general psychiatric management for borderline personality disorder. Am J Psychiatry 166:1365-1374, 2009

McMin SF, Guimond T, Streiner DL, et al: Dialectical behavior therapy compared with general psychiatric management for borderline personality disorder: clinical outcomes and functioning over a two-year follow-up. Am J Psychiatry 169:650-661, 2012

Meissner WW: Treatment of Patients in the Borderline Spectrum. Northvale, NJ, Jason Aronson, 1988

Modll AH: "The holding environment" and the therapeutic action of psychoanalysis. J Am Psychoanal Assoc 24:285-307, 1976

Munroe-Blum H, Marziali E: A controlled trial of short-term group treatment for borderline personality disorder. J Pers Disord 9:190-198, 1995

New AS, Stanley B: An opioid deficit in borderline personality disorder: self-cutting, substance abuse, and social dysfunction. Am J Psychiatry 167:882-885, 2010

Ochsner KN, Bunge SA, Gross JJ, et al: Rethinking feelings: fMRI study of the cognitive regulation of emotions. J Cogn Neurosci 14:1215-1229, 2002

Ogata SN, Silk KR, Goodrich S, et al: Childhood sexual and physical abuse in adult patients with borderline personality disorder. Am J Psychiatry 147:1009-1013, 1990

Oldham JM, Skodol AE, Kellman HD, et al: Diagnosis of DSM-III-R personality disorders by two structured interviews: patterns of comorbidity. Am J Psychiatry 149:213-220, 1992

O'Leary KM: Neuropsychological testing results. Psychiatr Clin North Am 23:41-60, 2000

O'Leary KM, Cowdry RW: Neuropsychological testing results in borderline personality disorder, in Biological and Neurobehavioral Studies of Borderline Personality Disorder. Edited by Silk KR. Washington, DC, American Psychiatric Press, 1994, pp 127-157

Paris J. Does childhood trauma cause personality disorders in adults? Can J Psychiatry 43:18-153, 1998

Paris J: The outcome of borderline personality disorder: good for most but not all patients. Am J Psychiatry 169:445-446, 2012

Paris J, Frank H: Perceptions of parental bonding in borderline patients. Am J Psychiatry 146:1498-1499, 1989

Paris J, Zweig-Frank H: A critical review of the role of childhood sexual abuse in the etiology of borderline personality disorder. Can J Psychiatry 37:125-128, 1992

Patrick M, Hobson RP, Castle D, et al: Personality disorder and the mental representation of early experience. Developmental Psychopathology 6:375-388, 1994

Piper WE, Rosie JS, Azim HF, et al: A randomized trial of psychiatric day treatment for patients with affective and personality disorders. Hosp Community Psychiatry 44:757-763, 1993

Prossin AR, Love TM, Koeppe RA, et al: Dysregulation of regional endogenous opioid function in borderline and schizotypal personality disorder. Am J Psychiatry 167:925-933, 2010

Reichborn-Kjennerud T, Ystrom E, Neale MC, et al: Structure of genetic and environment risk factors for symptoms of DSM-IV borderline personality disorder. JAMA Psychiatry 70:1206-1214, 2013

Rinne T, de Kloet ER, Wouters L, et al: Hyperresponsiveness of hypothalamic-pituitary-adrenal axis to combined dexamethasone/corticotropin-releasing hormone challenge in female borderline personality disorder subjects with a history of sustained childhood abuse. Biol Psychiatry 52:1102-1112, 2002

Rosen IR: Relational masochism: the search for a bad enough object. Paper presented at scientific meeting of the Topeka Psychoanalytic Society, Topeka, KS, January 1993

Rüsch N, Lieb K, Göttler I, et al: Shame and implicit self-concept in women with borderline personality disorder. Am J Psychiatry 164:500-508, 2007

Sandler J: Character traits and object relationships. Psychoanal Q 50:694-708, 1981

Schiffer F, Teicher MH, Papanicolaou AC: Evoked potential evidence for right brain activity during the recall of traumatic memories. J Neuropsychiatry Clin Neurosci 7:169-175, 1995

Schmahl CG, Vermetten E, Elzinga BM, et al: Magnetic resonance imaging of hippocampal and amygdalar volume in women with childhood abuse and borderline personality disorder. Psychiatry Res 122:193-198, 2003a

Schmahl CG, Elzinga BM, Vermetten E, et al: Neural correlates of memories of abandonment in women with and without borderline personality disorder. Biol Psychiatry 54:142-151, 2003b

Schmideberg M: The borderline patient, in American Handbook of Psychiatry, Vol 1. Edited by Arieti S. New York, Basic Books, 1959, pp 398-416

Searles HF: My work With Borderline Patients. Northvale, NJ, Jason Aronson, 1986

Silbersweig D, Clarkin JR, Goldstein M, et al: Failure of frontolimbic inhibitory function in the context of negative emotion in borderline personality disorder. Am J Psychiatry 164:1832-1841, 2007

Slavson SR: A Textbook in Analytic Group Psychotherapy. New York, International Universities Press, 1964

Soloff PH, Millward JW: Psychiatric disorders in the families of borderline patients. Arch Gen Psychiatry 40:37-44, 1983

Spotnitz H: The borderline schizophrenic in group psychotherapy: the importance of individualization. Int J Group Psychother 7:155-174, 1957

Stalker CA, Davies F: Attachment organization, and adaptation in sexually abused women. Can J Psychiatry 40:234-240, 1995

Streeter CC, vanReekum R, Shorr IR, et al: Prior head injury in male veterans with borderline personality disorder. J Nerv Ment Dis 183:577-581, 1995

Swartz M, Blazer D, George L, et al: Estimating the prevalence of borderline personality disorder in the community. Journal of Personality Disorders 4:257-272, 1990

Swirsky-Sacchetti T, Gorton G, Samuel S, et al: Neuropsychological function in borderline personality disorder. J Clin Psychol 49:385-396, 1993

Torgersen S, Kringlen E, Cramer V: The prevalence of personality disorders in a community sample. Arch Gen Psychiatry 58:590-596, 2001

Torgersen S, Lygren S, Oien PA, et al: A twin study of personality disorders . Compr Psychiatry 41:416-425, 2000

Tuckman J, Youngman WF: Suicide risk among persons attempting suicide. Public Health Rep 78:585-587, 1963

Van Elst TL, Hesslinger B, Thiel T, et al: Frontolimbic brain abnormalities in patients with borderline personality disorder: a volumetric magnetic resonance imaging study. Biol Psychiatry 54:163-171, 2003

vanReekum R, Conway CA, Gansler D, et al: Neurobehavioral study of borderline personality disorder. J Psychiatry Neurosci 18:121-129, 1993

Wagner AW, Linehan MM: Facial expression recognition ability among women with borderline personality disorder: implications for emotion regulation? J Pers Disord 13:329-344, 1999

Waldinger RJ: Intensive psychodynamic therapy with borderline patients: an overview. Am J Psychiatry 144:267-274, 1987

Wallerstein RS: Forty-two Lives in Treatment: A Study of Psychoanalysis and Psychotherapy. New York, Guilford, 1986

Walsh F: The family of the borderline patient, in The Borderline Patient. Edited by Grinker RR, Werble B. New York, Jason Aronson, 1977, pp 158-177

Westen D, Ludolph P, Misle B, et al: Physical and sexual abuse in adolescent girls with borderline personality disorder. Am J Orthopsychiatry 60:55-66, 1990

Widiger TA, Weissman MM: Epidemiology of borderline personality disorder. Hosp Community Psychiatry 42:1015-1021, 1991

Wilberg T, Urnes O, Friis S, et al: One-year follow-up of day treatment for poorly functioning patients with personality disorders. Psychiatr Serv 50:1326-1330, 1999

Winnicott DW: Transitional objects and transitional phenomena-a study of the first not-me possession period. Int J Psychoanal 34:59-97, 1953

Zanarini MC, Frankenburg FR: Pathways to the development of borderline personality disorder. J Pers Disord 11:93-

104, 1997

Zanarini MC, Frankenburg FR: The essential nature of borderline psychopathology. J Pers Disord 21:518-535, 2007

Zanarini MC, Gunderson JG, Frankenburg FR: Axis I phenomenology of borderline personality disorder. Compr Psychiatry 30:149-156, 1989a

Zanarini MC, Gunderson JG, Marino MF, et al: Childhood experiences of borderline patients. Compr Psychiatry 30:18-25, 1989b

Zanarini MC, Gunderson JG, Frankenburg FR, et al: Discriminating borderline personality disorder from other Axis II disorders. Am J Psychiatry 147:161-167, 1990

Zanarini MC, Williams AA, Lewis RE, et al: Reported pathological childhood experiences associated with the development of borderline personality disorder. Am J Psychiatry 154:1101-1106, 1997

Zanarini MC, Frankenburg FR, Reich DB, et al: Attainment and stability of sustained symptomatic remission and recovery among patients with borderline personality disorder and Axis II comparison subjects: a 16-year prospective follow-up study. Am J Psychiatry 169:476-483, 2012

Zetzel ER: A developmental approach to the borderline patient. Am J Psychiatry 127:867-871, 1971

Zlotnick C, Rothschild L, Zimmerman M: The role of gender in the clinical presentation of patients with borderline personality disorder. J Pers Disord 16:277-282, 2002

Zweig-Frank H, Paris J: Parents' emotional neglect and overprotection according to the recollections of patients with borderline personality disorder. Am J Psychiatry 148:648-651, 1991

16장

B군 인격장애
– *자기애성*

CLUSTER B PERSONALITY DISORDERS – *Narcissistic*

> 오, 당신은 자기 사랑의 병에 빠져버렸군요, 말볼리오. 그리고 이성을 잃은 탐욕에 맛을 들였고요. 고결하고 순수하고 자유롭지만 새총을 얻고서는 대포를 얻었다고 생각하는데 불과하지요.
>
> Shakespeare의 희극『十二夜』
> 1막 5장, Olivia의 대사

Shakespeare의 희극『十二夜』(The Twelfth Night)에서 집사 말볼리오(Malvolio)는 어릿광대 페스테(Feste)의 계략에 속아 자신의 주인인 올리비아가 자신을 사랑하고 있다고 생각하고는 자아도취에 빠져든다. 말볼리오가 자기 자신을 과대평가하고 있고 자신을 조금만 얕잡아 보아도 이를 심각한 도전으로 받아들이고 있으므로 올리비아와 청중들은 그가 병에 걸렸음이 분명하다고 보고 있다. 하지만 현대정신의학에서 병적 자기애와 건강한 자기애를 구분하는 것은 매우 어려운 일이다. 어느 정도의 자기애는 정상일 뿐 아니라 오히려 바람직하다. 따라서 건강한 자기애가 병적으로 바뀌는 시점을 알아내는 것은 쉽지 않다.

또 하나의 혼란 변수는 어떤 사람에게는 병적인 자기애적 행동이지만 다른 사람들에게는 건강한 자기-배려의 행동일 수 있다는 것이다. 자기애는 환자가 현재 지나고 있는 발달 시기에 따라 다르게 평가된다. 하지만 발달시기의 구분을 염두에 둔다 할지라도 자기-배려를 하고 있는 사람에 대해서 칭찬의 말로 "자기애"라는 말을 사용하지는 않는다. 오히려 이 용어는 심한 욕처럼 거의 언제나 경멸적인 의미로, 특별히 만나서 즐겁지 못한 동료나 지인들에 대해서 사용된다. 또 성공을 했거나 자신감에 차 있는 사람들을 향하여 부러워하면서 화가 날 때도 종종 이 용어를 사용한다. 우리 모두가 자기애적 문제들과 싸우고 있기 때문에 오히려 다른 사람들을 자기애적이라고 부르는 위선을 범할 가능성이 있음을 언제나 조심해야 한다.

문제를 더 복잡하게 하는 것은 우리가 자기애성 문화 속에서 살고 있다는 것이다. 본질과 깊이는 무시하고 피상적인 이미지만을 추구하는 전자매체들에 노예처럼 매달려 있는 것에 대한 반응으로 자기애의 문화가 발달해 왔다고 Christopher Lasch(1979)는 주장하였다. 페이스북이나 다른 소셜미디어 안에서 살고 있고 전자 장비를 손에서 떼어놓지 못하는 오늘날의 새천년 세대[1]는 새로운 버전의 자기애성 문화를 만들어 내고 있다. Twenge와 Campbell(2009)이 지적한 바와 같이, 자존감과 자기애는 우리 사회의 사회적 담론이 되어 왔다. 1970년대 초기까지는 자기애가 대중매체에서 언급되는 일이 드물었지만, 2002년에서 2007년 사이에는 5천례 이상 나타났다. 1975년 이후 자기애에 관련된 책이 매년 5권에서 10권 사이로 발간되고 있으나, 1970년 이전에 간행되어 판매된 책은 불과 3권도 되지 않았다. 자기애성 인격장애(NPD, Narcissistic Personality Disorder)를 대상으로 한 미국 국립보건연구원(National Institute of Health)의 지원을 받은 한 연구는 65세 이상의 연령 집단 보다 20대 연령 집단에서 NPD의 진단 기준에 맞는 사람들이 거의 세배 이상 많았다고 보고하였다(Stinson들 2008). 타임지의 표지에서는 새천년 세대를 "나나나 세대(Me, Me, Me Generation)"라고 표현하고 있다(J. Stein 2013). 이 세대에 속한 많은 젊은이들은 자신들의 꿈을 이루기 위해서 많은 노력은 하지 않은 채 자신들이 유명해지고 좋은 대우를 받을 자격이 있다는 잘못된 의식 속에서 자랐다. 그들은 온종일, 심지어는 이른 새벽까지 계속해서 즉각적 만족과 자존심의 증가를 제공하는, 소셜미디어 상의 동료들과 함께 성장해 왔던 것이다.

이런 분위기의 문화권에서 자기애성 인격장애의 특성과 사회적응을 위한 특성을 구분하기란 매우 어렵다. 더욱이 이들의 차이는 모호하기 그지없다. 예를 들면, 어떤 정신건강전문가가 동료들로 이루어진 청중들에게 자신의 논문을 발표한다고 하자. 청중의 반은 졸고 있고 나머지는 자리를 떠난 것을 발표자는 이미 알고 있다. 발표가 끝나고 토론을 하는 자리에서 발표자는 "어리석은 생각이다." "문헌이 불충분하다." "새로운 것이 하나도 없다."는 식의 비판을 받는다. 이에 대해 발표자는 "자네들이 어떻게 생각하든 나는 유능하다."고 중얼거린다. 이런 반응들을 어떻게 받아 들여야 할까? 이를 통하여 다음의 두 가지 중 하나의 결론에 도달할 수 있다. 첫째, 발표자는 어떤 불리한 경험을 해도 무너지지 않는 건강한 자존심을 갖고 있다는

1) millenials, millenial generation. 1980년대 초반에서 2000년대 초반 사이에 태어난 세대를 의미함.

것이다. 둘째, 이 사람의 반응은 병적인 자기애로서 자존심을 손상시킨 비판을 보상하기 위하여 과대망상적 방어반응을 보였다는 것이다.

이렇게 여러 가지 다양한 필요성, 발달상의 차이들 그리고 문화적 영향 등을 고려하였을 때, 병적 자기애와 정상적 자기애를 구별하는 명확한 기준은 무엇일까? 사랑한다는 것과 일을 한다는 것 등 전통적인 심리적 건강의 기준은 이러한 질문에 대하여 단지 부분적인 답변에 불과할 뿐이다. 한 사람의 개인적인 직업 경력은 이를 구별하는데 별로 도움이 안될 수도 있다. 아주 심한 자기애성 환자들도 대기업가, 예술가, 정치가, 운동선수, 전도사들처럼 전문직종에서 놀랄만한 성공을 거두기도 한다(Gabbard 1983). 그러나 어떤 경우에는 스스로 그 분야의 대가가 되는 것보다는 단순히 성공과 갈채에 더 중점을 두는 등, 이들의 관심이 지극히 표면적이라는 점에서 자기애성 병리의 존재를 알 수 있게 된다(Kernberg 1970).

병적인 형태의 자기애는 그 사람의 대인관계가 어떠하냐는 것에서 더 쉽게 드러난다. 이들의 비극은 바로 '남을 사랑할 수 없다.'는 것이다. 타인의 느낌에 대하여 공감하고 관심을 가지며, 타인의 생각에 진실한 흥미를 갖고, 포기하지 않고 지속적인 관계를 가지면서 양가적 감정을 인내할 수 있는 능력이나, 대인관계의 갈등에 대해 자신이 어떤 역할을 하였는가를 이해할 수 있는 능력이 있는가 하는 것을 통하여 건강한 대인관계를 유지하고 있는가를 알 수 있다. 이런 사람은 때때로 자신의 욕구를 만족시키기 위하여 다른 사람들을 이용하기도 하지만, 항상 그런 것이 아니라 그 자신의 민감한, 특정한 부분에만 국한하여 그렇게 한다. 이와는 반대로 자기애성 환자는 타인의 기분을 전혀 고려하지 않고 단지 자신의 욕구에 의해서만 타인에게 접근하거나 멀어지곤 한다. 타인을 인격체로 보지도 않고 또 자기와 같이 어떤 욕구를 가진 존재로 여기지도 않는다. 이 환자들은 대개 자신의 욕구가 만족되면 곧바로 관계를 끝내 버린다. 가장 중요한 것은 자기애성 환자가 자신의 자존심을 유지하는 능력의 측면에서 볼 때 이러한 관계들은 아무런 의미도 없다는 것이다.

자기애성 인격장애의 현상학
Phenomenology of Narcissistic Personality Disorder

자기애성 인격장애에 관한 정신역동적 문헌은 이 명칭이 아주 다른 임상양상들을 보이는 환자들에도 사용되고 있기 때문에 다소 갈피를 잡지 못하고 있다고 할 수 있다. DSM-5(American Psychiatric Association 2013)에서는 NPD에 대하여 아홉 가지의 기준이 제시되고 있다(상자 16-1). 이 진단기준은 특히 각광을 받기 원하는 오만하고 빼기며 소란스러운 환자들을 지칭하고 있다. 그러나 이 진단기준들은 사소한 시비에도 민감하여 각광을 받는 것을 무엇보다도 싫어하는, 심히 부끄러워하면서도 은근히 과대망상적인 자기애성 환자를 가려내지는 못하고 있다(Cooper와 Michels 1988).

상자 16-1. 자기애성 인격장애의 DSM-5 진단기준. 301.81 (F60.81)

전반적인 과대망상적 환상이나 행동, 존경에 대한 요구, 공감의 결핍 등이 청년기에 시작되고 여러 측면에 존재하며 다음 중 적어도 다섯 가지 이상 나타난다.

1. 자신의 중요성에 대한 과대망상적 느낌을 갖는다. 예를 들면, 성취나 재능을 과장하고, 그에 합당한 성취가 없음에도 불구하고 우월한 사람으로 인식되기를 기대한다.
2. 끝없는 성공, 권력, 훌륭함, 아름다움 혹은 이상적인 사랑에 집착한다.
3. 자신이 특별한 사람이고 독특하며 단지 특별하고 높은 지위의 사람이나 기관에 의해서만 이해될 수 있다고 믿는다.
4. 지나친 존경을 요구한다.
5. 특별한 권리가 있다고 느낀다. 즉 아주 특별한 대우라든지 자신의 기대에 대한 자동적인 충족 등 불합리한 기대를 갖는다.
6. 대인간 착취, 즉 자신의 목적을 위하여 타인들을 이용한다.
7. 공감의 결핍, 즉 타인들이 어떻게 느끼는지 인식하거나 알아보려 하지 않는다.
8. 타인을 질투하거나 타인들이 자신을 질투하고 있다고 믿는다.
9. 거만하고 도도한 행동이나 태도를 취한다.

출처. DSM-5. American Psychiatric Association. 2013.

수년간 NPD에 대한 문헌들은 상대적으로 적은 편이었다 그러나 최근 몇 년 사이에, NPD의 개념, 이 환자들에 대한 평가와 측정, 역학과 원인론, 그리고 다양한 치료 방법 등과 관련된 쟁점들에 대한 문헌들이 많아졌다(Campbell과 Miller 2011; Ogrodniczuk 2013). 이 문헌들에서는 NPD가 하나의 연속선 상에 존재한다는 것에 광범위한 일치를 보이고 있다. 정신분석학 문헌들에서는 그 연속선의 한쪽 끝에는 Kernberg(1970, 1974a, 1974b, 1998)가 상세하게 기술한, 타인들의 주목을 받고 갈채를 받으려 하며 질투심이 많고 욕심이 많은 것을 특징으로 하는 환자들이 있다. 한편 자기분쇄(self-fragmentation)의 경향을 보이며 무시 당하는 것에 대해서 지나치게 유약한 특징을 보이는 유형의 NPD 환자들에 대해서는 Kohut(1971, 1977, 1984)가 기술하였다. 이들 두 정신분석가들은 이 연속선의 양쪽 끝의 환자들을 기술한 것으로, 다른 연구자들에 의해서 기술된 다른 환자들은 그들이 대인관계를 어떻게 하고 있느냐 하는 특징적 형태에 기초하여 이 두 끝 사이의 어딘가에 있는 것이다.

이 연속선의 양쪽 끝은 무감각형(the oblivious narcissist)과 과민형(the hypervigilant narcissist)이라고 부른다(Gabbard 1989)(표 16-1). 이 용어들은 치료자와의 전이관계와 전반적인 사회적 관계 모두에 있어 그 환자의 두드러진 상호작용의 양상에 따라 적용된다.

무감각형은 자신이 타인에게 어떤 영향을 미치는지 도무지 관심이 없다. 이들은 칵테일파티나 사교모임에서 보이는 행동을 통하여 관찰될 수 있다. 많은 사람들에게 연설하듯 말하는데 눈을 마주 보지 않고 사람들의 머리를 내려다보는 것이 보통이다. 사람을 향해 말하는데 사람에게 말하지는 않는다. 이야기가 지루해서 다른 사람들이 대화하기를 꺼리고 자리를 피한다는 사실에 무감각하다. 타인들이 그들과 대화하지 않으려고 해도 아랑곳하지 않는다. 자기만 말해야 하고 자기만이 관심의 대상이 되어야 한다. 타인이 필요로 하는 것에는 관심이 없고 심지어는 타인들이 이야기에 끼어 드는 것을 허락하지 않는다. 말하려고만 할 뿐 들으려고는 하지 않는다. 무감각형은 DSM-5의 진단기준에 잘 들어맞는다.

그와 반대로 과민형은 완전히 다른 양상을 보인다. 이들은 남이 자신에게 어떻게 대하는지에 대하여 민감하다. 무감각형과 달리 실제로 타인에게 끊임없이 관심을 두고 있다. 편집형 환자처럼 비판적인 반응의 증거를 찾기 위하여 타인의 말에 주의 깊게 귀를 기울인다. 어떤 환자는 치료자의 반응에 민감하여 치료자가 자리를 고쳐 앉거나 헛기침하는 것을 지루하기 때문이라고 간주한다. 치료자가 책상에 끼워져 있던 마른 잎사귀를 빼내자 모멸감을 느끼고 치료자를 바꾸겠다고 하는 환자도 있다. 이들은 쉽게 수치심(shame)을 느끼고 스스로를 억제하며 자기를 숨기려 한다. 거부당하고 창피당할 것이 두려워서 자신이 드러나는 것을 피한다. 이들의 내적 세계의 핵심에는 자신을 과장하여 보이려는 비밀스런 소망과 관련된 깊은 수치심이

표 16-1. 자기애성 인격장애의 두 가지 유형

무감각형(oblivious) 자기애	과민형(hypervigilant) 자기애
타인의 반응에 무관심하다.	타인의 반응에 매우 민감하다.
잘난 체 하고 공격적이다.	억제적이고 수치스러워 하며 심지어는 자기를 내세우려 하지 않는다.
스스로에게 도취되어 있다.	자신보다 타인에게 주의를 기울인다.
관심의 초점이 되기를 요구한다.	관심의 초점이 되는 것을 피한다.
송신기만 있고 수신기는 없다.	경멸이나 비난의 증거를 찾기 위하여 타인의 말에 주의 깊게 귀를 기울인다.
타인에 의해 상처를 받았다는 느낌에 유난히 둔감하다.	쉽게 상처를 받는다. 쉽게 수치스러워 하고 모욕감을 느낀다.

존재한다.

수치심은 또한 몇 가지 다른 결정인자들을 가지고 있다. 수치심은 스스로를 불충분하다고 느끼는, 즉 스스로 그렇게 되어야 한다는 기준이나 이상에 비하여 부족하다고 느끼는 자기평가 과정과 관련이 있다. 수치심의 중심에는 타고난 결함이 있다는 스스로의 느낌이 존재한다(Cooper 1998). Lewis(1987)는 수치심과 죄책감(guilt)을 구분하였다. 죄책감을 가진 사람들은 자신이 기준에 맞추어 살지 못하고 있다고 느끼지만, NPD 환자들이 하는 방식처럼 자신이 교정될 수 없는 결함을 가지고 있다고 느끼지는 않는다. 자신의 능력에 결함이 있다는 사실에 직면하였을 때 창피를 당했다거나 폭로되고 말았다는 느낌이 드는 것, 혹은 자신이 필요로 하는 것들이 만족되지 못하였다는 인식 등이 병적인 자기애를 가진 환자들의 주된 정신병리이며, 따라서 이들이 발달시키는 방어는 이런 경험들과 연관된 느낌을 알게 되는 것으로부터 자신을 지키기 위하여 고안된다. Steiner(2006)는 보는 것과 보여지는 것이 자기애성 환자들에게는 매우 중요하며, 따라서 이들은 자신이 타인들에게 어떻게 이해되고 있는가에 대한 심각한 자의식과 싸운다고 지적하였다. 이들이 보이는 특별한 형태의 대인관계 방식들은 창피를 당하는 것(humiliation)에 유난히 취약한 것에 대한 방어일 것이지만, 이러한 방어를 잃는 상황에서 환자는 지나칠 정도로 두드러지고 타인의 시선에 노출된다고 느끼고 이를 충격적이고 창피한 일이라고 보게 된다.

두 가지 유형 모두가 자존심을 유지하는데 어려움을 겪고 있지만 각자 아주 다른 방식으로 이를 다룬다. 무감각형은 타인에게 자신의 재능에 대한 인상을 심어주고 타인의 반응을 차단함으로써 자기애적 손상으로부터 자신을 보호하려고 한다. 과민형은 위험한 상황을 피하고 타인들이 자신에 대하여 어떻게 생각하는지를 열심히 연구하여 자존심을 유지하려 한다. 그들은 과대망상적 환상에 대한 자신의 불만이 타인들의 탓이라고 투사적으로 핑계를 댄다(Gabbard 1983).

DSM-5 기준이 NPD 중 과민형을 표현하는데 실패하고 있음에도 불구하고 무감각형-과민형의 구분은 경험적으로 지지를 받고 있다. Wink(1991)는 6개의 MMPI 척도를 사용하여 주요내용 분석을 실시한 결과 취약성-민감성 차원(Vulnerability-Sensitivity dimension)과 과장성-노출성 차원(Grandiosity-Exhibitionism dimension)이라는 두 개의 직접 교차하는 요인들을 찾아내었다. 그는 서로 상대적으로 연관이 되지 않는 이들 두 가지 유형들이 두 개의 다른 형태의 병적인 자기애, 즉 명백한 자기애와 은밀한 자기애의 형태로 존재한다고 결론지었다. 비록 이들 두 가지 형태의 자기애가 타인에 대한 무시, 방종, 자만심 등의 양상을 공유하지만, 취약성-민감성 군은 내성적이고 방어적이며 불안해하고 외상에 대하여 취약하다는 특징을 가진 반면, 과장성-노출성 군은 자신감에 차 있고 자신을 드러내며 적대적이었다.

Dickinson과 Pincus(2003)도 이러한 구분을 확인하면서 과민형 자기애 환자들과 회피성 인격장애 환자들의 유사점들을 지적하였다.

대학생 701명을 조사한 경험적 연구(Hibbard 1992)로 NPD에 두 가지의 아형이 있음이 지지되고 있다. 대상군은 자기애의 양상, 대상관계, 피학증의 정도, 수치심의 수준을 측정하는 여덟 개의 척도로 구성된 설문지를 완성하였다. 자기애는 자기애적 취약형(narcissistically vulnerable style)과 남근적 과장형(phallic, grandiosestyle)으로 구분되었다. 수치심이 자기애의 두 유형을 나누는데 핵심이 되었다. 즉 수치심의 정도는 취약형과는 양의 상관관계를, 그리고 과장형과는 음의 상관관계를 가지고 있었다.

무감각형 혹은 드러난(overt) 자기애자는 실제로, 과민형 혹은 은밀한(covert) 자기애자와 비교하였을 때 스스로 행복하다고 공언한다. 262명의 대학생들을 대상으로 한 연구에서 Rose(2002)는 드러난 자기애자들이 과장(grandiosity), 자격부여(entitlement) 및 착취(exploitativeness) 등의 경향에서 높은 점수를 받았을 뿐만 아니라 행복과 자존심의 측정에서도 스스로 높은 점수를 주었다. 다시 말해서 드러난 NPD 환자들은 다른 보통 사람들이 할 수 없는, 자기기만을 통해서 실제로 심리적 이득을 얻는 것 같다. 타인들을 열등하다고 보면서 동시에 자기 자신에 대해서는 비현실적인 믿음을 유지함으로써 고통과 수치심(pain and shame)에 대해 방어하게 되고 자신의 삶에 대하여 전반적으로 잘 조율하며 살고 있다는 느낌을 이득으로 얻는 셈이다. 반면 은밀한 자기애자는 스스로에 대해서 열등하다는 느낌과 행복하지 못하다는 느낌을 가지고 있는 존재로 평가한다. 아마도 자기애적 손상에 대한 방어가 아직 잘 발달하지 못하였기 때문일 것이다.

이 두 유형은 독립된 형태로 발생하기도 하지만 대부분은 혼합되어 나타난다. 연속선의 양쪽 선단 사이에는 더 원만하게 사회생활을 해내는 자기애성 환자들도 있을 것이고 대인관계에서 아주 큰 매력을 가진 환자들도 있을 것이다.

치료자들이 기술한 자료를 근거로 한 연구에서는 실제로 NPD에는 세가지 유형이 있을 수 있다는 주장을 하였다(Russ들 2008). 이 연구에서는 치료자들이 Shedler-Westen 평가방식-II(Shedler-Westen Assessment Procedure-II, SWAP-II)를 사용하여, NPD환자들이 보이는 가장 큰 특징이 무엇인지를 밝히려 하였다. 200명의 정신과의사들과 임상심리학자들이 참여하였고, NPD의 DSM-IV 진단기준에 맞는 255명의 환자들이 그 대상이 되었다. 저자들은 Q-요인 분석방법을 사용하여 세가지 유형을 찾아내었고 각각 '과장하는/악의적인', '유약한', 그리고 '기능이 좋은/자기과시적인'으로 명명하였다. 연구자들은, 대인관계에서 쉽게 상처받음(interpersonal vulnerability), 감정제어 곤란(difficulties regulating affect), 경쟁심(competitiveness), 그리고 기저에 존재하는 감정적 고통(emotional distress) 등 NPD의 핵심 증상들을 발견하였는데 이들은 DSM-5 진단기준에는 없는 것들이다.

과장하는/악의적인 유형(grandiose malignant type)은 무감각형(oblivious) 자기애자와 매우 유사한데, 자기-중요성의 과장(exaggerated self-importance), 후회 없음(lack of remorse), 대인관계에서 조종하려 함(interpersonal manipulativeness), 분노 끓어오름(seething anger), 대인관계에서 힘을 가지려 함(pursuit of interpersonal power), 그리고 특권의식(feelings of privilege) 등이 특징이다. 유약한 유형(fragile type)은 과민형과 유사한데, 이들은 자신이 부족하다는 고통스러운 감정을 피하기 위해서 방어적으로 과장함을 사용하고, 부족하다는 감정, 부정적 감정 상태, 외로움 등 강력한 부정적인 감정적 흐름을 가지고 있었다. 마지막으로 기능이 좋은, 자기과시적인유형(high-functioning exhibirionistic type)은 과장된 자기-중요성을 가지고 있지만 사교적이고 힘이 넘치며 표현도 분명하였다. 이들은 자기애를 성공을 위한 강한 동기로 사용하고 있음이 분명하였다.

정신역동적 이해
Psychodynamic Understanding

NPD의 이론적 이해를 둘러싸고 Kohut와 Kernberg의 모델 사이에 중요한 논쟁이 진행되어 왔다(Adler 1986; Glassman 1988; Heiserman과 Cook 1998; Josephs 1995; Kernberg 1974a, 1974b, 1998; Ornstein 1974a, 1998). Ronningstam(2011)은 이들 정신분석 저자들의 주된 이론적 이견은 한 대상이 그 환자를 어떻게 대신하고 있는가에 있다고 하였다. Kernberg는 대상이 환자와 다르고 내적 구분은 더 확실하다고 한 반면, 자기심리학자들은 대상이 하나의 자기 연장이고 이것이 환자의 기능에서 부족한 부분을 메워준다고 본다. Kohut의 자아심리학 이론은 제 2장에 자세히 다루었기에 여기서는 간략히 기술한다.

Kohut(1971, 1977, 1984)는 자기애성 환자는 자기결속(cohesive self)을 유지하기 위해 환경내의 인물로부터의 특별한 반응을 필요로 하는 발달단계에 문제가 있는 것이라고 믿었다. 반응이 오지 않을 때 환자의 자기는 깨어지기 쉬워진다. Kohut는 이런 일이 부모의 공감 실패로부터 일어난다고 이해하였다. 부모는 확인 받고 칭찬 받고 과시하고자 하는, 시기적절한 아동의 표현에 반응하지 않고, 근사성(近似性, twinship)의 경험을 제공하지 못하였으며 이상화할 정도로 가치 있는 모델을 제공하지 못하였다. 부모의 반응 실패로 인해서 환자는 반사 전이나 근사성 전이 혹은 이상화 전이를 형성하려는 경향을 보이게 된다.

Kohut는 이중축 이론(double axis theory)을 제시하고(제 2장의 표 2-5) 어떻게 자기애적 필요와 대상관계적 필요가 한 사람에게서 공존할 수 있는지를 설명하였다. Kohut는 우리가 살아가는 동안 내내 주변사람들로부터 자기대상 반응을 필요로 한다고 주장하였다. 다시 말하면 어떤 수준에서는 우리 모두가 타인을 개별적인 인격체로 보기 보다는 자기를 충족시켜주는 원천으로 여기려 한다는 것이다. 자기대상으로부터 위안을 얻고 확인을 받으려는 요구는 성장하면서도 결코 사라지지 않는다. 치료의 목적은 원초적인 자기대상(archaic selfobject)을 위한 필요로부터 벗어나 보다 성숙하고 적절한 자기대상을 사용할 능력을 갖게 하는 것이다.

자기심리학 이론이 임상에서 실제로 어떻게 나타나는지 알 수 있는 예를 보자.

26세의 미혼인 DD양은 4년 간 사귀던 남자 친구와 헤어진 후 치료를 받으러 왔다. 그녀는 그가 자신을 거부한 것은 "참을 수 없는" 일이었다고 하였다. 죽고 싶지는 않았지만 그가 없이는 못 살 것 같다고 하였다. 헤어진 지 1년이 지났지만 삶의 본래 궤도를 찾을 수 없었다. 공허하고 외로웠다. 일은 계속했지만 저녁이면 집에 들어와 담요를 덮고 TV를 보는 것이 고작이었다. 일을 하는 중에도 의욕을 상실하여 기계처럼 일했다고 하였다. 그녀는 계속해서 생동감을 느끼려면 남자 친구로부터 재충전되어야만 했었다. 직장에서 화가 나서 돌아오면 머리를 쓰다듬으며 진정시켜 주었던 그가 이제는 없으므로 절망할 수밖에 없었다. 그녀는 가슴에 사무치는 듯 "그가 없는 나는 아무 것도 아니다. 진정할 수가 없다."고 하였다. 주요우울증의 진단을 만족시키는 증상을 보이지는 않았지만 스스로를 우울하고 공허하다고 표현했다.

몇 주가 지난 뒤 환자는 "생기를 되찾았다."고 말했다. 그녀는 치료자로부터 재충전을 받고 있음을 느낀다고 하였다. DD양은 면담회수를 주 2회에서 주 5회로 늘릴 것을 요구했다. 반면 치료자는 자신이 하는 일이란 들어주는 것뿐이라고 믿고 있었다. 그는 지도의에게 다음과 같이 말했다. "그녀가 실제로는 내가 하는 어떤 말에도 전혀 관심이 없다고 생각합니다. 아마도 그녀는 내가 헌신적으로 모든 관심을 기울인다면 대단히 만족해할 것입니다."

Kernberg의 이론(1970, 1974a, 1974b, 1984, 1998, 2009)은 Kohut의 것과는 아주 다르다(표 16-2). 그 이유는 그들이 다루었던 환자가 달랐기 때문인 것 같다. Kohut가 다루었던 환자들은 비교적 기능을 잘하는, 정신분석에 적합한 외래 환자들이었다. 전문직종을 가진 사람들로서 그들은 자신의 모호한 우울감과 공허함 그리고 대인관계에서의 문제점을 잘 설명할 수 있었다. 그들은 전문가적 자존심을 유지하는데 어려움을 겪고 있었고 타인들에 의해 손상 받고 있다고 느끼고 있었다(Kohut 1971). 반대로 Kernberg는 언제나 병원 내에서 근무하였고 그의 이론의 기초는 입원환자와 외래환자 모두에 있었다. 그는 보다 더 원시적이고 더 오만하며 때로는 반사회적 양상을 띨 정도로 공격적이며 과대망상과 소심함이 번갈아 나타나기는 하지만 Kohut의 환자들 보다는 지나치게 과대망상적인 환자들의 임상양상에 대하여 주

표 16-2. 자기애성 인격장애의 역동적 이해

Kohut	Kernberg
경멸에 대하여 약한 자존심을 가진 비교적 좋은 기능을 가진 환자들을 대상으로 한 이론에 기초하며 대상환자는 모두 외래 환자이다.	입원환자 및 외래환자 모두를 대상으로 한 이론에 기초하며, 대상환자 대부분 원시적이고 공격적이며 오만하고 수치심과 공존하는 과대망상이 특징이다.
경계성 상태와 자기애성 인격을 구별한다.	NPD를 BPD와 유사한 부류로 보며, 대부분 경계성 환자 보다는 더 나은 자아기능을 보이나 일부는 경계성 정도의 수준이다.
상실된 기능의 내재화를 강조하기 때문에 BPD의 내적 세계를 정의하지 않는다.	BPD의 전형적인 원시적 방어와 대인관계를 보인다.
원초적인 '정상적' 자기를 '발달이 정지된 것'으로 정의한다.	자기는 이상적 자기, 이상적 대상, 그리고 실제적 대상의 혼합으로 구성된 매우 병적인 구조로 정의한다.
자기를 방어적이지 않은 것으로 본다.	과장된 자기는 타인에 대한 투사나 의존을 방어하기 위한 것으로 본다.
자기애적 손상의 이차적 현상으로 개념화된, 공격성을 동반한 리비도적인, 이상화된 측면에 주된 초점을 맞춘다.	질투와 공격성을 강조한다.
이상화를 액면 그대로 받아들여, 상실된 정신적 구조를 메우기 위한 정상적 발달단계로 본다.	이상화는 분노, 질투, 모욕 및 평가절하에 대한 방어로 본다.

로 기술하였다.

Kohut(1971)는 NPD를 BPD와 구별하였다. BPD는 분석 가능할 만큼 충분히 자기결속이 이루어지지 못한 것으로 그는 보았다. Kohut는 분석을 시도하여 반사전이(mirror transference)나 이상화 전이(idealizing transference)가 발달하였을 경우에 한하여 NPD의 진단을 내렸다. 반면 Kernberg(1970)는 자기애성 인격의 방어체계를 BPD와 아주 비슷한 것으로 보았다. 사실 그는 NPD를 경계성 수준의 인격형성에서 이루어지는 몇몇 인격장애 중 하나로 보았다(제 15장 참조). 그는 자기 자신에게 도취되어 있는 사람들이 통합되어 있기는 하지만 병적으로 과장된 자기를 가지고 있다는 것으로 자기애성 인격과 경계성 인격을 구분하였다. 병적으로 과장된 자기는 이상적 자기(ideal self), 이상적 대상(ideal object) 그리고 실제 대상(real object)의 혼합물(fusion)이다. 이 같은 혼합물은 결국 대상상(object-image)들을 파괴적으로 평가절하시키고 만다. 이 환자들은 외적 대상 즉 타인들에 대해서 뿐만 아니라 이 대상들의 내적 상(inner image)들에 대한 자신의 의존을 부인하기 위하여 스스로를 자신의 이상화된 자기상(idealized self-image)들과 동일시한다. 그와 동시에 이들은 스스로의 자기상의 받아들일 수 없는 부분(unacceptable features of self-image)을 부인하고 타인들에게 투사한다.

병적으로 과장된 자기라는 개념을 사용함으로써 이들이 경계성 환자에서 보이는 분할, 투사적 동일시, 전지 전능감, 평가절하, 이상화 및 부정 등의 원시적 방어기제들을 모두 사용하면서도 상대적으로 나은 자아기능을 보인다는 모순을 설명할 수 있다. 다시 말하면, 경계성 환자가 자신을 매일매일 다르게 보이도록 하는 다양한 자기표상을 가지는 경향이 있는 반면, 자기애성 환자는 통합된 병적인 자기에 기초한 보다 유연하고 일관성 있는 기능수준을 지니고 있다. 또 경계성 환자들은 충동조절장애나 불안 내성 저하 등 자아약화와 관련된 문제들을 더 많이 가지고 있다. 이러한 자아약화 현상은 비교적 유연하게 기능하는 자기구조를 가진 자기애성 인격에서는 그리 흔하지 않다. 그러나 Kernberg는 자기애성 환자 중 일부는 경계성 수준에서 기능하고 있음이 분명하다고 추가한다. 이 환자들은 자기애성 환자가 일반적으로 보이는 과대망상과 오만함을 가지고 있으면서 동시에 경계성 환자가 보이는 충동조절장애와 끊임없이 변화되는, 마치 만화와도 같은 대상관계를 보인다. 이들은 입원을 필요로 한다.

자기애성 환자의 방어체계와 내적 대상관계에 대하여 자세히 기술한 Kernberg의 견해는 이들의 내적 세계를 정의하지 않았던 Kohut의 견해와는 상반된다. Kohut는 잃어버린 기능에 대해서는 환경내의 사람들로부터 내재화할 수 있다고 하면서 정신내적 구조에 대해서 별로 관심을 갖지 않았다. 그러나 이 환자들의 '자기'에 대해서는 발달상으로 단순히 굳어져 버린 원시적인 '정상적' 자기로 개념지었다. 다시 말하면 어른의 몸을 가진 어린아이라고 보았다. Kohut와는 달리 Kernberg(1974a, 1974b)는 이 환자들이 아주 병적인 구조의 자기를 가지고 있으며 이는 정상적인 아동발달 과정의 어느 단계와도 전혀 비슷하지 않다고 보았다. 탐욕스럽고 조르기만 하는 자기애성 환자의 병적 자기와는 달리 어린 아이들의 자기과시 욕구는 오히려 매력도 있고 사랑스럽기도 한 것이라고 그는 지적하였다.

이들은 자기의 방어기능에 대해서도 견해의 차이를 보이고 있다. Kohut는 본질적으로 자기를 방어적이 아닌 것으로, 즉 정상적으로 발달하는 중에 곤경에 빠진 것으로 보았다. Kernberg는 타인에게 투자하는 것을 방어하기 위하여, 그리고 특별하게는 타인에게 의존하는 것을 방어하기 위하여 병적으로 과장된 자기가 발달한다고 보았다. 환자가 양육 받을 필요가 있다는 것을 부정하는 동시에 타인들에게 깊은 인상을 심어주고 인정을 받으려는, 가장된 자기만족(pseudo-self-sufficiency)의 상황에서 이러한 특징은 나타난다. 예를 들면, 많은 자기애성 환자들은 치료자가 휴가를 가도 아무렇지도 않다고 주장한다.

자기애성 환자에 대해서는 Kohut의 견해가 Kernberg의 것보다 더 너그럽다고 할 수 있을 것이다. Kohut는 주로 확실한 부모의 반응을 갈망하는 아동기에 초점을 맞추었고 공격성(aggression)은 이차적 현상으로 보았다. 즉 자기애성 분노는 반사화와 이상화에 대한 환자의 요구를 만족시켜주지 못한 것에 대한 반응으로 생겨난다고 본다. 이런 의미에서 공격성은 부모가 실패한 것에 대한 아동의 반응인 것으로 이해가 가능하다고 Kohut는 보았다. 반면에 Kernberg는 공격성이 보다 일차적인 요소라고 보았다. 자기애성 환자는 공격성이 지나치게 높기 때문에 타인들에게 파괴적이 된다. Kernberg(1970)의 시각에서는 이러한 공격성은 타고난 것이거나 아니면 환경으로부터 비롯된 것이다. 그렇지만 외부에서 다른 사람들이 실패한 것에 대하여 외적으로 나타내는 이해할만한 반응은 아니고 내부로부터 일어나는 것이라고 보았다. 자기애성 환자의 공격성의 한가지 표현양상은 만성적인 강력한 질투(envy)로, 이것 때문에 환자는 타인들의 선한 점들을 해치고 파괴하기를 바라게 된다. Kohut는 질투가 핵심적 역할을 한다고 보지 않았지만, Kernberg는 이 환자들이 끊임없이 스스로를 타인들과 비교함으로써 타인이 소유하고 있는 것을 갖고자 하는 강력한 열망과 열등감에 자기 스스로 괴로워하고 있다고 하였다. 타인들에 대한 자신의 질투심을 다루기 위하여 타인들을 평가절하함으로써 내적 세계로부터 대상표상들을 없애 버리게 되고 이어서 환자는 내적인 공허감을 느끼게 된다(Kernberg 1998). 이러한 공허감은 다만 타인들로부터의 끊임없는 칭찬과 갈채, 그리고 타인들에 대한 전적인 통제에 의해서만 보상될 수 있으며, 그때서야 비로소 자유롭고 자율적인 기능성이 회복되며 기쁨을 갖게 되고, 더 이상 질투심을 만들어 내지 않게 된다. 또 Kernberg(2009)는 더 심각한 초자아 병리, 반사회적 행동, 그리고 자아-동조적인 공격성 등을 특징으로 하는 악성 자기애성 증후군(syndrome of malignant narcissism)에 대해서도 강조한다. 이 환자들에게는 죄의식이나 후회감의 여지는 거의 없어서, 마치 DSM-5의 반사회성 인격장애 환자들과 유사한 점이 많다(제 17장 참조).

Kohut와 Kernberg는 이상화에 대해서도 아주 다르게 보았다. Kohut는 전이에서의 이상화를 하나의 정상적 발달단계의 재연으로 보았다. 그는 이것을 방어적 자세의 하나로 규정짓지 않고, 상실한 정신구조를 보충하려는 방법으로 보았다. 자기애성 환자는 자기대상이 없어서 불완전하다는 주장이 Kohut의 이론을 이해하는 근본이 된다. Kernberg는 이상화를 분노, 질투, 경멸, 평가절하 등을 포함한 여러 가지 부정적인 감정들에 대한 방어로 보았다.

Kohut와 Kernberg의 차이점을 하나하나 살펴보면, Kernberg는 무감각형에 더 가까운 환자를 기술하고 있는 반면, Kohut는 과민형 환자에 대하여 기술하고 있다. Kernberg가 기술한 자기애성 환자는 매우 피상적 형태의 대인관계 이외에는 갖고 있지 않은 것을 볼 수 있다. 만일 환자가 남성이라면, 조직적으로 여성들을 유혹하고 그들에 대한 자신의 이상화가 평가절하로 돌아설 때는 가차없이 그들을 버리고 마는 '돈 후앙(Don Juan)' 증후군에 속할 것이다. 그는 여성들을 단지 정복의 대상으로만 볼 뿐 그들의 내적 경험에 공감할 능력은 갖고 있지 않다. 환자는 아첨이 아니면 타인들이 하는 말의 내용에 전혀 관심이 없다. 이들은 대부분 남성이지만 여성도 비슷한 자기애성 병리로 고통을 받을 수 있다.

> EE씨는 특출나게 매력적인 여배우였다. 무대 위에서 보여주는 카리스마적인 매력으로 인하여 관중들로부터 엄청난 환호와 박수를 받았을 정도로 그녀는 매우 성공한 여배우였다. 그런 그녀가 어느 날 치료자를 찾아 왔다. 몇 번의 남자관계를 가지면서 결국 그녀에게 적절한 사람을 결코 만날 수 없을 것이라는 느낌이 들었기 때문이었다. 초기의 이상화 단계가 지나가고 나면 갑자기 상대방에 대한 모든 흥미가 사라져 버린다고 그녀는 호소하였다. 남자들이란 자신들의 흥미거리에만 사로잡혀 있을 뿐, 그녀에게는 충분히 관심을 가져주지 않는다는 것이었다. 그녀에게 등을 돌린 마지막 남자친구는 분노를 폭발하며 말하였다. "어떤 남자도 당신이 원하는 그런 종류의 관심을 결코 줄 수 없을 거야! 그런 종류의 관심은 오직 어머니가 아기에게 주는 그런 것이라구!" 이런 그의 말이 충격을 주었고, 그녀는 정신치료가 도움이 될지도 모른다고 생각하게 되었다. 남자친구들이 별개의 주체로서 그녀가 알 수 없는 자신들만의 요구와 흥미를 가지고 있다는 사실을 그녀는 알지 못하였다고 고백하였다.

어떤 사람들은 문화적인 측면에서 오는 성별에 대한 편견 때문에 남성들이 여성에 비해서 더 쉽게 자기애적이 될 것이라고 추측한다. 그러나 665명의 대학생들을 대상으로 한 경험적 연구(Klonsky들 2002)를 통해서 이러한 추측이 근거가 없는 것이라는 알게 되었다. 이 연구에서는 자신의 성별과 일치된 방식으로 행동한 대상자들이 남성이든 여성이든 간에 자기애적 성향을 더 많이 나타내었다. 따라서 연구자들은 한 문화 안에서 성별에 대한 편견이 반영된, 자기애로 발전하는 남성적 방법과 여성적 방법이 따로 존재할 것이라는 가정을 제시하였다.

자신들의 임상경험에 따라 어느 한쪽을 더 선호하려 하는 옹호자들에 의하여 Kohut와 Kernberg의 이론적 논쟁은 더 심화된다. 사실상 어느 한 이론에 더 적합한 환자가 있을 것이다. 하지만 NPD로 규정되는 넓은 범위의 환자들을 단일 이론을 가지고 탐구하기는 결코 충분하지 않다. 두 이론을 모두 인정하기 위하여 두 가지 모두에 일치하는 자료들을 모으려는 시도가 있었지만, Kohut의 모델이 Kernberg의 보다 보편적인 자아심리학적 대상관계이론의 한 특수한 경우라는 인색한 설명을 할 수 있을 뿐이었다(Glassman 1988).

Kohut와 Kernberg의 이론적 논쟁은 NPD의 이해를 위한, 이들의 다른 창조적 공헌의 빛을 흐리게 하였다. Klein의 관점은 Rosenfelf(1964)와 Steiner(2006)에 의해서 더 정교해졌다. Rosenfelt의 시각에서는, 자기애적 관계의 가장 중요한 기능은 주체와 객체 사이에 분리는 없다는 가공의 경험을 유지하는 것이다. 자기애성 환자들은 의존을 거부하고 마치 자신이

전능자처럼 자기만으로도 충분히 자립하는(omnipotently self-sufficient) 존재인 것처럼 행동한다. 'NPD 환자의 현상학'에서 다룬 것처럼 Steiner(2006)는 보여지는 것과 보는 것이 병적 자기애의 정신분석적 이해에서 가장 중요한 것이라고 믿고 있다. 그의 관점에서는, 창피감(humiliation)은 자기애성 환자가 특히 참기 어려운 것이며, 따라서 환자들은 이를 피하기 위해서 시야에서 숨어버리려고 시도한다. 환자들은 다른 누군가에게 창피감을 느끼게 하기 위해서 종종 치료자를 내려다 보기도 할 것이다. 다른 방법으로는, 환자들이 치료실 밖에서 제 3자를 업신여기는 현장에 치료자가 같이 있도록 초대하기도 한다. 환자가 타인들에게 보여지게 되었고 그로 인해서 수치심(shame)과 당혹감(embarrassment)을 드러내게 되었다는 절박함(acute sense of exposure)을 느끼게 되었음을 알게 됨으로써 이런 방어들은 깨어지게 될 것이다.

Rothstein(1984)은 구조모델(제 2장 참조)의 틀 안에서 NPD를 이해하려고 시도하였다. 그는 완전해지려고 하는 절실한 바람이 자기애이며 이것은 보편적인 인간 정신의 한 측면이라고 정의하였다. 이러한 완전한 상태는 건강한 자아와도 혹은 병적인 자아와도 통합될 수 있지만 바로 그 자아의 속성이 자기애가 병적인가 건강한가를 결정한다.

Modell(1976)은 자기애성 환자가 주변과 관계형성을 하지 못하는 것을 누에고치(cocoon)에 빗대어 기술하고 있다. 여기서 누에고치란 자식의 능력에 대하여 지나치게 과장된 시각을 가지고 있는 어머니 때문에 촉발되었을 과대망상적 환상에 의하여 강화되는 전지전능하다는 자기만족의 착각과 같은 것이다. Modell은 의사소통을 잘하지 못하고 대인관계를 갖지 못한다는 것이 합병에 대한 두려움을 반영하는 것이고 환자는 이러한 합병에 대하여 방어하지 않으면 안될 것이라고 생각하였다. 치료자의 임무는 제 14장에서 기술한 조현성 인격장애의 치료에서와 마찬가지로 발달을 지속할 수 있게 하기 위하여 수용하는 환경을 만들어 주는 것이다(Winnicott 1966).

애착이론 역시 유용한 개념적 틀로 사용될 수 있다. 무감각형 자기애자들은 자신들이 다른 사람의 마음에 잘 맞출 수 없고 자신들이 그 다른 사람에게 어떤 영향을 미치는지를 이해할 수 없기 때문에 의식화 능력이 손상된 것으로 간주될 수 있다. 과민형 자기애자들도 의식화에 어려움을 경험하는데 이들이 다른 사람들의 경험을 잘못 읽고 있기 때문이다. 예를 들어서 치료자의 말이나 행동 속에 자기애적 손상을 가하는 것이 있다는 이들의 추정은 결국 치료자가 환자 자신의 마음과 분리되어 명백히 구분되는 마음을 따로 가지고 있다는 점을 이해하는데 실패한 것을 반영하는 것이다. 수치심과 창피함의 경험이 아동기에 있었으면 이것이 외상적 충격이 되었을 수 있고, 따라서 무감각형 자기애자는 수치심을 느끼게 될 미래의 경험을 미리 피하기 위한 방편으로 타인의 내적 반응에 대한 호기심을 스스로 닫아 버린다. 반대로 과민형 자기애자는 어떤 경험들을 미리 예견함으로써 이것들을 제어하고 있다는 착각을 유지하려고 노력한다. 결국 의식화의 결함은 환자들이 타인들을 잘못 읽었을 때 타인들이 오해 받거나 비난 받고 있다고 느끼기 때문에 역설적으로 오히려 환자가 창피함과 수치심을 경험하게 한다.

NPD에 관한 많은 이론적 가설들이 부모를 비난하고 있다. 예를 들어 자기심리학은 부모가 공감에 실패한 것을 강조한다. 대중문화에는 부모가 지나치게 관대한 것이라는 또 다른 시각이 있다. Kernberg는 NPD의 개인력에 부모의 냉담함과 엄격함이 있음을 강조하였다. Horton(2011)은 부모의 관여에 대한 다양한 이론들을 평가하여, 특정한 양육 방식이 NPD의 원인이 되었다는 설득할만한 증거는 별로 없었음을 강조하였다. 의미있는 유전적 요인이 자기애에 있다는 것을 몇몇 연구는 제안하고 있다(Vernon들 2008). 그러므로 부모가 그들의 자녀들의 특별히 어려운 기질적 경향에 대응하고 있을 가능성을 고려해야 하며 따라서 부모-자녀 간의 어려움을 양방향으로 이해하는 것이 중요하다. 부모가 어떤 역할을 한 것인지 그 정확한 성질은 불분명한 채로 남아 있어서 더 많은 연구를 필요로 한다. 그러나 치료자로서 반드시 알아야 할 것은 부모에 대한 환자의 보고가 진정으로 객관적이라는 추정에는 신중해야 한다는 것이다. 진술된 개인력의 보고만으로는 알 수 없는 환자의 부모-자녀 갈등이 면모들을, 치료 중의 전이-역전이의 발생을 통해서 조명해 볼 수 있을 것이다.

치료방법들
Treatment Approaches

개인정신치료와 정신분석 Individual Psychotherapy and Psychoanalysis

기법 Technique

Kernberg와 Kohut는 모두 NPD 환자의 치료에 정신치료가 가장 중요하다고 믿고 있다. 시간과 비용의 실제적 제약 때문에 많은 환자들이 일주일에 한 번씩 혹은 격주로 표현-중심적인 표현-지지정신치료를 받는다. Kohut와 Kernberg의 치료법 상의 특별한 기법들은 이론적 개념의 차이점을 반영하고 있다.

Kohut에게는 공감이 기법의 초석이다(Ornstein 1974b). 치료자는 확인 받고자 하는 욕구(반사전이), 이상화에의 욕구(이상화 전이), 그리고 치료자처럼 되고자 하는 욕구(근사성 전이)를 받아들이도록 치료자에게 강요함으로써 이전에 실패했었던 부모와의 관계를 재활성화 시키려는 환자의 시도에 공감해야 한다. 이러한 자기대상 전이들이 발생하였을 때 이를 섣부르게 조기 해석해서는 안된다. Kohut가 공감 실패의 희생자인 환자와의 공감을 강조한 것은 단순히 지지적 기법을 의미라는 것이 아니다. 그는 치료자가 적극적으로 만족시켜 주어서는 안되며 오히려 위로를 받고자 하는 환자의 바람을 해석하여야 한다고 강조하였다(Kohut 1984). 이 경우 "그렇게 대우 받을 자격이 있다고 생각한 대로 대우 받지 못했을 때 상처가 되는군요."라는 식으로 들리는 것이 전형적인 해석일 수 있겠다.

Kohut는 그의 기법이 고전적 기법과 다르지 않다고 주장하지만 그의 제자들(Miller 1985)에 의하면 고전적 방법과는 근본적으로 다르다는 것을 알 수 있다. 환자가 분석의 자료가 되는 것을 경험하고 있는 바로 그런 식으로, 항상 그 자료를 직접 다루어야 한다고 그는 분석가들에게 권유한다. 그렇게 해야만, 자녀가 말한 것과 부모가 실제로 느낀 것은 서로 다른 것이라는 사실을 자녀에게 확신시키려고 부모들이 애씀으로 해서 발생한, 부모와의 공감실패를 치료자가 반복하지 않게 된다. 만일 있는 그대로의 접근에 성공하지 못한다면, 항상 자료를 거꾸로 뒤집어 보거나 아니면 마치 경험한 것처럼 와 닿는 감정들 즉 근사경험(experience-near)의 느낌 밑에 숨겨져 있는 의미들을 찾아 볼 수 있다고 Kohut는 충고하였다. 이 방법은 자기 결속을 지키려는 정신적 활동이 바로 저항이라고 한 그의 견해와 밀접한 관계가 있다(제 2장 참조).

Kohut는 실제적인 분석시간이나 치료시간에 나타나는 환자의 "자기분쇄"의 증거에 매우 민감하였다. 이러한 분쇄가 나타나면 치료자는 분쇄된 자체의 내용보다는 이를 유발시킨 사건에 초점을 맞추어야 한다(Miller 1985; Ornstein 1974a). 예를 들면 Kohut의 제자 중의 한 사람이 분석 도중 재채기를 했고 환자는 더 이상 분석을 지속하기 어려워하였다. Kohut는 이때 환자가 자극에 유달리 민감하다는데 초점을 맞추지 말고 예기치 못한 자극에 대해 환자가 그렇게 반응한 것은 당연하다는데 초점을 맞추라고 제자에게 권고하였다(Miller 1985). 즉, '치료자는 항상 환자와 함께 이들이 영아기 외상들을 어떻게 재연하는가에 지속적인 주의를 기울여 보조를 맞추어야 한다.'는 자기심리학의 일반적인 전제를 유지하는데 그 초점이 있다. Kohut는 '환자는 언제나 옳다.'고 믿고 있다. 즉 환자가 위축되고 상처받았다고 느낀다면 치료자가 실수했다고 생각하는게 합리적이라는 것이다. 분석가가 환자의 실언에 주목할 때 환자들은 거의 언제나 자신이 노출되었다고 생각하고 수치심을 느낄 것이라고 강조하였고, 따라서 그는 실언에 대한 해석을 강조하지 않았다. Kohut는 자기애성 환자가 수치스러워하는 경향이 있음을 항상 염두에 두었다. 치료자는 환자의 인식 밖에 있는 무의식적 자료에 접근하기 위해 환자의 의식 안에 있는 주관적 경험을 그냥 지나치는 것을 피해야 한다. 무의식적 동기를 해석하는 것은 환자에게 덫에 걸렸다는 느낌과 이해 받지 못하고 있다는 느낌을 갖게 할 뿐이며 따라서 환자는 수치심을 갖게 된다.

Kohut는 환자의 경험의 긍정적인 면을 보는 것이 중요하다는 점을 강조하였으며, 따라서 그는 지나치게 비판적으로 보일 수 있는 언급을 회피하려고 노력하였다. 그는 환자의 흐름에 주의를 집중하였고 질문을 피하였다. 이해하는 것은 치료자의 임무이지 환자의 일은 아니라고 그는 믿었다(Miller 1985).

Kohut는 환자가 적절한 자기대상을 인식하고 찾을 수 있게 도와주는 것이 자기애성 환자에 대한 정신치료의 목표라고 단언하였다. 그는 전문가들이 지나치게 분리와 자율성을 강조하는 경향이 있으며, 지나치게 도덕적인 어조를 사용함으로써 환자들이 더 독립적이 되어야 한다는 기대를 전달하려 한다고 생각하였다.

Kohut의 기법은 많은 면에서 비판을 받고 있다. 그는 모든 정신병리를 부모의 공감 실패로부터 기인한다고 함으로써 너무도 쉽게 부모를 비난하고 있으며, 정신분석의 핵심원칙인 중첩결정론(overdetermination)에서 벗어난 것이라고 비난 받았다(Curtis 1985; M. H. Stein 1979). 치료기법에서도 지속적인 근사 경험(staying "experience near")의 강조는 치료 중 취급되지 않으면 안될 중요한 무의식적 주제들을 간과할 소지가 있다 하여 비난을 받아 왔다(Curtis 1985). 마지막으로, Kohut의 견해는 격분(rage)을 자기 통합의 실패(disintegration of the self)로 인한 결과물로 취급하는 경향이 있어서 '자기'의 역할을 내적 갈등 때문에 연출된 것으로 평가절하할 수 있다(Cohen 2002).

Kernberg(1974a, 1974b)는 Kohut가 관찰한 것과 동일한 몇 가지 전이 현상을 관찰하였지만 그는 다른 기법들이 적용되어야 한다고 믿었다. 예를 들면 그는 보다 좁은 의미로 반사전이 및 이상화 전이를 개념화하였다(표 16-3). Kernberg는 환자의 '과장된 자기'가 투사와 재함입을 교대로 사용함으로써 하나의 이상화된 상(figure)이 언제나 전면에 있는 반면 또 하나의 상은 평가절하되어 이상화된 인물의 그늘에 있다고 보았다. 또한 이상화는 자주 사용되는, 분할을 포함하는 일종의 방어체계라고 하였다. 다시 말해서 치료자를 이상화시키는 것은 경멸, 질투, 분노 같은 분할된 감정에 대한 방어이므로, 치료자는 이상화를 방어로 해석해야 하며 Kohut처럼 이를 단순히 정상적인 발달에 필요한 것으로 받아 들여서는 안된다고 하였다.

표 16-3. Kohut와 Kernberg의 정신치료기법 비교

Kohut	Kernberg
반사 및 이상화 전이를 양극성(1977) 혹은 삼극성(tripolar, Kohut 1984) 자기의 다른 두 개의 극으로 본다.	반사와 이상화를 환자의 과장된 자기의 투사와 재함입에 관계된 측면들로 본다.
환자의 이상화는 정상적인 발달상의 요구로 받아들인다.	이상화를 하나의 방어로 해석한다.
환자의 감정을 부모나 타인들의 실패에 대한 이해 가능한 반응으로 강조한다.	환자가 자기 스스로가 관계의 문제에 기여하고 있음을 보게 한다.
저항이란 자신을 지키려는 건강한 정신 활동이라고 봄으로써 환자의 말을 있는 그대로 받아준다.	저항을 방어로 보고 직면시키고 해석한다.
환자의 경험의 긍정적 측면을 본다.	환자 경험의 긍정적, 부정적 측면을 모두 검사한다. 긍정적 경험만을 강조한다면 환자의 내적 질투심이나 분노에 대한 공포가 증가할 것이다.
환자의 진행에 주의를 기울인다.	질투에 초점을 맞추고 이것이 어떻게 도움을 인식하고 받아들이지 못하도록 하는가에 초점을 맞춘다.
치료 목적은 환자가 적절한 자기대상을 인식하고 찾아내는 능력을 얻도록 통합을 돕는데 있다.	환자가 죄의식과 염려를 갖게 하고 이상화와 진실을 분노나 멸시와 통합한다.

Kernberg의 치료적 접근방법은 Kohut의 방법에 비하여 직면을 훨씬 더 많이 사용한다. NPD에서 전형적으로 보이는 탐욕과 요구는 단순히 정상적인 발달과정의 측면이 아니라고 확신하며, 이런 성향이 타인들에게 어떤 영향을 주는지를 직면시켜 시정되도록 하여야 한다고 그는 믿었다. Kohut가 환자 경험의 긍정적 측면을 강조한 반면 Kernberg는 초기의 부정적 전이발달이 체계적으로 조사되고 해석되어야 한다고 믿고 있다. Kernberg는 특히 질투에 초점을 맞추어야 하며, 환자가 도움을 받아들이고 이를 고마워하는 것을 질투심이 어떻게 방해를 하는가에 초점을 맞추어야 한다고 주장하였다. 치료자로부터 무언가 긍정적인 것을 받을 때 환자의 질투심이 점차로 증가하는 경우가 있다. 치료자의 보살핌과 이해 능력에 비하여 환자 자신은 부적당하고 열등하다는 것을 알게 되기 때문이다. 이때 "고통스러운 질투 감정을 피하기 위하여 당신이 치료자의 의견을 우스꽝스럽고 무의미하다고 무시하고 있는지도 모른다."고 해석할 수 있을 것이다. Kernberg(2009)는 자기애성 환자들이 자주 치료자에게 강한 경쟁심을 느끼는데 그렇게 되면 치료자가 진정으로 관심을 가지고 있고 걱정하고 있다는 것은 생각하지 못하게 된다. 따라서 환자는 의존을 두려워하게 되고 이를 방어하기 위하여 치료를

전적으로 지배하려고 시도한다.

Kernberg는 부정적 전이만을 강조한다고 오해를 받고 있지만 사실은 긍정적 전이와 부정적 전이 모두에 대한 체계적인 평가를 지지하고 있다(Kernberg 1974b). 그는 긍정적 전이만을 강조하는 치료자가 무의식적으로는 환자의 질투나 분노를 증가시키고 있다고 경고하였다. 치료자가 부정적 전이를 잘 다루지 못한다고 환자가 믿게 되면 부정적 전이를 분할시켜 치료 과정 밖에서 이를 표현할 수도 있다.

Kernberg는 치료 목적에서도 중요한 부분에서 Kohut의 견해와 달리하고 있다. Kohut는 치료의 본질이 인지영역에 있지 않다고 한 반면, Kernberg는 해석 과정을 통한 인지적 이해가 치료의 성공에 매우 중요하다고 믿었다. Kernberg(1970)의 치료 목적은 이상화와 신뢰를 분노와 경멸에 통합시키면서, 즉 경험의 선한 측면을 악한 측면과 통합시키면서, 동시에 죄의식과 타인에 대한 걱정을 불러 일으키는 것이다.

Kernberg는 자기애성 환자가 치료자를 패배시키려고 노력하기 때문에 이들이 치료하기 가장 어려운 환자라고 생각하였다. 치료와 치료자가 효과적이기 위해서는, 자신이 가지고 있지 못한 선한 성질을 타인이 가지고 있다는 것에 대한 강한 질투심을 환자가 처리하도록 해야 한다. 환자는 치료자와 일정한 거리를 유지하기 위하여 평가절하와 전지 전능한 통제를 방어적으로 사용한다. 치료가 가능하기 위해서는 이런 방어적 수단들에 지속적으로 직면하지 않으면 안 된다고 Kernberg는 생각하였다. 자기애성 환자들에게서 흔히 동반되는 반사회성 성향이 분명한 환자는 치료되기 힘들 것이다. 반사회성 환자의 치료가능성을 결정하는 요인들에 대하여는 제 17장에서 좀더 자세히 다루어질 것이다. 하지만 여기서 좋은 예후를 예견하게 하는 몇 가지 요인을 Kernberg는 제시하고 있다. 우울과 슬픔을 인내할 수 있는 능력, 전이관계에서 편집적 성향보다는 죄의식을 더 많이 보이는 경우, 원시적인 욕동을 승화시킬 수 있는 능력, 비교적 충동조절을 잘하는 경우, 그리고 동기형성이 잘되어 있는 경우가 그것들이다. 단지 훈련을 하기 위한 목적에서나 혹은 타인의 눈에 특별하게 보여 스스로에게 명예가 될 것 같다는 생각에 치료나 분석을 찾는 환자는 강력한 저항을 나타낼 것이며 따라서 예후도 덜 좋을 것이다.

Kernberg(1984)는 경계성 경향이 두드러진 환자에게는 표현적 치료나 분석보다 지지정신치료를 충실하게 하는 것이 훨씬 더 효과적이라고 주장하였다. 충동조절 기능의 결핍 등 자아약화가 특히 심할 경우는 입원 상태에서 지지정신치료를 연합하는 것이 좋을 것이다. NPD에서의 지지치료의 적응증은, 지나친 잔혹성이나 가학성, 뚜렷한 반사회적 성향, 타인과의 관계 차단, 타인에 대한 강한 편집적 반응, 그리고 항상 타인의 탓이라고 합리화하는 만성적 분노의 경향이 있을 경우 등이다. 지지정신치료 과정에서 환자가 치료자로부터 훔쳐낸 긍정적 성질 때문에 이득을 보는 수도 있다고 Kernberg(1984)는 주장한다. 치료자와의 이러한 동일시가 환자의 기능이 더 나아지도록 도울 수도 있는 경우는 이 과정을 해석하지 않은 채 그냥 두는 것이 최선이다.

Kernberg의 접근방법에 대하여 비평가들은 그의 방법이 자기대상 전이가 자연스럽게 생기는 것을 저해한다고 주장한다. 심지어 환자의 구강기적 공격성에의 적극적 직면이 기능저하를 초래할 것이라고 주장하는 사람도 있다(Brandschaft와 Stolorow 1984). 이런 관점에서 분노, 경멸 그리고 평가절하 등의 경계성 양상은 치료자의 비판적 개입에 의한 자기애적 손상의 하나의 결과이다. 따라서 Kernberg와 Kohut가 기술한 환자들 간의 차이점은 부분적으로 치료 자체의 요인들(iatrogenic)에 의해 생긴 것이라고 볼 수 있다(Adler 1986).

자기애성 환자를 치료하는 엄청난 일을 해야 하는 정신치료자들은 Kernberg와 Kohut의 이론 중 하나만을 선택해서는 안된다. 치료자들은 이들 중 어느 하나가 옳은가에 대해 강박적으로 집착하기 보다는 환자에게 조심스럽게 귀를 기울이며 전이와 역전이의 발생을 관찰하고 특히 시험적 개입에 대한 환자의 반응에 주의를 기울이려고 노력하여야 한다. 이렇게 하면 치료자들은 이 환자에게 어떤 이론적 기술적 모델이 가장 도움이 되는가에 대해 곧바로 잠정적인 결론에 도달할 수 있을 것이다. 어떤 환자는 Kohut의 모델에 입각한 공감적인 근사경험적 접근방법 외의 어떤 방법도 잘 견디어 내지 못할 것이다. 치료방법을 약간만 바꾸어도 오랫동안 폐쇄적이 되어 이야기하기를 거절하며 이해되지 못하고 있다고 느끼며 심지어는 갑자기 치료를 끝내겠다고 결정할 수도 있다. 다른 어떤 환자는 질투와 경멸의 해석을 통하여 이해 받고 있다고 느낄 수 있을 것이고, 따라서 Kernberg의 기법에 더 잘 반응할 것이다. 또 어떤 환자는 Kohut가 기술한 자기대상 전이들을 발달시키지 못하고 치료자를 계속해서 평가절하하며 분노를 표현한다. 때로는 치료자가 이런 언어적 공격을 해석하거나 직면시켜야 하며, 그렇지 않으면 환자가 더 이상 치료를 지속하기 어렵거나 불가능하다고 생각할 수도 있다. Kohut의 기법이 Kernberg보다 더 공감적이라고 보는 것은 잘못이라고 Mitchell(1988)은 주장한다. 즉 두 가지 모두가 환자의 서로 다른 측면에 대해 공감적으로 반응한다는 것이다.

또 다른 환자들은 이 두 가지 기술적 전략을 연합함으로써 효과를 볼 것이다. 순수론자들은 이 두 가지 이론이 서로 조화되지 않는다고 할지 모르지만 환자는 이론에 대하여는 알지 못한다. 게다가 치료자는 이론을 치료하는 것이 아니라 환자를 치료하는 것이다. 많은 환자들이 치료 초기에는 자기심리학적 기법의 사용을 필요로 한다. 왜냐하면 이 이론의 기법이 희생의 경험에 대하여 치료자가 공감하고 이해한다는 느낌을 기초로 한 치료 동맹의 발생에 도움을 주기 때문이다. 실제로 치료동맹의 발달은 NPD환자에게는 엄청난 도전이다. 그들은 그들 자신의 불완전함과 치욕스러운 노출에의 직면을 두려워하며 이런 공포심 때문에 자기를 공개하는 능력이 제한되어 있다(Ronningstam 2014). 치료자가 자신들을 비난하거나 낮게 평가를 할 목적으로 자신들을 무가치하고 무능하다고 느끼게 하려고 한다고 환자들이 생각할 수도 있다. 아울러 환자들은 자신의 성격적 특성들이 문제라고 보는 것에 대해서 매우 강하게 방어적이 될 수도 있다. 어떤 환자는 자기가 썩 잘 기능하고 있다는 것을 스스로 확신하기 위하여 자존심이 유지되는 관계들을 맺기도 한다. 치료자와 환자가 동의할 수 있는 목표를 확실히 하고, 이런 목표들을 이루면 환자의 자존심에 상처가 될 수도 있고 취약한 부분이 노출될 수도 있다는 것을 인식해야만 동맹의 형성이 가능해 지는 것이다.

일단 치료동맹이 생겨난 후에야 비로소 치료자는 타인들이 채워줄 수 없는 지나친 기대감 등 대인간의 어려움에 환자도 어느 정도 기여하였다는 사실을 직면시킬 수 있다. 사실, 자기애성 병리가 전적으로 부모의 잘못이라든가 전적으로 환자의 잘못이라고 단정지을 수는 없다. 상식적으로 이들 모두가 어려움이 생겨나는데 어느 정도 기여하였으며, 따라서 이 문제에 대하여 양쪽에서 총체적인 치료가 이루어져야 한다. 실제로도 대부분의 분석가들이나 역동치료자들은 이 두 극단 사이의 어떤 한 점에서 치료작업을 실행하고 있는 것이다(Gabbard 1998; Mitchell 1988). 치료 초기에는 환자가 오랫동안 가지고 있던 자기대상 욕구에 대해 공감을 수는 것이 도움이 되겠지만 결국에는 이런 공감이 자기대상 전이의 방어적 기능에 대한 해석과 균형을 이루어야 한다고 Josephs(1995)은 지적하였다.

의식화에 기반한 모델을 사용하여, 치료자들은 환자들이 제 15장에서 기술된 경계성 환자를 위한 전략들을 사용하도록 도울 수 있다. 연구에 따르면 NPD 진단을 받은 환자들은 공감하는 능력에 어려움이 있으며 따라서 다른 사람들의 경험을 의식화하도록 도움을 받음으로써 이득을 볼 수 있다(Ritter들 2011). 과민형 환자들에게 안전한 애착의 느낌을 갖게 해 주는 것을 강조함으로써 숙고를 더 쉽게 할 수 있는 수준까지 이들의 각성 상태를 떨어뜨릴 수 있을 것이다(Allen 2003). 무감각형이나 과민형 환자 모두에게 치료자는 자신의 내적 상태에 대해 환자들이 어떤 환상을 가지고 있는지를 세밀히 조사해 보도록 할 수도 있다. 특히 무감각형의 환자들에게는 환자들 자신의 행동이나 말이 다른 사람들에게 얼마나 많은 영향을 주는지에 관해서 더 많은 호기심을 갖도록 격려할 수 있다. 또 다른 유용한 기법들로는, 환자 내부에 갖게 되는 느낌들을 찾아내도록 하여 이 환자들에게 자신들이 치료자의 마음을 안다고 확신할 때 떠올릴 수 있는 다른 가능성들이 있는지를 묻는 것이다.

끝으로 자기애의 원인과 병리가 Kohut와 Kernberg의 이론의 틀에 늘 맞는 것은 아니라는 것을 알아야 한다. 본 장의 '정신역동적 이해'에서 이미 논의한 바와 같이, 부모가 아이의 요구들을 다루기 어려운 것이 아이의 유전적 특징이나 기질적 요인 때문일 수도 있다. 따라서 부모가 공감에 실패하는 것은 이들의 부정적 측면에서 비롯된 것이라기 보다는 아이의 유전적인 특성과 관계된 것일 수도 있다. 어떤 부모는 공감에 실패한 부모와는 아주 대조적으로 매우 관대한 경향을 보이기도 한다. 이들은 지나친 반사화를 통해 과대망상을 조장하는 것 같이 보인다. 이들은 자녀에게 감탄과 찬사를 퍼붓고 자신이 특수하고 재능이 많다고 정말로 믿게 한다. 이 아이가 자라나서 타인들이 자의 부모와 똑같이 반응하지 않는 것을 알게 되면 계속 좌절에 빠지게 될 것이다.

또 다른 경우 모자간의 근친상간이나 그와 유사한 형태로 인하여 과민형의 자기애 패턴이 만들어진다(Gabbard와 Twemlow 1994). 이런 환자는 자기가 다른 사람과 특별한 관계에 있다고 스스로에 대한 과대망상적 시각을 갖는 한편 외디푸스적 삼각관계를 통하여 유기되고 버려질 것을 두려워하는 편집성 경향을 갖게 된다. 이렇게 보면 치료자에게는 자기애성 환자가 자기 스스로 무엇인가를 발견해 나가게끔 해 주는 개방적인 접근방법이 유용할 것이다. 즉 치료는 환자와 치료자가 어려움의 근원을 어떤 한가지 이론에 맞추지 않고 함께 그 원인을 찾아 나가는 공동의 작업이어야 한다.

역전이 Countertransference

치료자가 어떤 이론에 기초하고 있는가에 관계없이, 예측할 수 있는 몇 가지 역전이 문제가 자기애성 환자의 치료과정에서 생겨난다(Gabbard 2013). 어떤 문제는 아주 중대하고 강력해서 치료상황을 회복 불능의 상태로까지 손상시킨다. 따라서 역전이 문제의 중요성은 아무리 강조해도 지나치지 않을 것이다.

역전이는 전이와 뒤엉켜져서 묶여 있기 때문에 자기애성 전이를 재검토함으로써 NPD에서 일어나는 역전이 문제의 많은 부분을 미리 예견하는데 도움이 될 수 있다. 표 16-4는 자기애성 전이들 중에서 중요한 몇 가지를 요약하고 있다.

직업의 특성상 정신치료자가 성공하기 위해서는 사랑 받고자 하는 소망, 필요하게 되고 싶은 소망, 이상적이 되고자 하는 소망을 충족시켜 줄 기회를 제공하여야 한다는 것에는 의문의 여지가 없다(Finnell 1985). 자기애성 문제들이 NPD 환자에서만 나타나는 것은 아니다. 이 문제는 모든 환자들과 모든 치료자들에게 다 있다. 치료자 자신이 자기애성 욕구가 있다는 것을 알지 못하고 따라서 이를 받아들이지 못하여 치료에서 효과적으로 이것을 이용하지 못한다면 오히려 자신의 자기애성 문제들을 부인하고 외부로 투사할 것이다. 이런 식의 방어 때문에 치료자는 환자-치료자 관계 안에서 나타나는 자기애성 문제들을 모두 환자의 탓이라고 보는 잘못된 시각을 갖게 된다.

표 16-4. 다양한 자기애성 전이들

치료자의 칭찬과 인정을 요구함.

치료자를 이상화함.

자신과 치료자가 유사하다고 가정함.

치료자로부터 쉽게 모욕이나 창피를 당하였다고 느낌.

치료자를 경멸하거나 평가절하함. 종종 치료자를 부러워하기 때문임.

치료자가 독립적인 존재라는 것을 부정함.

절대적인 힘을 가진 듯 치료자를지배하려함.

제 3자에게는 허락되지 않은, 오로지 예외적인 둘만의 관계라고 완강하게 주장함.

치료자의 경험에는 공감하지 않은 채 치료자를 오로지 공명판으로만 이용함.

치료자에게 의존하고 있음을 부인함.

치료자가 제공하는 도움을 받아들이는 것이 불가능함.

자기애성 환자의 치료에서 규칙적으로 나타나는 또 다른 역전이 문제는 지루함이다. 이것은 환자가 치료자의 존재를 무시하거나 치료자의 존재에 대해 무감각하게 될 때 나타난다. 치료자는 환자에 의하여 단지 공명판으로만 이용되고 있을 뿐이라는 느낌을 오래 참지 않으면 안 될 때도 있다. 이 양상은 특히 치료면담 중 청중에게 하듯이 말을 하고 치료자를 별개의 사고와 감정을 가진 무관한 사람으로 보고 무시하는, 무감각한 자기애성 환자를 대할 때 전형적으로 나타난다.

FF씨가 치료를 받으러 왔을 때는 이미 세 차례나 치료에 실패한 뒤였다. 마지막 치료는 다른 도시에서 3년간 진행되었다고 한다. 환자는 그 치료경험을 완전히 시간낭비였다고 비난하였고 치료자의 이름조차 기억할 수 없다고 하였다. 이 두 가지 증상, 즉 이전 치료자의 이름을 기억하지 못하고 또 그 당시의 치료경험을 평가절하하는 것이 자기애성 환자를 진단하는 실마리가 될 수 있었다. "이름이 뭐더라.... 하여튼," 그 의사는 자신이 말할 때 자주 중단시켰고 좋은 청취자(good listener)가 아니었다고 환자는 말하였다. FF는 자신이 아주 특별한 치료자를 필요로 한다는 것을 장황하게 설명하였고, 진실로 자신을 이해할 수 있는 사람이 이 도시에는 없을지도 모른다고 생각한다고 하였다.

FF가 이런 내용의 이야기를 수주 동안 계속해서 장황하게 하자 치료자는 면담이 시작될 때마다 걱정이 되기 시작하였다. 치료자는 그날 저녁 때 무엇을 할 것인가에 자신의 생각이 가 있는 것을 발견하게 되었다. 경제적인 문제, 아직 끝내지 못한 논문들, 그 외에 환자와 관계가 없는 여러 가지 문제들에 대해 생각하느라고 평소보다 더 자주 시계를 들여다 보게 되었고 FF와의 면담이 빨리 끝났으면 하고 기다리고 있었다. 그러나 치료자가 면담을 중지하려 할 때마다 FF는 그의 말을 무시하고 "내 생각을 마저 얘기하게 해 주세요." 혹은 "아~, 그래요~, 그럴 줄 알았지요."라고 말하였다.

3주간의 휴가가 끝나고 치료자는 환자와의 면담을 계속했다. 첫 면담에서 FF는 마치 그 동안 시간이 전혀 흐르지 않은 것처럼 마지막 면담에 이어서 말하기 시작하였다. 치료자는 도대체 FF에게는 이것밖에는 중요한 것이 아무 것도 없다는 느낌에 화가 나서, "당신은 마치 우리가 어제도 만났던 것처럼 얘기하는군요. 3주 동안이라는 시간이 당신에겐 아무런 영향도 미치지 못했나요?"하고 물었다. FF는 치료자의 음성에 비난과 조소가 어려있는 것을 알아채고는, "선생님도 지난번 치료자와 똑같은 문제를 가지고 있군요. 선생님도 언제나 자기자신을 치료에 개입시키네요. 나는 선생님 개인이나 선생님의 기분에 대해 이야기하려고 치료비를 지불하고 있는 것이 아니어요. 나 자신에 대해서 얘기하기 위해서 여기 있는 거라구요."라고 말하였다.

치료자로서 우리 모두는 누군가에게 필요한 사람이 되고자 하는 바람을 가지고 있으며 따라서 자기애성 환자들이 요구하는 '주변(周邊)적 존재(satellite existence)'가 되는 것을 견딘다는 것은 매우 어려운 일이다(Kernberg 1970). 환자에 의해서 배제되고 있다는 느낌은 일종의 투사적 동일시 과정을 나타내는 것으로(Adler 1986; Finnell 1985), 환자는 어린 시절 부모에 의하여 자신이 배제되었던 것처럼 치료상황에서 치료자를 배제한다. 자기애성 환자들은 분석가를 자신의 연장선 상에서 취급하는 경향이 있기 때문에, 분석가에게서 자신의 내적 갈등들을 반영하는 어떤 상황을 만들어 낸다. 다시 말하면, 환자의 한 측면이 치료자에게 투사되고 치료자는 환자가 그것을 재함입하는 것을 돕기도 전에 투사된 자기와 동일시한다. 환자가 투사한 측면을 불편함 없이 수용한다는 것이 자기애성 환자의 정신치료에 중요한 요소이다. 이 패턴을 이해한다면 치료자는 환자로부터, 환자를 가학적으로 직면시키는 것으로부터, 그리고 환자에 의해 상처받고 학대 받는다는 느낌으로부터 벗어날 수 있게 될 것이다.

과민형 자기애성 환자는 치료자가 조종당하고 있다는 느낌이라는 역전이 문제와 싸우게 한다. 환자가 치료자의 모든 행동을 지루함과 거부의 의미로 받아들일 때, 치료자는 매 순간 조용히 앉아서 환자에게 모든 주의를 쏟을 것을 강요 받는다고 느끼게 된다. 이런 상호작용을 대상으로 계획된 개입을 통하여 역전이 발달에 대하여 이롭게 대처할 수 있게 된다. Kernberg의 시각으로 치료작업을 하는 치료자라면, "당신이 다른 사람을 조종할 수 있고, 다른 사람이 스스로의 필요에 따라 자기 내부로부터 반응하게 하는 대신에 마치 당신의 부속물인 것처럼 행동하도록 할 수 있다는 현실적이지 못한 기대를 가지고 있는 것 같다"고 말할 수 있을 것이다. 자기심리학적 치료법을 사용하는 치료자의 경우는, "내가 자리에 앉아 헛기침을 하거나 무엇인가를 만지작거릴 때는 아마도 당신은 내가 당신에게 모든 주의를 기울이지 않는다고 느껴서 기분 상하는 것 같다."고 할 수 있을 것이다. 이 두 가지 개입방법에 대한 찬반 양론이 있음에도 불구하고, 중요한 점은 이런 개입을 통해 역전이 반응과 관계된 상호간의 행동을 언어영역으로 끌어들임으로써, 이를 치료자와 환자 사이에 하나의 주제로서 개방적으로 논의할 수 있게 된다는 것이다. 치료자는 환자에 의한 강력한 평가절하에 대한 반응으로 나타나는 역전이 감정과 투쟁해 나가야 할 것이다.

GG양은 분명한 경계성 수준의 기능을 보이는 자기애성 환자로서, 약물남용을 치료하기 위해 입원하였다. 그녀는 잠을 못 잔다고 barbiturate를 요구하였으며 처방하기를 거부한 담당의사에게 화를 내게 되었다. 그가 회진을 할 때마다 GG는 의사의 단점을 늘어놓았다. "선생님은 전공의에 불과해요. 그래서 환자에게 어떻게 대해야 하는지 이해하지 못하고 있어요. 전공의 과정이 끝나서 개원을 해도 선생님이 사람들에게 어떻게 대해야 하는지를 모르니 환자가 오지 않을 걸요. 선생님은 내 요구를 들으려고 하지는 않고 그 대신 책에 있는 것만 하려고 하는군요. 옷 입는 방법도 제대로 알지 못하고 있어요. 선생님은 의사로서는 웃음거리에 지나지 않아요." 이때 의사는 "왜 내가 그렇게 밉지요?"라고 물었다. GG는 대답했다. "미워요? 미워할 가치조차도 없어요. 선생님은 경멸할 가치조차도 없어요!"

이런 욕설은 자기애성 환자에게서는 너무도 흔히 들을 수 있다. 욕설이 어느 정도 지속되면 치료자는 자신이 불필요하고 무능하게 느껴져 상처를 받고 분노하게 된다. 환자들은 강한 역전이적 증오심을 일으켜서 의사가 복수에 찬 말을 하거나 잘못된 치료결정을 내리도록 한다. 치료자가 욕설을 참는데도 한계가 있는 것이다. 한계를 넘어서면 치료자는 욕설이 어떤 식으로 효과적 치료를 방해하는지 강력하게 대면시킬 필요가 있다.

환자의 자기애성 전이들은 치료자의 내부에 잠자고 있던 역전이를 표면으로 끌어 올림으로써 잠재적 갈등의 방아쇠를 당길 수도 있다. 예를 들어 Cohen(2002)은 그의 환자가 자신을 해고한 것이 정당했다는 것을 자신이 어떻게 느끼고 알기 시작하였는지 설명하였다. 치료자에게 오랫동안 존재하였던, 안전을 제공하지도 못하였고 또 충분히 도움도 되지 못하였다는 느낌이 환자가 취한 짐짓 충분한 도움을 받았다는 거짓된 태도에 의해서 자극을 받게 된다. 나아가 어떤 특정한 방식으로 행동하기를 환자들에게 원했던 치료자 자신들의 바람들이 어떻게 자기애성 저항을 유발할 수 있는지 치료자들은 알고 있어야 한다(Gabbard 2000; Wilson

2003). 정서적 어려움을 가지고 있는 사람들을 도와 주어야 한다는 우리들의 외견상의 이타주의는 언제나 자기 흥미라는 저의를 깔고 있다(Gabbard 2000). 우리는 자기를 내세우지 않으면서 전력을 다하는 조력자로부터 도움을 받아온 것을 인정하고 감사를 하고자 하는 환자가 만들어 낸 특이한 형태의 대상관계를 위한 바람을 만족시키리라는 기대를 가지고 매일 매일 일터로 간다. 그런데 감사할 줄 모르는 자기애성 환자는 치료자에 의해서 생겨나야 하는 이러한 소망-충족의 관계의 발생을 방해하고, 치료자들이 현재 치료에서 하고 있는 것과는 달랐어야 했다는 모호한, 혹은 그리 모호하지 않은 메시지를 환자에게 주게 만든다. 그러면 환자들은 좋은 환자를 갖고 좋은 치료 과정이 되기를 바라는 치료자의 바람을 다루지 않으면 안되는 역할 속에 놓이게 된다. 치료자로부터의 이러한 압력은 환자의 자기애성 저항을 강화시킨다(Wilson 2003). NPD 환자들이 드러내는 어떤 문제들은 참아내기가 대단히 어렵기 때문에 치료자들은 자기애성 환자들을 무시하고 듣기를 중단하며 손쉬운 해석을 내림으로써 환자들이 주제를 바꾸도록 유도하고 다른 메시지를 줌으로써 환자가 표현하고 있는 것을 받아들이기 어렵다는 의도를 표현한다. 다른 사람들과는 달리 치료자들은 그들이 주어야 하는 모든 것을 환자에 의해서 다 빨리고 나서는 환자가 그들과의 관계를 끝내고 버리고 말 것이라고 느낄 수도 있다. 이런 식으로 이용 당한다는 경험은 아무리 참을성 많은 치료자라도 인내를 시험 받는 일이 될 것이며, 따라서 우리는 환자가 이런 느낌을 가지고 진료실을 떠나지 않도록, 환자를 다른 수준에서 도와 주도록 노력해야 할 것이다.

마지막으로, 또 다른 형태의 역전이는 특별히 매력적이거나 유쾌한 자기애성 환자들과 작업할 때 나타난다. Russ들(2008)은 세 번째 유형의 NPD를 보고하였는데, 이들은 자신의 영역에서 비교적 성공을 거두고 있는, 기능 수준이 높다는 특징을 가진 환자들이다. 이 환자들은 실지로 치료자 측에 질투심이나 존경심을 유발할 수 있다. 치료자들은 환자를 돕기 위하여 치료적 작업을 하고 있다기 보다는 쇼를 보고 있다는 착각이 들 정도이다(Gabbard 2013). 이런 상황에서 자신이 환자의 자기의 확장으로 취급되고 있다는 사실에 치료자가 주의하지 못하고 그로 인해서 단지 지지와 확인을 얻고자 하는 환자의 요구를 충족시키고 있는 것이다. 이러한 치료들은 결국 환자와 치료자가 서로 서로 칭찬하는, 하나의 상호칭찬 집단(mutual admiration society)의 형태가 되어 교착상태에 빠지게 될 것이다.

집단정신치료 Group Psychotherapy

자기애성 환자에게 역동적 집단치료만을 사용한다면 치료에 많은 어려움이 있을 것이다(Azima 1983; Horner 1975; Wong 1979, 1980; Yalom 1980). Piper와 Ogrodniczuk(2005)는

칭찬을 향한 갈망, 자격부여를 애타게 갈구함, 공감의 결여 등으로 인해, 이들은 다른 사람들로부터 따돌림을 받는다는 것을 지적하고 있다. 그 결과 자기애성 환자는 탈락율이 높다. 집단치료에서 무감각형은 자신의 청중이 있다는 생각을 하며 즐길 수도 있고, 다른 사람이 치료자의 관심과 시간을 얼마간이나마 나누어서 차지하고 있다는 사실에 화를 낼 수도 있다. 어떤 환자는 자신을 자랑할 시간이 충분치 않아서 치료를 중단한다. 과민형은 집단치료를 받으라는 말만으로도 상처를 입을 수 있다. 집단치료에 보내진다는 그 자체를 치료자가 관심이 없어서 자신을 거부한다는 의미로 받아들인다. 자기애성 환자 대부분은 집단정신치료를 자신의 독특함과 특수성이 무시되는 상황으로 본다. 이들은 집단으로부터의 자기애성 만족의 필요성 때문에 집단치료자를 특별히 잘 따르는 경향을 보인다(Roth 1998). 자기애성 환자가 집단치료에 들어가면, 종종 그들은 집단의 토론을 독점하고 다른 사람의 문제에 대해서만 관찰할 뿐 자신의 문제는 부정하는 등 마치 자신이 보조치료자가 된 것처럼 행동한다(Wong 1979).

자기애성 환자를 위해 집단치료를 할 때, 몇 가지 문제에도 불구하고 분명히 몇 가지 장점도 있다. 자기애성 환자는 집단 내에서 타인들이 요구할 때도 있지만 그럼에도 불구하고 이들이 항상 자신이 관심의 중심이 되기를 기대하지는 않는다는 사실에 직면하고 이를 받아들이게 되어야 한다. 그에 더하여 자기애성 환자는 스스로의 성격성향이 다른 사람들에게 주는 영향에 대하여 그들의 되먹임을 받을 수 있다. 또 자기애성 환자가 다른 형태의 성격적 장애를 가진 환자에게 잠재되어 있었던 질투심과 탐욕을 활성화함으로써 집단내의 타인들에게 치료적 효과를 주기도 한다(Azima 1983).

어떤 연구자들은 자기애성 환자의 정신치료에서 개인치료와 집단치료를 병행하는 것이 어느 하나만 하는 것보다 더 좋다고 주장한다(Horwitz 1977; Wong 1979, 1980). 관심을 받고 싶어하는 자기애성 환자의 강렬한 요구를 받아들일 수 있는 집단이란 거의 없지만, 먼저 개인치료로 시작한다면 집단에 대해서는 요구가 적어질 수도 있을 것이다. Wong(1979, 1980)은 특히 Kohut의 방법에 의한 비교적 장기간의 개인정신치료를 선행하여 환자가 집단치료에 들어갈 때쯤 해서는 이미 견고한 치료동맹이 형성되는 것이 바람직하다고 하였다. 이런 전처치 기간 동안 환자는 집단정신치료에 관한 개인적 환상을 탐구해 볼 시간을 가질 수 있다. Wong은 개인치료와 집단치료를 같은 치료자가 할 것을 권한다. 그러나 이런 연합치료에서도 자기애성 환자가 다른 환자들에 의해 속죄양이 된다면 치료자는 적극적으로 지지를 해주어야 한다. 집단치료자는 주목과 인정을 받고 싶어하는 자기애성 환자의 요구를 다른 환자들이 공감할 수 있도록 도와줄 수 있을 것이다.

제 5장에서 언급한대로 집단정신치료는 강력한 부정적 전이를 희석시킨다. 이 원칙은 자기애성 환자에게 잘 맞는 것으로 집단의 다른 환자들은 치료자를 평가절하하거나 이상화하는 등

의 왜곡을 지적하여 도움을 준다. 또한 자기애성 환자의 치료에 큰 문제가 되는 역전이 반응도 집단 안에서는 옅어질 수 있다(Wong 1979). 그러나 이질성 집단에서는 한번에 단지 한 명의 자기애성 환자가 참가하는 것이 바람직하다. 왜냐하면, 이 환자들의 엄청난 욕구의 영향이 다른 구성원들을 압도하기에 충분하기 때문이다.

자기애성 인격장애의 일생의 경과
Narcissistic Personality Disorder Over the Life Cycle

치료를 받으러 찾아오는 젊은 자기애성 환자들은 보통 친밀한 관계에서의 질적인 면에 대해서 호소한다. 그들은 반복해서 교우관계에 열중하지만 그 기간이 너무 짧고 만족스럽지 못하다. 처음의 화려한 상황이 지나고 나면 상대방에 대한 이상화는 평가절하나 지루함으로 바뀌고, 마침내 헤어져서는 다시금 존경과 확신, 조건 없는 사랑과 완벽한 동조라는 요구를 충족시켜 줄만한 새로운 상대를 찾아 나선다. 이처럼 타인을 빨아들여 없애고 빈 껍데기는 버리는 대인관계 양상도 결국은 시들어 버리게 된다. 이들은 30~40대가 되면 비로소 정착하고 결혼을 한다.

자기애성 환자의 결혼생활이 어려울 것이라고 추측하는 것은 별로 놀라운 일이 아니다. 처음에는 성문제나 우울증 또는 충동적 행동 등의 문제로 부부치료를 받으려 할 것이다(Lansky 1982). 그러나 이런 외면상의 문제들 밑에 배우자에 의해 발생된 엄청난 수치심이나 모욕감이 존재하고 있는 경우가 흔하다. 즉 자기심리학적으로 보면 자기분쇄에 대한 공포가 있는 것이다. 예를 들어 자기애성 환자인 한 남편이, 자신이 지나치게 약하고 의존적이며, 특별히 아내로부터 반사화와 같은 자기대상적 반응을 필요로 한다는 문제를 가지고 있다는 사실을 아내가 인정하기는커녕 오히려 자신을 모욕하려고 한다고 아내를 비난한다. 그는 결국 자신이 느끼는 방식으로 자신을 대해 주지 않은 아내에 대하여 참을 수 없는 분노와 비통함이 지속되는 만성적인 자기애성 분노의 상태에 빠지게 된다. 이런 형태의 혼인관계는, 자기애성 환자 측이 상처받은 것을 너무도 충격적으로 받아들임으로써 상대를 결코 용서할 수 없고 상대가 어떤 행동을 보이더라도 분노를 가라앉힐 수 없다고 생각하고 있기 때문에 부부치료에는 아무런 좋은 반응도 보이지 않는 경우가 많다.

자기애성 환자는 결혼을 하든 안하든 간에 나이가 들어가는 것을 매우 고통스러운 것으로 받아들인다. 이 환자들 대부분은 젊은 시절 신체적으로 매력적이었고 대인관계에서도 멋있게 보였기 때문에 사회적으로 어느 정도 성공을 거두어 왔다. Rose(2002)의 연구가 제시한 바와 같이 무감동형은 생활 환경이 좋다면 비교적 행복하게 느낄 수도 있을 것이다. 그러나 마음 속 깊은 곳에 있는 공허함에 직면하는 것은 연기할 수 있어도 결코 피할 수는 없다(Kohut 1974b).

> 평범한 인생살이를 통틀어서 대부분의 자기애성 만족이 사춘기나 초기 청년기에 일어난다는 사실을 생각한다면, 더욱이 자기애적 승리나 만족이 전체 성인기를 통하여 달성된다고 할 지라도 결국에는 노화, 만성 질병, 신체적 정신적 제약, 무엇보다도 이별이나 상실 혹은 외로움 등 근본적인 갈등에 직면하지 않으면 안된다는 것을 생각하면, 과장된 자기는 결국 인생이 여리고 제한이 많고 게다가 덧없다는 것에 직면하지 않을 수 없다는 결론에 도달할 것임에 틀림없다.

많은 자기애성 환자들이 건강하게 나이 들지 못한다. 젊음과 아름다움에 대한 그들의 끊임없는 과대망상적 환상은 노화라는 변화에 의하여 갈가리 찢겨진다. 그들은 자신의 젊음과 정력을 입증하기 위해 자기 나이의 절반밖에 안되는 연령의 성적 상대를 찾아 혼외정사를 하기도 하고 장거리 경주와 같은 어려운 일들을 찾아내는 데 광적이 되곤 한다. 또 이상화의 대상인 신의 그림자 속으로 광적인 도주를 함으로써 슬픔을 회피하기 위하여 극적으로 종교에 귀의하는 환자도 흔하다.

중년과 노년의 기쁨 중 많은 부분은 자녀들과 같은 젊은이의 성공에 의해 대리만족의 즐거움을 갖는데 있다(Kernberg 1974b). 자기애성 환자로 인하여 고통을 받는 사람들이 직면하는 비극 중의 하나는 이들의 질투심과 절망감 때문에 기쁨의 원천을 빼앗긴다는 것이다. 이런 기분 때문에 이들은 40대에 처음으로 치료를 받으러 오기도 한다. 자신의 삶이 잘못된 길로 가고 있다는 느낌과 무언가 잃고 있다는 느낌에 직면하여 마침내 치료를 받게 되는 것이다. 그들은 종종 자신이 외롭고 아무도 도와주지 않는다고 하면서 사랑을 받지 못하고 있다는 무서운 느낌이 든다고도 한다. 그들은 "자신만을 사랑하는 자는 결국 아무런 경쟁자도 가질 수 없을 것이다."라고 한 Benjamin Franklin의 경고를 스스로 확인하게 될 것이다.

일부 환자들은 병적인 자기애의 수준이 꽤 높은데도 어떤 생활사건들에 대해서는 바람직한 반응을 보이기도 하며, 그래서 희망을 갖게 하는 이유가 되기도 한다. Ronningstam들(1995)은 20명의 NPD 환자들을 3년 동안 추적 조사 하여, 자기애에 변화가 발생하였는지를 보고하였다. 40%는 변화를 보이지 않았지만 60%는 상당히 의미 있는 호전을 보였다. 호전된 환자들에게 발생하였던 생활사건들을 조사해 보았는데, 세 가지 형태의 경험들이 이들의 자기애 성향에 변화를 초래하였다. 9명의 환자들은 교정적 성취(corrective achievement)를 경험하여, 과장된 환상은 줄어들고 대신 더 현실적인 자기개념을 받아들이게 되었다. 4명은 교정적 관계형성(corrective relationship)을 경험하였으며, 이것이 병적인 자기애의 감소를 이끌었다. 이를 관찰한 연구자들은 NPD 환자들에게서 나타나는 것처럼 그렇게 견고한 것이 아닌 자기애성 방어도 있다고 결론지었다. 마지막으로 3명의 환자들에게는 교정적 탈환상(corrective disillusionment)이 일어나 환자들이 스스로에 대하여 더 현실적인 평가를 할 수 있게 되었다.

자기애성 환자들은 치료자에게 엄청난 도전이다. 그러나 비록 부분적인 치료적 성공이라 할지라도 인생 후반기의 고통을 덜하게 해 줄 것이므로 노력할만한 가치가 있다. 치료를 통하여 환자가 어느 정도 공감을 갖게 되고 부분적으로 자신의 질투심을 존경심으로 바꿀 수 있으며 또 타인들도 욕구를 가지고 있는 독립된 사람이라는 것을 받아들이기 시작한다면 그들은 심히 고립된 상태로 삶을 마치지 않을 수도 있을 것이다.

참고 문헌
References

Adler G: Psychotherapy of the narcissistic personality disorder patient: two contrasting approaches. Am J Psychiatry 143:430-436, 1986

Allen JG: Mentalizing. Bull Menninger Clin 67:91-112, 2003

American Psychiatric Association: Diagnostic and Statistical Manual of Mental Disorders, 5th Edition. Washington, DC, American Psychiatric Association, 2013

Azima FJC: Group Psychotherapy With Personality Disorders, in Comprehensive Group Psychotherapy, 2nd Edition, Edited by Kaplan HI, Sadock BJ. Baltimore, Williams & Wilkins, 1983, pp 262-282

Brandschaft B, Stolorow R: The Borderline Concept: Pathological Character or Iatrogenic Myth? In Empathy Ⅱ. Edited by Lichtenberg J, Bornstein M, Silver D. Hillsdale, NJ, Analytic Press, 1984, pp 333-357

Campbell WK, Miller JD (eds): The Handbook of Narcissism and Narcissistic Personality Disorder: Theoretical Approaches, Empirical Findings, and Treatments. Hoboken, NJ, Wiley, 2001

Cohen DW: Transference and countertransference states in the analysis of pathological narcissism. Psychoanal Rev 89:631-651, 2002

Cooper AM: Further developments in the clinical diagnosis of narcissistic personality disorder, in Disorders of Narcissism: Diagnostic, Clinical, and Empirical Implications. Edited by Ronningstam EF. Washington, DC, American Psychiatric Press, 1998, pp 53-74

Cooper AM, Michels R: Book review of Diagnostic and Statistical Manual of Mental Disorders, 3rd Edition, Revised (DSM-Ⅲ-R by the American Psychiatric Association). Am J Psychiatry 145:1300-1301, 1988

Curtis HC: Clinical perspectives on self psychology. Psychoanalytic Quarterly 54:339-378, 1985

Dickinson KA, Pincus AL: Interpersonal analysis of grandiose and vulnerable narcissism. J Pers Disord 17:188-207, 2003

Finnell JS: Narcissistic problems in analysts. Int J Psychoanal 66:433-445, 1985

Gabbard GO: Further contributions to the understanding of stage fright: narcissistic issues. J Am Psychoanal Assoc 31:423-441, 1983

Gabbard GO: Two subtypes of narcissistic personality disorder. Bull Menninger Clin 53:527-532, 1989

Gabbard GO: Transference and countertransference in the treatment of narcissistic patients, in Disorders of

Narcissism: Diagnostic, Clinical, and Empirical Implications. Edited by Ronningstam EF. Washington, DC, American Psychiatric Press, 1998, pp 125-146

Gabbard GO: On gratitude and gratification. J Am Psychoanal Assoc 48:697-716, 2000

Gabbard GO: Countertransference issues in the treatment of pathological narcissism, in Understanding and Treating Pathological Narcissism. Edited by Ogrodniczuk JS. Washington, DC, American Psychological Association, 2013, pp 207-217

Gabbard GO, Twemlow SW: The role of mother-son incest in the pathogenesis of narcissistic personality disorder. J Am Psychoanal Assoc 42:159-177, 1994

Glassman M: Kernberg and Kohut: a test of competing psychoanalytic models of narcissism. J Am Psychoanal Assoc 36:597-625, 1988

Groopman L, Cooper AM: Narcissistic personality disorder, in Treatments of Psychiatric Disorders, 3rd Edition, Vol 2. Edited by Gabbard GO. Washington, DC, American Psychiatric Publishing, 2001, pp 2309-2326

Heiserman A, Cook H: Narcissism, affect, and gender: an empirical examination of Kernberg's and Kohut's theories of narcissism. Psychoanalytic Psychology 15:74-92, 1998

Hibbard S: Narcissism, shame, masochism, and object relations: an exploratory correlational study. Psychoanalytic Psychology 9:489-508, 1992

Horner AJ: A characterological contraindication for group psychotherapy. J Am Academy of Psychoanal 3:301-305, 1975

Horton RS: Parenting as a cause of narcissism: empirical support for psychodynamic and social learning theories, in the Handbook of Narcissism and Narcissistic Personality Disorder: Theoretical Approaches, Empirical Findings, and Treatments. Edited by Campbell WK, Miller JD. Hoboken, NJ, Wiley, 2011, pp 181-190

Horwitz L: Group psychotherapy of the borderline patient, in Borderline Personality Disorders: The Concept, the Syndrome, the Patient. Edited by Hartocollis P. New York, international Universities Press, 1977, pp 399-422

Josephs L: Balancing Empathy and Interpretation: Relational Character Analysis. Northvale, NJ, Jason Aronson, 1995

Kernberg OF: Factors in the psychoanalytic treatment of narcissistic personalities. J Am Psychoanal Assoc 18:51-85, 1970

Kernberg OF: Contrasting viewpoints regarding the nature and psychoanalytic treatment of narcissistic personalities: a preliminary communication. J Am Psychoanal Assoc 22:255-267, 1974a

Kernberg OF: Further contributions to the treatment of narcissistic personalities. Int J Psychoanal 55:215-240, 1974b

Kernberg OF: Severe Personality Disorders: Psychotherapeutic Strategies. New Haven, Yale University Press, 1984

Kernberg OF: Pathological narcissism and narcissistic personality disorder: theoretical background and diagnostic classification, in Disorders of Narcissism: Diagnostic, Clinical, and Empirical Implications. Edited by Ronningstam EF. Washington, DC, American Psychiatric Press, 1998, pp 29-51

Kernberg OF: Narcissistic personality disorder, in Psychodynamic Psychotherapy for Personality Disorders: A Clinical Handbook. Edited by Clarkin JF, Fonagy P, Gabbard GO. Washington, DC, American Psychiatric Publishing, 2009, pp 257-287

Klonsky ED, Jane JS, Turkheimer E, et al: Gender role and personality disorders. J Pers Disord 16:464-476, 2002

Kohut H: The Analysis of the Self: A Systematic Approach to the Psychoanalytic Treatment of narcissistic Personality Disorders. New York, International Universities Press, 1971

Kohut H: The Restoration of the Self. New York, International Universities Press, 1977

Kohut H: How does Analysis Cure? Edited by Goldberg A. Chicago, University of Chicago Press, 1984

Lansky MR: Masks of the narcissistically vulnerable marriage. International journal of Family Psychiatry 3:439-449, 1982

Lasch C: The Culture of Narcissism: American Life in an Age of Diminishing Expectations. New York, WW Norton,

1979
Lewis HB (ed): The Role of Shame and Symptom Formation. Hillsdale, NJ, Lawrence Erlbaum, 1987
Miller JP: How Kohut actually worked. Progress in Self Psychology 1:13-30, 1985
Mitchell SA: Relational Concepts in Psychoanalysis: An Integration. Cambridge, Harvard University Press, 1988
Modell AH: "The holding environment" and the therapeutic action of psychoanalysis. J Am Psychoanal Assoc 24:285-307, 1976
Ogrodniczuk JS (ed): Understanding and treating Pathological Narcissism. Washington, DC, American Psychological Association, 2013
Ornstein PH: A discussion of the paper by Otto F. Kernberg on 'Further contributions to the treatment of narcissistic personalities.' Int J Psychoanal 55:241-247, 1974a
Ornstein PH: On narcissism: beyond the introduction, highlights of Heinz Kohut's contributions to the psychoanalytic treatment of narcissistic personality disorders. Annual of Psychoanalysis 2:127-149, 1974b
Ornstein P: Psychoanalysis of patients with primary self-disorder: a self psychological perspective, in Disorders of Narcissism: Diagnostic, Clinical, and Empirical Implications. Edited by Ronningstam EF. Washington, DC, American Psychiatric Press, 1998, pp 147-169
Piper WE, Ogrodniczuk JS: Group treatment for personality disorders, in the American Psychiatric Publishing Textbook of Personality Disorders. Edited by Oldham JG, Skodol A, Bender O. Washington, DC, American Psychiatric Publishing, 2005
Ritter K, Dziobek I, Preibler S, et al: Lack of empathy in patients with narcissistic personality disorder. Psychiatry Res 187:241-247, 2011
Ronningstam E: Psychoanalytic theories on narcissism and narcissistic personality, in The Handbook of Narcissism and Narcissistic Personality Disorder: Theoretical Approaches, Empirical Findings, and Treatments. Edited by Campbell WK, Miller JD. Hoboken, NJ, Wiley, 2011, pp 41-55
Ronningstam EF: Treatment of narcissistic personality disorder, in Treatments of Psychiatric Disorders, 5th Edition. Edited by Gabbard GO. Washington, DC, American Psychiatric Publishing, 2014
Ronningstam E, Gunderson J, Lyons MP: Changes in pathological narcissism. Am J Psychiatry 152:253-257, 1995
Rose P: The happy and unhappy faces of narcissism. Pers Individ Diff 33:379-391, 2002
Rosenfeld HA: Pn the psychopathology of narcissism: a clinical approach. Int J Psychoanal 45:332-337, 1964
Roth BE: Narcissistic patients in group psychotherapy: containing affects in the early group, in Disorders of Narcissism: Diagnostic, Clinical, and Empirical Implications. Edited by Ronningstam EF. Washington, DC, American Psychiatric Press, 1998, pp 221-237
Rothstein A: The Narcissistic Pursuit of Perfection. New York, International Universities Press, 1980
Russ E, Shedler J, Bradley R, et al: Refining the construct of narcissistic personality disorder: diagnostic criteria and subtypes. Am J Psychiatry 165:1473-1481, 2008
Stein J: The new greatest generation. Time, May 20, 2013, pp 26-34
Stein MH: Book review of The Restoration of the Self by Heinz Kohut. J Am Psychoanal Assoc 27:665-680, 1979
Steiner J: Seeing and being seen: narcissistic pride and narcissistic humiliation. Int J Psychoanal 87:939-951, 2006
Stinson FS, Dawson DA, Goldstein RB, et al: Prevalence, correlates, disability, and comorbidity of DSM-IV narcissistic personality disorder: results from the Wave II National Epidemiological Survey on Alcohol and Related Conditions. J Clin Psychiatry 69:1033-1045, 2008
Twenge JM, Campbell WK: The Narcissism Epidemic: Living in the Age of Entitlement. New York, Free Press, 2009
Vernon PA, Villani VC, Vickers LC, et al: A behavioral genetic investigation of the dark triad and the bid V. Journal of Personality and Individual Differences 44:445-452, 2008
Wilson M: The analyst's desire and the problem of narcissistic resistances. J Am Psychoanal Assoc 51:72-99, 2003
Wink P: Two faces of narcissism. J Pers Soc Psychol 61:590-597, 1991

Winnicott DW: The Maturational Processes in the Facilitating Environment: Studies in the Theory of Emotional Development. London, Hogarth Press, 1965

Wong N: Clinical considerations in group treatment of narcissistic disorders. Int J Group Psychother 29:325-345, 1979

Wong N: Combined group and individual treatment of borderline and narcissistic patients: heterogeneous versus homogeneous groups. Int J Group Psychother 30:389-404, 1980

Yalom ID: The Theory and Practice of Group Psychotherapy, 3rd Edition. New York, Basic Books, 1985(Original work published 1970)

17장

B군 인격장애
– 반사회성

CLUSTER B PERSONALITY DISORDERS – *Antisocial*

반사회성 인격장애(ASPD, Antisocial Personality Disorder)가 인격장애 중 가장 많이 연구되었지만, 반면에 이 환자들은 치료자가 가장 피하고 싶어하는 대상이다. 이들은 치료적 상황에서조차도 거짓된 말과 행동을 하고 훔치고 위협을 하는가 하면 무책임하고 기만적인 행동을 서슴지 않는다. 따라서 전통적인 정신과 영역에서는 이들에게 정신병질자(精神病疾者, psychopath), 사회병질자(社會病疾者, sociopath), 혹은 성격파탄자(性格破綻者, character disorder)라는 이름을 붙여 이전부터도 치료되지 않는 질환으로 여겼다. 이들이 범죄자들이므로 정신의학의 대상이 될 수 없다고 주장한 사람들도 있다. 그러나 임상적 경험으로 볼 때 이들은 전혀 치료되지 않는 자로부터 어떤 조건 하에서는 치료가 가능한 환자에 이르기까지 그 범주가 넓은 하나의 대(帶)를 형성하고 있다고 볼 수 있다. 따라서 도움을 받을 수 있는 환자의 경우에는 가능하면 이들을 이해하려고 노력하고 최선을 다해 치료해 보고자 하는 것이다.

Hervey Cleckley(1941/1971)는 저서 '건강이라는 이름의 가면(The Mask of Sanity)'을 통하여 이 환자들의 총괄적 임상양상을 처음 기술하였다. 제목이 시사하는 것처럼 Cleckley는 이들이 겉으로는 정신병으로 보이지 않지만 행동이 혼란하고 현실과 사회의 요구에 적응하지 못하여 정신병이 표면 아래 숨어 있는 경우라고 하였다. 피상적으로는 타인들과 관계를 맺을 수 있는 것으로 보이지만 타인과의 관계에 있어 전혀 책임감이 없고 타인의 감정이나 관심에 대해 고려하지 않는다는 것이다.

Cleckley의 저술이 있은 이후 '정신병질자'라는 용어가 수십 년간 선호되었다. 이들이 직면하는 어려움의 원인이 정신적인 것에 있는 것이 아니라 사회적인 것에 있다는 생각을 반영하여 '사회병질자'라는 용어가 더러 사용되기도 하였다. 1968년 DSM-Ⅱ가 만들어질 때쯤 해서는 '반사회성 인격'이라는 용어가 가장 많이 사용되었다. 1980년 DSM-Ⅲ가 되면서 ASPD는 Cleckley가 기술한 것으로부터 상당히 달라지게 되었다. DSM-Ⅲ의 진단기준은 다른 진단기준들보다 더 자세히 되어 있지만 억압받고 불이익을 당하는 낮은 사회계층과 연계되기 쉬운 범죄 집단의 한 부류에 초점을 맞추고 있었다(Halleck 1981; Meloy 1988; Modlin 1983).

DSM-Ⅲ 진단기준을 투옥된 범죄자들에게 적용하였을 때 이들 인구집단의 50~80%가 ASPD로 진단될 수 있다는 것을 연구자들은 알게 되었다(Hare 1983; Hart와 Hare 1998). 그런데 놀랍게도 이들이 정신병질을 강조한 Cleckley의 전통에 훨씬 더 가까운 진단기준을 사용하였을 때는 전혀 다른 결과가 얻어졌다. 예를 들면, Hare의 정신병질 검사목록-개정판(Hare's Psychopathy Checklist-revised; PCL-R)을 사용하면, 투옥된 범죄자 집단의 단지 15~25%만이 정신병질로 분류되었다(Hare 1991; Hare들 1991; Ogloff 2006). 치료를 받기 위해서 내원한 코카인 의존 여성 137명을 대상으로 한 Rutherford들(1999)의 연구에서는, ¼을 넘는 여성들이 DSM 진단기준에 의해서 ASPD로 진단될 수 있었으나, PCL-R에 의해서는 단지 1.5%만이 중등도의 정신병질에 속하였다. PCL-R은 자기보고식 검사가 아니라 능숙한 임상적 전문가가 사용하는 도구로서, 1) 무책임성, 2) 충동성, 3) 현실적인 장기적 목적의 결여, 4) 난잡한 성행동, 5) 이른 시기의 행동문제, 6) 기생하는 생활형태(parasitic lifestyle), 7) 냉담함과 공감 불가능함, 8) 피상적인 정서, 9) 후회 혹은 죄책감 결여, 10) 자극에 대한 요구 및 권태로움에 대한 경향성, 11) 과장된 자기가치감, 12) 피상적인 매력을 풍기는 말솜씨 등의 항목을 가지고 있다.

정신병질자(psychopath)라는 용어는 근자에 들어 특별한 정신역동적 의미를 가지면서 동시에 생물학적 측면도 의미하는 진단적 용어로서 다시금 주목을 받고 있다(Hart와 Hare 1998; Meloy 1988, 1995; Person 1986; Reid들 1986). 하지만 ASPD의 DSM-5 진단기준(상자 17-1, American Psychiatric Association 2013)으로는 이런 측면을 파악할 수 없다.

Hare(1991)가 정의한 바에 따르면, 정신병질(psychopathy)은 한편으로는 대인관계적, 정신역동적 양상을 보이며 다른 한편으로는 반사회적 행동의 경향에 강조를 둔다. 이들 두 요소들이 비록 명백한 연관을 가지고 있지만 일부에서는 따로 따로 나타날 수 있다(Livesley 2003). 어떤 환자들은 감정이입이 결여되어 있거나 냉담하고 과장하며 남을 조종하려고 하지만, 이들은 Hare의 이론의 한 요인으로서의 행동 문제를 야기하지는 못한다. 그러나 일반적 원칙으로서 정신병질은 임상적 양상이나 치료에 대한 저항 등 두 가지 측면 모두에서 훨씬 더 심각하다. 아마도 이들 환자들은 정신병질이 아닌 사람들과 비교하면 결국 상당한 신경심리적인 차이점을 가지고 있을 것이며, 더욱 더 무자비하고, 권력에 기초한 가학-피학적 상호작용의 형태 이외에는 어떠한 형태의 감정적 애착도 훨씬 불가능할 것이다(Meloy 1988). Hare(2006)는 ASPD의 진단기준에 맞는 환자들 중 20~50%는 정신병질의 기준에도 맞는다고 보고하고 있다.

상자 17-1. 반사회성 인격장애의 DSM-5 진단기준. 301.7 (F60.2)

A. 타인들의 권리에 대한 무시와 침해(disregard and violation)의 전반적 양상이 15세 이후에 발생하며, 다음 중 최소한 세 가지 혹은 그 이상의 증상을 보일 것.

1. 체포 여부를 불문하고 구금의 이유가 되는 반사회적 행동을 반복해서 보이는 등 준법 행위의 측면에서 사회적 규범을 지키지 못함.
2. 자기 개인의 이익이나 쾌락을 위하여 반복해서 거짓말을 하며 가명을 사용하거나 남에게 사기를 치는 등 타인을 기만함.
3. 충동적이거나 미리 계획을 세우지 못함.
4. 성미가 급하고 공격적이어서 싸움이나 타인에 대한 공격을 반복함.
5. 자신이나 타인들의 안전에 대해 무분별하게 무시함.
6. 일정한 직장을 유지하는데 반복적으로 실패하거나 재정적 책임을 소홀히 여기는 등 지속적으로 무책임함.
7. 타인들을 해치고 구박하거나 타인의 물건을 훔치고도 개의치 않거나 합리화하는 등, 가책이 없음.

B. 현재의 연령이 적어도 18세 이상일 것.
C. 15세 이전에 이미 품행장애의 증거가 있을 것.
D. 조현병이나 양극성 장애의 경과 중에만 나타난 반사회성 행동이 아닐 것.

출처. DSM-5. American Psychiatric Association, 2013.

DSM-5의 진단기준이 치료 가능성을 결정하는데 특별히 유용하지는 않다. 반사회성 환자에 대해서 치료자들은 처음부터 끝까지 주어진 상황하에서 치료될 수 있을 것인가 그렇지 않을 것인가를 결정하지 않으면 안 된다. 이런 딜레마는 이들을 NPD의 한 아류로 봄으로써 그 개념을 정립할 수 있을 것이다(Kernberg 1984, 1998; Meloy 1988, 1995; Reid 1985). 실제로 반사회성 병리의 자기애성 연속선에는, 가장 순수한 형태의 원시적 정신병질을 보이는 자아동조적인 반사회성 양상의 자기애성 환자로부터 단순히 전이에서의 불신감만을 보이는 자기애성 환자까지 존재한다(Kernberg 1984, 1998).

치료자들은 반사회성 양상을 보이는 많은 환자들과 마주치게 될 것이다. 역동치료자들은 각각의 환자가 자기애성 연속선 상 어디에 있는지를 마음에 가늠하면서 이들에게 접근하여야 한다.

이 장의 후반부에 논의하게 될, 자기애성 병리와 반사회성 병리에 관계된 역동적 이해를 통하여 치료자들은 한 환자가 치료가 될 수 있는지 하는 점과 어떤 조건이 치료적 노력에 필요한지에 대하여 역동적으로 결정할 수 있게 될 것이다. 본 장에서 '정신병질(psychopath)'이라는 용어는 Hare의 PCL-R 기준과 Meloy(1988, 1995), 그리고 Person(1986)의 정신역동적 기술에 해당되는 환자군에 한하여 사용할 것이다. 반면 '반사회성 환자'는 일반적으로 반사회성 행동을 다양하게 보이는 연속선 상의 환자들을 기술하는데 사용될 것이다.

역학
Epidemiology

반사회성 인격장애의 역학에 대하여는 많은 분량의 지식이 축적되어 왔고, 미국의 경우는 평생유병율이 3.6%라고 조사되어 있다(Black 2013). 이 질환을 앓는 사람은 주로 도시 빈민층에 많고 그들 중 상당수가 졸업도 하기 전에 고등학교를 중퇴한다. 반사회성 환자의 삶에 있어서는 하향적 추세가 존재하며(Person 1986), 이들은 돈을 모았다가 낭비하였다가 하는 것을 반복하다가 중년에 이르러 모두 탕진하고는 결국 그 대가로 심각한 알코올중독증이나 다른 질병에 빠져 버리고 만다(Halleck 1981). 비록 이들의 충동성이 나이를 먹어감에 따라 호전되기는 하지만 그러나 이들은 직업에서나 양육에서 그리고 연애 상대자와도 싸움을 계속한다(Paris 2003). 더러는 일찍 사망하기도 한다.

반사회성 병리와 물질남용은 밀접한 관계를 보인다(Cadoret 1986; Halleck 1981; Meloy 1988; Modlin 1983; Reid 1985; Vaillant 1983; Walsh들 2007). 물론 범죄 행위가 물질남용과 밀접한 관계가 있는 것도 확실하다(Holden 1986). 범죄자의 52~65%는 물질남용 환자라는 사실도 밝혀져 있다. ASPD와 물질남용의 동반이환은 42%에서 95%에 이른다(Meloy와 Yakeley 2014).

반사회성 문제를 가진 대부분의 환자들이 대체로 남자들일 것이라는 일반적인 생각처럼 실제로도 남녀 비는 약 4:1이다(Black 2013). 가족력 상 정신병질과 신체화 장애(히스테리아)가 관련이 있다는 것도 잘 알려져 있다(Cadoret 1978; Cloninger들 1984; Cloninger와 Guze 1975; Cloninger들 1984; Woerner와 Guze 1968). 이러한 연관성에 대하여 Lillienfeld들(1986)은 성별이 히스테리 인격장애나 연극성 인격장애 환자들이 반사회성 인격으로 발전할 것인지 아니면 신체화 장애로 발전할 것인지에 영향을 미치고 있다고 설명하였다.

정신병질은 주로 남자에게 나타나지만 여자에게도 있을 수 있다. 치료자들이 성적 역할에 대한 고정관념 때문에 간과함으로써 여성에게 이러한 진단을 붙이지 못하는 수도 있다. 반사회성 행동을 상당히 보이면서 유혹적이고 조종하려고 하는 여성들은 히스테리, 연극성, 혹은 경계성 등으로 진단되는 경우가 더 많다. 19세의 여성 입원환자가 자신을 강간하려 했던 남자를 살인자라 하고, 훔치고 거짓말하며 다른 환자의 치료를 방해하는 행동을 하는 등 다양한 반사회성 행동을 보였다. 입원하고 있는 중에 언젠가 한번은 두 명의 남자가 쇠막대기를 유리창에 걸어 그녀가 병원을 탈출할 수 있도록 도왔다고 한다. 그녀는 부모의 신용카드를 사용하여 항공편으로 그들과 함께 도망한 후 공항에서 돈 한푼 없는 그들을 버렸다. 그녀가 병동에서 모든 사람들의 안전을 위협하기 위하여 불을 질렀을 때 치료는 전환점에 도달하였다. 환자가 사람들의 마음을 끌고 유혹적이었으며 대인관계에 있어서도 매력이 있었기 때문에 치료자들은 그녀를 의심하지 않았었다. 어떤 치료자들은 그녀가 반사회성 병리를 가진 것이 아니라 우울증을 앓고 있는 것이라고 보기도 하였다. 그러나 그녀는 DSM-5 ASPD의 진단기준에 해당하였으며 정신병질의 정신역동적 진단기준에도 일치하였다.

인격장애의 진단에 있어서 성별의 차이는 인격장애 연구에서 상대적으로 거의 주의를 받지 못하여 왔다. 그러나 665명의 대학생을 조사한 한 연구에서는 전통적 의미의 남성화 경향과 반사회적 성향 사이에 관련이 있음이 드러났다(Klonsky들 2002). 어떤 사람들은 연극성 인격장애가 정신병질의 여성적 변이일 수도 있을 것이라고 주장하였는데, 그렇게 보면 ASPD는 남성적 변이일 것이다. 이러한 구분에 대한 연구는 아직 없어서 앞으로의 연구를 통해 분명히 하는 것이 필요할 것이다(Cale과 Lilienfeld 2002).

정신역동적 이해
Psychodynamic Understanding

ASPD를 포괄적으로 이해하기 위해서는 이 질환의 원인과 병리에 생물학적 요인이 명백히 관여하고 있다는 점을 인식하는 것부터 시작하여야 한다. ASPD의 가족 연구는 한쪽 부모가 반사회성인 아동들 중 거의 16%정도가 ASPD로 발전할 가능성이 높다고 밝힌다(Black 2013). 쌍생아 연구로 유전적 요인이 중요한 역할을 한다는 증거를 확인하고는 있지만 환경적 요인들, 즉 학대나 방임도 관여할 것이다. 실상, ASPD는 유전자와 환경의 상호작용을 조사하는 질환 모델로 되어 있다. 유전적 취약성이 해로운 환경적 요인들에 의해서 작동되면 이들이 함께 작용하여 반사회적 행동이나 범죄 행위를 만들어 낸다는 것을 연구들은 일관되게 보여주고 있다(Cadoret들 1995; Caspi들 2002; Foley들 2004; Hodgins들 2001;

Raine들 1996, 1997). Dunedin 다기관 보건발달연구(Dunedin Multidisciplinary Health and Development Study, Caspi들 2002)에서 1,037명의 아동 집단을 출생시부터 전향적으로 추적하여 3세, 5세, 7세, 9세, 11세, 13세, 15세, 18세 및 21세에 각각 조사하였다. 표본 집단의 96%는 26세에도 접촉하고 평가하였다. 3세에서 11세 사이에 8%가 구박(maltreatment)[1]을 당하였고 28%는 구박에 가까운 경험을 하였으며, 64%는 전혀 구박을 당하지 않았다. '구박'은 어머니의 거부, 일차 보호자의 반복적 상실, 지나치게 가혹한 훈육, 신체적 학대 및 성적 학대로 정의되었다. 연구자들은 신경전달물질 대사효소인 단가아민 산화제-A(Monoamine oxidase-A, MAO-A)에 관련된 유전자의 기능적 다형성이 구박의 효과를 완화하는 것을 발견하였다. MAO-A 활성이 낮은 유전형질을 가진 남성들이 아동기에 구박을 당한 경우에는 반사회성 점수가 상승하였다. 그러나 높은 MAO-A 활성을 가진 남성은 아동기에 구박을 경험하였어도 반사회성 점수가 높아지지 않았다. 낮은 MAO-A 활성의 유전형질과 동시에 아동기의 심각한 구박을 경험한 남성들의 경우에는 85%가 반사회성 행동을 나타내었다.

Foley들(2004)은 8세부터 17세까지의 남성 쌍생아 514명에서 품행장애를 조사하였다. 이들의 결과는 Dunedin 연구에서도 재현되었다. 81명의 사춘기 남성들을 대상으로 무작위 연구를 진행한 스웨덴 연구자들도 이를 재현하였다(Nilsson들 2006). 유전자형만 단독으로, 즉 부정적인 환경적 요인들이 없을 때 MAO-A 유전자형은 사춘기 범죄행동에 영향이 없는 것으로 나타났다. 그러므로 세 연구 모두 유전자형과 생애 초기의 외상적 사건 사이에 특별한 상호관계가 있음을 강력하게 지지하고 있다. 다시 말해서 유전자형은 환경적 스트레스에 대한 아동의 예민함을 완화시킬 수 있고, 따라서 유전적 취약함과 부정적 경험이 합쳐져서 반사회적 행동이 나타나게 하는 것이다. 그러나 Young들(2006)의 추가 연구에서는 MAO-A를 부호화하는 유전자의 다형성이 품행장애의 유전적 위험성에 기여한다는 가설을 지지하지 않았다는 것에 주의하는 것이 매우 중요하다. 이 연구에서는 상당 수준의 학대(abuse)와 구박(maltreatment)이 품행장애의 발달에 역할을 하지만 연구자들은 다른 연구에서 발견된 유전자형과의 관계는 밝히지 못하였다.

유전자와 환경의 상호 작용에 대한 또 다른 훌륭한 연구는 동일한 가정환경에서 성장한 형제간이라고 하더라도 서로 공유하지 않은 독특한 환경이 반사회적 행동의 발달에 실제적인 영향을 줄 것이라고 보고하고 있다. Reiss들(1995, 2000)은 다양한 변화를 겪은, 사춘기에 들어선 적어도 두 명의 동성 형제간을 포함하는 708가족에 대하여 연구하였다. 93가족은 일란

1) Maltreatment를 구박으로 번역하였는데, 구박 받다는 말의 뜻이 학대와 같은 뜻으로 쓰일 수도 있으나 영어의 abuse의 경우처럼 구박과 학대는 다소 다른 뉘앙스를 가지고 있어 구별을 위하여 여기서는 구박으로 번역하였음.

성 쌍생아, 99가족은 이란성 쌍생아, 그리고 나머지 95가족은 보통의 형제들이었고, 181가족은 한 가정에 형제들 모두가 입양된 경우, 110가족은 한쪽 형제만 입양가정으로 간 경우이며, 130가족은 한 가정으로 함께 입양된 유전적으로 관계없는 형제들이었다. 비디오 촬영과 설문지 검사를 통해서 양육 형태에 대한 자료들을 수집하였다. 사춘기 반사회적 행동의 약 60%는 특히 사춘기에 집중된 부모의 부정적이고 갈등적인 행동으로부터 기인한다고 볼 수 있었다.

아동들의 타고난 특성들이 거칠고 일관성 없는 부정적 양육을 초래하였다고 연구자들은 보고하였다. 반대로, 이러한 타고난 특성들을 갖지 않은 형제들은 부정적 양육 행동을 초래하지 않았으며, 따라서 이들은 거친 양육 행동이 다른 형제로 향하고 있을 때 일종의 보호효과를 경험하는 것으로 보였다. Reiss들(2000)은 이처럼 대를 이은 특성들에 대한 가족들의 반응이 다음 네 가지 형태들 중의 하나임을 발견하였다. 1) 아동기에 다루기 힘들었던 측면들이 더 악화된 것이라는 반응, 2) 아동이 가지고 싶었던 측면들이 더 발전된 것이라는 반응, 3) 이런 특성들이 다루기 곤란한 행동과 관련된 부정적 결과로부터 아동을 보호한다는 시각, 4) 그리고 더 나은 미래를 가질 것으로 여겨지는 형제를 보호하기 위한 시도로 다루기 힘든 아동에게서 부모가 손을 떼게 된다는 것이 그것들이다. 연구자들은 “한 가족이 형성되어 오는 과정 안에 유전정보가 부호화되어 들어 온 것이 이보다 더 많이 알려진 RNA 부호화(encoding)의 과정, 즉 유전 정보를 세포 안에서 변환시켜 마침내는 단백질을 합성하게 하는 그 과정과 비교하여 중요성의 측면에서 어떤 것이 더 우위에 있을 지는 알 수 없으나 아마도 이 둘이 함께 협력하여 작용할 것”이라고 생각하였다.

잠재적인 유전적 요인들과 수치화된 부모-아동 관계가 사춘기 반사회적 행동과 우울증상을 예측하는데 함께 상호작용하는지를 결정하기 위한 목적으로 이 가족 연구의 자료는 재분석되었다(Feinberg들 2007). 그 결과로, 부모의 부정적 측면과 낮은 온화함 모두가 유전자형과 함께 상호작용하여 전반적인 반사회적 행동을 예측할 수 있었으나 우울증상에 대해서는 그렇지 않았다는 것을 발견하였다. 다른 말로, 온화함이 없고 부정적 측면이 더 많은 환경에서 양육되었을 때 사춘기 반사회적 행동이 유전적 영향을 더 많이 받았다.

정신병질과 ASPD에 대한 생물학적 기질의 특성들에 관한 증거가 축적되고 있다. 5-hydroxyindolacetic acid(5-HIAA)의 수준이 ASPD의 가족력을 가진 영아에서 그렇지 않은 영아들에 비해서 의미있게 낮았다(Constantino들 1997). 특히 정신병질은 강한 생물학적 근원을 가지고 있는 것 같다. 이것은 공감능력이 결여되어 있고 죄의식이 없는 특징을 가진 냉담-이지적 성향(callous-unemotional trait)의 아동들에 대한 연구에서 제안되었다(Blair들 2001). 이 아동들은 공포심과 슬픔을 처리하는데 어려움을 가지고 있었다. 냉담-이지적 성향의 소년들을 동일 연령의 대조군과 비교하였을 때, 공포심 어린 표정에 대한 편도의 반응성이 훨씬 더 적었다(Jones들 2009). 더욱이, 동료에 의해 자동적으로 생겨나는 조건화 반응의 부족이 성인기 범죄 및 사회병질적 경향과 강한 연관이 있었다(Gao들 2010). 따라서 자라서 정신병질자가 되는 아동들은 반사회적 행동을 계획하면 불안과 공포를 일으키도록 하는 일련의 학습에는 적응증이 되지 못한다. 이 아동들은 3세 이전에 이미 자신들의 행동의 결과에 대한 두려움을 보이지 않는데 이는 전기적 피부 반응의 감소로 측정되었다. 편도는 공포심, 수치심 및 죄의식을 처리하는데, 어린 아동들의 '좋은 행동하기(behave well)'에 대한 욕망의 발달에 관여한다. 냉담-이지적인 아동들은 자신들이 누군가를 아프게 하거나 부모가 정한 규칙을 위반하였을 때 불편함을 느끼지 못했다. 영상연구에서는 정신병질 환자들의 편도의 크기가 대조군에 비해서 양측 모두 감소되어 있음을 보여주었다(Yang들 2009). 자율신경계의 반응성이 낮아진 것과 범죄행동의 위험성 간에도 밀접한 연관이 있다(Brennan들 1997; Raine들 1990, 1995). 실상, 십대들을 대상으로 한 전향적인 추적 연구들에서 자율신경계의 반응성이 높아지는 것이 범죄행동에 대하여 보호인자로 작용하였음이 밝혀졌다. 정신역동적 시각에서 볼 때, 초자아와 자아 이상에 관련하여, 옳고 그름에 대한 강력한 내적 기준을 가지고 있는 환자들은 도덕적 기준들을 어겼을 때 죄의식의 형태로 불안과 자율신경계 반응의 증가를 경험한다.

ASPD 환자들은 동반이환된 불안과 정동 장애를 종종 보인다. 그러나 정신병질과 ASPD 사이의 현격한 차이 중의 하나는 정신병질에는 정동장애와 불안장애가 표현되는 일이 드물다는 것이다. 구조적 결함으로 인하여 편도의 반응이 결핍된 것이 정신병질자들이 정동장애나 불안장애로 발전하는 것을 방해한다(Blair 2012). 또 정신병질자는 측두엽의 두께가 감소되어 있고 도(insula)와 전대상엽 배측(dorsal anterior cingulate cortex) 사이의 연결이 감소되어 있다(Ly들 2012). 경험으로부터 공포심을 배우는 능력은 편도와 측두엽의 통합된 기능에 좌우되며, 따라서 정신병질자는 이 통합에 결핍이 있는 것이다(Blair 2012).

정신병질을 특징짓는 해부학적, 기능적 차이를 언급한 증거들이 많아지고 있다. Herpertz들(2001)은 25명의 정신병질자들을 18명의 BPD 환자군, 그리고 24명의 정상 대조군과 비교하였다. 정신병질자들은 전기적 피부반응의 감소, 놀람반사(startle response)의 소실, 얼굴표정의 감소를 그 특징으로 하였다. 연구자들은 정신병질자들이 사건들에 대한 반응에서 심한 공포심의 결핍과 감정적 정보처리에 전반적인 부족을 보인다고 결론지었다. 정신병질자들은 감정적인 반응성 감소가 심했고 특이성도 높았다. Raine들(2003)의 또 다른 연구에서는 높은 정신병질 점수를 보이는 15명의 남성을 25명의 대등한 대조군과 비교하기 위하여 뇌량을 조사하였다. 정신병질자 군은 뇌량의 백질의 양과 뇌량의 길이가 통계적으로 의미있게 증가되어 있었다. 그들은 또 뇌량의 두께가 15% 정도 감소되어 있었고 대뇌반구 사이의 기능적 연결성은 증가되어 있었다. 연구자들은 축삭돌기 조기 전지의 중단(arrest in early axonal pruning)이나 백질 수초화(white matter myelination)의 증가 등 전형적이지 않은 신경발달 과정이 정신병질에서 나타난 뇌량 비정상의 원인일 것이라고 추정하였다.

아동기의 여러 가지 신경심리학적 결함들이 나타나는 것을 통해서 ASPD의 발달을 예견할 수 있다. 예를 들면, 주의력결핍/과잉행동장애 아동들은 후에 ASPD가 될 위험성이 통계적으로 의미있게 높았다(Mannuzza들 1998). 출생 전, 임신 첫 3개월이나 두 번째 3개월 중에 어머니가 심각한 영향 결핍에 노출되었던 남성의 경우 ASPD의 위험성이 높았다는 보고도 있다(Neugebauer들 1999). 구조적 MRI를 사용하여 Raine들(2000)은 ASPD 환자들의 전전두회백질의 용적이 건강 대조군이나 다른 정신질환 대조군 및 26명의 물질의존 환자들에 비하여 11%나 적었음을 발견하였다. 연구자들은 이러한 구조적 결함이 낮은 자율신경계 각성, 양심의 결여, 그리고 결정 내리기 어려움 등, 반사회성 환자 및 정신병질자들의 특징들과 관련이 있을 것임을 제안하였다.

Johnson들(1999)은 정교하게 고안된 전향적 연구에서, 성적 학대는 아니지만, 아동기의 방임과 신체적 학대는 성인기 반사회성 증상의 가능성을 증가시키는 예견인자임을 시사하였다. 아동학대의 경험이 있으면 성인기에 ASPD의 증상이 있을 것임을 예견할 수 있지만, 그렇다고 해서 피해자가 가해자가 된다고 간단하게 말할 수는 없다. 한 연구(Luntz와 Widom 1994)에서, 학대 받고 방임 당하였던 아동들의 86%는 자라서 ASPD가 되지 않았으며, 반면 이런 병력이 없는 아동들의 7%는 ASPD가 되었다. 투옥된 여성 85명을 대상으로 한 Zlotnick(1999)의 유사한 연구에서 아동기 학대는 ASPD와 연관이 없었다.

종종 주산기 뇌손상(perinatal brain injury)에 의해 복잡하게 되기도 하는, 아동의 물려받은 특성들이 양육을 특별히 어렵게 하기도 한다. 이런 아동은 달래기도 어렵고 부모가 보고자 원하는 정상적 감정 반응을 보여주지 않는다. 어떤 경우는 부모가 자신들의 병적 증상 때문에 학대 성향을 이미 가지고 있는 경우도 있고, 또 다른 경우에는 자기들이 바라는 만큼 아이가 반응을 하지 않음으로써 점점 더 참을성이 없어지고 아이에게 화를 내기도 한다. Meloy(1988)는 반사회성 환자가 되어 가는 두 가지 별도의 과정을 지적하였다. 하나는 모든 관계로부터, 그리고 전체적인 감정적 경험으로부터 극심하게 이탈되는 것이다. 다른 하나는 힘과 파괴성을 행사할 뿐만 아니라 타인들과의 결합을 위하여 하는 가학적인 시도가 특징인 더 많은 대상관계의 길을 걷는 것이다. 또한 아동의 유전적/생물학적 결함들과 아울러 아동이 태어난 가정환경이 좋지 않기 때문에 타인을 내재화하는 데에도 심각한 문제가 초래된다.

반사회성 환자는 내재화의 심각한 손상으로 인하여 초자아 발달이 실패하게 되며 이는 이들의 고전적인 역동적 특성이라 할 수 있다. 이 환자들에게 도덕 관념이 전혀 없다는 것이 기본적 인간성이 결여되어 있는 것으로 이들을 보게 하는 한가지 이유가 된다. 이들의 유일하게 중요한 가치체계는 공격적인 힘을 행사하는 것이며, 이들에 있어 초자아 발달의 유일한 흔적은 기껏해야 가학적이고 잔인한 행동으로 표현되는 가학적 초자아 전구체(sadistic superego precursors) 혹은 제 3자적 자기대상들(stranger selfobjects) 정도일 것이다(Kernberg 1984).

순수한 정신병질자의 범주에 정확하게 맞지 않는, 보다 높은 기능수준을 보이는 환자들은 초자아 공백상태(superego lacunae)를 보이기도 한다(Johnson 1949). 이들은 비교적 타고난 요인도 더 낫고 양육을 통한 환경적 경험도 더 낫기 때문에, 양심 비슷한 것을 가지고 있지만, 일부 영역에서는 초자아가 작용하는 것으로 보이지 않는다. 이 환자들 일부에서는 다음의 예에서처럼, 그 부모들이 은연중에 혹은 노골적으로 이들의 반사회적 행동을 조장하고 있다.

10세의 소년 Allen을 부모가 입원시켰다. 입원 당시 부모들은 정신과의사와 사회사업가에게 그의 공격적 행동을 설명하였다. Allen은 학교에서 자주 싸우고 물건을 훔치며 부모의 말을 거역한다는 것이었다. 아버지는 그를 입원시킨 동기가 된 사건에 대하여 다음과 같이 이야기하였다. "한 늙수그레한 녀석이 차를 몰고 우리 집 앞을 지나가고 있었지요. 그때 Allen이 활을 들고 나갔어요. 차가 시속 35마일 정도로 느리기는 했지만 Allen은 화살을 날려 차창 틈으로 녀석의 눈을 쏘아 맞추었지요. 참 잘 쏜 화살이었어요. 그건 선생도 인정해야 할거요." 그의 아버지는 입가에 미소를 띠었고 Allen은 혼란스러운 표정을 지었다.

탈세나 횡령 등의 지능적인 범죄의 경우는 초자아 공백의 범주에 들어가는 경우가 많다. 이들의 자기애성 인격구조로 인하여 성공은 하지만 양심에는 분명히 결함이 있어 결국에는 반사회성 행동을 드러내게 되고 타인들에게 발견되고 만다. 이런 맥락에서 반사회성 행동과 진정한 반사회성 인격을 구별하는 것이 중요하다. 반사회성 행동은 동료간의 압력, 신경증적 갈등, 정신병적 사고 등으로부터 생길 수도 있다. 이 경우는 ASPD와 무관할 것이다.

보다 높은 기능수준을 보이는 자기애성 성향의 환자들과는 다른, 진정한 반사회성 환자의 특징이라 볼 수 있는 또 다른 초자아 병리는 반사회성 행동을 도덕적으로 정당화하고 합리화하려는 노력을 전혀 하지 않는다는 것이다(Meloy 1988). 자신의 반사회성 행동에 직면시켰을 때 이들은 자신이 전적으로 옳다는 반응을 보이고 자신의 행동 때문에 희생된 사람들이 당연히 그렇게 될 만한 사람들이라고 주장한다. 그들은 거짓말을 하기도 하고 자신의 행동에 대하여 책임을 지지 않으려 한다.

HH는 23세의 남자로서 법원의 명령에 의해 강제로 장기 입원하게 되었다. 입원 직후 그는 자문의에게 보내어졌고 다음과 같은 대화를 나누게 되었다.

자문의 : 무슨 일로 입원하게 되었지요?

HH : 판사가 보냈어요.

자문의 : 왜죠?

HH : 차 사고가 있었는데 내 친구가 사고로 죽었어요.

자문의 : 어떻게 하다가 그렇게 되었나요?

HH : 내가 다른 생각을 하면서 차를 몰고 가는데 어떤 놈이 내 앞에서 급정거를 했어요. 그래서 내 차가 그 놈 차의 꽁무니를 들이받았지요. 그 바람에 선반에 있던 총이 떨어져서 내 친구의 머리를 쏴 버렸어요.

자문의 : 어떻게 총을 가지고 있게 되었어요?

HH : 우리 동네는 총이 없으면 안되요. 나도 방어는 해야지요. 거기는 마약상들이 많거든요.

자문의 : 그런데 왜 그런 사고로 판사가 당신을 병원에 보냈을까요?

HH : 좋은 질문이군요.

자문의 : 뭔가 정신질환을 앓고 있나요?

HH : 아니오. 나는 꽤 잘 나가는 놈이에요.

자문의 : 이전에 다른 일로 법을 어긴 일이 있었나요?

HH : 그런 적이 있기는 했지만 그건 내 잘못이 아니었어요. 내 친구들이 자동세탁기에 있는 돈을 털었지요. 그 놈들이 내 입을 틀어막으려고 내게 돈을 주었어요. 경찰은 내가 그렇게 한 줄 알고 날 체포한 거지요.

HH가 책임을 부인함으로써 '가장 친한 친구'를 전혀 걱정하지 않고 있고 자신의 상황에 영향을 미치는 스스로의 문제들에 대해 전혀 인정할 능력이 없음을 알 수 있다. 이 증례는 반사회성 환자들이 모든 문제를 남의 탓으로 돌리기 때문에 치료자가 이들을 치료받게 한다는 것이 매우 어렵다는 것을 강조하고 있다.

반사회성 행동과 정신병질적 행동은 NPD 연속선(continuum)의 원시적 형태의 가장 중요한 특징이다(Kernberg 1984, 1998; Meloy 1988, 1995). 그림 7-1에 이 연속선을 묘사하였다. 연속선의 가장 밑바닥은 타인들이 도덕성에 대해서 고려하고 있음을 전혀 생각도 하지 못하는, 착취적이 아닌 관계형성은 전혀 불가능한 정신병질자들이 차지하고 있다. 그 위가 엄밀한 의미에서의 ASPD로, 이들은 어느 정도 불안과 우울을 느낄 수 있다. 연속선에서 ASPD의 바로 위는 악성 자기애로서, 자아동조적인 가학성과 편집성향이 이들의 특징이다. 이 영역에 속하는 사람들은 타인들에 대해 어느 정도의 충성과 관심을 보일 수 있다는 점에서 정신병질과 다르다. 이들은 또한 자신들과는 달리 사람들이 도덕적 염려를 하기도 하고 잘못한 일에 대하여 자각하기도 한다는 것을 생각해 낼 수 있다. 연속선의 바닥에서 위로 그 다음 영역은 반사회성 행동을 보이는 NPD 환자들이다. 이들은 악성 자기애자들과 달리 편집성향이나 가학성을 가지고 있지는 않지만, 자신의 목적을 달성하기 위해서 타인들을 잔인하게 착취할 수 있는 사람들이다. 그렇지만 이들은 때로 죄책감을 갖기도 하고 염려를 하기도 한다. 또 이들은 미래에 대한 현실적인 계획을 세울 능력도 가지고 있다. 이들이 가지고 있는, 깊이 있는 대상관계를 맺는데 있어서의 어려움이 반사회성 행동으로 나타나는 것 같다. 연속선의 구조를 한 단계 더 올라오면, 경계성, 연극성, 혹은 편집성 인격장애 등 다른 인격장애 환자들에서 종종 나타나는 반사회성 행동을 만나게 된다. 이런 현상들은 훨씬 더 잘 발달된 초자아 구조를 가진 환자들에게서 나타난다. 연속선의 최상위 두 단계에는 신경증적인 성격 경향을 가진 환자들이 자리하고 있다. 이들은 무의식적인 죄책감을 반사회성 방식으로 행동화하고는 발각되어 처벌받게 되기를 희망하는 사람들이다. 모든 형태의 자기애성 및 ASPD 환자들이 매력적인 인물이면서 동시에 다른 사람들을 바보로 만들어 버리는, 남을 자주 속여 먹는 인물로 표현되기도 한다.

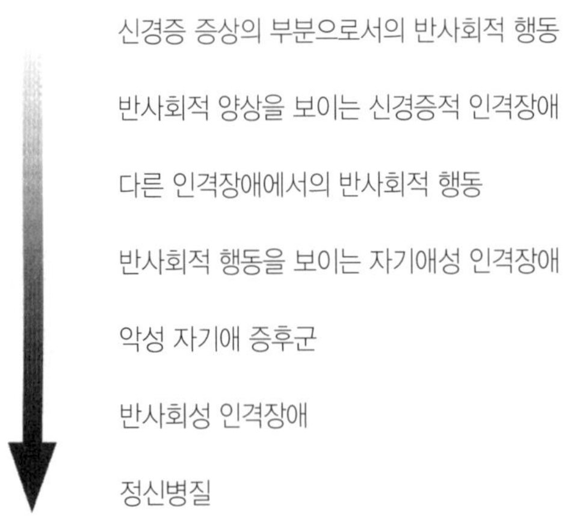

그림 17-1. 반사회성 및 사회병질적 행동의 연속선.
출처. Kernberg 1998

그림 17-1의 조직도에서 논란의 여지가 있어서 의도적으로 제외된 것은 '성공한 정신병질자(successful psychopath)'라는 범주이다. 문학작품들에서 흔히 "구변이 좋은, 멋진 사람

(smooth operator)"으로 불리는데, 이들은 사업이나 정책, 법적인 면에서, 심지어는 법이 집행되어도 구속이나 유죄판결을 교묘히 피하는 등 잘 기능이 좋은 사람들이다. 구속을 피한 이 집단의 사람들을 연구하려는 시도는 엄청난 방법론의 도전이 될 것이지만, 몇몇 연구자들이 방법을 찾아내었다. 광역 로스앤젤레스 지역에서 시행된 한 연구에서는 91명의 남성을 대상으로 하였다(Ishikawa들 2001). Hare의 정신병질자 설문지(Hare Psychopathy Checklist)를 사용하여 연구자들은 13명의 성공한 정신병질자와 형사법정에서 유죄선고를 받은 17명의 성공하지 못한 정신병질자들을 구별해 낼 수 있었다. 26명의 대조군도 포함되었다. 이 연구에서 성공한 정신병질자들은 전형적인 정신병질자들의 특징인 자율신경계 반응성 감소를 보이지 않았다. 사실 이들은 오히려 대조군에 비해서도 의미있게 증가된 자율신경계 반응성을 보였다. 신경심리학적 검사에서도 성공한 정신병질자들은 대조군이나 성공하지 못한 정신병질자군보다 더 뛰어난 실행기능을 가지고 있는 것으로 나타났다. 피부전도반응(skin conductance response)에서는 집단 간에 차이를 보이지 않았고, 범죄의 자기보고율에도 차이가 없었다. 계속된 발표를 통해서 연구자들은 성공하지 못한 정신병질자들은 대조군에 비해서 22.3%의 전두엽 회백질 양의 감소를 보였는데 비해서 성공한 사무직 정신병질자들은 그렇지 않았다고 보고하였다(Yang들 2005). 이 소견은 결정 능력의 부족이나 충동적 행동을 제어하지 못하는 것과 관련이 있고 따라서 이들이 체포될 수 밖에 없었던 사실과 관련이 있을 수도 있겠다. 정상적인 전전두엽 용적과 높은 자율신경계 기능을 함께 보면, 성공한 정신병질자들이 위험을 알리는 환경적 단서들에 예민하게 반응하고 그래서 유죄선고를 피할 수 있었던 것에 대한 설명이 가능해진다. 물론 이 환자들이 치료를 위해 오는 일도 드물고 형사적으로 기소되는 일도 흔치 않기 때문에 더 많은 연구가 필요할 것이다. 물론 그런 이유로 축적된 자료마저도 최소한에 그치고 있다.

반사회성 환자들은 치료자를 속이는 경향이 있기 때문에, 실제적 임상 상황에서 치료가 가능하고 보다 높은 기능을 가진, 반사회성 증상을 가진 자기애성 환자를 진정한 정신병질자와 정신역동적으로 구분한다는 것은 대개의 경우 매우 어렵다. 치료자들을 위한 지침에 대한 연구도 거의 없다. 하지만 치료가능성을 결정하는데 유용한 것으로 알려진 몇 가지 기준을 다음에 제시할 것이다.

치료방법들
Treatment Approaches

수용치료 Institutional Treatment

반사회성 환자들이나 정신병질자들은 치료될 수 없다는 포괄적으로 일반화된 말을 듣게 된다. 그러나 치료가 가능한가 아닌가 하는 것의 많은 부분은 그 치료 상황이 어떠냐 하는 것과 치료 현장에서 작업하는 치료자들의 지식 정도에 달려 있다. 정신병질의 진단을 엄격하게 적용한 8개의 연구를 종합한 보고에서는 이 8개의 연구들 중 세 가지 연구에서 긍정적 치료결과가 나왔다(Salekin등 2010). 정신병질자인 청년들에 대한 치료를 따로 평가하였을 때, 8개 중 여섯 개의 연구에서 기대 가능한 결과를 보였다. 이 연구들은 교정시설이나 수용시설 환경에서 진행되었으므로 환자들을 주의 깊게 관찰할 수 있었다.

자료들에 의하면 아주 심한 반사회성 행동을 보이는 환자들은 외래 정신치료로 별로 도움을 받지 못한다(Frosch 1983; Gabbard와 Coyne 1987; Meloy 1995; Person 1986; Reid 1985). 조금이라도 이들을 호전시키기 위해서는 수용을 하든지 아니면 입원시켜서 치료하는 환경이 필요하다. 정신치료를 하려면 24시간 통제할 수 있는 환경조건에 있는 동안 치료를 시작하여야 한다. 행동지향적인 이 환자들이 자신의 충동을 방출하기 위한 행동의 출구를 가지고 있는 한 이들의 감정상태에 접근할 방법은 없다. 입원으로 인하여 행동이 자유롭지 못한 상태가 되어서야 비로소 치료진은 이들이 불안이나 공허감 같은 감정들을 표현하는 것을 볼 수 있게 될 것이다(Frosch 1983; Person 1986). 이 환자들이 낮병원 프로그램에 들어왔을 때 탈락율이 높아졌다는 보고가 있었다(Karterud등 2003).

여러 종류의 환자들이 함께 있는 정신과 병동에 반사회성 환자를 입원시키면 대개는 곧 후회하게 된다. 이들의 파괴적인 행동으로 인하여 다른 환자의 치료가 방해를 받게 되고 모든 치료계획들을 망치게 될 수도 있다. 다른 환자의 물건을 훔치고 성적으로 괴롭히거나 구타를 하기도 한다. 치료진에게 거짓말을 하고, 치료자를 조롱하며, 약을 숨기고, 술을 몰래 마시기도 하며, 치료방침을 비웃으면서, 마침내는 치료진이 부정직하고 불신에 찬 행동을 하도록 만들어 버린다. 어떤 환자는 다른 환자들이 치료진과의 사이에 만들어낸 치료동맹을 체계적으로 파괴해 버리기도 한다.

목사인 46세의 II씨는 집회 때마다 분위기를 엉망으로 만든다는 이유로 동료 목사에 의하여 강제로 입원하게 되었다. 그는 교회에 오는 여신도들을 유혹했고, 교인들의 신앙심에 도전하여 "믿음을 없애버리는 일"에 즐거움을 느꼈다. 이런 행동은 병원에서도 나타났다. II씨는 전체 병동모임에서는 침묵을 지켰지만 한 명 한 명 서서히 접촉하여 치료진을 험담하고 치료가 환자들에게 별 도움이 안 된다고 떠들고 다녔다. II씨는 여성환자와 여성치료자를 성적 정복의 대상으로 보았으며, 성적 행동이 제지를 받자 다른 수단으로 여성들을 지배하고 모욕을 주려 했다. 다른 환자들에게는 간호사와 여의사들이 등장하는 성에 관련된 야한 농담을 했다. 그는 치료진 모두를 경멸했다. 입원치료는 그가 한 여성 환자와 탈출을 시도함으로써 끝났다. 그러나 II씨가 떠난 후로도 몇 달 동안은 그의 영향이 병동 내에 남아 있었다. 환자들이 치료에 대해 의심을 하였고, 그가 했던 말과 행동 때문에 그가 병동에서 사라지게 되었다는 의심이 병동 내에 만연해 있었던 것이다.

더욱 약고 지능이 높은 환자들은 병동 내에서 또 다른 형태의 문제들을 야기한다. 그들은 병원이 감옥보다 편안하다는 것을 알기 때문에 자신이 치료를 받아 많이 나아졌다고 치료진을 속이기도 한다. 교묘한 방법으로 치료진에게 좋게 보여서 예상보다 빨리 퇴원을 하기도 한다. 그러나 입원 중 변화되었던 것으로 보였던 환자의 행동은 퇴원 후까지 계속 유지되지는 않는다(Frosch 1983). 전혀 치료되지 않았음에도 이들은 마치 다 나은 것처럼 보이게 행동한다. 따라서 이들이 퇴원 후 반사회성 행동을 나타내면 치료자들은 속은 것에 대하여 분노를 느끼게 된다.

엄청난 양의 시간과 돈 그리고 에너지의 낭비를 피하기 위해 반사회성 환자들을 정신과 병동에 입원시켜 볼 가치가 있는지 결정하지 않으면 안된다. 진짜 정신병질자들은 마치 '닭장 안에 들어온 배고픈 여우'처럼 자신의 입원을 남을 이용하는 상황으로 변형시키는 재주를 가지고 있기 때문에 입원치료로 아무런 이득도 얻을 수 없으며 따라서 이들을 일반정신과 병동에 입원시키는 것은 의미가 없다는 의견이 여러 치료자들에게 광범위한 공감을 얻고 있다. 형무소 같은 구조를 가진 병동(Kiger 1967; Sturup 1968), 비의학적인 공동거주 프로그램(Reid와 Solomon 1981), 아니면 고립화 프로그램(wilderness program) 등 특수한 치료시설만이 이들 반사회성 환자들에게서 다소 나은 성과를 얻었으며 현재도 이들에 대한 유일한 희망으로 생각되고 있다.

Maryland의 Patuxent Institution이나 Denmark의 Herstedvester Institution 같은 특수화된 수용시설에서는 환경 자체의 동질적 구성 때문에 이들의 치료가 촉진된다. 이들 시설의 치료 프로그램은 주로 동료들에 의한 집단 직면을 위주로 하고 있다. 어떤 정신병질자들은 동료 사기꾼(con artist)들의 범죄기술을 배운다. 이런 기술들에 대해서도 지속적으로 직면시키면 기술의 효과가 없어지게 된다. 또한 이 프로그램들은 분명하고 복종을 강요하는 규칙들로 이루어진 엄격한 구조를 사용한다. 어떤 형태로든 규칙을 위반했을 때의 처벌은 환자의 타협 요구나 합리화를 허용하지 않고 즉각적으로 행하여진다(Reid 1985; Yochelson과 Samenow 1977).

이 시설들을 이용하여 일단 환자의 생활에 대한 제어가 가능해지고 자신의 불쾌한 감정들을 행동을 통하여 발산하는 평소의 방법이 차단되면, 결국 불안과 공격성을 드러내게 될 것이다. 병동구조 내에서의 모든 규칙파기 행위에 대하여 예견가능하고 지속적인 반응을 치료진이 보여줌으로써 병동체제를 압도하려는 환자들의 노력을 무력하게 한다. 그러나 이들은 귀찮은 느낌이 들자마자 곧 시설을 떠나려 하기 때문에 이러한 프로그램들은 법원이 치료를 위탁한 경우에만 가능할 것이다.

반사회성 환자 중 아주 적은 부분으로서 NPD 혹은 BPD의 양상을 함께 가지고 있는 환자 집단은 일반 정신과 병동에 자의로 입원함으로써 호전될 수도 있다(Gabbard와 Coyne 1987). 그러나 반사회성 환자들은 강력한 역전이 반응을 일으키기 때문에 이 환자들을 순수한 정신병질자와 구별한다는 것은 매우 어려울 수도 있다. 정신건강 전문가들은 자신이 직업선택을 하였을 때 기준이 되었던 성격적 측면들이 그러하였듯이 자기가 치료하는 환자에게 매우 자비롭고 친절한 경향이 있다. 또한 이들은 환자들에게 의혹의 기회를 제공하기 쉽고, 환자들이 저항을 나타내는 정도에 상관없이 나을 가능성이 있다고 본다. 이런 성향 때문에 치료자들은 반사회성 환자들의 무자비한 경향을 과소평가하고 반사회성 행동이 사실은 도움을 청하려는 것이라고 생각하기 쉽다. 특히 병원에서 근무하는 치료자의 경우에 치료될 수 없는 환자를 치료할 능력이 있는 사람이라고 스스로를 평가해야 할 내적 요구를 가진 경우가 있다. 이런 치료자들은 의미 있는 인간관계에 대해 전혀 관심도 없는 이 환자들과 관계를 형성하기 위하여 나름대로의 독특한 단계들을 밟으려고 할 수 있다. 이런 치료자들은 환자에게 접근하기 위하여 환자와 은밀히 공모하여 반사회성 행동과 초자아적 병리를 축소시키려 한다. 이런 역전이적 부정의 한 측면으로 치료자들은 정신병질을 충분히 진단할 수 없게 되고 환자들을 실제보다 더 잘 치료할 수 있다고 잘못 판단하게 된다. 예를 들어 한 연구에서는 DSM-Ⅲ-R의 ASPD의 기준에 맞는 환자의 단지 반만이 이 진단을 받았다고 보고하였다(Gabbard와 Coyne 1987).

불충분한 진단으로 인하여 환자를 반사회성이 아니라 단지 자기애성이라고, 즉 물질남용자처럼 아직 성격구조가 여물지 않은, 덜 성숙한 것으로 보게 될 수도 있다. 실제로 물질남용이란 말은 반사회성 환자들 스스로가 자신을 변명하는 수단으로 사용하기도 한다. 어떤 경우는 치료자가 이런 변명에 은근히 결탁하여, 환자의 범죄가 단지 약물이나 알코올의 영향 하에서 일어난 것이므로 환자를 반사회성이라고 보아서는 안 된다고 강력히 주장하기도 한다. 치료자들은 또한 환자의 물질남용의 문제를 치료함으로써 문제가 되는 반사회성 행동을 없앨 수 있다고 주장할 것이다. 이런 관점은 본 장의 처음에서 언급한, 정신병질과 물질남용이 넓게 중복되어 있다는 사실을 고려에 넣지 않은 것이다. 게다가 어떤 연구들에 의하면 물질남용이 결코 이 환자들의 심리적 변화의 가능성을 증가시켜 주지는 않는다고 한다(Gabbard와 Coyne 1987; Woody들 1985).

치료 가능한 반사회성 환자와 진짜 정신병질자를 구별하는데 있어 역전이 때문에 방해를 받는 경우가 많으므로 객관적 기준이 반드시 필요하다. 특별한 환자들에 관한 '본능적 느낌'이나 직감 따위는 실제로는 별로 신빙성이 없다. 반사회성 증상을 보이는 입원환자에 대한 연구(Gabbard와 Coyne 1987)의 자료를 통하여 일반정신병동에서 이 환자들의 긍정적인 치료결과를 예측하는데 합당한 세가지 예견인자가 있음을 알게 되었던 바, 그들은 불안, 우울, 그리고 다른 정신질환의 진단의 존재이었다(표 17-1).

주요우울증 삽화의 진단이 있다면 그 기준에 의해서 정신병질의 진단을 효과적으로 배제할 수 있다. 우울증의 진단기준에 맞는 환자들은 어느 정도의 초자아 발달이 있고, 아주 적기는 하지만 뉘우침의 능력을 가지고 있다. 또한 불안이 있는 경우도 자신의 행동과 그 결과에 대하여 걱정하고 있음을 반영한다. De Brito와 Hodgins(2009)는 ASPD 집단의 거의 반정도가 불안이 함께 동반되며, 아동기에 냉담-이지적 경향이 비교적 낮은 수준이라는 특징을 갖는데 주목하였다. 불안이 좋은 예후를 의미하는 요인이 되는 이유 중의 하나는 불안이 대상관계의 내재화 능력이 있음을 의미한다는 것이고 또한 다른 감정들의 존재의 전조가 된다는 것이다

표 17-1. 일반정신과 병동에서의 긍정적 및 부정적 치료반응 예견인자

부정적 반응

중죄로 구금된 경력
반복해서 거짓말하고, 가명을 사용하고, 사기를 친 경력
입원 당시 사법적 상황 미해결
중죄로 유죄선고를 받은 경력
투옥을 대신한 강제입원
타인에게 폭력을 행사한 경력
기질적 뇌손상의 진단

긍정적 반응

불안의 존재
우울증 진단
우울증, 기질적 뇌손상 이외의 다른 정신병적 진단

출처. Gabbard와 Coyne. 1987.

(Meloy와 Yakeley 2014). 그에 더하여 불안은 감정적 결합을 형성할 능력이 있음을 반영하기도 한다. 일반적으로 치료는 애착 능력에 의하여 좌우된다.

진정한 정신병질자에게는 약물치료가 특히 비효과적이다. 약물치료를 시도한 최근의 두 가지 메타분석에서 약물이 ASPD의 치료에 효과적임을 지지하는 어떠한 일관된 근거도 나타나지 않았다(Khalifa들 2010, National Institute for Health and Clinical Excellence 2009). 조증 등의 정신병적 진단이 함께 있을 때는 약물치료로 예후를 좋게 할 수 있다. 조증 삽화 중에 있는 환자들이 반사회적 행동을 보일 수 있다는 것은 확실히 잘 알려져 있는 사실이다.

긍정적 예후 인자를 제시한 위의 연구에서는 동일한 집단에 대하여 부정적인 치료 반응을 예견하게 하는 몇 가지 인자를 가려낼 수 있었다(표 17-1 참조). 반사회성 환자들을 치료받게 할 다른 방법이 없을 때는 부득이 특수한 환경에 강제로 입원시키는 것이 필요할 수도 있다. 그러나 형무소에 가는 대신 입원치료를 받을 것을 명령 받은 반사회성 환자들은, 어떻게 해서든지 이 환자들을 처벌이 필요한 죄수들이 아니라 환자로 보려는 병동의 치료자를 속일 기회로 입원을 이용하려고만 할 것이다. 이런 조건들 아래에서 환자들은 병동의 규칙을 파괴하려 하거나 치료를 방해하려고만 할 것이다. 많은 환자들이 법정에의 출두를 요하는, 아직 해결되지 않은 사법적인 상황을 회피할 목적으로 병원을 이용할 것이다. 극심한 폭력을 행사한 적이 있는 환자는 치료에 잘 반응하지 않을 것이라고 예견할 수 있다. 왜냐하면 이들이 좌절하면 치료진이나 다른 환자에게 폭력을 행사할 가능성이 높아지기 때문이다. 또한 심한 기질적 뇌손상의 경우도 병원환경에서 제공되는 건설적 되먹임을 이해하고 이를 통해 이득을 얻을 능력이 손상되어 있어 오히려 좌절감만 상승할 수도 있다.

반사회성 환자가 표 17-1에서 보이는 긍정적인 예견인자들만 가지고 있고 부정적 예견인자는 전혀 가지고 있지 않은 경우는 매우 드물다. 이상적인 반사회성 환자란 있을 수 없지만 각각의 긍정적 예견인자는 입원치료에 대한 환자의 적응성을 증진시키며, 그 반면에 부정적 예견인자가 있을 경우 환자는 입원치료에 순종하지 않을 것이다(Gabbard와 Coyne 1987).

비교적 바람직한 면을 많이 가지고 있는 환자의 경우라 하더라도 반사회성 환자들은 전형적인 정신과 환경에서는 많은 어려움을 보인다. 장기입원치료만이 이들의 행동에 지속적인 변화를 일으킬 기회를 줄 수 있다. 환자들이 자신의 느낌을 충동적으로 행동으로 옮기는 패턴을 지속시키려 하는 것은 자연스러운 일이다. 따라서 치료의 기초가 되는 것은 엄격하게 통제된 구조일 것이다. 치료자들은 첫날부터 '행동화'가 일어날 것임을 예상하고 대처하여야 한다. 확실하게 기대되는 것들을 입원 당시 분명하게 설명해 주어야 한다. 예를 들어, 물질남용, 폭력, 절도행각 및 다른 환자와의 성관계는 허용되지 않을 것임을 환자에게 분명히 말해 주어야 한다. 환자가 물질남용자라면 물질의 반입을 저지하기 위해 치료진 앞에서 모든 우편물이 개방될 것임을 알려야 한다. 이들이 병동을 떠날 때는 언제라도 직원과 동행해야 하며, 상당기간 동안 그런 정도의 책임수준에 머물게 될 것을 분명히 알려 주어야 한다. 전화통화, 현금 소지, 신용카드 발급 등도 제한될 것이다. 치료 구조를 파괴하는 어떠한 행동도 자신의 병실 안으로 행동을 제한하는 등의 결과를 반드시 초래할 것이라는 것을 환자가 알도록 하여야 한다. 치료는 우선 환자가 치료에 적당한지를 결정하기 위하여 평가기간 동안에만 단지 한번 시도해 본다는 것으로 되어야 한다. 이러한 모든 조건들이 입원서약서에 기재되어야 하고 이를 참고할 수 있도록 환자도 이 서약서를 한 부 갖게 하는 것이 좋다.

치료진들은 개인적 측면이나 집단의 맥락에서 자신의 역전이 반응들을 주의 깊게 감시하여야 한다. 가장 흔한 세 가지 반응은 불신, 결탁, 그리고 비난이다(Symington 1980). 불신은 실제로는 '환자가 그렇게 나쁘지만은 않다'는 부정의 형태로 표면에 나타날 수도 있다. 반사회성 행동을 물질남용이나 사춘기의 반항 등의 문제 때문인 것으로 합리화하여 반사회적 증상의 존재를 부정하고 그 대신 환자들이 우울하다거나 하는 등으로 잘못 이해하게 될 수도 있을 것이다.

결탁(collusion)은 역전이의 가장 심각한 문제들 중 하나이다. 입원치료 중에 반사회성 환자들은 치료팀 중 몇몇을 매수하곤 한다. 역전이적 행동에 관여된 치료진들은 환자를 돕고 있다고 믿음으로써 불법적 행동을 하거나 비윤리적 행동을 할 수도 있다. 이들은 환자들의 행동이 자신의 책임이라고 생각하게 되기도 하며 기록을 조작하거나 환자에 의하여 유혹되어 성관계를 갖기도 하며 환자가 병원 밖으로 탈출하도록 돕기도 한다. 이러한 역전이의 발달은 환자의 자기(self)의 오염된 측면이 치료자에게로 들어와서 치료자의 행동을 변형시키는 역할을 하는 투사적 동일시 과정의 한 부분으로 이해될 수 있다. 이러한 역전이적 행동화에 간여하게 된 치료자는 "나 자신이 평소와는 달리 행동하고 있었다."고 보고하기도 한다.

반사회성 환자의 치료에서 일어나는 또 다른 흔한 역전이 반응들로는 치료에 저항하는 환자들에 대한 절망감이나 치료자로서 자신이 무능력하다는 느낌, 또 분노를 불러일으킨 환자를 해치고자 하는 소망, 그리고 불신감과 정체성을 잃었다는 느낌 등이다(Strasberger 1986). 환자들이 때로는 위협을 하고 악의를 가지고 있기 때문에 치료자가 이들의 공격을 두려워하게 되는 수도 있다(Meloy 1988). 어떤 반사회성 환자는 치료자를 단지 쳐다보기만 하는 것으로도 치료자 쪽에 강렬한 공포를 유발할 수도 있다. 공격받을 것이라는 두려움 때문에 환자에게 그토록 절실한 엄격한 치료구조의 도입을 피하게 되기도 한다. 환자의 분노나 폭력을 자극하는 것을 피하기 위하여 치료자들은 자신의 구조가 느슨하다는 것과 환자가 멋대로 하는 것을 내버려두고 있다는 것을 합리화하기도 한다. 예를 들어, 장기치료 병동에 입원하고 있는 근육질의 젊은 남성 환자가 다른 환자를 구타하는 일이 자주 일어나도 그는 자유롭게 병원을 산책할 수 있었다. 그의 치료진은 환자의 부모들이 그랬던 것처럼 환자에게 처벌을 가하는 것은 옳지 못하다고 말하여 이러한 느슨한 구조를 정당화하였다. 아마도 가장 문제가 되는 역전이 중의 하나는 한 반사회성 환자에 대해서 심리적으로 복잡하다고 가정하는 것이다(Meloy와 Yakeley 2014). 이 환자가 근본적으로 자신들과 다르다는 사실을 시설의 치료진이 받아들이기 매우 어려울 때가 종종 있다. 환자는 다른 사람들의 기분이나 안전에는 전혀 관심이 없고 다만 자신이 관심을 가진 부분에 있어서만 치료진과 상호 관계를 갖는다. 반사회성 환자는 치료진들과 동일한 사람으로 자신을 표현함으로써 이런 역전이적 맹점을 이용한다. 이와 같은 자기애성 근사성은 일종의 사악한 음모에 치료자들을 끌어들이기 위해서 자주 사용되는 책략이다. 치료자들과 자신은 근본적으로는 같은 사람이라고 치료자들을 설득하여, 환자는 치료자들의 신뢰를 얻고 그런 식으로 더 많은 자유와 권력을 얻어낸다. 이렇게 치료진에게 동조할 수 있다는 것은 이들이 비정한 사람들이라는 전통적인 시각에도 불구하고, 많은 반사회성 환자들이 고도로 발달된 공감의 능력을 가지고 있음을 반영하는 것이다.

반사회성 환자의 입원치료의 중요한 또 다른 측면은 환자의 잘못된 사고과정에 지속적으로 초점을 맞추어야 한다는 것이다(Yochelson과 Samenow 1976). 이들이 자신의 행동에 대하여 책임을 져야 한다는 것 때문에 마치 희생자가 된 것 같은 자세를 취할 때 자신에게 일어난 일에 대하여 스스로 어떻게 책임을 져야 하는가를 직면시켜야 한다. 또 치료자들은 판단을 내릴 시점에서는 보조자아로써 행동을 하여야 한다. 치료자는 이 환자들이 자신의 행동의 결과들을 예견하는데 어떻게 실패하는가를 반복해서 지적해 주어야 한다.

반사회성 환자는 충동을 바로 행동으로 옮기는 경향을 보인다. 따라서 병원의 치료자들은 충동과 행동 사이에 생각을 집어넣도록 환자들을 도와야 한다. 다른 말로, 반사회성 환자가 충동을 가질 때마다, 치료자는 충동을 행동으로 옮기는 것이 어떠한 결과를 보이는지에 관하여 환자 스스로 생각해 보도록 격려해야 한다. 또한 환경치료에서는 충동과 행동이 감정으로부터 나온다는 사실을 환자들이 배우지 않으면 안된다. 감정의 언어란 환자들에게는 너무 낯선 것이어서 환자들이 자신의 내적 상태를 알 수 없을 수도 있는 것이다. 또한 환자들의 충동성은 자살 위험성을 높이기 때문에 주의 깊게 인식되어야 한다. 4,745명에 대한 Colorado 조사에서, 반사회적 행동은 그가 남성이든 여성이든 간에 자살의 위험성과 관련이 있었다(Verona들 2004). 연구자들은 이 집단에서의 자살 행동이 반드시 우울증 동반이환과 연결되어 있는 것이 아니라는 점을 지적하였다.

모든 전략들은 그 치료환경에서의 '지금-여기서'라는 현재 상황에 초점을 맞추고 있다. 아동기적 근원을 밝힌다는 것이 반사회성 환자에게는 소용이 없는 경우가 많기 때문이다. 또 치료자를 매수하려는 시도는 모두 바로 그 시점에서 환자에게 직면시켜야 한다. 이러한 개입이 행동화가 일어난 직후 행해지지 않는다면 환자는 그것을 염두에 두지 않거나 쉽게 잊어버린다.

공감을 하지 못한다는 것이 일반적으로 알려진 ASPD의 특징이지만, 이를 단순하게만 이해하는 것은 문제가 있다. 많은 반사회성 환자들이 타인을 착취하려는 의도에서 상대방의 내적 상태를 인식하는 능력이 잘 발달되어 있음을 볼 수 있다. 따라서 동정심의 결여나 정서적 공감의 실종을 특징으로 하는 반사회성 집단이라는 하나의 소집단이 존재한다는 것이 더 나은 설명일 수도 있다.

JJ씨는 40세 남성으로 아내와 자녀들이 교통사고로 사망하였기 때문에 우울해졌다고 주장하며 병원에 입원하였다. 그는 자신을 입원시킨 여성 정신과 의사에게 자신을 슬픔에 휩싸인 사람으로 표현하였고, 그는 사망한 아내에 대한 자신의 깊은 애착에 여의사가 감동하고 있다는 것을 알고 있었다. 그는 자신들의 관계가 어떻게 그에게 세상의 전부를 의미하였는지를 길게 설명하였다. 한번은 정신과의사에게 "우리는 그냥 섹스를 한 것이 아닙니다. 우리는 진정한 사랑을 나눈 것이었지요."라고 말하기도 하였다. 정신과 의사는 그가 그들의 절친한 관계를 설명하는 특별한 방식에 깊이 감명을 받았고 자신의 상황에 대해 진실을 말하고 있는 것이라고 확신하였다. 존재하지도 않는 땅을 환자들에게 팔아 먹는 사기행각을 벌인 후 환자는 병원에서 사라졌다. 한참 후에야 JJ씨가 가족들의 죽음을 날조하였으며 이미 과거에도 여러 병원에 입원하여 자신을 의심하지 않는 환자들에게 사기행각을 벌였던, 동일한 경력이 있었음이 밝혀졌다. 그를 입원시켰던 정신과 의사는 바보가 되었다는 굴욕감에 싸인 채 남겨지고 말았다.

개인정신치료 Individual Psychotherapy

역동적 의미에서 볼 때 진정한 정신병질자들은 정신치료에 반응하지 않을 것이며 따라서 정신치료를 시도해서는 안된다(Kernberg 1984; Meloy 1988; Woody들 1985). 자기애성 연속선을 따라서 더 멀리 가보면 심한 반사회성 양상을 보이는 NPD 환자는 정신치료를 받아들일 능력이 조금 더 있을 것이다. 이 환자들은 모호하기는 하지만 전이에 대한 의존을 보일 수 있고 반사회적 행동에 대하여 스스로 화가 날 수도 있으며 이들의 내적인 이상적 대상은 진정한 정신병질자의 경우보다는 다소 덜 공격적일 수도 있다(Kernberg 1984; Meloy 1988). 이들은 자신의 행동을 합리화하고 정당화하려고 시도하며 따라서 약간이나마 가치체계가 남아 있음을 뜻한다. 이들이 나을 수 있는가 하는 것은 반드시 이들이 다른 사람들과 정서적인 애착관계 비슷한 것이라도 만들어 낼 수 있느냐, 그리고 아직 약간이라도 남아 있는 초자아의 기능을 작동시킬 수 있느냐에 의해 결정될 것이다.

정말로 우울증을 같이 가지고 있다면 이것 자체가 입원치료의 반응을 기대할 수 있는 긍정적 예견인자로서 정신치료를 받아들일 수 있다는 증거가 된다. 아편중독자들인 ASPD 환자에 대한 연구에서, 이들의 반사회성 행동은 계속되더라도 우울증이 있다는 것이 정신치료에 적합하다는 점을 시사하였다(Woody들 1985). 이 연구에서 우울하지 않은 반사회성 환자는 정신치료를 결코 받아들이지 않았다. 추가로 다른 사람과의 관계형성이 없다는 것은 정신치료 반응에 대한 가장 부정적인 예견인자였다.

반사회성 환자들을 평가하는 의사들은 아무런 치료도 권고하지 않는 것에 대하여 편안하게 느낄 줄 알아야 한다. 이러한 결정은 환자의 강한 면과 약한 면, 그리고 환자가 자신을 치료하려고 시도하는 사람들에게 가하는 위험에 비추어 볼 때 오히려 완벽하게 합리적인 결정일 수도 있다. 치료가능성에 대한 평가는 앞에서 얘기한 무릎반사와 같은 역전이 반응과는 아주 다르다. 어떤 연구도 반사회성 환자 집단에 대한 정신역동에 근거한 치료의 효능을 밝히지 못하였다.

만일 이 환자들이 치료자를 기만할 것이라는 사실을 치료자가 받아들일 수만 있다면, 이들에 대해 경험이 많은 치료자들의 권유에 기초한 정신치료를 진행할 수 있을 것이다(Adler와 Shapiro 1969; Frosch 1983; Kernberg 1984; Lion 1978; Meloy 1988; Person 1986; Reid 1985; Strasberger 1986; Vaillant 1975). 이들의 권유는 기법상의 아홉 가지 기본적 원칙들로 요약할 수 있다.

1. 치료자는 안정되고 꾸준하며 전적으로 청렴해야 한다. The therapist must be stable, persistent, and thoroughly incorruptible. 치료자는 정상적 치료과정을 유지하는데 그 어떤 환자집단에서보다도 더 절대적으로 빈틈이 없어야 한다(Person 1986). 구조변경이나 시간변경을 해서는 안된다. 이 환자들은 치료자가 비윤리적이고 부정직한 행동을 하게 만들기 위해서는 어떤 일이라도 할 것이다. David Mamet의 영화 "게임의 집(House of Games, 1987)"에는, 치료자가 자신의 역할을 넘어서서 반사회성 환자의 생활에 지나치게 깊이 개입하여 이들을 도우려 한다는 것이 얼마나 위험한 일인가가 상세히 그려지고 있다.

2. 반사회적 행동을 하였다는 사실을 환자가 부정하고 의미를 축소시키려 한다는 것에 반복해서 직면시켜야 한다. The therapist must repeatedly confront the patient's denial and minimization of antisocial behavior. 편만한 부정(遍滿한 否定, pervasive denial)은 반사회성 환자의 언어선택에서도 드러난다. 만일 환자가 "내가 그 놈을 발가벗겼지요."라고 한다면, 치료자는 "그러니 당신은 도둑이로군요."라고 명확히 말해 줄 필요가 있다. 만일 환자가 "내가 몇 부리는 그 녀석을 없애버렸지요."라고 말한다면, 치료자는 "그렇다면 당신은 살인자라는 말이로군요."라고 반응함으로써 환자를 직면시킬 수 있을 것이다. 치료

자는 이런 반복직면기법을 통하여 환자가 모든 책임을 남의 탓으로 돌리는 경향이 있다는 것을 알도록 도울 수 있으며, 따라서 환자들은 자신의 반사회성 행동에 대하여 자신에게 책임이 있다는 것을 인식하고 받아들이기 시작할 것이다.

3. 환자가 자신의 행동을 내적 감정에 연결시킬 수 있도록 도와야 한다. The therapist must help the patient connect action with internal states. 입원한 반사회성 환자와 마찬가지로 개인정신치료를 받는 환자도 이런 면에서 교육이 필요하다.

4. 과거로부터의 무의식적 자료들에 대하여 해석을 하는 것보다는 지금여기서의 행동들을 직면시키는 것이 더 효과적이다. Confrontations of here-and-now behavior are more effective than interpretations of unconscious material from the past. 특히 환자가 치료자의 명예를 훼손하려 하거나 치료과정을 경멸적으로 평가절하하는 것에 대해서는 반드시 반복해서 직면시켜야 한다.

5. 치료자의 행동화를 피하기 위하여 역전이는 반드시 지속적으로 감시되어야 한다. Countertransference must be rigorously monitored to avoid acting-out by the therapist. 환자의 협력이 저항을 최소한으로 줄이는 방법이기는 하지만 환자와의 결탁은 신중하게 회피하지 않으면 안 된다.

6. 환자가 호전될 것이라는 과도한 기대는 버려야 한다. The therapist must avoid having excessive expectations for improvement. 반사회성 환자들은 치료적 열정을 쉽게 알아차릴 것이며 따라서 자신을 변화시키려 하는 치료자의 소망을 훼방하는 것에 쾌감을 느낄 것이다. 환자가 호전되는 것에 자신의 자존심을 걸고 있는 치료자들은 반사회성 환자를 치료해서는 안된다.

7. 불안이나 우울 같이 치료가 가능한 상태에 대해서는 찾아내어 치료하여야 한다. Treatable conditions, such as anxiety and depression, should be identified and treated.

8. 환자의 의식화와 공감 능력을 증진시켜야 한다. Mentalization and empathy in the patient should be promoted. 이 집단의 환자들은 평생 동안 자신의 흥미에 의해서만 동기부여를 해 왔고 자신이 다른 사람들에게 말한 것과 행한 것의 궁극적인 영향에 대해서는 생각

하지도 않고 중단하지도 않는다. 따라서 희생자에 대한 연민의 마음과 아울러 의식화의 능력을 발달시키기 위해서는 정신치료 안에서의 체계적 노력이 도움이 될 수 있을 것이다. ASPD로 진단 받은 폭력적인 남성들에 대하여 의식화에 근거한 치료를 사용한 예비조사에서 이 치료를 통하여 공격적 행동이 감소되었다는 보고가 있다(McGauley들 2011).

9. 치료자는 치료 중에 일어날 수 있는 법적인 문제에 주의하여야 한다. The therapist should be alert to legal complications in the treatment. 드물지만 어떤 반사회성 환자들은 자기 발로 외래치료를 받으러 온다. 이때 그들의 동기에 대해서 주의해야 한다. 법정 다툼이 임박했을 수도 있고 가까운 시일 내에 소송을 당할 위기에 있을 수도 있어 이런 이유로 이들이 치료를 찾을 수 있기 때문이다. 그들이 감정적인 문제로 치료를 받고 있다고 함으로써 판사나 배심원의 눈에 좋게 보이기를 바라고 있는 것일 수 있다.

이제 여기서 하나 더 언급을 해야 하겠다. 반사회성 환자들을 치료하는 사람은 환자의 반사회성 행동들을 대할 때 스스로 중립적인 입장을 취하려고 해서는 안된다. 그러한 행동은 결국 환자의 행동에 대하여 무언의 승인을 하거나 환자와 결탁하는 것이다. 뿐만 아니라, 치료자의 도덕적 불법행위가 비언어적이든 언어적이든 의사소통의 곳곳에서 배어 나올 것이며 따라서 환자는 중립적 입장을 취하려는 치료자의 노력을 위선적이라고 볼 것이다. 환자의 행동으로 인해 충격을 받았다면 치료자는 단순하게 그렇다고 말해야 한다(Gedo 1984). 자기심리학적인 방법에 따라 환자에게 공감하는 것은 이들 환자의 경우에는 잘못된 것일 뿐만 아니라 환자와 결탁하는 것이 된다.

치료자들이 반사회성 환자에 의하여 표현된 저항이라는 다양한 방해물을 조정할 능력이 있는 경우라 하더라도, 그 효과 면에서는 항상 예상을 뒤엎는 결과가 초래될 수 있다. 환자에 의해 파괴되는 것을 피할 수 있는 적합한 치료자는 강력한 질투심을 일으킬 가능성이 높은 사람이다. 이러한 질투심은 사랑하는 혹은 이상화된 대상 즉 치료자를 향한 증오감으로 표현될 것이며, 결과적으로 처리할 수 없는 부정적 치료반응을 초래하게 될 것이다. 그러나 이런 함정이 도사리고 있음에도 불구하고, 경험이 많은 치료자들은 이런 초인적 치료를 정당화하기 위해서 이 환자들에 대한 정신치료적 노력을 기울이는 것이 필요하다고 믿고 있다.

예방에 대한 전망 prospect for prevention

초기의 환경이 특정한 유전자가 발현되느냐 아니면 억제되느냐에 상당한 영향을 끼칠 것이라는 결과를 보인 연구들로 인해서 예방적 노력에 대한 기대를 갖게 된다. ASPD나 정신병질을 가진 성인 환자들은 사회에는 엄청난 위협이고 치료자에게는 심대한 도전이다. 아마도 이 영역에서 우리의 가장 큰 소망은 가족치료를 통한 예방적 노력일 것이다. 반사회적 행동은 아이의 유전적 특성에 대해서 부모가 지나치게 가혹하게 반응하는 것을 통해서 부분적으로 예견될 수 있다고 Reiss들(1995, 2000)은 주장하였다. 이러한 관찰은 가족치료의 특성을 규정하는 여러 가지 중의 하나일 뿐이다.

Brotman들(2007)은 반사회적 행동의 위험성이 높은 학령전 아동을 대상으로 한 가족기반 예방법에 대하여 보고하였다. 이 연구에서는 비행청소년의 형제들 중 학령전기 아동 92명을 두 집단에 무작위로 배정하였다. 한 집단에서는 일주일에 한번씩 부모와 아동이 함께 참여하는 집단모임을 22주동안 하고 이어서 6개월에서 8개월 사이에 2주에 한번씩 10번의 가정방문을 하는 프로그램에 참여시켰고 대조군에 대해서는 평가와 매월 한번씩 전화방문을 하는 것으로 프로그램을 구성하였다. 프로그램 시작과 종료 시점에 품행 문제와 반사회적 행동의 연구에 유용한 검사법인 타액 cortisol 치를 측정하였다. 타액의 cortisol 치가 낮으면 이후에 품행 문제가 생길 가능성이 높아진다는 것은 이미 잘 알려져 있으며 따라서 연구자들은 생의 초기의 사회적 경험이 cortisol 분비를 변화시킬 것이라는 가설을 세웠다. 연구자들에 의해서 제공된 사회적 도전과제는 익숙하지 않은 또래집단에 들어가는 것이었다. 대조군과 비교해서 실험군의 아동들은 또래집단이라는 사회적 도전과제가 예상되는 상황에서 cortisol 치가 상승되었다. 다시 말해서 이들에게서는 타인들에 대한 연민과 걱정의 발달이라는 면에서, 즉 더 나은 예후와 연관되는 일종의 불안이 나타난 것이다. 연구자들은 반사회적 행동의 위험성이 높은 아동들을 위한 가족기반 예방법을 사용함으로써 또래집단이라는 사회적 과제의 예상에 앞서 스트레스 반응을 변화시킬 수 있다는 결론을 내렸다. 이 예방법을 사용한 후에 이 아동들의 cortisol 치는 정상적으로 발달하고 있는, 낮은 위험성의 아동들에서 발견되는 수준에 근접하였다.

이러한 소견들은 조기에 정신치료적 개입을 하는 것이 후에 반사회적 행동으로 이끄는 유전인자의 발현에 영향을 끼칠 수 있다는 가능성을 높여 준다. 개인정신치료의 효과 중에 무시되고 있는 것 중의 하나는 환자의 자녀들에 대한 긍정적 영향이다. ASPD 치료에 대한 비관론의 관점에서 볼 때 예방을 위한 전략들은 공중보건의 측면에서 매우 중요한 위치를 점하고 있다.

참고 문헌
References

Adler G, Shapiro LN: Psychotherapy with prisoners. Curr Psychiatr Ther 9:99-105, 1969

American Psychiatric Association: Diagnostic and Statistical Manual of Mental Disorders, 2nd Edition. Washington, DC, American Psychiatric Association, 1968

American Psychiatric Association: Diagnostic and Statistical Manual of Mental Disorders, 3rd Edition. Washington, DC, American Psychiatric Association, 1980

American Psychiatric Association: Diagnostic and Statistical Manual of Mental Disorders, 3rd Edition, Revised. Washington, DC, American Psychiatric Association, 1987

American Psychiatric Association: Diagnostic and Statistical Manual of Mental Disorders, 5th Edition. Washington, DC, American Psychiatric Association, 2013

Black DW: Bad Boys, Bad Men: Confronting Antisocial Personality Disorder (Sociopathy). New York, Oxford University Press, 2013

Blair RJR: Cortical thinning and functional connectivity in psychopathy. Am J Psychiatry 169:684-687, 2012

Blair RJ, Colledge E, Murray L, et al: A selective impairment in the processing of sad and fearful expressions in children with psychopathic tendencies. J Abnorm Child Psychol 29:491-498, 2001

Brennan PA, Raine A, Schulsinger F, et al: Psychophysiological protective factors for male subjects at high risk for criminal behavior. Am J Psychiatry 54:853-855, 1997

Brotman LM, Gouley KK, Huang KY, et al: Effects of a psychosocial family-based preventive intervention on cortisol response to a social challenge in preschoolers at high risk for antisocial behavior. Arch Gen Psychiatry 64:1172-1179, 2007

Cadoret RJ: Psychopathology in the adopted-away offspring of biologic parents with antisocial behavior. Arch Gen Psychiatry 35:176-184, 1978

Cadoret RJ: Epidemiology of antisocial personality, in Unmasking the Psychopath: Antisocial Personality and Related Syndromes. Edited by Reid WH, Dorr D, Walker JI, et al. New York, WW Norton, 1986, pp 28-44

Cadoret RJ, Yates WR, Troughton E, et al: Genetic-environmental interaction in the genesis of aggressivity and conduct disorders. Arch Gen Psychiatry 52:916-924, 1995

Cale EM, Lilienfelt SO: Histrionic personality disorder and antisocial personality disorder: sex-differentiated manifestations of psychopathy? J Pers Disord 16:52-72, 2002

Caspi A, McClay J, Moffitt TE, et al: Role of genotype in the cycle of violence in maltreated children. J Sci 297:851-854, 2002

Cleckley HM: The Mask of Sanity: An Attempt to Clarify Some Issues About the So-Called Psychopathic Personality, 5th Edition. St. Louis, CV Mosby, 1976

Cloninger CR, Guze SB: Hysteria and parental psychiatric illness. Psychol Med 5:27-31, 1975

Cloninger CR, Sigvardsson S, von Knorring A-L, et al: An adoption study of somatoform disorders, Ⅱ: identification of two discrete somatoform disorders. Arch Gen Psychiatry 41:863-871, 1984

Constantino JN, Morris JA, Murphy DL: CSF 5-HIAA and family history of antisocial personality disorder in newborns. Am J Psychiatry 154:1771-1773, 1997

De Brito SA, Hodges S: Antisocial personality disorder, in Personality, Personality Disorder and Violence. Edited by McMurran M. Chichester, UK, Wiley, 2009, pp 144-153

Feinberg ME, Button TM, Neiderhiser JM, et al: Parenting and adolescent antisocial behavior and depression: evidence of genotype X parenting environment interaction. Arch Gen Psychiatry 64:457-465, 2007

Foley DL, Eaves LJ, Wormley B, et al: Childhood adversity, monoamine oxidase A genotype, and risk for conduct disorder. Arch Gen Psychiatry 61:738-744, 2004

Frosch JP: The treatment of antisocial and borderline personality disorders. Hosp Community Psychiatry 34:243-248, 1983

Gabbard GO, Coyne L: Predictors of response of antisocial patients to hospital treatment. Hosp Community Psychiatry 38:118-1185, 1987

Gao Y, Raine A, Venables PH, et al: Association of poor childhood fear conditioning and adult crime. Am J Psychiatry 167:56-60, 2010

Gedo JE: Psychoanalysis and Its Discontents. New York, Guilford, 1984

Halleck SL: Sociopathy: ethical aspects of diagnosis and treatment. Curr Psychiatr Ther 20:167-176, 1981

Hare RD: Diagnosis of antisocial personality disorder in two prison populations. Am J Psychiatry 140:887-890, 1983

Hare RD: The Hare Psychopathy Checklist-Revised. Toronto, Ontario, Multi-Health Systems, 1991

Hare RD: Psychopathy: a clinical and forensic overview. Psychiatr Clin North Am 29:709-724, 2006

Hare RD, Hart SD, Harpur TJ: Psychopathy and the DSM-IV criteria for antisocial personality disorder. J Abnorm Psycho 100:391-398, 1991

Hart SD, Hare RD: Association between psychopathy and narcissism: theoretical views and empirical evidence, in Disorders of Narcissism: Diagnostic, Clinical, and Empirical Implications. Edited by Ronningstam EF. Washington, DC, American Psychiatric Press, 1998, pp 415-436

Herpertz SC, Werth U, Lukas G, et al: Emotion in criminal offenders with psychopathy and borderline personality disorder. Arch Gen Psychiatry 58:737-745, 2001

Hodgins S, Kratzer L, McNeil TF: Obstetric complications, parenting, and risk of criminal behavior. Arch Gen Psychiatry 58:746-752, 2001

Holden C: Growing focus on criminal careers. Science 233:1377-1378, 1986

Ishikawa SS, Raine A, Lencz T, et al: Autonomic stress reactivity and executive function in successful and unsuccessful criminal psychopaths from the community. J Abnorm Psychol 110:423-432, 2001

Johnson AM: Sanctions for superego lacunae of adolescent, in Searchlights on Delinquency: New Psychoanalytic Studies. Edited by Eissler KR. New York, International Universities Press, 1949, pp 225-245

Johnson JG, Cohen P, Brown J, et al: Childhood maltreatment increases risk for personality disorders during early adulthood. Arch Gen Psychiatry 56:600-606, 1999

Jones AP, Laurens KR, Herba CM, et al: Amygdala hypoactivity to fearful faces in boys with conduct problems and callous-unemotional traits. Am J Psychiatry 166:95-102, 2009

Karterud S, Pedersen G, Bjordal E, et al: Day treatment of patients with personality disorders: experiences from a Norwegian treatment research network. J Pers Disord 17:243-262, 2003

Kernberg OF: Severe Personality Disorders: Psychotherapeutic Disorders. New Haven, Yale University Press, 1984

Kernberg OF: Pathological narcissism and narcissistic personality disorder: theoretical background and diagnostic classification, in Disorders of Narcissism: Diagnostic, Clinical, and Empirical Implications. Edited by Ronningstam EF. Washington, DC, American Psychiatric Press, 1998, pp 29-51

Khalifa N, Duggan C, Stoffers J, et al: Pharmacological interventions for antisocial personality disorder. Cochrane Database of Systematic Reviews 2010, Issue 8. Art. No.: CD007667. DOI: 10.1002/14651858.CD007667.pubs

Kiger RS: Treating the psychopathic patient in a therapeutic community. Hosp Community Psychiatry 18:191-196, 1967

Klonsky ED, Jane JS, Turkheimer E, et al: Gender role in personality disorders. J Pers Disord 16:464-476, 2002

Lilienfeld SO, VanValkenburg C, Larntz K, et al: The relationship of histrionic personality disorder to antisocial personality and somatization disorders. Am J Psychiatry 143:718-722, 1986

Lion JR: Outpatient treatment of psychopaths, in The Psychopath: A Comprehensive Study of Antisocial Disorders

and Behaviors. Edited by Reid WH. New York, Brunner/Mazel, 1978, pp 286-300
Livesley WJ: Practical Management of Personality Disorder. New York, Guilford, 2003
Luntz BK, Widom CS: Antisocial personality disorder in abused and neglected children grown up. Am J Psychiatry 151:670-674, 1994
Ly M, Motzkin JC, Philippi CL, et al: Cortical thinning in psychopathy. Am J Psychiatry 169:743-749, 2012
Mannuzza S, Klein RG, Bessler A, et al: Adult psychiatric status of hyperactive boys grown up. Am J Psychiatry 155:493-498, 1998
McGauley G, Yakeley J, Williams A, et al: Attachment, mentalization and antisocial personality disorder: the possible contribution of mentalization based treatment. Eur J Psychother Couns 13:1-22, 2011
Meloy JR: The Psychopathic Mind: Origins, Dynamics, and Treatment. Northvale, NJ, Jason Aronson, 1988
Meloy JR: Antisocial personality disorder, in Treatments of Psychiatric Disorders, Vol 2, 2nd Edition. Edited by Gabbard GO. Washington, DC, American Psychiatric Press, 1995, pp 2273-2290
Meloy JR, Yakeley J: Antisocial personality disorder, in Gabbard's Treatment of Psychiatric Disorders, 5th Edition. Edited by Gabbard GO. Washington, DC, American Psychiatric Publishing, 2014
Modlin HC: The antisocial personality. Bull Menninger Clin 47:129-144, 1983
National Institute for Health and Clinical Excellence: Antisocial Personality Disorder: Treatment, Management and Prevention. NICE Clinical Guideline 77. London, National Institute for Health and Clinical Excellence, 2009
Neugebauer R, Hoek H, Susser E: Prenatal exposure to wartime famine and development of antisocial personality disorder in early adulthood. JAMA 282:455-462, 1999
Nilsson KW, Sjoberg RL, Damberg M, et al: Role of monoamine oxidase-A genotype and psychosocial factors in male adolescent criminal activity. Biol Psychiatry 59:121-127, 2006
Ogloff JRP: Psychopathy/antisocial personality disorder conundrum. Aust N Z J Psychiatry 40:519-528, 2006
Paris J: Personality disorders over time: precursors, course and outcome. J Pers Disord 17:479-488, 2003
Person ES: Manipulativeness in entrepreneurs and psychopaths, in Unmasking the Psychopath: Antisocial Personality and Related Syndromes. Edited by Reid WH, Dorr D, Walker JI, et al. New York, WW Norton, 1986, pp 256-273
Raine A, Venables PH, Williams M: Relationships between central and autonomic measures of arousal at age 15 years and criminality at age 24 years. Arch Gen Psychiatry 47:1003-1007, 1990
Raine A, Venables PH, Williams M: High autonomic arousal and electrodermal orienting at age 15 years as protective factors against criminal behavior at age 29 years. Am J Psychiatry 152:1595-1600, 1995
Raine A, Brennan P, Mednick B, et al: High rates of violence, crime, academic problems, and behavioral problems in males with both early neuromotor deficits and unstable family environments. Arch Gen Psychiatry 53:544-549, 1996
Raine A, Brennan P, Mednick SA: Interaction between birth complications and early maternal rejection in predisposing individuals to adult violence: specificity to serious, early onset violence. Am J Psychiatry 154:1265-1271, 1997
Raine A, Lencz T, Bihrle S, et al: Reduced prefrontal gray matter volume and reduced autonomic activity in antisocial personality disorder. Arch Gen Psychiatry 57:119-127, 2000
Raine A, Lencz T, Taylor K, et al: Corpus callosum abnormalities in psychopathic antisocial individuals. Arch Gen Psychiatry 60:1134-1142, 2003
Reid WH: The antisocial personality: a review. Hosp Community Psychiatry 36:831-837, 1985
Reid WH, Solomon G: Community-based offender programs, in The Treatment of Antisocial Syndromes. Edited by Reid WH. New York, Van Nostrand Reinhold, 1981, pp 76-94
Reid WH, Dorr D, Walker J, et al (eds): Unmasking the Psychopath: Antisocial Personality and Related Syndromes. New York, WW Norton, 1986
Reiss D, Hetherington EM, Plomin R, et al: Genetic questions for environmental studies: differential parenting and

psychopathology in adolescence. Arch Gen Psychiarty 52:925-936, 1995
Reiss D, Neiderhiser JM, Hetherington EM, et al: The Relationship Code: Deciphering Genetic and Social Influences on Adolescent Development. Cambridge, MA, Harvard University Press, 2000
Rutherford MJ, Cacciola JS, Alterman AI: Antisocial personality disorder and psychopathy in cocaine-dependent women. Am J Psychiatry 156:849-856, 1999
Salekin RT, Worley C, Grimes RD: Treatment of psychopathy: a review and brief introduction to the mental model approach for psychopathy. Behav Sci Law 28:235-266, 2010
Strasberger LH: The treatment of antisocial syndromes: the therapist's feelings, in Unmasking the Psychopath: Antisocial Personality and Related Syndromes. Edited by Reid WH, Dorr D, Walker J, et al. New York, WW Norton, 1986, pp 191-207
Sturup GK: Treating the Untreatable: Chronic Criminals at Herstedvester. Baltimore, Johns Hopkins University Press, 1968
Symington N: The response aroused by the psychopath. Int Rev Psychoanal 7:291-298, 1980
Vaillant GE: Sociopathy as a human process: a viewpoint. Arch Gen Psychiatry 32:178-183, 1975
Vaillant G: Natural history of male alcoholism, V: is alcoholism the cart or the horse to sociopathy? Br J Addict 78:317-326, 1983
Verona E, Sachs-Ericsson N, Joiner TE: Suicide attempts associated with externalizing psychopathology in an epidemiological sample. Am J Psychiatry 161:444-451, 2004
Walsh Z, Allen LC, Cosson DS: Beyond social deviance: substance use disorders and the dimensions of psychopathy. J Pers Disord 21:273-288, 2007
Woerner PI, Guze SB: A family and marital study of hysteria. Br J Psychiatry 114:161-168, 1968
Woody GE, McLellan AT, Luborsky L, et al: Sociopathy and psychotherapy outcome. Arch Gen Psychiatry 42:1081-1986, 1985
Yang Y, Raine A, Lencz T, et al: Volume reduction in prefrontal gray matter in unsuccessful criminal psychopaths. Biol Psychiatry 57:1103-1108, 2005
Yang Y, Raine A, Narr K, et al: Localization of deformations within the amygdala in individuals with psychopathy. Arch Gen Psychiatry 66:986-994, 2009
Yochelson S, Samenow SE: The Criminal Personality, Vol Ⅰ: A Profile for Change. New York, Jason Aronson, 1976
Yochelson S, Samenow SE: The Criminal Personality, Vol Ⅱ: The Treatment Process. New York, Jason Aronson, 1977
Young SE, Smolen A, Hewitt JK: Interaction between MAO-A genotype and maltreatment in the risk for conduct disorder: failure to confirm in adolescent patients. Am J Psychiatry 163:1019-1025, 2006
Zlotnick C: Antisocial personality disorder, affect dysregulation and childhood abuse among incarcerated women. J Pers Disord 13: 90-95, 1999

18장

B군 인격장애
– 히스테리성 및 연극성

CLUSTER B PERSONALITY DISORDERS

Hysterical and Histrionic

연극성 인격장애(HPD, Histrionic Personality Disorder)를 위한 DSM-5(American Psychiatric Association 2013) 진단기준(상자 18-1)은 인격의 통합이 잘 되어 있고 기능도 비교적 높은 히스테리성 인격을 포함하지 않는다. 히스테리성 인격이라는 상태는 역동치료자에게는 유서 깊은 전통을 가지고 있다. 불행하게도 히스테리성 인격장애(HYPD, Hysterical Personality Disorder)의 진단 기준은 NPD와 BPD에서 나타나는 임상적 양상과 매우 닮아 있다. 그래서 역동치료자들은 이 전통적인 히스테리 환자들에게 쉽게 손을 내밀지 않는다. 높은 수준의 HYPD와 보다 원시적인 HPD 모두 임상에서 흔히 만나기 때문에 이 두 진단을 임상적으로 잘 구분하고 치료에 대한 정보를 제공하기 위한 노력의 일환으로 본 장에서는 두 진단의 개념에 대하여 상세히 설명하게 될 것이다.

히스테리성과 연극성
Hysterical Versus Histrionic

DSM-5에서 인격장애의 진단기준이 철저하게 무이론적인 것은 히스테리성 혹은 연극성 경향을 갖는 환자들을 고려할 때 특히 문제가 된다. 각자가 다양한 양상을 보이는 이 환자들을 적절히 치료하기 위해서는 드러난 행동만을 기술적으로 분류하는 것보다 사려 깊은 정신역동적 접근을 하는 것이 훨씬 더 중요하기 때문이다. 관계된 문헌들에서 나타나는 혼동의 중요한 원인 중의 하나는 환자들의 이러한 성향을 역동적으로 이해하려 하기보다는 행동 특성에 의존하려 한다는 것이다.

혼동의 또 다른 원인은 히스테리라는 용어가 인격장애 뿐만 아니라 잦은 수술을 받거나 여러 가지 신체증상을 호소하지만 기질적 이상을 발견할 수 없는 마비나 시력장애, 즉 전환(conversion) 증상을 보이는 여성에게도 사용되고 있다는 것이다. Briquet씨 히스테리 혹은 증후군으로 알려진 이런 신체증상은 DSM-5(American Psychiatric Association 2013)에서는 신체형 장애에 포함시키고 있다. 전환증상을 보이는 경우도 여기 속한다. 역사적으로 히스테리 전환증의 증상은 Freud로 하여금 무의식의 문을 열게 하고 정신분석을 발달시켰다. Freud는 전환증상을 전치되고 억압된 본능적 소망을 나타내는 상징적 신체증상으로 이해했다. 그러나 현대정신의학에서는 히스테리 전환 증상과 HYPD가 임상적으로 그리고 역동적으로 반드시 관계가 있는 것은 아니라는 공통된 의견이 있어 왔다(Chodoff 1974; Gabbard 2014). 전환증상이 HYPD에서 나타나기는 하지만 다른 많은 인격장애 진단군에서도 볼 수 있다.

상자 18-1. 연극성 인격장애의 DSM-5 진단기준. 301.50 (F60.4)

전반적으로 과도한 감정과 관심을 추구하는 양상을 보이며 청년기에 시작하여 여러 측면에서 나타나고 다음 중 적어도 네 가지 이상 있어야 한다.

1. 자신이 관심의 초점이 되지 않는 상황은 불편해 한다.
2. 종종 타인과의 관계가 부적절한 성적 유혹을 하거나 성을 자극하는 행동을 특징으로 한다.
3. 감정의 표현이 편협하고 빠르게 변화된다.
4. 자신에게 관심을 갖게 하기 위하여 지속적으로 자신의 외모를 이용한다.
5. 지나치게 인상적으로 언어표현을 하지만 세밀한 면은 결여되어 있다.
6. 자신의 일을 극화하고 연극적으로 행동하며 감정을 과장하여 표현한다.
7. 피암시성이 높아서 타인이나 상황에 의해 쉽게 영향을 받는다.
8. 실제보다도 더 친밀한 관계인 것으로 잘 못 생각한다.

출처. DSM-5. American Psychiatric Association. 2013.

20세기 전반부에 걸쳐 HYPD의 정신내적 갈등이 생식기-외디푸스기 발달 주제와 관계가 있다고 여겨져 왔다. Freud의 히스테리에 관한 저작들에서는 억압된 성(sexuality)이 성격적 신경증(character neurosis)과 신경증적 증상에 중요한 역할을 하고 있다고 보고 있다. 이 환자들을 정신분석으로 치료하다가 실패한 경우를 볼 때 Freud의 가설에 의문이 생긴다. 1953년 Marmor의 논문을 위시한 정신과 문헌들은 HYPD의 병인의 중심은 성기 전기(pregenital) 주제에 있다고 강력히 주장하고 있다(Chodoff 1974).

지난 40년간의 문헌들은 HYPD에는 건강형(healthy)과 질병형(sick)이 있다는데 초점을 맞추어 왔다(Baumbacher와 Amini 1980–1981; Blacker와 Tupin 1977; Chodoff 1974; Easser와 Lesser 1965; Horowitz 1997, 2001; Kernberg 1975; Lazare 1971; Sugarman 1979; Wallerstein 1980–1981; Zetzel 1968). 건강형 히스테리 환자에는 '선한(good)', '남근기적인(phallic)', '진정한(true)' 등 여러 가지 명칭이 붙어 있다. 두 번째 군은 '구강기성 히스테리', '선하다고 볼 수 있는 히스테리', '히스테리양(樣)(hysteroid)', '영아적(infantile) 인격' 등으로 불린다. 어떤 연구자들은 뒤쪽 집단이 BPD와 상당한 중복이 있다고 주장한다(Gabbard 2014). 실제로 Blagov와 Westen(2008)은 성인에서 성격 특성과 병적 증상의 여부를 찾아 내는, 일종의 Q분류인 개정판 Shedler-Westen 평가방식(SWAP-II) 등 엄격한 심리측정 도구를 사용하여 인격장애의 증상을 가진 것으로 판명이 난 불특정 환자 한 사람씩을 묘사하도록 1,201명의 경험 많은 치료자들에게 요청하였다. DSM-IV-TR(American Psychaitric Association 2000)을 사용하여, 연구자들은 HPD 진단기준에 맞는 환자들을 가려내었고, 이들 중에서 가장 묘사가 잘 되었고 가장 분명한 증상들은 몇 개의 HPD 증상과 오히려 더 많은 수의 BPD 증상임을 알게 되었다. Norway에서 2,289명의 낮병원 환자들을 대상으로 한 연구에서는 HPD로 진단할 수 있는 환자들은 0.4%로 아주 적었다(Bakkevig와 Karterud 2010). 아주 놀라운 일은 높은 동반이환으로, 특히 경계성, 자기애성, 그리고 의존성 인격장애가 많았다. 연구자들은 HPD 진단범주가 여전히 낮은 구성 타당도(construct validity)를 가지고 있는 것이라고 결론 내렸다. 본 장에서는 이들을 좀 더 명확히 하기 위해 건강한 군을 HYPD라 하고, 심하게 혼란된 군은 HPD라고 할 것이다.

'Hysterical'과 'histrionic'이라는 용어의 정의에 많은 논란이 있다. 어떤 사람들은 이 둘은 연속선 상에서의 정도의 차이라고 주장하고 있고(Blacker와 Tupin 1977; Lazare 1971; Wallerstein 1980-1981; Zetzel 1968), 또 어떤 사람들은 아주 다른 속성을 가진 별개의 질환이라고 보고 있다(Baumbacher와 Amini 1980–1981; Sugarman 1979). Horowitz(1997, 2001)는 HPD의 특징적 대인관계 패턴을 보이는 환자들은 자신들의 일관된 정체성을 보이며, 타인들에 대한 존중을 지속적으로 나타낸다는 측면에서, 정신의학적으로 정상, 신경증적, 자기애성, 혹은 경계성 환자일 수 있다고 하였다. 이들의 수준은 환자의 person schema(개인틀)[1] 들 안에서 자기와 타인들이 통합되는 정도에 따라 달라진다. 서로로부터 분할되는 "전부 선함"과 "전부 악함"이라는 개인틀은 경계성 수준과 연관된다. 자기애성으로 취약한 수준에서 조직화되는 연극성 환자는 더욱 일관적인 자기틀(self-schema)를 가지지만 과장되는 느낌이나 극도로 빈곤해진 느낌에 대하여 취약하다. 이들은 타인들을 자신의 연장(extension)으로 본다. Horowitz의 모형에서 신경증적으로 조직화된 연극성 환자는 오래 지속하는 해결되지 않은 내적 갈등을 가지고 있어서 이들이 친교나 작업의 영역에서 반복되는 부적응적 관계의 순환으로 표현된다. 논의의 목적에 맞추기 위하여, 신경증적으로 조직화된 연극성 환자는 HYPD와 동일한 것으로 취급할 것이다. 반면에 자기애성 혹은 경계성 수준에서 조직화된 환자들은 HPD로 구분될 것이다.

이 두 질환에 공통적으로 나타나는 행동증상은 불안정하고 피상적인 정서성, 관심추구, 성기능 장애, 의존성과 무조감, 그리고 자기-극화(self-dramatization) 등을 들 수 있다. 이러한 속성들이 일반인에게는 극적 과잉반응을 보이는 것으로 생각되어 그러한 의미로 'hysterical' 이란 용어를 사용한다. 이런 속성은 모순되게도 히스테리 환자보다 연극성 환자에게서 주로 나타난다. Wallerstein(1980-81)은 "극적이고 현란한 히스테리 특징을 보인다는 이유

표 18-1. 히스테리성 인격장애와 연극성 인격장애의 차이

히스테리성 인격장애	연극성 인격장애
제한되고 경계가 있는 정서성	현란하고 막연한 정서성
성적 과시욕과 사랑 받고 싶은 욕망	차갑고 주의를 덜 끄는 요구가 많은 구강기적 특성을 가진 탐욕스런 과시욕
충동조절 가능	보편화된 충동성
교묘하게 흥미를 끄는 성적 유혹	미숙하고 부적절하며 거리감을 주는 성적 유혹
야심과 경쟁심	목적이 없고 무조감
성숙과 삼각관계적 대상관계	조르고, 피학적이며, 편집적 양상이 특징인 원시적인 양자적(dyad) 대상관계
애정의 대상들로부터의 분리를 인내함	애정의 대상으로부터 유기되었을 때 엄청난 분리불안 발생
엄격한 초자아와 약간의 강박적 방어	느슨한 초자아와, 분할과 이상화 같은 원시적 방어가 두드러짐
성적 전이소망이 점차로 발생하나 이를 비현실적인 것으로 본다.	강력한 성적 전이소망이 급격히 발생하며 이를 현실적 기대로 본다.

출처. DSM-5. American Psychiatric Association. 2013.

1) Person schema. 각 개인이 스스로 생각하고 느끼고 행동하는 기준이 되는 나름의 틀을 가지고 있다는 의미에서 '개인틀'로 번역함. 아울러 self-schema는 '자기틀'로 번역함.

로 히스테리라는 말을 듣는 환자는 좋은 의미든 나쁜 의미든 역동적 의미에서 보면 실상은 덜 hysterical하다"고 하였다. Zetzel(1968)도 이와 비슷한 관찰을 하였는데 외관상 심하게 hysterical해 보이는, 소위 '좋은 히스테리아'는 분석이 가능할 정도로 높은 기능을 유지하는 환자로 오해되는 일이 많지만 실제로는 보다 원시적인 구성을 하고 있어서 분석이 어렵다고 하였다. 여기서는 이들을 '연극성(histrionic) 인격'이라고 부르고자 한다.

진단의 타당성을 둘러싼 논란이 있음에도 불구하고 이 진단을 받은 환자들이 상당한 어려움과 감정적 고통을 가지고 살아가고 있다는 것에는 의심의 여지가 없다. 숙련된 치료자들은 정신치료를 사용할 수 있는 개념적 틀을 제공하는, 한 묶음의 임상 증상을 가려내는데 유용한 진단을 계속해서 찾고 있다. 더욱이, 어떤 연구는 이 환자들에서 발견된 특성들이 특별히 고정되어 있어서 성장하여도 줄어들지 않는 것 같다고 주장하고 있다. 많은 인격장애들이 시간이 지나면서 증상의 감소를 보이는데, 1,477명의 환자들을 대상으로 한 Gutierrez들(2012)의 연구는 HPD 환자들이 나이에 따른 임상증상의 선형 감소(linear reduction)를 보이지 않음을 밝혔다. 게다가 이들은 자신의 고통을 처리하는 방편으로 물질남용에 의존하는 경향을 보인다. 4만명 이상을 대상으로 진행된 역학 연구(Trull들 2010)에서 HPD 환자들은 모든 인격장애 중에서 가장 높은 약물의존(29.72%)의 평생 동반이환율을 나타내었다. 분명 HPD 환자들은 치료를 필요로 하고 있고, 치료자들은 개별 환자들에 걸맞는 치료를 제공할 수 있도록 이들의 인격기능 수준을 주의 깊게 평가하여야 한다.

드러난 대인관계적 특성들이 기저에 있는 정신역동적 구조를 이해하는데 특별히 유용한 것 같지는 않다. 예를 들어 Horowitz(1997, 2001)는 HPD를 특징짓는 대인관계 유형을 보이는 환자들이 그들의 주체성을 일관되게 유지하고 의미있는 타인들에 대한 존중을 지속적으로 보인다는 의미에서 정신의학적으로는 건강하거나 신경증적이거나 자기애적이거나 혹은 경계성일 수도 있다고 지적하고 있다. 주목 끌기(attention seeking), 자기-극화(self-dramatization), 불안정한 성기능, 의존, 절망, 불안정하고 얕은 감정 등 드러난 행동 특성들은 환자들이 외견상으로 그 스팩트럼에서 더 높은 수준에 있는가 아니면 더 낮은 수준에 있는가 하는 것과 연결되어 있다. 정신치료자는 치료 전략을 세우기 위해서 이 두 하위집단 사이의 명확한 차이점을 찾아내어야 한다. 신경증적인 구조를 가지고 있는 환자는 정신분석이나 탐사 위주의 정신치료로 치료될 수 있는 반면에, 보다 원시적인 정신내적 구조를 가지고 있는 환자들은 훨씬 더 지지-표현적 치료법을 요할 것이다.

문헌에 나타난, 이 두 집단의 구별점들이 표 18-1에 요약되어 있다. 신경증적으로 구조화되어 있는, HYPD와 더 원시적인 유형인 HPD를 구분 짓는 특성들을 여기에 열거하였다(Easser와 Lesser 1965; Kernberg 1975; Lazare 1971; Sugarman 1979; Zetzel 1968). 진짜 연극성 환자는 히스테리 환자보다 모든 면에서 더욱 더 현란하다. DSM-5의 진단기준이 되는 증상들 모두는 연극성 환자에서 더 과장되어 표현되고 있다. 감정의 불안정도 더 심하고, 충동성도 더 심하며, 유혹을 하는 일이 더 많고, 정도도 더 심하다는 것이 그 특징이다. 이 환자에서의 성은 너무 직접적이고 제어하기 어려운 일이 많아 이성으로 하여금 이들에게 흥미를 잃게 만들어 버리고 만다. 이들은 관심의 초점이 되고자 졸라대고 과시하려 하지만 행위의 무례함 때문에 결국 타인의 관심을 끄는데는 실패하게 된다. 이런 면에서 이 환자들이 NPD 환자와 상당히 흡사하다는 것은 확실하다.

이와는 대조적으로 진정한 히스테리 환자는 훨씬 더 연극적이고 과시적이며 따라서 성적으로 보다 요염하고 매력적일 수 있다. 게다가 Wallerstein(1980-81)은 높은 기능수준을 보이는 상당수의 히스테리 환자들이 연극적이지 않으며 현란하지도 않다고 주장하고 있다. 그는 이런 환자에 대하여 "멍청하게도 상대자 없이 무도회에 나타나 수줍어하고 심지어는 사람을 만나도 말을 하지 못하며 조용하고 행동을 극도로 절제하는 사람들"이라고 표현하였다. 또 역동적 이해 없이 행동만 본다면 오진할 가능성이 높다고 그는 지적하였다.

히스테리 환자는 자신의 일을 성공적으로 수행하고 건설적으로 업무를 수행하며 야심을 보이는 일도 더러 있다. 이런 적극적 성취는 목적 없이 무기력하게 의존적이며 자신의 욕구를 채우기 위하여 다른 사람을 수동적으로 조종하려는 연극성 환자와는 대비된다. 진정한 히스테리 환자는 외디푸스기의 삼각관계라는 주제를 특징으로 하는 성숙한 전체-대상관계(whole-object relations)에 도달해 있으므로 부모와의 의미있는 관계를 가질 능력이 있다. 이에 반하여 연극성 환자는 조르고 피학적이며 편집적인 양상을 대상관계의 특징으로 하는 더욱 더 원시적인 양자관계의 수준(dyad level)에 고착되어 있는 경우가 많다.

히스테리 환자는 타인과 관계를 맺는 것이 자신의 가장 주된 어려움의 하나라는 것을 알고 있으며 애정의 대상과의 분리를 인내할 수 있다. 그러나 연극성 환자는 애정의 대상과 분리되면 심한 분리불안을 느낀다. 히스테리 환자가 엄격한 초자아와 약간의 강박적 방어를 보이는 반면, 연극성 환자는 초자아가 느슨하고 분할이나 이상화 등 원시적 방어가 주를 이룬다.

히스테리 환자를 정신치료나 정신분석을 하면 처음에는 성적 전이소망이 점차적으로 형성되고 시간이 지남에 따라 이것이 비현실적이란 사실을 알게 된다. 이에 반하여 연극성 환자에서는 처음부터 강력한 성애적 전이(erotic transference)가 형성되고 환자는 이를 현실로 받아들인다. 소망이 좌절되면 환자는 충족되지 못하였다는 이유로 치료자에게 분노한다. Zetzel(1968)은 히스테리 환자가 치료전이와 치료 동맹을 구분하는 능력은 내적 현실과 외적 현실을 구분하는 능력과 연결되는데 이런 자아 능력이 연극성 환자들에서는 손상되어 있다고 지적하였다.

HPD의 특징적 양상들은 경계성 장애와 밀접한 관계가 있음이 강조되고 있다. 예를 들면, Kernberg(1975)는 이들의 영아적인 인격이 경계성 인격구조를 바탕으로 하고 있음이 분명하다고 하였다. 이들은 수동적이고 원시적인 구강성(passive and primitive orality)에 대하여 방어하는 만큼 남근기적 성(genital sexuality)에 대해 방어하지는 않는다(Lazare 1971).

다른 한편, 히스테리 환자는 남근기적 성 그 자체나 자신의 인생에서의 성적 대상들 사이의 어려움에 연관된 문제들을 표현한다. 여성 히스테리 환자들은 전통적으로 불감증이거나 혹은 절정감을 느끼지 못한다고 기술되어 있음에도 불구하고 성적으로 난잡하고 절정감을 충분히 경험하는 수도 있지만, 근본적으로는 성 관계에서 만족하지 못한다. 이들은 자신에게 적절한 한 사람의 남성과 낭만적이거나 성애적인 관계를 형성할 수 없으며 그 대신 적합하지 못한 남성과 이루어질 수 없는 사랑에 빠진다. 여성 히스테리 환자의 반복되는 또 다른 문제는 종종 남성들이 환자의 행동을 성적 유혹으로 잘못 해석하며 따라서 환자는 이러한 오해에 대하여 놀라게 되는 일이 흔하다는 점이다. 이러한 사실은 환자의 유혹이 무의식적 성질을 가지고 있다는 것을 반영하는 것이다.

성별과 진단
Gender and Diagnosis

정신과 역사를 보면 히스테리라는 진단은 사실 여성에게 주로 적용되어 왔다. 이런 경향은 정신역동보다는 문화적으로 여성의 역할을 반영하는 것에서 비롯되었을 것이다. Hollender(1971)와 Lerner(1974)는 히스테리 인격 특성이 미국사회에서의 여성들의 적응 방식에 대한 문화적 기대를 반영하는 것이라고 주장하였다. 히스테리 인격을 여성 특유의 질병으로 보는 경향에 기여한 또 하나의 요인은 이 질환에 대한 문헌들이 거의 예외 없이 남성들에 의하여 쓰여졌다는 것이다(Chodoff와 Lyons 1958; Luisada들 1974).

히스테리 인격과 여성성(femininity)사이에 각별한 연관이 있기는 하지만 HYPD는 남성에게서도 광범위하게 발견된다(Blacker와 Tupin 1977; Bollas 2000; Cleghorn 1969; Halleck 1967; Kolb 1968; Luisada들 1974; MacKinnon들 2006; Malmquist 1971). 남성 히스테리는 크게 두 가지로 나눌 수 있다. 즉, 남성 과장형(hypermasculine)과 수동형 혹은 여성화형(passive or effeminate)이다. 남성 과장형은 이들이 남성성(masculinity)의 풍자에 자주 사용된다는 면에서 전통적인 여성 히스테리의 경우와 직접적인 유사성을 가지고 있다. 제 16장에서 지적한 바와 같이 655명의 대학생들을 대상으로 한 연구(Klonsky

들 2002)에서는 자기애적 양상이나 연극성 양상들 모두가 자신들의 성별에 걸맞게 정형적으로 행동하는 남성과 여성에 결합되어 있었음이 발견되었다. 이들은 모든 여성을 향하여 유혹적으로 행동하는 돈 후앙(Don Juan)들로서 반사회적 행동을 보이기도 한다. 수동-여성화형은 '지나치게 멋 부리는' 사람들로(MacKinnon들 2006), 외양을 화려하게 꾸미는 동성애자들이거나, 이성애자일 경우라도 여성에 대하여 두려움을 가지고 있는 수동적인 사람이거나 음위(impotence)일 경우가 많다. 기능 수준이 높은 히스테리와 낮은 기능을 보이는 연극성 환자들의 구별은 남성 환자에서도 여성의 경우와 동일하다.

Luisada들(1974)이 27명의 남성 히스테리를 조사한 바에 의하면, 대부분이 이성지향적(heterosexual)이기는 하지만, 대부분 성생활에 어느 정도의 장애를 가지고 있었다. 거짓말과 불신 등 반사회적 행동들이 특징으로 나타나며 알코올이나 물질남용을 보이기도 했다. 이 조사는 또한 여성화형과 남성 과장형 모두가 불안정한 대인관계를 보인다고 하였다. 자기애성 환자로 진단을 받기도 하였고 반사회적 행동을 보이기도 하지만 진정한 자기애성 환자보다는 타인들에게 온정을 보이고 공감하는 능력이 더 나았다고 한다. 일부 연구자들(Hamburger들 1996)은 정신병질과 HPD를 연관 지으려고 시도하였지만 HPD가 정신병질 혹은 ASPD의 여성형 변이라는 주장(Cale과 Lilienfeld 2002)을 한 문헌들의 지지는 약한 편이다. Mitchell(2000)은 세월이 흐름에 따라 히스테리아의 증상을 여성의 것으로 보는 시각이 커짐에 따라 남성 히스테리 환자들에 대한 정신분석적 이론이나 치료 시도가 점차로 적어지게 되었다고 주장하였다. 그럼에도 불구하고 많은 동일한 주제들이 HYPD 혹은 HPD 남성과 여성 모두에서 나타나고 있다. 유혹함(seductiveness), 성적인 난잡함(promiscuity), 성애적 질투(sexual jealousy), 이상적 사랑에 대한 갈망(longing for ideal love), 변덕스러움 (capriciousness), 그리고 성애화(sexualization) 등이 그 특징들에 속한다.

인지 양상과 방어기제
Cognitive Style and Defense Mechanisms

HYPD 및 HPD와 연관되어 있는 정신내적 기능의 한 측면이 바로 인지양상이다. Shapiro(1965)는 이들의 인지양상의 특징을 "전체적(global)이고, 비교적 산만(relatively diffuse)하며, 구체적인 면에 대한 선명함이 특히 결여되어 있어 한마디로 대단히 인상주의적(impressionistic)이다."라고 기술하고 있다. 치료자가 그들에게 인지양상에 대하여 질문을 할 때, 이를테면 "주말을 어떻게 보내셨습니까?"하고 물으면 환자는 부연 설명 없이 "좋았어요.

참 굉장했어요."라는 식으로 반응한다. 그들의 인생사의 중요한 인물이나 사건에 대해서도 마찬가지이다. 아버지는 어떤 사람이냐고 물으면, "그는 뛰어난 사람이에요."라고 대답한다.

이런 인지양상을 가지고 있는 환자들은 어떤 작업을 하려 할 때, 예를 들면 심리검사등을 할 때 사실에 집중하지 않고 기분에 따라 반응하는 경향을 보인다. 대단한 성공을 거둔 지적인 전문가 한 사람에게 미국의 인구를 계산해 보라고 청하였는데, 그는 "모르겠어요. 아마 한 50억쯤 될 거라고 생각하는데요."라고 성급하게 대답하였다. 심리학자가 질문에 대해서 좀더 생각하도록 그에게 요구하자 그는 미국의 인구가 아니라 세계 인구를 대답하였음을 알게 되었다. 이를테면, 무식한 것이 아니라, 그의 연극성 인지양상이 이런 세세한 것에 집중하는 것을 싫어하게 만드는 것이다. 이런 환자와 만나면, 예를 들어 환자의 가족 배경을 알아보려고 할 때면 상당한 좌절감을 느끼게 될 것이다.

이렇게 전체적이고 모호한 인지양상(global, impressionistic cognitive style) 때문에 환자는 억압과 부정 두 가지 방어기제를 쉽게 사용한다(Horowitz 1977a, 1997, 2001). 환자들은 강렬한 감정을 무디게 하기 위하여 정보처리 과정을 억제한다. 억압, 부정, 해리 그리고 억제는 감정적 각성을 감소시키기 위하여 사용되는 방어적 전략들이다. 환자들이 "모르겠다(I don't know)."고 말할 때 실제로 그들이 의미하는 것은 "알 필요가 없다(I must not know)."는 뜻이다(Horowitz 1997). 히스테리에 관한 초기의 문헌들은 이들의 태도를 자신의 전환증상에 대하여 관심이 결여되어 있는 la belle indifference로 기술하고 있다. 히스테리성 혹은 연극성 인지양상은 경험의 의미, 결과, 그리고 경험의 세밀한 점들을 통합하거나 인식하지 못하기 때문에 발생한 것일 수도 있다.

다른 한편, 이런 식의 감정적 각성의 억제는 일반적으로 타인들로부터의 반응을 일으키기 위하여 고안된 과장된 감정적 표현들과 번갈아서 일어난다. 히스테리 및 연극성 환자들은 자신들의 주의를 전체적으로 그리고 산만하게 배치하고 있지만, 많은 부분은 타인들이 자신에게 주의를 기울이고 있는가 아닌가에 초점을 두고 있다.

다른 진단에서도 볼 수 있기는 하지만 해리 상태도 전환증상과 마찬가지로 히스테리 현상으로 분류된다. 해리의 가장 극단적인 예는 다중인격장애로서, 이는 서로 다른 자기표상들이 독립적으로 유지된다는 의미에서의 분할과, 일차적 인격이 대개는 다른 인격들을 기억하지 못한다는 의미에서의 억압 모두를 사용한다. 자신의 감정폭발에 대한 연극성 환자의 반응은 비록 약화된 형태이기는 하지만 해리나 다중인격장애에서와 유사하다. 이 환자들은 자신의 행동을 기억해내지 못할 때가 많고 다른 누군가의 행동이었던 것 같다고 말한다.

해리 증상을 앓고 있는 한 연극성 환자가 자신의 왼쪽 유방이 잘린 것을 발견하였으나 어떻게 이렇게 되었는지는 설명할 수 없었다. 환자가 이를 안 직후인 새벽 3시에 그녀의 남편은 그녀가 목욕탕에 서 있는 것을 발견하였다. 그녀는 해리 상태에 있었고 면도날로 자신의 왼쪽 유방을 가볍게 잘랐던 것이다. 진단적 목적으로 최면유도를 하자 환자는 "어머니가 고통을 받은 것처럼 나도 고통을 당해야 한다."고 말했다. 그 당시 그녀의 어머니는 유방암으로 수술을 받았었다. 이 증례는 또 다른 히스테리 방어인 동일시의 방어기제에 대해서도 설명해 주고 있다(MacKinnon들 2006).

히스테리 환자와 연극성 환자들에게서 흔히 볼 수 있는 마지막 방어기제는 '감정표출 그 자체(emotionality itself)'이다. 피상적이고 표면적이기는 하지만, 환자의 감정이 강렬해짐으로써 보다 진하고 마음 속 깊은 곳에 간직된 피하고 싶은 감정에 대하여 방어한다(MacKinnon들 2006). 전체적이고 인상적인 인지형태에 따른 무조건적인 감정표출을 통해서 연극성 환자는 자기와 타인을 향한 진실된 감정상태나 태도에 접근할 수 없게 만든다.

정신역동적 이해
Psychodynamic Understanding

HYPD와 HPD 범주에는 남성과 여성 모두의 매우 많은 구체적 행동들이 포함되기 때문에 적절한 형태의 정신치료를 선택하기 위해서는 주의 깊은 정신역동적 평가를 필요로 한다. 여성 환자의 경우 두 가지 고전적인 정신성적 발달단계에서 어려움을 갖는 경향을 보인다. 이들은 구강기에는 상대적인 모성박탈을 경험하며, 외디푸스적 상황의 해결에 어려움이 있어 결국 분명한 성적 주체성을 형성하지 못한다(Blacker와 Tupin 1977). 두 환자군 모두 구강기와 생식기-외디푸스기 주제에 어려움을 겪지만 HPD가 더 이른 시기에 어려움이 있는 반면 히스테리 환자들은 일차적으로 더 이후의 단계에 고착된다.

여성 연극성 환자의 경우, 어머니로부터의 양육결핍 때문에 아버지를 통해 의존욕구를 만족시키려 한다(Blacker와 Tupin 1977; Hollender 1971; MacKinnon2006). 아버지의 관심을 끌기 위해서는 유희적으로 행동하고 자신의 감정을 연극적으로 과장되게 연기해야 한다는 것(flirtatiousness and dramatic exhibitionistic display of emotion)을 곧 알게 된다. 성장해 감에 따라 그녀는 '아빠의 꼬마공주'(daddy's little girl)로 남기 위해서는 자신의 성(genital sexuality)을 억압해야 한다는 것도 배우게 된다. 이 꼬마공주가 성장할 때, 그녀의 모든 성적인 관계의 특징이 되는 원시적 욕구들은 '유방-남근 동일화(breast-penis equation)'로 불릴 것이다. 즉 그녀는 난잡한 성생활에 빠지는 경우가 종종 있게 되지만 자신이 무의식 속에서 그리워하고 있는 어머니의 유방의 대체물로만 남성의 성기를 보기 때문에 결국은 만족하지 못하고 마는 것이다.

여성 히스테리 환자들은 구강기에 이미 어느 정도 성공적인 타협을 이루게 된다. 이들도 역시 어머니에게 실망을 느끼기는 하지만 이러한 실망은 보다 더 발달이 진행된 단계에서 생겨난다. 완전한 외디푸스적 상황 직전의 생식기기에 꼬마공주는 아버지가 한 것처럼 자신이 어머니를 육체적으로 소유할 수는 없다는 사실을 알게 된다. 히스테리 환자가 목적하는 것은 다른 사람들의 소망의 대상이 되는 것이다(Bollas 2000). 꼬마공주 증례에서 공주는 자신의 어머니에게 늘 뒤져왔다고 느끼고 아버지의 소망의 대상이 되기 위해서는 자신이 할 수 있는 것이면 다 하려고 할 것이다. 이것은 종종 거짓된 자기-적응(false self-adaptation)으로 이끈다. 즉 타인이 원하는 것이 되려고 애쓰는 것이 자신의 진정한 성품이라는 잘못된 생각에 머물게 된다. 그래서 많은 히스테리 여성들이 남자에게 접근하면서, 그 남자가 이 여성들에게 가장 원하는 것이라고 스스로 생각하는 바로 그것이 되기 위하여 노력하지만 오히려 남자는 그 여성들이 스스로 거짓된 모습을 보여 주는 바람에 기만을 당했다고 느끼고는 좌절감 속에 관계를 끝낸다.

Bollas(2000)는 히스테리 환자들이 자신들의 인생사를 성적으로 표현하는 경향이 있으며 그 안에서 그들은 누군가의 성적 대상이 되어 있다고 지적하였다. HPD나 HYPD에 전형적인, 연애 상대자를 여러 명 갖는 현상은 이들의 일정한 행동 패턴이라고 할 수 있다. 그들에 의해서 선택된 연애 상대 남성은 정당한 사람이 아닌 경우가 많고, 따라서 소모품에 불과하다. 이런 식으로 이들은 아버지를 위하여 자기 스스로를 아낀다. 어린 소녀일 때 이들은 아버지를 유일한 가치를 지닌 남성으로 이상화한다. 이러한 강렬한 유착으로 인하여 어머니에 대한 경쟁의식이 생기게 되고 어머니를 대신하고 싶은 욕구를 갖게 된다. 많은 히스테리 환자들이 이전에는 억압되었던 이런 종류의 환상을 정신치료나 분석 과정에서 다시 떠올린다. 이들은 자신의 남자 형제들이 남성으로서 아버지의 위치를 대신하고 있다는 것을 알게 되면, 깊은 분노심이 생기게 되고 형제들에 대해서도 강한 경쟁의식을 갖게 될 것이다.

비록 절정감 장애(anorgasmia)는 전통적으로 히스테리아와 연관지어 왔지만, 성적 증상들은 실제적으로 HYPD와 HPD 환자들 모두에게 매우 다양하게 나타나고 있다. 일부는 성기능장애의 증상을 비교적 적게 보이지만, 일부는 성관계를 하는 동안 사랑이나 친밀감에 대한 진정한 내적 경험으로부터 단절된 경우도 있다. 자극적으로 옷을 입는 등의 행동을 통하여 성과 관계된 신체적 현상을 드러내지만 자극적 행동과 연관된 성적 각성이 거의 없는 경우도 있다. 실제로, 여성 히스테리 환자들과 연극성 환자들이 공통적으로 보이는 현상은 타인들이 이들에 대하여 유혹적이고 성적으로 도발적이라는 반응을 보일 때 놀란다는 것이다. 다시 말해서, 주의를 끌기 위해서 무의식적으로 고안된 공공연한 성애적 행동과, 이런 행동이 타인들에게 어떻게 영향을 미치는가에 대한 공감적 동조 사이에는 엄연한 차이가 존재한다. 모든 성행위는 아버지에 대한 외디푸스적 유착이라는 측면 때문에 근친상간적 의미를 가질 것이다. 또 이 여성들은 외디푸스적 갈망을 포기하지 않으려는 하나의 방어로서 부적절한 상대를 선택할 것이다. 그러나 이러한 역동은 드러나지 않는 경우가 많고 따라서 주의 깊은 평가를 통해서만 분명해 질 수 있을 것이다. 어떤 히스테리 환자들은 아버지에 대하여 구체적이고 의식적인 유착을 가지고 있지만, 또 다른 환자들은 이러한 발달의 측면을 억압할 것이다. 아버지에 대한 이들의 의식에서의 경험은 숨겨진 갈망에 대한 방어인 분노로 점철되어 있을 수도 있다. 이와 유사하게 이들은 어머니에 대한 경쟁심이 있음을 인식하지 못하고, 의식으로는 어머니를 사랑하고 있는 것으로 생각할 것이다. 그 대신, 히스테리 환자의 신경증적 역동의 증거는, 유부남과 사랑에 빠지는 등, 지속적인 삼각관계의 양상을 만들어 내는 것으로 드러나거나, 다른 여성 환자들과의 강력한 경쟁심 등 전이적 관계의 점진적 발달로 나타난다. 이러한 역동이 억압되는가 그렇지 않는가 하는 것은 이들의 아버지가 딸의 외디푸스적 갈망에 어떻게 반응하는가에 달려 있다. 만일 아버지가 이 느낌을 받아들일 수 없는 것으로 본다면 그는 이런 태도를 딸에게 표현할 것이고 딸은 감정을 억압해야 한다고 느낄 것이다. 동성애 여성들에서는, 어머니에게는 강력한 애착을 느끼고 아버지는 늘 경쟁에서 이겨서 어머니의 사랑을 차지해 버리는 것 같은, 경쟁자로 여겨서 경멸하는, 반(反)외디푸스적 상황(negative oedipal situation)이 존재할 것이다. 그 결과 그들은 다른 식으로 애착되어 있는, 따라서 별로 도움이 되지 않는 여러 명의 여성 애인들을 가지고 있을 수 있다.

이 환자들에게 전형적으로 과장된 극적 행동은 종종 인식되지 않은 채 남아 있는 조기 아동기의 핵심적 경험과 관련이 있다. 다른 말로 하면, 부모가 너무 자기 이익에만 골몰하고, 너무 우울하거나 혹은 자신의 아동기의 발달적 요구가 충족되지 않은 것에 대해 지나치게 분개하고 있다면, 이들은 아이에게는 관심을 갖지 않을 것이고, 아이의 내적인 감정적 경험을 인식하지 못하게 될 것이다. 이런 면에서, 양육자들은 아이가 성장하도록 돕는, 압도하고 놀라게 하는 정서 상태들을 소화시키도록 돕는 필수적인 수용적 기능을 하지 못하게 된다. Riesenberg-Malcolm(1996)이 강조한 바와 같이, 과장이나 지나친 강조(hyperbole or exaggeration)는 채 인식되지 않은 감정에 타인들이 주의를 빼앗기고 있는 동안 내부에서 진행되고 있는 무언가로부터 스스로를 떼어 놓고자 하는 환자의 노력일 것이다.

여성 환자들에게 적용되는 발달 역동의 많은 부분들이 남성 환자들에게도 동일하게 적용된다. 히스테리 여성들이 '아빠의 공주(daddy's girl)'인 것처럼, 많은 히스테리 남성들이 '엄마의 왕자(mamma's boys)'가 되어 왔다. 이들은 아동기의 분리-개별화 시기에 대해서 상실된 대상을 성애화시키는 것으로 반응하였을 것이다(Bollas 2000). 어머니 역할을 한 대상이 떠나면 이들은 어머니가 다른 남자를 더 좋아한 것이라고 생각한다. 따라서 돈 후앙 형의 많은 남성 히스테리들은 이별과 배척의 공포에 의해서 고통을 받는다(Lubbe 2003). 이렇게 되면 이들은 다른 남성과 이미 좋은 관계를 가지고 있는 여성들을 계획적으로 유혹함으로서 성적 경쟁자에게 승리하였다는 것을 보이는 등, 과도한 남성적 행동에 집착하게 된다. 히스테리 여성들처럼, 히스테리 남성들도 소망의 대상이 되기를 바라면서, 그리고 어머니의 완벽한 대리자(the perfect substitute for mother)를 찾기 위하여, 하나의 관계에서 다음의 관계로 넘어가지만, 실상 그가 바라는 특별한 확신을 제공할 수 있는 사람은 단 한 사람도 없음을 발견하게 될 뿐이다.

이들은 적응을 위하여 다른 길을 택하기도 한다. 남성 히스테리 환자들 중 일부는 어머니와의 고귀한 관계를 유지하려는 무의식적 목적으로 성직을 택하기도 한다. 또 어떤 소년들은 육체미 운동을 하거나 강박적으로 여성을 유혹하는 등 초남성적 행동에 탐닉함으로써 자신의 열등한 성적 불충분함을 해결하려 한다. 이렇게 해서 이들은 자신이 결코 열등하지 않은 '진정한 남성'이라는 사실을 재확인한다. 동성애 남성들은 어머니를 아버지의 주의를 끄는 경쟁자로 받아들이게 되고 그래서 가깝다고 느낄 수 있는 아버지에 대한 갈망을 충족시키기 위해서 더 나이 많은 남성을 찾는, 반외디푸스적 상황을 경험하는 경우도 있다. 실제로 Isay(2009)는 다른 소년들에게 마음이 끌리는 어린 소년들은 아버지의 기대에 순응하는데 실패하였기 때문에 아버지를 그들로부터 멀리 떨어져 있으려 하는 존재로 경험한다고 지적하였다.

히스테리에 대한 논의는 근친상간과 아동기의 유혹이라는 주제를 통해서 비로소 완전해진다. 초기에 Freud는 환자들의 보고를 통하여 많은 히스테리 여성들이 아버지로부터 유혹을 받았다고 믿었다. 후에 그는 이런 일들이 외디푸스적 환상에 의한 것임을 알게 되었다. Freud의 견해가 옳은가 그른가 하는 격론이 있는 가운데 정신과의사들은 그럴 수도 있고 아닐 수도 있다는 입장을 취하게 되었다. 소녀들이 실제로 희생자가 되든지 아니면 단순히 유혹을 받았다는 환상을 갖든지 둘 다 가능하다. 이러한 이분법은 실제로 근친상간에 의해 희생되었던 여성이 가해자에 대하여 강력한 환상을 가지고 있거나 그를 그리워하고 있다는 사실로 인하여 더욱더 복잡해진다. 실제로 아버지에 의해 폭행을 당하지 않은 여성들조차도 아버지를 성적 상대로 보는 의식적, 무의식적 환상을 가지고 있을 수 있다. 마지막으로, 성애적 상호관계로 인하여 실제로 근친상간이 발생하는 것이 아니라 이러한 상호관계가 환상을 조장하고 있음에 틀림없다는 중간 입장의 신중론도 존재한다.

HYPD와 HPD의 발달론적 병인의 측면에서 보면, 실제적 근친상간은 연극성 환자에게서 훨씬 더 쉽게 발견된다. 이들은 치료자나 기혼자들 혹은 직장상사 등 관계가 금지되어 있는 남성들을 추구함으로써 성인기 내내 자신의 원래의 외상을 반복한다. 이들은 수동적으로 종속되는 사람이 되기보다는 적극적으로 이런 일을 행함으로써 수동적으로 경험되었던 외상을 적극적으로 극복하려는 무의식적 시도를 하고 있는지도 모른다.

보다 높은 기능 수준을 보이는 히스테리 환자에서는 실제 근친상간은 적지만, 자신이 아버지와 특별한 관계를 가지고 있다는 생각은 가지고 있을 수 있다. 히스테리 환자의 아버지는 아내와의 생활에서 불행하였고 따라서 결혼생활에서는 불가능하였던 충족감과 만족감을 얻기 위하여 환자에게로 돌아오는 경우가 많다. 환자는 아버지를 불행한 결혼생활로부터 구해내기 위해 그에게 영원히 충성을 바쳐야 한다는 잠재적 메시지를 받았을 것이다. 이런 상황에서 아버지는 딸이 다른 남성에게 관심을 보이면 은근히 아니면 구체적으로 불만의 신호를 보낸다. 이같은 상황 속에서 히스테리 환자는 약화된 형태이기는 하지만 자신이 근친상간과 유사한 역동에 싸여있다는 것을 알게 된다. 이런 역동과 가족관계에 처해 있는 히스테리 환자는 아버지에 대한 의존을 포기할 수 없다는 것과 그와 함께 살아가지 않으면 안 된다는 것을 스스로 발견하게 될 것이다.

치료방법들
Treatment Approaches

개인정신치료 Individual Psychotherapy

인격장애의 정신치료에 대한 2개의 메타분석(Leichsenring과 Leibing 2003; Perry들 1999)에서는 이 환자들이 정신역동적 치료와 CBT 모두에 잘 반응한다고 하였다. 그러나 어느 연구도 HPD에 특별히 초점을 두지는 않았다. HYPD 환자들은 전반적으로 표현적 개인정신치료나 정신분석에 잘 반응한다. 더 원시적 구조를 가진 환자들은 BPD 환자들에게 사용되는 것과 매우 유사한 접근방법이 요구된다(제 15장 참조). 의식화를 강조하는 치료가 상당히 도움이 될 것이라는 것이 그 한 예이다.

히스테리 환자는 성기능장애 등 독립된 문제를 가지고 있는 경우도 있지만 불만족스러운 대인관계를 주소로 정신치료를 받는 경우가 더 흔하다. 결혼생활이나 애정관계의 파국이 유발사건이 될 수도 있다. 또 현재의 상대자에 대한 실망과 관련된 막연한 우울감이나 불안을 경험하는 수도 있다(MacKinnon들 2006). 히스테리 환자는 다른 인격장애들과는 달리 치료자가 자신에게 도움이 된다고 여기고 있으며 따라서 치료동맹을 쉽게 형성한다. 일반적으로 치료자가 몇 가지 원칙만 잘 지킨다면 정신치료는 잘 진행될 것이다.

기법상의 원칙 Principles of Techniques

표현적 작업의 가장 중요한 원칙은 내용을 해석하기 전에 먼저 저항을 다루어야 한다는 것이다. 히스테리 환자에 있어 이 원칙이 뜻하는 것은 인지양상을 먼저 다루어야 한다는 것이다. 그 이유는 인지양상이 환자의 방어양상과 연관되어 있기 때문이다. 정신치료가 시작되면 히스테리 환자는 치료자가 자신의 정신내적 갈등의 자세한 부분까지는 모르더라도 직관적으로, 비언어적으로 그리고 전체적으로 자신을 이해할 수 있다는 무의식적 기대를 가진다(Allen 1977; Gabbard 2014). 이런 기대는 아동기에 자신을 어머니나 아버지가 인정하고 이해해 주기를 열렬히 원하였던 것과 관련될 수 있다. 따라서 자신이 보여지고 듣고 이해되기를 바라는 기대는 희망과 좌절 모두를 포함하는 것이다(Riesenberg-Malcolm 1996). 환자들은 자신이 행한 것이 치료자에 의해서 잊혀지거나 훼손될 것을 두려워한다. 실제로, 감정적인 측면을 과장하여 표현하는 것에 대해서 자주 역전이 반응을 보이는 것은 곧 일종의 경멸을 뜻하는 것이다. 치료자는 감정의 과장된 표현을 통해서 뭔가 중요한 것이 교환되고 있다는 것과 이런 과장된 감정들이 진실의 핵심을 포함하고 있음을 이해해야 한다. 무언가가 필사적으로 치료자에게 전달되고 있는 것이며, "제발 나를 보아주세요, 제발 나의 고통에 관심을 가져 주세요."라고 말하고 있는 것이다.

이러한 감정적인 의사전달에 치료자가 공감하고 있다고 하더라도 충분한 이해를 위해서는 좀더 상세한 것들이 필요함을 환자에게 전달하지 않으면 안된다. 이를 통하여 자신의 감정을 좀더 명료하게 표현하기 시작하도록 환자를 격려한다. 몇 가지 주의 깊게 계획된 질문들이 유용하게 사용된다(Horowitz 1997). 환자가 무엇을 두려워하는가? 환자가 느끼는 갈등은 무엇인가? 치료자는 자신이 관찰한 것에 근거하여 환자의 감정을 잘 표현할 수 있는 말들을 제공할 수 있다. 이러한 객관적 시각(outside perspective, Gabbard 1997)은 치료자가 자신을 어떻게 보고 있는지를 내재화함으로써 자기감을 더 많이 얻게 하도록 환자를 도울 수 있다.

히스테리나 연극성 환자의 내적 경험은 강력한 감정상태에 의해 일어난, 말하자면 강풍에 떨어진 한 개의 나뭇잎과 같은 것이다. 한가지 감정과 다른 감정을 연결하는 사고들이 철저히 억압되어 있을지도 모른다. 환자에게 자신의 내적 현실과 외적 현실에 대해 상세한 부분까지 생각하고 그것에 주의를 집중하도록 요구하면서, 동시에 치료자는 환자가 여러 가지 감정들 간에 연관된 사고를 할 수 있게 도와주어야 한다. Allen(1977)이 지적한 대로 이렇게 하는 것이 환자가 좀 더 깊이 있는 것을 느끼고 좀 더 솔직할 수 있도록 가르치는데 기여한다. 환자는 피상적이고 얕은 감정을 사용하여 더 깊은 곳에 있는 혼란스런 감정을 방어하고 있는 것이다. 환자가 깊이 있는 감정상태를 더 잘 견디게 됨에 따라 더 상세한 부분에 주의를 기울일 수 있게 된다(Horowitz 1977b).

연극성의 범주에 있는 환자가 자신의 감정이나 태도 혹은 생각을 표현할 때, 자신을 환경에 의한 수동적 희생물로 받아들이기보다는 환경과 적극적인 상호작용을 하는 환경의 구성요소의 하나라는 느낌을 더 많이 갖게 된다(Horowitz 1977b). 이들은 종종 분명한 시각적 영상이나 환상들을 경험하지만, 치료과정에서 치료자가 도와주기 전까지는 이것들을 언어로 표현하지는 못할 것이다. 따라서 치료자는 환자가 자신이 바라는 것과 느끼는 것이 무엇인지를 분명히 알게 되도록 돕는다. 또 환자는 어떤 생각이나 감정들을 갖는다는 것이 결코 위험한 일이 아니라는 것을 배우게 된다.

위협적인 생각이나 감정이 떠오르면 더 연극성이 심하고 더 원시적인 구조를 가진 환자들은 치료자의 사생활에 대하여 모든 것을 알고 싶다고 한다. 환자들은 피암시성이 매우 강해서 치료자가 자신의 사생활이나 신념을 피력하면, 곧 치료자를 만족시키기 위해서 치료자의 것을 선택하고 자신의 감정이나 신념에 접근하려는 노력은 포기하려고 한다. 또 치료자들은 신경증적인 구조를 가진 히스테리 환자들에게 너무 많은 충고를 하는 것도 피해야 하며, 그렇게 해야만 환자도 스스로의 문제에 접근하기 위해 필요한 많은 자원들이 바로 자신의 내부에 있다는 것을 깨닫게 된다.

장기치료의 경우, 환자는 자신의 인지양상을 변화시키는 과정을 통하여 대상관계의 변화도 이루어진다는 사실을 알게 된다. 대인관계의 맥락에서 자기와 타인에 대해 더욱 세밀하게 주의를 기울이게 되어 감에 따라, 대인관계를 받아들이는 새로운 양상이 발달하기 시작한다(Horowitz 1977a). 또한 환자는 자신을 타인의 희생물로 보는 대신, 타인과 일정한 양상의 관계를 지속시키는데 자신이 능동적인 역할을 하고 있다는 것을 이해하기 시작한다. 이들은 하나의 대인관계 상황의 실제적 사실을 외적인 상황에 겹쳐지는 내적인 양상과 비교할 능력을 갖게 된다. 궁극적으로, 히스테리 환자들의 지극히 전형적인 '수동적인 아이(passive child)'라는 자기표상이 활동성과 성적 활동을 포함한 '더욱 성숙한 표상'으로 대치된다. 그렇지만 환자들이 히스테리 인지양상을 상실하는 것을 자신의 기본적 주체성에 대한 위협으로 경험하는 일이 많기 때문에 이러한 변화에는 몇 년이 걸릴 수도 있다.

HYPD의 정신치료에서 전이상황 하에 진행되는 치료작업은 변화를 위한 중요한 수단이 된다. 환자가 치료상황 외의 관계에서 만나게 되는 여러 가지 문제들은 전이상황에서 재현된다. 정신치료가 효과적일 수도 있고 만족스러운 결과를 나타낼 수 있겠지만, 전이를, 특히 성애적 전이를 잘못 다루는 것이 치료실패의 가장 빈번한 원인이 될 것이다. 그러므로 본 장에서는 연극성의 연속선 상에 있는 환자들에게만 예외적으로 국한된 개념이 아니라는 전제 하에 성애적 전이에 대한 포괄적인 시각을 제공하는 것이 적절할 것이다.

성애적 전이의 치료적 관리 Management of Erotic Transference

성애적 전이가 히스테리 환자뿐만 아니라 다른 환자들에서도 광범위하게 나타나는 현상임에도 불구하고, 많은 치료자들이 전이감정을 효과적으로 그리고 치료적으로 다루는 적절한 훈련을 받지 못하고 있다. 한 여성 전공의는 그녀에 대하여 성적 감정을 갖게 된 한 남성 환자와 다툼을 벌이던 중 이 문제를 지도의인 한 분석가에게 보고하게 되었다. 그는 머리를 긁적거리며, '나로서는 당신들 여성들이 이런 문제에 대해 어떻게 해야 할지 모릅니다.'라고 대답하였다. 역사적으로 때로는 모호하고 때로는 노골적인 남녀차별이 정신치료 훈련과정에서는 흔한 일이었다. Freud시대로부터 현재에 이르기까지 문헌상에 보고된 성애적 전이에 대한 엄청난 양의 보고들이 주로 남성 치료자나 남성 분석가와 사랑에 빠지게 된 여성 환자들에 대한 것이기 때문에, 남성인 지도의들은 지도를 받고 있는 남성 의사들에게 성애적 전이에 빠져있는 여성 환자에 대해 무관심하고 모독을 당한 듯한 태도를 갖도록 무심코 조장시키는 일이 흔히 있었다. 정신치료 훈련을 시작하게 된 한 남성 전공의가 자신의 지도의에게 첫 번째 정신치료 환자에게 어떻게 접근을 해야할지 모르겠다고 말했다. 지도의는 "아주 간단한 일입니다. 한 여성을 유혹할 때 당신은 어떻게 하지요?"하는 식으로 정보를 주었다. 이 지도의는 환자를 정신치료 과정에 '걸려 들게(hooking)' 하는 것과 여성을 유혹하는 것을 같은 것으로 취급하고 있었다. 이런 식의 전문가답지 못한 태도는 성애적 전이를 분석하고 이해하기보다는 이를 즐기려고 하였다는 불행한 역사적 경향을 말해주고 있다.

이 용어 자체가 여러 가지 다른 전이들의 발달을 기술하는데도 사용되고 있기 때문에, 먼저 현상을 명확하게 정의하는 것이 문제의 해결을 논의하기에 앞서 필요한 일일 것이다. Person(1985)이 정신분석뿐만 아니라 정신치료에도 적용될 명확한 정의를 제공하고 있다.

> 성애적 전이는 '전이적 애정(transference love)'이라는 용어와 서로 바뀌어 사용되고 있다. 즉 성애적 전이는 환자가 분석가에 대하여 경험하고 나아가 긍정적 전이의 한 부분이 되는, 사랑스럽고(tender) 성애적(erotic)이며 성적(sexual)인 감정들의 혼합체라고 할 수 있다. 전이의 성적 부분만 가지고 본다면 단지 충분히 발달되지 못하였거나 충분히 경험되지 못한 지극히 부분적인 성애적 전이만을 의미할 뿐이다.

히스테리 환자에서는 대체로 성애적 전이가 점진적으로 발달하며 보통은 상당히 부끄럽고 당황스러운 것으로 경험된다. 치료자를 성적으로 갈망하는 것은 자아의 의도에 반하는 것으로 경험되는 일이 많고 따라서 환자는 이런 소망이 채워진다는 것이 부적절한 일이라는 것을 알고 있다.

연극성 환자와 경계성 환자도 일종의 성애적 전이를 발달시킬 수 있으며 Blum (1973)은 이를 성애화(erotized) 전이라고 하였다. 평범한 전이적 애정과는 반대로 성애화 전이에 빠진 환자는 고집스럽고 자아동조적으로 성적으로 만족시켜 줄 것을 요구한다. 이 환자들은 자아가 손상되어 있기 때문에, 내적, 외적 현실감의 경계가 불명확하고 따라서 치료자와의 성관계를 기대하는 것도 합당하고 바람직한 것이라고 생각하고 있다. 이들의 아동기에 실제로 부모나 혹은 부모상의 성적 유혹에 의한 희생물이 되었다는 한 환자의 발달력을 통해서 볼 때, 이런 행동을 통하여 상징적으로는 근친상간의 벽을 넘어서고 있다는 사실을 환자들은 쉽게 망각하고 있는 듯이 보인다(Blum 1973; Kumin 1985-1986).

히스테리 환자들에게는 부재(absence)도 성애화되기 때문에 정신치료는 본래부터 자극적인 상황이라고 할 수 있다. 치료적 상황에서는 신체적인 애무도 없고 또 치료 시간이 끝날 때마다 이별을 반복해야 한다는 것은 많은 히스테리 환자들에게는 지속적으로 흥분이 되는 상황이 될 수 있다. 어떤 환자들은 Bollas(2000)가 소위 전이 중독(transference addiction)이라고 이름 지은 상태로 발전되어 갈 수도 있다. 치료라는 것이 예외적인 관계로 경험되기 때문이다. 이 환자들은 치료가 영원할 것이라고 생각하여 종결에 대해서는 아무런 관심도 갖지 않는다. 물론 히스테리 환자들은 잠재적인 '순번을 기다리는 하나의 대상'으로 보고 치료자에게 접근할 수도 있고 이때 이들은 치료자를 위한 소망의 대상이 되고자 한다. 이렇게 되면 치료자는 주문에 걸린 듯 매혹을 당하게 되고, 환자는 치료자에게 열중하여 목적 달성을 위하여 옷입기나 태도, 행동에 있어 모든 노력을 다 기울이게 될 것이다.

Person(1985)은 성애적 전이에서부터 성애화 전이에까지 이르는 전이의 스펙트럼에 대하여 '이것은 금광인 동시에 지뢰밭이기도 하다.'고 기술하였다. 이러한 전이들은 파괴적인 역전이적 행동화를 연출하기도 한다. 환자와의 성적 관계는 정신건강전문가들에게 심각한 낙인을 찍는 일로서 이 관계로 말미암아 수많은 정신치료자들의 경력이 파괴되었으며, 희생자인 환자들에게도 심각한 심리적 충격을 가하였다(Gabbard 1989; Gabbard와 Lester 1995; Pope와 Bouhoutsos 1986). 조사에 의하면 남성 치료자의 10%가 환자와의 성적 행동에 가담하였고 (Gabbard 1989) 따라서 이런 관계를 좋지 않은 치료자들에게나 어쩌다가 일어나는 탈선 정도로만 볼 수는 없을 것이다. 이 많은 불행한 치료자들은 자신의 환자를 치료하기 위해 필사적인 노력을 하고 있으면서 동시에 자기들 스스로를 치료하기에 온 힘을 쏟고 있는 것처럼 보인다(Twemlow와 Gabbard 1989).

표 18-2. 성애적 전이의 치료적 관리

1. 역전이 감정의 조사.
2. 성애적 전이를 이해가 필요한 중요한 치료적 자료로 보고 비착취적으로 수용.
3. 저항의 기능을 하는 전이의 다중적 의미 평가.
4. 전이와 현재 혹은 과거의 관계 사이의 연결의 해석.

성애적 전이의 금광으로서의 측면은 이것이 환자의 과거 대인관계를 현재의 관계 속에서 생생하게 재현하고 있음을 치료자에게 보여주고 있다는 것이다. 환자는 치료상황 밖에서의 대인관계에 어떠한 요소들이 영향을 끼치고 있는가를 치료자에게 보여주고 있다. 따라서 사랑과 성에 관한 환자의 문제는 그가 착취당하지 않고 학대 받지 않을 안전한 관계 안에서 문제들이 생겨날 때에 한하여 검증되고 이해될 수 있는 것이다. 치료자들이 지뢰로 인하여 파괴되지 않고 금을 캐내기 위해서는 표 18-2에서의 네 가지 기법 상 원칙에 친숙하지 않으면 안된다. 성애적 전이를 표현하는데 성별의 차이는 있지만, 성애적 표현을 다루는 일반적 방법에 대해 논의한 다음에 이 현상의 성별에 따른 특별한 측면들에 대하여 논의할 것이다.

역전이 감정의 조사. Examination of countertransference feelings. 환자 측의 성애적 전이감정에 대한 치료자의 역전이 반응은 좁은 의미로는 치료자의 과거에 존재하였던 관계가 재현된 것이고, 넓은 의미로는 환자의 투사된 측면과의 동일시이거나, 혹은 이 둘의 혼합이다(Kumin 1985–1986; Sandler 1976). 환자는 금지되어 있기는 하지만 성적 각성을 일으키는, 치료자의 과거로부터의 한 대상을 대신하는 것일 수도 있으나, 환자에 대한 치료자의 욕망은 또한 환자의 외디푸스기로부터의 실제적인, 부모상에 대한 근친상간적 욕망과 연결되어 있을 수도 있다. 따라서 정신역동을 이해하려는 관점을 가지고 역전이 발생을 감시하는 첫 단계는, 환자가 이 문제에 기여하는 정도에 비교하여 치료자 자신이 이 문제에 어느 정도 기여하는가를 상대적으로 평가하는 것이다. 그러나, 개인적인 치료경험이 한번도 없는 치료자들이 집중적 정신치료에서 성애적 전이를 처리하려고 시도하는 것은 결국 심각한 불이익만을 초래하고 말 것이다.

성애적 전이와 관련된 몇 가지의 흔한 역전이 양상을 들어보자. 첫째, 매력적인 여성 환자를 치료하고 있는 남성 전공의들이 있지도 않은 성애적 전이를 만나게 되는 일이 흔하다. 남성 치료자들은 자신의 성적 흥분을 투사적으로 부인하고 대신 환자에 의해서 성적 흥분이 일어난다고 보고 환자를 유혹적이라고 낙인을 찍는다. 이러한 상황에서는 환자가 유혹적이었던 이유나 환자가 그에게 성적으로 흥미를 가지게 된 이유를 상세히 물으면, 이 전공의는 정확한 근거를 제시하지 못하고 당황하게 된다. 마치 히스테리 환자가 자신의 성적 감정을 회피하려고 시도하는 것과 마찬가지로, 이들도 자기 자신의 성적 감정에 대한 불안감 때문에, 자신의 이런 감정을 회피하는 것이다. 이러한 회피가 단순히 정신치료 중에 성적인 감정을 가진 것에 대한 초보자의 불안을 반영하는 수도 있겠지만, 또한 자기 딸에 대하여 스스로 성적 흥분을 느꼈을 때 환자의 아버지가 보인 반응이 재현된 것일 수도 있다(Gorkin 1985).

또 다른 가능성은 환자에 대한 치료자 자신의 성적 감정을 투사적으로 부인하는 것이 환자가 성적 전이를 발달시키는데 미묘하게 영향을 준다는 것이다. 구성주의적 시각은 환자의 전이에 대한 치료자의 주관성이 환자의 전이에 계속해서 영향을 준다는 것을 강조한다. 특히 성애적 전이에는 치료자가 기여하는 경우가 많다(Gabbard 1996). 치료자의 기여에는 다양한 요인들이 있을 수 있다. 치료자의 기대, 치료자의 필요, 치료자의 이론적 입장, 치료자의 역전이, 또한 치료자의 성별이나 외모 및 나이 등 평범한 요인들도 거기 포함될 수 있다. 이런 요인들 모두는 부분적으로 환자가 치료자를 어떻게 보는지를 결정하며, 지속적인 자기평가를 통해서 환자가 치료자를 어떻게 생각하는지, 또 치료자가 환자에게 영향을 미침으로써 어떤 결과가 일어나는지를 알 수 있게 된다. HYPD와 HPD 환자들은 피암시성이 매우 강하고, 따라서 만일 환자들이 치료자가 전이 관계 안에서 그들과 사랑에 빠지기를 원한다고 믿게 되면 이들은 쉽게 응할 수도 있다.

두 번째로 흔한 역전이 반응은 환자가 치료자에게 성애적 갈망을 고백하였을 때 냉정한 초연함으로 반응하는 것이다(MacKinnon과 Michels 1971). 치료자에 대한 환자의 감정에 반응하여 일어나는 모든 성적인 역전이 반응을 제어하기 위하여 치료자는 더욱 더 침묵하게 되고, 보다 덜 공감하게 되고, 더욱 거리감을 두려고 한다. 이처럼 모든 감정에 대해 구속함으로써 위협적으로 생각된 성적 충동을 지속적으로 엄격히 통제할 수 있게 된다.

환자든 치료자든 간에 성적 감정이 조절되지 못할 것이라는 두려움으로부터 발생한 불안이 세 번째로 흔한 역전이 반응이다. 치료자는 이런 불안 때문에 환자가 성적인 표현을 하지 못하게 막고, 또 이러한 감정이 치료작업으로부터 벗어난 "저항"이라고 너무 일찍 해석해 버린다. 한 남성 치료자가 부적절하게도 '치료 중에는 치료자에 대한 감정을 이야기해서는 안된다.'고 여성 환자에게 말한다면, 이는 결국 치료 이외의 문제들을 치료시간에 가져오도록 강요하는 것이 된다. 이처럼 성애적 전이감정을 억지로 제외하려는 불안한 시도 때문에 환자는 성적 감정이 받아들여지지 않을 뿐만 아니라 치료자가 자신을 경멸할 것이라고 생각하게 된다. 치료자 자신의 내적 혐오감은 강력한 성애적 전이의 숨겨진 메시지, 즉 치료는 필요 없고 오로지 성행위나 사랑만이 이를 치료할 수 있다는 치료자의 관점과 관련이 있다(Gorkin 1985).

다른 것들에 비해 서서히 발생하는 네 번째 역전이 유형은 치료자가 개인적 만족을 얻기 위하여 성애적 감정을 고무시키고 조장하는 것이다. 치료자가 환자의 성적 환상에 대해 세밀한 부분까지 듣기를 즐거워한다면 그는 자신이 이상화되고 사랑 받기를 갈망하기 때문에 이 직업을 택했을 수도 있다. 이런 갈망 때문에 환자로부터 쓸데 없는 성적 환상을 부추김으로서 가학적 즐거움을 얻으려 하기도 한다. 이런 유형을 통하여, 어렸을 때 자신의 이성 부모로 인하여 성적 흥분이 일어났으나 좌절되고 말았다고 느꼈던 치료자의 아동기적 대인관계의 양상을 추적해 볼 수 있다. 즉 이런 치료자는 정신치료를 하면서 자신의 아동기적 상황을 역전시키려고 할 수도 있을 것이다. 따라서 치료자는 치료적 관계 속에서 표현되는 자신의 욕망에 대해 인식하여야 한다. Kumin(1985-1986)이 지적한 대로, "치료자가 전이상황에서의 환자의 소망을 정확히 해석하는 능력이 있느냐 없느냐 하는 것은, 환자가 무엇을 그리고 누구를 원하는지 인식함과 동시에, 치료자 자신이 무엇을 그리고 누구를 원하는지를 얼마나 아느냐 하는 것에 달려 있다." Kumin은 또한, 환자에 대한 치료자의 욕망이 치료자에 대한 환자의 욕망보다도 훨씬 더 위험한 저항으로 표현될 수도 있다고 하였다. 치료자가 성적 감정들로 인한 행복감에 너무노 분주히 빠져들게 되면 결국 정신치료 과정이 성애적 전이가 한창일 때 교착상태에 빠져 버리게 된다. 우리는 그 경계를 가능한 한계점까지 밀어 갈 필요성에 대해 합리화할 수 있을 때 비로소 우리 모두가 자기기만(self-deception)의 명수들이 될 수 있다는 것을 기억해야 한다. 왜냐하면 어떤 환자에서든 그렇게 하는 것이 그 환자의 최대의 관심사이기 때문이다(Gabbard와 Hobday 2012).

성애적 전이를 이해가 필요한 중요한 치료적 자료로 보고 비착취적으로 수용함. Nonexploitative acceptance of erotic transference as important therapeutic material to be understood. 치료자가 성적 감정이 치료적 경험으로 받아들여질 것이라는 사실을 환자에게 알리기 원할 수도 있다. 그는 "정신치료 중에는 미움, 사랑, 질투, 성욕, 두려움, 분노, 즐거움 등 여러 감정을 경험하게 될 것이며 이 모든 감정이 치료를 위한 토론의 중요한 소재가 될 것이다."라고 말함으로써 환자를 교육시킨다. 성애적 전이가 다른 소재로 넘어가는 것을 방해하는 저항이기는 하지만 이를 너무 일찍 해석하는 것도 기술상의 실수라고 할 수 있다. 과거의 반복이라는 것을 이해하기 위해서는 성애적 전이가 충분히 진행되도록 하는 것이 필요하다.

Freud(1914/1958)는 과거의 일을 기억하여 이를 말로 표현하는 대신 행동으로 반복하려 한다는 사실을 기술하기 위하여 최초로 행동화(acting-out)라는 용어를 사용하였다. 환자가 과거나 현재 다른 사람과 가진 관계를 이해하는데 치료 중에 생긴 감정이 중요한 정보가 된다는 것을 환자에게 알려줄 수 있을 것이다. 환자가 전이 욕구를 충족시켜 주도록 치료자에게 요구하는 경우라면, 이 욕구를 충족시키지 않음으로써 다른 관계들 안에서 일어나는 것에 대하여 더 잘 이해할 수 있을 것이라고 지적할 수 있다. 성애적 전이로 인해 치료자가 불쾌해지지만 환자 역시 심한 불쾌감을 느낀다는 것을 명심해야 한다. 왜냐하면 성애적 전이란 이루어질 수도 없으며 그래서 몹시 당황스러운 것이기 때문이다. 치료자는 "만족될 수 없는 이런 감정을 갖는다는 것이 얼마나 어렵고 고통스러운 일인지 잘 알고 있지만, 그러나 우리가 함께 이 감정들을 파헤쳐 나갈 수 있다면 우리 모두는 당신을 여기 오도록 만든 문제점에 대하여 당신 스스로 더 충분히 이해할 수 있게 도울 수 있을 것입니다."라고 함으로써 환자가 느끼는 수치심을 치료자가 공감한다는 것을 전달할 수 있을 것이다.

환자의 시각에서 보면 전이 감정들이 완전한 현실이라는 것을 치료자들은 기억하지 않으면 안된다. 그러므로 그것들이 현실적이 아니라는 암시를 함으로써 환자들을 물리치려고 노력하는 것은 역풍을 맞을 가능성이 있다. 환자는 이해 받지 못하였고 무가치하게 되었으며 모욕을 당하였다고 느낄 수 있는 것이다.

저항의 기능을 하는 전이의 다중적 의미 평가. Assessment of the multiple meanings of the transference in its function as a resistance. 성애적 전이는 어떤 사실이 기억되어 말로 표현되는 대신 오히려 반복된다는 점에서 볼 때 하나의 저항이라고 할 수 있다. 그렇지만 저항이 무언가 나쁜 것이므로 즉시 제거되지 않으면 안된다는 식의 초보 치료자들의 생각과는 전혀 다르다(Gabbard 2010). 또 이미 지적한 바와 같이 성애적 전이는 이해되어야 하는 하나의 중요한 의사전달의 수단이기도 하다. 다른 모든 정신현상들과 마찬가지로 성애적 전이도 다중기능의 원칙에 의해 결정된다. 이를 문자 그대로만 볼 것이 아니라 그 다양한 다중적 의미를, 특히 무의식적인 부분의 의미를 찾아내기 위해서는 환자의 연상이나 꿈 혹은 기억들을 통해 조사하여야 한다. 정신치료적 환경에서는 성별과 성적 지향성이 상당히 유동적이 될 수 있다(Gabbard와 Wilkinson 1996). 예를 들면 여성 치료자에 대한 한 남성 환자의 성애적 전이는 비록 치료자가 이성일지라도 수동적인 동성애적 갈망의 표현일 수도 있다(Torras de Be E 1987). 또한 치료 중의 특별한 한 순간에 이것이 어떤 기능을 하느냐 하는 측면에서 성애적 전이가 이해되어야 하므로, 치료자는 성애적 전이가 발달하기 전에 어떤 일이 있었으며, 또 전이가 발생하고 나서 어떤 일이 이어지는가 평가하지 않으면 안된다.

한 남성 환자가 남성 치료자와 면담을 시작하면서, 전 시간에 치료자가 설명해 준 것이 굉장히 큰 도움이 되었다고 말하였다. 그런 직후 환자는 모순되게도 타인과의 관계가 악화되고 있다고 말하기 시작하였다. 그러면서 환자는 자신이 치료자에 관한 성적인 환상을 하고 있으며 치료자

> 가 자신의 직장(直腸)안으로 정액을 사정함으로써 자신이 더 남성적이 되도록 도와줄 수 있을 것이라고 믿는다고 하였다. 치료자는 환자가 성적 관계만이 도움을 받는 유일한 방법이라는 마술적 믿음을 가짐으로써 이전 치료시간에 갖게 되었던 통찰들의 가치를 평가절하하고 있다고 지적하였다. 환자는 스스로 '도사'의 경지에 있다는 식으로 표현한 치료자에 대해 열등감을 느꼈기 때문에 치료자의 도움을 평가절하해야만 했다는 사실을 인정하였다. 치료자는 환자가 도움을 받으면 받을수록 질투심이 더 커질 것이고 따라서 도움을 평가절하하기 위하여 치료자와의 전이를 성애화한 것이라고 해석하였다. 말하자면 치료자의 통찰이 특별히 효과적이거나 유용하지 않았다면 질투심은 훨씬 덜하였을 것이었다. 이에 대한 반응으로 자신이 알지 못하는 것을 치료자가 알고 있고 따라서 자신이 상처를 받기 쉽다고 느끼게 된다는 사실을 인정해야만 하였기 때문에 도움을 받고 있다는 편안한 느낌이 수치심으로 바뀌었다고 환자는 말하였다.

이 환자의 경우 성애적 전이는 치료자의 능력을 평가절하함으로써 치료자의 능력에 대한 자신의 질투심을 방어하는 방법으로 사용되었다.

> 한 남성 환자가 수련과정을 마치기 직전의 여성 치료자와의 마지막 면담을 하게 되었다. 그는 지난밤의 영화에서 어떤 여성 치료자가 한 남성 환자와 입을 맞추는 장면을 보았노라고 하였다. 영화 장면이 남성 환자가 치료자의 사랑으로 병이 나았다고 환자는 생각하였고 그런 식으로 자신에게 해 줄 수 없겠느냐고 치료자에게 요청하였다. 이러한 요구에 일순 불안하였던 치료자는 이런 예기치 못한 요구가 치료의 종결과 관계가 있지 않겠느냐고 물었다. 환자는 치료종결이라는 주제에 대해서는 생각하고 싶지 않다고 반응하였다. 치료자는 자신과의 관계를 성적인 관계로 만들고자 하는 환자의 소망이 치료종결에 얽힌 슬픔을 직면하는데 대한 환자의 방어일 것이라는 사실을 지적하였다.

한 관계의 종말을 성애화하려는 것은 치료에서나 일상 생활에서나 매우 보편적인 현상이다. 이런 시도는 중요한 인물을 잃게 된다는 것과 관련된 애도과정을 회피하려는 것이다. 또 환자가 치료자와 육체적인 관계를 갖고자 하는 소망은 치료종결의 단호함을 부인하려는 방법일 수도 있다. 입맞춤은 끝이 아니라 시작일 수도 있는 것이다. 실제로, 치료자와 환자간의 성적 경계선의 파괴는 많은 경우 종결의 시점을 전후하여 일어난다(Gabbard와 Lester 2003). 성애화는 치료적 관계에 있는 양측 모두가 동시에 부정하고자 하는 상실에 대한 일종의 조증적 방어일 것이다. 둘 모두 "이것이 끝은 아니야, 단지 다른 어떤 것으로 변형되는 것이지."라고 스스로 생각할 수 있는 것이다.

환자의 전이적 애정을 치료자 자신의 엄청난 성적 매력에 대한 자연스럽고 이해 가능한 반응으로 보는 치료자는 성애적 전이의 어두운 측면을 간과하고 있는 것이다. 환자의 전이적 애정의 밑에는 종종 적개심이 숨겨져 있다. 사실 성애적 전이가 공격성과 가학성을 가리고 있는 경우가 흔하다(Kumin 1985-1986). 성적 관계에 대한 전이적 소망을 정기적으로 조사해 봄으로써 치료자에게 상처를 주고 당황케 하며 마침내는 파괴하고자 하는 소망이 환자에게 있음이 드러난다. 금지된 선을 넘자는 환자의 요구는 특히 성애화된 모습을 지닌 연극성이거나 경계성 환자의 경우에 더욱 집요하며 그렇게 되면 치료자는 치료시간이 다가오는 것을 더 두려워하게 된다. 또 치료자는 자신이 환자의 부적절한 요구들을 채워주는 기능, 즉 욕구만족 대상(need-gratifying object)만으로 변형되어 사용되고 있을 뿐이라고 느낄 수도 있다(Frayn과 Silberfeld 1986).

24세의 KK양은 경계성 수준의 자아기능을 가진 연극성 인격의 동성애자로서 남성 친척에게 성폭행을 당한 병력을 가지고 있었다. 환자는 거의 즉각적으로 자신의 여성 치료자에게 강력한 성애화 전이를 형성하였다. 면담 중 자신의 발로 치료자의 발을 가볍게 건드려 자극시키고는 "신경에 거슬리셨나 보죠?"하며 물었다. KK양은 치료자가 자신과 잠자리를 같이 해야만 자신을 알 수 있을 것이라고 끈질기게 주장하였다. 환자는 치료자의 성적 지향성이 어떤지 말해 보도록 요구했다. 자신과의 전문적인 치료적 관계를 성적인 것으로 변형시킴으로써 이를 파괴하고자 하는 환자의 소망을 치료자가 좌절시켰음에도 불구하고 환자는 계속해서 치료자를 유혹하려고 노력하였다. 환자는 치료자에 관한 노골적인 성적 환상을 반복해서 표현하였다.

"내가 당신의 몸을 애무하고 있어요. … 당신은 부드러운 신음소리를 내고 나의 허리를 세게 끌어안지요. 나는 당신에게 키스를 하고 이제 곧 당신과 사랑의 행위를 할 것이라고 당신의 귀에 속삭입니다. 배에 키스를 하고 점점 아래쪽을 향하여 더듬어 내려가지요. … 당신은 절정에 달하여 신음소리를 내며 즐거워하지요. 나는 다시 당신의 허벅지 안쪽에 키스를 하고 당신의 가슴을 가볍게 쥐면서 내 손가락으로 당신의 엉덩이를 자극하지요. .… 당신은 아주 오랫동안 여러 번 만족스러운 절정을 느끼고는 결국 내 머리카락을 쥐고 내가 당신의 음부에 가볍게 키스를 하도록 하지요."

말할 필요도 없이 환자가 이런 자신의 환상을 표현할 때 치료자는 불편하고 불안하게 느끼며 또 환자에게 지배되고 있다는 느낌을 받았다. 이 환상을 중지시켰다면 치료자는 자신이 환자의 전이 감정들에 불편해 하고 이를 받아들이지 않았다는 것을 드러낸 것이라고 느꼈을 것이다. 반면에 치료자가 침묵을 지킨다면 자신이 관음증-노출증 결합(exhibitionist-voyeur pairing)에 공모하고 있다고 느끼게 되었을 것이다.

> 환자는 마침내 성애화 전이의 형태로 가장되어 있던 기존의 공격적 감정의 일부를 드러내었다. 환자는 "아시다시피 난 나 자신이 아직도 선생님을 질리게 해 버리고 싶어한다는 것을 알고 있어요. 아마도 나를 거절하도록 선생님께 강요하고 있는 것이겠죠. 선생님이 나를 미워하게 만들고요. 계속할까요? 실제로는 선생님이 나를 좋아하기를 원해요. 그렇지만 그건 말도 안된다는 걸 알고 있기 때문에 난 선생님을 몰아내 버릴 거예요. 정말 더럽죠? 우리의 관계는 둘 중의 하나이겠지요. 성관계를 맺고 하나가 되던지 아니면 선생님이 나를 증오하던지."

KK양의 말을 듣고 치료자는 일순 마비상태에 빠졌다. 환자의 소망을 좌절시킴으로써 치료자가 스스로 잔인하고 가학적이 되었다고 느끼게 된 것이다. 이때 투사적 동일시를 이용하여 환자가 치료자를 통제하고 있었고 그렇게 하여 정신치료의 정상적이고 직업적인 한계를 무자비하고 비합리적인 것처럼 만들어 버리고 있었다는 사실을 치료자는 자문을 통하여 이해할 수 있게 되었다. 다시 말하면 환자의 과거로부터의 '냉정하고 거절하는 대상'이 치료자에게 투사되어 치료자가 무의식 중에 이 투사된 것과 동일시하게 되었다. 더욱이 무례하게도 치료를 통제하려는 환자에 대한 분노로 인하여 치료자는 어떠한 치료적 개입도 냉정하고 잔인할 것이라는 느낌을 갖게 되었다.

정신치료가 진행됨에 따라 밖으로 드러난 성적 소망은 빙산의 일각에 불과한 것이었음이 명백해 졌다. 한 면담에서 KK양은 자신이 하이테크 사무실 안에 있는 꿈을 꾸었다고 보고하였다. 그곳에는 환자의 생각을 번역해 줄 수 있는 기계가 하나 있었기 때문에 환자는 자신의 생각을 치료자에게 말할 필요가 없었다. 꿈과 연관된 연상을 통하여 치료자에 대한 환자의 갈망이 정말로 성적인 것은 아니었으며 오히려 치료자가 진정으로 자신을 깊이 알아주었으면 하는 바람이었음을 인식하게 되었다. 결국 치료자는 성적인 면에 대한 소망이 실제로는 친밀한 관계에 대한 소망, 즉 치료자가 자신의 말을 듣지 않고도 자신의 생각을 알아주었으면 하는 소망이었다는 사실을 KK양이 볼 수 있게 도와준 것이다. 이런 어머니-영아 공생상태로 돌아가려는 퇴행적 소망은 여성 환자와 여성 치료자간에서는 종종 성애적 혹은 성애화 전이의 한 강력한 구성요소가 된다. 성적 소망(sexualized wish)이 결혼(혹은 결합)이라는 보다 위협적인 소망(more threatening wish for merger)보다는 더 낫기 때문이다.

전이와 현재 혹은 과거의 관계 사이의 연결의 해석. Interpretation of connections between transference and both current and past relationships. 성애적 전이에 대한 올바른 해석을 통하여 전이적 애정에 내포되어 있는 소망과 저항을 감소시킬 수 있다(Kumin 1985-1986). 치료자는 선부른 해석을 피하기 위하여 역전이적 욕망에 도움이 되는 가상적 해석을 미리 마음 속으로 해 볼 필요가 있다. 전이 해석의 시점은 각자의 판단에 달려 있다(Gabbard 2010). 한 가지 지침은 과거의 관계와 현재의 전이 외적 관계의 연관성을 거의 의식적으로 인식할 수 있을 때까지는 전이 해석을 피해야 한다는 것이다. 전이와 현재의 전이 외적인 관계 사이의 연관성과 아울러, 전이 감정과 과거의 관계 간의 연관성을 알기 위해 제 4장에서 언급한 통찰의 삼각형 모델을 사용할 수 있다. 전이적 애정이 과거로부터의 무엇인가의 반복이라는 사실을 지적하고 또 환자에게 이 상황이 과거 상황의 재연(再演)이 아닌가를 질문함으로써 해석적 개입의 근거를 확보할 수 있다. 그러나 치료자는 이런 감정들이 누군가에게는 현실적일 것이지만 치료자에게는 그렇지 않다는 의미의 언급은 피해야 한다. 더 효과적인 방법은, 환자가 치료자에 대해서 느끼는 사랑이 현실적이기도 하면서 동시에, 부분적으로 과거의 대상들을 향하여 경험하였던 감정들로부터 비롯된 것이라는 의미에서, 대치된 것이기도 하다는 것을 환자가 이해하도록 돕는 것이다(Gabbard 1996). 다음에 성애적 전이의 해석 기법을 설명한 정신치료 실례를 기술하고 있다.

26세의 기혼여성 LL은 HYPD의 진단 하에 한 남성 치료자에게 주로 표현에 강조를 둔 주 2회의 표현-지지 정신치료를 받고 있다. 절정감 장애, 두통, 지속적인 부부갈등, 자신의 두 다리로 버티고 서있을 수 없을 정도로 살아가는 것 자체에 대한 두려움, 사랑 받지 못하고 있고 아무도 자신을 원하지 않는다는 느낌, 그리고 자신이 너무도 의존적이라는 전반적인 걱정 등을 호소하면서 정신치료는 시작되었다. 치료를 시작한지 2년째의 중반 즈음 한 치료시간에 다음과 같은 대화가 있었다.

LL : 남편과 저는 뭘 함께 하는 적이 없었어요. 서로 너무도 달라서 무엇을 하려 하면 늘 싸우게 되지요. 나는 선생님과 친구가 되길 원했어요. 그러나 치료를 받으면서 보니 변한 게 하나도 없군요. 오늘 무슨 얘길 해야 할 지 모르겠어요. 미칠 것만 같아요. 왜 이런지 모르겠어요. 아마 내가 주의를 끌기를 바라는데도 남편이 내게 아무 것도 주고 있지 않기 때문일 거여요. 면담에서 내가 말할 것이 아무 것도 없을 때는 대개는 선생님에 대하여 어떤 감정을 가지고 있을 때지요. 이렇게 말하고 나니 안절부절 못하겠네요. 내가 선생님에 대하여 갖는 감정에는 두 가지가 있어요. 하나는 선생님이 아버지와 비슷하다고 느낄 때인데 이때는 선생님이 나를 받아들여 주고 격려를 해 주었으면 하고 원하지요. 또 하나는 선생님이 진짜로 나를 꼭 안아주었으면.... (환자는 멈춘다).

치료자 : 지금 말을 중단하게 한 어떤 감정이 있군요. 그게 뭐지요?

LL : 말하고 싶지 않아요. 너무 유치해서…. (한참을 망설이다가) 난 이렇게 여기 와서도 선생님을 쳐다볼 수가 없어요. 선생님과 사랑을 나누고 싶다고 생각하게 돼요. 아니, 내가 이렇게 느낄 수는 없어요. 이건 내가 아니어요.

치료자 : 성적인 감정을 가질 수 있다고 생각하는 것을 받아들일 수 없기 때문에 그런 감정은 당신 것이 아닐 거라고 생각하는군요.

LL : 절대 그렇지 않아요. 남편에게조차도 그렇지 않아요. 내 무의식에서는 선생님에게 매달리고 선생님께 안기고 싶은지 모르지만 의식으로는 내가 그런 감정들을 가지고 있는 척하는 거라고 하고 싶어요. 그저 선생님을 아버지처럼 느끼고 싶고 선생님으로부터 격려를 받고 싶어요.

치료자 : 아버지처럼 느껴지는 사람에 대해 성적인 감정을 가졌다는 사실은 특히 받아들이기 어렵지요. 그 비슷한 감정이 어린 소녀였을 때 아버지와의 관계에서도 일어난 적이 있었는지 궁금하군요.

LL : 난 언제나 아버지에게 매우 특별했어요. 결혼식장에서 아버지가 나를 인도하여 함께 걸어 갈 때 아버지는 내게 이렇게 말했어요. 세 딸 중에 나를 가장 사랑했었다고요. 아니, 이런 얘기를 하려던 게 아니에요. 이젠 나가서 남편과 함께 저녁시간을 보내야 해요. 그렇지만 나는 온통 선생님에 대해서만 생각하고 있군요.

치료자 : 저에 대한 애착 감정과 아버지에 대한 애착 사이에 비슷한 점이 있는 것처럼 들리네요. 그런 애착 감정들 때문에 남편에게는 감정적으로 몰입하기가 무척 어렵구요.

치료자는 환자의 성애적 전이와 아버지에 대한 과거의 감정을 연결시켰다. 이들 모두에서 성적 감정은 금지되어 있다. 왜냐하면 환자는 성적 감정이란 치료자나 아버지의 부성적 관점과는 양립할 수 없다고 보기 때문이다. 전이감정을 환자의 과거 아버지와의 관계에 연계시킨 후, 치료자는 이런 갈망을 현재의 전이 외적 관계인 남편과의 어려움에 연결시키고 있다.

위에서 설명한 기법상의 네 가지 원칙은 성애적 전이감정과 싸우고 있는 환자를 치료하는 역동치료자에게 도움이 될 것이다. 그러나 이 원칙들을 일관되게 사용하기 위해서는 합리적이고 보다 높은 수준의 사고를 해야 한다. 시인들이 오래 전부터 알고 있었던 것처럼 열정은 판단을 흐리게 한다. 그들의 바로 이런 성질 때문에 환자와 치료자 모두에서 사랑과 탐욕의 감정이 유발되고 표면에 드러난다(Gabbard 1994). 즉 두 사람은 그들의 전이적 그리고 역전이적 감정이 너무 현실적이며 강압적이므로 그 특징을 사려 깊게 인식하지 못하는 것이다. 치료자는 역전이가 생기는 것에 대하여 주의함으로써 정상적인 임상 행위에서 벗어나는 것을 감시하지 않으면 안된다(Gabbard 2003). 즉 면담을 보통보다 길게 한다든지, 치료비를 덜 받거나 아주 안 받는 것, 치료자의 개인적인 사항을 드러내는 것, 환자에 대하여 백일몽을 꾸듯 계속 생각하는 것, 환자와의 약속이 있는 날이면 자신의 외모에 대해 신경을 쓰는 것, 손을 잡든지 포옹을 하든지 환자와 여러 형태의 신체적 접촉을 하는 것, 병원이 아닌 곳에서 만나기를 원하는 것, 자신이 환자를 고통에서 구원할 수 있다고 상상하는 것 등에 유의하지 않으면 안된다(Gabbard와 Wilkinson 1994; Gutheil과 Gabbard 1993). 치료자 자신이 환자를 향한 성애적 감정에 휘말리고 있다는 것을 관찰하게 되면 즉시 자문을 하거나 존경하는 동료의 지도를 받는 것이 현명할 것이다. 실제로, 모든 치료자들이 성애적 전이를 보이는 환자를 치료하거나 자신들이 성애적 역전이를 경험할 때 정규적으로 자문을 하는 것이 현명한 일이다(Gabbard 1996, 2003; Gabbard와 Lester 2003). 나아가, 치료적 관계에서 성적인 감정은 양쪽 모두에게서 동시에 일어나는 것이 아닐 수 있으며, 성적 소망은 치료자와 환자 사이에 서로 다르게 일어날 수 있고, 양쪽 모두에게 한꺼번에 나타나는 경우는 단지 가끔 일어날 뿐이다.

치료자에 대해 성적 감정을 경험하는 모든 환자들은 해석을 하려는 노력에 잘 반응하지 않는다는 것을 알아야 한다. 더 원시적인 구조를 가진 환자들은 감정을 그대로 행동으로 옮겨 자신을 치료자의 발 밑으로 던지기도 하고 치료자의 무릎에 앉기도 하며 문으로 걸어 나가다가 갑자기 돌아서서 정열적으로 치료자를 포옹하기도 한다. 이런 경우 치료자는 확고한 한계를 설정해야 한다. 환자는 환자라는 자신의 자리로 돌아가야 하고 신체적 접촉을 피해야 한다고 말하지 않으면 안된다. "정신치료는 언어적 치료로서 특정한 상황에서만 이루어질 수 있다. 그러한 상황 중 하나는 당신은 당신의 의자에 나는 나의 의자에 앉는 것이다."라는 식의 교육적인 말도 때로 도움이 될 것이다.

성애적 전이의 성별 차이 Gender Differences in Erotic Transference

성애적 전이나 성애화 전이에 관한 많은 증례 보고들이 주로 남성 치료자와 여성 환자 사이의 전이에 대해서 기술하고 있다(Lester 1985). 그러나 다른 성별 구성이 전혀 드문 것만은 아니다. Gornick(1986)은, 남성 환자들은 여성에 대하여 직접적인 성적인 감정을 표현하는 것보다, 그 여성에게 대하여 수동적이고 그녀에게 의존한다는 사실을 훨씬 더 받아들이기 힘들어한다고 주장하였다. 어떤 남성 환자들은 의존적이 되었다는 사실에 대한 수치심 때문에 주객을 전도시켜 남성적 우월감을 회복하기 위하여 전이상황에서 성적인 감정을 사용함으로써 수치심이라는 감정에 대하여 방어한다.

여성 치료자가 남성 환자를 치료할 때는, 또 다른 성별 차이가 드러나는데, 그것은 주로 갑작스런 공격(assault)의 위험성에 관한 것이다. 여성 치료자들은 일반적으로 남성치료자 보다 더 쉽게 안전에 대한 위협을 경험할 수 있다(Celenza 2006; Hobday등 2008). 만일 그 남성 환자가 심한 ASPD 혹은 BPD 환자이거나 충동조절이 안되는 환자의 경우라면, 문이 닫힌 진료실에 그와 함께 있는 여성 치료자는 위험에 처한 것일 수 있다. 어떤 경우이든지 공격적이거나 충동적인 환자에게 전이를 해석해 준다는 것은 아무런 소용이 없는 일이며, 한계가 명확하게 정해져야 한다. 공격의 위협이 있는 경우라면 치료작업이 가능하지 않기 때문에 치료를 종결해야 할 때도 있다. 여성 치료자들은 남성 환자들에서 성적 전이나 성애화 전이가 언제 나타나는지에 주의를 기울이지 않으면 안된다(Gabbard 2010). 일부 남성 환자들은 여성 치료자와 작업하면서 성적 감정들이 올라오지 않도록 억압하고 있다고 느끼고는 이러한 전이감정의 전치(displacement of transference feelings)로서 자신이 알고 있는 여성들과 성관계를 갖게 될 수도 있다(Person 1085). 다른 환자들은 거친 성적 언급을 하여 치료자를 혼란스럽게 하고는 치료적 관계에서 우위에 서려고 한다. 여성 치료자는 치료 중에 성애적 감정이 생겼을 경우 관련되는 질문을 할 때 신중하지 않으면 안된다. 이 환자가 환상의 영역 안에 성적인 환상을 계속 유지하고 그 의미를 추구하는 등 성적 환상을 지속적으로 이용하고 있는지, 혹은 성적 환상에 대한 대화가 성적인 행동으로 진행되기 쉬운 상태는 아닌지, 그렇게 해서 여성 치료자가 실제적인 성적 접촉으로 이끌고 있는 것으로 이 남성 환자가 잘못 믿게 될 것은 아닌지에 대해서 주의해야 한다. 다시 말해서 탐사를 실행으로 환자가 잘못 해석한 것은 아닐지 하는 점에 대해서 숙고하여야 한다.

성애적 전이를 나타내는 여성 환자에 관한 증례보고들이 문헌에 많이 나타나고 있는데, Person(1985)은 치료 중 성적 감정이 생기는 것은 특히 그리고 예외적으로 여성 심리와 연관이 있다는 인상을 갖게 되었다. 그러나 남성 치료자에게 치료를 받는 남성 환자의 경우는 동성애적 불안 때문에 대개 성애적 전이를 억제하거나 부인하는데, 만약 남성 치료자에게 성애적 혹은 성애화 전이가 현저하게 나타나는 경우는 이를 체계적으로 이해하고 해석해야 한다. 대부분의 경우 성애화 전이는 표현하기 어려운 사랑과 갈망 등 불편한 감정에 대한 방어일 것이다(Gabbard 1994).

집단정신치료 Group Psychotherapy

치료자들은 흔히 개인정신치료에 적합한 환자가 집단치료에도 좋은 반응을 보인다고 주장한다. 집단에서 인기를 끌곤 하는 히스테리 환자의 경우에도 적용된다. 이들은 집단 내에서 자신의 감정을 직접 표현하고 다른 사람들을 돌보아 주곤 해서 다른 사람들로부터 상당히 좋은 대우를 받는다. 히스테리 환자의 인지양상과 이에 관련된 억압과 부정이라는 방어기제는 집단정신치료에서 매우 효과적으로 다루어질 수 있다. 집단의 다른 환자들과 상호관계를 하는 상황에서 히스테리 환자들이 세밀한 부분을 생략함으로써 자신과 타인들에 대한 스스로의 관점을 왜곡하는 경향이 얼마나 많은지를 배워서 알 수 있게 될 것이다. 예를 들면, 한 여성 히스테리 환자가 직장에서 한 남성에게 단지 친절하게 대했다는 것만으로 그 남성을 유혹한 것으로 오해 받았던 경험을 얘기했을 때, 집단의 남성 환자들이 그녀가 그 남성 환자를 대할 때 뭐라고 말했는지 그리고 어떤 방식으로 말했는지를 환자가 빠뜨리고 있다고 지적하였다. 나아가 그들은 그녀가 현재의 집단에서도 비슷하게 행동하고 있을 뿐만 아니라 집단에 소속된 남성들에게 성유희적 신호(flirtatious signal)를 보내고 있으면서도 자신은 주의를 기울이고 있지 않는 것 같다는 사실을 지적하였다.

대체로 히스테리 환자들은 집단전체에 대하여 긍정적인 모성 전이를 형성한다. 이들은 집단을 자신이 어렸을 때는 받지 못하였던 모성적 양육자로 받아들인다. 따라서 이들은 집단치료에 참가하는데 있어 뚜렷한 동기부여가 되어 있고 또 다른 환자들에게도 이것이 가치 있는 일이라고 부추기기도 한다. 그러나 연극성 환자들은 다양한 감정을 표출함으로써 남들이 자신에게 관심을 집중하여 떠받들어주기를 요구하고 결국 다른 환자들을 무대의 한쪽으로 밀어 버리려 하기 때문에 집단에서 많은 문제를 일으킬 수 있다. 환자들은 경계성 환자의 집단정신치료(제 15장 참조)에서와 같이 개인정신치료를 함께 받는 경우에 한하여 집단정신치료를 효과적으로 받을 수 있을 것이다.

결 론
concluding remarks

연극성에서 히스테리성에 이르는 연속선은 일정한 범위의 성격 병리를 포함한다. 이 연속선을 따라 포진하고 있는 환자들에게는 강점도 있고 약점도 존재한다. 치료 계획을 세우기에 앞서, 이 환자가 히스테리 쪽인지 연극성 양상을 더 많이 가지고 있는 쪽인지를 먼저 평가해야 하며, 이 평가의 결과에 따라서 표현적 치료가 좋을지 지지적 치료가 더 좋을지를 생각해야 한다. 이 환자들은 치료자를 만족시키려고 노력할 수 있으며, 치료자를 기쁘게 하려는 소원 뒤에 잠재해 있는 부정적 전이를 간과할 수도 있다는 것을 유념하지 않으면 안된다. NPD 환자와 마찬가지로 어떤 연극성 환자들은 타인을 유혹하기에 충분한 외모와 능력을 갖추는 것에 지나치게 신경을 쓴다. 이 경우 타인을 매혹시키는 능력이 감소되는 것은 우울 경향과 연관이 될 수 있다. 하지만 이것은 이들이 더욱 더 확실하게 감정적 표현을 하게 만드는 역할을 하기도 한다. 반대로 젊음과 성적 매력의 감소는 이들이 치료 관계의 성애화에 더더욱 매달리게 할 수도 있다. 치료자들은 이러한 발달 위기에 내재되어 있는 자기애적 상처에 민감해야 하며, 신체적 외모나 성적인 매력을 넘어서는 더 깊은 것을 가지고 있음을 이들이 볼 수 있도록 도와 주어야 한다.

참고 문헌
References

Allen DW: Basic treatment issues, in Hysterical Personality. Edited by Horowitz MJ. New York, Jason Aronson, 1977, pp 283-328

American Psychiatric Association: Diagnostic and Statistical Manual of Mental Disorders, 4th Edition, Text Revision. Washington, DC, American Psychiatric Association, 2000

American Psychiatric Association: Diagnostic and Statistical Manual of Mental Disorders, 5th Edition. Washington, DC, American Psychiatric Association, 2013

Bakkevig JF, Karterud S: Is the Diagnostic and Statistical Manual of Mental Disorders, Fourth Edition, histrionic personality disorder category a valid construct? Compr Psychiatry 51:462-470, 2010

Baumbacher G, Amini F: The hysterical personality disorder: a proposed clarification of a diagnostic dilemma. International Journal of Psychoanalytic Psychotherapy 8:501-532, 1980-81

Blacker KH, Tupin JP: Hysteria and hysterical structures: developmental and social theories, in Hysterical Personality. Edited by Horowitz MJ. New York, Jason Aronson, 1977, pp 95-141

Blagov PS, Westen D: Questioning the coherence of histrionic personality disorder: borderline and hysterical subtypes in adults and adolescents. J Nerv Ment Dis 196:785-797, 2008

Blum HP: The concept of erotized transference. J Am Psychoanal Assoc 21:61-76, 1973

Bollas C: Hysteria. London, Routledge, 2000

Cale EM, Lilienfeld SO: Histrionic personality disorder and antisocial personality disorder: sex-differentiated manifestations of psychopathy? J Pers Disord 16:52-72, 2002

Celenza A: The threat of male-to-female erotic transference. J Am Psychoanal Assoc 54:1207-1231, 2006

Chodoff P: The diagnosis of hysteria: an overview. Am J Psychiatry 131:1073-1078, 1974

Chodoff P, Lyons H: hysteria, the hysterical personality and "hysterical" conversion. Am J Psychiatry 114:734-740, 1958

Cleghorn RA: Hysteria-multiple manifestations of semantic confusion. Canadian Psychiatry Association Journal 14:539-551, 1969

Easser BR, Lesser SR: Hysterical personality: a re-evaluation. Psychoanal Q 34:390-405, 1965

Frayn DH, Silberfeld M: Erotic transferences. Can J Psychiatry 31:323-327, 1986

Freud S: Remembering, repeating and working-through (further recommendations of the technique of psycho-analysis Ⅱ) (1914), in The Standard Edition of the Complete Psychological Works of Sigmund Freud, Vol 12. Translated and edited by Strachey J. London, Hogarth Press, 1958, pp 145-156

Gabbard GO (ed): Sexual Exploitation in Professional Relationships. Washington, DC, American Psychiatric Press, 1989

Gabbard GO: On love and lust in erotic transference. J Am Psychoanal Assoc 42:385-403, 1994

Gabbard GO: Love and Hate in the Analytic Setting. Northvale, NJ, Jason Aronson, 1996

Gabbard GO: A reconsideration of objectivity in the analyst. Int J Psychoanal 78:15-26, 1997

Gabbard GO: Miscarriages of psychoanalytic treatment with suicidal patients. Int J Psychoanal 84:249-261, 2003
Gabbard GO: Long-Term Psychodynamic Psychotherapy: A Basic Text, 2nd Edition. Washington, DC, American Psychiatric Publishing, 2010
Gabbard GO: Histrionic personality disorder, in Gabbard's Treatments of Psychiatric Disorders, 5th Edition. Washington, DC, American Psychiatric Publishing, 2014
Gabbard GO, Hobday GS: A psychoanalytic perspective on ethics, self-deception, and the corrupt physician. Br J Psychother 28:221-234, 2012
Gabbard GO, Lester EP: Boundaries and Boundary Violations in Psychoanalysis. Washington, DC, American Psychiatric Publishing, 2003
Gabbard GO, Wilkinson SM: Management of Countertransference With Borderline Patients. Washington, DC, American Psychiatric Press, 1994
Gabbard GO, Wilkinson SM: Nominal gender and gender fluidity in the psychoanalytic situation. Gender and Psychoanalysis 1:463-481, 1996
Gorkin M: Varieties of sexualized countertransference. Psychoanal Rev 72:421-440, 1985
Gornick LK: Developing a new narrative: the woman therapist and the male patient. Psychoanalytic Psychology 3:299-325, 1986
Gutheil M, Gabbard GO: The concept of boundaries in clinical practice: theoretical and risk management dimensions. Am J Psychiatry 150:188-196, 1993
Gutierrez F, Vall G, Peri JM, et al: Personality disorder features through the life course. J Pers Disord 26:763-774, 2012
Halleck SL: Hysterical personality traits: psychological, social, and iatrogenic determinants. Arch Gen Psychiatry 16:750-757, 1967
Hamburger ME, Lilienfeld SO, Hogben M: Psychopathy, gender, and gender roles: implications for antisocial and histrionic personality disorders. J Psychother Pract Res 10:41-55, 1996
Hobday GS, Mellman L, Gabbard GO: Complex sexualized transferences when the patient is male and the therapist female. Am J Psychiatry 165:1525-1530, 2008
Hollender M: Hysterical personality. Comment on Contemporary Psychiatry 1:17-24, 1971
Horowitz MJ: The core characteristics of hysterical personality (introduction), in Hysterical Personality. Edited by Horowitz MJ. New York, Jason Aronson, 1977a, pp 3-6
Horowitz MJ: Structure and the processes of change, in Hysterical Personality. Edited by Horowitz MJ. New York, Jason Aronson, 1977b, pp 329-399
Horowitz MJ: Psychotherapy for histrionic personality disorder. J Psychother Pract Res 6:93-107, 1997
Horowitz JM: Histrionic personality disorder, in Treatments of Psychiatric Disorders, Vol 2, 3rd Edition. Edited by Gabbard GO. Washington, DC, American Psychiatric Publishing, 2001, pp 2293-2307
Isay R: Becoming Gay: The Journey to Self-Acceptance. New York, Owl Books, 2009
Kernberg OF: Borderline Conditions and Pathological Narcissism. New York, Jason Aronson, 1975
Klonsky ED, Jane JS, Turkheimer E, et al: Gender role and personality disorders. J Pers Disord 16:464-476, 2002
Kolb LC: Noyes' Modern Clinical Psychiatry, 7th Edition. Philadelphia, WB Saunders, 1968
Kumin I: Erotic horror: desire and resistance in the psychoanalytic situation. International Journal of Psychoanalytic Psychotherapy 11:3-20, 1985-1986
Lazare A: The hysterical character in psychoanalytic theory: evolution and confusion. Arch Gen psychiatry 25:131-137, 1971
Leichsenring F, Leibing E: The effectiveness of psychodynamic therapy and cognitive-behavioral therapy in the treatment of personality disorders: a meta-analysis. Am J Psychiatry 160:1233-1232, 2003
Lerner HE: The hysterical personality: a "woman's disease." Compr Psychiatry 15:157-164, 1974

Lester EP: The female analyst and the erotized transference. Int J Psychoanal 66:283-293, 1985

Lubbe T: Diagnosing a male hysteric: Don Juan-type. Int J Psychoanal 84:1043-1059, 2003

Luisada PV, Peele R, Pitard EA: The hysterical personality in men. Am J Psychiatry 131:518-521, 1974

MacKinnon RA, Michels R, Buckley PJ: The Psychiatric Interview in Clinical Practice. 2nd Edition. Washington, DC, American Psychiatric Publishing 2006

Malmquist C: Hysteria in childhood. Postgraduate Medicine 50:112-117, 1971

Marmor J: Orality in the hysterical personality. J Am Psychoanal Assoc 1:656-671, 1953

Mitchell J: Madman and Medusas. London, Penguin, 2000

Perry JC, Barron E, Ianni F: Effectiveness of psychotherapy for personality disorders. Am J Psychiatry 156:1312-1321, 1999

Person ES: The erotic transference in women and in men: differences and consequences. J Am Acad Psychoanal 13:159-180, 1985

Pope KS, Bouhoutsos JC: Sexual intimacy between therapists and patients. New York, Praeger, 1986

Riesenberg-Malcolm R: "How can we know the dancer from the dance?" Hyperbole in hysteria. Int J Psychoanal 77:679-688, 1996

Shapiro D: Neurotic Styles. New York, Basic Books, 1965

Sugarman A: The infantile personality: orality in the hysteric revisited. Int J Psychoanal 60:501-513, 1979

Torras de Bea E: A contribution to the papers on transference by Eva Lester and Marianne Goldberger and Dorothy Evans. Int J Psychoanal 68:63-67, 1987

Trull TJ, Seungmin J, Tomko RL, et al: Revised NESARC personality disorder diagnoses: gender, prevalence, and comorbidity with substance dependence disorders. J Pers Disord 24:412-426, 2010

Wallerstein RS: Diagnosis revisited (and revisited): the case of hysteria and the hysterical personality. International Journal of Psychoanalysis and Psychotherapy 8:533-547, 1980-1981

Zetzel ER: The so called good hysteric. Int J Psychoanal 49:256-260, 1968

19장

C군 인격장애
– 강박성, 회피성 및 의존성

CLUSTER C PERSONALITY DISORDERS

Obsessive-Compulsive, Avoidant, and Dependent

DSM-5(American Psychiatric Association 2013)의 C군에 속하는 강박성(obsessive-compulsive), 회피성(avoidant), 그리고 의존성(dependent) 등 세 가지의 인격장애는 이들이 공통적으로 불안이나 공포를 가장 두드러진 특징으로 나타낸다는 측면에서 함께 분류된다. 이 질환들은 자신과 타인들을 향한 고통스러운 감정들에 대한 정신내적 갈등이라는 특징도 공통적으로 가지고 있다. 정신치료 연구에서도 강박성, 회피성 및 의존성 인격장애들은 함께 연구되는 일이 많고, 세 질환 모두 역동정신치료로 호전된다는 자료가 증가하고 있다(Perry들 2014).

강박성 인격장애
Obsessive-Compulsive Personality Disorder

강박성 인격장애(OCPD, Obsessive-Compulsive Personality Disorder)는 흔한 질병이다. 2001년에서 2002년 사이에 미국에서 실시된 알코올 및 관련 상태에 대한 국립역학조사(Grant들 2004)에서 OCPD는 7.88%로 일반 인구집단에서 가장 이환율이 높은 인격장애라는 것이 밝혀졌다. 하지만 OCPD는 OCD(강박장애, Obsessive-Compulsive Disorder)와 혼동되는 일이 아주 흔하다.

강박장애 혹은 강박신경증(obsessive-compulsive neurosis)과 OCPD는 증상과 지속적인 성격 성향간의 차이로 구분된다. 제 9장에서 논의된 바와 같이 OCD를 앓고 있는 환자는 반복되는 불쾌한 생각들로 인해 고통을 당하며 이런 생각들은 제의(祭儀)적 행위를 일으킨다. 증상 발현은 자아-이질적이어서 환자는 이 증상들을 문제로 인식하여 이들이 없어지기를 바란다. 반대로 DSM-5의 OCPD는 자아-동조적 양상의 행동을 평생 지속한다(상자 19-1). 이런 성격적 경향이 환자 자신에게 괴로움을 주는 일은 거의 없으며 적응을 잘하고 있다고 스스로 생각하기도 한다. 예를 들어 실제로 강박성 인격을 가진 의사들에 대한 연구에 의하면, 이들의 성격경향이 의사로서 성공하는데 상당한 기여를 하였다고 한다(Gabbard 1985; Vaillant 등 1972). 일에 대한 고집스러운 집착은 강박성 인격에게는 전형적인 것으로 의학 이외에 세밀한 주의가 필수적인 다른 전문직종에서도 높은 성취를 이루게 한다. 그러나 일에서의 성공을 위하여 이들은 많은 대가를 치른다. 즉 이들과 중요한 관계를 맺고 사는 주변 사람들은 오히려 이들과 함께 살기가 어려워 정신과 치료를 받을 정도가 되는 일이 흔하다.

상자 19-1. 강박성 인격장애의 DSM-5 진단기준. 301.4 (F60.5)

유연성이나 개방성 및 효율성 대신, 전반에 걸친 완벽함과 완고함, 그리고 정신적 및 대인관계의 제어 등이 청년기에 시작하여 지속되며, 여러 측면에서 나타나고, 다음 중 적어도 네 가지 혹은 그 이상의 증상이 나타난다.

1. 세밀한 점들, 규칙, 명단, 순서, 기구조직 혹은 시간표에 집착하느라고 작업의 주안점을 상실하고 만다.
2. 작업의 완료를 방해할 정도의 완벽주의, 예를 들면 자신의 지나치게 엄격한 기준을 도저히 만족시킬 수 없기 때문에 계획한 일을 끝마칠 수 없다.
3. 명백한 경제적 필요가 없는데도 불구하고 여가 활동이나 친구 관계 없이 일과 생산성에 지나치게 헌신한다.
4. 도덕, 윤리, 가치의 문제에 지나치게 양심적이고 빈틈없고 완고하다. 이것이 문화적, 종교적 차이로 인한 것은 아니다.
5. 별로 정서적 가치가 없는데도 다 떨어지고 무가치한 물건들을 버리지 못한다.
6. 다른 사람들이 자신이 하는 방식을 정확하게 할 수 있을 때까지 일을 맡기거나 함께 일하는 것을 주저한다.
7. 자신이나 남에게 돈을 쓰는데 매우 인색하며, 돈이란 미래의 파산을 대비하여 모아두어야 하는 것으로 본다.
8. 엄격하고 완고하다.

출처. DSM-5. American Psychiatric Association. 2013.

DSM-5에서처럼 OCD와 OCPD의 구별이 필요하고 또 분명히 다르기는 하지만, 이들 두 진단 사이에 상당한 공통부분이 있다는 것에는 여전히 논란이 있다. 강박증상은 OCPD 환자(이하 강박환자)의 정신분석치료 중에도 일시적으로 나타난다고 보고되어 왔다(Munich 1986). 그렇지만 비역동적 경험연구를 보면 OCD 환자들에게서 다양한 형태의 인격장애가 발견되고 있다. OCD 환자의 단지 반 이하에서만 OCPD의 진단기준을 충족하였다고 한 연구도 있다(Rasmussen과 Tsuang 1986). 하지만 실상 이 환자들에게 가장 쉽게 붙일 수 있는 진단명은 회피성, 의존성 및 수동공격성이 혼합된 인격장애였다. OCD 환자 96명을 대상으로 한 Baer 들(1990)의 연구에서는 환자들 중 OCPD로 진단 받은 환자는 단 6%에 불과하였고 오히려 혼합형, 의존성 및 히스테리 인격장애가 많았다. 다른 연구들에서는 공황장애나 주요우울장애 환자들에 비하여 OCD 환자들에게서 OCPD가 의미있게 더 흔하였고(Diaferia들 1997), 강박 증상들은 다른 인격장애의 경향 보다도 OCPD의 경향과 연관되는 경우가 더 많았다(Rosen과 Tallis 1995). OCD와 인격장애들 간의 동반이환에 대한 스칸디나비아에서의 한 연구(Bejerot 들 1998)에서는 OCD 환자들의 36%가 OCPD로도 진단되고 있었다. 72명의 OCD 환자들과 이 환자들의 직계 가족 198명에 대한 대조군 연구(Samuels들 2000)에서 OCD 환자의 가족들에게 OCPD의 이환율이 비교적 높다는 것이 발견되었으며, OCPD와 OCD에는 다소 공통된 가족적 원인이 존재할 가능성이 제시되었다. 이 두 상태가 실제로 서로 관련이 있는가 하는 것이 불확실함에도 불구하고 OCPD와 OCD는 치료방법이 서로 상당히 다르기 때문에 대개는 별개로 다루어진다.

정신역동적 이해 Psychodynamic Understanding

강박환자들의 정신성적 발달에서 항문기와 연관된 성격적 특징들, 특히 완고함, 인색함, 규칙성의 개념형성에는 비교적 초기의 정신분석적 연구활동이 기여하였다(Abraham 1921/1942; Freud 1908/1959; Jones 1948; Menninger 1943). 이들은 외디푸스기의 거세불안으로부터 항문기의 비교적 안전한 상태로까지 퇴행된 결과인 것으로 생각되었다. 환자의 자아는 초자아의 처벌로부터 감정의 분리, 지식화, 반동형성, 취소 및 전치 등의 특징적 방어기제를 발동시켰을 것이다(제 2장 참조). 예를 들어 이 환자들의 강박적 규칙성은 항문 부근의 더러움과 배변에 의한 파생물에 관여하고 싶어하는 내적인 욕망에 대하여 반동형성을 작동시킨 것으로 개념지었다. 강박환자들은 공격성을 표현하기 매우 어려워하며 이는 대소변 가리기와 연관된 모성상과의 초기 힘겨루기(early power struggles)와 관련되어 있는 것으로 해석되었다. 또한 이들의 완고함은 이런 힘겨루기의 표현이라고 생각되었다.

더 최근의 연구들(Gabbard 1985; Gabbard와 Menninger 1988; Gabbard와 Newman 2005; Horowitz 1988; Josephs 1992; McCullougn와 Maltsberger 2001; Salzman 1968, 1980, 1983; Shapiro 1965)은 항문기의 변화라는 측면을 넘어서 대인관계적 요소들, 즉 자존심, 분노와 의존의 처리, 인지방식 및 일과 감정적 관계의 형평을 이루는 문제 등에 초

점을 맞추어 왔다. 강박환자들은 심각한 자기 의심 때문에 고통 받는다. 이들은 아동기에 부모로부터 충분히 가치를 인정받았고 충분히 사랑 받았다고 느끼지 못하였다. 어떤 환자들의 이런 지각은 부모상으로부터의 실질적인 냉담함이나 거리감과 관계가 있을 수도 있고, 다른 환자들의 경우는 부모로부터 인정을 받는다는 느낌을 얻기 위해 정상적인 아이들보다 더 많은 사랑과 위안을 필요로 했을 수도 있다. 이들에 대한 정신역동적 치료를 통하여 정서적으로 더 잘 해줄 수 없었던 부모에 대하여 강력한, 채워지지 않는 의존적 갈망과 축적된 분노를 가지고 있다는 것이 밝혀졌다. 의식적으로 받아들일 수 없는 분노나 의존 등이 발견되면 강박환자들은 반동형성과 감정의 격리 같은 방어기제를 사용하여 이런 감정에 대하여 방어를 한다. 많은 강박환자들은 다른 사람에 대한 의존을 부정하기 위한 역 의존적 노력(counterdependent effort)으로 자신의 독립심과 강인한 개성(rugged individualism)을 보이기 위해 엄청난 노력을 한다. 또한 이들은 모든 분노를 완벽하게 제어하려고 노력하고 심지어는 분노의 감정을 감추고 있다는 인상을 주지 않기 위하여 지나치게 경의를 표하거나 아첨을 하기도 한다.

친밀한 관계는 강박환자에게 중요한 문제이다. 친밀함은 보살핌을 받고자 하는 강력한 소망에 의해 스스로가 압도당하고 말 것이라는 가능성을 증가시키며 동시에 이러한 소망이 좌절될 가능성이 있어서 결국에는 증오감이나 원한 혹은 복수하고자 하는 욕망을 일으킨다. 친밀한 관계로부터 비롯된 이 감정들은 강박환자의 기본적인 두려움들 중 하나인, 자기조절능력을 잃고 말 것이라는 가능성을 내포하고 있기 때문에 위협이 된다. 강박환자가 자기제어를 너무 많이 한다고 주위의 의미있는 타인들이 호소하는 일이 자주 있다. 강박환자는 다른 누군가가 자신보다 더 잘 해낼 수 있을 것이라는 사실을 인정하지 않으려 하기 때문에 곤경에 처하게 되는 일도 자주 있다. 타인들을 제어하려는 이러한 욕구는 주로, 환경 내에 양육의 재원이 빈약하고 이따금 이 재원이 사라져 버리기도 한다는, 이들의 기본적 근심으로부터 발생한다. 모든 강박환자 내부 어딘가에는 사랑 받지 못하고 있다고 느끼는 어린 아이가 존재하고 있다. 가치를 부여 받지 못하고 있다는 이런 소아적 느낌과 연관되는 낮은 자존심 때문에 자신과 같이 있는 것을 다른 사람들이 원치 않을 것이라고 생각하게 된다. 이들의 무의식 안에 숨겨져 있는 강력한 파괴적 소망과 높은 공격성도 타인을 잃을 것이라는 두려움의 발생에 기여할 것이다. 이들은 자신의 파괴성때문에 다른 사람들이 밀려날 것이라는데 두려움을 느끼며, 결국 자신의 분노를 투사하여 역 공격성(counteraggression)이 유발되고 만다.

강박 환자들이 의무를 다하고, 신중하며 고분고분 하려고 노력하지만, 그럼에도 불구하고 타인들과 소원하게 될 것이라는 이들의 두려움은 종종 예정한 대로 성취되는 예언과 같이 되어 버린다. 강박 행동은 이를 당하는 사람들을 짜증나게 하고 화나게 하는 경향이 있다. 하지만 이런 행동을 하는 사람은 이들이 대인관계에서 가지는 힘의 차이에 따라 다소 다른 방식으로 받아들여 질 수 있다(Josephs 1992). 강박환자들은 부하들에게 거만하고, 지나치게 혹평을 하며, 지배적인 사람으로 비쳐지며, 상사들에게는 비위를 맞추고 아첨을 하기 때문에 거짓말을 하는 것으로 보인다. 기구한 것은, 그런 것들 때문에 강박환자들은 이들이 찾는 인정이나 사랑은 훼손되고, 타인들로부터 갈망해 온 칭찬을 얻기 위하여 스스로 고통스러울 정도로 노력하고 있지만 그런 만큼의 진가를 인정받지 못하고 있다는 만성적인 느낌을 가지고 있다.

강박성향을 가진 사람들의 또 다른 특징은 완벽성의 추구이다. 이들은 완벽함이라는 초월적 단계에 이름으로써 마침내는 어렸을 때 상실하였던 부모의 인정과 존중을 얻을 수 있을 것이라는 비밀스러운 믿음을 가지고 있는 것 같다. 이들이 어렸을 때는 단지 충분히 노력하지 않았다는 확신을 가지고 성장하는 일이 많고 성인이 되어서는 무언가를 충분히 못하고 있다고 느끼고 있다. 언제나 만족하지 못하는 것처럼 보이는 부모가 환자에게 점점 더 많은 것을 기대하는 잔혹한 초자아로서 내재화된다. 많은 강박환자들이 '일 중독자(workaholics)'가 되는 이유가 바로 자신들이 선택한 직업에서 괄목할만한 성취를 얻으려는 영웅적 노력을 통하지 않고서는 사랑과 인정을 얻을 수 없다는 무의식적 확신 때문이다. 그러나 이러한 완벽의 갈구에는 이들이 스스로 거둔 어떠한 성취에도 결코 만족하지 못한다는 모순이 들어 있다. 성취욕은 결국 즐거움에 대한 진정한 바람에 의해서가 아니라 고통을 주는 초자아로부터 벗어나려는 바람에 의해 생겨나는 것이다.

이러한 역동을 통하여 이들의 특징적인 인지형태가 생겨난다(Horowitz 1988; Shapiro 1965). 히스테리나 연극성 환자들이 신중한 사고보다도 감정에 더 큰 가치를 두는 경향을 가진 반면, 강박성향을 가진 사람에서는 정반대의 경향을 보인다. 유명한 TV 영화 'Star Trek'의 Spock씨처럼, 강박환자는 모든 면에서 전적인 합리성과 논리성을 추구한다. 이들은 제어되지 않은 감정이 나타나는 상황을 두려워하며, 모든 일에서 감정을 배제하고 기계적으로만 행동하려는 성향을 가지고 있어 주위의 사람들을 질리게 하고 만다. 게다가 이들의 사고는 단지 아주 좁은 각도 안에서만 논리적이다. 이들의 사고방식은 완고하고 독선적이라는 특징을 가지고 있다(Shapiro 1965). 이런 특징은 이들을 병들게 한 내적 자기불신과 양가감정에 대한 보상이라고 역동적으로 이해할 수 있겠다.

히스테리 환자의 인지형태와는 반대로 강박환자의 인지형태는 아주 상세한 것에 주의를 기울이지만 자발성과 융통성은 거의 없고 결국은 인상적인 군더더기에 지나지 않아 자연히 비논리적인 것으로 취급되고 만다. 강박환자는 자신의 완고한 인지형태와 주의집중 형태를 유지하기 위하여 엄청난 에너지를 소비한다. 따라서 이들이 행하는 어떠한 일들도 노력 없이 된 것은 아무것도 없다. 일련의 부적응적 믿음이 강박환자들을 따라 다닌다. 이런 것들이다(Gabbard와 Newman 2005). "무슨 일이든지 완벽하게 하는 것이 중요하다." "무슨 일을 할 때 흠이나 결함이 있다면 파국을 초래할 수도 있다." 모든 사람이 나처럼 해야 한다." "세밀하게 일을 하는 것이 극도로 중요하다." 휴가를 보낸다든지 심지어는 휴식을 취하는 것조차도 진정한 강박환자에게는 아무 매력이 없다.

비록 이들 중 많은 수가 상당한 사회적 성취를 한 사람들이지만 이들의 특징적 양상이 직업에서 성공할 수도 있는 이들의 능력에 손상을 끼치는 경우도 있다. 강박환자는 사소한 결정을 내리는데도 끝없이 망설이는 경우가 많아 결국 주변사람들을 화나게 만든다. 이들은 세밀한 부분에 빠져들어 현재 맡겨진 일의 주된 목적은 상실하고 만다. 이러한 우유부단함도 이들의 깊은 자기-불신의 감정과 역동적으로 연결되어 있다. 이들은 잘못을 저지를 것이 너무도 두려운 나머지 분명한 결정마저도 하지 못하고 만다. 또한 맡고 있는 일의 결과가 완벽하지 않을까봐 지나치게 걱정하는 것 역시 우유부단함에 영향을 주고 있을 것이다. 많은 강박환자들이 언어적 표현에서는 우수하나 저작을 할 경우 심리적으로 어려움을 겪는 이유도 이렇게 최종 결과가 완벽하지 않을 것을 걱정하기 때문이다.

강박환자의 행동에서 보이는 'driven(쫓기듯 무언가를 한다)'이라는 특징에 대하여 Shapiro(1965)는 "그 사람이 가지고 있는 흥미 이상의 무엇인가에 의하여 강요되고 유발되는 행동의 패턴"이라고 기술하였다. 이런 사람은 열중하는 것으로 보이지 않는다. 다른 말로 하면 그가 하고 있는 행동에 비해 진정한 흥미는 적어 보인다는 것이다. 이 환자들은 항상 "반드시 해야 한다."거나 "하지 않으면 안된다."고 명령을 내리는 자신의 내적 감독자에 의하여 강요 받고 있다. 역동적으로 표현하면 아무런 자율성도 없이 그저 초자아의 명령에만 따르고 있는 것이다. 이들은 자신의 행동이 타인에게 미칠 영향에는 관계없이 자신이 그렇게 하지 않으면 안된다는 식으로 행동한다.

강박환자의 비대해진 초자아는 끊임없이 완벽함을 요구한다. 이런 요구가 장시간 만족되지 못하면 우울증이 발생할 수도 있다. 강박 성격과 우울증의 역동적 연결은 치료자들에 의하여 이미 수년간 관찰되어온 사실이다. 강박환자는 특히 중년기에 우울증에 걸릴 위험성이 높다. 왜냐하면 나이를 먹어가면서 남아 있는 시간은 점점 줄어들어 가는 현실에 직면하여 어렸을 때 가졌던 이상적인 꿈들이 산산이 부숴져 버리기 때문이다. 따라서 이 시점에서 환자들은 자살에 대해 생각하게 될 수 있으며 오랫동안 자신의 직업에서 상당한 기능을 해 왔음에도 불구하고 입원치료를 하지 않으면 안될 때도 있다. 제 8장에서, 특히 치료에 저항하는 환자들로 기술된, 완벽주의적 성향을 가진 우울 환자들은 강박성 인격 특성에 의해서 그렇게 되는 경우가 많다.

제 8장에서 기술한 바와 같이, 자신이 되고자 했던 것에 미치지 못하거나 자신이 하고자 한 일을 제대로 하지 못하였다는 느낌과 우울감이 연관되곤 한다. 항상 모자란다고 자신을 판단

해 버리는 이런 완벽주의적 경향도 불안과 관련된다. 많은 강박환자들이 어떻게 하면 맡겨진 일들을 주어진 시간 안에 완벽하게 할 것인가를 반복해서 생각하면서 한밤중까지도 불안함 때문에 잠들지 못한다고 호소한다. 완벽주의는 작업의 완성에 반하여 작동하기 때문에, 환자들은 작업을 마치기 위해서는 어떤 것도 희생할 수 있다는 식으로 생각하기 시작한다.

많은 강박환자들이 자신들은 부모가 써준 대본에 따르고 있다고 믿고 있지만, 실제로는 유전적 요인들도 작용하고 있는 것이 분명하다. 미시간 주립대학 쌍둥이 등록처(Michigan State University Twin Registry)로부터 성별이 같은 젊은 여성 쌍둥이 292명을 대상으로 한 연구에서는 불안과 부적응적 완벽성 모두 0.45에서 0.66 정도의 중등도의 유전성을 가지는 것으로 나타났다(Moser등 2012). 연구자들은 이 두 측정치 사이의 연관에 일차적인 역할을 하는 것이 유전적 요인임을 주장하였다. 불안과 완벽주의라는 동일한 어려움이 강박환자들이 다른 사람들에게 업무를 맡길 때 봉착하게 되는 문제에 기여한다. 일이 마무리 지어져야 하는 방식에 대한 엄격함이 이들로 하여금 자신들만이 적절한 방법으로 일을 해 낼 수 있다는 확신을 갖게 한다. 이런 면에서 '인격장애 횡적 협력연구(Collaborative Longitudinal Personality Disorders Study, McGlashan등 2005)'에서 나타난, 엄격함이나 일을 맡길 때의 문제점이 2년동안 강박환자들에게서 가장 많이 나타나고 또 변화의 가능성이 가장 적은 진단적 증상이었다는 소견은 주목할 만한 것이다.

강박환자의 복잡한 성격 구조는 대중적(public) 자기감(sense of self), 비공개적(private) 자기감, 그리고 무의식적(unconscious) 자기감 등의 개념으로 요약될 수 있다(Josephs 1992). 이들 각각은 상사들에게 적용되는 차원과 부하들과의 관계에 연결되는 차원을 각각 가지고 있다. 예를 들어서, 상사들과의 관계에서 대중적 자기감은 진지하며 신중하고 사회적인 모든 상황에서 적절하고, 예측이 가능한, 책임감 있고 양심적인 일꾼의 모습이다. 부하들과의 관계에서의 대중적 자기감은 주의 깊게 듣고 가치 있는 되먹임을 주는, 사려 깊은 조언자이며 건설적인 비판자의 모습이다. 불행한 일은 대중적 자기감에 대한 이런 주관적인 경험이 다른 사람에 의해서 받아들여지는 것과 언제나 같지는 않다는 것이다. 실제로 다른 사람의 반응은 환자에게는 충분히 의식적이지만 타인들에게는 거의 감추어져 있는 비공개적 자기감을 갖게 한다. 강박환자들은 자주 자신이 인정받지 못하고 있고 결과적으로 받아들여지지 않고 있으며 따라서 불쾌감과 분노를 느끼게 된다는 의식을 가지고 있다. 인정받음의 결여로 인해서 이들은 자기 의심(self-doubt)으로 고통을 당하게 된다. 이런 불확실성은 높은 자리에 있는 사람들에 의해서 보호되어야 한다. 왜냐하면 강박환자들은 자신들이 이러한 자기의심적 측면을 가지고 있음이 노출된 것과 관련하여 심한 굴욕감과 창피함을 느끼게 될까 봐 두려워하기 때문이다. 이들은 종종 타인들이 자신을 약하고 애처로운 사람으로 볼 것이라고 확신한다. 비공개적 자기감의 이러한 측면과 나란히 존재하는 것이 아랫사람들과 비교하여 도덕적으로 우월하다는 것에 대한 철저한 신념이다. 강박환자들은 자신의 가학성과 공격성에 대하여 잘 방어하고 있기 때문에, 이들은 남을 경멸하는 사람으로 비쳐지기를 원하지 않는다. 그래서 이들은 잘난 체하고, 거드름 피우며, 지나치게 비판적으로 보이는 것을 피하기 위해서 비공개적 자기감의 이런 측면을 숨기려고 시도한다. 그렇게 해서 이들은 자신들이 부하들에게 얼마나 신중하며 자제하는 사람인지에 대하여 스스로 자랑스럽게 느끼게 된다.

무의식적 자기감의 두 가지 차원은 상사들과의 관계에서는 피학적 아첨꾼(obsequious masochist)의 모습이며, 부하들과의 관계에서는 가학적 지배자(controlling sadist)의 모습으로 요약될 수 있다(Josephs 1992). 자신의 통제에 따르지 않는 사람들에게 고통을 가하려는 가학적이고 비열한 무의식적인 소망은 강박환자들에게 전혀 받아들여질 수 없기 때문에 이들은 억압되지 않으면 안된다. 그래서 선택되는 다른 방식은 높은 도덕적 기준과 타협을 하는 것이다. 다른 한편, 높은 사람들과의 관계에서는, 이 환자들은 순종하고 사랑을 갈구하는 과정에서 발생되는 굴욕감을 두려워하며, 따라서 지나치게 가혹한 도덕적 기준에 스스로 피학적으로 순종하며, 이러한 기대에 맞추어 살지 못하는 스스로를 괴롭힌다. 이런 자기-학대는, 그들이 두려워하는 것들, 주로 타인들에 의해 통제 당하고 지배되며 학대 받음으로써 갖게 되는 굴욕감으로부터 스스로를 보호한다. 상사들에게 주는 무의식적인 메시지는 "당신이 나를 비난하거나 공격할 필요가 없다. 왜냐하면 내가 이미 나 자신을 가혹하게 괴롭히고 있는 것을 당신이 알 수 있기 때문이다."라는 것이다.

정신치료적 고려 Psychotherapeutic Considerations

OCPD는 표현을 강조한 치료에 의해 상당한 호전을 보이는 경우가 많다(Gabbard와 Newman 2005; Gunderson 1988; Horowitz 1988; McCullough와 Maltsberger 2001; Munich 1986; Salzman 1980). Winston들(1994)은 평균 40.3회의 역동치료를 받은 C군 인격장애 환자 25명에 대한 대조군 실험을 기술하였다. 많은 환자들이 더 긴 치료기간을 필요로 하였지만, 대상 환자들은 대기목록의 대조군 환자들에 비해 모든 측정 영역에서 의미있는 호전을 보였다. 치료 완결 후 평균 1.5년의 추적조사에서도 효과가 지속되고 있었다. 연구 자료들은 치료가 종료된 후에도 지속적인 호전이 있을 수 있음을 시사하고 있다. 제 4장에서도 기술한 바와 같이, Svartberg들(2004)은 C군 인격장애 환자들을 일주일에 한 번씩 40회의 치료시간을 갖는 역동치료나 인지치료에 무작위로 배치하였다. 환자군 전체가 치료를 받는 동안 뿐만 아니라 치료를 받은 후 2년간의 추적 조사 기간 중에도 모든 치료에서 통계적으로 의미있는 호전을 보이고 있었다. 치료가 끝난 후 증상에 의한 고통의 의미있는 변화는 역동정신치료를 받은 집단에서는 나타났으나 인지치료를 받은 집단에서는 그렇지 않았다. 치료가 끝난 후 2년이 경과하였을 때 역동치료를 받은 환자의 54%에서, 그리고 인지치료를 받은 환자는 42%에서 증상의 회복이 일어난 반면, 두 집단 모두에서 거의 40%의 환자들이 대인관계의 문제나 인격적 기능의 측면에서 회복을 나타내었다. 치료 기간 중 핵심적인 인격 병리는 거의 호전되지 않은 반면, 환자의 35~38%에서 2년 후 호전을 보였다. 따라서 이들 치료에는 연장방출효과(extended release effect)가 있었으며 이는 많은 환자들이 치료가 종료된 후에도 치료적인 대화를 내재화하고 있고 또 이를 계속해서 사용하고 있음을 의미하는 것이다.

강박환자의 정신치료에서 공통적으로 만나게 되는 여러 가지 저항을 고려해 볼 때, 먼저 역동정신치료가 이들에게 어떤 의미를 줄 것인가에 공감하여야 한다. 무의식에 대한 생각 자체가 이들이 스스로를 통제하고 있다는 느낌을 위협한다. 우리는 무의식적으로는 통제되고 있으나 의식적으로는 혼란에 빠져있다는 것을 정신역동적 이론으로부터 배웠다. 그렇기 때문에 전형적인 강박환자는 역동치료의 기본 전제를 받아들이지 않을 것이다. 위협받고 있다는 느낌을 처리하기 위해 강박환자는 치료자가 가지고 있는 병에 대한 인식 모두를 "새로운 것이 아무 것도 없다."는 식으로 평가절하할 수도 있다. 환자가 알지 못하였던 것에 대해 치료자가 말하려 할 때 환자는 처음에는 망설이게 된다(Salzman 1980). 저항은 이들이 정신치료 과정에서 보이는 전형적인 방어기제라고 이해할 수 있다. 감정의 격리, 지식화, 취소, 반동형성, 전치 등이 방어에 속한다. 감정의 격리는 치료자를 향한 어떤 감정들, 특히 의존심이나 분노를 인식하지 못하게 되는 것을 의미한다. 과거나 현재상황에서 얻어진 실제적인 정보에 대해서는 긴 시간 장황하게 이야기할 수 있지만 사건 자체에 대한 자신의 감정은 드러내지 않는다. 치료자가 긴 휴가여행으로부터 돌아왔을 때 강박환자는 이별에 대한 어떠한 감정적 반응도 쉽게 표현하지 않으려 한다. 만일 반동형성이 주된 방어라면 환자는 아마도 "그런게 아니어요. 제가 그것 때문에 화가 나지는 않았어요. 저는 단지 선생님이 좋은 시간을 보내셨고 기분전환을 하시기를 바랬어요."라는 식으로 반응할 것이다. 자기의 대중적, 비공개적, 그리고 무의식적 표현의 차이를 사용하면, 주된 저항은 공개적으로는 자기를 성실하고 양심적인 것으로 표현하는 것 뒤에 비공개적 자기감을 숨기려고 시도하는 것으로 볼 수 있다(Josephs 1992).

강력한 감정의 위협에 대해서도 강박환자는 자신의 진정한 기분을 감추기 위하여 연기 장막(smoke-screen)을 치듯이 강박적으로 두서없이 중얼거리는 식으로 반응하기도 한다. 더 분명히 표현하자면 마치 마취가스로 타인을 잠들게 해 버리려는 것과 같다. 환자가 원래의 관점에서 점점 더 멀리 벗어나 방황하게 되면 치료자도 환자의 연상과 연결된 본래의 궤도를 잃어버리고 환자를 놓치기 시작할 수도 있다. 환자는 생각하는 것이 행동하는 것만큼 강력한 힘을 가지고 있다는 경험을 가지고 있기 때문에, 이미 말로 표현된 것일지라도 취소해야 할 필요를 느낄 수도 있다.

> 지난 주말 부모님을 방문했을 때 아버지 때문에 화가 좀 났어요. 아니 화가 났었다고 말하려는 것은 아니었고 사실은 아버지를 향해 분노를 느꼈다는 뜻이에요. 무슨 말이냐 하면 아버지는 그냥 앉아서 TV를 보고 있었는데 나와의 대화에는 흥미가 없는 것 같았어요. 어느 순간, 저는 TV를 끄고 아버지와 맞서야 되겠다는 생각이 들었어요. 그렇지만 물론 그렇게 하지는 못했어요. 실상 저는 누구에게도 무례하게 굴지 못할 거예요.

강박환자들에게 전형적인, 중얼거리는 언어양상이 정신치료에서 나타나면 언어로 표현되고 있던 사고나 소망이 무효로 되는 일이 자주 발생한다. 또한 사고가 지나치게 포괄적이기 때문에 중얼거리는 대화의 내용은 점점 그 날의 주제로부터 멀어지게 되고 지엽적인 사건들만 나열하게 된다.

많은 강박환자들이 '완전한 환자(perfect patient)'가 되려고 시도한다. 이들은 치료자가 듣기 원하는 것이 무엇인지를 생각해내고는 그것을 정확히 만들어내려고 시도하기도 하지만, 이는 어린 시절 자신이 잃어버렸다고 느끼는 사랑과 존중을 마침내는 얻어낼 수 있을 것이라는 무의식적 환상에 의한 것이다. McCullough와 Maltsberger(2001)가 지적하였듯이, "치료적 만남을 제의화(ritualize)하면서 환자는 치료자와의 사이에 울타리를 만드는 것 같다. 치료 시간에 절대로 늦지 않고, 치료비는 즉시 지불하며, 마치 상자를 꾸릴 때 겉은 좋은 것으로 꾸미는 것처럼 치료 안에서 피상적으로는 좋은 관계를 유지하면서 이런 것이 이루어진다." 자발적인 의견 발표, 이따금 치료에 늦게 도착함, 태만한 치료비 지불 등이 치료에 개입하고 있는 양쪽 모두에게 치료 과정에 대한 이해를 더 깊게 하는데 도움이 될 것임을 배우는 것은 강박환자들에게는 대단히 어려운 일이다. 분노를 표현하면 결국에는 비난을 받을 것이라고 확신하고 있기 때문에, 이들은 의식적으로는 아무런 분노도 경험하지 못할 수 있다. 그러나 실제로는 치료시간을 완전히 독점함으로써 무의식적으로 분노를 표현하고 있는 것이다. 한 강박환자가 50분간을 쉬지 않고 말을 하더니 정확히 50분이 되어서야 중단을 하였고 치료자는 한마디도 끼어 들지 못하였다. 이런 식으로 환자는 자신이 분노의 감정을 가지고 있다는 것을 인정하지 않으면서도 동시에 그 감정을 표현할 수 있었다.

다른 강박환자는 치료자와의 전이관계에서 어머니와의 권력투쟁을 재현시킴으로써 자신의 저항을 표현할 수도 있었다.

MM씨는 일주일에 두 번 정신분석치료를 받으러 오는 강박 성향의 인쇄공이다. 그는 처음에는 비교적 순종적이고 수동적인 '착한 아이' 같은 태도를 취하면서, 치료시간 중 어떠한 분노의 감정도 완벽하게 표현하지 못했었다. 그러나 그는 50분 치료시간의 거의 반 이상 말을 하지도 않고 치료비도 지불하지 않는 행동을 반복하였다. 그의 이런 행동이 치료 시간에 다루어지자, 치료자에 대한 분노는 부정하였지만, 이번에는 치료실을 떠나면서 한마디의 퇴장대사(exit line)로 자신의 화를 표현하는 패턴을 만들어 냈다. 그러던 중 치료시간 내내 자신을 계속 지켜보고 있던 치료자에게 소리를 내어 화를 내는데 실패하자 성큼 성큼 문으로 걸어가더니 "제 감기가 선생님께 옮겨가지 않았군요."라는 퇴장대사를 하면서 전에 자신의 감기가 치료자에게 옮겨갈 것이라고 걱정했던 것에 대하여 말하였다. 또 다른 날은 치료비를 지불하지 않았던 일을 직면시키자 "얼어 죽지 말아요(Don't freeze to death)!"라고 퇴장대사를 하고는 떠나버렸다. 그 바로 얼마 후 또 다른 치료시간은 "얼음 위에서 미끄러지지 말아요(Don't slip on the ice)!"라는 대사와 함께 끝났다.

치료비를 내지 않은 이유를 댄 이외에는 거의 침묵으로 일관하던 어느 치료시간이 끝날 무렵, MM씨의 가장 비범한 퇴장대사 중 하나를 들을 수 있었다. 치료자는 치료비를 내지 않는 것을 실패한 것과 그가 치료시간에 말로 표현하는데 실패한 것을 서로 연결시켰다. 한동안 말이 없던 MM씨는 시간이 다 지났다고 말했다. 진료실 출입문으로 가다가 그는 치료자에게로 돌아서서는 "어제 도서할인코너에서 선생님께 드릴 책을 한 권 살 뻔했어요. 내과의사가 쓴 '항문임상 30년'이라는 책이에요."라고 말하였다. 그러고는 급히 방을 나가 문을 세게 닫고 가버렸다. 다음 치료시간에 치료자는 선물을 하려고 했던 환자의 호의적인(benevolent) 마음에 대한 얘기로 면담을 시작하였다. 그제서야 MM씨는 치료자가 돈을 받아내려는 것과 얘기를 끌어내려는 것이 대변을 끄집어내기 위해 항문에 손가락을 집어넣는 것과 비슷하다는 느낌을 받았다고 표현할 수 있었다.

전이상황에서 MM씨는 어린 시절 자신을 억제하고 통제하였던 어머니와의 매우 양가적인 관계를 재현하고 있다. 지시를 내리면 언제 어디서든 대변을, 즉 돈이나 얘기를, 생산하도록 요구하였던 자신의 어머니로 치료자를 경험하였다. 가학적이고 불합리한 명령이라고 느낀 대상에 도전하기 위해 그는 마지막 순간까지 가지고 있다가 어느 순간 자신의 조절 하에서 이것들을 쏟아 내었다. 이렇게 하여 환자는 수동적으로 경험하였던 것을 능동적으로 변화시키려고 시도하였으며 분노에 찬 언어구사를 통하여 자신의 가학적 공격성을 분출하였던 것이다. 그러나 위의 설명에서 볼 수 있는 것처럼 환자의 성격적 방어의 하나인 반동형성이 환자의 모든 퇴장대사 안에 가장 잘 표현되고 있었다. 반동형성을 통하여 들여다 보면, 각각의 퇴장대사들은 다음과 같은 의미를 가지고 있었다. 즉, "얼음 위에서 미끄러지지 말아요!"라는 것은 "선생님이 얼음 위에서 미끄러졌으면 좋겠어요!"를 의미하는 것이고, "얼어 죽지 말아요!"라는 것은 “얼어 죽어 버려라!”를 의미하는 것이었다. 치료자를 위한 선물을 사려는 생각 속에도 치료자를 가학적이고 간섭하는, 자기 신체의 내용물을 억지로 쥐어 짜내려는 어머니와 동일선상에 놓으려는 시도가 숨겨져 있었다. 반동형성을 사용했음에도 불구하고 퇴장대사들 안에 있는 분노는 여전히 치료자를 향하고 있었다. 자신의 분노가 파괴적인 힘을 가지고 있다는 끊임없는 걱정 때문에 MM씨는 무언가 적대적인 표현을 한 후에는 즉시 떠나지 않으면 안되었던 것이다. 환자는 치료자가 자신의 적대적인 언사로 인하여 너무도 심각하게 영향을 받을 것이기 때문에 결국 치료자가 강력하고 파괴적인 방법으로 보복할 것이 두려웠다. 그래서 MM씨는 보복의 위험을 피하기 위하여 진료실을 떠날 때에만 자신의 분노를 표현할 수 있었다(Gabbard 1982).

강박환자의 이런 특징적인 저항에 대한 치료적 접근은 역전이에 대한 특별한 주의를 전제로 시작된다. 치료자는 실제적인 재료들에 대하여 웅얼거리고 기계적으로 표현하는 것을 중지시키고 싶어질 것이다. 치료자는 분노나 화난 감정을 해석이 필요한 중요한 부분으로 경험하지 않고 환자와 마찬가지로 오히려 그 감정을 분리시키기 시작할 것이다. 예를 들면, 치료자가 대화 내용에 대하여 권태로움과 거리감을 느끼기 시작할 때는, “당신이 이런 실제적인 사실들에 대하여 말하면서 감정적으로는 내게서 거리를 두려고 하는 것은 아닙니까?”라고 환자에게 묻는 것이 유용할 수도 있다. 다른 역전이적 함정은 치료자가 자신의 강박적 성향 때문에 환자의 병적 측면들에 대하여 과소평가하는 것이다. 의과대학을 졸업하고 정신과 전공의 수련을 통과하기 위해서는 고도의 강박적인 성향이 필요하였을 것이고(Gabbard 1985) 따라서 치료자도 자신의 이런 강박성향이 환자와의 관계에 얼마나 부정적인 영향을 미치는지를 간과하는 경향도 있을 것이다. 환자의 상황이 치료자 자신의 개인적 인간관계와 유사한 경향을 띠고 있기 때문에, 강박 성향이 인간관계에서 어떠한 결과를 초래하는지를 알게 되는 것이 치료자로서는 불편할 수도 있다.

강박적 성격구조를 가진 환자들에 대한 정신치료에서 효과적인 전략의 하나는 감정상태를 면밀히 조사하기 위하여 언어를 이용한 연기 장막(smoke screen of words)을 통과하는 것이다. 다음의 증례에서처럼, 치료 과정이 감정을 피하기 위하여 실제적인 사실들을 찾아내려고 하는 환자의 시도를 무산시킬 수 있다:

NN씨는 자신의 학위논문을 완성할 수 없다는 것을 주소로 정신치료를 받으러 내원한 29세의 졸업반 학생이었다. 치료자는 환자보다 조금 어린 정신과 전공의였다. 첫 몇 번의 치료에서 환자는 실제적인 사실들을 확실히 하려고 시도함으로써 치료자의 연령에 대한 자신의 염려를 표현하였다.

NN : 선생님은 모든 훈련을 마칠 만큼 충분히 나이가 들어 보이지는 않는군요. 저하고 나이가 비슷하실 것 같은데, 맞습니까?

치료자 : 그렇습니다. 당신과 거의 같아요.

NN : 물론 이미 정신치료 분야에 상당한 훈련을 받으셨으리라고 생각되는데, 그렇지 않습니까?

치료자 : 그래요, 맞습니다.

NN : 정신과 전공의는 몇 년이나 해야 합니까?

치료자 : 4년이지요.

NN : 선생님은 몇 년차 전공의인가요?

치료자 : 3년차입니다.

NN : 지도감독을 받으시나요?

이 시점에서 전공의는 이런 질의응답을 통하여 환자가 감정을 회피하고 있다는 것을 알게 되었다. 환자가 물어오는 모든 실제적 질문에 단순히 대답만 하는 대신에 치료자는 이러한 과정 자체에 접근해 보기로 하였다

치료자 : 저의 수련에 관한 여러 가지 실제적 사실들을 확실히 하는 것이, 당신과 나이가 비슷하고 수련 중에 있는 치료자를 만나고 있는 당신의 감정에 접근하는 방법은 아닌 것 같군요. 혹시 전공의에게 맡겨지게 되어서 화가 나거나 무시당했다고 느껴지는 것은 아닌지 궁금하군요.

환자가 자신에게 어떤 감정이 떠오르고 있다는 것을 부인하고 있을 때라도 치료자는 이 감정에 어떻게 적극적으로 접근하여야 하는가를 위의 증례는 설명하고 있다. 또 강박환자들은 개인력 상의 무관한 사건들에 대하여 장황하게 설명함으로써 전이 감정들로부터 도망하려고 할 것이다. 치료자는 '지금-여기서'라는 전이 상황으로 환자를 되돌아오게 하여야 하며 현재의 상황에서 진행된 무엇이 환자로 하여금 과거에서 피난처를 찾게 하였는지를 확실히 하려고 시도하여야 한다(Salzman 1980, 1983). 환자가 본래 치료에 오게 된, 치료와 연관된 확실한 주제와 치료의 목적을 언제나 마음 속에 상기함으로써, 치료자는 치료과정에서의 중요한 문제점들을 지속적으로 봐 나갈 수 있을 것이다(Salzman 1980, 1983). 환자가 별 관계가 없을 듯한 사소한 것들에 대하여 끝없이 집착하고 있을 때 치료자는 집착을 끊어주고 환자를 중심주제나 문제점으로 되돌아오게 해 줌으로써 치료를 시작할 수 있다. 이런 문제를 다룰 때에는 집단정신치료가 효과적일 때가 많다. 왜냐하면 환자는 치료자로부터의 되먹임에는 힘겨루기로

대항할 수 있으나 동료들로부터의 되먹임은 잘 받아들이기 때문이다.

감정을 둘러싼 갈등들이 OCPD의 역동정신치료의 핵심이다. 분노를 넘어서는 죄책감, 울음에 따른 당황함(embarrassment about crying), 친밀함과 관련된 고통과 불안(pain and anxiety over intimacy), 단점에 대한 수치심(shame about shortcomings)들이 그것들이다. 감정 공포증(affect phobia)에의 집중이 OCPD 그리고 다른 C군 인격장애들에 대한 체계적인 접근방법이 되어 왔다(Swartberg와 McCullough 2010; Towne들 2012). 이렇게 하는 주된 목적은, 무의식적으로 갈등을 일으키는 감정들을 회피하는 일정한 방식들을 찾아내고, 노출과 탈감작을 통해서 감정을 재구성하여 자신의 방어들을 재구성하는 것이다. 아울러 자기 이미지와 연관된 창피함도 감소시키고, 기대도 낮추고 긍정적인 감정에의 노출을 격려함으로써 자기와 타인에 대한 적응적인 감각을 만드는 것도 방어 재구성에 기여할 것이다. 치료자는 언어적으로든 비언어적으로든 환자의 감정을 잘 따라가면서 감정에 반하여 결집된 방어들에 주의하고, 이들이 나타나면 이를 지적하여야 한다. 이 접근방법에서는 환자들에게 추상적으로만 이 감정들에 대해서 단지 말해 보도록 하는 것 보다는 환자가 지금 여기서 그 감정들을 경험하도록 돕는 것 또한 반드시 필요하다. 면밀한 연구를 통하여 감정 공포증을 다루는데 가장 도움이 되는 것이 치료자 전략의 종류였음이 명백해졌다(Town들 2012). 질문을 많이 하고 정보를 제공함으로써 자기를 많이 드러내는 치료자에 비해서, 직면, 명료화, 지지를 사용하는 치료자가 더 높은 수준의 직접적인 감정을 유발할 수 있었다. 이처럼 잘 만들어진 자료는 단기 역동정신치료를 한 여섯 명의 증례들과의 치료시간을 녹화하여 그것을 몇 시간에 걸쳐서 다시 보면서 연구한 결과로 나온 것이다. 감정을 적나라하게 표현하고, 이 감정들에 대하여 방어하도록 압력 행사를 시도한 직면요법을 통하여 가장 높은 수준의 직접적인 감정 경험을 할 수 있었다.

환자의 성격적 방어를 직면하고 해석하며, 환자들이 이러한 방어들 뒤에 있는 감정들을 표현하도록 돕는 것에 더하여, 정신치료나 정신분석의 또 다른 전반적인 목적은 엄격한 초자아의 태도를 부드럽게 변화시키는 것이다. 단순하게 말하면 환자가 자신이 인간이라는 사실을 받아들여야 한다는 것이다. 환자는 분노, 증오, 탐욕, 의존 등의 감정을 초월하려는 자신의 소망이 처음부터 실패하게끔 되어 있다는 것을 받아들이지 않으면 안된다. 이런 감정들이 결국에는 인간적인 측면들로서 받아들여져야 하며 따라서 억압하고 부정하고 억제하거나 다른 사람에게 속한 것이라고 생각하여 거부해 버리기보다는 오히려 자신의 경험의 일부분으로서 통합해야 한다. 초자아를 보다 더 부드럽게 만든다는 목표를 달성하는데 있어 단순히 안심시키는 방법은 거의 사용되지 않는다. "당신은 당신이 생각하는 것만큼 그렇게까지 나쁘지는 않아요."라거나, "당신은 자기자신에게 너무 심하게 하는군요."라고 하는 것은 환자에게는 빈말로

만 들릴 것이다.

초자아의 변화는 어느 정도 시간이 흐르고 치료자가 안정된 중립성을 유지하면서, 의존성, 공격성, 성성(sexuality) 등에 대한 환자의 갈등을 세밀하게 해석해 줄 때 생겨날 수 있다. 초자아, 자아 그리고 이드로부터 일정한 거리를 유지하고 환자를 비난하지 않음으로써, 치료자는 환자의 과거 관계에서 만들어진 틀에 의하여 이루어진 치료자에 대한 지각의 왜곡을 알게 되도록 도와준다. 환자는 계속해서 치료자를 비판적이고 꼬치꼬치 캐기를 좋아하는 사람으로 보려고 하겠지만 치료자는 환자 자신이 치료자에 대한 비판적인 태도를 유지하려 하고 있다는 것을 인식하도록 도와줄 수 있다.

다른 사람들이 자신만큼 비판적인 것은 아니라는 사실을 환자가 이해하기 시작함에 따라 이들의 자존심도 따라서 증가된다. 다른 사람들은 애초부터 환자가 생각해 왔던 것보다 훨씬 더 환자를 잘 받아들여 왔다는 것을 알게 된다. 치료자가 환자를 있는 그대로 받아들여주고 있다는 것을 경험하게 되면서 환자 스스로도 자신을 잘 받아들일 수 있게 된다. 공격성과 의존성에 대한 갈등이 아동기의 상황들로부터 비롯되었다는 것을 알게 되면, 환자는 이러한 감정들을 더 잘 극복하게 되고 이것들이 인간적 측면의 한 부분이라는 것을 받아들일 수 있게 된다. 이렇게 되면 치료자는 환자가 이전에 자주 자신에 대해 가졌던 비현실적인 기대에 반복해서 직면시킬 수 있게 되는 것이다. 예를 들면, 한 치료시간에 환자는 크리스마스 파티에 가족들이 모였을 때 자신의 형에게 경쟁의식을 느꼈던 것에 대하여 스스로를 비난하고 있었다. 치료자는 "당신은 마치 당신이 형에 대한 모든 경쟁의식을 초월하여야 하고 그렇게 하지 못한다면 자신이 실패한 인간이 되리라고 믿는 것처럼 보이는군요."라고 지적하였다.

대부분의 다른 질환 환자들의 정신치료에서와 마찬가지로 내용들보다 저항이 먼저 해석되어야 한다. 하지만 환자의 방어를 존중하지 않는다면 무분별하거나 섣부른 해석을 하기 쉽다. 치료자가 짜증나고 화가 나 있는 상태에서 환자의 비공개적인 혹은 무의식적인 자기감을 해석하면, 환자가 스스로에 대하여 심하게 부끄럽고 굴욕적으로 느끼게 될 수 있다. 치료자가 역전이적 분노를 참아낼 수 있다면, 환자는 자신의 비공개적 의심이나 불확실성, 그리고 타인에게는 감추어진 수치심을 스스로 표현하기 시작할 것이다. 방어양상이 자신의 분노와 명백히 관련이 있는지 환자가 알기도 전에 반동형성 등 분노에 대한 방어를 다루지 않으면 안될 때도 있다. 예를 들면, 치료자는 다음과 같이 해석해 주어야만 할 것이다. 즉 "내가 휴가를 간다고 할 때마다 당신은 아무 문제가 없다고 했다는 것을 알았습니다. 그런 반응을 보인 것이 받아들여질 수 없다고 생각한 다른 감정을 감추기 위한 것은 아니었는지 궁금하군요."라고 하는 것이다. 강박환자가 마침내 치료자를 향한 왜곡되지 않은 분노를 경험하고 이를 표현하게 되었을 때, 그는 이 분노가 자신이 생각해 왔던 것만큼 파괴적이지는 않다는 것을 알게 된다. 치료자는 일주일이 지나도 변치 않고 그 자리에 존재하며, 분노를 표현하여도 결코 상처받지 않는 지속적이고 굳건한 인물인 것이다. 또한 환자는 자신도 분노에 의하여 파괴적인 괴물로 탈바꿈하지는 않는다는 것을 발견하게 된다.

강박환자들은 "생각의 죄(thought crimes)"로 인해서 고통 받는 경향이 있다. 이 환자의 무의식 속에서는 화가 나는 생각을 하는 것과 실제로 얼굴을 한 차례 치는 것과 거의 차이가 없다. 역동치료나 정신분석을 통해서 초자아의 변화를 일으킴으로써, 적대적인 충동이나 감정 혹은 생각이 이를 행동화하는 것과 동일하지 않다는 것을 받아들이도록 돕는다. 결국 환자는 생각이나 감정이 파괴적인 행동과 동일한 정도의 도덕적 기준을 갖는 대상이 아니라는 사실을 배우게 된다. 자신의 내적 생활을 인정함으로써 불안 또한 감소하게 되는 것이다.

강박환자에게는 분노나 의존과 마찬가지로 성적인 느낌들도 받아들여질 수 없을 때가 많다. 다시 말하지만 전이라는 것은, 환자가 치료자를 만날 때 치료자를 자신의 아동기에 자신의 성을 인정하지 않았던 부모로 보는, 즉 아동기적 상황을 재현하는 것을 말한다. 치료자는 관심을 가지면서도 동시에 비난을 동반한 불인정의 위치를 피함으로써 환자들이 결국은 이러한 금지가 외적인 것이 아니라 내적인 것이었음을 알 수 있게 한다. 치료자의 탓으로 돌려진 거세위협이나 사랑의 상실에 대한 위협은 환자가 자신의 내부로부터 발산하는 일종의 착각과 같은 것이라고 이해될 수 있다.

강박환자들과 치료 작업을 하는데 있어서 유용한 전략 중의 하나는 강박사고가 상실에 대한 방어로 사용되는 방식을 적극적으로 조사하는데 도움이 되는 것들을 목록으로 만드는 것이다(Cooper 2000). 여러 대안들을 여러 번 생각함으로써 아무런 결정을 내리지 못하고 무력하게 되어 버림으로써 환자들은 무언가를 포기하는 것을 피할 수 있게 된다. 환자들은 대안들이 끝도 없이 있다고 생각함으로써 모든 가능성들이 다 가능하다고 생각한다. 이런 환상은 환자와 함께 적극적으로 조사해 볼 수 있고 환자들은 그들이 바라는 모든 것을 가질 수 없다는 것 때문에 애석해 함으로써 도움을 받을 수 있게 된다. 많은 강박환자들에게는 우울 관련 주제가 바닥에 깔려 있다. 따라서 이들에게 주요우울증의 이환율이 상대적으로 높다(Skodol들 1999).

마지막으로, OCPD로 고통 받고 있는 환자들에 대한 정신치료나 정신분석의 성공의 또 다른 열쇠는 환자들을 자기혐오에 빠지게 하는, 비공개적 자기감과 무의식적 자기감의 받아들일 수 없는 측면들과 관련된 창피함과 죄의식에 공감하는 것이다. 치료가 자신들의 가학적 충동, 순종적인 갈구함, 그리고 광범위한 불확실성 등을 다른 사람들이 알아챌 것이라는 이들의 두려움을 인정해 줄 때, 정신세계의 보다 어두운 부분들을 조사해 나갈 수 있는 수용적 환경이 만들어질 것이다.

회피성 인격장애
Avoidant Personality Disorder

논란의 여지가 많은 이 질환은 조현성 환자와는 구별되면서 사회적으로 위축된 환자 집단에 대하여 명명되었다. 제 14장에서 논의하였던 조현성 환자와는 달리 회피성 환자들은 친밀한 대인관계를 갈망하지만 동시에 이를 두려워한다. 이들은 실패하였을 때 무시 당하는 것이 두렵고 거절 당할 때의 고통이 두려워서 대인관계와 사회적 상황을 회피한다. 너무도 부끄러워하고 자기표현에 있어 드러나지 않게 행동하기 때문에 이들이 실제로는 관계를 갖고자 하는 소망을 가지고 있다는 사실조차도 잘 드러나지 않는다.

상자 19-2. 회피성 인격장애의 DSM-5 진단기준. 301.82 (F60.6)

전반에 걸친 사회적 억제, 부적절감, 그리고 부정적 평가에 대한 과민성이 청년기에 시작하여 여러 측면에서 나타나고, 다음 중 적어도 네 가지 이상의 증상이 나타난다.

1. 비난이나 비판 혹은 거절에 대한 공포 때문에 중요한 대인간의 접촉을 해야 하는 직업활동을 회피한다.
2. 자신을 좋아하고 있다는 확신이 없다면 다른 사람들의 일에 간섭하려 하지 않는다.
3. 창피를 당하거나 조롱을 받을까 두려워서 친밀한 관계 외에는 갖지 않으려 한다.
4. 사회적 상황에서 비판을 받고 거부당하는 것에 대하여 집착한다.
5. 부적절감 때문에 새로운 대인관계적 상황에서는 억제되어 있다.
6. 자기 자신을 사회적으로 어리석고 개인적으로는 매력이 없으며 다른 사람에 비해 열등하다고 여긴다.
7. 당황하게 될까 봐 개인적 위험을 감수하거나 새로운 활동에 참가하는 것을 지나치게 주저한다.

출처. DSM-5. American Psychiatric Association. 2013.

여전히 범사회공포증(generalized social phobia)과 회피성 인격장애 사이의 구분이 가능한가에 대한 논의의 여지가 남아있다. 사회공포증에 대해서는 상당한 연구가 축적되어 왔지만 회피성 인격장애에 대해서는, 특히 치료방법에 대해서는 연구가 거의 없다. 범사회공포증과 회피성 인격장애를 비교한 문헌들을 검토한 결과 나타나는 현상이나 인구학적 측면, 원인론, 경과 및 치료에 있어 이들 두 질환 사이에 실제적인 질적 차이가 있다는 증거가 거의 없다(Alden들 2002; Rettew 2000). 차이가 발견된다면 그것은 증상의 차이가 아니라 심한 정도에 관련된 것이다.

회피성 인격장애의 진단(상자 19-2)에 나타난 증상들은 다른 임상적 진단들에서도 자주 나타난다. 노르웨이의 한 연구(Torgersen들 2001)에 따르면, 가장 흔한 인격장애는 회피성 인격장애로 나타났으며 그 이환율이 5%라고 하였으나, 미국에서의 이환율은 2.36%이었다(Grant들 2004). 그러나 임상에서 이 진단을 단독으로 혹은 일차적으로 내리는 경우는 드물다(Gunderson 1988). 다른 인격장애에 추가 진단으로 붙는 경우가 가장 흔하다. 회피성 환자의 핵심인 수치심은 자기애성 환자의 한 유형과의 역동적 연결고리로 볼 수 있다. 특히 현상학적으로 보아 과민형이 그렇고 또 Kohut에 의하여 기술된 유형이 그렇다. 실제로 어떤 자료(Dickinson과 Pincus 2003)는 과민형 자기애 환자들이 타인과 관계를 맺는 것에 대하여 상당한 두려움을 가지며, 사회적 관계를 시작하고 유지하는 일에 자신감이 결여되어 있고, 나아가 대인 관계 속에서 이들의 필요가 충족되지 않았을 때 수치심이나 좌절감을 느끼는 것에 대한 두려움을 외부적으로 드러내기 때문에 회피성 인격장애로 잘못 진단될 수 있음을 시사하고 있다. 회피성 인격장애 환자와 과민형 자기애 환자 모두 타인들로부터 호감을 사고 받아들여질 필요를 가지고 있지만 NPD 환자들의 특징인 은근한 자기 과장(quiet grandiosity)이나 자격부여(entitlement)에의 필요 등은 회피성 환자들에게서는 발견되지 않는다. 나아가 과민형 자기애 환자는 되든 안되든 간에 칭찬의 대상이 되고자 한다.

정신역동적 이해 Psychodynamic Understanding

사람들은 여러 가지 이유로 부끄럼을 타고 회피적이 될 수 있다. 물려받은 기질에 기초하여 스트레스가 많은 상황을 피하려는 기질적 소인(temperament)을 가지고 있는 경우도 있으며, 이처럼 물려받은 기질은 결국은 이들의 전체적인 인격 구조를 이루는 기본이 된다(Gunderson 1988). 예를 들면, Cloninger들(1993)의 정신생물학적 모델에서 “해로운 것 피하기(harm reduction)”로 불리는 차원이 대부분의 회피성 인격장애 환자들의 공통되는 생물학적 요인일 수 있다. 몇몇 조사자료를 살펴보면, 부끄럼을 타는 경향은 유전적 소인에서 비롯되지만, 이것이 하나의 성격적 경향으로 발전하기 위해서는 특별한 환경적 경험이 요구된다(Kagan들 1988)는 것을 알 수 있다. Nachmias들(1996)은 애착의 상태가 타고난 억제의 표현을 완화시킨다는 것을 발견하였다. 생물학적인 취약성을 가지고 있어서 억제하고 부끄러움을 많이 타는 아동들은 안전한(secure) 애착 상태를 가진 경우는 그렇지 않은데, 애착이 안전하지 못한(insecure) 경우에는 낯선 사람들을 만났을 때 더 큰 자율신경계 각성을 보였다. 회피성 인격장애 증상을 가진 학생들에 대한 다른 연구(Meyer와 Carver 2000)에서는 해로운 환경적 경험들도 역할을 하는 것으로 나타났다. 이 학생들은, 고립되거나 거절되거나 혹은 해로운 아동기 사회경험에 노출되는 등, 의미있게 더 많은 부정적 아동기 기억들을 보고하였다. 부끄러움(shyness)이나 회피는 당혹감, 무시당함, 거절당함, 실패함 등에 대한 방어로 나타나는 것이다. 다른 형태의 불안에서와 같이 개개 환자에서의 이러한 불안의 원인을 충분히 이해하기 위해서는 불안의 정신역동적 의미를 조사하여야 한다. 그러나 이런 종류의 근심에 빠져있는 환자들에 대하여 정신치료나 정신분석치료를 사용하여 종종 '수치심(shame)'이 이들의 중심적인 감정경험 중의 하나라는 사실이 밝혀지는 경우가 있다.

수치심과 자기노출은 밀접하게 연관이 되어 있다. 대개의 회피성 환자는 자신의 약한 부분을 드러내 보이지 않으면 안 되는 상황을 두려워한다. 죄의식이 내적 규칙을 파괴하였을 때 처벌받을 것을 걱정하여 발생하는 반면, 수치심은 자기가 내적 기준을 충족시키지 못하기 때문에 스스로를 불충분하다고 평가하는 것과 관련이 된다. 이런 의미에서 죄의식은 구조모델에서의 초자아와 더 밀접한 관련이 있고, 반면에 수치심은 자아 이상과 더 관련이 있다(제 2장 참조).

회피성 인격장애 환자는 어떤 상황에서는 자신의 부적당함을 모든 사람에게 보이지 않을 수 없어서 이러한 사회적 상황을 피해야 한다고 느끼는 수가 많다. 이들은 자신을 약하고, 경쟁하지 못하며, 신체적이나 정신적으로 결함이 있고, 더럽고 정떨어지는 사람이며, 자신의 신체기능을 제어하지 못하고, 노출증적 성향이 있다고 인식하는 등 자기 자신의 여러 측면에 대하여 부끄러움을 느끼는 경우가 많다(Wurmser 1981).

수치심(shame)은 어원적으로 숨긴다(to hide)는 의미를 가진 동사로부터 파생된 것으로, 회피성 환자는 수치심이라는 매우 불쾌한 감정으로부터 숨고자 하는 소망 때문에 대인관계나 자신이 노출되는 상황으로부터 움츠려 드는 경우가 많다. 수치심은 단순히 아동기적 발달의 한 순간과 연결 지을 수는 없지만 여러 연령층에서 서로 다른 많은 발달 단계들에서의 경험으로부터 발생한다고 볼 수 있다(Nathanson 1987). 가장 초기에 일어나는 수치심은 생후 8개월경에 나타나는 낯선 사람에 대한 불안과 더불어 발생하는 것이 확실하다(Broucek 1982). 이는 또한 방광이나 장에 이상이 발생하였을 때 일어나는 느낌이나 그 이상 자체에 대하여 부모가 야단을 치면 이를 내재화함으로써 생겨나는 감정과 관련이 있다. 발가벗고 즐겁게 뛰어놀던 두 살 된 아이에게 엄격한 부모가 옷을 입으라고 강요하며 이러한 행동을 중지하도록 한다면 이때 수치심이 발생할 것이다(Gabbard 1983). 환자에게 문제가 되는 한 집단이나 한 사람에게 노출되면 이러한 발달 단계상의 경험 모두가 다시 재활성화 될 수 있다.

애착이론이 회피성 환자들을 이해하는데 있어 많은 것을 제공하고 있다. 회피적인 애착 양상을 가진 성인은 아동기에 부모나 양육자들로부터 전반적으로 거절당했다고 느끼면서 성장하게 되고, 성인기에 사랑하는 관계로 발달하는 것을 두려워하게 된다(Connors 1997). 이들은 종종 이들의 발달적 요구들이 지나쳤거나 부적절하였다는 느낌을 갖게 되며, 따라서 충분한 자기대상 반응을 받지 못하여 고통을 당한다(Miliora 1998).

정신치료적 고려 Psychotherapeutic Approaches

회피성 인격장애의 역동치료에 대한 경험적 연구가 제한적이기는 하지만, OCPD의 논의를 위하여 본 장의 전반부에서 언급하였던 두 개의 서로 다른 연구들 모두가 정신역동적 치료접근이 유용함을 시사하고 있다. Winston들(1994)의 대조군 연구에서, 역동치료를 받았던 C군 인격장애 환자들이 대기목록의 대조군 환자집단에 비하여 더 좋은 결과를 보였다. Svartberg들(2004)의 연구에서는 C군 환자들이 역동치료에 매우 잘 반응하며 치료가 종료된 후에도 지속적인 변화가 일어 났다고 보고하고 있다.

특별히 회피성 인격장애에 초점을 맞춘 한 연구에서는 62명의 환자를 20회기의 CBT, 20회기의 단기역동치료, 그리고 대조군으로서의 대기자 등 세 군에 배정하였다(Emmelkamp들 2006). 치료군에 속한 환자들은 불안증상, 회피행동, 회피와 의존에 관련된 핵심적 신념(core belief)의 측정치에서 통계적으로 의미있는 호전을 보였다. 그러나 6개월 추적조사에서는 회피성 인격장애의 관해율(remission rate)에서 CBT의 효과가 단기역동치료보다 우세하였다. 단기역동치료를 받은 환자들은 36%가 여전히 회피성 인격장애의 진단기준에 부합하였던 반면, CBT군은 단지 9%뿐이었다. 그럼에도 불구하고 관해율이 각각 64%와 91%인 것은 인상적인 결과이다.

회피성 인격장애 환자들에게 표현-지지정신치료에 더하여 두려움을 일으키는 상황에 스스로를 노출하도록 엄격하게 격려하는 치료를 병행한다면 최상의 반응을 얻을 수 있을 것이다(Gabbard와 Bartlett 1998; Sutherland와 Frances 1995). 두려운 상황에의 직면을 격려하는 것은 물론 노출되었을 때의 당황함과 굴욕감에 대한 공감적 인정에 연결되어야 한다. 치료가 표현-지지적이라고 한다면, 지지적 요인들이 두려운 상황으로부터 두려움을 느끼고 숨어버리는 것보다는 두려운 상황에 직면하도록 하는 공감적 격려를 내용으로 하는 반면, 표현적 요인들은 부끄러움의 기본적 원인들을 조사하고 이들이 발달 단계에서의 과거 경험들과 어떻게 연결되는지를 밝혀내는 것을 내용으로 한다는 의미를 갖는 것이다. 생물학적인 기질을 다루어주기 위해서는 paroxetine 같은 SSRI와 표현-지지정신치료를 병행하는 것이 좋다.

움츠려 들면서 방어적 자세를 취하는 경우보다는 실제로 노출이라는 상황을 맞을 때 더 많은 불안과 환상이 활성화될 것이다. 교육적 방법을 사용하여 이러한 사실을 알려줌으로써 긍정적으로 두려운 상황을 찾아보는 것이 얼마나 가치가 있는 일인지를 알 수 있게 한다. 치료자들은 환자가 공포상황들을 직면할 필요에 동의하도록 준비되어야 하지만 숙제를 내 주어서 계속 연습하게 하는데는 실패하는 일이 많다. 회피성 환자들은 자신이 받아들여지지 않고 치료자에게 비난을 받을 것이 두려워 숙제한 것을 치료시간에 가져 오는 것 자체를 두려워할 수도 있다(Newman과 Fingerhut 2005).

무언가를 밝히려는 노력은 자신이 두려워하는 것이 무엇인가를 전혀 알지 못하기 때문에 처음에는 잘 안될 것이다. 회피성 환자들은 정신과에서 상투적으로 사용되는 '거부' 등의 수단에 의지한다. 치료자는 환자가 모호한 설명을 늘어놓으면서 회피하려는 자세를 극복하고 그 이상으로 움직일 수 있도록 돕기 위하여 실제적인 상황을 보다 상세하게 찾아 주어야 한다. "어제 동료들과 함께 점심식사를 하고 있을 때 동료들이 당신에 대하여 생각한 것이 무엇이라고 상상하였습니까?"라고 물어보는 것들이다. 또한 어떤 특정한 환상도 전이의 맥락에서 밝혀질 수 있다. 회피성 환자들은 정신치료의 특성상 필요한 노출에 대하여 상당한 정도의 불안을 가지고 있는 경우가 많다. 한 환자가 자신이 말로 표현한 어떤 점에 대하여 부끄러워하고 있다면 치료자는 "당신이 지금 당황해 하는 것이 무엇인지 저와 나눌 수 있겠습니까? 당신이 방금 말한 것에 대한 저의 반응에 대하여 상상하고 있는 겁니까?"라고 물어볼 수 있겠다. 특별한 상황에 대하여 상세한 부분을 찾아나감으로써 부끄러운 감정과 인지기능이 어떻게 연관되어 있는지에 대하여 더 많은 이해를 가질 수 있을 것이다.

OO양은 24세의 간호대학 학생으로 자신의 생활에 대한 불만족과 이성과의 관계를 갖는데 있어서의 어려움, 그리고 사회적 상황에서 느끼게 되는 불안 등을 주소로 정신치료를 받게 되었다. 환자는 오래 전부터 주변에 남성이 있으면 겁이 나고 부끄러워짐을 느꼈다. 그녀가 매우 매력적이었기 때문에 평소에도 남자들이 환자에게 말을 거는 경우가 많았으나 날이 갈수록 불안은 커져서 결국 긴장을 완화시키기 위해 술을 마시지 않으면 안될 정도가 되었다. 그녀는 술을 마신 상태에서만 남성에게 자신을 열어 보일 수 있었기 때문에 알코올의존이 생길 위험이 있음을 느끼고 있다고 치료자에게 털어놓았다. 더불어 OO양은 간호대학의 동료들과 긴장을 풀고 있을 때에도 역시 똑같은 불안을 경험한다고 하였다.

이전에 수개월간 집단정신치료를 받기도 하였지만 집단에서는 혀가 굳고 수줍어하게 되는 것을 느꼈다. 잘못 말할까 두려워 거의 말을 하지 않았다. 집단치료를 빠지기 시작하면서 이제는 더 이상 참가하지 않을 것이기 때문에 결석이 문제가 되지 않는다는 식으로 합리화하였다. OO양은 여러 명에게 보다는 한 명에게 자신을 여는 것이 더 쉬울 것이라고 생각하고는 결국 개인정신치료를 받기로 결정하였던 것이다.

정신치료 세 번째 시간부터 침묵하는 시간이 많아지기 시작하였다. 몇 차례의 침묵에 참을성 있게 기다리던 치료자는 이후 몇 번의 치료시간이 더 지난 후 마침내, 환자의 침묵이 환자가 강력한 감정을 경험한 것에 대하여 말하려 할 때 일어나는 것 같다는 점을 지적하였다. 환자는 자신이 감정적이 되려 할 때 통제력을 잃을까 봐 몹시 두렵다는 점을 인정하였다. 환자의 감정표현에 대해 치료자가 어떤 반응을 보일지 걱정이 되느냐고 치료자가 물었다. 치료자가 자신을 비난할 것이고 그러면 자신이 어린애처럼 난리를 피우게 되어 부끄러울 것이 확실하게 느껴진다고 OO양은 대답하였다.

이쯤 해서 치료자는 OO양에게 이런 두려움이 자신의 과거에 있었던 유사한 경험 때문에 생기는 것인가를 물었다. 그러자 그녀는 자신이 어렸을 때 아버지가 어떻게 자신을 어린애 취급을 하였는지에 대해 장황하게 늘어놓기 시작하였다. 아버지는 누군가가 그를 비난하면 이를 받아들이지 않을뿐더러 오히려 주변의 여러 사람을 골고루 비난하고 마는 이른바 "대~단한 사람"이었다고 그녀는 말하였다. 그녀가 성적표를 집에 가져올 때마다 아버지는 소리를 지르며 "넌 어째서 A는 못 맞아 오는 거냐?"고 환자를 나무랐다. 그녀가 저녁식사 중 식탁에 우유를 엎질렀을 때에도 아버지는 "너는 왜 언니처럼 할 수 없느냐"고 호되게 나무라면서 그녀에게 욕설을 퍼부어 대었다. 환자는 매우 당황해 하면서 아버지가 자신이 여성이라는 사실을 편안하게 느끼지 못하도록 만들었노라고 하였다. 초경이 있던 날 아버지는 한 달에 한번씩 깨끗하지 못한 짓을 저지르게 될 것에 대해 변명해야 할 것이라고 놀려댔다. 환자는 엄청난 굴욕감을 느끼고는 몇 시간이고 방에서 울었던 것을 기억해 내었다. 응원단원으로 뽑혀 몹시 흥분하여 집에 돌아왔을 때 아버지는 그녀가 자만에 빠져 버릇이 없어졌다고 책망하였다. 결국 환자는 무슨 수를 써도 아버지의 기대를 채우지 못할 것이라는 강한 확신을 가지게 되었다.

치료의 어느 시점이 되어 OO양은 파티나 다른 사회적 행사에 참석하기 어렵다는 것에 대해 이야기하였다. 치료자는 이런 측면에서의 두려움이 과거의 어떤 상황과 연관이 있을 것인지에 대해 다시금 환자에게 물어보았다. OO양은 어렸을 때 어머니가 그녀에게 옷을 입히고 친구 집에 데리고 갔을 때 모든 사람들이 그녀에게 귀엽다고 한마디씩 하였던 것을 기억하였다. 그녀는 이때 자신의 본색이 드러날까 봐 몹시 당황했다고 하였다. 치료자가 그 당시의 느낌을 더 찾아보도록 요구하자 환자는 아버지로부터 지속적으로 비난만을 받았던 것과는 달리 이런 긍정적인 반응을 받을 수 있었던 것 때문에 사실은 어느 정도 노출을 기꺼워하였다는 것을 인정하였다. 치료자는 불안이 엄습해 오는 동안 다른 어떤 연상들이 있는지를 알기 위하여 초대를 받은 모임에 참석을 하도록 격려하였다.

환자가 처음으로 술에 취하지 않고도 모임에 참석하기 시작하였을 때 스스로 즐기는 것을 두려워하고 있다는 것을 그녀 스스로 알게 되었다. 그녀가 사회적 모임에서 그녀 주변에 모여드는 남성들의 찬사를 즐길 때마다 그녀는 아버지가 말했던 것처럼 자신이 자만에 빠지고 우쭐한 기분에 빠지고 있다는 확신이 들었다. 그녀는 이런 확신으로 인하여 스스로가 '나쁜 여자'라고 느끼게 되었다.

OO양의 증례는 대인관계라는 상황에서의 성공이 실패하는 것만큼이나 두려움의 대상이 될 수 있다는 것을 설명하고 있다. 남에게 노출된다는 짜릿한 느낌은 자동적으로 어린 시절 남에게 보여질 때 부모로부터 호되게 질책을 받았던 경험을 불러일으킨다. 회피성 인격장애를 앓는 많은 환자들이 자신이 시선을 끌게 되면 자기 자신에게 중독될까 봐 두려워한다. 이것이 무대공포(Stage fright)의 중심역동이다(Gabbard 1979, 1983). 무대 중앙에서 잠시라도 즐거움을 갖는 것에 대한 OO양의 두려움에 동반되는 또 다른 두려움은 그녀가 아버지를 위하여 세워놓은 높은 기대치에 스스로 미치지 못하리라는 것이다. 과도하게 높은 기대를 가진 아버지와 함께 살아왔기 때문에 이러한 기대는 내재화하였다. 환자는 마침내, 지속적으로 자신을 부끄럽게 하였던 자신의 성과 여성다움에 관하여 갈등을 느끼게 만들었던 아버지에 대하여 그토록 강한 분노가 있다는 점을 인정할 수 있게 되었다. Miller(1985)는 분노의 억제와 수치감의 경험 사이에 지속적인 관계가 있음을 지적하였다. OO양 역시 아버지에 대한 자신의 분노를 결코 자유롭게 표현할 수 없었을 뿐만 아니라 이처럼 분노라는 감정을 가졌다는 것조차 부끄럽게 느꼈다.

의존성 인격장애
Dependent Personality Disorder

의존성은 거절과 마찬가지로 정신과에 있어 상투적인 용어가 되었다. 모두가 어느 정도는 의존적이며 임상에서는 대부분 환자들이 의존이라는 감정에 대하여 어느 정도 갈등을 가지고 있을 것이다. 특히 엄격한 개인주의와 독립심을 중심으로 강력한 신화가 형성되어 있는 미국 문화에서는 '의존'이라는 단어 자체가 경멸한다는 의미를 담고 있을 때가 많다. 그렇지만 자기 심리학자들은 진정한 독립이란 가능하지도 않고 바람직하지도 않다고 주장한다(제 2장 참조). 우리들 대부분은 자신을 유지하고 자존심을 조절하기 위해 인정, 공감, 신임, 혹은 존경 등 다양한 자기대상 기능을 요구하고 있다.

DSM-5의 의존성 인격장애(DPD)는 의존심이 너무 강하여 병적인 상태에 이른 것을 의미하고 있다(상자 19-3). 이 환자들은 스스로 결정을 내릴 수 없으며 유난히 복종적이고 언제나 위안을 필요로 하고 누군가가 자신을 돌보아주지 않으면 제대로 기능을 할 수 없다.

회피성 인격장애와 마찬가지로, DPD가 일차적 혹은 단일 진단으로 사용되는 경우는 드물다. 여러 연구(Bornstein 1995; Loranger 1996; Skodol들 1996)를 통하여 DPD 환자들의 동반이환율이 높다는 것이 확인되었다. DPD와 함께 흔하게 동반되는 질환으로는 주요우울증,

양극성 장애, 불안장애들, 그리고 섭식장애 등이 있다. Skodol들(1996)은 DPD와 우울증 간에는 특별한 관련성이 없다고 하였다. DPD는 단지 여러 종류의 인격 병리를 넘어서며, 다양한 형태의 심리적 고통과 관련이 있는 일련의 부적응적 행동과 특성을 표현할 뿐이다. 실제로 대부분의 연구들이 DPD로 진단된 한 환자가 여러 다른 인격장애의 기준에 부합될 것임을 시사하고 있다. DPD로 진단된 환자의 50% 이상이 BPD의 진단을 동시에 받지만, 이들 두 진단은 관계 양상의 핵심적 측면들에 기초하여 구분될 수 있다. 유기에 대해서 경계성 환자들은 분노와 조종으로 반응하는 반면 의존성 환자들은 순종하거나 들러 붙는다(Hirschfeld들 1991). 게다가 경계성 환자들의 관계에서 보이는 강력하면서 불안정하다는 특성은 이들 DPD 환자들의 관계에서는 발견되지 않는다.

최근 노르웨이의 한 조사에서는 DPD의 이환율이 1.5%이며 여성의 이환율이 남성의 두 배에 이른다고 보고되었다(Torgerson들 2001). 하지만 이 사실이 문화적인 성적 편견과 관련되는 것으로 생각되는 바, 여성의 의존이 남성에 비하여 더 잘 받아들여지고, 또 의존의 표현도 여성들에게 더 허용적이기 때문이다.

상자 19-3. 의존성 인격장애의 DSM-5 진단기준. 301.6 (F60.7)

전반에 걸쳐 돌보아 주기를 바라는 과도한 요구와 그로 인해 굴복하고 매달리는 행동이나 이별에 대한 공포 등이 청년기에 시작하여 지속되며, 여러 측면에서 나타나고 다음 중 적어도 다섯 가지 이상의 증상이 나타난다.

1. 타인들로부터 많은 조언과 인정을 받지 않는다면 매일매일의 결정을 할 수 없다.
2. 자기 인생의 중요한 부분에 대하여 타인들이 책임DMF 질 것을 요구한다.
3. 지지나 인정을 받지 못할 것이 두려워서 타인들에게 반대를 표현하기 어렵다.
   (註. 보복에 대한 현실적인 공포는 포함하지 않음)
4. 동기나 에너지가 없어서가 아니라 판단이나 능력에 대하여 자신감이 없기 때문에 자기 스스로의 계획이나 일을 시작하는데 어려움이 있다.
5. 타인으로부터의 지지와 보호를 오랫동안 얻어내기 위하여 불쾌한 일이라도 자신이 하겠다고 자청한다.
6. 자신을 스스로 돌볼 수 없다는 공포가 너무 심하기 때문에 혼자 있을 때는 불편을 느끼거나 절망감에 빠진다.
7. 하나의 친근한 관계가 끝나면 지지와 보호를 얻기 위하여 곧바로 다른 관계를 찾는다.
8. 자기 스스로가 자신을 돌보지 않으면 안되게끔 혼자 남겨질 것이라는 두려움에 비현실적으로 집착한다.

출처. DSM-5. American Psychiatric Association. 2013.

정신역동적 이해 Psychodynamic Understanding

정신분석 초기에는 의존의 문제가 정신성적 발달 단계의 구강기에 있었던 어려움과 연결되어 있는 것으로 믿었지만, 이런 시각은 오늘날에는 널리 인정받지 못하고 있다(Gunderson 1988). 정신병리를 단계에 맞추어 설명하려는 시도에도 동일한 문제가 존재한다. 의존에 대한 부모의 강화가 발달의 모든 단계에 광범위하게 존재하였다고 보는 것이 DPD 환자의 배경이라고 생각하는 것이 더 그럴 듯하다. 한 경험적 연구(Head들 1991)에서, DPD 환자의 가족들은 다른 임상 대조군이나 건강한 대조군 집단의 가족들에 비하여 표현성은 낮았고 통제성은 높았다. 초기의 가정 환경에 대한 다른 연구(Baker들 1996)에서 DPD 환자의 가족들이 낮은 독립성과 높은 통제성을 보였다.

불안정한 애착은 DPD의 보증이라고 할 수 있으며, DPD 환자에 대한 West들(1994)의 연구는 이들에게서 이른바 그물망 같은 애착(emmeshed attachment)이 존재함을 발견하였다. 많은 환자들이 한두 가지 방법으로만 의사소통을 하는 부모에게서 성장을 하여 독립성이 위협을 받았나. 이들은 부모에 대한 충성을 유지하면 알지 못하는 가운데 보상을 받았던 것으로 보여지는데, 부모는 독립성을 향한 움직임이 있으면 이들을 거부하였던 것 같다. 대인간의 의존 또한 임상 양상에 환경적 요인들이 기여하는 것에 더하여 약간의 유전적 영향을 가지고 있는 것으로 보인다(O'Neill과 Kendler 1998). 따라서 생물학적인 기질도 전반적 양상의 원인적 요인일 것이다.

Bornstein(1993)은 의존성과 수동성이 자동적으로 동등하게 다루어져서는 안된다고 주장하였다. DPD 환자들의 중심적인 동기는 애정을 가지고 돌보며 지지하는 관계을 얻고 유지하고자 하는 것이다. 이런 목적을 달성하기 위하여 이들은 상당히 적응적인, 독단적이면서 활동적인 행동을 하기도 한다. 예를 들면, DPD 환자들은 심리검사에서 되먹임을 더 많이 요청하고, 실험실 환경에서 어려운 문제를 풀 때 도움을 조르는 일이 더 흔하며, 신체증상이 발생하였을 때 더 많이 의사를 찾는다.

타인에게 복종하면서 동시에 타인과 거리를 둔다는 것은 많은 의미를 내포하고 있다. 회피성 환자가 다중적으로 결정된 무의식적 요인들의 결과로 노출을 꺼리는 것과 똑같이, 의존성 환자는 이면에 놓여 있는 불안 때문에 누군가가 자신을 돌보아주기를 바란다. 의사는 개개의 환자에게 "독립이나 분리에 있어서 두려운 것이 과연 무엇인가?"를 물어보아야 한다. 의존하려고 매달리는 행동의 뒤에는 공격성이 숨겨져 있는 경우가 많다. 이런 행동은 동시에 표현되는 적개심에 대한 방어라는 의미에서 이를 일종의 '타협 형성'이라고 볼 수도 있다. 많은 전문가들이 직접 경험을 통하여 알 수 있다시피, 의존성 환자의 집착의 대상이 된 사람은 환자의 요구를 적대적이고 괴롭히려는 것으로 경험할 것이다.

의존적 행위는 또 과거의 외상적 경험의 재현을 피하는 한 방법일 수도 있다. 치료자는 환자와 협력하여 과거에 있었던 분리에 대한 기억과 이들의 영향을 조사해 보아야 한다.

PP씨는 29세된 기혼의 우체국 직원이다. 그는 감정부전장애를 오랫동안 앓아오면서 만성적인 불면증, 원기감소, 결정을 내리는데 있어서의 어려움 및 불안을 호소하였다. 그럼에도 불구하고 자신의 일을 성실하게 하여 돋보일 정도이었지만 더러는 기대와는 달리 자발적으로 일을 하는데 어려움이 있었다. 자살사고와 염원으로 정신과에 입원하기 전에 감독은 그가 적절하게 일을 처리하지 못하고 있다고 나무랐고 PP씨는 감독 앞에서 눈물을 쏟았다.

입원면담 동안 PP는 자신의 자살염원이 입원치료를 필요로 할 정도로 매우 위험하다는 것을 인정하면서도 입원해 있는 동안 아내가 떠나버릴 것이 몹시 걱정된다고 하였다. PP씨 부인도 자신으로부터 떨어져 있는 것을 남편이 싫어했었다고 설명하였다. 가정에서의 모든 결정을 부인에게 의존하고 있었고 부인이 없으면 제대로 기능할 수 없었다. 입원 직후 PP씨는 자기 나이 정도의 한 여성 환자에게 집착하였고 부인과의 관계에서와 마찬가지로 그 여성에게 안내자의 역할을 해 줄 것을 청하였다. 항상 그녀와 함께 식사를 하였고 활동 프로그램에 참석하지 않는 여가시간 내내 그녀와 함께 보냈다. 이 환자에게 성적인 어떤 제안도 하지 않았으며 단지 그녀와 함께 있어서 편안하게 느낀다고 하였다.

개인력 상 불안스런 의존이 평생 계속되어 왔음이 인정되었다. 환자 무언가를 해야 할 때나 다른 사람과 상의 없이 자발적으로 어떤 계획을 할 때면 언제나 상당한 불안을 경험하였다. 초등학교에 입학하였을 때 학교공포증을 앓았으며, 어머니가 그를 집으로 데리고 올 때까지 울음을 그치지 않았다고 그의 어머니는 보고하였다. 또한 10세경에는 삼촌 집에 보내어져 하룻밤을 자게 되었을 때 너무 울어서 어머니가 삼촌 집으로 되돌아가 환자를 집으로 데리고 와야 했다고 한다. 고등학교를 졸업하고 동료들 모두가 징집되었으며 환자도 남이 하는 대로 따라 하였다. 군에서 제대하고 나서 친구들은 우체국에 지원하였고 환자도 친구들을 따라 지원하였다. 그가 스스로 하는 어떠한 독립적인 행동도 아동기의 분리와 관련된 고통스러운 불안감을 재현시키는 것 같았다. 마치 자신이 자발적인 어떤 행동을 한다면 누군가로부터 유기될 것이라는 확신을 가지고 있는 것처럼 그는 행동하였다.

어머니가 병원에 있는 환자에게 전화를 걸기 시작하면서 그의 의존성과 분리불안의 근원이 명백해지기 시작하였다. 환자의 어머니는 "어떻게 네가 이처럼 우리를 떠날 수가 있니? 네 상태는 그렇게 나쁘지 않단다. 우리는 네가 우리에게 무언가를 해주기를 바라는데 네가 해 줄 수가 없다면 큰 일이 아니겠니?"라고 하며 병원에 입원하기로 한 환자의 결정에 대하여 불평을 털어놓았다. 환자는 성인이 되어서까지도 어머니의 전화 요청에 응하고 그에 따라 일주일에 한번씩은 어머니의 집에 가서 이것저것 하찮은 일을 하지 않으면 안되었다고 설명하였다. 어머니와 아버지는 서로 말을 하지 않았으며 특히 어머니는 환자를 통해서 남편과 대화를 하였다. PP는 어머니가 강력한 의사를 표현하는 환경에서 성장하였다. 특히 그녀는 감정적으로 멀어진 남편의 대역으로서 환자를 필요로 하였다. 따라서 독립은 어머니의 사랑을 잃게 만드는 공격적이고 불충스러운 행동으로 취급되었다.

정신치료적 고려 Psychotherapeutic Considerations

본 장에서 이미 지적된 바와 같이 주 1회씩 40회를 진행하는 역동치료가 C군 인격장애 환자들의 치료에 매우 효과적이라는 것을 주장한 두 개의 무작위 대조군 연구가 있었다(Svartberg들 2004; Winston들 1994). DPD 환자들 역시 다른 인격장애들에 비해서 비교적 낮은 탈락율을 보였다(Karterud들 2003; Shea들 1990). 감정공포증 모델을 사용하면서 치료자들은, 다른 사람들과 인간관계를 맺고 있다는 감각 속에 깊이 파묻혀 있는 문제들뿐만 아니라 기저에 존재하는, 타인들과의 애착감정들을 만나게 될 것이다(Svartberg와 McCullough 2010). 부모에 의한 지나친 간섭이 어려움의 원인 중의 하나로서, 이것이 소위 적대적 의존(hostile dependency)이라고 불리는, 분노와 의존의 복합감정을 만들어 낸다. 생의 이른 시기에 자립과 고립의 상태에 놓이게 된 아동들 역시 불안정한 애착과 관련된 자립에 대하여 불안을 갖게 되며, 이를 다루기 위하여 꼭 붙어서 떨어지지 않으려 하고 의존하는 방식으로 행동할 것이다. 이들을 대상으로 한 정신치료에서는 즉각적인 치료적 딜레마가 발생한다. 즉 환자가 자신의 의존성 문제를 극복하기 위해서는 먼저 치료자에 대한 의존이 생기지 않으면 안된다는 것이다. 이 딜레마는 때로 특별한 형태의 저항으로 발전할 수 있으며 환자는 치료자에 대한 의존을 좋은 결과를 얻기 위한 수단으로 보지 않고 그 자체를 하나의 목표로 보게 된다. 치료를 시작하여 일정기간이 지나면 자신이 치료에 가지고 온 문제의 성격은 잊어버리고 치료자와의 애착을 유지하는 것이 유일한 목적인 것처럼 생각하게 된다. 따라서 치료종결을 두려워하게 되고, 자신이 치료를 계속 받아야 한다는 것을 치료자에게 확신시키기 위하여 자신이 얼마나 두려워하고 있는지를 반복하여 상기시키려 할 것이다. 이때 만일 치료자가 이제 어느 정도 좋아졌다고 한다면 치료종결을 위하여 이 말을 한 것으로 생각하게 되어 오히려 나빠지게 될 것이다.

의존성 환자를 치료하는데 있어 가장 중요한 규칙 중 하나는 환자가 바라고 있다고 말하는 것이 때로는 환자가 진정으로 필요로 하는 것이 아닐 수도 있다는 점을 잊지 않는 것이다. 환자는 치료자가 자신에게 할 일을 지시하도록 이끌며, 자신이 계속 의존할 수 있도록 허락하고, 결정을 내리고 자신의 소망을 주장하는 것을 회피하는 것에 치료자가 협조하도록 유도할 것이다. 치료자는 이러한 소망들을 좌절시키고 그 대신 환자의 행동과 사고에 있어 독립성을 증진시키는 것을 편안하게 느낄 수 있어야 한다. 이렇게 좌절시킴을 통해서 치료자는 불안이 참을 만한 것이며 오히려 생산적이고 따라서 좌절과 불안을 통하여 의존성과 두려움의 근원에 접근할 수 있다는 사실을 환자에게 알려야 한다.

흔히 발생하는 또 다른 전이는 치료자를 이상화하는 것이다(Perry 2014). 환자는 모든 것을 알고 있는 사람으로 치료자를 보기 시작하면서 중요한 결정에 대한 모든 책임을 치료자에게 돌리려는 소망을 표현한다. 종종 환자들은 자신의 모든 문제의 해결이 치료자처럼 됨으로써 시작될 것이라는 환상을 갖는다. 치료자로부터 독립하여 존재하는 진실한 자기감을 발견하는 어려운 작업을 우회하고자 하는 소망은 치료가 진행되어 감에 따라 해석되고 직면되어야 한다. 환자는 자신이 치료자와 떨어져서 독립적으로는 생각할 수도 기능할 수도 없다는 것을 드러내기 위하여 치료의 목적을 훼손시키려는 시도를 하기도 한다.

한시적 역동정신치료가 이들에게 성공적인 경우가 많았다(Gunderson 1988). 정신치료의 초기에 이미 앞으로 치료자와 환자와의 관계가 12회, 16회 혹은 20회에 끝난다는 것을 앎으로써 환자들이 상실과 독립에 관한 가장 깊은 불안에 직면하지 않으면 안되게 된다. 더욱이 이 접근방법은 자신을 양육하는 사람을 끝없이 이용할 수 있다는 등의 강력한 환상을 다룰 수 있도록 환자를 도울 것이다. 장기적이고 종결에 대한 예정이 없는 치료에서 교착상태에 빠지면, 치료종결의 기한을 정함으로써 한시적 기법으로 변환하면 도움을 얻을 수 있다. 치료종결이 가까워진다는 것을 알게 되면서 잠복상태에 있던 불안이 빠르게 표면으로 떠오를 것이기 때문이다.

어떤 의존성 환자는 단기정신치료의 틀에 맞지 않을 수도 있고 또 이 치료를 기꺼이 받으려고 하지 않을 것이다. 치료를 막 시작하자마자 치료자를 잃고 말 것이라는 생각 때문에 너무도 심한 불안이 생겨난다. 이런 환자는 보다 자아강도가 약하고 분리불안이 더 크기 때문에 치료자에 대한 오랜 기간에 걸친 긍정적 의존성 전이의 발생을 필요로 한다. 그럼에도 불구하고 Wallerstein(1986)의 조사에서는 이런 지지적 전략이 상당한 치료 효과를 발휘할 수 있다는 점이 지적되었다(제 4장 참조). 어떤 환자들은 치료자와의 전이 매매(transference trade)의 한 부분으로 변화된다. 즉 이들은 치료자의 인정을 받기 위하여 자기 인생의 한 부분을 기꺼이 변화시킨다. 또 다른 환자들은 치료자가 자신을 위하여 항상 거기에 있을 것을 이미 알고 있기 때문에 언제나 변화될 수 있고 그렇게 하고 마는 일종의 무기수(無期囚)가 될 수도 있다. 이들은 종결의 위협만 없다면 치료자가 치료시간을 몇 달에 한번씩으로 줄여도 잘 지내곤 한다(Gabbard 2009).

DPD환자의 경우에 문화적 주제들이 진단적 이해를 돕고 치료 계획을 세우는데 중요한 요인이 될 수 있다. 어떤 문화에서는 의존이 당연한 요구일 뿐만 아니라 그 가정의 고령자들에 대한 일종의 충성의 표현으로 장려되기도 한다. 가족 구성원들이 자문을 하는 장소에 환자와 함께 동행하였을 때 의존에 대한 가족의 시각이나 문화적 시각을 더 폭넓게 이해하고 이것을 치료에 끌어들이는 기회가 될 수 있다. 환자의 자발성 증가가 그 가정에 일종의 위협으로 경험될 때는 보조적 치료의 일환으로 가족치료를 고려해 보아야 한다(Perry 2005).

흔히 DPD 환자는 치료자에게 의존적 갈등에 관계된 역전이 문제들을 일으키곤 한다. 대개의 내과의사, 특히 정신과의사는 자기 스스로의 의존성 때문에 갈등을 느낄 수 있다(Gabbard 1985; Gabbard와 Menninger 1988; Vaillant들 1972). 정신치료자들은 의존성 환자를 향하여 역전이적 경멸을 하거나 모욕을 하지는 않는지 항상 주의하지 않으면 안 된다. 환자가 바라는 것은 치료자가 무의식적으로 바라는 것과 공명하는 것이고 따라서 치료자의 입장에서는 환자의 이러한 의존성 소망과의 공감적 조율이 갑작스럽게 불편해 질 수 있다. 따라서 치료자가 환자의 이러한 갈망을 받아들이지 않고 있다면 이것은 치료자 자신의 갈망을 거부하고 있는 것일 수도 있다. 환자가 자신을 이상화하는 것을 즐기는 것이 또 다른 역전이적 어려움이며, 이로 인해서 환자가 진정한 변화를 갖지 못하는 것에 대하여 오히려 치료자가 직면을 회피하게 된다(Perry 2014). 또한, 특히 환자가 계속해서 학대적 관계를 지속시키고 이런 관계가 파괴적인 것이라는 치료자의 경고를 받아들이지 않는다면, 치료자들은 지나치게 권위적이거나 명령적이 될 수도 있다.

역동성신치료의 근본적 원리는 강제하지 않는다는 것, 즉 누구도 다른 사람에게 무엇을 하도록 강요할 수 없다는 것이다. 따라서 치료자는 자신이 환자를 성장하게 하거나 환자의 가족으로부터 환자를 분리시키려고 노력하는데 있어서 환자보다 더 열심히 작업하고 있다는 역전이적 위치에 서는 것을 피해야 한다. 환자와 가족은 그들을 떨어지게 하려는 치료자의 모든 노력을 이겨내고 함께 살고자 하는데는 아마도 어떤 이유들이 존재할 것이다. 환자가 집에서 떠나게 만들려고 노력하는 위치에서 물러서서 그 대신 가족들이 이 상황을 보도록 할 방법에 초점을 맞추는 것이 의외로 효과가 있다. 다시 말해서, 치료자는 가족과 환자에게 "환자가 계속해서 가족들과 함께 살 수도 있다는 가능성에 대해서 어떻게 생각하시나요?"라고 물어볼 수 있다. 그렇게 해서 치료자는 환자를 가족체계로부터 떼어 놓으려고 한다는 드러난 모습에서 벗어날 수 있다. 또한 이렇게 하는 것은 실제로 가족과 환자가 원하는 것이 무엇이고, 또 변화가 일어났을 때 무엇이 두려운지에 대해서 환자와 가족이 스스로 들여다 보는 것을 더 쉽게 해준다. 오늘날 치료자들은 불안으로 가득 찬 가족체계 속에 안주하고 있는 젊은이들을 떠나 보내는 것에 실패한 예들을 흔하게 보고 있다. 이 공포를 철저하게 조사하는 것이 의존성 환자들에 대한 최상의 그리고 가장 무비판적인 접근방법일 것이다.

기타 인격장애들

Personality Disorder Not Otherwise Specified

이상으로 DSM-5 인격장애의 진단에 맞추어 고찰을 끝내면서 어느 한가지 진단에도 맞지 않는 환자가 있다는 점을 인정할 수 있다. 한가지 이상의 DSM-5 인격장애 진단 범주에 속하는 증상이나 경향을 보이는 환자들이 흔하다. DSM-5에서는 치료자들이 이런 상황에 대해서 두 가지 선택을 할 수 있다. Other Specified Personality Disorders는 이러저러한 이유로 환자가 표현한 증상들이 특정한 인격장애의 범주에 맞지 않는다는 뜻을 치료자가 전하고자 하는 상황에서 사용될 수 있다.

다른 범주는 Unspecified Personality Disorder인데, 임상적으로 의미있는 고통을 주는 증상들이나 사회적 직업적 기능에 손상이 존재하지만 어떤 DSM-5 진단에도 부합되지 않을 때 사용된다. 이 진단범주는 치료자가 그 진단기준이 다른 어떤 인격장애와도 맞지 않는 이유를 분명히 하기를 선택하지 않은 상황에서 사용된다. 이 진단범주는 더 많은 정보가 필요한 상황을 포함한다.

단일 진단범주에 맞지 않는 인격 특징에 대한 이런 논의는 이 책을 끝내는 시점에 좋은 자료인 셈이다. 역동치료자는 환자의 독특함과 개성에 의해서 끌린다. 실제로 역동치료자들은 환자들이 어떻게 비슷한가 보다는 환자들이 서로 어떻게 다른가에 더 흥미를 가지고 있다. 이 원리는 인격장애의 상황에서 가장 적절한 연관이 있다. 하지만 '역동치료자는 진단 자체보다도, 언제나 사람과 질병 모두를 치료하는 것이며, 따라서 그 사람이 질병에 늘 영향을 주고 있을 것이라는 사실을 잊어서는 안된다.'

참고 문헌

References

Abraham K: Contributions to the theory of the anal character (1921), in Selected Papers of Karl Abraham, M. D. London, Hogarth Press, 1942, pp 370-392

Alden LE, Laposa JM, Taylor CT, et al: Avoidant personality disorder: current status and future directions. J Pers Disord 16:1-29, 2002

American Psychiatric Association: Diagnostic and Statistical Manual of Mental Disorders, 5th Edition. Washington, DC, American Psychiatric Association, 2013

Baer L, Jenike MA, Ricciardi JN, et al: Standardized assessment of personality disorders in obsessive-compulsive disorder. Arch Gen Psychiatry 47:826-830, 1990

Baker JD, Capron EW, Azorlosa J: Family environment characteristics of persons with histrionic and dependent personality disorders. J Personal Disord 10:81-87, 1996

Bejerot S, Ekselius L, von Konorring L: Comorbidity between obsessive-compulsive disorder (OCS) and personality disorders. Acta Psychiatr Scand 97:398-402, 1998

Bornstein RF: The Dependent Personality. New York, Guilford, 1993

Bornstein RF: Comorbidity of dependent personality disorder and other psychological disorders: an integrative review. J Pers Disord 9:286-303, 1995

Broucek FJ: Shame and its relationship to early narcissistic developments. Int J Psychoanal 63:369 -378, 1982

Cloninger CR, Svrakic DM, Pryzbeck TR: A psychobiological model of temperament and character. Arch Gen Psychiatry 50:975-990, 1993

Connors ME: The renunciation of love: dismissive attachment and its treatment. Psychoanalytic Psychology 14:475-493, 1997

Cooper S: Obsessional thinking: the defence against loss. Br J Psychother 16:412-422, 2000

Diaferia G, Bianchi I, Bianchi ML, et al: Relationship between obsessive-compulsive personality disorder and obsessive-compulsive disorder. Compr Psychiatry 38:38-42, 1997

Dickinson KA, Pincus AL: Interpersonal analysis of grandiose and vulnerable narcissism. J Pers Disord 17:188-207, 2003

Emmelkamp PM, Benner A, Kuipers A, et al: Comparison of brief dynamic and cognitive-behavioral therapies in avoidant personality disorder. Br J Psychiatry 189:60-64, 2006

Freud S: Character and anal erotism (1908), in The Standard Edition of the Complete Psychological Works of Sigmund Freud, Vol 9. Translated and edited by Strachey J. London, Hogarth Press, 1959, pp 167-175

Gabbard GO: Stage fright. Int J Psychoanal 60:383-392, 1979

Gabbard GO: The exit line: heightened transference-countertransference manifestations at the end of the hour. J Am Psychoanal Assoc 30:579-598, 1982

Gabbard GO: Further contributions to the understanding of stage fright: narcissistic issues. J Am Psychoanal Assoc 31:423-441, 1983

Gabbard GO: The role of compulsiveness in the normal physician. JAMA 254:2926-2929, 1985

Gabbard GO: What is a "good enough" termination? J Am Psychoanal Assoc 57:575-594, 2009

Gabbard GO, Bartlett AB: Selective serotonin reuptake inhibitors in the context of an ongoing analysis. Psychoanalytic Inquiry 18:657-672, 1998

Gabbard GO, Menninger RW: The psychology of the physician, in Medical Marriages. Edited by Gabbard GO, Menninger RW. Washington, DC, American Psychiatric Press, 1988, pp 23-38

Gabbard GO, Newman CF: Psychotherapy of obsessive-compulsive personality disorder, in Oxford Textbook of Psychotherapy. Edited by Gabbard GO, Beck J, Holmes JA. Oxford, England, Oxford University Press, 2005

Grand BF, Hasin DS, Stinson FS, et al: Prevalence, correlates and disability of personality disorders in the United States: results from the National Epidemiologic Survey on Alcohol and Related Conditions. J Clin Psychiatry 65:948-958, 2004

Gunderson JG: Personality disorders, in The New Harvard Guide to Psychiatry. Edited by Nicholi AM Jr. Cambridge, MA, Belknap Press of Harvard University Press, 1988, pp 337-357

Head SB, Baker JD, Williamson DA: Family environment characteristics and dependent personality disorder. J Pers Disord 5:256-263, 1991

Hirschfeld RMA, Shea MT, Weise R: Dependent personality disorder: perspectives for DSM-Ⅳ. J Pers Disord 5:135-149, 1991

Horowitz MJ: Introduction to Psychodynamics: A New Synthesis. New York, Basic Books, 1988

Jones E: Anal-erotic character traits, in Papers on Psycho-Analysis, 5th Edition. Baltimore, Williams & Wilkins,

1948, pp 413-437
Josephs L: Character Structure and the Organization of the Self. New York: Columbia University Press, 1992
Kagan J, Reznick JS, Snidman N: Biological bases of childhood shyness. Science 240:167-171, 1988
Karterud S, Pedersen G, Bjordal E, et al: Day treatment of patients with personality disorders: experiences from a Norwegian treatment research network. J Pers Disord 17:243-262, 2003
Loranger AW: Dependent personality disorder: age, sex, and Axis I comorbidity. J Nerv Ment Dis 184:17-21, 1996
McCullough PK, Maltsberger JT: Obsessive-compulsive personality disorder, in Treatments of Psychiatric Disorders, Vol 2, 3rd Edition, Edited by Gabbard GO, Washington, DC, American Psychiatric Press, 2001, pp 2341-2352
McGlashan TH, Grilo CM, Sanislow CA, et al: Two-year prevalence and stability of individual DSM-IV criteria for schizotypal, borderline, avoidant and obsessive-compulsive personality disorders: toward a hybrid model of Axis II disorders. Am J Psychiatry 162:883-889, 2005
Menninger WC: Characterologic and symptomatic expressions related to the anal phase of psychosexual development. Psychoanal Q 12:161-193, 1943
Meyer B, Carver CS: Negative childhood accounts, sensitivity, and pessimism: a study of avoidant personality disorder features in college students. J Pers Disord 14:233-248, 2000
Miliora MT: Facial disfigurement: a self-psychological perspective on the "hide-and-seek" fantasy of an avoidant personality. Bull Menninger Clin 62:378-394, 1998
Miller S: The Shame Experience. Hillsdale, NJ, Analytic Press, 1985
Moser JS, Slane JD, Burt SA, et al: Etiologic relationships between anxiety and dimensions of maladaptive perfectionism in young adult female twins. Depress Anxiety 29:47-53, 2012
Munich RL: Transitory symptom formation in the analysis of an obsessional character. Psychoanal Stud Child 41:515-535, 1986
Nachmias M, Gunnar M, Mangelsdorf S, et al: Behavioral inhibition and stress reactivity: the moderating role of attachment security. Child Dev 67:508-522, 1996
Nathanson DL: A timetable for shame, in The Many Faces of Shame. Edited by Nathanson DL. New York, Guilford, 1987, pp 1-63
Newman CF, Fingerhut R: Psychotherapy for avoidant personality disorder, in Oxford Textbook of Psychotherapy. Edited by Gabbard GO, Beck J, Holmes JA. Oxford, Oxford University Press, 2005
O'Neill FA, Kendler KS: Longitudinal study of interpersonal dependency in female twins. Br J Psychiatry 172:154-158, 1998
Perry JC: Dependent personality disorder, in Oxford Textbook of Psychotherapy. Edited by Gabbard GO, Beck J, Holmes JA. Oxford, Oxford University Press, 2005
Perry JC: Cluster C personality disorders: avoidant, obsessive-compulsive and dependent, in Gabbard's Treatment of Psychiatric Disorders, 5th Edition. Edited by Gabbard GO. Washington, DC, American Psychiatric Publishing, 2014
Rasmussen SA, Tsuang MT: Clinical characteristics and family history in DSM-Ⅲ obsessive-compulsive disorder. Am J Psychiatry 143:317-322, 1986
Rettew DC: Avoidant personality disorder, generalized social phobia, and shyness: putting the personality back into personality disorders. Harv Rev Psychiatry 8:283-297, 2000
Rosen KV, Tallis F: Investigation into the relationship between personality traits and OCD. Behav Res Ther 33:445-450, 1995
Salman L: The Obsessive Personality: Origins, Dynamics, and Therapy. New York, Science House, 1968
Salzman L: Treatment of the Obsessive Personality. New York, Jason Aronson, 1980
Salzman L: Psychoanalytic therapy of the obsessional patient. Curr Psychiatr Ther 22:53-59, 1983
Samuels J, Nestadt G, Bienvenu OJ, et al: Personality disorders and normal personality dimensions in obsessive-

compulsive disorder. Br J Psychiatry 177:457-462, 2000
Shapiro D: Neurotic Styles. New York, Basic Books, 1965
Shea MT, Pilkonis PA, Beckham E, et al: Personality disorders and treatment outcome in the NIMH Treatment of Depression Collaborative Research Program. Am J Psychiatry 147:711-718, 1990
Skodol AE, Gallaher PE, Oldham JM: Excessive dependency and depression: is the relationship specific? J Nerv Ment Dis 184:165-171, 1996
Skodol AE, Stout RL, McGlashan TH, et al: Co-occurrence of mood and personality disorders: a report from the Collaborative Longitudinal Personality Disorders Study (CLPS). Depress Anxiety 10:175-182, 1999
Sutherland SM, Frances A: Avoidant personality disorder, in Treatments of Psychiatric Disorders, 2nd Edition, Vol 2. Edited by Gabbard GO, Washington, DC, American Psychiatric Press, 1995, pp 2345-2353
Svartberg M, McCullough L: Cluster C Personality disorders: prevalence, phenomenology, treatment effects, and principles of treatment, in Psychodynamic Psychotherapy for Personality Disorders: A Clinical Handbook. Edited by Clarkin JF, Fonagy P, Gabbard GO. Washington, DC, American Psychiatric Publishing, 2010, pp 337-367
Svartberg M, Stiles TC, Seltzer MH: Randomized, controlled trial of the effectiveness of short-term dynamic psychotherapy and cognitive therapy for Cluster C personality disorders. Am J Psychiatry 161:810-817, 2004
Torgersen S, Kringlen E, Cramer V: The prevalence of personality disorders in a community sample. Arch Gen Psychiatry 58:590-596, 2001
Town JM, Hardy GE, McCullough L, et al: Patient affect experiencing following therapist interventions in short-term dynamic psychotherapy. Psychother Res 22:208-219, 2012
Vaillant GE, Sobowale NC, McArthur C: Some psychologic vulnerabilities of physicians. N Engl J Med 287:372-375, 1972
Wallerstein RS: Forty-two Lives in Treatment: A Study of Psychoanalysis and Psychotherapy. New York, Guilford, 1986
West M, Rose S, Sheldon-Keller A: Assessment of patterns of insecure attachment in adults and application to dependent and schizoid personality disorders. J Personal Disord 8:249-256, 1994
Winston A, Laikin M, Pollack J, et al: Short-term psychotherapy of personality disorders. Am J Psychiatry 151:190-194, 1994
Wurmser L: The Mask of Shame. Baltimore, Johns Hopkins University Press, 1981

증례 찾아보기

한글 찾아보기

(ㄱ)

(ㄴ)

(ㄷ)

(ㄹ)

(ㅁ)

(ㅅ)

(ㅇ)

(ㅈ)

(ㅊ)

(ㅋ)

(ㅌ)

(ㅍ)

(ㅎ)

영문 찾아보기

(A)

(B)

(C)

(D)

(E)

(F)

(G)

(P)

(Q)

(R)

(S)

(T)

(U)

(V)

(W)

인명 찾아보기

저자 소개

Glen O. Gabbard, M.D.

Glen O. Gabbard 박사는 미국 New York 주 Syracuse에 있는 State University of New York Upstate 의과대학에서 정신건강의학과 교수, 그리고 Texas 주 Houston에 있는 Baylor 의과대학에서 임상교수로 재직 중입니다. 박사는 Houston에서는 정신분석연구소에서 수련/지도분석가로 활동하면서 Bellaire에 있는 Gabbard 센터에서 개인적으로 환자들을 만나고 있습니다.

역자 소개

Chung Tai Lee, M.D.

대표역자 이정태 교수는 가톨릭대학교 의과대학을 졸업하고 성모병원에서 신경정신과를 수련하여 정신과와 신경과 전문의 자격을 획득하였습니다. 1986년부터 가톨릭의대 정신과 교수로 근무하면서 Hubert H. Humphrey Fellow로서 미국 NIDA의 조정으로 Johns Hopkins 대학에서 연수하였고, 대한신경정신의학회 기획부장 및 정신건강의 날 기획단장, 한국중독정신의학회 이사장과 한국수면학회 회장을 역임하였으며, 1999년부터 현재까지 가톨릭대학교 의정부성모병원에서 근무하고 있습니다. 본 책에 대한 의견은 ctlee@catholic.ac.kr로 연락 주시기를 기대하고 있습니다.

Young-Lae Chae, M.D.

공동역자 채영래 박사는 가톨릭대학교 의과대학을 졸업하고 성모병원에서 신경정신과를 수련하여 정신과와 신경과 전문의 자격을 획득하였습니다. 1986년부터 가톨릭의대 정신과 교수로 근무하면서 미국 텍사스대학 Southwestern Medical Center에서 연수하였으며 부천시 채영래신경정신과의원장 및 알코올중독증전문 카프병원 병원장을 역임하였고, 현재는 안산 휴의원 원장으로 재직하고 있습니다. 박사는 가톨릭의대와 한림의대 부속 한강성심병원 정신과 외래교수이며, 시흥시 정신보건센터 자문의이고 미국 생물정신의학회 회원이며, 한국중독정신의학회 회장을 역임하였습니다.

Glen O. Gabbard의
역동정신의학(제5판)

초판인쇄일	2008년 11월 15일
초판발행일	2008년 11월 25일
제5판 인쇄일	2016년 10월 31일
제5판 발행일	2016년 11월 15일
저 자	Glen O. Gabbard, M.D.
역 자	이정태 • 채영래
펴 낸 이	오 무 근
펴 낸 곳	하나 醫學社
주 소	서울시 서대문구 거북골로 7-7 하나빌딩 1층
출 판 등 록	제25100-2013-000061호(1988. 4.1)
전 화	(02)730-2555, 2556
팩 스	(02)730-2557
이 메 일	hanampc1@naver.com
홈 페 이 지	www.hanampc.co.kr

정가 40,000원

ISBN 979-11-85696-36-2 93510